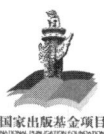

国家出版基金项目
NATIONAL PUBLICATION FOUNDATION

平乐正骨系列丛书

总主编 郭艳幸 杜天信

杜天信 高书图 程春生 主编

平乐正骨常见病诊疗规范

13

PINGLE GUO'S
ORTHOPAEDIC

中国中医药出版社
·北京·

图书在版编目（CIP）数据

平乐正骨常见病诊疗规范 / 杜天信，高书图，程春生主编 .— 北京：中国中医药出版社，2018.12

（平乐正骨系列丛书）

ISBN 978 – 7 – 5132 – 4906 – 5

Ⅰ . ①平…　Ⅱ . ①杜…　②高…　③程…　Ⅲ . ①正骨疗法　Ⅳ . ① R274.2

中国版本图书馆 CIP 数据核字（2018）第 079893 号

中国中医药出版社出版

北京市朝阳区北三环东路 28 号易亨大厦 16 层

邮政编码　100013

传真　010-64405750

保定市中画美凯印刷有限公司印刷

各地新华书店经销

开本 787 × 1092　1/16　印张 43　字数 862 千字

2018 年 12 月第 1 版　2018 年 12 月第 1 次印刷

书号　ISBN 978 – 7 – 5132 – 4906 – 5

定价　259.00 元

网址　www.cptcm.com

社 长 热 线　010-64405720

购 书 热 线　010-89535836

维 权 打 假　010-64405753

微信服务号　zgzyycbs

微商城网址　https://kdt.im/LIdUGr

官 方 微 博　http://e.weibo.com/cptcm

天猫旗舰店网址　https://zgzyycbs.tmall.com

如有印装质量问题请与本社出版部联系（010-64405510）

《平乐正骨系列丛书》编委会

总 主 编 郭艳幸　杜天信

副总主编 郭智萍　高书图　李无阴　白　颖　郭珈宜

总 策 划 杜天信　郭艳幸

策　　划 白　颖　牛伟刚　郭珈宜　秦克枫　王志勇　张进川

总 顾 问 陈可冀　张重刚　韦贵康　孙树椿　施　杞　何清湖

顾　　问（按姓氏笔画排序）

丁　锷	马玉良	王克祥	王宏坤	王爱国	王继先	毛天东	刘太书	刘克忠
江正玉	许鸿照	李仁刚	吴乃风	沈冯君	宋贵杰	张　茂	张天健	张传礼
张建福	范金山	周福贻	孟宪杰	段庚辰	闻善乐	娄多峰	祝　波	高礼作
郭玉凤	郭秋芬	郭宪章	郭艳锦	郭焕章	智江水	翟明玉	黎君若	

总 编 委（按姓氏笔画排序）

丁　冬	丁幸坡	丁荣洛	于子晓	万　胜	万明才	万富安	王　丹	王　宁	王　俊
王　倾	王　博	王　锐	王丹丹	王凤英	王玉楠	王军辉	王红丽	王运龙	王武超
王若旭	王国杰	王春秋	王战朝	王桂芝	王振亚	王健智	王爱国	王烨芳	王敬威
王新卫	王静敏	韦小玲	水根会	牛玉贤	牛亚勇	牛伟刚	牛素玲	毛　欣	毛天东
毛书歌	介玉娇	文永兵	孔凡国	孔西建	左二燕	厉佳俊	叶　晔	叶培汉	田江波
田金玲	白　玉	白　颖	白淑红	仝允辉	冯　芳	冯　坤	冯　峰	司马海娟	邢　江
邢林波	吕秉乐	吕振超	朱　伟	朱小磊	朱明海	朱炎军	朱晶晶	任素婷	任乘辰
刘　伟	刘　琦	刘　斌	刘　强	刘　源	刘又文	刘文英	刘玉珂	刘旭东	刘青阁
刘尚才	刘振敏	刘桂凌	刘晓红	刘培建	刘朝圣	闫　慧	江建锋	许　文	许京华
许建波	许益娜	阮成群	孙永强	孙相如	孙贵香	孙乾坤	孙豪娴	苏　攀	苏春霞
苏晓川	杜天信	杜旭召	杜志谦	李　沛	李　洋	李　真	李　峰	李　想	李小玲
李千里	李无阴	李文霞	李玉新	李东升	李东生	李兴华	李红玲	李麦朵	李志红
李志强	李妙芳	李金菊	李春游	李秋玲	李洛宜	李晓峰	李海洋	李海婷	李培岭
李焕有	李辉辉	李道通	李翠翠	杨　云	杨　阳	杨　静	杨　磊	杨　洸	杨玉芳
杨生民	杨林平	杨金初	杨金莲	杨晓凯	杨浩博	杨新成	肖　丹	肖　鹏	肖碧跃
吴　涛	吴玉冰	吴松梅	吴官保	吴春丽	吴晓龙	何　权	何广宏	何丕龙	邹吉锋
辛　玉	沈素红	宋永伟	宋晓征	宋鹏程	张　宏	张　茂	张　杰	张　虹	张　耘
张　敏	张　智	张　婷	张　锟	张卫红	张云飞	张云芳	张玉可	张永红	张红庆
张红星	张作君	张宏军	张国庆	张晓丽	张康乐	张淑卿	张斌青	张冀东	陆成龙
陈　刚	陈　伟	陈　丽	陈　柯	陈　哲	陈子纲	陈亚玲	陈红岩	陈利国	陈昌华
陈晓红	陈海龙	陈晚英	陈献韬	范仪铭	范克杰	林新印	尚延春	尚鸿生	昌中孝
易亚乔	周　天	周　兴	周英杰	周晓峰	郑少勇	郑世军	郑晓静	郑福增	孟　璐
赵　颖	赵东亮	赵庆安	赵建业	赵建梅	赵俊峰	赵祚塨	赵爱琴	赵继红	赵晨宇
赵朝峰	郝　军	郝　明	胡　沛	胡　梅	胡方林	胡相华	南　恒	侯洪理	俞长纯
饶超群	饶耀建	闻亚非	姚太顺	秦　娜	栗二毛	贾春霞	贾维丽	夏帅帅	夏厚纲
晁晓宝	倪　佳	徐巧妮	徐弘州	徐派的	徐艳华	凌春莹	高　山	高书图	高泉阳
高晓光	郭　冰	郭马珑	郭会利	郭会卿	郭珈宜	郭树农	郭艳丝	郭艳幸	郭艳锦
郭维淮	郭智萍	席　林	唐军平	姬永琴	黄满玉	黄霄汉	曹亚飞	曹向阳	龚兆红
崔宏勋	章　奕	梁国辉	葛　军	韩军涛	韩松辉	韩鲁丽	程　栋	程月起	程春生
程真真	程森永	程富礼	焦金源	焦瑞娜	曾序求	谢剑侠	谢雅静	雷　哲	雷超阳
鲍铁周	蔡小丽	廖峻海	翟明玉	黎鹏程	魏　岚	魏润玲			

《平乐正骨常见病诊疗规范》编委会

主　编　杜天信　高书图　程春生

副主编　郭艳幸　李无阴　仝允辉

　　　　王战朝　崔宏勋　程真真

编　委　（按姓氏笔画排序）

主　审　程春生

正骨医学瑰宝　造福社会民生（陈序）

　　平乐郭氏正骨，享誉海内外，是我国中医正骨学科的光辉榜样，救治了大量骨伤患者，功德无量，是我国中医药界的骄傲。追溯平乐正骨脉络，实源于清代嘉庆年间，世代相传，医术精湛，医德高尚，励学育人，服务社会，迄今已有220余年历史。中华人民共和国成立以后，平乐正骨第五代传人高云峰先生将其家传秘方及医理技术传于天下，著书立说，服务民众。在先生的引领下，1958年创建河南省平乐正骨学院，打破以往中医骨伤靠门内传授之模式，中医骨伤医疗技术首次作为一门学科进入大学及科学研究部门之殿堂，学子遍布祖国各地，形成平乐正骨系统科学理论与实践体系，在推动中医骨伤学科的传承与发展方面做出了重大的贡献。以平乐正骨第六代传人、著名骨伤科专家郭维淮教授为代表的平乐正骨人，更是不断创新、发展和完善，使"平乐正骨"进一步成为以理论架构完整、学术内涵丰富、诊疗经验独特、治疗效果显著等为优势的中医骨伤科重要的学术流派，确立其在中医骨伤科界的重要学术地位。由于平乐郭氏正骨的历史性贡献与影响，"平乐郭氏正骨法"于2008年6月被国务院列入国家第一批非物质文化遗产保护名录；2012年，"平乐郭氏正骨流派"被国家中医药管理局批准为国家第一批中医学术流派传承工作室建设单位。

　　《平乐正骨系列丛书》从介绍平乐正骨的历史渊源、流派传承等发展经历入手，分别论述了平乐正骨理论体系、学术思想、学术特色及诊疗特色，包括伤科"七原则""六方法"，平乐正骨固定法、药物疗法、功能锻炼法等。此外，还生动论述了平乐正骨防治结合的养骨法、药膳法，以及平衡思想等新理念、新思路和新方法，囊括了平乐正骨骨伤科疾病护理法及诊疗规范，自成一体，独具特色。从传统的平乐正骨治伤经典入手，由点及面，把平乐正骨的预防规范、诊疗规范、护理规范、康复规范等立体而全面地呈献给社会，极具实用性及科学性。该书集我国著名的骨伤科学术流派——平乐正骨之大成，临床资料翔实、丰富、可靠，汇聚了几代平乐正骨人的心血，弥足珍贵。

该书系从预防入手，防治结合，宗气血之总纲，守平衡之大法，一些可贵的理论或理念第一次呈献给大家，进一步丰富、发展了平乐正骨理论体系，集理、法、方、药于一体，具有较强的系统性、创新性、实用性和科学性，丰富和完善了中医骨伤疾病诊疗体系，体现了平乐正骨中西并重、兼收并蓄、与时俱进的时代性和先进性。该书既可供同行参考学习，寓教于学，也可作为本学科的优秀教材。

随着世界医学的发展、人类疾病谱的变化，以及医学科学技术的进步，人们更加关注心理因素和社会因素对于疾病的影响，更加关注单纯医疗模式向"医疗、保健、预防"综合服务模式的转变。在为人民健康服务的过程中，平乐正骨始终坚持以患者需求为本，疗效为先，紧紧围绕健康需求，不断探索、创新与发展。今天，以杜天信院长及平乐正骨第七代传人郭艳幸教授为代表的平乐正骨人，秉承慎、廉、诚之医道医德，弘扬严谨勤勉之学风，继承发扬，严谨求实，博采众长，大胆创新，在总结、继承、更新以往学术理论和临床经验的基础上，对平乐正骨进行了更深层次的挖掘、创新，使得平乐正骨从理论到实践都进一步取得了重大突破。

纵观此系列丛书，内涵丰富，结构严谨，重点突出，实用性强，体现了"古为今用，西为中用"和中医药学辨证论治的特点，可以为中医骨伤科学提供重要文献，为临床医师提供骨伤科临床诊疗技术操作指南，为管理部门提供医疗质量管理的范例与方法，为从业者提供理论参考标准和规范，为人民大众提供防治疾病与养生的重要指导。

我深信此套丛书的出版，必将对中医骨伤科学乃至中医药学整体学术的继承与发展，做出新的贡献，是以为序。

陈可冀

中国科学院资深院士

中国中医科学院首席研究员

2018 年元月于北京西苑

继往开来绽新花（韦序）

受平乐郭氏正骨第 7 代传人、国家级非物质文化遗产项目中医正骨疗法（平乐郭氏正骨法）代表性传承人郭艳幸主任医师之邀，为其及杜天信教授为总主编的《平乐正骨系列丛书》做序，不由得使我想到了我的母校——河南平乐正骨学院，如果不是受三年自然灾害影响，今年就是她的"花甲之年"。

1955 年冬天，平乐郭氏正骨第 5 代传人高云峰先生到北京参加全国政协会议，当毛泽东主席见到高云峰时，指着自己的胳膊向她说："就是这里折了，你能接起来吗？现在公开了，要好好培养徒弟，好好为人民服务！"毛主席的教导，给予高云峰先生多么大的鼓舞啊。她回到洛阳孟津平乐家中，不久就参加了工作，立下了要带好徒弟，使祖传平乐郭氏正骨技术惠及更多患者的决心。

在党和政府的关怀、支持下，于 1956 年 9 月成立了河南省平乐正骨医院（河南省洛阳正骨医院的前身），这是我国最早的一家中医骨伤专科医院，高云峰先生为首任院长。平乐郭氏正骨也因其技术优势与特色在全国产生了巨大影响，《河南日报》《健康报》《人民日报》为此做了相继报道，平乐郭氏正骨医术被誉为祖国医学宝库中的珍珠（见 1959 年 10 月 17 日《健康报》）。

1958 年，为进一步满足广大人民群众对医疗保健事业日益增长的需求，把中医正骨医术提高到新的水平，经国家教育部和河南省政府有关部门批准，在平乐正骨医院的基础上，由高云峰先生主持成立了我的母校河南平乐正骨学院——全国第一所中医骨科大学，高云峰先生任院长。平乐正骨学院的成立，开辟了中医骨伤现代教育的先河，为中医骨伤科掀开了光辉灿烂的历史篇章，使中医骨伤由专有技术步入了科学的殿堂。高云峰先生是我国中医骨伤高等教育当之无愧的开拓者和奠基人。新中国成立后，中医骨伤的骨干力量由此源源不断地输送到祖国各地，成为各省公立医院骨伤科或学院骨伤系的创始人及学术带头人。因此，河南平乐正骨学院被学术界誉为中医骨伤的"黄埔军校"。同时，在学术界还有"平乐正骨半天下"的美誉。

　　1960年9月上旬，我第一次乘火车，在经过两天两夜的旅程后，来到了位于洛阳市白马寺附近的河南平乐正骨学院，被分在本科甲二班，这个班虽然仅有19名学生，却是来自国内14个省、市、自治区的考生或保送生。日月如梭，50多年前的那段珍贵的经历令我终生难忘，我带着中医骨伤事业的梦想从平乐正骨学院启航，直到如今荣获"国医大师"殊荣。

　　经过几代平乐正骨人的不懈努力，平乐正骨弟子遍及海内外，在世界各地生根、发芽、开花、结果，为无数患者带来福祉。如今的平乐正骨流派已成为枝繁叶茂的全国最大最具影响力的学术流派之一，河南省洛阳正骨医院也已成为一所集医疗、教学、科研、产业、康复、文化于一体的具有3000多张床位的三级甲等省级中医骨伤专科医院。站在新时代的起点，发展和创新平乐正骨、恢复高等教育是新一代平乐正骨人的肩负使命，也是我和其他获得平乐郭氏正骨"阳光雨露"者的梦想和愿望。

　　《平乐正骨系列丛书》共约700余万字，含18个分册，包含《平乐正骨发展简史》《平乐正骨史话》《平乐正骨基础理论》《平乐正骨平衡学》《平乐正骨常见病诊疗规范》《平乐正骨诊断学》《平乐正骨影像学》《平乐正骨骨伤学》《平乐正骨筋伤学》《平乐正骨骨病学》《平乐正骨手法学》《平乐正骨外固定法》《平乐正骨药物治疗学》《平乐正骨养骨学》《平乐正骨康复药膳》《平乐正骨康复法》《平乐正骨护理法》《平乐正骨骨伤常见疾病健康教育》等，是对220余年平乐正骨发展成果与临床经验的客观总结，具有鲜明的科学性、时代性和实用性。此套丛书图文并茂，特色突出，从平乐正骨学术思想到临床应用等，具体翔实地介绍了平乐正骨的诊疗方法和诊疗特色。平乐正骨有高等院校教育的过去和今天的辉煌，将来也必然能使这段光荣的历史发扬光大，结出累累硕果。《平乐正骨系列丛书》是中医骨伤从业者难得的一套好书，也是中医骨伤教学的好书，特别适用于高等医药院校各层次的本科生、研究生阅读。

　　特为此序！

韦贵康

国医大师

世界手法医学联合会主席

广西中医药大学终身教授

2018年6月

百年正骨　承古拓新（孙序）

　　在河洛文化的发祥地、十三朝古都洛阳，这块有着厚重历史文化底蕴的沃土上，孕育成长着一株杏林奇葩，这就是有着 220 余年历史、享誉中外的平乐郭氏正骨。自郭祥泰于清嘉庆元年（1796）在平乐村创立平乐正骨以来，其后人秉承祖训，致力于家学的发展与创新，医术名闻一方。1956 年，平乐正骨第五代传人高云峰女士，在毛泽东主席的亲切勉励下，带领众弟子创办了洛阳专区正骨医院，1958 年创建平乐正骨学院，1959 年创建平乐正骨研究所，并自制药物为广大患者服务，使平乐正骨于 20 世纪 50 年代末即实现了医、教、研、产一体化，学子遍及华夏及亚、欧、美洲等地区和国家，成为当地学科的带头人和骨干力量，平乐正骨医术随之载誉国内外，实现了由医家向中医著名学术流派的完美转型。平乐郭氏正骨第六代传人郭维淮，作为首届国家级非物质文化遗产传承人，带领平乐正骨人，将平乐郭氏正骨传统医术与现代科学技术结合，走创新发展之路，使平乐郭氏正骨以特色鲜明、内涵丰富、理论系统、疗效独特等为优势，为"平乐正骨"理论体系的形成奠定了坚实的基础，为中医骨伤科学的发展做出了重要贡献。

　　《平乐正骨系列丛书》全面介绍了国家非物质文化遗产——平乐郭氏正骨的内容，全方位展现了平乐正骨的学术思想和特色。丛书包含 18 个分册，从介绍平乐正骨的历史渊源、流派传承等情况入手，分别论述了平乐正骨学术思想、学术特色、理论体系及诊疗特色，尤其是近年理论与方法的创新，如"平衡思想""七原则""六方法"等。丛书集 220 余年平乐正骨学术之精华，除骨伤、骨病、筋伤等诊疗系列外，还涵盖了平乐正骨发展史、基础理论、平衡学、正骨手法、固定法、康复法、护理法等，尤其是体现平乐郭氏正骨防治结合思想的养骨法、药膳法和健康教育等，具有鲜明的时代特点，符合现代医学的预防 – 医学 – 社会 – 心理之新医学模式，为广大患者带来了福音。

　　统观此丛书，博涉知病、多诊识脉、屡用达药，继承我国传统中医骨伤科学之精华，结合现代医学之先进理念，承古拓新，内容丰富，实用性强，对骨伤医生及研究者有很好的指导作用。全书自成一体，独具特色，是一套难能可贵的好书。

《平乐正骨系列丛书》由洛阳正骨医院、郑州骨科医院、深圳平乐骨伤科医院等平乐正骨主要基地的百余名专家共同撰著，参编专家均为长期工作在医、教、研一线，临床经验丰富的平乐正骨人；临床资料翔实、丰富、可靠，汇聚了几代平乐正骨人的心血，弥足珍贵。

叹正骨医术之精妙，殊未逊于西人，虽器械之用未备，而手法四诊之法既精，则亦足以赅括之矣。愿此书泽被百姓，惠及后世。

中华中医药学会副会长

中华中医药学会骨伤专业委员会主任委员

中国中医科学院首席专家

2018 年 3 月

施　序

　　"平乐正骨"是我国中医骨伤学科著名流派之一，被列为国家级非物质文化遗产，发祥于我国河南省洛阳市孟津县平乐村，先祖郭祥泰自清代创始迄今已历七代，相传220余年，被民众誉为"大国医""神医"，翘楚中华，饮誉海内外。中医药学是一个伟大宝库，积聚了历代医家深邃的创新智慧、理论发明和丰富的临证经验。在如此灿若星河的中医药发展历史画卷中，"平乐正骨"俨然是一颗熠熠生辉的明珠。"洛阳春色擅中州，檀晕鞓红总胜流。"近220余年来，西学东进，加之列强欺凌，包括中医药在内的我国优秀民族传统文化屡遭打压。然而，"平乐正骨"面对腥风血雨依然挺立，诚为奇葩。我国中医骨伤同道在引以为傲的同时每每发之深省，激励今日之前行。

　　"平乐正骨"自先祖郭祥泰始，后经郭树楷、郭树信相传不辍，代有建树，遂形成"人和堂""益元堂"两大支系。郭氏家族素以"大医精诚"自励，崇尚"医乃仁术"之宗旨，坚持德高济世、术优惠民为己任之价值取向和行为规范，弘扬"咬定青山不放松，立根原在破岩中。千磨万击还坚劲，任尔东西南北风"的创业精神，起废除伤、病愈膏肓、妙手回春等众多轶事传闻誉溢乡里域外，不绝于耳。"平乐正骨"植根民众，形成"南星""北斗"之盛况经久不衰。中华人民共和国成立后的60多年来，在中国共产党的中医政策指引下，更是蓬勃发展。在第五代传人高云峰女士和第六代传人郭维淮教授的推进下日臻完善，先后建立了公立洛阳正骨医院、平乐正骨学院、河南省平乐正骨研究所。河南省洛阳正骨医院以三级甲等医院的规模和医疗品质，每年吸引省内外乃至海外数以百万计的骨伤患者，为提升医院综合服务能力，他们积极开展中西医结合诊疗建设，不断扩大中医骨伤治疗范围和疗效水平。平乐正骨学院及以后的培训班为国家培育了数千名优秀骨伤高级人才，时至今日，他们中的大多数已成为我国中医骨伤科事业的学科带头人、领军人才或著名学者。改革开放以来，在总结临床经验的同时，引入现代科技和研究方法，河南省洛阳正骨研究所获得多项省和国家重大项目资助，也获得多项省和国家科技奖项，在诸多方面为我国当代中医骨伤事业发展做出了重大贡献，河南省洛阳正骨医院也被国家列为部级重点专科和全国四大基地之一。"天行健，君子以自强不息"，郭氏门人始终在逆境中搏击，在成功中开拓。以"平乐正骨"为品牌的洛阳正骨医院，在高云峰等历届院长的带领下，成功地将"平乐正骨"由民间医术转向中医现代化的诊疗体系，由传统医技转向科技创新的高端平台，由单纯口授身传的师承育人模式转向现代学校教育制度的我国高等中医骨伤人才培养的摇篮，从而实现了难能可贵的历史跨越。中医药事业的发展应以"机构建设为基础，人才培养为关键，学术发展为根本，科学管理为保障"，这是 20 世纪 80 年代国家中医药管理局向全国提出的指导方针，河南省洛阳正骨医院的实践和成功无疑证实了其正确性，而且是一个先进的范例。

牡丹为我国特产名贵花卉，唐盛于长安，至宋已有"洛阳牡丹甲天下"之说，世颂为"花王"。刘禹锡《赏牡丹》诗曰："庭前芍药妖无格，池上芙蕖净少情。唯有牡丹真国色，花开时节动京城。""平乐正骨"正是我国中医药百花园中一株盛开不衰的灿烂花朵，谨借此诗为之欢呼！

继承创新是中医药事业振兴的永恒主题。在流派的整理与传承中，继承是前提、是基础。"平乐正骨"以光辉灿烂的传统文化为底蕴，有着丰富的学术内涵和独具特色的临证经验。其崇尚"平衡为纲，整体辨证，筋骨并重，内外兼治，动静互补"的学术思想，不仅是数代郭氏传人的经验总结，而且也充分反映了其哲学智慧，从整体上阐明了中医药特色优势在"平乐正骨"防治疾病中的运用。整体辨证是中医学的基本观点，强调人与自然的统一，人自身也是一个统一的整体。中医学理论体系的形成渊薮于中国古典哲学，现代意义上的"自然"来自拉丁语 Nature（被生育、被创造者），最初含义是指独立存在，是一种本能地在事物中起作用的力量。中国文人的自然观远在春秋时期即已形成，闪烁着哲学睿智。《道德经》曰："人法地，地法天，天法道，道法自然。"后人阮籍曰："道即自然。"《老子》还强调"柔弱胜刚强""天下莫柔弱于水，而攻坚强者莫之能胜，以其无以易之。弱之胜强，柔之胜刚，天下莫不知，莫能行"。相传出于孔子之手的《周易大传》提出刚柔的全面观点，认为"刚柔者，昼夜之象也""君子知微知彰，知柔知刚，万夫之望""刚柔相推而生变化""一阴一阳之谓道"。《素问·阴阳应象大论》进一步明确提出："阴阳者，天地之道也；万物之纲纪，变化之父母，生杀之本始，神明之府也。"天人相应的理念，加之四诊八纲观察分析疾病的中医学独有方法，不仅使整体辨证有可能实施，而且彰显了其优势。"平乐正骨"将这些深厚的哲理与骨伤临床结合，充分显示其文化底蕴和中医学的理论造诣。"骨为干，肉为墙"，无论从生理或病理角度，中医学总是将筋骨密切联系，宗筋束骨，在运动中筋骨是一个统一的整体，只有在动静力平衡的状态下才能达到最佳功能。"肝主筋""肾主骨""脾主肌肉"，"平乐正骨"提出的"筋骨并重，内外兼治"正是其学术思想的灵活应用。在我看来，"动静互补"比"动静结合"有着更显明的理论特征和实用价值。在骨伤疾病的防治中，动和静各有其正面和负面的作用，因而要发挥各自的正能量以避免消极影响，这样便需要以互补为目的形成两相结合的科学方法，如果违背了这一目的，动和静失去量的限制，结合仅是一种形式，甚至不利于损伤的修复。科学的思维，其延续往往不受光阴的限制，甚至有异曲同工之妙。现代研究证实，骨膜中的骨祖细胞对骨折愈合起着重要作用，肌肉是仅次于骨膜最接近骨表面的软组织，适当的肌肉收缩应力可以促进骨的发育和损伤愈合，肌肉中的丰富血管为骨提供了营养供应，肌肉的异常（包括功能异常）也会影响骨量和骨质。临床研究表明，即使不剥离骨膜，肌肉横断损伤也会延迟骨折愈合。因此，除骨膜和骨髓间充质的干细胞外，肌肉成为影响骨折愈合的又一重要组织，其中肌肉微环境的改变则是研究的重要方面。220 多年前的"平乐正骨"已在实践中体现了这种思维，并探索其规律。

基于上述的理论和实践，"平乐正骨"形成了一整套独具特色的诊疗方法，包括手法、内外药物治疗、练功导引等，将骨伤疾病的防治、康复、养生一体化。早在 20世纪 50 年代，高云峰、郭维淮等前辈已将众多家传秘方和技术公诸于世。"平乐正骨"手到病除的技艺来自于郭氏历代传人的精心研究和积累，也与其注重学术交流、博采众长密切相关。"平乐正骨"的发源地也是少林寺伤科的发祥地。相传北魏孝文帝（495）时，少林寺始建于河南登封市北少室山五乳峰下。印度佛教徒菩提达摩曾在该寺面壁 9 年，传有"达摩十八手""心意拳"等。隋末少林寺僧助秦王李世民有功受封，寺院得到发展，逐渐形成与武术相结合的伤科技法，称为"少林寺武术伤科"，在唐代军营中推广应用，少林寺秘传内外损伤方亦得以流传。作为文化渊源，对"平乐正骨"不无影响。

洛阳之称首见于《战国策·苏秦以连横说秦》。早在距今六七千年前，该地区已发展到母系氏族繁荣阶段，著名的仰韶文化即发现于此。自周以来相继千年，成为中原地区历史上重要的政治、文化、经济、商贸、科技中心。在我国历史上有着重要地位的大批经典名著、科技发明多发迹于此。如《说文解字》《汉书》《白虎通义》《三国志》《博物志》《水经注》《新唐书》《资治通鉴》，以及"蔡侯纸""龙门石窟""唐三彩"等均为光灿千古之遗存。此外，如"建安七子"、三曹父子、"竹林七贤"、"金谷二十四友"、李白杜甫相会、程氏兄弟理学宣讲,以及白居易以香山居士自号,晚年居洛城18年等群贤毕至、人才荟萃。唐·卢照邻曾曰:"洛阳富才雄。"北宋·司马光有诗曰:"若问古今兴废事,请君只看洛阳城。"在如此人文资源丰富的地域诞生"德才兼高、方技超群"的"平乐正骨"应是历史的必然。以"平乐正骨"第七代传人杜天信教授、郭艳幸教授为首的团队肩负历史责任和时代使命,率领河南省洛阳正骨医院和河南省正骨研究院,在继承、创新、现代化、国际化的大道上快速发展,为我国中医骨伤学科建设和全面拓展提供了宝贵经验,做出了重大贡献,他们不负众望,成为"平乐正骨"的后继者、兴旺的新一代。汇积多年经验,经过认真谋划,杜天信教授、郭艳幸教授主编的《平乐正骨系列丛书》共18册即将出版,该套书图文并茂,洋洋大观,可敬可贺。当年西晋大文豪左思移居洛阳,筹构10年,遂著《三都赋》而轰动京城,转相录抄以致难觅一纸,遂有"洛阳纸贵"之典故脍炙人口,千年相传。本书问世,亦当赞誉有加,再现"洛阳纸贵",为世人目睹"平乐正骨"百年光彩而呈献宝鉴。

不揣才疏,斯为序。

施杞

中医药高校教学名师
上海中医药大学脊柱病研究所名誉所长、终身教授
中华中医药学会骨伤分会名誉主任委员
乙未夏月

总前言

　　发源于河洛大地的平乐郭氏正骨医术是中医药学伟大宝库中的一颗明珠，起源于1796 年，经过 220 余年的发展，平乐正骨以其特色鲜明、内涵丰富、理论系统、疗效独特、技术领先的优势及其所秉承的"医者父母心"的医德、医风，受到海内外学术界的广泛关注，并成为国内业界所公认的骨伤科重要学术流派。2008 年 6 月，平乐郭氏正骨法被载入国务院公布的第二批国家级非物质文化遗产名录和第一批国家级非物质文化遗产扩展项目名录。平乐正骨理论体系完整，并随着时代进步和科学发展而不断丰富，其整体性体现在理、法、方、药各具特色，诊、疗、养、护自成体系等方面。但从时代发展和科学进步的角度看，平乐正骨理论一方面需要系统总结与提炼，进一步规范化、系统化，删繁就简；另一方面需要创新与发展，突出其实用性及科学性。在国家大力倡导发展中医药事业的背景下，总结和全面展示平乐正骨这一宝贵的非物质文化遗产，使其造福更多患者，《平乐正骨系列丛书》应运而生。

　　发掘与继承、发展与创新是平乐正骨理论的显著特征。平乐正骨在中医及中西医结合治疗骨伤科疑难疾患方面，形成了自己的学术特色。其学术特征主要表现为"平衡为纲、整体辨证、筋骨并重、内外兼治、动静互补、防治结合、医患合作"七原则和"诊断方法、治伤手法、固定方法、药物疗法、功能疗法、养骨方法"六方法及"破瘀、活血、补气"等用药原则。这些原则和方法是平乐正骨的"法"和"纲"，指导着平乐正骨的临床研究与实践，为众多患者解除了痛苦。在不断传承发展过程中，平乐正骨理论体系更加系统、完善。

　　在新的医学模式背景下，平乐正骨的传承者重视生物、心理、社会因素对人体健康和疾病的综合作用和影响，从生物学和社会学多方面来理解人的生命，认识人的健康和疾病，探寻健康与疾病及其相互转化的机制，以及预防、诊断、治疗、康复的方法。作者结合中医养生理论及祖国传统文化，审视现代人生活、疾病变化特点，根据人类生、长、壮、老、已的规律，探索人类健康与疾病的本质，不断提高平乐正骨对筋骨系统的健康与疾病及其预防和治疗的理性认识水平，提出了平乐正骨的平衡思想，并将平乐正骨原"三原则""四方法"承扬和发展为"七原则""六方法"，形成了平乐正骨理论体系的基本构架。

作为平乐正骨医术的传承主体，河南省洛阳正骨医院（河南省骨科医院）及平乐正骨的传承者在挖掘、继承、创新平乐郭氏正骨医术的基础上，采取临床研究与基础研究相结合的方法，通过挖掘、创新平乐正骨医术及理论，并对现有临床实践及科学技术进行提炼总结、研究汇总，整理成《平乐正骨系列丛书》，包含18个分册，全面介绍国家级非物质文化遗产——平乐郭氏正骨法的内容，全方位展现平乐正骨的学术思想、学术特色，集中体现平乐正骨的学术价值及其研究进展，集220余年尤其是近70年的理论与实践研究之精粹，以期更好地造福众患，提携后学，为骨伤学科的发展及现代化尽绵薄之力。

最后，感谢为平乐正骨医术做出巨大贡献的老一辈平乐正骨专家！感谢为平乐正骨医术的创新和发展努力工作的传承者！感谢一直以来关注和支持平乐正骨事业发展的各级领导和学术界朋友！感谢丛书撰稿者多年来的辛勤耕耘！同时也恳请各界同仁对本丛书中的不足给予批评指正。再次感谢！

《平乐正骨系列丛书》编委会

2017 年 12 月 18 日

主编简介

    杜天信 男，汉族，河南叶县人。研究员，博士生导师。任世界中医药学会联合会中医药传统知识保护研究专业委员会副主任委员，中国中药协会与医院药事管理专业委员会副主任委员，中华中医药学会医院管理分会副主任委员，中华中医药学会科普分会副主任委员，中华中医药学会中药分会副主任委员，中国医院协会第二届常务理事，河南省医学会、药学会、中医药学会、医师协会、卫生产业协会常务理事等。先后被授予"全国百家优秀院长""全国中医医院优秀院长"等荣誉称号。主持研究各级、各类科研课题 19 项；获得厅（局）级以上科研成果 15 项；以第一作者发表论文 17 篇；主编出版学术论著 6 部，主要著作有《骨伤病证诊疗规范·洛阳正骨》《骨伤防治与康复丛书·颈肩腰腿痛》《骨伤防治与康复丛书·风湿病》《骨伤防治与康复丛书·骨病》《骨伤防治与康复丛书·骨折与脱位》等。主要科研成果有"丹参中丹参酮 ⅡA 受热含量降低的规律研究""补肾中药复方对原发性骨质疏松症的治疗作用及作用机制研究""黑膏药制作机的研制""中医骨伤科发展战略研究""中医骨伤常见病证诊疗规范研究""中医骨伤病证诊疗规范与计算机监控系统的开发应用研究""中医骨科临床诊疗规范监控与咨询系统""郭维淮经验方'通经活利汤'的研究""筋骨痛消丸生产工艺的关键技术研究与应用""基于计算机网络的规范诊疗行为自动监控系统的构建与应用"等 15 项。

    高书图 男，汉族，洛阳偃师县人。教授，主任医师，硕士及博士生导师，河南省名中医。任河南省洛阳正骨医院党委书记、副院长。兼任中华中医药学会常务理事、中华中医药学会骨伤科分会副主任委员、中华中医药学会科学技术奖评审委员、世界中医药学会联合会骨伤科专业委员会常务理事、《中医正骨》编辑委员会委员、河南省中医药学会骨伤科专业委员会主任委员、河南省医学会骨科分会副主任委员等。1978年大学毕业从医以来，一直致力于四肢创伤、近关节及关节内骨折的研究，在中医骨伤科领域有较深的学术造诣和较高的知名度，擅长运用中医和中西医结合的方法解决骨科临床疑难问题，在四肢创伤、近关节及关节内骨折的治疗，尤其在治疗股骨头坏死、髋部骨折方面经验丰富。历年发表比较有价值的学术论文 50 余篇，出版论著 10 余部。获得厅局级以上科研成果奖 10 余项。

程春生 男，汉族，河南省伊川县人。主任医师，教授，硕士及博士研究生导师，河南省首届名中医。任河南省洛阳正骨医院手外科、显微外科中心主任、院聘首席专家。兼任中华医学会中南六省手外科学会委员，河南省显微外科学会副主任委员；河南省中西医结合学会手外科、显微外科学会主任委员;《中医正骨杂志》、《湖南中医药大学学报》编辑委员会委员。先后被授予"全国郭春园式好医生""洛阳市优秀专家""洛阳市优秀名医"等荣誉称号。

大学毕业 41 年来一直从事中医骨伤科临床教学科研工作，承担并主持省部、厅局级在研课题 16 项，获得科技成果 17 项，其中"洛阳皮瓣骨皮瓣技术的临床应用研究"荣获 2007 年度中国中西医结合学会一等奖。发表学术论文 46 篇，获得国家专利 2 项，出版专著有全国骨伤科研究生系列教材《骨伤科手术学研究》,《手部损伤》等 8 部。

前 言

平乐正骨是中医重要的学术流派，具有 220 余年历史，八代相传，不断挖掘、研究、开发、创新，形成了独具特色的诊疗体系与规范，在骨伤疾病治疗中发挥了重大作用。洛阳这块古老的土地孕育了民族特色浓郁的平乐正骨，河南省洛阳正骨医院用现代医学科学技术对平乐正骨传承、创新和发展，使其更具中医药特色技术优势。

《平乐正骨常见病诊疗规范》分 5 部分，介绍近 200 个病证。该书针对当前中医院临床医生思维转向、临床重西轻中现象和治疗的不规范行为，在以往单病种管理的基础上，对常见骨伤病种治疗情况进行整理、分析、总结，融入洛阳正骨医院 60 余年来所保持和研究创新的中医药治疗骨伤疾病的特色疗法，丰富骨伤临床疗法，总结骨伤辨证分型论治，结合现代医学技术，优化诊疗方案。

本书重点体现中医药特色优势，临床实用性强，易于操作，便于考核、改进。每个病种除对定义、诊断依据、证候分类、治疗、疗效评定标准等进行一般叙述外，重点纳入中医特色方法及其在骨伤科的应用，包括针灸、推拿、理疗、牵引、手法整复、经皮内外固定等，其中一系列的经皮内外固定技术是我们多年来研究的治疗骨伤独具特色的有效方法，损伤小、操作简单、疗效好、费用低廉，患者易于接受。并且将每一种中医特色疗法对应于证候分类中骨伤的分型，既便于操作使用，又易于考核落实。对于骨伤患者的早、中、晚三期使用中药纳入院内制剂名称及用药期限。对于骨伤患者的康复治疗，建立了系统规范的按摩、揉药、功能锻炼等治疗方案，并对应于系列康复器材的应用。

本书重在实用，旨在统一骨伤常见病证的诊疗规范，指导中医骨伤科医师的临床诊疗，规范临床医师诊疗行为，给管理者提供可操作的管理依据，以保障医疗质量，提高疗效。

骨伤科诊疗技术在不断发展、创新，希望临床医师在实践中不断总结并提出宝贵意见，以便我们修订参考。

本书在编写过程中，始终得到了河南省洛阳正骨医院、河南省骨科医院各科室医务人员的大力支持，在此一并表示衷心感谢。

《平乐正骨常见病诊疗规范》编委会

2018 年 3 月

目录

手外科、显微外科部分

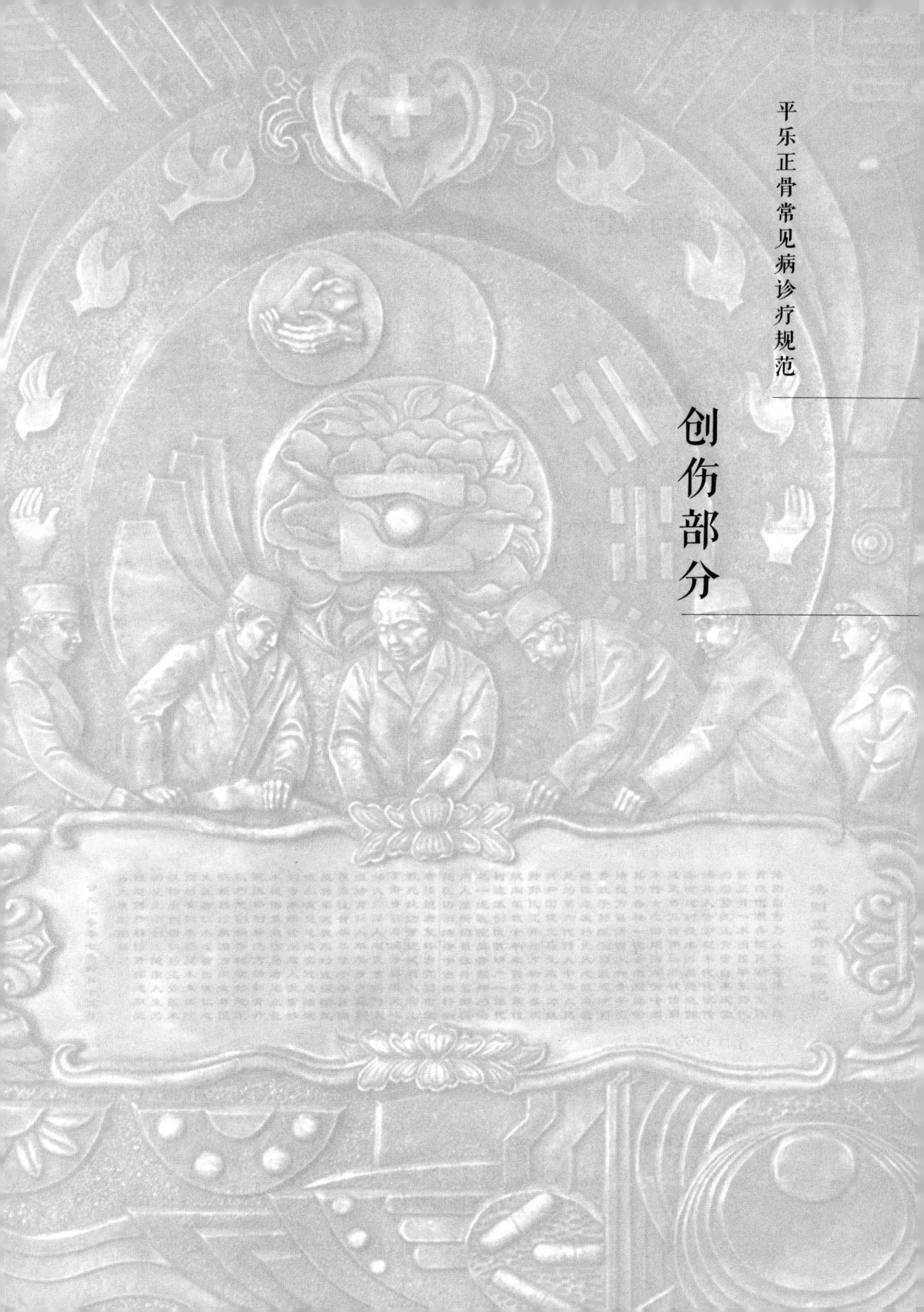

创伤部分

第一章 颌面部创伤

第一节 头皮撕脱伤

头皮撕脱伤常发生于女性，因长发被卷入高速转动的机器或皮带中，导致头皮全部或部分撕脱，严重者可连同前额、眉、上睑及耳等一并被撕脱。通常撕脱平面在帽状腱膜和颅骨膜之间，但颅骨膜有时也会连同头皮被撕脱。头皮撕脱伤后常遗留永久性秃发畸形，以及患者生理和心理上的严重创伤，故预防及处理好头皮撕脱伤是十分必要的。

【诊断依据】

（一）病史

有明确外伤史。

（二）症状与体征

大片或全部头皮撕脱后，造成大量失血以及疼痛，患者发生休克，出现面部苍白、眩晕、出汗、口渴、脉搏细数、口唇轻度发绀等休克症状。

（三）辅助检查

CT 检查，排除颅脑损伤。

【证候分类】

根据头皮缺损的范围，可将其分为轻、中、重度。

（一）轻度头皮缺损

轻度头皮缺损的缺损范围直径小于 6cm，首选局部皮瓣。

（二）中度头皮缺损

中度头皮缺损是指头皮缺损范围直径大于 6cm，如果颅骨膜完整，可单纯采用中厚皮片移植。

（三）重度皮肤缺损

重度皮肤缺损是指头皮缺损范围超过全头皮的 1/3 直至全头皮的撕脱，必须迅速将暴露的颅骨覆盖。首选的重建方法是将撕脱头皮吻合血管回植，若血管条件不佳者，修薄回植。当撕脱头皮挫伤严重不能回植，而创面又难以用皮片移植时，可采用吻合血管的游离皮瓣转位覆盖。

【治疗】

（一）手术治疗

1. 适应证　患者休克得到纠正，全身情况较为稳定，方可进行清创手术。

2. 操作方法　插管全麻下进行，彻底清创，将撕脱头皮在 1∶1000 苯扎溴铵液中浸泡 5 分钟后，以生理盐水冲洗待用。若撕脱头皮仍有部分相连，此部分常仍有相连的动、静脉和神经，不可随意切断。根据头皮远端血供情况逐步修剪，直至创缘渗血良好，将这部分头皮原位缝合，其余创面根据其大小、骨膜撕脱的情况考虑皮片移植、皮瓣或其他方法修复。如头皮完全撕脱但没有严重的挤压伤，应采用显微外科技术将撕脱头皮再植，以获得最佳的治疗效果。若骨膜存在而头皮不能使用时，应仔细保持其湿润，并取中厚皮移植覆盖创面。若骨膜缺如、颅骨外板暴露，应用显微外科技术修复，常用大网膜和腹股沟皮瓣，表面移植中厚皮片，修复大面积缺损。若无条件采用显微外科技术时，可在暴露的颅骨多处钻孔，使外板产生肉芽组织，延期植皮；也可采用凿除部分颅骨外板至有活跃的渗血后即时移植中厚网状皮片（可打筛孔）的方法。

（二）药物治疗

1. 中药治疗　创伤初期宜用活血化瘀、消肿止痛药物。可内服活血灵。中期、后期宜对瘢痕进行抗疤治疗，用中药抗疤液涂擦。

2. 西药治疗　术前半小时开始预防性应用抗生素，应用抗生素一般不超过术后第五天。

（三）康复治疗

物理疗法：运用超声离子药物透入或按摩减轻瘢痕增生。

【疗效评定标准】

参照伤口三级愈合的标准。

1. 甲级愈合　用"甲"字代表，指愈合优良，无不良反应。

2. 乙级愈合　用"乙"字代表，指愈合处有炎症反应，如红肿、硬、结、血肿、积液等，但未化脓。

3. 丙级愈合　用"丙"字代表，指切口化脓，需要做切开引流等处理。

第二节　颧骨颧弓骨折

任何外力造成颧骨颧弓部位骨或骨小梁的连续性中断，称"颧骨颧弓骨折"。

【诊断依据】

（一）病史

有明确的局部外伤史。

（二）症状与体征

1. 颧面部塌陷　颧骨、颧弓骨折后由于骨折块常发生内陷移位，致使颧部突出的外形消失。在伤后早期可见颧面部凹陷，随后，由于局部肿胀，凹陷畸形又被掩盖，而易被误认为是单纯软组织损伤，待数日后肿胀消退，才出现局部塌陷。

2. 张口受限　由于骨折块发生内陷移位，压迫颞肌和咬肌，阻碍喙突运动，可导致张口疼痛和张口受限。

3. 复视　颧骨上颌突部骨折可能损伤眶下缘的大部分。颧骨骨折并移位后，眶缘及眶底也可能随之移位，两侧瞳孔水平发生改变，伤侧瞳孔下移，因而复视是常有的症状。

4. 神经受损症状　颧骨上颌突部骨折可能损伤眶下神经出现同侧眶下、鼻旁、上唇皮肤甚至上前牙的感觉迟钝或麻木。骨折时如同时损伤面神经颧支，则出现眼睑闭合不全。

5. 眶周瘀斑　颧骨骨折伴有眶壁、眶底损伤时，眶周、眼睑皮肤和球结膜下可出现肿胀及出血性瘀斑。

6. 其他症状与体征　如伴有上颌窦壁骨折，可发生鼻出血，为血液进入上颌窦引起。此外，上颌窦腔内的空气也可逸出至面颊组织而出现皮下气肿。

（三）辅助检查

X 线摄片常取鼻颏位和颧弓位。在鼻颏位 X 线片中不仅可见到颧骨和颧弓骨折的情况，而且还可以观察眼眶、上颌窦及眶下孔等结构有无异常。颧弓位则可清楚地显示颧弓骨折及移位情况。颧骨和颧弓 CT 及三维 CT 检查尤为清晰。

【证候分类】

（一）jackson（1989）分类

1. 无移位。

2. 眶嵴部分骨折（眶底部分骨折，累及眶下缘）。

3. 典型的颧骨三脚骨折。

4. 粉碎性骨折。

（二）Zingg（1992）的新分类法

1. A 型骨折　颧弓骨折及颧骨部分骨折，并根据骨折部位不同，将其分为三个亚类：① A1 型骨折即单纯的颧弓骨折；② A2 型骨折即颧额缝骨折；③ A3 型骨折为眶下缘骨折。

2. B 型骨折　完全型单发颧骨骨折，颧骨复合体与周围骨分离移位。

3. C 型骨折　多发性颧骨骨折，即颧骨粉碎性骨折，也称"复杂性骨折"。

（三）按骨折部位及形态分类

1. 无移位骨折。

2. 颧弓骨折。

3. 颧骨体骨折向内下移位，不伴有转位。

4. 内转位颧骨体骨折；外转位颧骨体骨折。

5. 复杂性骨折。

【治疗】

颧骨颧弓骨折的治疗原则是使骨折断端精确复位和固定，能在正确的解剖位置上愈合，并恢复原有的张口活动及咬合功能。张口活动也是骨折复位的标准。

颧骨、颧弓骨折后如仅有轻度移位，畸形不明显，无张口受限、复视等功能障碍者，可不进行手术治疗。凡有张口受限者均应做复位手术；虽无功能障碍而有显著畸形者也可进行手术复位。治疗方法有盲探复位及开放复位两大类。

（一）非手术治疗

1. 适应证　颧骨、颧弓骨折后如仅有轻度移位，畸形不明显，无张口受限、复视等功能障碍者。

2. 操作方法　常用的非手术复位的途径和方法包括以下两种：①经口内上颌结节复位法；②经皮切口单齿骨钩复位法。

（二）手术治疗

1. 适应证

（1）颧骨颧弓移位、塌陷引起张口受限，影响咀嚼功能，脸形改变者。

（2）复杂或粉碎性颧骨颧弓骨折。

（3）陈旧性颧骨颧弓骨折，面部塌陷，张口受限者。

2. 操作方法　气管内插管全麻，在骨折线附近做小切口，显露骨折断端，直视下使骨折块复位并做固定。可供选择的皮肤切口包括眉外侧切口、睑缘下切口、眶外侧缘切口、口内颊侧前庭沟切口、颅面外科半冠状切口等。从美容观点出发，切开复位可采用颅面外科半冠状切口，即颞部切口或半冠状切口。

（三）药物治疗

1. 中药治疗　骨折初期宜用活血化瘀，消肿止痛药物。可内服活血灵 3 ～ 7 剂，一日 1 剂，水煎服。若未行颌间固定，不影响张闭口活动的患者，中期瘀血肿胀虽消而未尽，骨折未连接，治宜和营生新、接骨续新，可内服三七接骨丸、养血止痛丸。

后期宜养气血、补肝肾、壮筋骨，可内服筋骨痛消丸、加味益气丸。

2. 西药治疗 早期运用营养支持及消肿抗炎、止血药物，术前半小时预防性运用抗生素，术后一般不超过 3～5 天。

（四）康复治疗

术后 1～2 周后，指导张闭口功能锻炼。

【疗效评定标准】

1. 治愈 颧、颌缝无间隙，颧弓外形正常，咬合正常，张口度正常，左右面部对称。

2. 好转 咬合正常，张口度基本正常，面部外形基本对称，骨折有一处复位固定欠佳。

3. 未愈 咬合欠佳，张口度有所改善，左右面部对称性改善不大。

第三节　鼻骨骨折

任何外力造成鼻骨的连续性中断称"鼻骨骨折"，常可伴鼻中隔外伤，出现软骨脱位、弯曲、骨折、黏膜撕裂及鼻中隔穿孔等。

【诊断依据】

（一）病史

有明确的受伤史。

（二）症状与体征

1. 鼻梁歪斜，鼻背塌陷、扁平、增宽或角形隆起，鼻根扁平，皮肤软组织裂伤、肿胀、瘀血，鼻孔出血。

2. 两眼内、外眦距离增宽。

3. 用两手食指轻轻地自鼻根部向鼻尖滑动触诊，可发现骨折处失去原有硬度。

4. 局部压痛明显，可触及骨擦感及捻发音。鼻孔呼吸不畅或不通。

以上症状可合并出现。

（三）辅助检查

1. 常规下可摄鼻骨的正侧位 X 线片，观察鼻骨有无骨皮质中断、凹陷、移位或偏斜。

2. CT 或 CT 三维重建可以更为清晰、直观、立体地显示出鼻骨骨折的部位和局部的移位情况。

【证候分类】

鼻骨骨折的类型主要取决于外力的方向、性质、程度和受力的部位。

（一）单侧塌陷性骨折

外力来自侧方，可伤及一侧鼻骨、上颌骨额突、梨状孔边缘，致鼻骨一端发生单侧塌陷性骨折。

（二）单侧塌陷、对侧移位性骨折

较大的外力来自侧方，可使两侧鼻根间隙、鼻颌缝连接分离，受撞击侧的鼻骨向鼻腔内凹陷，对侧鼻骨向外移位突出，呈角状隆起，鼻梁呈弓形弯曲，偏向一侧，常同时伴有鼻中隔偏曲。

（三）双侧鼻骨下部骨折

外力来自正前方撞击鼻下部时，宽薄的鼻骨下端易骨折游离，局部软组织反应性肿胀，外形可无明显改变而易忽略。但局部触诊时压痛明显。X线侧位片可显示鼻骨下端骨折游离。如外力作用于鼻骨以下部位，可引起鼻中隔血肿、软骨重叠、增厚或突出于一侧或双侧鼻黏膜外，日后可遗留鼻尖及鼻小柱歪斜、收缩变短、前鼻孔两侧不对称。

（四）双侧鼻骨塌陷粉碎性骨折

来自正前方的外力撞击鼻梁时，鼻梁可裂开或与上颌骨额突分离，双侧鼻背塌陷或呈粉碎性骨折，鼻中隔软骨及筛骨正中板因顶部受压而碎裂、错位，致外鼻扁平、增宽。X线片示鼻骨呈展开书本状畸形。

（五）鼻根部横形断裂骨折

来自正前方的较大外力撞击于鼻根部，使鼻骨上部发生横形断裂，与额骨鼻突分离，创伤可累及筛窦气房、泪骨、眶内壁，可造成内眦韧带断裂，眦距增宽。创伤如累及筛骨筛状板并撕裂脑膜，可引起脑脊液鼻漏。

【治疗】

（一）非手术治疗

1. 适应证　单纯闭合鼻骨骨折，不伴有鼻周其他部位损伤。

2. 标准治疗方法　鼻骨骨折的治疗目的是恢复外鼻的外形和鼻腔的通气功能。单纯无移位骨折，鼻外形无改变，不需整复。嘱患者保护鼻部，避免受压。对于有移位的鼻骨骨折可进行非手术治疗，闭合复位。

（1）鼻外复位法

①适应证：适用于向侧方移位的鼻骨骨折。

②操作方法：用双手拇指压迫向外突起的骨折片，使其复位。

（2）鼻内复位法

①适应证：适用于单侧、双侧闭合性骨折或合并鼻中隔骨折。

②操作方法：可用特殊的鼻骨复位钳复位，将一叶伸入患侧鼻腔塌陷鼻骨的下面，一叶置于鼻外，将钳闭合，钳住软组织与骨折片，向上、向后或向内稍加转动，可使嵌入的骨折片复位，同时以左手拇指和食指置于鼻外协助复位。如无鼻骨复位钳，也可用鼻中隔剥离器、长刀柄、钝头直血管钳等代替，前端裹以凡士林纱布或棉片，然后将复位器伸至鼻腔鼻面下面，稍向上、向外用力，将塌陷骨折片抬起，同时用左手拇指按于对侧鼻骨，食指置于鼻骨塌陷处，以免上抬的鼻骨复位过度。对双侧鼻骨骨折者，最好用 Ashe 鼻骨复位钳，将钳的两叶分别插入两侧鼻腔移位的鼻骨下，进行复位。在复位的过程中，有时可听到鼻骨复位声，并可感到鼻骨上抬复位。

整复术后，鼻腔内填塞凡士林纱条或碘仿纱条，24～48 小时取出，并以呋喃西林麻黄素滴鼻液滴鼻。注意粉碎性的鼻骨骨折复位，复位后鼻腔内填塞碘仿纱条 10 天左右，鼻外用模膏、丙烯酸树脂、薄金属片或熟石膏塑形后固定 7～10 天，加以保护。

（二）手术治疗

1. 适应证　严重鼻骨粉碎性骨折，开放性的鼻骨骨折。

2. 操作方法　一般成人用表面麻醉，以 1% 地卡因液内加 1/1000 肾上腺素液数滴的棉片，麻醉鼻腔及鼻骨下黏膜。如外伤严重，以 1% 普鲁卡因或 1% 利多卡因内加 1：200000 肾上腺素液做眶下神经阻滞麻醉、鼻局部和滑车下神经区浸润麻醉。小儿用全身麻醉，气管内插管。开放损伤首先进行清创、止血，粉碎的骨折片如果无法复位固定，可用不锈钢丝进行骨间结扎，分层缝合伤口，撕裂的鼻黏膜也应对位缝合。最后在鼻腔内填塞凡士林纱布，或碘仿纱条。

注意鼻骨骨折最好能及早明确诊断，及时恰当地治疗。在受伤后 2～3 小时内，局部软组织尚未有肿胀反应时处理；如局部已明显肿胀、瘀血、无法检查处理时，虽可等候其消肿，也应尽量争取在伤后 7～10 天内复位处理；如超过 2 周以上，局部骨痂、瘢痕形成，已发生错位愈合，则复位困难。

（三）**药物治疗**

1. 中药治疗　骨折初期宜用活血化瘀、消肿止痛、清热解毒之剂。可内服活解合剂 3～7 剂，一日 1 剂，水煎服。中期瘀血、肿胀虽消而未尽，骨折未连接，治宜和营生新，接骨续新，可内服三七接骨丸、养血止痛丸。后期宜养气血，补肝肾，壮筋骨。可内服筋骨痛消丸、加味益气丸。

2. 西药治疗　早期应用七叶皂苷钠脱水药物，消除肿胀；术前半小时预防性应用抗生素，术后一般不超过 3 天。

【疗效评定标准】

1. 治愈　鼻外形端正，鼻腔通气良好，嗅觉正常，无出血等症状，影像检查提示鼻骨复位对线对位良好。

2. 好转　鼻外形基本端正，鼻腔通气可，偶有鼻塞，无出血等症状，影像检查提示鼻骨复位对线对位良好。

3. 未愈　鼻骨段偏曲，鼻外形欠端正，通气欠佳，或有出血症状，影像学提示鼻背仍有畸形。

第四节　上颌骨骨折

当受到外力打击时，出现上颌骨骨小梁的连续性中断，即称"上颌骨骨折"。

【诊断依据】

（一）病史

有明确的受伤史。

（二）症状与体征

上颌骨骨折除具有一般骨折损伤的共同症状和体征，如肿胀、疼痛、出血、瘀斑、移位和局部畸形外，有一些证候与下颌骨骨折相似，如牙及牙槽突损伤、咬合错乱、咀嚼功能障碍、影响呼吸等。

1. 骨折段移位　上颌骨骨折一般是向后下方移位，使面中部变长和凹陷。

2. 咬合错乱　上颌骨骨折向后下移位，使上颌磨牙与下颌牙早接触，而前牙却咬合不上，呈开的状态。上颌骨骨折段被撞向后上方，则可使前牙呈对咬合或反咬合状态。咬合关系错乱主要表现为少数牙不正常接触，多数牙无接触。

3. 口腔、鼻腔出血　上颌骨骨折常使口腔、鼻腔黏膜撕裂而出血。

4. "眼镜"状瘀斑　上颌骨骨折波及眼眶时，可出现眼睑瘀血、肿胀。

5. 视觉障碍　上颌骨骨折波及眶底时，可改变眼球位置，使左右眼球不在同一水平线上，而出现复视。如损伤动眼神经或外展神经，可使眼球运动不协调，造成视觉障碍；如伤及视神经，则发生失明。

6. 脑脊液漏　上颌骨损伤并发颅底骨折时，常伴有局部硬脑膜及蛛网膜撕裂，可引起脑脊液漏。

（三）辅助检查

CT、三维 CT 可有效地诊断骨折部位、骨折移位情况。

【证候分类】

通常按 Le Fort 型分类

（一）Le Fort Ⅰ型骨折

Le Fort Ⅰ型骨折，即上颌骨低位骨折或水平骨折。骨折线在梨状孔平面，经过鼻底。此型骨折的损伤，可有鼻中隔、上颌窦和牙齿的损伤。

（二）Le Fort Ⅱ型骨折

Le Fort Ⅱ型骨折，即上颌骨中位骨折或锥形骨折。骨折线发生在相当于中薄弱线的部位，自鼻颌缝向两侧延伸，横过鼻梁、泪骨、眶底、颧上颌缝、眶下孔、上颌骨侧壁、翼突至翼上颌窝。此型骨折临床上最常见。

（三）Le Fort Ⅲ型骨折

Le Fort Ⅲ型骨折，即上颌骨高位骨折或颅面分离。骨折线发生于上薄弱线相应的部位，即通过鼻额缝，横越眶底，经颧额缝、颧弓，向后达翼突，形成面中 1/3 部与颅底完全分离。

【治疗】

（一）非手术治疗

1. 手法治疗

（1）适应证：适用于单纯性骨折的早期，骨折处尚未发生纤维性愈合，骨折段仍有活动度。

（2）操作方法：用手法推、拉，即可将移位的骨段恢复到正常位置。此法简便易行，可以不用麻醉，或在局麻下完成。

2. 牵引复位

牵引复位，即为口外的颅颌牵引法和口内的颌间牵引法。

（1）适应证：适用于手法复位效果不满意，或骨折处有纤维性错位愈合，已不能手法复位的病例。

（2）操作方法

①颅颌牵引法：上颌骨横断骨折后，骨折段向后向下移位，用颅颌牵引将上颌骨拉出，在上颌牙列上安置、固定牙弓夹板，在头部制作石膏帽，从石膏帽中向前伸出铁丝支架，然后在牙弓夹板与铁丝之间，用橡皮筋做持续性牵引，将向后下移位的骨折段牵拉到正常的位置。

②口内的颌间牵引法：在上、下颌牙列上分别安置、固定好带有挂钩的牙弓夹板，根据骨折线需要复位的方向，在上、下牙弓夹板的挂钩上套上橡皮筋作牵引用，使移位的骨折段逐步复位，并恢复正常的咬合关系。

（二）手术治疗

1. 适应证

（1）上颌骨骨折，同时有软组织创口与骨折区相通。

（2）上颌骨骨折移位明显，严重影响咬合与咀嚼功能的发挥。

（3）陈旧性上颌骨骨折，已纤维愈合或初期骨愈合，错位明显，手法或牵引复位无效者。

（4）Le Fort Ⅲ型骨折，颅面分离，伤后 7 天内，无颅脑症状者。

（5）陈旧性上颌骨骨折，骨折愈合已久，可待病情稳定后再行手术治疗。

2. 操作方法

经鼻插管全麻，口内上颌前庭沟切开，沿骨面剥离黏骨膜，Le Fort Ⅱ型骨折可做下睑辅助切口，Le Fort Ⅲ型骨折可辅加下睑切口和眶外缘切口或冠状切口。显露骨折线，或切开错位愈合的骨质，去除骨断端纤维骨痂。将骨折段复位，对正上下颌的咬合关系，用微型接骨板固定。彻底冲洗，止血，分层缝合关闭创口，放置橡皮条引流。术中注意保护眶下神经。梨状孔周围剥离时注意保护鼻黏膜。复位固定操作时注意保护鼻泪管与泪器，避免鼻泪管损伤致术后长期溢泪。

（三）药物治疗

1. 中药治疗　骨折初期宜用活血化瘀、消肿止痛药物，可内服活血灵 3～7 剂，一日 1 剂，水煎服。若未行颌间固定、不影响张闭口活动的患者，中期瘀血肿胀虽消而未尽，骨折未连接，治宜和营生新、接骨续新，可内服三七接骨丸、养血止痛丸。后期宜养气血、补肝肾、壮筋骨，可内服筋骨痛消丸、加味益气丸。

2. 西药治疗　早期运用营养支持及消肿抗炎、止血药物，术前半小时预防性运用抗生素，术后一般不超过 3～5 天。

（四）康复治疗

功能锻炼，术后 1～2 周指导患者做张口训练。

【疗效评定标准】

骨折复位以恢复牙列咬合关系及面中器官水平位置恢复为标准。

1. 治愈　骨折对位对线满意，牙列咬合关系满意，功能及外形完全或基本恢复。

2. 好转　骨折对位尚满意，或骨折复位欠佳，牙列咬合关系基本良好，功能恢复尚可。

3. 未愈　骨折不愈合或畸形愈合，牙列咬合关系差，功能障碍。

第五节　下颌骨骨折

当受到外力打击时，出现下颌骨骨小梁的连续性中断，即称"下颌骨骨折"。颏孔区是下颌骨体部的薄弱部位，常在此处发生骨折。

【诊断依据】

（一）病史

有明确的受伤史。

（二）症状与体征

1. 症状与体征　局部肿胀、畸形、活动受限是下颌骨骨折的一般症状与体征。

2. 特有症状与体征

（1）骨折移位。

（2）咬合错乱。

（3）牙龈撕裂、口底出血。

（4）下唇麻木。

（5）功能障碍。

（三）辅助检查

X 线检查是下颌骨骨折最常用的辅助诊断方法，可以明确骨折的类型、范围和性质。常用的 X 线片位有下颌骨侧位片（体部、角部）、华氏位片、颌面曲面断层全口片。CT 检查更可明确诊断。

【证候分类】

（一）按好发部位分类

按好发部位可分为颏中缝区骨折、颏孔区骨折、下颌骨角部骨折、下颌骨升支骨折 / 髁状突颈部骨折。

（二）按骨折性质分类

按骨折性质可分为闭合性骨折、开放性骨折、粉碎性骨折、嵌叠性骨折。

【治疗】

（一）非手术治疗

1. 手法复位

（1）适应证：常用于闭合性移位不大的新鲜线性骨折，此时骨折未发生纤维性愈合。

（2）操作方法：通过手法推动将移位的骨折恢复至正常位置，方法简便。

2. 牵引复位

（1）适应证：用于手法复位效果不满意或骨折已发生纤维性愈合者。

（2）操作方法：常用颌间牵引复位，利用未骨折的上颌牙弓来固定下颌骨骨折段，恢复正常的咬合关系。即在上、下颌牙列上分别安置有挂钩的牙弓夹板，一般下颌牙弓夹板要跨过骨折线。根据骨折段需要复位的方向，在挂钩上套上小橡皮圈做持续牵引，牵引过程中应经常检查和调整橡皮圈牵引力的方向，使咬合关系得以逐渐恢复正常。牵引时间为 4 周。应当注意，当同时伴有上颌骨 Le Fort 型骨折时，不能单纯采用颌间牵引复位。

（二）手术治疗

1. 适应证

（1）下颌骨体、下颌角、中线或中线旁骨折。

（2）下颌骨粉碎性骨折，错位严重，不能用其他方法复位固定者。

（3）儿童乳牙期或混合牙冠小不能应用牙弓夹板固定，以及无牙颌骨骨折。

2. 操作方法

（1）复位固定方法：根据骨折复杂程度，选择局麻或全麻。全麻应采用经鼻腔气管内插管。口内前庭沟切口，通常选择颊侧移行沟上 0.5cm 黏膜处做水平切开，骨膜下分离，显露骨折区，手法复位，暂时性颌间结扎，对正咬合关系，选用小型接骨板，沿理想固定线（张力带）固定。儿童可选用微型接骨板固定。

（2）注意事项：防止损伤颏孔内血管神经。

（三）药物治疗

1. 中药治疗　骨折初期宜用活血化瘀、消肿止痛药物，可内服活血灵。若未行颌间固定，不影响张闭口活动的患者，中期瘀血肿胀虽消而未尽，骨折未连接，治宜和营生新、接骨续新，可内服三七接骨丸、养血止痛丸。后期宜养气血，补肝肾，壮筋骨，可内服筋骨痛消丸、加味益气丸。

2. 西药治疗　早期运用营养支持及消肿抗炎、止血药物，术前半小时预防性运用抗生素，术后一般不超过 3 ～ 5 天。

【疗效评定标准】

下颌骨骨折的治疗原则是使骨折断端精确复位和固定，能在正确的解剖位置上愈合，并恢复原有的咬合关系。咬合关系也是骨折复位的标准。

1. 治愈　骨折愈合，对位对线满意，功能及外形完全恢复。

2. 好转　骨折愈合对位尚满意，或骨折复位欠佳，功能恢复尚可。

3. 未愈　骨折不愈合或畸形愈合，局部疼痛，功能障碍。

第六节　下颌骨髁状突骨折

当受到外力打击时，出现下颌骨髁状突部骨和骨小梁的连续性中断，即称"下颌骨髁状突骨折"。髁状突骨折常发生在它的颈部，如一侧骨折线在翼外肌附着点之下，则髁状突常因翼外肌的牵拉而致髁状突向前内侧移位，也可以脱出到关节凹外。同时，下颌升支部因嚼肌、翼内肌和颞肌的牵拉向上移位，使对侧牙及前牙形成开颌状，不能向对侧做侧颌运动。如骨折发生在关节囊内、翼外肌附着点之上，骨折可不发生移位；双侧髁状突骨折时，髁状突头向内下移位。由于受升颌肌的牵拉，整个下颌骨段则向上移位，使前牙开合更加明显。髁状突骨折常为闭合性，除骨折段移位引起的症状外，还可伴有耳前区的疼痛、张口受限、局部肿胀和压痛。个别严重的髁状突骨折，关节突可穿过颞下颌关节凹顶而进入颅中凹，造成颅脑创伤。

【诊断依据】

（一）病史

有明确的受伤史。

（二）症状与体征

关节区局部肿胀、疼痛、轻度张口活动受限是下颌髁状突骨折的一般症状，一般无明显颌关系紊乱，用手指放在耳屏前或外耳道前壁可扪及髁状突动度。

（三）辅助检查

髁状突骨折一般在 X 线片上不易发现，可选中下颌曲面断层片或下颌升支侧位观察前后向移位，必要时可做 X 线断层、CT 乃至三维重建以明确诊断。

【证候分类】

髁状突骨折可以从三个层次进行分类

（一）骨折分侧与合并骨折情况

1. 单侧（左侧或右侧）髁状突骨折。

2. 单侧髁状突骨折合并下颌骨其他部位骨折。

3. 双侧髁状突骨折。

4. 双侧髁状突骨折合并下颌骨其他部位骨折。

（二）骨折发生水平

1. 高位骨折（髁头骨折）。

2. 中位骨折（髁状突颈部骨折）。

3. 低位骨折（髁颈下骨折，波及升支）。

4. 矢状骨折（骨折线贯穿髁头与髁颈下）。

（三）骨折移位与脱位情况

1. 骨折无移位

（1）囊内骨折。

（2）囊内囊外骨折。

（3）囊外骨折。

2. 骨折移位

（1）端面错动，保持部分接触。

（2）髁状突弯曲，端面保持部分接触。

（3）髁状突与升支断端重叠，端面不接触。

3. 骨折脱位

（1）弯曲脱位。

（2）分离脱位。

【治疗】

（一）非手术性治疗

1. 适应证

（1）儿童期各类型骨折。

（2）关节囊内骨折。

（3）关节囊外骨折，高位折裂，骨折块较小。

（4）髁颈和髁颈下无移位或轻度成角移位（成角小于30º）、错位的骨折，合并咬合关系良好或轻度牙合干扰。

2. 操作方法

在手复位后行颌间固定。单侧髁状突骨折可在患侧磨牙区垫上 2 ~ 3mm 厚的橡皮垫，颌间弹性牵引复位固定，使下颌骨下降，髁状突复位，恢复咬合关系。固定期一般需 3 ~ 4 周。

（二）手术治疗

1. 适应证

（1）髁状突骨折向颅中窝移位。

（2）髁状突骨折向外侧移位并突破穿出关节囊。

（3）骨折伴异物植入。

（4）骨折错位愈合伴严重功能障碍或剧烈疼痛。

（5）骨折严重移位或脱位伴咬合关系紊乱，通过保守治疗无法矫正者。

2. 操作方法

（1）切口：耳屏前切口（角形切口，弧形切口）入路和颌下或颌后切口入路。

（2）骨折固定：欲行固定的髁状突首先需复位。在骨折复位中，常常发生复位牵拉、肌肉撕脱造成骨折块游离的情况。骨折复位后行小型接骨板坚强内固定。

（3）髁状突切除与关节成形：主张对严重移位的、粉碎的髁头施行摘除术，对陈旧性骨折有假关节形成，或有关节强直迹象行髁状突切除术。

（4）关节盘和滑膜的处理：该解剖结构是髁状突骨折修复重建的重要部分，关节盘和滑膜的创伤及其对关节功能的影响将贯穿髁状突骨折的始终。骨折的修复和重建必须依据关节盘和滑膜的创伤程度，做盘摘除、盘修补、盘复位及再附着。滑膜关节囊也尽量做修补封闭，以保持其完整性。

（三）药物治疗

1.中药治疗　骨折初期宜用活血化瘀、消肿止痛药物，可内服活解合剂。若未行颌间固定，不影响张闭口活动的患者，中期瘀血肿胀虽消而未尽，骨折未连接，治宜和营生新、接骨续新，可内服三七接骨丸、养血止痛丸。后期宜养气血、补肝肾、壮筋骨，可内服筋骨痛消丸、加味益气丸。

2.西药治疗　术后早期运用营养支持及消肿抗炎、止血药物，术前半小时预防性运用抗生素，术后用抗生素一般不超过 3 ～ 5 天。

（四）康复治疗

术后 1 ～ 2 周指导患者进行张闭口功能锻炼。

【疗效评定标准】

下颌髁状突骨折的治疗应达到的标准是（Walker1994）：下颌无痛性运动，下颌自由开闭口、前伸、侧方运动，张口度至少 35mm，恢复骨折前颌关系，面部对称无畸形，有稳定的 TMJ 功能。

1.治愈　骨折愈合，无错颌畸形，无面神经功能障碍，颞下颌关节区无疼痛、弹响症状者，对位对线满意，开口度平均为 3.7cm，及外形完全或基本恢复。

2.好转　骨折愈合对位尚满意，或骨折复位欠佳，开口度 ≥ 2.5cm，咬合功能恢复尚可。

3.未愈　骨折不愈合或畸形愈合，开口度 ≤ 2cm，咬合功能障碍。

第七节　面部烧伤后畸形

面部烧伤后畸形是指因烧伤或化学灼伤后，使面部形态与功能受到不同程度的破坏，轻者留下瘢痕，重者毁容，致面目全非，丑态恐怖，甚至患者不敢直视自己，失去生活的信心。

【诊断依据】

（一）病史

有明确的烧伤或灼伤史。

（二）症状与体征

烧伤后常见的畸形为额部瘢痕，一般比较表浅，限于皮肤层，亦可深达皮下和肌层，瘢痕与骨膜粘连；通常呈散在或片状分布。多无功能障碍，有时因瘢痕挛缩，牵拉眉毛和眼睑导致睑结膜外露，上、下睑不能正常闭合，或者眼睑缺损等。

【证候分类】

根据烧伤后范围和深度不同，面部烧伤畸形大致有 3 种类型。

（一）瘢痕增生型

此型见于深Ⅱ度烧伤，尤其是化学灼伤后。瘢痕可遍及全面部，以下颌部、上下唇部、鼻唇沟部为甚，呈片状或索条状分布，早期充血，触之坚硬，经过 1～2 年后常可自行萎缩变软，充血消退，一般不造成周围组织和器官的功能障碍。

（二）瘢痕挛缩型

此型见于深度烧伤后。由于瘢痕的挛缩、牵拉，致使周围的组织、器官移位变形，如引起眼睑外翻、鼻孔缩窄闭锁、上下唇外翻、口裂缩小或口角歪斜等畸形；视、听、呼吸、进食等功能严重受限。此类挛缩畸形只有经过手术整复，才能得以纠正。

（三）组织器官缺损型

此型见于深度烧伤后。面部的组织和器官遭受严重破坏，产生诸如耳郭、眼睑、鼻翼甚至全鼻、唇颊组织等缺损。

【治疗】

（一）非手术治疗

1. 适应证　烧伤创面愈合后的瘢痕增生期或不稳定瘢痕，在等待稳定期间。

2. 操作方法　可采用弹性压迫绷带治疗、硅胶膜粘贴、得宝松激素注射、超声波药物导入等非手术疗法，以促进瘢痕的软化以及颜色变淡。注意激素应注射在瘢痕内。

（二）手术治疗

1. 适应证　瘢痕挛缩造成器官严重功能障碍，如眼睑外翻、鼻孔闭锁、张口受限等。

2. 操作方法　局部麻醉和器官插管全麻，全面部瘢痕切除后进行植皮。植皮方法有整张植皮和分区植皮两种，可选用全厚皮片或中厚皮片，必要时可根据局部条件采用皮瓣修复创面。对面部组织缺损器官再造时，除恢复功能外，还要兼顾形态、皮肤的色泽、器官的轮廓等。恢复皮肤软组织缺损的同时，应考虑骨轮廓缺陷的弥补。合并有颏后退或下颌发育不良的下唇外翻或下颌瘢痕挛缩的病例，于切除瘢痕、修复皮肤软组织的同时行颏部骨膜下植骨或假体充填等，可使整复后的颜面各部获得相对对称及和谐美的效果。

（三）药物治疗

1. 中药治疗　创伤初期宜用活血化瘀、消肿止痛药物，可内服活血灵。中期、后期宜对瘢痕进行抗瘢痕治疗，可用中药抗瘢痕液涂擦。

2. 西药治疗　术前半小时预防性应用抗生素，术后抗生素应用一般不超过 5 天。

（四）康复治疗

运用超声离子药物透入或按摩等疗法减轻瘢痕增生。

【疗效评定标准】

疗效评定以颜面各部获得相对对称及和谐美的效果及相应器官功能恢复为标准。

1. 治愈　外形满意，功能基本恢复。

2. 好转　外形尚满意，功能恢复尚可。

3. 未愈　外形未见明显恢复，功能障碍。

第二章　脊柱创伤

第一节　寰椎椎弓骨折

寰椎椎弓骨折是一种比较少见的上颈椎损伤，其发生率占上颈椎损伤的 2%～4%。寰椎爆裂骨折是其中一种，又名"Jefferson 骨折"，约占寰椎椎弓骨折 1/3。寰椎椎弓骨折的损伤机制、X 线表现及治疗与其他上颈椎损伤明显不同。

【诊断依据】

（一）病史

有外伤史，多以头顶直接遭到外力作用，如重物击中头顶部、跌倒、交通事故及跳水等，容易被合并伤所掩盖从而造成漏诊。

（二）症状

1. 头颈部僵硬和枕下区疼痛，颈椎各方向转动均受限，头部前倾呈强迫体位，患者喜双手扶头，避免头颈转动。

2. 脊髓受压较少见，如合并枢椎骨折，颈髓压迫发生率较高。

3. 颈 2 神经根受刺激，出现枕大神经分布区域疼痛或感觉障碍。

（三）体征

1. 寰枕部压痛（两侧风池穴凹陷处）。

2. 颈项部活动受限。

3. 患者头部前倾呈强迫体位，患者喜双手扶头，避免头颈转动。

（四）辅助检查

1. X 线检查　需摄寰枢椎区前后开口位及侧位片。①前后开口位 X 线片可见寰椎两侧块对称或不对称向外侧移位，两侧块分离移位之和多在 2～4mm 内；如两侧分离移位＞6.9mm，可诊断横韧带断裂。②侧位 X 线片：可见寰椎后弓骨折，有时可见由上颈椎前部血肿所致的咽后软组织肿胀影。

2. X 线前后位断层摄片　可显示：①寰椎侧块与枕骨髁及枢椎关节面间关系；②齿突有无骨折；③横韧带撕脱所致的小骨折片。

3. 上颈椎横断面 CT 扫描 可显示：①骨折分离移位状况；②横韧带撕脱所致的小骨折片。

【鉴别诊断】

寰椎椎弓骨折诊断不难，尚需进一步判断骨折稳定性。寰椎爆裂骨折合并横韧带断裂为不稳定性骨折。判断横韧带功能状态的指标有：

（一）寰齿间距（ADI）

正常成人＜3mm，儿童＜4mm。若大于此数，提示横韧带断裂。

（二）侧块分离移位值（LMD）

两侧块分离移位值＜6.9mm，表示横韧带无断裂。若大于此数，表示横韧带断裂。

【证候分类】

根据骨折部位和移位情况，寰椎椎弓骨折可分为 3 型。

（一）Ⅰ型

寰椎后弓骨折，约占全部骨折的 2/3，系由过伸和纵轴暴力作用下，寰椎后弓受枕骨和枢椎棘突相互挤压所致。

（二）Ⅱ型

寰椎侧块骨折，少见，多发生在一侧，骨折线绕过寰椎关节面前后部，可波及椎动脉孔。

（三）Ⅲ型

寰椎爆裂骨折，由单纯垂直暴力所致。骨折为 4 块，并作离心分布。

寰椎椎弓骨折合并枢椎骨折的发生率可高达 40%，以齿突Ⅱ型骨折最为多见，其他尚有齿突Ⅲ型骨折和 Hangman 骨折等。

【治疗】

治疗是为了恢复枕颈部的稳定及功能，避免急性或慢性颈髓压迫。

（一）非手术治疗

1. 适应证 新鲜的各类稳定和不稳定寰椎椎弓骨折均可以采用非手术治疗。

2. 操作方法 以颅骨牵引或 Glisson 枕颌带牵引，重量 3～5kg，并多次行床边摄片观察骨折复位情况。复位后，续行牵引 2～3 周，再以头颈胸石膏固定或者佩戴 Halo 支具 3～4 月。石膏拆除后，摄枕颈部伸屈动力片以判断寰枢关节稳定性。有不稳征象者，考虑手术治疗。

（二）手术治疗

1. 适应证

（1）新鲜寰椎爆裂骨折。

（2）寰椎爆裂骨折经非手术治疗后仍表现为寰枢关节不稳定者。

2. 手术方法

（1）颈融合术。

（2）寰枢融合术：常用的有 Gallie 法和 Brook 法，但不能用于新鲜骨折，必须等后弓和两侧骨块牢固愈合后才能进行。

手术治疗可以达到枕颈部稳定的目的，但其运动功能丧失较多。因此，对寰枢爆裂骨折的治疗仍有争议。

（三）药物治疗

1. 中药治疗　根据伤科三期用药原则，早期应用活血化瘀药物活血灵，中期应用三七接骨丸，后期应用筋骨痛消丸。

2. 西药治疗　头环牵引患者口服抗生素 3 天，手术患者术前 30 分钟应预防使用抗生素 1 次，术后一般不超过 3 天。牵引期间，应用速尿或地塞米松 10 ～ 20mg，静脉滴注，每日 2 次，以利减轻脊髓水肿及提高机体应激能力。

此外，有神经损伤者，参照神经损伤相关治疗。

（四）康复治疗

1. 功能锻炼

（1）四肢力量及关节活动度训练。

（2）肺功能训练。

（3）膀胱功能训练。

（4）被动按摩肌肉。

2. 物理治疗　电针、神经肌肉治疗仪等治疗。

【疗效评定标准】

优：临床症状消失，X 线检查显示骨折解剖复位，恢复日常生活。

良：临床症状消失，X 线检查显示骨折基本解剖复位，无寰枢不稳迹象。

可：临床症状基本消失，颈椎活动基本正常，X 线检查显示骨折未完全复位，但无明显脊髓受压，寰枢关节稳定。

差：临床症状不消失，X 线检查显示骨折未复位，脊髓受压，寰枢关节不稳定。

第二节　枢椎齿状突骨折

枢椎齿状突的连续性破坏，即为"枢椎齿状突骨折"。它是一种累及寰枢椎稳定性的严重损伤，约占上颈椎损伤的 10%。

【诊断依据】

（一）病史

多由于跳水或自高处掉下头部触地，或高速车祸外伤造成。

（二）症状

1. 上颈部疼痛，僵硬，头颈活动受限，尤其是旋转运动受限最为明显。

2. 偶有神经刺激征，枕大神经分布区域的放射痛，少数患者出现颈髓受压症状和体征，其中以轻度截瘫和神经痛最为常见，严重者出现四肢截瘫和呼吸困难，可在短时间内死亡。

3. 亦有迟发性脊髓损伤，受损程度各有不同，包括痉挛性半瘫、大小便失禁、布朗－色夸（Brown-Sequard）综合征、单肢瘫、四肢瘫、吞咽困难和枕大神经痛。

4. 神经损伤症状可表现为渐进性加重或间歇性发作；有些病例伤后数年、数十年后出现症状，也可因一次轻微外力而出现严重的脊髓压迫症状，应加以重视。

（三）体征

1. 上颈部畸形。

2. 枢椎棘突处压痛或两侧环枕部压痛。

3. 颈部的旋转活动明显受限。

4. 如有神经损伤可见相应神经损伤体征。

（四）辅助检查

1. X 线检查   在医师指导下拍摄上颈椎正侧位和开口位；对常规拍片未发现骨折而临床又疑有齿状突骨折者，可多次拍开口片，或侧位伸屈位片，进一步明确诊断。

2. CT 扫描   必要时应进一步 CT 扫描明确诊断。

3. MRI 检查   MRI 检查可判断脊髓损伤情况。

【证候分类】

Anderson 根据齿状突骨折部位，分为 3 种类型：

（一）Ⅰ型

此型为齿状突尖部斜形骨折，有时也表现为撕脱骨折，系附着在其尖端的翼状韧带牵拉所致，约占 4%。

（二）Ⅱ型

此型为齿状突与枢椎椎体连接部骨折，约占 65%。

（三）Ⅲ型

此型为骨折线累及枢椎椎体的骨松质，约占 31%。

【治疗】

根据骨折类型、移位程度以及影响骨折愈合因素进行综合考虑，采取相应的治疗方法。

（一）非手术治疗

1. 适应证　适用于Ⅰ、Ⅲ型骨折。

2. 操作方法　Ⅰ型齿状突骨折较少且稳定，一般只需对症处理，采用简单的局部制动如颈托等。Ⅲ型齿状突骨折，骨折线累及枢椎椎体的松质骨，血供好，90%非手术治疗均能达到愈合，通常采用牵引复位及头颈胸石膏固定，牵引重量为 1.5～2.0kg，牵引位置根据骨折移位情况而定，2～3 天后摄片复查，了解骨折复位情况，并做必要的调整。一旦获得良好复位即取正中位，维持牵引 3～4 周；然后在维持牵引下取仰卧位，施行头颈胸石膏固定，维持 3～4 月。国外多采用 Halo 支具牵引复位及固定，也获得较好效果。但要注意防止皮肤压伤。

（二）手术治疗

1. 适应证　移位大于 5mm 或者成角大于 10°的Ⅱ型骨折。

2. 操作方法　对于Ⅱ型齿状突骨折治疗，目前尚无统一意见。行非手术治疗5%～100% 患者发生骨不愈合，影响齿状突骨折不愈合的因素为骨折移位超过 5mm、局部血供、复位程度、年龄及外固定类型等。对移位大于 5mm，尤其是后移位，以及成角大于 10°的Ⅱ型骨折目前多数主张手术治疗，行寰枢椎融合术、枕颈融合术或齿状突螺钉内固定术。

（三）药物治疗

1. 中药治疗　根据伤科三期用药原则，早期应用活血化瘀药物活血灵，中期应用三七接骨丸，后期应用筋骨痛消丸。

2. 西药治疗　头环牵引患者口服抗生素 3 天，术前 30 分钟预防性应用抗生素 1次，术后使用抗生素不超过 3 天。

（四）康复治疗

对四肢关节进行主动和被动活动功能锻炼。

【疗效评定标准】

优：临床症状消失，X 线检查显示骨折解剖复位，恢复日常生活。

良：临床症状消失，X 线检查显示骨折基本解剖复位，移位小于 5mm，无寰枢不稳迹象。

可：临床症状基本消失，颈椎活动度基本正常，X 线检查显示骨折未完全复位，移位大于 5mm，但小于 1cm，无明显脊髓受压，寰枢关节稳定。

差：临床症状不消失，X 线检查显示骨折未复位，脊髓受压，寰枢关节不稳定。

第三节　低位颈椎骨折脱位

【定义】

第三颈椎至第七颈椎为低位颈椎或称"下颈椎"，是颈椎损伤的好发部位，易伴发脊髓损伤。如果这一段椎体骨折的同时，伴有椎节严重脱位者，就称"低位颈椎骨折脱位"。

【诊断依据】

（一）病史

多有外伤史，注意询问患者受伤时体位、四肢感觉、运动、大小便情况等。

（二）症状

1. 颈部酸痛，活动受限，颈部肌肉痉挛，损伤节段棘突和棘间隙肿胀并有压痛，以骨折脱位部最明显。

2. 刺激或压迫一侧或双侧神经根时，出现颈部和上肢放射痛及麻木，合并脊髓损伤者则伴有程度不同的瘫痪或神经根痛。

3. 损伤位置在颈 4 以上者常合并呼吸窘迫，重者可出现全身瘫痪甚至死亡。

（三）体征

1. 颈部损伤节段棘突和棘间隙肿胀并有压痛，以骨折脱位部最明显。

2. 颈部活动受限。

3. 损伤神经根时可见臂丛神经牵拉试验阳性；损伤颈髓时可见相应节段神经损伤体征。

（四）辅助检查

1. X 线检查　X 线侧位片示颈椎脱位情况以及是否伴有骨折，双侧小关节脱位时前后位片显示钩椎关节紊乱，但是由于多个骨性结构重叠，显示并不十分清楚；单侧小关节脱位时前后位片显示脱位颈椎的棘突偏离中央，向小关节脱位一侧偏移；斜位片可以清楚地显示小关节脱位或者"交锁"征象，有时也会发现关节突关节小的骨折片。有时由于肩部遮挡会导致下颈椎骨折拖尾的漏诊。

2. CT 检查　能清楚地显示椎体骨折的形态，椎管的形态及棘突、侧块等附件骨折。

3. MRI 检查　除了显示骨折、脱位情况外，尚可显示脊髓损伤情况，以及是否有血肿或者髓核压迫脊髓。对无骨折脱位颈髓损伤诊断尤为重要。

【证候分类】

（一）垂直暴力性颈椎损伤

多造成椎体压缩骨折，伴或不伴脊髓受压，还可能引起后方小关节、椎板、棘突的骨折。

（二）屈曲性颈椎损伤

双侧小关节脱位是典型的屈曲性损伤，合并旋转暴力时往往出现单侧小关节脱位或者交锁。当屈曲损伤暴力较小时，可引起颈椎向前半脱位。

（三）过伸性颈椎损伤

该损伤占全颈椎各类损伤的 40% ～ 70%，通常有较轻微或者隐匿的骨损伤。X 线多无异常征象，易漏诊。常合并有脊髓中央管综合征，且多见于中老年有颈椎退变人群或者发育性颈椎管狭窄人群。

【治疗】

（一）非手术治疗

1. 适应证　不波及椎管的椎体压缩骨折、单纯椎体附件骨折、无颈椎不稳定的脊髓损伤、无压迫的无骨折脱位脊髓损伤、颈椎前半脱位不合并神经症状者。

2. 治疗方法

（1）轻度压缩骨折、单纯椎体附件骨折可以直接佩戴颈围。

（2）压缩较为明显且仅波及椎体前中柱的骨折、颈椎前半脱位不合并神经症状者，可行颈椎过伸位牵引 3 ～ 4 周，重量 4 ～ 5kg，然后改头颈胸石膏或者 Halo 支具固定 6 ～ 8 周。

（3）无骨折脱位脊髓损伤者先行轻度屈曲位牵引 4 周，改颈围固定 2 ～ 3 个月。

（二）手术治疗

1. 适应证　垂直暴力型骨折波及椎管者，过伸性颈椎损伤有脊髓受压及椎间不稳定者，屈曲性颈椎损伤（单侧／双侧小关节脱位）、过伸性颈椎损伤有脊髓受压及椎间不稳定者。

2. 手术方法

有脱位的患者术前需要头环牵引复位。操作方法：屈曲位 20° ～ 30° 牵引，重量以颈 1、颈 2 为 5kg 计算，每向下一个椎体，重量增加 2.5kg 开始牵引，密切观察患者血压、脉搏及四肢感觉、运动情况。可辅以手法帮助复位，每 30 分钟床头拍片 1 次，复位后即改为过伸位牵引，重量减为 3 ～ 4kg，维持牵引 3 ～ 4 周后行头颈胸石膏或者 Halo 支具固定；或者牵引 3 个月，但是仍有再脱位的可能。由于牵引复位后损伤的椎间盘和韧带自行修复的可能性极小，因此往往需要复位后手术治疗。

（1）前路减压融合固定术：适用于垂直暴力型骨折波及椎管者、过伸性颈椎损伤有脊髓受压及椎间不稳定以及颈椎骨折脱位已复位者，颈椎骨折脱位未复位者也可选用单纯前路复位、减压融合固定术，术中将骨膜剥离器伸入椎间隙，以下位椎体为杠杆支点，用手指推压上位椎体使之复位，但是此方法造成医源性脊髓损伤的可能性较大，风险较高，也有无法复位的可能。

（2）后路固定融合术：颈椎骨折脱位前方无压迫且未复位者可选用单纯后路手术，以便处理关节绞锁。术中先切除嵌入的关节囊和韧带组织，用骨膜剥离器撬拨，如有困难将下方椎体上关节突部分切除，调整牵引角度复位，行椎弓根或者侧块固定椎板间植骨融合术。此术方式的固定牢固程度及融合率均不如前路手术，术后需加强颈椎制动，有发生再脱位的可能性。

（3）前后路联合手术：颈椎骨折脱位未复位者，或者合并有前方压迫者，现行后路手术复位，前路融合固定。如果前纵韧带断裂合并后方椎板骨折，稳定性破坏严重，需要行前后路联合固定术。

（三）**药物治疗**

1. 中药治疗　根据伤科三期用药原则，早期应用活血化瘀药物活血灵，中期应用三七接骨丸，后期应用筋骨痛消丸。

2. 西药治疗　头环牵引患者口服抗生素 3 天，手术患者术前 30 分钟预防性应用抗生素 1 次，术后用抗生素一般不超过 3 天。

3. 有神经损伤者，伤后 24 小时内可给予甲基强的松龙冲击疗法，以后给予谷维素、维生素 B_1 等神经营养药物治疗。

（四）**康复治疗**

无神经损伤者，解除外固定后可随时练习颈部各方向活动，四肢瘫痪患者要有相应的康复治疗指导。

【疗效评定标准】

优：X 线检查颈椎序列恢复，脱位复位。

良：X 线检查颈椎序列基本恢复，脱位基本复位。

可：颈椎序列恢复欠理想，或颈椎仍有半脱位，但 MRI 显示脊髓无受压，颈椎无节段性不稳。

差：颈椎序列不整，脱位未恢复，或者颈椎脊髓受压，或者颈椎阶段性不稳。

第四节　胸腰椎骨折脱位

【定义】

任何原因造成的胸腰段椎骨骨小梁连续性中断或该段关节脱位，称"胸腰椎骨折脱位"，可不伴有或者伴有程度不同的神经损伤。

【诊断依据】

（一）病史

多有外伤史，也可因骨质疏松或者病理性因素引起。

（二）症状

1. 局部疼痛　往往程度剧烈，不能起立，翻身困难，搬动时患者常感疼痛加重。

2. 腰背部活动受限　系重要的体征，重者患者不能站立或坐起，轻者亦应有明显活动受限。

3. 腹胀、腹痛　胸腰椎损伤后，常因后腹膜血肿刺激植物神经，致肠蠕动减弱，常出现损伤以后数日内腹胀、腹痛、大便秘结等症状。

4. 神经症状　胸腰椎损伤患者可能同时损伤脊髓或马尾。其主要症状是损伤平面以下的感觉、运动和膀胱、直肠功能均出现障碍，其程度随脊髓损伤的程度和平面而异，可以是部分性，也可以是完全性，还可以是单纯马尾损伤。

（三）体征

1. 患者骨折部分均有明显之压痛及叩击痛。若棘突骨折、棘间韧带断裂，而局部有血肿形成者，其压痛程度尤为明显；若单纯椎体骨折者，其压痛往往稍轻，但一般叩击痛较为明显，尚需注意在多发性损伤病者，有时因注意力集中在其他部位，胸腰椎损伤的压痛可以不明显，或甚轻，易被漏诊。

2. 腰背部有明显的肌肉痉挛。

3. 若有神经损伤，则相应节段的感觉及运动功能障碍。

（四）辅助检查

1. X 线摄片　常规摄正、侧位片，可显示有否骨折脱位及其程度、范围、部位、有否脊髓受压等，必要时尚可加摄点片及斜位片，以观察椎弓根及椎间小关节。少数情况也可应用 X 线断层摄影，以期进一步了解病变程度和范围。

2. CT 检查　目前，CT 已成为主要的诊断工具，其优点是：

（1）可以清楚显示骨折的部位及移位的方向、范围。但普通的 X 线片也是必需的，不应以 CT 代替 X 线片。

（2）CT 观察中柱损伤情况，尤其是骨折片进入椎管者有独到的优点，若同时做影像重建技术，则可以观察椎管的形态，判定其受压、阻塞等病理状况，尚可测量椎管狭窄的程度，给临床医师提供客观的依据。

3. MRI 检查　MRI 与 CT 相似，不但能清楚显示脊椎骨折，而且能显示脊髓损伤的程度，如脊髓软化、创伤后囊肿等。脊髓脂肪抑制序列能鉴别新鲜和陈旧骨折。

【证候分类】

（一）按 DENIS 的三柱理论分型

即将胸腰椎分成前、中、后三柱，前柱包括前纵韧带、椎体前二分之一、椎间盘的前部，中柱包括后纵韧带、椎体后二分之一、椎间盘的后部，后柱包括椎弓、黄韧带、椎间小关节和棘间、棘上韧带。

1. 稳定性骨折　骨折仅波及前柱。

2. 不稳定性骨折　骨折波及中后柱。

（二）按受伤暴力分型

1. 屈曲压缩骨折。

2. 爆裂骨折。

3. 屈曲牵张型骨折（安全带损伤）。

4. 骨折脱位。

【治疗】

（一）非手术治疗

1. 卧床休息

（1）适应证：稳定性骨折。

（2）操作方法：以卧床休息、镇痛为主，伤后即加强背伸肌锻炼，2 周内可以辅以持续牵引，6～8 周后即可戴腰围起床活动，轻度畸形不影响以后的功能。

2. 过伸复位

（1）适应证：屈曲型压缩骨折，前柱压缩不超过 50%，中柱完整。

（2）操作方法

①一次性过伸复位：患者俯卧床上，以吊带向上牵引两下肢，至腹部离开床面为止，必要时术者可在背部骨折处轻轻加压，加重其过伸体位，使骨折复位。经 X 线摄片证实已复位以后，即可改为仰卧位，但需保持过伸，亦可在俯卧过伸位上石膏背心，保持过伸位置。石膏凝固以后解除悬吊，使患者仰卧，石膏固定时间 6～8 周。或者过伸位支具固定。

②缓慢复位：患者仰卧于硬床上，胸腰部骨折处逐渐垫枕，逐步加高，数日内加

高到 10 ～ 20cm，使呈过伸位，并鼓励患者做背伸肌锻炼。但多数患者难以坚持，往往感到疼痛不能忍受，尤其是翻身侧卧位时，理论上亦应维持过伸位，事实上难以实现。因此，可令患者俯卧于硬床上，并鼓励患者做背伸肌锻炼，首先抬起头及上胸部，以后再将两足同时抬高，最后一步头、上胸及两下肢同时抬起，如此可形成过伸位。需要说明，缓慢复位法多数患者可以接受，医务人员必须向患者解释其必要性，使患者充分配合，坚持锻炼。至于少数体质较差、年龄较大且压缩骨折程度较轻者，不一定坚持过伸复位方法。

（二）手术治疗

1. 开放手术

（1）适应证：不稳定性骨折。

（2）操作方法：切开复位内固定。一般情况下采用后路手术，只有后路椎弓根破坏严重等少数情况下考虑前路手术。总的原则是在不加重脊髓损伤的前提下达到硬膜囊前方的减压，重建脊柱的稳定性。骨折脱位类型是由压缩、牵张、旋转、剪切等暴力机制造成了三柱断裂，形成了椎体之间相对移动，因此非常不稳定，手术需要多阶段固定，如后路减压范围较广，需辅以椎间融合，否则发生断钉、断棒几率较高。安全带损伤骨折移位压缩不大，但是波及三柱，因此极为不稳定，术中忌撑开复位。

2. 微创手术

（1）适应证：骨质疏松性压缩骨折、肿瘤造成的病理性骨折，CT 显示椎管后壁完整。

（2）操作方法：透视引导下经椎弓根穿刺至椎体前中三分之一，注射骨水泥。新鲜骨折可以在注射骨水泥之前行球囊撑开，恢复生理前凸，只是费用昂贵。

3. 经皮固定

（1）适应证：骨折波及中柱，患者无神经症状，无明显椎管占位者。

（2）操作方法：在透视引导下穿刺需要固定的椎弓根，在导丝引导下植入空心椎弓根螺钉，经皮下置棒复位。

（三）药物治疗

1. 中药治疗　根据伤科三期治疗原则，早期应用活血灵、解毒饮活血通络；外用活血接骨止痛膏。中期应用三七接骨丸，接骨续筋。后期应用筋骨痛消丸，补益肝肾。无明显移位的骶骨骨折和尾骨骨折脱位，全身症状不明显者可不必服药。

2. 西药治疗　手术患者术前 30 分钟预防性应用抗生素 1 次，术后用抗生素一般不超过 3 天。伴有脊髓损伤者的药物治疗见脊髓损伤。

（四）康复治疗

1. 功能锻炼　伤后早期即开始进行腰背肌锻炼。

2. 物理疗法　局部按摩、理疗。伴有脊髓损伤者见脊髓损伤。

【疗效评定标准】

优：肿胀疼痛畸形消失，骨折脱位完全复位，胸椎后凸增大不超过10°，腰椎生理前凸恢复，压缩椎体完全恢复到原高度，神经压迫症状解除。

良：肿胀疼痛明显减轻，骨折脱位基本复位，胸椎后凸增大不超过15°，腰椎生理前凸减少不超过10°，压缩椎体恢复90%以上，神经压迫症状明显减轻。

可：肿胀疼痛减轻，骨折脱位复位不佳，椎体脱位超过1/4，胸椎后凸增大不超过20°，腰椎生理前凸消失，压缩椎体恢复80%以上，神经压迫症状有所减轻。

差：肿胀疼痛有所减轻或者不减，骨折脱位未能复位，椎体脱位超过1/4，胸椎后凸增大超过20°，腰椎生理前凸消失或反屈，压缩椎体恢复不到80%，神经压迫症状存在。

第五节　骶尾骨骨折

【定义】

任何外力造成骶尾骨的连续性中断、失去正常的解剖关系，称"骶尾骨骨折"，可合并骶神经损伤。

【诊断依据】

（一）病史

多为直接外力所致。

（二）症状

1. 骶骨骨折者骶部疼痛　因臀肌附着于骶骨，行走时臀肌收缩牵拉骨折端而疼痛加重，又因坐位时重力直接作用于骶尾部引起疼痛而不能坐。如同时伴有骨盆其他部位骨折时，则疼痛更甚且范围更广。无移位骶骨骨折者，多无神经症状。凡波及骶孔之骨折者，鞍区麻木，甚至发生大小便潴留或失禁、性功能障碍。波及 S1、S2 之骨折者，可出现类似坐骨神经痛症状。

2. 尾骨骨折脱位者尾部疼痛　一般多可忍受，常取半侧坐位以减轻疼痛，坐下或坐位站起时疼痛加重，严重者在排便时引起剧烈疼痛。

（三）体征

1. 骶骨骨折者骶部肿胀、瘀斑或有皮肤挫伤、擦伤，局部压痛明显，肛门指诊检查骨折部有压痛和异常活动。骨折波及骶孔者，鞍区皮肤感觉减退或消失。骨折波及 S1、S2 者，患侧下肢感觉、运动及跟腱反射障碍等。合并骨盆骨折者，应注意全身情况，并注意有无合并直肠、膀胱、尿道损伤等。

2.尾骨骨折脱位者尾部压痛明显，但局部肿胀、瘀斑多不明显，肛门指诊检查局部有明显压痛、异常活动或有移位畸形。

（四）辅助检查 X 线表现

骶尾部正位（前后位）照片可显示骶骨有无横折或纵折。局部骨皮质显现皱褶，骶弓线发生断裂、错位、成角或向下局限隆起，或骶孔上缘有折裂阴影，或骶孔不对称，多说明有骨折存在。骶尾部侧位照片可显示骶骨骨折移位、尾骨骨折或脱位，但无移位骨折则较难辨认。合并骨盆前环骨折者照片应包括整个骨盆。如怀疑骶髂关节受累者，应加拍斜位片。因该处肠内容物较多，可能遮盖无移位之骨折线，拍片时应常规清洁灌肠。

【鉴别诊断】

尾骨骨折脱位与钩状尾骨鉴别：很多女性尾骨呈钩状尾骨，易与尾骨骨折脱位混淆。钩状尾骨 X 线摄片向前倾斜，易误认为尾骨脱位。单纯钩状尾骨无压痛，肛门指诊检查无明显或仅有轻度活动感；而尾骨骨折脱位则有外伤史，局部有肿胀、瘀斑、疼痛及压痛，坐位时疼痛加重，肛门指诊检查局部压痛、有明显异常活动。

【证候分类】

（一）骶骨骨折分型

骶骨骨折多由直接暴力所致，间接暴力所致者较少见。临床上一般分为：

1.横断骨折　以 S3 处多见，此处为骶髂关节下缘，故其下方易因暴力作用而折断，多为裂缝骨折，暴力强大者骨折远端可向前移位。

2.粉碎骨折　直接暴力作用于局部而引起星状或不规则的粉碎骨折，移位多不明显，易漏诊。

3.纵形骨折　多与骨盆前环骨折同时发生，好发于侧方之骶孔处，由于该处解剖结构较薄弱，其移位方向及程度与整个骨盆骨折相一致，该侧骨盆向上移位较多。因该处有骶神经支穿出，故神经损伤发生较多。本型骨折较少见。

4.撕脱骨折　由于骶结节韧带所致的骶骨侧下缘附着点处撕脱性骨折，较易漏诊。

（二）尾骨损伤分型

1.尾骨骨折　单纯骨折者少见，多伴有脱位，因此其骨折块多呈撕裂状且多向前移位。

2.尾骨脱位　较多见，远端受肛提肌和尾骨肌牵拉而向前移位。

【治疗】

（一）非手术疗法

1. 肛指复位法

（1）适应证　此法适用于骶骨横断骨折和尾骨骨折脱位。

（2）操作方法　嘱患者排空大便，在有条件时尽量做清洁灌肠，在1%普鲁卡因局麻下，取侧卧位或膝胸位；术者戴手套，涂少量石蜡油，令患者张口呼吸以松弛肛门周围肌肉，术者用左手拇指压住骨折脱位的近端，用右手食指缓缓插入肛门内，触摸骨折脱位部后用指腹顶住骨折脱位远端的近侧直肠后壁，均匀持续缓慢用力将向前移位的骨折远端向后上方推按，使之复位，切勿使用暴力，避免损伤直肠。复位后，将食指徐徐由肛门抽出。亦可在膝胸位行肛指复位的同时，令助手拔伸患者双足，将患者由膝胸位拉到伸直位，并逐渐将双下肢拔伸上抬到脊柱伸展30°位即可。复位时，术者常有弹响感，随即将食指由肛门抽出。

2. 拔伸复位法

（1）适应证：此法适用于骶骨纵行骨折向上移位者。

（2）操作方法：患者仰卧，助手用双手把持患者腋下向上牵引，另一助手用双手握患侧踝部向下拔伸，术者立于患侧用双手向前下方推患侧髂骨翼，使之复位。复位后用股骨髁上牵引维持，牵引重量要大，达体重1/5左右为好，牵引6周。

3. 固定方法

（1）适应证：复位后骨折稳定者不需外固定，容易重新移位者则需要固定。

（2）操作方法

①经皮8字缝合法：骶管麻醉下，取俯卧位，盆部垫高。常规消毒臀部皮肤及肛门，铺无菌巾。术者戴消毒手套，左手食指行肛指复位法，右手持穿有10号丝线的大三角针，从骨折线远端1.5cm、臀中线右旁1.5cm处皮肤进针，针尖顶住尾骨后穿过骨膜及髂尾韧带向对侧1.5cm处皮肤出针。右手持线两端向后牵拉，左手食指放在尾骨前，当体会到骨折远端确实被丝线向后牵拉复位时，再缝合第二针。缝针从该出针孔进针，紧贴尾骨后面斜向右上方，在骨折线右上1.5cm处出针。再从此出针孔进针，紧贴骨面横向左侧1.5cm处出针。从左上出针孔进针、紧贴骨面斜向右下第一次进针孔出针。术者左手食指尽量向后推压尾骨远端，助手持缝线两端尽量收紧缝线，打好第一个结后，术者左手食指放松，检查骨折端确实已复位后再打第二个结，以保证骨折稳定可靠，剪除缝线尾端，针孔用消毒棉球及创可贴覆盖。

②布巾钳夹固定法：取膝胸位，常规消毒骶尾部，铺巾，用2%利多卡因5～10mL以尾骨骨折端为中心旁开1.5～2.5cm处局麻。术者戴消毒手套，用左手拇指在尾骨骨折近端体外背侧顶压，用右手食指插入肛门行肛指复位法，使之复位。然

后左手持消毒布巾钳将钳尖刺入局麻处皮肤，直至钳夹夹住尾骨骨折远端骨组织，再上钳齿，以固定牢靠为度。将布巾钳柄塑形成体表弯度，使钳体紧靠人体背侧，在骨折端处加厚薄适度的纱布垫。检查复位满意后，将钳体用胶布或绷带固定在背部。以纱布垫为支点，利用杠杆原理，来矫正尾骨的成角畸形。固定时布巾钳圆弧的大小要因人制宜，可做适当调整，体胖者圆弧可稍大一点，但应避免钳尖刺入太深而刺伤直肠壁。固定后应严禁仰卧及坐位。

4. 封闭疗法

在少数尾骨损伤患者中，有的患者尾骨痛可持续数个月。此类患者可采用局部封闭疗法，用 1% 普鲁卡因 2mL 加醋酸强的松龙 0.5mL 进行局部封闭，每周 1 次，3 ～ 4 次为 1 个疗程。亦可采用骶管封闭疗法，每周 1 次，3 ～ 4 次为 1 个疗程。

（二）手术治疗

1. 适应证 尾骨骨折脱位后，尾骨痛症状顽固者，经充分治疗未好转时，可考虑行尾骨切除术。

2. 操作方法 按肛门手术进行准备，包括清洁灌肠、禁食等。硬膜外麻醉，取俯卧位，双下肢前屈状固定于手术台下。以骶尾关节为中心做一纵切口，长 4 ～ 6cm，亦可做人字状或横形切口。切开皮肤、皮下，显露骶尾韧带，确定该韧带及骶尾关节后，于中部横形切断，并向两侧分离之。从骨膜下剥离尾骨，用布巾钳将尾骨上端钳住并向后上方牵拉，沿尾骨向前下方剥离，切勿损伤尾骨前部之直肠。切除尾骨后，用咬骨钳将骶椎下端锐利不平边缘较圆，冲洗伤口后逐层缝合。女性患者术后可留置导尿管 1 ～ 2 天，避免术后排尿浸润敷料。

（三）药物治疗

1. 中药治疗 根据伤科三期治疗原则，早期应用活血灵、解毒饮，活血通络；外用活血止痛膏。中期应用三七接骨丸，接骨续筋。后期应用筋骨痛消丸，补益肝肾。无明显移位的骶骨骨折和尾骨骨折脱位，全身症状不明显者可不必服药。

2. 西药治疗 手术患者术前 30 分钟预防性应用抗生素 1 次，术后用抗生素一般不超过 3 天。

（四）康复治疗

1. 功能锻炼 伤后早期即可下地活动，避免伤处受压。

2. 物理疗法 局部理疗。

【疗效评定标准】

优：肿胀疼痛畸形消失，骨折脱位完全复位。

良：肿胀疼痛明显减轻，骨折脱位基本复位。

可：肿胀疼痛减轻，骨折脱位复位不佳。

差：肿胀疼痛有所减轻或者不减，骨折脱位未能复位。

第六节　脊髓损伤

脊髓遭受创伤和病理损害时即可发生功能抑制，表现出运动、感觉、反射和自主神经系统的一系列变化，称"脊髓损伤"。

【诊断依据】

（一）病史

多有外伤史，也可以因感染因素引起。

（二）症状与体征

1. 完全性脊髓损伤

（1）感觉障碍：损伤平面以下的痛觉、温度觉、触觉及本体觉消失。参照脊神经皮节分布可判断脊髓损伤平面（表2-1）。

表2-1　脊髓感觉水平皮肤标志

颈髓	胸髓	腰髓	骶髓
C5 肩部前外侧	T4 乳头线	L2 大腿内侧	S1 足外侧
C6 拇指	T6 剑突	L3 膝内侧	S2 大腿后侧
C7 中指	T10 脐	L4 踝内侧	
C8 小指	T12 耻骨上缘	L5 足背	S3.4.5 肛周

（2）运动障碍：脊髓休克期，脊髓损伤节段以下表现为软瘫，反射消失。休克期过后，若是脊髓横断伤则出现上运动神经元性瘫痪，肌张力增高，腱反射亢进出现髌阵挛、踝阵挛、病理反射。脊髓运动水平肌肉标志见表2-2。

表2-2　脊髓运动水平肌肉标志

颈髓	肌力减退	腰髓	肌力减退
C3-4	膈肌	L2	髂腰肌
C5	肱二头肌	L3	股四头肌
C6	伸腕肌		
C7	肱三头肌	L4	胫骨前肌

颈髓	肌力减退	腰髓	肌力减退
C8	手固有肌	L5	背伸肌
T1	小指外展肌	S1	腓肠肌

（3）括约肌功能障碍：脊髓休克期表现为尿潴留，系膀胱逼尿肌麻痹形成无张力性膀胱所致。休克期过后，若脊髓损伤在骶髓平面以上，可形成自动反射膀胱，残余尿少于100mL，但不能随意排尿；若脊髓损伤平面在圆锥部骶髓或骶神经根损伤，则出现尿失禁，膀胱的排空需通过增加腹压（腹部用手挤压）或用导尿管来排空尿液。大便也同样可出现便秘和失禁。

2. 不完全性脊髓损伤

依脊髓损伤节段水平和范围不同有很大的差别，损伤平面以下常有感觉减退，疼痛和感觉过敏等表现。重者可仅有某些运动功能障碍，而这些运动不能使肢体出现有效功能；轻者可以步行或完成某些日常工作，运动功能在损伤早期即可开始恢复，其恢复出现越早，预后越好。临床上有以下几型：

（1）脊髓前部损伤：表现为损伤平面以下的自主运动和痛温觉消失。由于脊髓后柱无损伤，患者的触觉、位置觉、振动觉、运动觉和深感觉完好。

（2）脊髓中央性损伤（中央管综合征）：在颈髓损伤时多见。表现上肢运动丧失，但下肢运动功能存在或上肢运动功能丧失明显比下肢严重。损伤平面的腱反射消失而损伤平面以下的腱反射亢进。

（3）脊髓半侧损伤综合征（Brown-Sequard Syndrome）：表现损伤平面以下的对侧痛温觉消失，同侧的运动功能、位置觉、运动觉和两点辨觉丧失。

（4）脊髓后部损伤：表现损伤平面以下的深感觉、位置觉丧失，而痛温觉和运动功能完全正常。多见于椎板骨折患者。

（5）神经根损伤综合征：由于一侧神经挫伤所致，可仅伤及脊神经前根、后根或同时伴有脊髓前角、后角损伤。常见病因有脊柱侧屈损伤，骨折脱位及椎间盘突出。临床表现可以典型也可以不典型。可无感觉障碍，亦可出现麻木、疼痛或感觉过敏，或同时伴有运动障碍。

（6）马尾–圆锥损伤综合征：由马尾神经和脊髓圆锥损伤所致，主要病因是胸腰椎结合段或其下方脊柱的严重损伤。临床特点：支配区肌肉下运动神经元瘫痪，表现为弛缓性瘫痪，支配区所有感觉丧失，骶反射部分或者全部丧失，膀胱和直肠呈下运动神经元瘫痪，大小便失禁。

（三）辅助检查

1. X线检查　常用的是颈、胸、腰椎正、侧位片，必要时加拍左右斜位及颈椎张口位片。观察椎体及附件有否骨折、移位及椎旁阴影有无增宽等。对陈旧性损伤者在病情允许情况下可做颈、腰椎伸屈动力性侧位摄片，怀疑枕颈部损伤者应拍颅颈侧位片。拍片时应注意保护患者，注意避免加重损伤。

2. CT 扫描　　可用于判断椎管容积，有无骨折或骨折块突入椎管，有否椎间盘突出或脊髓损伤情况，如中央囊肿，其优点是可以在避免反复搬动患者的情况下获得清晰的椎管内图像，为治疗提供可靠依据。

3. MRI　　是检查脊髓损伤可靠的检查方法，除可观察椎骨及椎间盘损伤外，尚可判断脊髓损伤情况，如压迫、挫伤、断裂、水肿及出血空洞形成等。

4. 电生理检查

（1）体感诱发电位（SEP）：可记录周围神经到脊髓的 SEP，在脊髓损伤时用以判断脊髓功能和结构的完整性，并对预后的估计起一定的帮助作用。

（2）H- 反射测定：可用于判断脊髓灰质的完整性。

（3）肌电图和神经传导速度检查：常用于补充 SEP，很少单独用于估计脊髓损伤的预后。

【证候分类】

美国 ASIA 修订的分级标准：

1. 完全性损伤　　骶节段无任何感觉或运动功能保留。

2. 不完全损伤　　损伤平面以下包括骶段（S4、S5）保留有感觉功能，但无运动功能；损伤平面以下保留运动功能，大部分关键肌肉的肌力小于Ⅲ级；损伤平面以下保留运动功能，大部分关键肌肉的肌力至少Ⅲ级。

3. 正常　　运动和感觉功能正常。

【治疗】

（一）非手术治疗

1. 适应证　　颈椎损伤合并脊髓损伤，影像显示颈髓无明显受压或者颈椎无明显不稳定者。

2. 操作方法　　枕颌带或者头环牵引，枕颌带牵引重量 3 ～ 5kg，头环牵引重量 5 ～ 8kg。屈曲 15°位牵引 3 ～ 4 周。寰枕联合处高位颈椎损伤，头颅在脊柱上方保持中立位比任何牵引或手法复位更为重要。3 ～ 4 周后采用双面颈围固定。

（二）手术治疗

1. 椎管减压手术

（1）适应证：CT 扫描、MRI 检查显示有脊髓受压，如碎骨块、椎间盘突入椎管内或异物残留，需行减压取除，以恢复椎管的正常容积。

（2）操作方法

①前路减压术：适用于脊髓损伤伴有椎间盘突出或碎骨块突入椎管压迫脊髓前方导致运动功能丧失、感觉功能尚存者，多见于颈髓损伤。Dunn 等对腰椎亦采用前路减压，但探查马尾较困难。前路减压越早越好，应尽可能在发现压迫的 3 天内手术，在 5～8 天手术者因脊髓水肿，手术效果不佳；在伤后 2 周若脊髓压迫持续存在，亦可行前路减压，其恢复率约为 20%。总之，前路减压术有其适应证，主要根据脊髓前方是否受压，而选择稳定措施则根据椎骨和韧带的损伤情况而定。

②侧前方减压术：适用于胸椎或胸腰椎损伤，从椎管前方压迫脊髓者。术中应避免器械直接进入椎管内操作，以免加重脊髓损伤。

③后路椎板切除减压术适应证

Ⅰ椎板骨折下陷或脱位前移压迫脊髓后方者。

Ⅱ原有颈椎病、椎管狭窄或强直性脊柱炎，脊髓受压症状迅速恶化者。

Ⅲ腰椎骨折脱位或疑有马尾损伤者。

Ⅳ有硬膜外出血，需行血肿清除者。

④椎板切除操作要点

Ⅰ椎板骨折者应先咬下位椎板，然后用神经剥离子托起骨折椎板，再用椎板咬骨钳咬除。

Ⅱ椎板脱位前移者应先整复脱位，在未完全复位前咬除椎板，再完全复位。

Ⅲ有条件时可在持续牵引下用气钻切除椎板，可避免椎板下放置任何器械。

2. 脊髓切开术

（1）适应证

①临床神经学表现为完全性截瘫。

②X 线片及临床体征估计非横断性损伤。

③术中探查见硬脊膜完整，切开硬膜时见脊髓肿胀，蛛网膜下腔消失，脊髓表面血管存在，其他实质较硬，张力增高。

④伤后数天至数周，脊髓内囊肿形成。

⑤脊髓不完全损伤一般不发生中央坏死，不需行脊髓切开，脊髓横断者，脊髓切开无治疗作用。

（2）操作方法　脊髓切开时机越早越好，即在脊髓伤后早期肿胀时予以切开，一般认为应在伤后出现感觉机能完全丧失后 24 小时内施行。当脊髓内囊肿形成时表明脊髓中央已有坏死液化，形成空腔，此时切开可能为时已晚。

（3）注意事项

①在手术显微镜下进行。

②避免脊髓表面中间纵行血管损伤。

③沿脊髓后正中沟切开。

④硬脊膜和脊髓切开长度均应略超过肿胀区，深度约达中央管。

3. 硬脊膜及软脊膜切开术

（1）适应证

①脊髓损伤后腰穿奎肯试验提示蛛网膜下腔梗阻。

②椎管探查术中发现脊髓肿胀，张力大于正常。

③同"脊髓切开术"。

（2）操作方法

①硬膜切开范围应略长于肿胀范围，两端均有脑脊液流出为宜，若切口太小有形成脊髓疝的危险，可加重脊髓损伤。

②对脊髓肿胀不太严重者应保留蛛网膜，以防发生术后脊髓粘连。

③在有切开适应证时，越早切开越好。

4. 脊髓冷疗

（1）适应证：脊髓完全性非横断性损伤、严重不完全性损伤、术中见脊髓明显肿胀或术前蛛网膜下腔完全梗阻者。

（2）操作方法　有适应证时越早越好。

①硬膜外持续冷疗：一般是在椎管探查时置入冲洗管和引流管，直径应 3mm 以上，带侧孔。灌注液一般采用 0～4℃冷盐水，灌注时间持续 6 小时以上，最好 24 小时。

②硬膜下冷疗：对脊髓有轻微损伤，但与脊髓本身出血和水肿相比还是轻微的，因此仍有治疗作用，但时间不能太长，一般持续 20～30 分钟。

③硬膜外与硬膜下冷疗相结合：对脊髓严重肿胀病例可先行硬膜外冷疗 30 分钟，待脊髓肿胀消退后切开硬膜，避免脊髓发生硬膜切口疝而加重损伤。然后用脑棉堵塞上下端蛛网膜腔，行硬膜下冷疗 20～30 分钟后处理脊髓（如脊髓切开），缝合硬膜，继续硬膜外冷疗。

（3）脊髓局部冷疗注意事项

①灌注液保持恒定低温，一般不高于 10℃。

②冷疗装置密闭，严格无菌，防止感染。

③冷疗时间应持续不低于 6 小时，以免短时间冷疗后脊髓反应性水肿影响疗效，但超过 24 小时的连续冷疗从病理组织学观点看，似不能提高疗效。

④椎板切除时应考虑到脊柱的稳定性，切除范围以能显露脊髓损伤节段为限，不做广泛切除。

5. 嗅鞘细胞移植修复

（1）适应证：脊髓损伤超过 6 个月、神经症状 3 个月无变化、脊髓损伤部位无明显压迫、脊髓无横断者。

（2）操作方法　背部后正中切口，节段较短者包括病变阶段上下各半个椎板，范围较广者，在损伤处上下端各切一个小口。切开硬膜，彻底止血。用 4 或 5 号细针，在损伤脊髓的上下端无血管处缓慢注入 $10 \times 10^5/50\mu L$，T12、L1 节段损伤只注射上端。缝合硬膜及伤口，尽量不放置引流管。

（三）药物治疗

1. 中药治疗

伤后 1 周内应用愈瘫 1 号或者番泻叶等泻下。1 周至 3 个月内应用愈瘫 2 号胶囊，活血通络。3 个月后，软瘫应用愈瘫 3 号，硬瘫应用愈瘫 4 号。

2. 西药治疗

（1）皮质类固醇激素　能维持细胞膜和溶酶体膜的稳定性以及体液、电解质平衡，防止细胞受损、溶酶体酶释放，保持血管的完整性；防止和减轻脊髓水肿，减少神经组织损害对抗氧自由基等。宜在伤后早期应用，尽可能选用大剂量。常用甲基强的松龙，在伤后 8 小时内应用，首次冲击量 35mg/kg 静脉滴注 15 分钟完毕，45 分钟后，$5 \sim 4mg/(kg \cdot h)$，连续静脉滴注，持续 23 小时，此为 ASIA 规定之用法，伤后 8 小时以外不用。地塞米松 20mg，3 天内每 6 小时重复 1 次，3 天后逐渐减量，$7 \sim 10$ 天内停药，以免长期大剂量使用激素出现并发症。

（2）利尿剂　脊髓损伤因局部细胞外液过多，发生不同程度的水肿，使脊髓受压加重，因此受伤后应限制水、钠的摄入量，减少水、钠潴留，减轻脊髓水肿，保持脊髓功能。另外尚可选用或交替使用以下利尿剂。

①速尿：20mg 静脉滴注，每天 $1 \sim 2$ 次，持续 $3 \sim 6$ 天。

②20% 甘露醇：$1 \sim 2$ g/kg，快速静脉滴注，6 小时 1 次，持续 $3 \sim 6$ 天。

③30% 尿素：$1 \sim 1.5mg/kg$，快速静脉滴注，1 次 /6 小时，可与其他利尿药交替使用。肾功能衰竭者忌用。

④50% 葡萄糖：60mg 静脉推注，每 $4 \sim 6$ 小时 1 次。

⑤其他利尿剂：可选用双氢克尿塞、氯塞酮及醋氮酰氨等。

（3）东莨菪碱　可通过调整微循环改善脊髓损伤后毛细血管破裂出血和堵塞造成的微循环障碍，减轻脊髓缺血、坏死，有利于脊髓功能恢复。使用越早越好，宜在伤后当日使用。用法：0.3mg 肌肉注射，每 $3 \sim 4$ 小时 1 次，持续 3 天。

（4）其他药物　如二甲基亚砜（DMSO）、酶类（如黏蛋白酶、透明质酸酶、胰蛋白酶）、巴比妥类尚处于实验研究阶段。

（四）康复治疗

1. 高压氧治疗可以增加血氧含量，改善组织供氧，使受伤脊髓的缺氧得以缓和或改善，减轻脊髓的充血和水肿，对脊髓功能的恢复有良好作用。另外，组织氧含量的增加可以促进损伤部位新生的成纤维细胞的胶原合成，增加受伤脊髓的胶原形成。目前多主张在脊髓损伤后早期 4 ～ 6 小时开始以（2.026 ～ 2.532）×10^5Pa 的高压氧治疗，每天 2 ～ 3 次，每次 90 ～ 120 分钟，连续 3 天。但必须注意，高压氧治疗有氧中毒的可能，一旦出现全身不适、耳鸣、恶心、头痛、嗜睡以及其他氧中毒症状，应及时中断治疗。

2. 四肢肌肉关节的主被动锻炼。

3. 针灸、按摩、脉冲电刺激。

【疗效评定标准】

优：损伤平面以下肢体感觉运动正常、大小便功能正常。

良：损伤平面以下肢体感觉运动基本正常、主要肌肉力量在 4 级以上，可脱拐行走，大小便功能基本正常。

可：损伤平面以下肢体感觉运动部分恢复，大部分主要肌肉力量在 3 级以上，大小便功能基本正常，需靠拐杖行走。

差：损伤平面以下肢体感觉运动恢复不明显或者不恢复，大小便功能障碍。

第三章 上肢创伤

第一节 肩胛骨骨折

由于外力造成肩胛骨的连续性中断称"肩胛骨骨折"。肩胛骨骨折发病率较低，其各部位均可发生骨折，但以体部骨折最为多见，占49%～89%，其次为肩胛颈骨折。多为直接暴力引起，常见于青壮年。

【诊断依据】

（一）病史

有外伤史。

（二）症状与体征

1.肩胛骨局部疼痛、肿胀，常有皮下瘀斑。

2.肩关节活动障碍，活动时疼痛加重，不能充分外展。直接暴力可有皮肤擦伤或挫伤。

3.局部明显压痛，可触及骨擦音，肩关节活动障碍。

（三）辅助检查

肩胛骨正侧位和斜轴肩位X线片可清楚显示骨折类型及移位情况。肩胛骨三维重建CT检查，能明确表现肩胛骨整体影像及骨折情况。

【证候分类】

肩胛骨骨折按解剖部位可分为：

Ⅰ—A 肩峰部。

Ⅰ—B 肩峰基底部和肩胛冈交界处。

Ⅰ—C 喙突部；

Ⅱ—A 肩胛颈部（肩峰基底部—肩胛冈交界处外方部）。

Ⅱ—B 肩胛颈部（向肩峰基底部或肩胛冈部延伸）。

Ⅱ—C 肩胛颈部，横形。

Ⅲ　肩胛盂部（关节内骨折）。

Ⅳ　肩胛体部。

【治疗】

（一）非手术治疗

1. 保型固定

（1）适应证：肩胛骨各部位无移位骨折。

（2）操作方法：无移位或移位不大、未影响关节面的骨折，如肩胛骨体、冈部、肩胛颈、肩胛盂、肩峰及喙突骨折，用弹力带、三角巾悬吊伤肢，肘关节屈曲90°，固定伤肢2～3周，尽早行肩关节功能锻炼。

2. 皮牵引

（1）适应证：Ⅱ型肩胛颈部骨折无明显移位或移位不大、粉碎性骨折者。

（2）操作方法：前臂皮牵引，牵引重量1～2kg。牵引时肩外展90°，屈肘90°，可将患肢垫高10cm。3周后改为三角巾固定，逐步进行练功。

3. 手法复位、尺骨鹰嘴骨牵引

（1）适应证：Ⅱ型肩胛颈部骨折，折断压缩嵌插移位或粉碎骨折者。

（2）操作方法：对移位大、畸形明显者，可先采用手法复位术，再行尺骨鹰嘴骨牵引。方法是：上肢在牵引下通过外展内收和肩胛骨按压使之复位。然后，从尺骨鹰嘴下2cm进针，实施鹰嘴穿针牵引。上臂置于外展前屈位，使远折端适应近折端位置，牵引重量不宜过大。3～4周去除牵引，进行肩关节功能锻炼。

（二）手术治疗

1. 适应证　Ⅰ－A、Ⅰ－B、Ⅱ－A、Ⅱ－B、Ⅱ－C有严重移位，影响肩关节稳定性者，牵引复位失败；Ⅲ：肩胛盂部（关节内骨折）。

2. 操作方法

（1）肩胛颈、肩盂部骨折手术切开复位，解剖钉板、重建钉板、螺钉、钢丝或交叉克氏针固定。采用颈臂丛神经阻滞麻醉或全麻，取肩胛骨切口，自冈下肌和小圆肌肌间隙进入，注意保护腋神经。显露肩胛颈、肩盂骨折端进行复位，解剖钉板、螺钉或交叉克氏针固定。缝合包扎后，悬吊或弹力带屈肘固定。

（2）肩峰骨折，尤其基底部者，也可行纵切口。显露骨折端，用克氏针、张力带、钢丝、螺钉或钢板固定。陈旧肩胛颈骨折、肩峰远端下移、活动时疼痛且影响肩关节上举者，也可单纯手术切除肩峰远端。

（3）喙突骨折常伴有韧带撕裂，对新鲜骨折，一般不选用手术治疗；对有症状的陈旧性喙突骨折可行手术治疗，切除骨片，或用螺钉、钢丝或丝线固定。

（三）药物治疗

1. 中药治疗

骨折初期宜用活血化瘀、消肿止痛药物，可内服活血灵，外敷活血止痛膏；中期治宜和营生新，接骨续新，可内服三七接骨丸；后期宜养气血，补肝肾，壮筋骨，可内服筋骨痛消丸，外用展筋丹。

2. 西药治疗

早期运用消肿止痛药物及脱水药物，消除肿胀。术前半小时预防性应用抗生素，术后用抗生素一般不超过 3 天。

（四）康复治疗

1. 功能锻炼　治疗期间应鼓励患者积极进行适当的练功活动。初期先让患者做握拳、屈伸肘关节、舒缩上肢肌肉等活动；后期可练习耸肩、肩关节各个方向活动，活动范围应循序渐进。

2. 物理疗法　可进行中药熏洗或理疗等。

【疗效评定标准】

肩关节的功能评判用 Hardegger 肩关节功能评定标准。

优：肩关节活动不受限，肩周无疼痛，外展肌力 5 级。

良：肩关节活动略受限，肩周轻度疼痛，外展肌力 4 级。

可：肩关节活动中度受限，肩周中度疼痛，外展肌力 3 级。

差：肩关节活动严重受限，肩周严重疼痛，外展肌力 2 级。

第二节　锁骨骨折

锁骨由于外力造成连续性中断称"锁骨骨折"。锁骨是唯一连接上肢与躯干的支架，骨干较细且又有弯曲，遭受外力后易骨折。

【诊断依据】

（一）病史有明确外伤史

直接暴力及间接暴力均可造成锁骨骨折，多为间接暴力所致。

（二）症状与体征

1.局部肿胀明显，锁骨上、下窝变浅或消失，甚至有皮下瘀斑，有移位骨折可见骨折处异常隆起。

2.患者多颈部偏向患侧，颌转向健侧。

3.患侧上肢活动疼痛，疼痛局限于锁骨部。

4. 压痛明显，有移位骨折可触之有骨擦感及异常活动。

（三）辅助检查

X 线正位片可基本显示骨折类型和移位方向。若临床检查有骨折征象，但 X 线正位片未能发现明显骨折线者，加拍锁骨轴位片及锁骨展开位片可明确显示骨折类型。

【证候分类】

通常将锁骨分内、中、外三部分：

（一）锁骨中段骨折

锁骨中 1/3 骨折发生在肋锁韧带以外，占锁骨骨折的大部分，大多外端骨折片移位甚少，内骨折端受胸锁乳突肌牵拉而向上移位，骨折端呈重叠移位畸形。

1. 锁骨中 1/3 粉碎骨折　骨折部位有明显成角，向上隆突，以内侧骨折端突于皮下者较多，甚至刺出皮肤。局部压痛明显，有骨擦音及异常活动。

2. 锁骨中 1/3 横断或裂纹骨折　骨折部位多在锁骨中外 1/3 交界处或中段。裂纹骨折除疼痛外甚少症状；横断骨折，内侧断端多向上移位，压痛明显，可触及骨擦音及异常活动。

3. 锁骨中 1/3 螺旋形骨折　多为传达暴力所致，局部疼痛，有骨擦音及异常活动。

（二）锁骨远端骨折

锁骨外 1/3 骨折，直接暴力间接暴力均可引起，骨折部位在肩锁韧带与喙锁韧带之间。

1. Ⅰ型骨折　本型骨折肩锁和喙锁韧带均未被累及，骨折移位不大。

2. Ⅱ型骨折　骨折位于锁骨远端并累及喙锁韧带，该韧带呈部分或全部断裂。骨折多发生移位。

3. Ⅲ型骨折　指仅累及锁骨远端和肩锁关节的骨折。喙锁韧带无损伤或未完全断裂。锁骨移位不大，但肩锁关节囊已破裂或严重撕脱。

（三）锁骨近端骨折

骨折发生在肋锁韧带以内，临床少见，多系间接暴力所致。骨折无移位或轻度移位，常伴有胸锁关节严重损伤。

【治疗】

（一）非手术治疗

1. 保型固定

（1）适应证：新生儿锁骨骨折，锁骨中段骨折裂纹骨折，锁骨外 1/3 Ⅰ型骨折。

（2）操作方法　新生儿锁骨骨折仅将上臂用绷带固定于躯干 2～3 周即可。无移位锁骨骨折用三角巾悬吊患侧上肢，或用 8 字绷带、锁骨固定带固定即可。固定时先在两腋下各置一块厚棉垫，用绷带自患侧肩后起，经患侧腋下，绕过肩前上方，横过背部，经对侧腋下，横过胸前，再经患侧肩前至患侧腋下，如此反复包绕数层。

2. 手法复位外固定

（1）适应证：大多数锁骨中段移位骨折均可采用手法复位，8 字绷带外固定。但靠手法整复得到解剖复位常较困难，外固定难以维持位置，易发生再移位。对于轻度移位骨折、骨折愈合后不影响患肢功能者，无需强求解剖复位。

（2）操作方法：手法整复时可在血肿内麻醉下施行。患者骑坐在椅子上并面对椅背，两手叉腰，努力挺胸。术者站于背后，一足踏椅，膝顶肩背间，两手分置患者两肩峰部，力扳双肩向后，纠正锁骨骨折重叠移位，用拇食二指捏推骨折端，尽可能获得满意复位，然后用 8 字绷带固定。

3. 手法复位，闭合穿针固定

（1）适应证：锁骨中段横断骨折或短斜形骨折不稳定者。

（2）操作方法：患者采用局部或颈丛神经阻滞麻醉，自锁骨骨折断端逆行穿入一枚克氏针，自远折端击出，采用手法复位，透视下见对位满意后，将克氏针穿入近端髓腔固定，术后用三角巾悬吊患肢。

（二）手术治疗

1. 适应证　锁骨中段粉碎骨折、锁骨螺旋或横断骨折复位不满意者；锁骨外 1/3 骨折Ⅱ型、喙锁韧带断裂者；陈旧性锁骨骨折不愈合者；锁骨骨折合并血管神经损伤者。

2. 操作方法　对于锁骨中段或中外 1/3 骨折不累及喙锁韧带者。患者颈臂丛神经阻滞麻醉后，以折端为中心，做一与锁骨平行切口，分离皮下组织，骨膜下剥离，显露骨折部。将折端复位，锁骨解剖钉板固定，或用克氏针贯穿髓腔固定，碎块可用钢丝捆扎。若系陈旧骨折，咬除硬化骨质，打通髓腔，复位固定并植骨。对于锁骨外 1/3 骨折Ⅱ型、喙锁韧带断裂者，锁骨近端向上移位，复位后折端有分离趋势，难以愈合。治疗上则行联合腱悬吊移位固定术。斜越骨折部及喙突切口长 5～6cm，显露骨折部及喙突，将折端复位。分离附着于喙突的联合腱，连同喙突一同凿下，固定于锁骨远端喙锁韧带附着部，重建喙锁韧带。

（三）药物治疗

1. 中药治疗　骨折初期宜用活血化瘀、消肿止痛药物，可内服活血灵，外用展筋酊；中期瘀血肿胀虽消而未尽，骨折未连接，治宜和营生新，接骨续新，可内服三七接骨丸、养血止痛丸；后期宜养气血，补肝肾，壮筋骨，亦可配合推拿按摩，可内服筋骨痛消丸及加味益气丸，外用展筋丹。解除固定后可用外洗药外洗。

2. 西药治疗　早期运用活血化瘀药物及脱水药物，消除肿胀，术前半小时预防性应用抗生素，术后用抗生素一般不超过 3 天。

（四）康复治疗

1. 功能锻炼　骨折复位固定后即可行手指、腕、肘关节的屈伸活动和用力握拳；中期可加做肩后伸的扩胸运动；后期可逐渐做肩关节的各个方向活动，重点为肩外展和旋转活动，防止肩关节粘连。在骨折愈合前，严禁抬臂运动，以免产生剪力而影响骨折愈合。

2. 物理疗法　可进行中药熏洗、理疗等。

【疗效评定标准】

优：骨折解剖复位，骨折愈合。骨折局部和周围关节无痛，上肢有力，肩关节活动正常。

良：骨折近解剖复位，骨折愈合。骨折局部和周围关节基本无痛，患肢比较有力，肩关节活动接近正常。

尚可：骨折错位 1/3 或轻度成角，骨折愈合，提重物或活动剧烈时周围关节有酸痛，肩关节活动轻度受限。

差：骨折严重重叠或移位，不愈合或畸形愈合，功能障碍。

第三节　肱骨近端骨折

肱骨近端包括肱骨头、大结节、小结节及肱骨干上端等解剖结构，此部位骨折称"肱骨近端骨折"。

【诊断依据】

（一）病史

有明显外伤史，多为间接暴力引起。

（二）症状与体征

1. 伤后肩部剧烈疼痛，肿胀明显，上臂内侧可见瘀血斑。

2. 肩关节活动障碍，患肢不能抬举。

3. 肱骨近端局部有环形压痛及纵轴叩击痛。骨折移位可出现畸形、骨擦音及异常活动。

（三）辅助检查

X 线正轴位片或正位穿胸位片可明确显示骨折类型及移位情况。

【证候分类】

Neer 提出了 4 部分类法，是目前常用分类方法。

（1）首先将肱骨近端分为 4 部分。

第一部分：肱骨头关节面。

第二部分：包括肱骨大结节及其附着的冈上肌、冈下肌及小圆肌。

第三部分：包括小结节及其附着的肩胛下肌。

第四部分：包括结节下或肱骨外科颈的肱骨干。

（2）Neer 分类法根据骨折移位部分的数量（移位大于 1cm 或折端成角大于 45°），而不是根据骨折线的数量进行分类。

Ⅰ型：不管骨折线数量及受累结构，骨折移位均小于 1cm 或折端成角小于 45°，此骨折基本无软组织断裂和骨折部分血运的破坏。

Ⅱ型：一处骨折超过 1cm 和旋转 45° 移位，其余 3 部分无骨折或虽有骨折，但无显著移位。此型包括有移位的肱骨解剖颈骨折、外科颈骨折、或大小结节骨折。

Ⅲ型：肱骨上端粉碎骨折，其中两部分有明显移位，另两部分无骨折或骨折后无明显移位。包括肱骨头、肱骨外科颈部的肱骨干及一个结节的移位。

Ⅳ型：肱骨近端 4 个部分均有移位，肱骨头失去血供。

【治疗】

（一）非手术治疗

1. 夹板外固定治疗

（1）适应证：Ⅰ型骨折。

（2）操作方法　患肢肩关节处于中立位，肱骨超肩夹板固定即可。

2. 手法复位、夹板外固定

（1）适应证：Ⅱ型骨折肱骨解剖颈骨折、肱骨外科颈骨折。

（2）操作方法

①外展型骨折复位方法：一助手握其腋窝，屈肘 90°，前臂中立位，另一助手握其肘部，拔伸牵引，矫正重叠移位，术者双手握其骨折部，两拇指按其骨折近端外侧，其余各指抱骨折远端内侧向外捺正，助手同时牵引下内收上臂即可复位。

②内收型骨折复位方法：两助手握其腋窝及肘部，拔伸牵引，矫正重叠移位，术者两拇指压骨折部向内推，其余各指使骨折远端外展，助手在牵引下将上臂外展，使其复位。超肩夹板固定。

3. 牵引治疗（皮牵引或骨牵引）

（1）适应证：Ⅱ型骨折，骨折不稳定，外固定难以维持位置。

（2）操作方法：皮牵引将上肢套上皮牵引套，实施牵引；骨牵引行尺骨鹰嘴骨牵引。患者上臂置于中立位，肘关节屈曲，尺骨鹰嘴下 2cm 进针，实施鹰嘴牵引。外展型骨折，上臂置于中立位；内收型骨折，上臂置于外展位，使远折端适应近折端位置，牵引重量不宜过大。3～4周去除牵引，进行肩关节功能锻炼。

4. 手法复位经皮穿针外固定

（1）适应证：Ⅲ型骨折肱骨外科颈骨折。

（2）操作方法：手法复位，经皮交叉克氏针固定。臂丛神经阻滞麻醉，患者仰卧于手术台上，透视下先采用手法复位（具体复位方法见手法复位、夹板固定），复位满意后，维持位置。肩关节部位常规消毒，铺巾，术者自肱骨大结节进入一枚克氏针，经折线固定折端，再自远折端、折线下2cm处进针，交叉固定折端。术后石膏或超肩夹板固定。

（二）手术治疗

1. 手术复位内固定

（1）适应证：Ⅰ型大结节骨折和小结节骨折、Ⅱ型骨折复位失败骨折、Ⅲ型骨折合并肩关节脱位者。

（2）操作方法：手术切开复位，解剖钢板或交叉克氏针固定。患者采用颈臂丛神经阻滞麻醉，取肩关节前外侧切口，切开皮肤、皮下组织，游离皮缘，自三角肌胸大肌间隙进入，注意保护头静脉。将三角肌自锁骨止点处切断，翻转。必要时切断肩胛下肌，切开关节囊，显露肩关节，骨膜下剥离肱骨上段，显露肱骨近端。复位，解剖板固定或交叉克氏针固定。对于老年人、骨质疏松常较严重者，可用解剖锁定板固定。冲洗伤口，清点纱布无误后，逐层缝合，包扎，术后肩人字石膏固定或外展支架固定。

2. 肩关节置换术

（1）适应证：Ⅳ型骨折，Ⅲ型陈旧骨折，肱骨头坏死。

（2）操作方法：采用前外侧入路。切口起于肩峰外端，沿肩峰及锁骨外1/3前缘向内，绕经喙突后沿三角肌内缘延长，切开皮肤、皮下组织，将三角肌自锁骨及肩峰起点处切断，翻转。切开肩胛下肌，切开关节囊，显露肱骨头及肱骨干近端，肱骨近端进行截骨，保留大小结节，扩大髓腔，插入肱骨头假体，骨水泥固定，将大小结节附着肩袖固定于假体固定孔内。冲洗伤口，缝合。术后3周进行功能锻炼。

（三）药物治疗

1. 中药治疗　初期宜用活血化瘀、消肿止痛药物，可内服活血灵，外用展筋酊；中期瘀血肿胀虽消而未尽，骨折未连接，治宜和营生新，接骨续新，可内服三七接骨丸、养血止痛丸；后期宜养气血，补肝肾，壮筋骨，可内服筋骨痛消丸、加味益气丸，外用展筋丹，配合外洗药外洗，亦可配合推拿按摩。

2. 西药治疗　早期运用活血化瘀药物及脱水药物，消除肿胀，术前半小时预防性应用抗生素，一般不超过3天。

（四）康复治疗

1. 功能锻炼　治疗期间应鼓励患者积极进行适当的练功活动。初期先让做患者握拳、屈伸肘腕关节、舒缩上肢肌肉等活动；后期可练习肩关节各个方向活动，可进行大云手、小云手或进行爬墙锻炼，活动范围循序渐进。亦可用 CPM 机辅助进行锻炼。

2. 物理疗法　可进行中药熏洗或理疗、电疗等。

【疗效评定标准】

（一）肩关节的功能评判标准采用 Constant and Muyley 评分系统

1. 疼痛评分（表 3-1）

表 3-1　疼痛评分表

疼痛	评分
无	15
轻	10
中	5
重	0

2. 日常活动水平评分（表 3-2）

表 3-2　日常活动水平评分表

日常活动水平	评分	位置	评分
正常工作	4	可及腰	2
正常娱乐/运动	4	可及剑突	4
睡眠不受影响	2	可及颈部	6
		可及头部	8
			10

日常活动总计分数：20 分

3. 前方和侧方抬肩评分（表 3-3）

表 3-3　前方和侧方抬肩评分表

抬肩度数	评分
0°～30°	0
31°～60°	2
61°～90°	4
91°～120°	6
121°～150°	8
151°～180°	10

4. 外旋评分（表3-4）

表3-4　外旋评分表

位置	评分
手在头后，肘向前	2
手在头后，肘向外	2
手在头顶，肘向前	2
手在头顶，肘向外	2
完全抬过头顶	2

总计：10分

5. 内旋评分（表3-5）

表3-5　内旋评分表

位置	评分
手背触到大腿外侧	0
手背触到臀部	2
手背触到骶髂关节	4
手背触到腰（L3）	6
手背触到T12棘突	8
手背触到肩胛间区	10

（二）骨折愈合标准

优：90～100分。

良：80～89分。

可：70～79分。

差：低于70分。

第四节　肱骨干骨折

肱骨干骨折是指肱骨外科颈以下、肱骨内外上髁2cm以上的骨折，约占全身骨折的3.5%。

【诊断依据】

（一）病史

好发于青年人，多有明确外伤史，直接暴力与间接暴力均可致病。一般中上端骨折多为直接暴力所致，中下段骨折多为间接暴力所致。

（二）**症状与体征**

1. 上臂肿胀疼痛，相邻关节活动困难，骨折局部有环形压痛及纵轴叩击痛。

2. 非嵌插型骨折可出现畸形、骨擦音及异常活动。若上段骨折合并肱盂关节脱位则出现方肩畸形。

3. 如骨折合并桡神经损伤，可出现典型垂腕畸形和伸拇及伸掌指关节功能丧失，第一至第二掌骨间背侧皮肤感觉障碍。

（三）**辅助检查**

肱骨正侧位 X 片可确定骨折部位、类型及移位情况。

【**证候分类**】

按骨折部位分为三种类型：

（一）**肱骨干上 1/3 骨折**

多由直接暴力所致，伤肢压痛、叩击痛，功能障碍，可有短缩畸形，骨折近端向前、内移位，远端多向上移位。

（二）**肱骨干中 1/3 骨折**

多由直接暴力所致，伤肢压痛、叩击痛，功能障碍，骨折近端向前、外移位，远端多向上移位，中下 1/3 骨折可损伤桡神经。

（三）**肱骨干下 1/3 骨折**

多由间接暴力所致。伤肢下段明显肿胀、压痛，可有成角、短缩及内旋畸形，骨折线呈斜形或螺旋形。

【**治疗**】

（一）**非手术治疗**

1. 单纯夹板（石膏）外固定

（1）适应证：移位不明显的裂纹骨折或无移位骨折。

（2）操作方法　维持患肢原有体位，使用石膏托固定上臂及肩肘关节。若使用夹板固定，上 1/3 骨折超肩固定，下 1/3 骨折超肘固定。

2. 手法复位夹板（石膏）外固定

（1）适应证：较稳定肱骨横断骨折，短斜形骨折，手法复位后可达到功能复位的肱骨干骨折。

（2）操作方法　一助手把持患者肩部，另一助手牵拉患肢肘部，术者使用扳正、按压等手法使骨折复位后，使用夹板（石膏）外固定。若重叠难以纠正，则可使用悬垂石膏固定。

（3）功能复位的标准　2cm 以内的短缩、1/3 以内的侧方移位、20°以内的向前成角、30°以内的外翻成角以及 15°以内的旋转畸形。

3. 手法复位，经皮穿针内固定

（1）适应证：复位后虽可达到功能复位，但不稳定的肱骨干中上段骨折。

（2）操作方法　复位成功后维持位置，若为上段或中段 1/3 骨折，肩关节部位常规消毒铺巾，术者自肱骨大结节内侧进入一枚骨圆针，经折线进入远折端；若为下段 1/3 骨折，则肘关节部位消毒铺巾，自鹰嘴窝进入一枚骨圆针，经折线进入近折端。针尾折弯剪短留于皮下，常规包扎，夹板（石膏）外固定。

4. 手法复位，经皮带锁加压髓内钉固定

（1）适应证：较稳定肱骨横断骨折、短斜形、上段或中段骨折，手法复位后可达到解剖或功能复位的肱骨干骨折。

（2）操作方法：颈臂丛麻醉后，肩关节部位常规消毒铺巾，术者自肱骨大结节内侧钻孔，钻入一枚带锁加压髓内钉，将骨折复位后，经折线进入远折端，至髁上部。在大结节钉尾处钻入交锁螺钉一枚，可以更有效地固定骨折端，并能控制旋转，为骨折愈合创造更有利的条件。常规包扎，吊带或夹板保护固定。

（二）手术治疗

1. 适应证　肱骨干骨折合并肩关节脱位或神经损伤，或手法复位失败，或陈旧骨折畸形愈合、不愈合。

2. 操作方法　手术切开复位（植骨），接骨板或带锁髓内针固定。取上臂前外侧切口，切口自喙突开始，沿三角肌与胸大肌间沟向下外至三角肌止点处，沿肱二头肌外侧缘向远侧延伸，至肘关节屈侧皮肤横纹上方。切口近端沿三角肌与胸大肌间沟进入，剥离部分三角肌止点，显露肱骨近端；向下自肱二头肌与肱肌间隙进入，劈开肱肌，显露肱骨中段；肱骨下段骨折自肱肌与肱桡肌间隙进入，游离桡神经，橡皮条保护，骨膜下剥离，显露并清理断端，使用钉板或髓内针固定。中下段骨折应注意保护桡神经，若合并桡神经或肱动脉损伤应同期处理。接骨板最好选用 4.5mm 动力加压板，远近折端至少由三枚螺钉固定，以获得足够的固定强度。带锁髓内针的优点是软组织剥离少，术后可适当负重，用于粉碎性骨折时优点更为突出。

（三）药物治疗

1. 中药治疗　创伤初期宜用活血化瘀、消肿止痛药物，可内服活血灵，外用展筋酊；中期瘀血肿胀虽消而未尽，治宜和营生新、接筋续断，可内服三七接骨丸；后期宜养气血、补肝肾、壮筋骨，可内服筋骨痛消丸，外用展筋丹，亦可配合推拿按摩。

2. 西药治疗　术前半小时开始预防性应用抗生素，术后应用抗生素一般不超过3～5天。

（四）康复治疗

1. 功能锻炼　治疗期间应鼓励患者积极进行适当的练功活动。初期先让患者做握拳、屈伸肩肘腕关节、舒缩上肢肌肉等活动。后期可练习关节各个方向活动，可进行伸肘屈肘、前臂旋转活动，进行爬墙、大小云手等锻炼。活动范围及力量应循序渐进。

2. 物理疗法　可进行中药熏洗，或理疗等。

【疗效评定标准】

优：骨折对位对线满意，骨折愈合，功能完全或基本恢复，肩肘关节活动正常，无疼痛。

良：达到功能复位的肱骨干骨折。功能复位标准：2cm 以内的短缩、1/3 以内的侧方移位、20°以内的向前成角、30°以内的外翻成角以及 15°以内的旋转畸形。骨折愈合，功能恢复尚可，肩关节或肘关节功能丧失小于 10%，偶有疼痛。

可：骨折功能复位，骨折延迟愈合，肩关节或肘关节活动度丧失小于 10%～30%，活动时有疼痛。

差：骨折对位差，未达到功能复位；骨折不愈合；肩关节或肘关节活动度丧失大于 30%，关节持续疼痛。

第五节　肱骨髁上骨折

肱骨髁上骨折主要是指肱骨内外髁上下 2cm 范围内的骨折，多发生于 3 ～ 12 岁的儿童。骨折线常通过鹰嘴窝，大部分属于囊外骨折，但也有前侧或后侧关节囊破裂者，内侧柱易粉碎、塌陷，肘内翻的发生率较高。

【诊断依据】

（一）病史

多发生于 3 ～ 12 岁儿童，有明显的外伤史。

（二）症状与体征

1. 伤后肘部肿胀、疼痛、功能障碍，肱骨髁上有畸形、骨擦音（感）或异常活动，肘后三角关系正常。

2. 注意检查腕手部的感觉、运动，有无"垂腕""爪形"及"猿形"手畸形，以判断是否合并桡、尺或正中神经损伤。

3. 注意有无血管损伤的"5P"征。

4. 皮下有瘀血斑或触及近折端骨茬者，谓"潜在开放性骨折"，说明损伤和移位严重。

5. 青枝嵌插型骨折以髁上处环周挤压痛为主要体征。

（三）辅助检查

X 线正侧位片即可确定骨折类型，必要时做 CT、MRI 检查确诊。对合并血管、神经损伤者，可做彩色多普勒、肌电图等检查，以明确诊断。

【证候分类】

根据受伤机制的不同，可分为伸直型和屈曲型两种；根据侧方移位的区别，又都可以再分为尺偏型和桡偏型。但临床仍以伸直尺偏型最为多见，青枝嵌插型不容忽视。

【治疗】

（一）非手术治疗

1. 手法整复固定法

（1）适应证：大部分肱骨髁上骨折均适合于手法整复和外固定，在整复前应排除血管、神经损伤。

（2）整复方法：复位时应特别注意矫正远折端的尺偏移位、尺侧倾斜嵌插，以及内旋移位，以预防肘内翻发生。一般不需麻醉，必要时可采用臂丛神经阻滞或全麻。患者仰卧于配有"C"形臂 X 线透视机的硬板整复床上（不透视，整复固定后拍片复查亦可），复位顺序可按矫正旋转移位→侧方移位→前后移位→侧方移位进行，采用拔伸牵引、推挤提按、屈伸收展、旋转外翻等手法即可复位。但因损伤机制、骨折类型、移位程度，以及患者年龄、体质等的差异，要辨证施法。

（3）固定方法：可通过触摸肘后三角与上臂轴线的关系和挤压内外上髁嵴的形态，来确定骨折的对位情况，判断远折端有无尺偏、尺倾和旋转；再通过肘关节屈曲角度及有无抵阻，来判断前后移位矫正情况。通过 X 线透视核对骨折对位情况更佳，务必使骨折复位满意后，方可进行外固定。新鲜肱骨髁上骨折一般容易闭合复位，但不易保持，尤其是远折端的尺偏、尺倾最易反弹复发，因此，外固定方法种类较多。常用的有小夹板超肘固定、撬式架固定和石膏固定，医者应根据病情和自己的熟练程度灵活运用。

2. 牵引整复固定治疗

（1）适应证：骨折时间较久，软组织肿胀严重，或有水泡形成，不能进行手法复位外固定，或不稳定性骨折。待肿胀消减或情况改善后据情及时改用其他有效的复位和固定方法。

（2）操作方法：常用的牵引疗法有以下几种：

①尺骨鹰嘴牵引：于尺骨鹰嘴背侧嵴前方 1cm 处由内向外穿针，屈肘 90°和肩前屈上举 90°牵引，重量 1 ～ 3kg，时间 1 ～ 2 周，骨折复位后及时用小夹板或石膏固定。目前鹰嘴牵引已较少应用。

②皮肤牵引：这是一种安全有效的方法，适用于远侧骨折段较小、整复后不易固

定的不稳定性骨折，以及骨骺滑脱骨折。胶布自髁上处沿前臂前后或内外侧粘妥，外用纱布绷带缠绕，于手指末梢用扩张板撑开，置患肢于外展、外旋位床旁牵引，重量 1 ~ 2kg，7 ~ 10 天折端粘连后，手法进一步矫正残余成角，夹板或石膏管型固定。

（二）手术方法

1. 适应证

（1）骨折合并血管神经损伤，骨折经手法复位后仍有"5P"征者。

（2）手法复位失败者。

（3）患者家属要求手术解剖复位者。

（4）开放性骨折，清创的同时行内固定。

（5）陈旧骨折出现肘内翻畸形者。

2. 操作方法　患者取仰卧位，单纯切开复位者，患肢置于体侧或胸前均可；需要探查肱动脉及正中神经者，患肢需外展 70° ~ 80° 置于侧台上。按临床应用率，依次有外侧、后侧和前侧途径。无论取何种途径，均应清理干净骨折端及增生骨痂，复位前充分牵引 1 ~ 2 分钟，直视下利用闭合整复时的屈、伸、收、展等动作，使骨折解剖复位，恢复正常的前倾角，远折端无内旋。为预防肘内翻，不要将远折端外移来预防肘内翻。骨折复位满意后，用直径 2mm 的克氏针，从远、近折段外侧进针交叉穿针、皮外张力固定。利用克氏针自身的弹力，对骨折端外侧持续纵向加压和使内侧张开，此时可发现外侧骨折线嵌合更加紧密，既有利于骨折愈合，又可预防肘内翻。术后屈肘 90°、前臂旋后 30°位前后石膏托外固定。

（三）药物治疗

1. 中药治疗　按骨折三期辨证用药，对于婴幼儿，应以方便口服和外用为主。早期肿胀严重，以活血行气为主，用小儿活血止痛冲剂；若肿胀起水泡，或合并发热者，为瘀血化热，以活血清热为主，用小儿清热解毒冲剂。中后期肿痛已消，宜接骨续损，用小儿接骨冲剂。

2. 西药治疗　开放复位内固定者，术前半小时预防性应用抗菌药物，一般不超过 3 天。

（四）康复治疗

早中期以腕、手和肩关节主动活动为主，去除固定后加强肘关节的自主锻炼。因患儿年幼，家长可协助进行肘关节的伸屈功能锻炼，但应在玩耍中进行，达到锻炼的目的，以不因疼痛而哭泣流涕和肘部再度肿胀为原则。必要时可配合外洗药、展筋酊等中药以舒筋活络，促进功能恢复。

【疗效评定标准】

（一）近期疗效标准

3 ~ 4 周去固定时，每一级别必需同时具备三个以上标准。

　　优：①折端移位：正常无移位，或远端轻微桡偏移位；②折端倾斜：正常无倾斜，或远端轻微桡倾、内侧张开，前倾角变化≤ 10°；③折端旋转：正常无旋转，远近两折端等宽；④折端重叠：正常无重叠；⑤肢体肿胀：正常无肿胀。

　　良：①折端移位：远端尺偏移位≤ 5mm，或前后移位≤ 5mm；②折端倾斜：远端尺倾≤ 5°，前倾角变化 11°～ 20°；③折端旋转：旋转致远近两折端不等宽≤ 5mm；④折端重叠：重叠≤ 5mm；⑤肢体肿胀：肘部周径较对侧增大 10mm 以下。

　　差：①折端移位：远端尺偏移位≥ 6mm，或前后移位≥ 6mm，断端有或无接触；②折端倾斜：远端尺倾≥ 6°，前倾角变化≥ 21°；③折端旋转：旋转致远近两折端不等宽≥ 6mm；④折端重叠：重叠≥ 6mm；⑤肢体肿胀：肘部周径较对侧增大 11mm 以上。

（二）远期疗效标准

　　5 个月以后随访时，每一级别必需同时具备三个以上标准。

　　优：①肘关节屈伸较健侧减少≤ 10°；②携带角较健侧减少≤ 5°；③前倾角较健侧减少≤ 10°；④骨折解剖复位，或远折端向桡侧移位 1/5 以内。

　　良：①肘关节屈伸较健侧减少 11°～ 20°；②携带角较健侧减少 6°～ 15°；③前倾角较健侧减少 11°～ 20°；④骨折功能复位，不需特殊处理。

　　差：①肘关节屈伸较健侧减少≥ 21°；②携带角较健侧减少≥ 16°；③前倾角较健侧减少≥ 21°；④骨折畸形愈合，需要进一步治疗。

第六节　肱骨髁间骨折

　　肱骨髁间骨折是指内外髁上 2cm 及内外髁部骨折，是肘部严重的关节内骨折，折线波及关节面。

【诊断依据】

（一）病史

　　有明确外伤史。肱骨髁间骨折多由间接暴力所致，直接暴力作用肘部亦可造成。

（二）症状与体征

　　伤后肘部疼痛，肿胀严重，有大片皮下瘀斑；移位骨折者肘后三点关系改变，肘部横径明显增宽，鹰嘴部向后突出，肘关节呈半伸直位。内外髁部及髁上均有压痛，纵轴叩击痛（＋），触之有骨擦音及异常活动，肘关节功能障碍。合并血管神经损伤有相应症状。

（三）辅助检查

　　正侧位 X 线片可明确骨折诊断和骨折类型。

【证候分类】

（一）伸直内翻型

肘伸直位受伤，伴有明显肘内翻应力作用，骨折块向尺侧及后侧移位，依损伤程度将其分为三度。

Ⅰ度骨折：髁间折线偏向内侧并向内上方延续，内上髁及其上方骨质完整，折块向肘后方移位。

Ⅱ度骨折：移位方向于Ⅰ度骨折相似，但应力较大，内上髁上方有一蝶形三角骨折片，移位不大。

Ⅲ度骨折：髁部粉碎，内侧三角骨块完全分离移位，骨折不稳定，折端向内侧倾斜。

（二）屈曲内翻型

肘关节在屈曲位受伤，同时伴有内翻应力，骨折块向尺侧及前侧移位。依损伤程度将其分为三度。

Ⅰ度骨折：尺骨鹰嘴从后向前将肱骨髁劈裂，肱骨髁关节面较完整，髁上部骨折线较高呈横断状，折线呈T型。或类似伸直内翻Ⅰ度，但折块向前移位。

Ⅱ度骨折：与伸直内翻Ⅱ度相似，骨折三角折片形状不如伸直型典型，折块向前移位。

Ⅲ度骨折：髁部粉碎，内侧三角骨片移位，远折端向前移位。

【治疗】

（一）非手术治疗

1. 牵引治疗

（1）适应证：肱骨髁间关节面较完整或两髁分离，肱骨髁上重叠难以牵开者；复位后骨折不稳定者；肿胀严重，暂时不能手术或手法复位者。

（2）操作方法：在床边采用尺骨鹰嘴牵引，肩外展70°～80°，肘关节屈曲90°～120°，前臂中立位，沿肱骨纵轴牵引，前臂皮牵引维持，待骨折近端及髁部重叠牵开后，用一把付氏钳夹住内外髁，避开尺神经，将内外髁复位，将髁间骨折变为髁上骨折，再将髁上与髁部对位，维持牵引。保持复位固定3～4周。

2. 手法复位，石膏或超肘夹板固定

（1）适应证：肱骨髁间骨折内外髁较为完整及轻度分离而无明显旋转者，骨折较稳定者。

（2）操作方法：在麻醉下进行，上臂及前臂行牵引及反牵引，待肱骨下端及髁部重叠牵开后，从肘内外两侧同时向中间挤压两髁，此时内外髁的分离及轻度旋转即可矫正。两手掌部抱紧髁部，维持位置，纠正髁上尺侧移位以及前后移位。透视下见复位满意后，长臂石膏托或超肘夹板固定。根据复位后何种位置稳定，将肘关节固定于半屈曲位或半伸直位。

3. 手法复位，闭合穿针固定

（1）适应证：手法复位可得到满意对位，但骨折不稳定，易发生再移位者。

（2）操作方法：在麻醉下进行，先进行牵引，重叠纠正后，将内外髁复位，用克氏针贯穿内外髁固定或用付氏钳固定，然后复位髁上骨折，纠正侧方移位，透视下骨折复位满意后，两枚克氏针分别自肱骨外髁及肱骨内上髁进入交叉固定。注意保护尺神经。前后石膏托外固定。

（二）手术治疗

1. 适应证　肱骨髁间骨折系关节内骨折，要求解剖复位，手术治疗可取得满意复位及牢固内固定，并可早期进行肘关节功能锻炼。肱骨髁间粉碎骨折，两髁部旋转严重，关节面严重破坏，关节面不平、骨折不稳定或手法复位失败者均可进行手术切开复位内固定。

2. 操作方法　麻醉生效后，患者取仰卧位，常规消毒，铺巾，上止血带。取肘关节后侧切口，切开皮肤、皮下组织，自尺神经沟游离尺神经，牵开保护。处理肱三头肌有三种方法：一将肱三头肌舌状瓣切开，剥离翻转，显露肘关节后侧；二为自肱三头肌两侧进入，剥离，将肱三头肌提起，两边牵开显露肘关节后侧；三为将尺骨鹰嘴打断，将鹰嘴连同肱三头肌一同翻转，显露肘关节后侧。切开关节囊，显露关节。将骨折复位，两髁部用螺栓固定，髁上用交叉克氏针张力带钢丝固定。目前多运用内外髁双钢板加压固定，固定更为牢固可靠，可相对早期进行功能锻炼。复位满意后，根据情况处理肱三头肌。

（三）药物治疗

1. 中药治疗　骨折初期宜用活血化瘀、消肿止痛药物，可内服活血灵，外用展筋酊。中期瘀血肿胀虽消而未尽，骨折未连接，治宜和营生新，接骨续新。可内服三七接骨丸。后期宜养气血，补肝肾，壮筋骨，亦可配合推拿按摩，可内服筋骨痛消丸，外用展筋丹。

2. 西药治疗　早期运用活血化瘀药物及脱水药物，消除肿胀。术前半小时预防性应用抗生素，一般不超过3天。

（四）康复治疗

1. 功能锻炼　练功活动应贯穿于骨折复位固定及手术固定后整个过程，强调条件允许情况下尽可能早期进行功能锻炼。在练功活动中，可利用肌肉收缩产生动力，促进肿胀消退及瘢痕软化，关节面进行模造，维持关节面平整光滑，防止关节粘连，以利于骨折愈合及功能恢复。在骨折复位固定后，即可开始做伸屈手指、腕关节及握拳动作。5～7天后，即可练习肘关节自动伸屈活动，范围由小到大，逐渐加大活动范围。可早期运用 CPM 机进行辅助锻炼。

2. 物理疗法　可进行中药熏洗或电疗、光疗、水疗等。

【疗效评定标准】

Jupiter 等肘关节评分系统。

优：伸直丢失＜ 15°，屈曲＞ 130°，无疼痛及功能障碍。

良：伸直丢失＜ 30°，屈曲＞ 120°，轻微疼痛，轻度功能障碍。

可：伸直丢失＜ 40°，屈曲＞ 90°，活动时疼痛，中度功能障碍。

差：伸直丢失＜ 40°，屈曲＞ 90°，经常疼痛，严重功能障碍。

第七节　肱骨内上髁骨折

肱骨内上髁骨折主要是指肱骨内上髁骨骺撕脱的一类损伤，多发生于 7 ～ 15 岁的儿童。

【诊断依据】

（一）病史

常见于儿童及青少年，有明显的外伤史。

（二）症状与体征

伤后肘内侧肿胀，疼痛，压痛明显，有皮下瘀斑，肘关节功能障碍。注意有无尺神经损伤症状。

（三）辅助检查

X 线正侧位片即可确定骨折类型，必要时 CT、MRI 检查确诊。对合并血管、神经损伤者，可做彩色多普勒、肌电图等检查，以明确诊断。

【证候分类】

根据骨折移位程度，可分为四度：

Ⅰ°：裂缝骨折或骨折轻度移位，骨膜尚未完全断离，肘内侧牵拉性疼痛，轻度肿胀。

Ⅱ°：骨折块有分离和轻度旋转，肘内侧压痛，可扪及活动的骨折块、关节活动轻度障碍。

Ⅲ°：内上髁撕脱和完全旋转，折块进入关节腔内，肘内侧肿胀，有皮下瘀斑及压痛，可损伤尺神经。

Ⅳ°：骨折块旋转，肘关节肿胀严重，甚至出现张力性水泡，疼痛，关节明显畸形，有弹性固定，肘后三点关系异常，可损伤尺神经。

【治疗】

（一）非手术治疗

1. 石膏固定

（1）适应证：Ⅰ°骨折。

（2）操作方法：一般无需手法整复，仅用小夹板或石膏保型固定即可。

2. 手法复位石膏外固定

（1）适应证：Ⅱ°骨折，包括原始Ⅱ°及Ⅲ°、Ⅳ°骨折经手法整复后演变为Ⅱ°者。

（2）操作方法：患者仰卧或坐位，肩外展45°，屈肘45°～90°，术者位于患肘下方，面对患者，一手从背侧握住患肢腕部，以控制恰当的屈肘、屈腕、屈指和前臂内旋，松弛前臂屈肌群以利于复位，另一手拇指在内上髁下方轻柔挤压按摩，驱散瘀血及肿胀，摸清骨折块后，用拇指将折块向后上方推挤使其复位。如骨折块向前下翻转大于90°者，则术者用拇食指抠住骨折块，由前向后和由下向上做旋转动作，使折块翻转过来，再向骨折近端推挤，直至两骨折面吻合，且有摩擦音发生，术者用拇指按住骨折块保持位置，长臂管形石膏固定。注意在定型前，于内上髁部用大鱼际加压塑形。

（二）手术治疗

1. 适应证

（1）骨折片旋转和移位超过1cm，造成肘关节内侧不稳或影响美观者。

（2）肘关节脱位复位后，内上髁骨折片仍嵌夹在关节内者。

（3）合并尺神经损伤，需切开复位和探查尺神经者。

（4）陈旧性骨折有尺神经激惹症状者。

2. 操作方法　全麻或臂丛神经阻滞麻醉，患者仰卧位，屈肩、屈肘各90°似"敬礼"姿势，以内上髁为中心，取肘关节内侧纵弧形切口，依此切开各层组织，游离保护尺神经，清理干净关节内的凝血块或碎骨屑，前臂稍内旋（其他位置不利于复位），用布巾钳夹持骨片附近的屈肌腱，向后上方提拉，使准确复位，用2枚克氏针交叉固定。对年长儿童或成人，骨片较大者，可仅用1枚松质骨螺丝钉或可吸收螺丝钉内固定。为避免迟发性尺神经炎的发生，术中须常规尺神经前移或浅置。术后前后石膏夹板（自腋至掌）固定于屈肘90°前臂中立位3～4周。

（三）药物治疗

1. 中药治疗

初期：治宜活血祛瘀，消肿止痛，内服小儿活血止痛冲剂、和营止痛汤、七厘散、活血灵、解毒饮或血肿解等，合并尺神经挫伤者加威灵仙、地龙等。

中期：治宜和营生新、接骨续筋，内服三七接骨丸、正骨紫金丹、小儿接骨冲剂、肢伤二方或壮筋养血汤等。

后期：宜补气血、养肝肾、壮筋骨，内服筋骨痛消丸、加味益气丸、肢伤三方或补血固骨方。

2. 西药治疗　切开复位内固定者，术前半小时预防性应用抗菌药物，一般不超过3天。

四、康复治疗

骨折块复位固定后的第一周内仅做手指轻微屈伸活动，1周后可逐渐加大手指屈伸幅度，禁忌做握拳及前臂旋转活动，2周后可开始做肘关节、腕关节的屈伸活动，3～4周拆除小夹板，配合中草药熏洗，加强肘关节屈伸活动。

【疗效评定标准】

优：骨折解剖复位，愈合良好，肘关节伸屈功能正常，无畸形，无尺神经迟发性损伤症状。

良：骨折愈合良好，肘关节伸屈活动110º以上，肘内翻在10º以内，无尺神经迟发性损伤症状。

可：骨折畸形愈合或不愈合，肘关节伸屈活动少于110º，肘内翻在10º～15º，无尺神经迟发性损伤症状。

差：骨折畸形愈合或不愈合，肘关节伸屈活动少于90º，肘内、外翻在15º以上，有或无尺神经迟发性损伤症状。

第八节　肱骨内髁骨折

肱骨内髁骨折是一种少见的肘部关节内损伤，与肱骨外髁骨折形成互为对称的"镜象（Mirror image）"，但发生率远比肱骨外髁骨折为低，以儿童、青少年多见。

【诊断依据】

（一）**病史**

有明确的外伤史，多见于少年儿童。

（二）**症状与体征**

肘关节功能障碍，前内侧肿胀、疼痛、瘀斑，有时可触及较大的有异常活动的骨折块及骨擦音。合并脱位则肿胀、疼痛广泛，靴样内翻畸形。注意诊查有无尺神经损伤。

（三）**辅助检查**

X线正侧位片即可确定骨折类型，必要时CT、MRI或关节造影检查确诊。对合并血管、神经损伤者，可做彩色多普勒、肌电图等检查，以明确诊断。

【证候分类】

Ⅰ型：无移位骨折。其骨折线自滑车关节面的外下方斜向内上至肱骨内上髁的上方。

Ⅱ型：移位骨折。骨折线走行方向与Ⅰ型相似，但骨折块有侧方移位，或伴有轻度向前向上移位，但无骨折块的旋转。

Ⅲ型：旋转移位骨折。内髁骨折块除有尺侧或前侧移位外，还有旋转移位。旋转移位有两种形式：①冠状面旋转，有时可达180°，致骨折面完全朝向内侧；②矢状面旋转，导致骨折面向后，滑车关节面向前，或者相反。

Ⅳ型：骨折合并脱位。骨折块包含大部分肱骨滑车或骨折块为单纯肱骨滑车，在内翻和旋转应力作用下，尺桡骨近端连同骨折块一致性向内后侧脱位或半脱位，肱骨小头和桡骨小头对应关系失常。

【治疗】

（一）非手术治疗

1. 石膏固定

（1）适应证：Ⅰ型骨折

（2）操作方法：用石膏托固定肘关节，屈曲90°位，前臂中立位，石膏要长至掌横纹。

2. 手法复位石膏外固定

（1）适应证：Ⅱ型骨折。

（2）操作方法：患者仰卧位，患肢外展45°，助手固定上臂。术者面对患者，一手握前臂维持患肘关节于半伸直、前臂旋前位，一手拇指置肘内侧按压消肿，摸清移位的内髁骨折块后向外上后推挤，使其向中线靠拢复位，此时握持前臂之手在牵引下徐徐屈、伸、收、展肘关节数次，协助骨折片复位，并利于滑车部骨折端良好对合，而后屈肘90°位石膏外固定。

（二）手术治疗

1. 适应证　Ⅲ型、Ⅳ型骨折。

2. 操作方法　臂丛神经阻滞或全麻。仰卧位，肩外展70°～80°，肘微屈、前臂外旋，置于侧台上。气囊止血带下（压力200～300mmHg）进行，以内上髁为中心，取肘关节内侧、远端向前的弧弯形切口，首先自上而下寻找、探查、游离保护尺神经。用止血钳和骨膜剥离器钝性分开折块周围的粘连，充分显露近端滑车折面及关节腔，清理干净两折面上的瘀血或新生骨痂，直视下复位；2枚克氏针交叉固定，或1枚克氏针与1枚松质骨螺丝钉或可吸收螺丝钉内固定。再次检查骨折块复位及固定均满意，肘关节伸屈无阻挡，冲洗切口，尺神经前移或浅置于皮下，逐层缝合，皮外折弯克氏针尾，包扎切口，前后石膏托固定肘关节于功能位。

（三）药物治疗

1. 中药治疗 按骨折三期辨证用药，骨骺滑脱多见于婴幼儿，应以方便口服和外用为主。早期肿胀严重，以活血行气为主，用小儿活血止痛冲剂；若肿胀起水泡，或合并发热者，为瘀血化热，以活血清热为主，用小儿清热解毒冲剂。中后期肿痛已消，治宜接骨续损，用小儿接骨冲剂。

2. 西药治疗 开放复位内固定者，术前半小时预防性应用抗菌药物，一般不超过3天。

（四）康复治疗

骨折后1周内仅做手指轻微屈伸活动，1周后可逐渐加大手指屈伸活动幅度，禁忌做握拳及前臂旋转活动，2周后可开始做肘关节小范围屈伸活动，3～4周解除夹板固定或拔除克氏针（针眼愈合）后，配合中草药熏洗，患肘加大活动范围。

【疗效评定标准】

优：骨折解剖复位，愈合良好，肘关节伸屈正常，无畸形，无尺神经迟发性损伤症状。

良：骨折愈合良好，肘关节伸屈活动110º以上，肘内翻在10º以内，无尺神经迟发性损伤症状。

可：骨折畸形愈合或不愈合，肘关节伸屈活动少于110º，肘内翻在10º～15º，无尺神经迟发性损伤症状。

差：骨折畸形愈合或不愈合，肘关节伸屈活动少于90º，肘内、外翻在15º以上，有或无尺神经迟发性损伤症状。

第九节 肱骨外髁骨折

肱骨外髁骨化中心在10个月～1.5岁出现，向内延伸形成肱骨远端主要关节部分，最后发育成肱骨小头与滑车的桡侧壁。肱骨外髁骨折系因外伤引起的肱骨外髁骨骼连续性、完整性中断。

【诊断依据】

（一）病史

有明显的外伤史。

（二）症状与体征

肘部肿胀，疼痛，在受伤早期可见肿胀仅局限在肘关节外侧，肘关节活动功能障碍；相当于肱骨外髁部位压痛明显，有移位骨折在外侧可触及活动的骨折块及骨擦（音）感，肘关节横径增宽，肘后三角关系发生改变。

（三）辅助检查

摄 X 线正侧位片即可明确诊断骨折类型，必要时做 CT 扫描、MRI 或关节造影。对合并血管、神经损伤者，可做彩色多普勒、肌电图等检查，以明确诊断。

【证候分类】

Ⅰ型：无移位骨折，骨折处呈裂纹状，两骨折端有接触，局部的伸肌筋膜、骨膜未撕裂。

Ⅱ型：轻度移位骨折，骨折块可能仅轻度向外后移位，但不旋转。

Ⅲ型：翻转移位骨折，骨折块向侧方、前方或后方移位，并旋转移位。由于局部伸肌筋膜、骨膜完全撕裂，加之前臂伸肌的牵拉，故骨折块发生纵轴的向外旋转可达 90º～180º，在横轴上也可发生向前或向后的不同程度旋转。肱尺关节无变化。

Ⅳ型：肱骨外髁骨折伴尺桡骨近端向后、外侧脱位，关节囊及侧副韧带撕裂，肘部软组织损伤严重。

【治疗】

（一）非手术治疗

1. 石膏固定

（1）适应证：Ⅰ型骨折。

（2）操作方法：用石膏托固定肘关节，屈曲 90°位，前臂充分旋后，石膏要长至掌横纹。

2. 手法复位石膏外固定

（1）适应证：Ⅱ型骨折。

（2）操作方法：将患肘屈曲，前臂旋后。使患肘内翻，加大关节腔外侧间隙，术者用拇指将骨折块向内推挤使其进入关节腔而复位，然后一手按住骨折块做临时固定，另一手患肢旋后位将患肘做轻微的屈伸动作数次，以矫正残余移位，直到骨折块稳定无骨擦音为止，而后肘关节半伸直位石膏外固定。

（二）手术治疗

1. 适应证　Ⅲ型、Ⅳ型骨折。

2. 操作方法　取肘关节外侧切口，由肱三头肌和肱桡肌及桡侧伸腕长伸肌之间暴露骨折部位，辨认清楚骨折块各个方向和外髁骨质缺损部形状是否相符。清除血肿或增生组织，然后将肘关节屈曲，伸肌腱松弛，用布巾钳夹住骨折块，使其解剖复位，用双克氏针交叉固定，固定以前要检查关节面是否平滑，一定要达到严密解剖复位。

注意：固定时应用光滑的克氏针，不宜过粗，最好用两枚，使穿过骨骺或穿过干骺部的三角形骨片，如骨骺部很小，克氏针亦可通过骺板，折端有间隙者应加用张力带钢丝固定；选用直径 2mm 的加压螺丝钉，经干骺部的三角形骨片固定，效果更好。

（三）药物治疗

1. 中药治疗　早期瘀肿较甚、疼痛剧烈，可内服小儿活血止痛冲剂，外敷展筋酊。中期可内服小儿接骨冲剂等促进骨折愈合之剂。后期关节僵硬者可外用外洗药等熏洗。

2. 西药治疗　开放复位内固定者，术前半小时预防性应用抗菌药物，一般不超过 3 天。

（四）康复治疗

有移位骨折在复位 1 周内，可做手指轻微活动，不宜做强力前臂旋转、握拳、腕关节屈伸活动。1 周后，逐渐加大指、掌、腕关节的活动范围。解除固定之后，开始进行肘关节屈伸、前臂旋转和腕、手的功能活动。

【疗效评定标准】

优：骨折解剖复位，愈合良好，肘关节外形、伸屈功能正常，无畸形。

良：骨折愈合良好，肘关节伸屈活动 110º 以上，肘内、外翻在 10º 以内，无疼痛及其他后遗症。

可：骨折愈合，肘关节伸屈活动在 90º ～ 110º，肘内、外翻在 10º ～ 15º，无疼痛及其他后遗症。

差：骨折畸形愈合或不愈合，肘关节伸屈活动少于 90º，肘内、外翻在 15º 以上，肱骨小头缺血性坏死等。

第十节　孟氏骨折

孟氏骨折原指尺骨上 1/3 骨折合并桡骨头前脱位的一种联合损伤，后来许多学者对这种损伤做了进一步观察和机理研究，将桡骨头各方向脱位合并不同水平的尺骨和尺桡骨骨折都列入其内。

【诊断依据】

（一）病史

有明显外伤史。直接、间接暴力均可引起骨折，间接暴力致伤者较多。多见于 7 ～ 10 岁的儿童。

（二）症状与体征

伤后肘部及前臂剧烈疼痛，肿胀明显，活动时疼痛加重。局部可见瘀血斑，前臂及肘关节活动障碍，前臂不能旋转。尺骨骨折处有环形压痛，脱位桡骨头有压痛，有纵轴叩击痛，被动旋转前臂疼痛加重，尺骨骨折移位时触之有骨擦音及异常活动。移位骨折，前臂可见成角畸形，在肘关节前外侧、后外侧或外侧可扪及脱出的桡骨头。检查时应注意有无骨间背侧神经损伤症状。

（三）辅助检查

X线正侧位片即可明确诊断骨折类型，必要时进行 CT、MRI 检查确诊。

【证候分类】

根据受伤机制的不同，可分为伸直型、屈曲型、内收型、特殊性。

（一）I 型或伸直型（占 60%）

尺骨任何水平骨折，向掌侧成角，合并桡骨头前脱位，于肘关节前外侧可扪及桡骨头圆滑之关节面。

（二）II 型或屈曲型（占 15%左右）

尺骨干骨折，向背侧成角，合并桡骨头后脱位，于肘关节后方或后外侧可扪及桡骨头圆滑之关节面。

（三）III 型或内收型（占 20%）

尺骨近侧干骺端骨折，或青枝骨折向外成角，合并桡骨头的外侧或前侧脱位，仅可见于儿童，症见尺骨干骺部有明显压痛，于肘关节外侧可扪及桡骨头隆突。

（四）IV 型或特殊性（占 5%）

桡骨头前脱位，桡骨头近 1/3 骨折，尺骨任何水平骨折，于肘前方可扪及桡骨头圆滑之关节面。

【治疗】

（一）非手术治疗

1. 手法复位，夹板或石膏固定

（1）适应证：I 型、II 型、III 型、IV 型骨折均可采用手法复位。

（2）操作方法：患者取仰卧位，肩关节外展 90º，肘关节屈曲，两助手牵引。

①I 型：将肘关节屈曲 90º，前臂旋后，术者用拇指自前向后按压桡骨头，同时将前臂旋后，可将桡骨头复位。用拇指固定桡骨头，术者紧捏尺骨折断，旋转前臂，利用已复位桡骨的支撑作用使尺骨复位。若仍有向掌侧、桡侧成角，术者可将尺骨骨折远端向尺侧背侧按压，使之复位。

②II 型：牵引下将肘关节半伸直位，术者两拇指在背侧、桡侧按压桡骨头向掌侧、尺侧，同时伸直肘关节，使桡骨头复位。然后术者在尺桡间隙进行挤捏分骨，并将尺骨骨折远端向掌侧、尺侧按捺，使尺骨复位。

③Ⅲ型：肘关节伸直或半伸直位，前臂旋后，进行牵引。术者拇指置于桡骨头外侧，同时助手在维持牵引下将肘关节外展，术者将桡骨头自外向内按压，使桡骨头复位。同时，尺骨向桡侧成角即可矫正。

④Ⅳ型：先复位桡骨头，复位后，再按尺桡骨双骨折处理，应用牵引、分骨、反折、按捺等手法，使之复位。复位后，在维持牵引下，夹板固定，在骨折掌侧（Ⅰ型）或背侧（Ⅱ型）加垫，在桡骨头前外侧（Ⅰ型、Ⅲ型）或后侧（Ⅱ型）放置葫芦垫，在尺骨内侧上下端各放置一平垫。或石膏固定。

2. 手法复位闭合穿针石膏外固定

（1）适应证：新鲜孟氏骨折，手法复位后不稳定者。

（2）操作方法：采用臂丛神经阻滞麻醉或全麻。患者仰卧于 C 型臂 X 光透视床上，术区常规消毒、铺巾，高位骨折者从尺骨鹰嘴后侧中点处用尖刀将皮肤点状切开，将合适的克氏针于此处钻入尺骨近折端髓腔，至折端时暂停。行手法复位，保持对位，继续将克氏针钻入远折端足够长度，剪短并折弯皮外针尾。尺骨上 1/3 骨折，顺行穿针有困难者，采用逆行穿针法。术者一手将近折端提于背侧皮下，另一手将一长度和直径合适的克氏针距近折端 1cm 外经皮直接刺入，斜形进入近折端髓腔，用力推进至针尖顶住皮质后，屈肘 90º ～ 120º，用骨锤将克氏针从鹰嘴后方击出皮外。由助手用钻将克氏针从鹰嘴向外退拔，至针尾与近折端平为止。此时上下对抗牵引，前述方法整复对位，待 X 线透视骨折解剖复位后，术者保持对位，助手将克氏针钻入远折端足够长度，剪短克氏针尾并折弯皮外部分，再次消毒针眼，无菌纱布包扎。检查桡骨头复位后，用前后石膏托屈肘 90º ～ 120º 外固定,4 ～ 6 周骨折愈合后解除石膏行功能锻炼。

新鲜的孟氏骨折复位后，石膏固定 4 ～ 6 周，固定初期需 X 线复查 1 ～ 2 次。

（二）手术治疗

1. 适应证

（1）闭合复位或维持复位失败者。

（2）错过整复时机的陈旧性骨折，手术仍有复位可能者。

2. 操作方法　采用肘后 Boyd 切口，暴露肱桡关节、上尺桡关节、尺骨或尺桡骨折端，清除血肿、肱桡关节及上尺桡关节间隙内的纤维瘢痕组织和增生的骨组织，保护好环状韧带残留附着点及残留的环状韧带，新鲜尺骨骨折用克氏针或钢板固定；陈旧性尺骨骨折畸形愈合者，行斜形截骨矫正尺骨成角畸形，并尽量延伸尺骨至正常长度，然后用克氏针或钢板固定；肘关节肿胀严重不能屈肘达 90º 或环状韧带修复后，桡骨头仍不稳定者，可用克氏针经皮进入肱骨小头贯通肱桡关节，固定肘关节于功能位。术后根据肱桡关节稳定情况决定克氏针固定时间，石膏固定，3 ～ 4 周后拆除石膏，拔除克氏针，开始肘关节功能锻炼。

（三）药物治疗

1. 中药治疗　按骨折三期辨证用药。孟氏骨折常见于儿童，应以方便口服和外用为主。

初期：宜用活血化瘀、消肿止痛药物，可内服活血灵，外用展筋酊。儿童选用小儿活血止痛冲剂；若肿胀起水泡，或合并发热者，为瘀血化热，以活血清热为则，用小儿清热解毒冲剂。

中期：瘀血肿胀虽消而未尽，骨折未连接，治宜和营生新、接骨续筋，可内服三七接骨丸，儿童宜选用小儿接骨冲剂。

后期：宜养气血、补肝肾、壮筋骨，亦可配合推拿按摩，可内服筋骨痛消丸，外用展筋丹。

2. 西药治疗　开放复位内固定者，术前半小时预防性应用抗菌药物，一般不超过3天。

（四）康复治疗

1. 功能锻炼　自主活动是最主要的训练恢复方式，在整复固定之后即可开始。早期主要行肌肉收缩锻炼，固定部位做等长收缩，未固定关节做等张收缩，可让患者做握拳、手指屈伸、舒缩上肢肌肉等活动，以促进气血循行，使肿胀消退。中期除继续进行有效的肌肉收缩锻炼外，可进行肩肘关节活动，如小云手、大云手活动，但不宜进行前臂旋转活动。后期主要是恢复肘关节屈伸和前臂旋转功能。必要时可配合按摩、外洗药、展筋酊，同时结合持续被动运动 CPM 等，辅助肘关节及前臂功能的恢复，起到改善局部血液循环，防止关节挛缩和肌肉萎缩的作用。

2. 物理疗法　进行中药熏洗或理疗等。

【疗效评定标准】

根据肘关节屈伸及前臂旋前、旋后运动标准进行评价：

优：肘关节屈伸正常或受限在 10°以内，前臂旋转功能正常或受限在 15°以内，桡骨头无脱位。

良：肘关节屈伸正常或受限在 20°以内，前臂旋转功能正常或受限在 30°以内，桡骨头无脱位。

差：未达上述条件者。

第十一节　桡骨头骨折

桡骨头骨折是指参与构成上尺桡关节及肱桡关节的桡骨近端骨折，以成年人多见，为关节内骨折。

【诊断依据】

（一）病史

明显外伤史，多发生于肘伸直外翻位跌倒致伤，肘关节同时接受轴向与外翻应力，身体重量通过肱骨向下传递并集中于肘外侧。

（二）症状与体征

裂纹骨折或青枝骨折症状较轻，仅感前臂旋转疼痛及不适。患者常在伤后数天才到医院检查。骨折移位大者，肘外侧肿胀疼痛显著，前臂旋转明显受限，尤以旋后功能为著，有时可闻及骨擦音。合并肘脱位型骨折软组织肿胀甚，肘关节伸屈明显受限。

（三）辅助检查

肘关节正侧位 X 片可做出诊断，为了解桡骨头真实骨折程度、倾斜角度、方向和侧方移位大小，最好投照前臂不同旋转位置正侧位片参考。

【证候分类】

（一）Bakalin 分类

根据 X 线表现分为 5 型。

Ⅰ型：桡骨头纵向裂纹骨折。

Ⅱ型：桡骨头纵向骨折，关节面有分离。

Ⅲ型：桡骨头纵向多条骨折，关节面有或无分离。

Ⅳ型：桡骨颈骨折，桡骨头无移位。

Ⅴ型：桡骨颈骨折，桡骨小头有移位。

（二）改良 Mason 分类

根据骨折移位情况分为 3 型。

Ⅰ型：无移位骨折，包括纵向裂纹和无移位桡骨颈骨折。

Ⅱ型：轻度移位骨折，包括桡骨头纵向骨折和桡骨颈骨折，折块轻度移位。

Ⅲ型：粉碎或明显移位的骨折。

【治疗】

（一）非手术治疗

1. 单纯夹板（石膏）外固定

（1）适应证：Bakalin 分类Ⅰ型、Ⅳ型，Mason 分类Ⅰ型。

（2）操作方法：置患肢于功能位，长臂石膏托固定 2～3 周，疼痛减轻即可开始活动，早期以主动活动为主，活动量不宜太大，以免引起骨折不愈合。

2. 手法复位，夹板（石膏）外固定

（1）适应证：Bakalin 分类Ⅱ型，Mason 分类Ⅱ型。

（2）操作方法：透视下将桡骨头移位明显一侧转向外侧，助手协助牵引，术者用一或两个拇指扶托桡骨头外下缘，用力向近侧推压骨块，松动外侧骨嵌压，力量及方向要适宜，防止桡骨头旋转或脱出。当倾斜角度接近矫正或肱桡关节间隙接近正常时，牵引下用力向内侧推挤桡骨小头，以纠正残余角度与侧方移位。若肱桡关节已复位，桡骨远断端偏向内侧，可一手压住桡骨头，另一手屈曲肘关节并内收前臂，使骨折远端外移复位。长臂前后石膏托功能位固定 3～4 周。

3. 手法复位，经皮穿针固定

（1）适应证：复位后不稳定或经单纯手法复位不满意的桡骨头骨折。

（2）操作方法：在严密消毒无菌操作下用 1～2 根克氏针经皮穿入骨折端，撬拨桡骨头使之复位，并可经皮穿入克氏针贯穿折块固定，然后以长臂石膏托外固定。3～4 周后去除固定，进行肘关节功能锻炼。

（二）手术治疗

1. 适应证　Bakalin 分类Ⅲ型、Ⅴ型；Mason 分类Ⅲ型；手法复位失败的骨折或陈旧性骨折。

2. 操作方法　手术切开复位，AO 螺钉固定，桡骨头切除或（并）桡骨头假体置换。以关节间隙为中心，后外侧入路，在肘后肌与尺侧腕伸肌间进入，切开关节囊，显露骨折端。注意保护桡骨近端软组织，复位后，对孤立性大块移位骨折，可使用 AO 螺钉固定；对有移位桡骨颈骨折可运用 AO 微型 T 板固定；对严重粉碎性骨折及复位不佳的骨折，除儿童外主张切除桡骨头，全切比部分切除好，早切除比二期切除好。若合并内侧副韧带断裂或内上髁骨折，桡骨头粉碎骨折切除后，肘外翻不稳定者可使用桡骨头假体置换，术后使用石膏外固定适当保护。

（三）药物治疗

1. 中药治疗

初期：宜用活血化瘀、消肿止痛药物，可内服活血灵，外用展筋酊。

中期：瘀血肿胀虽消而未尽，骨折未连接，治宜和营生新、接筋续断，可内服三七接骨丸。

后期：宜养气血、补肝肾、壮筋骨，可内服筋骨痛消丸，外用展筋丹，亦可配合推拿按摩。

2. 西药治疗　早期运用活血化瘀药物及脱水药物，消除肿胀；术前半小时预防性应用抗生素，一般不超过 3 天。

（四）康复治疗

1. 功能锻炼　治疗期间应鼓励患者积极进行适当的练功活动。初期做握拳、屈伸肩腕关节、舒缩上肢肌肉等活动。后期可练习肘关节各个方向活动，进行伸肘屈肘、前臂旋转活动。

2. 物理疗法　可进行中药熏洗，或电疗，水疗等。

【疗效评定标准】

根据 Whealer 疗效评定标准分为四级：

优：无疼痛，肘伸、屈、前臂旋前、旋后障碍丢失＜10°。

良：无疼痛，肘伸、屈、前臂旋前、旋后障碍丢失＜30°。

可：轻度疼痛，肘伸、屈、前臂旋前、旋后障碍丢失＜60°。

差：中度疼痛，肘伸、屈、前臂旋前、旋后障碍丢失＞60°。

第十二节　尺桡骨干骨折

尺桡骨干骨折是常见上肢损伤之一。包括尺桡骨双骨折、单纯尺骨干骨折、或单纯桡骨干骨折，上下尺桡关节正常。

【诊断依据】

（一）病史

有明显外伤史，直接暴力、间接暴力及旋转暴力均可引起骨折。

（二）症状与体征

1. 伤后局部剧烈疼痛，肿胀明显，活动时疼痛加重。

2. 局部可见瘀血斑，前臂活动障碍，患肢不能抬举，前臂不能旋转。

3. 局部有环形压痛及纵轴叩击痛，触之有骨擦音及异常活动。

4. 有移位尺桡骨骨干骨折，前臂可有短缩、成角及旋转畸形，青枝骨折有成角畸形。

（三）辅助检查

X 线片检查应包括肘关节及腕关节，正侧位片可确定骨折类型、移位方向及有无上下尺桡关节脱位。

【证候分类】

临床可分为单纯尺骨及单纯桡骨干骨折、尺桡骨干横断骨折、尺桡骨干斜形骨折、尺桡骨干螺旋形骨折、尺桡骨干粉碎骨折、尺桡骨干无移位骨折、尺桡骨干青枝骨折等七型。

【治疗】

（一）非手术治疗

1. 保型固定

（1）适应证：无移位尺桡骨干骨折，儿童尺桡骨干青枝骨折。

（2）操作方法：可行前臂夹板固定或前臂石膏托固定。

2. 手法复位夹板或石膏固定

（1）适应证：发生移位的尺桡骨骨干骨折较稳定者，如尺桡骨干横断骨折、短斜形骨折、单纯尺桡骨干骨折等均可行手法复位。

（2）操作方法：尺桡骨干骨折后，骨折远近端发生重叠、成角、旋转及侧方移位畸形，复位时必须将尺桡两骨远近段正确复位，四种畸形均需获得矫正，以恢复两骨等长及固有生理弧度。根据骨折稳定情况，决定整复桡尺骨的先后。复位时，患者取仰卧位，两助手握其腕部及肘部，拔伸牵引，纠正重叠畸形，术者握其折端采用返折托顶、夹挤分骨、回旋捺正、扳提推按、摇晃捺正等手法纠正旋转、成角、侧方移位畸形。复位后，夹板固定，必要时可放置分骨垫、压垫防止再移位。单纯桡骨骨折，复位时先判断近折端旋转位置，按照以远端对近端的原则，将远折端置于相同的旋转位置以复位。

3. 手法复位，闭合穿针或外固定架固定

（1）适应证：尺桡骨干骨折不稳定者，复位后发生再移位的横断或短斜骨折。

（2）操作方法：取臂丛神经阻滞麻醉，患者仰卧于手术台上，先给予手法复位（见上）。透视下见复位满意后，两助手维持位置。常规消毒、铺巾。桡骨干骨折自桡骨茎突穿入1枚克氏针，贯穿髓腔至折端，复位满意，将克氏针击入近端髓腔固定；尺骨骨折自尺骨鹰嘴部位穿入1枚克氏针，贯穿髓腔至折端，复位满意后，将克氏针击入远端髓腔固定。夹板或石膏固定。髓内固定对尺骨干骨折较适合，而桡骨存在旋转弓，髓内固定使旋转弓消失，影响功能。

（二）手术治疗

1. 适应证　不稳定尺桡骨干骨折、陈旧尺桡骨干骨折不愈合者。骨折为长斜形、粉碎形、碟形骨折可用加压钢板固定，严重粉碎骨折、多段骨折，钢板难以应用者，采用髓内针固定。

2. 操作方法　麻醉生效后，患者取仰卧位，前臂置于胸前，常规消毒，铺巾，上止血带。尺骨骨折沿尺骨尺背侧做纵切口，切开皮肤、皮下组织，自尺侧腕屈伸肌之间进入，显露尺骨。桡骨上段有桡神经出入旋后肌，需注意保护。桡骨骨折做桡背侧入路，切开皮肤、皮下组织，自指伸肌与桡侧腕短伸肌间隙进入，上段骨折，可显露旋后肌，将旋后肌自桡骨止点切断，翻转，显露桡骨。中段、远端骨折自肌间隙进入，显露桡骨。复位后，加压钢板固定，术后石膏固定4～6周。

（三）药物治疗

1. 中药治疗

初期：宜用活血化瘀、消肿止痛药物，可内服活血灵，外用展筋酊。

中期：瘀血肿胀虽消而未尽，骨折未连接，治宜和营生新、接骨续新，可内服三七接骨丸。

后期：宜养气血、补肝肾、壮筋骨，可内服筋骨痛消丸，外用展筋丹，亦可配合推拿按摩。

2. 西药治疗　早期运用活血化瘀及脱水药物，消除肿胀，术前半小时预防性应用抗生素，一般不超过 3 天。

（四）康复治疗

1. 功能锻炼　治疗期间应鼓励患者积极进行适当的练功活动。

初期：做握拳、手指屈伸、舒缩上肢肌肉等活动，以促进气血循行，使肿胀消退。中期：进行肩肘关节活动，如小云手、大云手活动，但不宜进行前臂旋转活动。

后期：骨折愈合拆除夹板石膏后，可进行前臂旋转功能活动。

2. 物理疗法　进行中药熏洗或理疗等。

【疗效评定标准】

优：骨折愈合，肘关节屈伸活动正常，前臂旋转活动正常或受限 < 50°，无疼痛。

良：骨折愈合，肘关节屈伸活动正常，前臂旋转活动受限 < 150°，活动后偶有肘关节酸痛，恢复正常工作。

可：骨折愈合，对位欠佳。肘关节屈伸活动受限 > 150°，前臂旋转活动受限 > 300°，偶有肘关节部酸痛，基本恢复正常工作。

差：骨折愈合，对位欠佳，肘关节屈伸活动受限 > 150°，前臂旋转活动受限 > 300°，时有疼痛，不能恢复正常工作。

第十三节　盖氏骨折

桡骨下 1/3 骨折合并下尺桡关节脱位，既有骨折又有脱位的联合损伤，称"盖氏骨折"。

【诊断依据】

（一）病史

有明确的外伤史，可因直接打击桡骨下段背侧造成，或传达暴力造成。

（二）症状与体征

1. 患者腕部及前臂出现肿胀疼痛，桡骨下段向掌侧或背侧成角，向掌侧脱位者尺骨头向掌侧突起；向背侧脱位者尺骨头向背侧突起，腕关节呈桡偏畸形。

2. 桡骨下段压痛及纵轴叩击痛明显，触之有异常活动及骨擦音，下尺桡关节松弛并伴有挤压痛。

3. 前臂旋转功能障碍，腕关节功能障碍。

（三）辅助检查

X 线可明确骨折类型，观察下尺桡关节分离程度和是否伴有尺骨茎突骨折。正位片上观察下尺桡间隙是否增宽，若成人超过 2cm，儿童超过 4cm，则为下尺桡关节脱位；标准侧位片尺桡骨干应相互平行重叠，若桡尺骨干发生交叉，尺骨头向背侧或掌侧移位，则下尺桡关节脱位。

【证候分类】

（一）稳定性

桡骨下 1/3 横断骨折、成角畸形合并下尺桡关节脱位，或桡骨下段青枝骨折，多见于儿童。

（二）不稳定性

桡骨中下 1/3 短斜或螺旋骨折，或粉碎骨折，骨折移位较多，下尺桡关节明显脱位，多见于成人。

（三）特殊性

尺桡骨双骨折伴有下尺桡关节脱位。

【治疗】

（一）非手术治疗

1. 保型固定

（1）适应证：无移位或青枝骨折，下尺桡关节脱位不明显者。

（2）操作方法：石膏或超腕夹板固定。

2. 手法复位夹板固定

（1）适应证：相对稳定性骨折。

（2）操作方法：患者仰卧，肩关节外展，肘关节屈曲，前臂中立位，两助手拔伸牵引，纠正重叠移位及由于旋前方肌牵拉发生的桡骨远端向尺侧移位。然后用分骨提按、推挤捺正方法矫正旋转、侧方移位。骨折复位后，下尺桡关节脱位多可得到纠正，若未复位者，术者可将尺骨头向掌侧按压，同时将尺桡骨远端向中心挤压，即可复位。

3. 手法复位，闭合穿针固定

（1）适应证：桡骨横断或短斜形骨折，复位后不稳定者。

（2）操作方法：臂丛神经阻滞麻醉，患者仰卧于手术台上，进行手法复位（具体操作见上），常规消毒，铺巾，自桡骨茎突进入 1 枚克氏针，贯穿髓腔固定，透视下见复位满意后，将克氏针击入近端髓腔，下尺桡关节脱位可自行复位。但克氏针难以在桡骨下段宽大髓腔中取得牢固的固定，需石膏维持固定。

（二）手术治疗

为了获得良好的前臂旋转功能，避免下尺桡关节紊乱，桡骨骨折要求解剖复位，而盖氏骨折由于肌肉牵拉，难以维持满意复位，且髓内固定难以控制旋转，固定力度较差，故此骨折多手术切开复位钢板固定。

1. 适应证　不稳定性盖氏骨折，复位失败者或陈旧性盖氏骨折。

2. 操作方法　麻醉生效后，患者取仰卧位，常规消毒铺巾，上止血带。取桡骨背侧切口，切开皮肤、皮下组织，自肌间隙进入，显露桡骨折端，将桡骨复位，加压钢板固定。下尺桡关节复位后可用克氏针固定。

（三）药物治疗

1. 中药治疗

初期：宜用活血化瘀、消肿止痛药物，可内服活血灵，外用展筋酊。

中期：瘀血肿胀虽消而未尽，骨折未连接，治宜和营生新、接骨续新，可内服三七接骨丸。

后期：宜养气血、补肝肾、壮筋骨，亦可配合推拿按摩，可内服筋骨痛消丸，外用展筋丹，解除固定后可用外洗药外洗。

2. 西药治疗　早期运用活血化瘀药物及脱水药物，消除肿胀，术前半小时预防性应用抗生素，一般不超过 3 天。

（四）康复治疗

1. 功能锻炼　治疗期间应鼓励患者积极进行适当的练功活动。

初期：先让患者做握拳、手指屈伸、舒缩上肢肌肉等活动，以促进气血循行，使肿胀消退。

中期：进行肩肘关节活动，如小云手、大云手活动，但不宜进行前臂旋转活动。

后期：拆除夹板石膏后，可进行前臂旋转功能活动。

2. 物理疗法　进行中药熏洗或理疗等。

【疗效评定标准】

优：局部无症状，前臂旋转功能正常或受限在 15°以内，桡骨骨折达解剖复位或近于解剖复位，下尺桡关节无脱位。

良：局部偶有轻微疼痛或气候改变时酸痛，前臂旋转受限在 16°～ 30°之间，桡骨接触面 1/2 以上，力线好，下尺桡关节无脱位或轻度脱位但无症状。

可：局部轻度疼痛，劳累后加剧，前臂旋转受限在 31°～ 45°之间，骨折面接触 1/3 ～ 1/2，力线好或轻度成角，下尺桡关节有脱位。

差：疼痛，前臂旋转受限在 45°以上，复位不能达到上述要求者，或骨折未愈合。

第十四节　桡骨远端骨折

桡骨远端骨折是指桡骨远侧端 3cm 范围内的松质骨骨折，是最常发生骨折之一，好发于中年及老年人，女性多于男性。

【诊断依据】

（一）病史

有明确外伤史。桡骨远端骨折多为间接暴力引起，应力作用于桡骨远端，使之发生骨折。常见于跌仆，肘部伸展，前臂旋前，腕关节背伸，手掌部着地致伤；或肘部伸展，前臂旋前，腕关节呈掌屈，手背部着地致伤。

（二）症状与体征

1. 腕部剧烈疼痛，肿胀明显，常波及手背及前臂下段。

2. 移位严重者，出现餐叉样畸形或锅铲样畸形，腕关节及前臂旋转活动障碍，手指活动因疼痛而受限。

3. 桡骨远端压痛明显，有纵轴叩击痛，触之有骨擦音。尺骨茎突较桡骨茎突更向远侧突出。

（三）辅助检查

X 线正侧位片可做出诊断，表现出骨折类型及移位情况，多有以下表现：桡骨远端骨折块向背侧桡侧移位，骨折端向掌侧成角，或远端骨折块向掌侧桡侧移位，骨折端向背侧成角，桡骨短缩，骨折背侧骨质压缩嵌插，桡骨远端骨折块旋后。

【证候分类】

AO 分型：将桡骨下端骨折分为关节外（A）、部分关节内（B）和完全关节内（C）骨折三个类型。每型分为三组，即 1、2、3。每组根据骨折程度分为三个亚组。

A 关节外骨折

A1 关节外骨折，尺骨骨折，桡骨完整

1. 尺骨茎突骨折。

2. 简单干骺端。

3. 干骺端粉碎骨折。

A2 关节外骨折，桡骨骨折，简单或嵌插

1. 无任何旋转。

2. 伴有背侧旋转。

3 伴有掌侧旋转。

A3 关节外骨折，桡骨骨折，粉碎

1. 嵌插伴轴向短缩。

2. 楔形。

3. 复杂。

B 部分关节内骨折

B1 部分关节内骨折，桡骨，矢状面

1. 外侧简单。

2. 外侧粉碎。

3. 内侧。

B2 部分关节内骨折，桡骨，背侧缘

1. 简单。

2. 外侧矢状面骨质。

3. 伴腕骨向背侧脱位。

B3 部分关节内骨折，桡骨，掌侧缘

1. 简单伴一小骨块。

2. 简单伴一大骨块。

3. 粉碎。

C 完全关节内骨折

C1 完全关节内骨折，桡骨，关节骨折简单，干骺端骨折简单

1. 后内关节骨折线。

2. 矢状面关节骨折线。

3. 前关节面骨折线。

C2 完全关节内骨折，桡骨，关节骨折简单，干骺端骨折粉碎

1. 矢状面关节骨折线。

2. 前关节面骨折线。

3. 骨折线延至骨干部分。

C3 完全关节内骨折，桡骨，粉碎

1. 简单干骺端。

2. 粉碎干骺端。

3. 骨折线延至骨干部分。

【治疗】

（一）非手术治疗

1. 单纯夹板或石膏固定。

（1）适应证：A1/1、A1/2、A2/1。

（2）操作方法：超腕夹板或石膏托固定。

2. 手法复位，夹板或石膏固定

（1）适应证：A1/3、A2/2、A2/3、A3、B1、B2。

（2）操作方法

①桡骨远端折块向背侧移位复位方法：患者取坐位，患肢前臂旋前，手掌朝下。一助手握其前臂，术者握其腕部，拇指置于骨折远端背侧，其余四肢置于腕掌部，顺势拔伸牵引，矫正重叠及嵌插。将前臂远端旋前，顺纵轴方向猛抖，同时尺偏掌屈腕关节，使之复位。复位后夹板或石膏将腕关节固定于屈腕尺偏位。

②桡骨远端折块向掌侧移位复位方法：患者取坐位，患肢前臂中立或旋后，手掌朝上。一助手握其前臂，术者握其腕部，拇指置于骨折远端掌侧，其余四指置于腕背部，顺势拔伸牵引，矫正重叠及嵌插。同时缓慢尺偏背伸腕关节，使之复位。复位后夹板或石膏将腕关节固定于背伸尺偏位。

3. 皮牵引治疗

（1）适应证：对于手法复位不稳定者，或 C 型骨折。

（2）操作方法：手法复位（方法见上），透视下见效果满意后，超腕夹板或石膏固定。于患侧食指中指无名指缠上胶布，夹板或石膏上橡皮筋牵引。

4. 骨牵引

（1）适应证：B、C 型骨折，骨折短缩粉碎，复位后不稳定者。

（2）操作方法：手法复位后行掌骨牵引。臂丛神经阻滞麻醉下，自第二掌骨头桡侧斜向尺侧钻入克氏针，钻入 1 根以上掌骨。患者仰卧，患肩外展外旋，肘关节屈曲行掌骨牵引。牵引重量不易过大。

5. 手法复位，经皮穿针外固定

（1）适应证：桡骨远端不稳定及粉碎不十分严重骨折，手法复位后单纯石膏及夹板难以维持固定。

（2）操作方法：手法复位成功后，将克氏针从桡骨茎突或远端骨块的尺背侧弯曲处打入桡骨近折端，交叉固定。或采取桡骨远端牵引复位后，将克氏针通过桡骨茎突穿入直到桡骨干未损伤的皮质处。

6. 外固定架

（1）适应证：B、C 型骨折，折断压缩粉碎，复位后不稳定者。

（2）操作方法：外固定架三种类型：①超关节型：超关节固定易出现腕关节僵硬。②动态外固定架：可早期活动腕关节，应限制背伸。③ AO 的小型外固定架：固定不通过关节，有利于关节早期活动。

（二）手术治疗

1. 适应证 B3、C 型骨折，桡骨远端关节内骨折。关节面塌陷大于 2mm，或伴有关节面压缩塌陷，手法整复失败或复位后稳定性极差，可考虑手术治疗。

2. 操作方法 手术切口视骨折的类型，可采取掌侧或背侧入路及联合入路。固定可采取桡骨远端解剖钉板或交叉克氏针固定。桡骨远端粉碎骨折或涉及月骨窝的压缩骨折可采取微型钢板固定。粉碎严重或骨嵌插大于 5mm 桡骨远端骨折必要时植骨。

（三）**药物治疗**

1. 中药疗治

初期：宜用活血化瘀、消肿止痛药物，可内服、外用。

中期：瘀血肿胀虽消而未尽，骨折未连接，治宜和营生新、接骨续新。

后期：宜养气血、补肝肾、壮筋骨，亦可配合推拿按摩。

2. 西药治疗　如手术治疗，术前半小时预防性应用抗菌药物，一般不超过 3 天。合并其他内科疾病应给予对症药物治疗。

（四）**康复治疗**

1. 功能锻炼　治疗期间应鼓励患者积极进行适当的练功活动。初期先让患者做握拳、手指屈伸、舒缩上肢肌肉等活动，以促进气血循行，使肿胀消退。中期进行肩肘关节活动，如小云手、大云手活动，但不宜进行前臂旋转活动。后期拆除夹板石膏后，可进行前臂旋转功能活动。

2. 物理疗法　进行中药熏洗或理疗等。

【**疗效评定标准**】

按修正 Green 和 O'Brien 的评定方法进行评定。

（一）**疼痛（25 分）**

1. 无疼痛 25 分。

2. 偶感轻微疼痛 20 分。

3. 可耐受的中度疼痛 15 分。

4. 剧烈疼痛或无法忍受 0 分。

（二）**功能状况（25 分）**

1. 恢复正常工作 25 分。

2. 从业受限 20 分。

3. 失业，但有一定劳动能力 15 分。

4. 因疼痛而失去劳动能力 0 分。

（三）**活动范围（25 分）**

1. 达正常活动范围的百分比评定

（1）达 100% 25 分。

（2）达 75%～99% 15 分。

（3）达 50%～74% 10 分。

（4）达 25%～49% 5 分。

（5）达 0～24% 0 分。

2. 腕关节屈伸弧度评定

（1）大于、等于 120° 25 分。

（2）91°～119° 15 分。

（3）61°～90° 10 分。

（4）31°～60° 5 分。

（5）小于 30° 0 分。

（四）握力（达正常握力的百分比 25 分）

1. 达 100% 25 分。

2. 达 75%～99% 15 分。

3. 达 50%～74% 10 分。

4. 达 25%～49% 5 分。

5. 达 0～24% 0 分。

（五）评定标准

优：90～100 分。

良：80～89 分。

可：65～79 分。

差：65 分以下。

第十五节　胸锁关节脱位

【定义】

由于间接暴力传递作用于胸锁关节，导致胸锁关节部分或全部失去正常的对合关系，称为"胸锁关节脱位"。

【诊断依据】

（一）病史

急性者有明确外伤史；慢性者多有持续外力使锁骨过度外展，胸锁韧带受到慢性强力牵拉。

（二）症状与体征

1. 伤后局部肿胀、疼痛、压痛，肩关节活动受限，两侧胸锁关节不对称。

2. 前脱位者可见锁骨内侧端向前突出及移位，常伴有异常活动。

3. 后脱位者，局部疼痛、肿胀不明显，但触诊时胸锁关节部空虚，由于锁骨内侧端移位于胸骨后侧，可能压迫气管引起呼吸困难，或压迫食道及纵隔血管出现吞咽困难、血液循环受阻症状。

4. 新鲜向前脱位者，向后按压锁骨近端可复位，松手即再次脱位，称"琴弦征"。

（三）辅助检查

X 线照片最好拍摄斜位或侧位 X 线照片，结合外伤史，易于诊断。必要时 CT 检查明确诊断。

【证候分类】

（一）前脱位

前脱位是最常见的胸锁关节脱位类型。锁骨内端移向胸骨前沿的前方或前上方。

（二）后脱位

后脱位较少见。锁骨内端移向胸骨的后方或后上方。

（三）陈旧性脱位

陈旧性脱位是指脱位超过 3 周者。

【治疗】

（一）非手术治疗

1. 适应证　新鲜胸锁关节脱位。

2. 操作方法

（1）前脱位：患者仰卧，双肩胛间垫起，上肢外展位，沿锁骨轴线方向牵引，同时向后推压锁骨内端一般皆可复位。复位后如比较稳定，可用 8 字绷带固定维持复位，固定 6 周。

（2）后脱位：患者仰卧，双肩胛间垫起，上肢外展位，沿锁骨轴线方向牵引，并逐渐后伸上臂，此时常听到复位的响声。如仍不能复位，可用一巾钳夹住锁骨内侧协助复位。复位后如比较稳定，可用 8 字绷带固定维持复位，固定 6 周。

（二）手术治疗

1. 适应证

（1）不能复位的后脱位，而且有压迫症状时应行切开复位。

（2）陈旧性胸锁关节前脱位经早期功能治疗后，仍有疼痛症状达半年以上，并经局部封闭试验治疗无效者。

（3）新鲜性胸锁关节前脱位，复位后不稳定者。

2. 操作方法　取锁骨内侧切口，显露锁骨内侧端及胸锁关节，复位后采用 2 枚克氏针、螺丝钉或钢板内固定，同时修补关节囊、胸锁及肋锁韧带加固稳定。颈腕贴胸带固定患肢。8 ～ 10 周拔出克氏针，4 ～ 6 月去除螺钉及钢板内固定。

（三）药物治疗

1. 中药治疗

早期：宜用活血化瘀、消肿止痛药物，内服活血灵，外用展筋酊。

中期：宜和营止痛、疏筋通络，内服养血止痛丸。

后期：补气养血、温经通络，内服加味益气丸。

2. 西药治疗　新鲜脱位早期可给予止血、脱水药应用。手术预防性应用抗生素 3 天。

（四）康复治疗

1. 功能锻炼　固定期间可做肘、腕及掌指关节的活动，去除固定后逐渐进行肩关节的主动活动。

2. 物理疗法　早期可给予膏药外用，后期去除固定后可给予中药外洗。

【疗效评定标准】

根据 Rockwood 胸锁关节术后评分法。

（一）疼痛（3分）

1. 无疼痛 3 分。

2. 轻微疼痛 2 分。

3. 中度疼痛 1 分。

4. 严重疼痛 0 分。

（二）活动范围（3分）

1. 正常 3 分。

2. 轻微受限（< 25%）2 分。

3. 中度受限（25% ~ 50%）1 分。

4. 重度受限（> 50%）0 分。

（三）患肢力量（3分）

1. 正常 3 分。

2. 轻微减弱（< 25%）2 分。

3. 中度减弱（25% ~ 50%）1 分。

4. 严重减弱（> 50%）0 分。

（四）日常活动受限（3分）

1. 无受限 3 分。

2. 轻微受限 2 分。

3. 中度受限 1 分。

4. 严重受限 0 分。

（五）主观效果（3分）

优：3 分。

良：2 分。

可：1分。

差：0分。

（六）评定标准（总分 15 分）

优秀：13 ～ 15 分。

良好：10 ～ 12 分。

一般：7 ～ 9 分。

差：7 分以下。

第十六节　肩锁关节脱位

多由于暴力作用于肩锁关节，导致肩锁关节部分或全部失去正常的对合关系，称之为"肩锁关节脱位"。

【诊断依据】

（一）病史

有明显外伤史。

（二）症状与体征

伤后局部肿胀、疼痛、肩关节功能障碍，半脱位者症状轻。触诊有疼痛，外部畸形不明显，摸之肩锁关节高低不平，是为半脱位。完全脱位，外部畸形显著，肩峰低陷，锁骨外端隆起。

（三）特殊体征

向下按压锁骨远端可复位，松手再次脱位而弹起，称"琴弦征"。肩锁关节脱位时琴弦征（＋）。

（四）辅助检查

X 线照片检查，可显示锁骨外端向上移位。肩锁关节半脱位，其向上移位程度较轻，可拍肩锁关节应力位 X 线片对比检查。一般喙锁间隙比正常增宽 5mm 即可诊断为脱位。

【证候分类】

Rockwood 将肩锁关节脱位分为六种类型。

（一）Ⅰ型损伤

Ⅰ型损伤伤力较小，肩锁韧带和关节囊部分损伤，肩锁韧带完整，肩锁关节仍保持稳定，喙锁韧带无损伤。

（二）Ⅱ型损伤

Ⅱ型损伤伤力较大，造成肩锁韧带和关节囊完全断裂，喙锁韧带无损伤或仅少量纤维损伤，肩锁关节松弛，半脱位，锁骨可略向上移位，但少于远端厚度的1/2。

（三）Ⅲ型损伤

Ⅲ型损伤伤力极大，肩锁韧带、喙锁韧带完全断裂，斜方肌和三角肌的附着处可有损伤。锁骨远端向上翘，并与喙突显著分离，肩锁关节完全脱位。上肢及肩胛骨下垂。少数情况下喙锁韧带保持完整而代之以喙突撕脱骨折。

（四）Ⅳ型损伤

Ⅳ型损伤的肩锁韧带及喙锁韧带完全断裂，锁骨外端向后移位至斜方肌肉内，也称"锁骨后脱位"。

（五）Ⅴ型损伤

Ⅴ型损伤实际为更严重的Ⅲ型损伤，锁骨外端翘起于颈部皮下。

（六）Ⅵ型损伤

Ⅵ型损伤是指肩锁关节完全脱位，锁骨外端向下方移位至肩峰下方或喙突下。发生于上臂极度外展、外旋位，遭受牵拉外力所致。

【治疗】

（一）非手术治疗

1. 三角巾弹力带固定

（1）适应证：Ⅰ型肩锁关节脱位。

（2）操作方法：用弹力带沿上臂纵轴，绕住锁骨远端与肘关节。前臂以三角巾、颈腕带悬吊胸前。维持固定3～4周。

2. 手法复位胶布固定或石膏固定

（1）适应证：肩锁关节半脱位Ⅰ型、Ⅱ型（即无喙锁韧带断裂）。

（2）操作方法：复位时，术者一手置于肩部，用力下压患侧之锁骨外端，另一手握住患侧上臂向上推动，即可获得复位。复位后有两种固定方法：

①胶布固定法：用宽胶布沿上臂纵轴，绕住锁骨远端与肘关节。前臂以颈腕带悬吊胸前。维持固定3～4周。

②石膏固定法：患者直立位，两上肢高举，先上石膏围腰，上缘齐乳头平面，下缘至髂前上棘稍下方，围腰前后各装一腰带铁扣，待石膏凝固干透后，用厚毡一块置于肩上锁骨外端隆起部。另用宽3～5cm皮带或帆布带，通过患肩所放置的厚毡上，将带之两端系于石膏围腰前后的铁扣上，适当用力拉紧，使分离之锁骨外端于肩峰接近同一平面，拍摄X线片证实无误后，以三角巾将患肢悬吊于胸前，固定3～4周。

3. 手法复位、经皮穿针及外固定架治疗

（1）适应证：肩锁关节脱位Ⅱ型、Ⅲ型。

（2）操作方法：此类方法是介于保守治疗与手术治疗之间的侵入性治疗方法。

①手法复位闭合穿针治疗：颈丛阻滞麻醉后，局部皮肤消毒铺巾。使患者屈肘90°，复位肩锁关节，术者用克氏针 1 枚或 2 枚，自肩锁关节外下方 3cm 处沿肩峰中轴钻入锁骨内，针尾折成 90°，包扎进针点。8 ～ 12 周后去除克氏针，开始做肩部全方位功能锻炼。

②手法复位闭合穿针外固定支架治疗：复位方法同前，复位后用 1 枚克氏针贯穿固定肩锁关节，另取 1 枚由锁骨外端垂直钻入穿出锁骨下面。为防止进针过深，克氏针前端应标记适当的长度。然后将第一枚针露出肩峰之外的部分折弯成 90°角，使与第二枚针成平行排列，将此 2 枚针用微型外固定支架加压固定。固定 8 ～ 12 周后去除针、架，开始肩部功能锻炼。

（二）手术治疗

1. 肩锁关节切开复位，克氏针、钢板内固定，韧带修复或重建

（1）适应证：肩锁关节脱位Ⅲ型～Ⅵ型损伤。

（2）操作方法：目前较多采用锁骨钩钉板固定或双克氏针内固定。采用肩峰与锁骨远端前缘切口，长 4 ～ 6cm，显露肩锁关节并做探查和清创后，整复脱位。由助手压持锁骨远端以保持整复后位置，锁骨钩钉板固定，或由肩峰的较低位进入 2 枚克氏针，经肩锁关节进入锁骨远端。针尾弯转 90°后留在皮下。缝合关节囊，修复肩锁韧带以及三角肌和斜方肌的腱性附着部。8 ～ 12 周后拔除钢针并逐步进行肩关节功能锻炼。

2. 动力肌肉移位术

（1）适应证：肩锁关节脱位Ⅲ型、Ⅳ型、Ⅴ型、Ⅵ型。

（2）操作方法：采用肩峰与锁骨远端前缘切口，长 4 ～ 6cm。切开骨膜和关节囊，显露肩锁关节并做探查和清创后，将肩锁关节复位，锁骨钩板或交叉克氏针固定。劈开三角肌，显露喙突，将喙突 1cm 连同肱二头肌短头与喙肱肌的联合腱及其附着点一并截下，在一定张力下用 1 枚螺钉将截下的喙突固定在锁骨远端。

3. 锁骨远端切除成形术

现在已很少采用此法。

（1）适应证：对于肩锁关节脱位伴锁骨远端经关节骨折、陈旧性或复发性脱位，肩锁关节有退行性改变者。

（2）操作方法：可考虑切除锁骨远端 1.5 ～ 2cm，但由于喙锁韧带断裂，单纯锁骨远端切除并不足以解决畸形和不稳定，应同时行喙肩韧带移位术：切断喙突韧带的肩峰端，并将其游离至喙突附着处。斜形截除锁骨远端 1.5 ～ 2cm，使截面向下外倾斜。距截端 1cm 处在锁骨上钻孔，以羊肠线或丝线固定锁骨与喙突，修整游离的喙肩韧带，以丝线将其游离端引入锁骨截端髓腔，固定，缝合三角肌和斜方肌。

4. 喙突锁骨间内固定、韧带修复或重建术

（1）适应证：肩锁关节脱位Ⅲ型、Ⅳ型、Ⅴ型、Ⅵ型。

（2）操作方法：过去曾用钢丝、螺钉、阔筋膜固定，近年来用双纽扣钢板锁骨喙突间固定。切口同上但需延长，超过喙突后向下弯转，以同时暴露喙突及喙锁间隙。关节清理及整复后，先由锁骨上向喙突基底部钻入导针，再用空心钻建立骨隧道，通过适当长度钮襻固定 2 枚纽扣钢板于锁骨上及喙突下，使肩锁关节保持复位状态。同时修复喙突韧带的斜方部和锥形部以及肩锁关节周围软组织。

（三）药物治疗

1. 中药治疗

早期：患肩肿胀疼痛明显，宜活血化瘀、消肿止痛。

中期：舒筋血，强筋壮骨。

后期：补肝肾，壮筋骨。

2. 西药治疗 如手术治疗，术前半小时预防性应用抗菌药物，一般不超过 3 天。合并其他内科疾病应给予对症药物治疗。

（四）康复治疗

1. 功能锻炼 保守治疗固定 3～4 周，主动活动肩关节，先做肩部伸屈活动，再做上臂外旋、内旋、外展、内收及上举活动。手术治疗用三角巾悬吊患肢 4～6 周。

2. 物理疗法 后期可进行中药熏洗、热敷、按摩等理疗。

【疗效评定标准】

优：肩部外形正常，无疼痛，肩关节活动范围正常，无肌肉萎缩及肌力减退，日常活动和伤前劳动能力得到恢复。

良：肩部外形正常，无疼痛，肩关节活动不受限，日常生活能力恢复，过大活动或劳累后有轻度疼痛或不适感，能从事体力劳动。

差：锁骨远端隆起，经常性肩部乏力、疲劳感或疼痛。患肩上举超过120°，肩前区疼痛，三角肌前外侧部轻度萎缩，肌力减退，可从事一般的日常活动，不能参与体力劳动。

第十七节　肩关节脱位

一般认为由于外力作用使肱骨头脱出关节盂外，肩关节对应关系发生改变，称"肩关节脱位"。

【诊断依据】

（一）病史

有明显外伤史。多为间接暴力引起，跌倒时，手掌撑地，肩关节处于外展、外旋位，由手掌传导至肱骨头外力可冲破肩关节囊前壁，发生前脱位；上臂处于内旋位，传导暴力使肱骨头冲破关节囊后壁，可发生后脱位。直接暴力作用于肩外侧或后外侧，可发生前脱位；作用力自前侧向后直接打击肱骨头，可发生后脱位。

（二）症状与体征

1.伤侧肩部肿胀，疼痛，局部明显压痛，呈弹性固定，肩关节功能障碍。

2.肩关节前脱位呈典型方肩畸形，肩峰下空虚，腋窝下可触及肱骨头，上臂明显外展内旋畸形，并弹性固定于此位置，肩峰至肱骨外髁长度较对侧长；肩关节后脱位肩峰突出，前侧平坦，后侧隆起，上臂呈内收内旋位，肩关节后侧冈下可触及肱骨头；肩关节下脱位见上臂固定于上举过头或头后，肘关节自然屈曲位，前臂靠近头上或头后。

（三）特殊体征

搭肩试验（Dugas征）（＋），直尺试验（＋）。

（四）辅助检查

X线表现：可明确肱盂关系失去正常对应及合并骨折情况。必要时CT检查进一步明确诊断。肌电图、MRI可明确神经损伤及肩袖损伤情况。

【证候分类】

1.根据造成脱位的原因可分为创伤性与非创伤性。

2.根据脱位的程度可分为完全脱位和半脱位。

3.根据脱位的时间、发作次数可分为新鲜脱位、陈旧性脱位和习惯性脱位。

4.根据脱位的方向可分为前脱位、后脱位、上脱位、下脱位。前脱位是最为常见的类型，约占盂肱关节脱位的95％以上。根据肱骨头脱位后的位置可分为：

（1）盂下脱位：肱骨头脱向前下，位于盂下缘，最常见。

（2）喙突下脱位：肱骨头脱位于喙突下。

（3）锁骨下脱位：肱骨头脱位后向内侧移位明显，至喙突的内侧、锁骨下方。

（4）胸内脱位：较少见。暴力强大，肱骨头冲破肋间进入胸腔。常合并肺及神经、血管损伤。

【治疗】

（一）非手术治疗

1.手法复位绷带固定法

（1）适应证：各型新鲜脱位及陈旧性肩关节前脱位不超过六周者。

（2）操作方法

①前脱位：一助手在屈肘位牵引上臂，另一助手以布带在胸壁做反牵引。此时术者以双手隔着皮肤"紧扣"肱骨头，在内外方向上晃动肱骨头。然后一手继续扣住肱骨头，另一手在腋下把握肱骨上段，将肱骨头拉向盂窝方向。助手则在继续轴向牵引和内外旋上臂的同时，缓慢内收上臂即可复位。复位后，将患臂贴胸、保持在内收内

旋位，肘关节屈曲 60°～ 90°，用绷带固定于胸前 3 周。

②后脱位：手法复位应在肌肉充分松弛的情况下进行。麻醉后上臂稍外展，在屈肘位沿上臂长轴做持续牵引，助手以拇指自后侧肩部协助下压肱骨头。保持牵引并内收上臂，当肱骨头接近盂缘后先外旋然后内旋上臂，脱位即可整复。复位后以肩人字石膏固定于外展 30°，轻微外旋，后伸位。固定后即可进行腕肘部功能锻炼，3 周后去除外固定。

③下脱位：麻醉后沿上臂畸形方向外上方牵引，同时布带做反牵引，术者自腋窝向外上推挤肱骨头，逐渐内收上臂，即可复位。患肢用绷带固定于胸前 3 周。

2. 放弃复位治疗

（1）适应证：老年，对肩部活动要求不高、肩部无痛以及脱位时间过长、估计即使手术成功也不会有良好功能恢复的患者。

（2）操作方法：立即开始有指导的功能锻炼，争取无痛活动。

（二）手术治疗

1. 手术切开复位术

（1）适应证：超过 6 周的陈旧性肩关节脱位，或手法复位失败、年龄较轻、合并大结节、肱骨外科颈或腋神经损伤的患者，或习惯性肩关节脱位，可考虑手术切开复位。

（2）操作方法

①陈旧性肩关节前脱位：做肩关节前外侧切口，自胸大肌及三角肌间隙进入，切断肩胛下肌，切开关节囊。清除盂窝内增生瘢痕组织，松解周围粘连。肱骨头松动后，手法直视下复位，克氏针固定。逐层缝合。必要时配合外固定。4 周后去除固定开始肩关节活动锻炼。

②陈旧性肩关节后脱位：显露途径同前脱位。显露肱骨头后，在盂窝与肱骨头之间插入一骨撬，解除肱骨头凹陷与盂缘之间嵌插而使肱骨头松动，手法复位，将肩胛下肌肌腱固定于肱骨头缺损处。术后肩人字石膏固定上臂于 30°～ 35°位。4 周后去除固定开始肩关节活动锻炼。

③复发性肩关节前脱位：造成肩关节习惯性脱位因素较多，目前采用的手术方法较多。术前分析复发性脱位的创伤解剖及病理，根据不同情况一般采用以下术式：

Ⅰ肩胛下肌与关节囊重叠缝合术。

Ⅱ肩胛下肌止点外移术。

Ⅲ关节盂前方骨阻滞术。

Ⅳ盂唇及关节囊修复术。

Ⅴ肱二头肌腱长头悬吊或髂胫束条悬吊术。

2. 肩关节融合术

（1）适应证：用于疼痛明显、年龄较轻、要求有一无痛有力肩部者，或估计手术不能恢复肩部活动的患者。

（2）操作方法：肩关节融合方法较多，此仅介绍以下两种。

①关节外融合术：患者仰卧切口起自肩胛冈，沿肩胛冈向外至肩峰至三角肌止点。在肩胛冈及肩峰上取骨瓣作为移植骨，在肱骨干掀起一骨瓣，将移植骨插入肱骨骨瓣开口，用不可吸收线缝合移植骨于肩峰的粗糙骨面，肩关节外展 45°～ 50°。术后肩人字石膏固定于理想位置。

②关节内融合术：肩关节外侧 5cm 长皮肤切口，纵行切开三角肌，显露肱盂关节，清除关节盂及肱骨头软骨，维持肩关节于合适位置，通过肱骨头穿越肩关节至关节盂做一可容纳胫骨移植骨块的孔道，自胫骨取一皮质骨块，将骨块打入孔道。

（三）药物治疗

1. 中药治疗

早期：患肩肿胀疼痛明显，宜活血化瘀、消肿止痛。

中期：舒筋血，强筋壮骨。

后期：补肝肾，壮筋骨。

2. 西药治疗　早期运用消肿止痛药物及脱水药物，消除肿胀，手术者预防性应用抗生素 3 ～ 5 天。

（四）康复治疗

1. 功能锻炼　手法复位固定后，早期可进行握拳、肌肉等长收缩功能锻炼。3 ～ 4 周后去除固定，主动活动肩关节，先做肩部伸屈活动，再做上臂外旋、内旋、外展、内收及上举活动。可用 CPM 仪器进行肩关节功能锻炼。

2. 物理疗法　可进行理疗、热敷，后期中药熏洗、电疗等。

【疗效评定标准】

（一）肩关节功能评判标准

采用 Constant and Muyley 评分系统。

1. 疼痛评分（表 3-4）

表 3-4　疼痛评分表

疼痛	评分
无	15
轻	10
中	5
重	0

2. 日常活动水平评分（表3-5）

表 3-5　日常活动水平评分表

日常活动水平	评分	位置	评分
正常工作	4	可及腰	2
正常娱乐 / 运动	4	可及剑突	4
睡眠不受影响	2	可及颈部	6
		可及头部	8

3. 前方和侧方抬肩评分（表3-6）

表 3-6　前方和侧方抬肩评分表

抬肩度数	评分
0°～ 30°	0
31°～ 60°	2
61°～ 90°	4
91°～ 120°	6
121°～ 150°	8
151°～ 180°	10

4. 外旋评分（表3-7）

表 3-7　外旋评分表

位置	评分
手在头后，肘向前	2
手在头后，肘向外	2
手在头顶，肘向前	2
手在头顶，肘向外	2
完全抬过头顶	2

5. 内旋评分（表3-8）

表 3-8　内旋评分表

位置	评分
手背触到大腿外侧	0
手背触到臀部	2
手背触到骶髂关节	4

续表

位置	评分
手背触到腰（L_3）	6
手背触到 T_{12} 棘突	8
手背触到肩胛间区	10

（二）评定标准

优：骨折愈合，90 ~ 100 分。

良：80 ~ 89 分。

可：70 ~ 79 分。

差：低于 70 分。

（三）复发性肩关节前脱位评定标准

优：肩关节复位，稳定性好，脱位无复发，无半脱位，上臂完全高举或外旋无恐惧感。肩关节正常内外旋和高举 100% 恢复。工作和运动不受限或无不适。

良：肩关节稳定，脱位无复发，无半脱位，上臂完全高举及外旋有轻度恐惧感。肩关节内外旋或高举功能恢复 75%。工作和运动轻度受限，肩有力，少许不适。

可：肩关节脱位无复发，上臂完全高举及外旋明显恐惧。肩关节外旋功能恢复 50%，高举及内旋功能恢复 75%。高举过头工作及举重物中度受限，肩不适。

差：肩关节脱位复发，无外旋功能，高举及内旋功能恢复 50%，肩关节活动明显受限，肩部疼痛。

第十八节　肘关节脱位

肘关节脱位多由于暴力传递作用于肘关节，使肘关节关节囊韧带损伤撕裂，导致肘关节失去正常的对应关系。

【诊断依据】

（一）病史

有明确外伤史，多为间接暴力所致。肘部系前臂和上臂连接结构，暴力的传导和杠杆作用是引起肘关节脱位的基本外力形式。

（二）症状与体征

肘关节肿痛，局部压痛明显，伸屈活动受限。后脱位者，肘关节弹性固定于半屈曲位，呈靴样畸形，肘窝部充盈饱满，肘后方空虚，鹰嘴部向后突出，肘后三角（指肱骨内外上髁与尺骨鹰嘴构成的三角）关系改变；侧方脱位，肘部呈内翻或外翻畸形；

若为前脱位，肘关节过伸，屈曲受限，肘窝部隆起，可触及脱出的尺桡骨上端。

（三）辅助检查

X 线照片可明确关节脱位类型及合并骨折、移位情况。

【证候分类】

Ⅰ：肘关节后脱位。

Ⅱ：肘关节前脱位。

Ⅲ：肘关节侧方脱位。

Ⅳ：肘关节暴裂型脱位：前后型（脱位后，桡骨处在肱骨之前，尺骨在其后）；内外型（脱位后，尺桡骨分别移向内及外侧）。

Ⅴ：肘关节脱位合并骨折。

Ⅵ：肘关节伸展性半脱位（较少见）。

【治疗】

（一）非手术治疗

本病主要用手法复位。

（1）适应证：任何类型的新鲜脱位或陈旧脱位不超过 3 周者，软组织愈合尚不牢固，关节周围及其间隙内尚未充满肉芽及瘢痕组织，可试行手法复位。

（2）操作方法

①肘关节后脱位：患者仰卧，一助手牵拉上臂，一助手牵拉腕部做对抗牵引，术者双拇指抵住肱骨下端向后按压，余四指置于鹰嘴处，向前端提，并缓慢将肘关节屈曲，即可复位。

②肘关节前脱位：复位时应使肘关节呈高度屈曲位进行。患者仰卧位，一助手牵拉上臂，术者握前臂，在肘关节屈曲位，术者牵引尺桡骨向下的同时，推前臂向后，即可复位。

③肘关节侧方脱位：牵引同时，推挤尺骨近端向内或外即可。

④肘关节暴裂型脱位：前后型脱位，术者先整复尺骨脱位，后整复桡骨。内外侧脱位者，复位时患侧置于伸直位，对抗牵引，术者用两手掌直接对挤尺桡骨上端，内外侧移位矫正后，肘关节逐渐屈曲即可复位。

⑤肘关节脱位合并骨折：先整复脱位，后整复骨折。

（二）手术治疗

1. 切开复位内固定

（1）适应证：闭合复位失败、陈旧性脱位无骨化肌炎和明显骨萎缩者，以及脱位合并复杂骨折者多需手术复位内固定。

（2）操作方法：取肘关节后侧正中切口，尺神经沟显露并保护尺神经。将肱三头肌腱自两侧剥离，纱布条提起或将肱三头肌腱舌状瓣切开翻转。骨膜下剥离后显露肱骨下端，清除鹰嘴窝及半月切迹内之瘢痕，清除关节腔内瘀血、肉芽和瘢痕组织，并适当松解肘内侧、外侧软组织，此时即有可能复位。如仍不能复位，可松解肘关节前侧软组织。复位后如有再脱位倾向，可用斯氏针经尺骨鹰嘴至肱骨髁固定。

2. 关节成形术

（1）适应证：陈旧性脱位，或关节面已破坏、肘关节强直者。

（2）操作方法：取肘关节后侧切口，切开肱三头肌腱，剥离肘关节。将肱骨远端部分切除，保留肱骨内外髁部分，切除尺骨鹰嘴突、部分背侧骨质及部分冠突，保留关节面。桡骨头根据情况切除或保留。

（三）药物治疗

1. 中药治疗

早期：宜用活血化瘀、消肿止痛药物，内服活血灵，外用展筋酊。

中期：宜和营止痛、疏筋通络，内服养血止痛丸。

后期：补气养血、温经通络，内服加味益气丸。

2. 西药治疗　新鲜脱位早期可给予止血、脱水利尿药应用。手术者预防性应用抗生素3～5天。

（四）康复治疗

1. 功能锻炼　固定期间可做肩、腕及掌指关节的活动，去除固定后积极进行肘关节的主动活动，可配合理疗或轻手法按摩，但必须禁止肘关节的粗暴被动活动，以免增加新的损伤，产生骨化肌炎。后期可用CPM机辅助锻炼。

2. 物理疗法　早期可给予膏药外用，后期去除固定后可给予中药外洗、电疗、水疗等。

【疗效评定标准】

肘关节功能恢复按Morrey肘关节功能评分标准。

（一）疼痛（60分）

1. 无疼痛60分。

2. 轻度疼痛（偶然痛，但不需用药）40分。

3. 中度疼痛（偶然用药，活动受限）20分。

4. 严重疼痛（因疼痛丧失能力）0分。

（二）活动（40分）

1. 屈伸度（30分）

（1）≥90°：30分。

（2）60°～89°：20 分。

（3）30°～59°：10 分。

（4）＜30°：0 分。

2. 稳定性（10 分）

（1）轻度不稳（不限制活动）：10 分。

（2）中度不稳（有一定功能损害）：5 分。

（3）严重不稳（活动明显受限）：0 分。

（三）评定标准

优：≥ 90 分。

良：50 ～ 74 分。

差：＜ 50 分。

第十九节　桡骨头脱位

桡骨头脱位是指肘关节的肱桡关节对应关系失常的一种疾病，又称"肱桡关节脱位"。在婴幼儿（学龄前）合并尺骨骨折时尤易发生。

【诊断依据】

（一）病史

明确外伤史，多为前臂强力旋前应力致伤，婴幼儿多有患肢牵拉病史。

（二）症状与体征

伤后肘部肿胀疼痛，外后侧有时可见瘀血斑，肘关节不可伸屈，前臂不可旋转，处于旋前位，肘部可触及突出之桡骨小头；若为婴幼儿则哭闹不止并拒绝伤肢的活动和使用。

（三）辅助检查

肘关节正侧位 X 片可明确脱位类型及移位情况。CT 检查可进一步明确脱位及合并骨折情况。

【证候分类】

（一）单纯桡骨头脱位

单纯桡骨头脱位是前臂强力旋前应力致伤的结果。应仔细检查有无并发神经损伤、骨折等其他损伤。同时还要观察桡骨头外形是否正常。

（二）Monteggia 骨折脱位的一部分

合并尺骨上 1/3 骨折，此类型的桡骨头脱位最常见，桡骨小头常移位到肱骨小头前方。

（三）先天性桡骨小头脱位或半脱位

此种脱位桡骨头外形多有较大变化。正常的桡骨头顶部的凹陷消失甚或反向突出，尺骨上端后侧可能有局限性凹陷。

（四）麻痹性桡骨头脱位或半脱位

多见于小儿麻痹后遗症患者，是长期肌力不平衡所致。

（五）发育障碍性桡骨头脱位

如尺骨软骨发育不全或尺骨骨骺过早闭合，而桡骨继续生长就可致半脱位以致全脱位。

（六）桡骨头半脱位

桡骨头半脱位是婴幼儿的一种损伤，好发于学龄前儿童，乃肘受牵拉伤所致，与其肌肉、关节囊韧带薄弱、松弛和富于弹性的特点有关。

【治疗】

（一）非手术治疗

1. 手法复位

（1）适应证：婴幼儿肘部受到牵拉所致桡骨头半脱位。

（2）操作方法：术者一手牵拉患肢前臂做旋后动作，同时屈肘；另一手在肘前外方向后挤压桡骨头，即可使其复位。

2. 手法复位，石膏外固定

（1）适应证：复位后相对较稳定的桡骨头脱位。

（2）操作方法：前臂旋后，同时在肘前外方向后挤压桡骨头使之复位。如为初次脱位，复位后应屈肘、前臂旋后位石膏制动 3 周。

3. 手法复位，经皮穿针固定

（1）适应证：复位后不稳定的桡骨头脱位（如合并尺骨骨折者）。

（2）操作方法：复位成功后，前臂置于旋后位，肘关节屈曲，自肱骨小头后侧进针，通过肱桡关节进入桡骨髓腔，以维持肱桡关节稳定。石膏外固定 3 周后去除固定，进行肘关节功能锻炼。

（二）手术治疗

1. 适应证　手法复位失败的脱位或陈旧性脱位。

2. 操作方法　手术切开复位，修复或重建环状韧带，克氏针固定肱桡关节。取肘后外侧切口，自肘肌与伸肌腱间隙进入，显露脱位之桡骨头，去除关节内异常组织，使其复位，并用克氏针自肱骨小头后侧进针，通过肱桡关节进入桡骨髓腔，维持肱桡关节稳定。检查环状韧带，破损处予以修补。若脱位为陈旧性，则取掌长肌腱（伸肌背侧筋膜、大腿阔筋膜亦可），重建环状韧带，巩固远期疗效。术后使用石膏外固定。

（三）药物治疗

1. 中药治疗

初期：宜用活血化瘀、消肿止痛药物，可内服活血灵，外用展筋酊。

中期：瘀血肿胀虽消而未尽，治宜和营生新、接筋续断，可内服三七接骨丸。

后期：宜养气血、补肝肾、壮筋骨，可内服筋骨痛消丸，外用展筋丹，亦可配合推拿按摩，小儿可服用小儿活血止痛冲剂。

2. 西药治疗　　如手术治疗，术前半小时预防性应用抗生素，一般不超过 3 天。

（四）康复治疗

1. 功能锻炼　　治疗期间应鼓励患者积极进行适当的练功活动。初期先让患者做握拳、屈伸肩腕关节、舒缩上肢肌肉等活动。后期可练习肘关节各个方向活动，可进行伸肘屈肘、前臂旋转活动，进行手指爬墙锻炼。活动范围应循序渐进。

2. 物理疗法　　可进行中药熏洗或理疗等。

【疗效评定标准】

根据 Whealer 疗效评定标准分为四级：

优：无疼痛，肘伸、屈、前臂旋前、旋后障碍丢失 < 10°。

良：无疼痛，肘伸、屈、前臂旋前、旋后障碍丢失 < 30°。

可：轻度疼痛，肘伸、屈、前臂旋前、旋后障碍丢失 < 60°。

差：中度疼痛，肘伸、屈、前臂旋前、旋后障碍丢失 > 60°。

第二十节　下尺桡关节脱位

下尺桡关节失去正常的对应关系，称"下尺桡关节脱位"。

【诊断依据】

（一）病史

有明确的外伤病史。外力使腕关节被动伸展，前臂旋前，导致背侧桡尺韧带断裂，尺骨头向背侧脱位，引起下尺桡关节背侧脱位；反之，则出现下尺桡关节掌侧脱位。孤立性下尺桡关节脱位或半脱位较为少见，多为桡骨远端骨折或桡骨短缩的脱位以及在此基础上并发的尺骨远端的背侧脱位。此外，强制使桡骨内旋、外旋或长期劳损，可发生桡尺远侧关节分离或脱位。下尺桡关节脱位多合并有其他部位的损伤。背侧脱位较掌侧脱位常见。

（二）症状与体征

腕部轻度肿胀，常无明显畸形，旋前或旋后时腕部疼痛，握力下降，腕关节运动时有弹响，桡尺远侧关节和尺骨头处压痛明显，在背侧按压尺骨头，出现"弹琴征"现象。先天性桡尺关节远侧脱位，多为桡骨的尺切迹或三角纤维软骨缺损，多为双侧性，且有家族史，除桡尺远侧关节有明显的分离和松弛感外，可无任何其他异常表现。

（三）辅助检查

摄腕关节正侧位 X 线片：正位可见桡尺远侧关节间隙增大（成人＞ 2cm，儿童＞4cm）；侧位片上可看到桡、尺骨相对位置的变化，即尺骨头向掌侧或背侧突出。诊断困难时可与健侧作对比。必要时可做 CT、MRI 或腕关节造影及关节镜检查。

【证候分类】

Ⅰ型：尺骨头向背侧脱位，此型较为常见。

Ⅱ型：尺骨头向掌侧脱位，此型损伤较重，不常见。

Ⅲ型：尺骨头向尺侧脱位，下尺桡间隙增宽。

Ⅳ型：先天性下尺桡关节脱位。

【治疗】

（一）非手术治疗

1. 手法复位石膏外固定

（1）适应证：新鲜Ⅰ、Ⅲ型脱位。

（2）操作方法：尺骨头背侧脱位常是过度旋前位损伤所致，复位时可由背侧向掌侧推压尺骨头，同时将前臂旋后，用前臂管型石膏固定于旋前位 4 ～ 6 周。尺骨头向尺侧脱位，在牵引下，术者双手合抱下尺桡关节向中间挤压，即可复位。

2. 手法复位经皮钳夹（穿针）固定

（1）适应证：新鲜Ⅰ型、Ⅱ型、Ⅲ型复位后稳定性差，有再次脱位趋势者。

（2）操作方法：复位方法同前，固定方法有以下两种：

①钳夹固定：在 X 线透视下进行固定。腕部常规消毒、铺巾，维持复位的下尺桡关节，直视下用消毒钳夹从桡骨茎突上 1.0cm 处夹持尺、桡骨。钳尖直接穿过皮肤达骨质，用力加压，同时徐徐上下摇晃，使钳夹进入骨皮质，复位满意后将钳柄锁死，以防滑脱。对于儿童患者，可在桡骨茎突上 2.0cm 处进钳，避开骨骺板，以免损伤。术后用无菌敷料包扎，掌背侧用夹板固定于旋后位，前臂悬吊于胸前。固定后即可活动手指，2 周后可适当做腕关节活动，4 ～ 6 周可去除固定。

②穿针固定：复位成功后，维持对位的下尺桡关节，取克氏针于桡骨茎突上 1.0cm 处与桡骨冠状面平行进针，通过下尺桡关节平面及下尺桡骨远端中心，以免损伤血管、

神经及肌腱，针尖以刚透过尺骨尺侧骨皮质为度。将针尾剪短折弯埋于桡侧皮下。术后用夹板外固定于前臂旋后位，4～6周后可取出克氏针行腕关节功能锻炼。

（二）手术治疗

1. 适应证　Ⅰ、Ⅲ手法复位失败或Ⅱ、Ⅳ型脱位；陈旧性脱位；晚期继发桡尺远侧关节脱位者，均需手术治疗。

2. 操作方法

（1）Lippmann法：适用于桡尺远侧关节脱位或半脱位、桡尺远侧关节不稳定者。在腕关节背侧做纵弧形切口，显露背侧桡尺韧带，去除桡尺远侧关节间的增生组织，桡尺远侧关节复位后，将背侧桡尺韧带和关节囊缝合在一起，如果三角纤维软骨变性明显，可将其切除。术后不需特殊固定，1周可开始功能练习。术中注意：如背侧桡尺韧带瘢痕化明显，可切除斑痕，将残余的韧带直接与关节囊缝合在一起。本法操作简单，但对于桡尺韧带无法修复者不宜采用此术式。

（2）Fulkerson-Watson法：适用于桡尺远侧关节脱位或不稳定、桡尺背侧韧带无法修复者。取腕关节背侧切口，暴露桡尺远侧关节，避免损伤尺神经手背支。然后取掌长肌腱或筋膜，将其绕尺骨颈后经桡骨尺侧钻孔进行固定，复位桡尺远侧关节，克氏针固定下尺桡关节，并调节重建韧带的松紧度，然后将肌腱或筋膜重叠缝合。术后克氏针固定于中立位6周，拔除克氏针后可开始功能练习。重建韧带时应防止桡尺远侧关节向掌背侧或外侧脱位。本术式增强了桡尺远侧关节的稳定性，但对于桡尺远侧关节不稳定伴有疼痛者，效果不佳。

（3）桡尺远侧关节不稳定或尺骨变异者，可融合桡尺远侧关节，或尺骨头下截除1.5cm尺骨，用前臂管型石膏将腕关节固定于功能位3周。也可行尺骨头切除，即在尺骨茎突近端3～9mm处横形截骨。如果三角纤维软骨损伤重，可将截骨平面以远完全切除，同时切除三角纤维软骨；如果三角纤维软骨损伤不明显，应保留尺骨茎突，从而保留三角纤维软骨的完整。术后早期即可进行功能锻炼。

（三）药物治疗

1. 中药治疗

初期：宜用活血化瘀、消肿止痛药物，可内服活血灵，外用展筋酊。

中后期：宜养气血、补肝肾、壮筋骨，可内服筋骨痛消丸，外用展筋丹，亦可配合推拿按摩。

2. 西药治疗　如手术治疗，术前半小时预防性应用抗生素，一般不超过3天。

（四）康复治疗

1. 功能锻炼　治疗期间鼓励患者积极进行适当的练功活动，初期先让做患者握拳、屈伸肘关节、舒缩上肢肌肉等活动。后期可练习腕关节各方向活动，活动范围应循序渐进。

2. 物理疗法　可进行中药熏洗，展筋丹局部按摩，或理疗、电疗等。

【疗效评定标准】

优：疼痛消失，握力正常，前臂旋前旋后均达 90º，腕关节背伸、掌屈达 40º 以上。

良：活动时轻度疼痛，自觉握力增强，前臂旋前、旋后达 45º～60º，腕关节背伸、掌屈达 20º～40º。

可：活动时轻度疼痛，自觉握力较弱，较术前改善，前臂旋前、旋后达 30º～45º，腕关节背伸掌屈达 10º～20º。

差：疼痛明显，握力弱，较术前无改善，前臂旋转及腕关节伸屈活动同术前。

第二十一节　桡腕关节脱位

桡腕关节是典型的二轴性椭圆关节，由桡骨的腕关节面和尺骨头下方的三角纤维软骨形成的关节窝和由舟骨、月骨、三角骨组成的关节共同连接构成。桡腕关节脱位是指此关节的对应关系发生改变。

【诊断依据】

（一）病史

有明确外伤史，直接暴力所致者多见。单纯桡腕关节脱位少见，往往合并有其他部位的骨折脱位。暴力的作用下导致桡腕掌侧韧带或桡腕背侧韧带断裂，继而引起桡腕关节向背侧或掌侧脱位。由于暴力作用的方向不同，腕桡侧副韧带和腕尺侧副韧带也可能发生断裂。

（二）症状与体征

腕关节明显肿胀、疼痛，腕部畸形，少部分患者可出现"餐叉"样畸形，腕部活动受限。手指活动可，部分患者可出现正中神经、尺神经症状及血管压迫症状。

（三）辅助检查

腕关节正侧位 X 线片可明确诊断。

【证候分类】

1. 桡腕关节掌侧脱位较为少见。
2. 桡腕关节背侧脱位较为常见。

【治疗】

（一）非手术治疗

1. 手法复位石膏外固定

（1）适应证：新鲜闭合性桡腕关节脱位，无腕骨间脱位，无神经、血管损伤。

（2）操作方法：如果为背侧脱位，可牵引腕关节，由背侧向掌侧推压脱位的腕骨，即可复位；如为掌侧脱位，用上述相反的复位方法即可复位。术后石膏固定腕关节于中立位 4～6 周。

2. 手法复位，经皮穿针固定

（1）适应证：新鲜闭合性桡腕关节脱位，无腕骨间脱位，无神经、血管损伤，复位后稳定性差，有再次脱位趋势。

（2）操作方法：如果为背侧脱位，可牵引腕关节，由背侧向掌侧推压脱位的腕骨，即可复位；如为掌侧脱位，用上述相反的复位方法即可复位。如脱位复位后局部不稳定，可透视下用克氏针经第三掌骨基底部、头状骨及月骨向近侧穿入桡骨固定桡腕关节。术后石膏固定腕关节于中立位 4～6 周。

3. 骨牵引治疗

（1）适应证：新鲜闭合性桡腕关节脱位，无腕骨间脱位，无神经、血管损伤。部分病例时间可相对较久。

（2）操作方法：在第二掌骨及桡骨远端分别穿针并安装外固定器（延长手残肢的器械），行缓慢的牵引复位，背侧脱位者维持屈腕位，掌侧脱位者维持腕背伸位，以达到良好的复位及稳定，有效防止再脱位。

（二）手术治疗

1. 适应证　对合并桡骨远端关节面骨折且有明显移位经手法复位未能达到理想复位者，或经手法复位有再移位倾向，或合并开放伤、神经损伤等并发症、陈旧性桡腕关节脱位畸形明显者。

2. 操作方法　臂丛神经阻滞，逐层切开，显露桡腕关节。向远侧牵引腕关节，由脱位侧向相反方向推压腕骨，复位后用克氏针经第三掌骨基底部、头状骨及月骨向近侧穿入桡骨固定桡腕关节。同时修补腕掌侧韧带或腕背侧韧带及关节囊。术后石膏固定 4 周。

（三）药物治疗

1. 中药治疗

初期：宜用活血化瘀、消肿止痛药物，可内服活血灵，外用展筋酊。

中后期：宜养气血、补肝肾、壮筋骨，可内服筋骨痛消丸，外用展筋丹，亦可配合推拿按摩。

2. 西药治疗　手术治疗者术前半小时预防性应用抗生素，一般不超过 3 天。

（四）康复治疗

1. 功能锻炼　治疗期间鼓励患者积极进行适当的练功活动。

初期：做握拳、屈伸肘关节、舒缩上肢肌肉等活动。

后期：可练习腕关节各方向活动。活动范围应循序渐进。

2. 物理疗法　可进行中药熏洗、展筋丹局部按摩或理疗等。

【疗效评定标准】

按修正 Green 和 O'Brien 的评定方法进行评定。

（一）疼痛（25 分）

无疼痛：25 分。

偶感轻微疼痛：20 分。

可耐受的中度疼痛：15 分。

剧烈疼痛或无法忍受：0 分。

（二）功能状况（25 分）

恢复正常工作：25 分。

从业受限：20 分。

失业，但有一定劳动能力：15 分。

因疼痛而失去劳动能力：0 分。

（三）活动范围（25 分）

1. 达正常活动范围的百分比评定

达 100% 者：25 分。

达 75%～99% 者：15 分。

达 50%～74% 者：10 分。

达 25%～49% 者：5 分。

达 0～24% 者：0 分。

2. 患腕屈伸弧度评定

屈伸 ≥ 120° 者：25 分。

91°～119° 者：15 分。

61°～90° 者：10 分。

31°～60° 者：5 分。

< 30° 者：0 分。

（四）握力（达正常握力的百分比，25 分）

达 100% 者：25 分。

达 75%～99% 者：15 分。

达 50%～74% 者：10 分。

达 25%～49% 者：5 分。

达 0～24% 者：0 分。

（五）评定标准

优：90～100 分。

良：80～89 分。

可：66～79 分。

差：65 分以下。

第二十二节　骨骺损伤

骨骺和骺板皆为未成熟骨骼的生长机构，骨折线可通过骺板同时波及骨骺和干骺端。四肢长骨的纵向生长是两端盘状骺板增殖发育的结果，此类骺板固有生长潜力大，一旦功能损害将严重影响骨骼发育，导致肢体短缩或关节畸形。

【诊断依据】

（一）病史

有小儿骨骺损伤史，诊断是非常重要的。

（二）症状与体征

有局部肿胀、疼痛、功能障碍、畸形、骨擦音、异常活动等。

（三）辅助检查

摄 X 线片对确诊有决定性意义。

（四）临床诊断骨骺损伤的注意事项

1. 儿童关节部位损伤首先应考虑骨骺损伤　儿童期骺板的强度远不及韧带和关节囊，骺板的强度较韧带弱 2～5 倍。作用于关节部位的暴力尚不足以引起韧带及关节囊损伤之前，已超过骺板所能耐受的程度，因而发生骨骺分离。

2. 以 X 线片上显影部位的异常作为诊断的线索　虽然骨骺软骨部分不显影，但仍需依靠 X 线片。应熟悉骨骺的知识，不同年龄、不同部位骨化中心的大小、形态和位置，以及显影与愈合时间，这是识别骨骺损伤的基础。如肱骨远端全骨骺分离容易误诊为肘关节脱位。

3. 通过临床检查对 X 线片所见加以印证　包括病史及体检，必要时复查。把骺板（或骺线）当作骨折线是经常发生的错误，尤其对肱骨近端和尺骨近端损伤要结合临床。没有移位的骨骺分离（Salter-Harris Ⅰ 型）是常见的损伤，然而大多 X 线片上不显示任何阳性征象，而在生长板部位的触痛是唯一的诊断依据。

4. 了解四肢各部位骨骺发育与损伤特点　由于各部位骨骺功能、受力特点和骨化时间不同因而发病年龄和损伤特点各异。了解这些规律对临床诊断很有帮助。

5. 骺板具有生长潜力的特点　其损伤后可能引起生长障碍或者紊乱——过度生长、生长迟缓、生长停止和不对称生长。因此，需定期随访。

【证候分类】

骨骺损伤的分型方法较多，最常用的是 Salter-Harris 分型。该分型从损伤机制、损伤在骺板细胞层中的部位和对以后生长的影响方面考虑，将 X 线片上的表现分为 5 型。该分型描述了骺板、骨骺和关节受累的范围，表示分型的数字越大，越可能出现骺板部分早闭和受累关节结构的不相匹配。

Ⅰ型：骨骺分离。可有或者没有移位，应力位 X 线片有助于确诊。分离一般发生在骺板的肥大层，故软骨和生长带留在骨骺一侧，所以多不引起生长障碍。婴幼儿骺板软骨层较宽，容易发生骨骺分离，据统计，约占骨骺损伤的 15.9%。

Ⅱ型：骨骺分离伴干骺端骨折。骨折线通过骺板肥大层并累及干骺端的一部分，干骺端骨折片呈三角形。该型损伤最多见，约占骨骺损伤的 48.2%。

Ⅲ型：骨骺骨折。属于关节内骨折，骨折线先沿骺板肥大层的一部分平行延伸，再纵行或斜形通过骨骺骨化中心进入关节。约占骨骺损伤的 4%。

Ⅳ型：骨骺和干骺端骨折。骨折线呈斜形贯穿骨骺、骺板及干骺端，通过骺板的全层，容易引起发育障碍和关节畸形。该型也较多见，仅次于第二型，占骨骺损伤的30.2%。

Ⅴ型：骺板挤压性损伤。少见，只占骨骺损伤的 1%。多在晚期发生生长障碍时才能做出诊断。

后来 Salter 又增补Ⅵ型骨骺损伤，即骺板边缘的软骨膜环或软骨膜沟损伤。常见于踝部或股骨髁部韧带损伤。

【治疗原则】

1. Ⅰ型、Ⅱ型骨骺损伤的治疗主要为闭合复位，个别不稳定性骨折或因软组织嵌入断端而致复位失败者需要手术治疗。Ⅲ、Ⅳ型骨骺损伤为关节内骨折，要求恢复关节面平整和骺板对位，常需手术治疗。移位较轻的Ⅲ损伤可试行手法复位。Ⅴ型损伤早期诊断困难，对可疑病例应局部制动 3 ～ 4 周，患肢避免负重 1 ～ 2 月。

2. 所有的复位，不论是闭合的或开放复位，都应该用轻柔的手法，避免暴力操作，以免进一步加重骺板损伤。整复骨折越早越好，时间越长复位越困难。超过 7 ～ 10 天者不宜强行手法复位。

3. 对骨骺损伤做切开复位内固定时，手术创伤和软组织剥离必须减至最低程度，复位必须正确，固定必须牢靠，尽量用光滑的细克氏针，尽量垂直骺板插入。螺丝钉或螺纹针不应穿过骺板。开放复位时应避免用钝性器械在骺板上直接加压，以免造成医源性损伤。

4. 骺板愈合速度与干骺端相似 3 ~ 4 周，为同一骨干愈合时间的一半左右，Ⅳ型损伤不稳定，容易延迟愈合或不愈合，需拍片证实骨折愈合才能去除固定。

5. 骨骺损伤可能导致骨骼生长障碍，最后结果需 1 ~ 2 年后才能下结论。应告诫患儿家属，强调长期随诊的重要性。

第二十三节 肱骨近端骨骺分离

肱骨近端骨骺分离常常是间接暴力所致，在前臂内收、伸直和外旋位，暴力沿肱骨干向上传导造成骨骺损伤。

【诊断依据】

（一）病史

有明确外伤史。

（二）症状与体征

伤后肩部肿胀、疼痛、肩关节活动功能障碍。骨折端有压痛、骨异常活动、骨擦音（感）和纵向叩击痛，肩部外形异常。骨折合并脱位可见方肩畸形、肩峰下空虚，喙突或腋窝下可触及脱位的肱骨头。

（三）辅助检查

肩部 X 线正位、穿胸侧位（或外展侧位）照片可确定骨折类型和移位情况。

【证候分类】

通常分为无移位型、内收型、外展型、后伸型和骨折合并脱位。按 Salter–Harris 分型多为Ⅰ型、Ⅱ型骨骺损伤。

【治疗】

（一）非手术治疗

1. 手法整复、小夹板固定

（1）适应证：伤后 1 周内的新鲜骨折。

（2）操作方法：患者仰卧或坐位，一助手用布带绕过腋窝向上提拉，患肘屈曲90°，前臂中立位，另一助手握其肘部，沿肱骨纵轴方向拔伸牵引，矫正缩短移位。以下是不同类型骨折的整复方法：

①内收型骨折：助手在拔伸牵引时将患肢外展，矫正短缩移位后，术者两拇指压住骨折部向内推，抱骨折远端内侧的其余手指使远端外展，矫正向外成角。

②外展型骨折：术者两手握骨折部，两拇指按于骨折近端的内侧向外推，助手同时在牵引下内收其上臂，使之复位。

③后伸型骨折：术者双手掌叠加按于骨折部前侧，令远端助手在牵引下顺势抬举上臂，听到骨折复位声或有滑动复位感，肩前侧高突畸形消失，表示复位已成功。

④骨折合并脱位：先整复脱位，再整复骨折。患者仰卧，一助手固定不动，另一助手握持患肢前臂及腕部拔伸牵引；术者位于患肢和躯干之间，触摸清楚脱位的肱骨头位置，用手指拨开其上的血管、神经束，之后双拇指重叠用力将肱骨头推向关节盂，并令远端助手加大外展度数，甚至有时可达上举 90°，在施术过程中多可听到肱骨头入臼声。当肱骨头复位后，根据骨折类型整复骨折。骨折复位满意后，采用肱骨超肩夹板经对侧腋窝固定，也可用"O"形石膏固定，时间一般 3～4 周。

2. 手法整复、闭合穿针固定

（1）适应证：手法整复后不稳定的肱骨近端骨骺分离。

（2）操作方法：术区常规消毒、铺巾，在臂丛或局麻下手法复位，复位方法同上；从远折端下 2cm 由前外向内后经皮穿入 2 枚直径 2～2.5 mm 的克氏针，使之跨越远近折端，交叉固定。外用"O"形石膏托固定 3～4 周。

（二）手术治疗

1. 适应证

（1）手法整复不能满意复位，或骨折不稳定反复移位者。

（2）错过整复时机的陈旧性骨折，手术仍有复位可能者。

2. 操作方法　取肩关节前内侧弧形切口，长 8～10cm，依次切开皮肤、浅深筋膜，保护头静脉，沿三角肌内缘分开，骨膜下剥离，一般不需进入关节，清理折端上的凝血块、碎骨块、新骨痂等，避免剥离器或刮匙强力搔刮，以免加重骺板损伤而影响发育，一般用湿纱布擦拭即可干净。远近折面均探查清理干净后试行复位。检查结节间沟、前侧折线及内、后倾角均满意后，用直径 2～2.5mm 的克氏针 2 枚跨越远近折端，交叉固定，将克氏针尾于皮外折弯，冲洗切口、依次缝合，包扎，"O"形石膏托固定 3～4 周。

（三）药物治疗

1. 中药治疗　按骨折三期辨证用药。

早期：肿胀严重，以活血行气为主，用小儿活血止痛冲剂。若肿胀起水泡，或合并发热者，为瘀血化热，以活血清热为主，用小儿清热解毒冲剂。

中后期：肿痛已消者，宜接骨续损，口服小儿接骨冲剂。

2.西药治疗 开放复位内固定者，术前半小时预防性应用抗菌药物，一般不超过 3 天。

（四）康复治疗

早中期以腕肘关节主动活动为主。骨折 2～3 周内，外展型应限制肩关节做外展活动，内收型应限制肩部做内收活动，后伸型应限制肘部的后伸动作。去除固定后加强肩关节各方向的自主活动，尤应注意肩关节的上举锻炼。必要时可配合外洗药、展筋酊等舒筋活络，以助功能恢复。

【疗效评定标准】

治愈：肱骨头内倾、后倾 130º～140º，骨折解剖对位，愈合良好，发育、外形及功能完全正常。

好转：肱骨头内倾、后倾较正常增大或减小 20º 以下，骨折错位在 0.5cm 以下，愈合良好，发育、外形及功能基本正常，不需特殊处理。

未愈：肱骨头内倾、后倾较正常增大或减小 21º 以上，骨折错位在 0.6cm 以上，畸形愈合，发育、外形及功能障碍，需进一步处理。

第二十四节　肱骨远端骨骺分离

肱骨远端骨骺分离主要是指肱骨小头和滑车骨骺沿骺板出现滑脱或撕裂骨折的一类损伤，又名"肱骨远端骨骺滑脱""肱骨低位经髁部骨折"等，多发生于 4～5 岁以下的婴幼儿。

【诊断依据】

（一）病史

多见于 4～5 岁以下的婴幼儿，有明显的外伤史。

（二）症状与体征

伤后肘部肿胀、疼痛、关节活动功能障碍。上臂短缩，肘部呈靴状畸形，肘后三角关系正常。骨折端有压痛、骨异常活动、骨擦音（感）和纵向叩击痛。

（三）辅助检查

X 线正侧位片即可确定骨折类型。必要时可做 CT、MRI 检查。对合并血管、神经损伤者，可做彩色多普勒、肌电图等检查，以明确诊断。

【证候分类】

根据受伤机制的不同，可分为伸直型和屈曲型两种；根据侧方移位的区别，又可以再分为尺偏型和桡偏型。临床以伸直尺偏型最为多见。

【治疗】

（一）非手术治疗

1. 适应证　伤后一周内的新鲜骨折。

2. 操作方法

（1）手法整复、超肘夹板或前后石膏托外固定：患者仰卧，两助手分别握其上臂和前臂，做顺势拔伸牵引，术者两手分别握住远近骨折端，做相对挤压，纠正侧方移位，并让助手旋转前臂纠正旋转畸形。纠正上述移位后，若为伸直型骨折，术者两手拇指推鹰嘴使远折端向前，其余手指环抱近折端向后拉，并让助手在持续牵引下徐徐屈曲肘关节，这时即可感到骨折复位时的骨擦音；在整复屈曲型骨折时，手法与上述相反，即在牵引下将远折端向后推，并徐徐伸直肘关节。骨折复位后，将远折端再次外翻以矫正尺偏尺倾。外固定方法种类较多，常用的有小夹板超肘固定、撬式架固定和石膏固定，医者应根据病情和自己的熟练程度灵活运用。

（2）手法复位闭合穿针固定：对手法复位后折端不稳定者，可用 2 枚细克氏针经皮，由桡肱骨外髁远端交叉穿针固定。石膏固定 3 周。

（二）手术治疗

1. 适应证

（1）多次整复，骨折面已光滑，两折端不稳定，夹板或石膏固定很难维持对位者。

（2）错过整复时机的陈旧性骨折，手术仍有复位可能者。

（3）陈旧骨折出现肘内翻畸形者。

2. 操作方法　取肘关节外侧纵形切口，长 5～6cm，依次切开、骨膜下剥离，清理折端上的凝血块、碎骨块、新骨痂及残余软组织等，不要用剥离器或刮匙强力搔刮，以免加重骺板损伤而影响发育，一般用湿纱布擦拭即可干净。远近折面均探查清理干净后试行复位。检查内外上髁嵴、前侧折线及前倾角均满意后，用 2 枚直径 1.5mm的克氏针穿越远近骨折端交叉固定，并于桡侧皮肤外将克氏针针尾相向折弯，间距0.3～0.4cm，然后在弹性张力下相挂接。包扎切口，前后侧石膏夹固定肘关节于屈曲90°前臂旋后位。

（三）药物治疗

1. 中药治疗　按骨折三期辨证用药，只是骨骺滑脱多见于婴幼儿，应以方便口服和外用为主。

早期：肿胀严重，以活血行气为主，用小儿活血止痛冲剂。若肿胀起水泡，或合并发热者，为瘀血化热，以活血清热为主，用小儿清热解毒冲剂。

中后期：肿痛已消，治宜接骨续损，用小儿接骨冲剂。

2. 西药治疗　开放复位内固定者，术前半小时预防性应用抗菌药物，一般不超过3天。

（四）康复治疗

早中期以腕、手和肩关节主动活动为主，去除固定后加强肘关节的自主锻炼。因患儿年幼，家长可轻微协助肘关节的伸屈，但应在玩耍中达到锻炼目的，以不因疼痛而哭泣流涕和肘部再度肿胀为原则。必要时可配合外洗药、展筋酊等舒筋活络，以助功能恢复。

【疗效评定标准】

（一）近期疗效标准

3～4周去固定时，每一级别必需同时具备三个以上标准。

优：①折端移位：正常无移位，或远端轻微桡偏移位；②折端倾斜：正常无倾斜，或远端轻微桡倾、内侧张开，前倾角变化≤10°；③折端旋转：正常无旋转，远近两折端等宽；④折端重叠：正常无重叠；⑤肢体肿胀：正常无肿胀。

良：①折端移位：远端尺偏移位≤5mm，或前后移位≤5mm；②折端倾斜：远端尺倾≤5°，前倾角变化11°～20°；③折端旋转：旋转致远近两折端不等宽≤5mm；④折端重叠：重叠≤5mm；⑤肢体肿胀：肘部周径较对侧增大10mm以下。

差：①折端移位：远端尺偏移位≥6mm，或前后移位≥6mm，断端有或无接触；②折端倾斜：远端尺倾≥6°，前倾角变化≥21°；③折端旋转：旋转致远近两折端不等宽≥6mm；④折端重叠：重叠≥6mm；⑤肢体肿胀：肘部周径较对侧增大11mm以上。

（二）远期疗效标准

5个月以后随访时，每一级别必需同时具备三个以上标准。

优：①肘关节屈伸较健侧减少≤10°；②携带角较健侧减少≤5°；③前倾角较健侧减少≤10°；④骨折解剖复位，或远折端向桡侧移位1/5以内。

良：①肘关节屈伸较健侧减少11°～20°；②携带角较健侧减少6°～15°；③前倾角较健侧减少11°～20°；④骨折功能复位，不需特殊处理。

差：①肘关节屈伸较健侧减少≥21°；②携带角较健侧减少≥16°；③前倾角较健侧减少≥21°；④骨折畸形愈合，需要进一步治疗。

第二十五节　桡骨近端骨骺损伤

桡骨近端骨骺损伤包括桡骨头（骺）骨折及桡骨头骨骺分离，骨折常发生在桡骨近干骺端环状韧带包绕部。

【诊断依据】

（一）病史

多由间接暴力所致。

（二）症状与体征

伤患肘呈半屈曲位，肘后外侧肿胀、疼痛，若血肿被关节囊包裹，肿胀可不明显。桡骨头局部压痛明显，肘关节屈伸及前臂旋转活动受限，尤以旋后障碍最为明显，被动旋转时，桡骨头处疼痛加剧。检查时应注意有无桡神经损伤症状。

（三）辅助检查

X 线正侧位片即可明确诊断骨折类型，必要时可做 CT 检查。

【证候分类】

按桡骨头倾斜程度的不同可分为：

1. 轻度　成角畸形＜ 30°。

2. 中度　成角 30°～ 60°。

3. 重度　成角＞ 60°。

【治疗】

（一）非手术治疗

1. 石膏外固定

（1）适应证：骨折无移位或轻度移位者。

（2）操作方法：屈肘 90°，前臂中立位石膏托固定 4 周即可。若患儿年龄超过 10 岁，手法整复后桡骨头倾斜度小于 15°是满意的；若患儿年龄小于 10 岁，桡骨小头外侧倾斜小于 30°，也是可允许的，在以后的塑形过程中可自然矫正。

2. 手法复位、石膏外固定

（1）适应证：骨折中度移位者（30°～ 60°）。

（2）操作方法：肘关节完全伸直，使尺骨与肱骨相对固定，前臂完全旋后，使移位的桡骨头最突出部分位于伸指总肌和肘后肌之间、肘关节外侧最表浅的部位，向远端牵引，旋后的前臂内收使肱桡关节的外侧间隙变宽，此间隙有利于倾斜的桡骨头移动，稳定地压住近端桡骨头骺向内推，使之复位。X 线复查复位后的对位情况，若桡骨头倾斜度在 30°以内，可称"复位满意"，用肘上石膏托固定，固定位置为屈肘 90°和前臂中立位；倾斜在 45°～ 60°，若旋前和旋后功能均可达 60°左右，称"可接受复位"，移位应在 3mm 以内，若大于 4mm，有可能发生尺桡骨近端骨性连接。

3. 钢针撬拨复位

（1）适应证：手法复位不成。

（2）操作方法：在局麻及无菌条件下，肘关节屈曲 90°，前臂内翻，用 1 枚钢针自肘外侧后下方穿过皮肤，在 X 线透视下，针尖顶住骨折块向内上方撬拨，使之复位。若两侧皮质骨未对齐，会产生再移位，可在尺桡骨上段背侧之间再用 1 枚钢针穿过皮肤，配合将桡骨远侧断端推回原位。恢复两折端皮质骨良好的接触，则不易产生再移位。操作时应避开桡神经，切勿损伤桡骨头关节面。必要时钢针打入远折端留置以维持复位。

（二）手术治疗

1. 适应证　骨折严重移位者（成角 60°～ 90°，移位大于 4mm），常需切开复位。

2. 操作方法　手术一般采用后外侧入路，注意勿损伤骨间背侧神经，除不切开环状韧带无法复位外，一般不应切开环状韧带。复位后可做旋转运动以检查复位后骨折的稳定性，以 1 根细克氏针行内固定，由桡骨颈远端斜形向近端进入桡骨头，针尾留于皮外，以利将来拔出。术后石膏固定 3 ～ 4 周。

（三）药物治疗

1. 中药治疗　按骨折三期辨证用药，只是骨骺滑脱多见于婴幼儿，应以方便口服和外用为主。

早期：肿胀严重，以活血化瘀为主，用小儿活血止痛冲剂；若肿胀起水泡，或合并发热者，为瘀血化热，以活血清热为主，用小儿清热解毒冲剂。

中后期：肿痛已消者，宜接骨续损，用小儿接骨冲剂。

2. 西药治疗　开放复位内固定者，术前半小时预防性应用抗菌药物，一般不超过 3 天。

（四）康复治疗

复位固定后，即做手指和腕关节屈伸活动，并用力握拳和做肩关节功能锻炼，禁止做前臂旋转活动。2 周后，逐渐做肘关节屈伸活动。3 ～ 4 周后解除固定，配合药物熏洗，加强肘关节屈伸及前臂旋转功能锻炼。药物按骨折早、中、后三期辨证施治。

【疗效评定标准】

优：骨折愈合，对位良好，肘关节屈伸及前臂旋前、旋后活动正常或某一方向受限 10° 以内者。

良：骨折愈合，对位尚好，肘关节屈伸及前臂旋前、旋后活动正常或某一方向受限 20° 以内者。

差：骨折畸形愈合或不愈合，肘关节屈伸及前臂旋前、旋后活动正常或某一方向受限 20° 以上者，或上尺桡骨性连接、功能障碍者。

第二十六节　桡骨远端骨骺损伤

桡骨远端骨骺 6 个月时出现，17 ～ 19 岁融合。外力作用使桡骨远端骨骺分离或其他类型损伤，称"桡骨远端骨骺损伤"，多发生于儿童。

【诊断依据】

（一）病史

有明确的受伤史，儿童多见。

（二）症状与体征

摔倒时手掌着地，腕部剧烈疼痛，肿胀明显。腕部常呈"餐叉"状畸形，桡骨远端压痛明显，可触及异常活动与骨擦感，腕关节功能障碍。

（三）辅助检查

腕关节正侧位 X 线片可明确诊断。必要时可行 CT、MRI 扫描。

【证候分类】

根据远端移位方向的不同，通常分为以下三型：

（一）无移位型

骨折无移位，或可为轻度嵌入骨折，腕关节轻度肿胀，无明显畸形，折端有环形压痛，纵轴叩击痛，前臂旋转功能障碍。

（二）伸直型

远端向背侧移位，前臂下端呈"餐叉样"畸形，腕背侧可扪及骨折远端骨突。

（三）屈曲型

远端向掌侧移位，畸形与伸直型相反，腕掌侧可扪及骨折远端骨突。

【治疗】

（一）非手术治疗

1. 手法整复，小夹板或石膏外固定

（1）适应证：各种类型的新鲜骨折。

（2）操作方法：根据桡骨远端骨骺损伤的移位类型，无移位者，保型固定即可；伸直型者，采取"牵引、托提、掌屈、尺偏、内旋"的五联整复方法，待骨骺复位后，用小夹板或石膏托固定腕关节于掌屈位，时间一般 2 ～ 3 周；屈曲型者，整复、固定方法均与伸直型相反。

2. 手法整复，闭合穿针固定

（1）适应证：各种类型的新鲜骨折、手法复位后不稳定者。

（2）操作方法：对手法复位后折端不稳定者，可用 2 枚细克氏针经皮，由桡骨远端交叉穿针固定骨折端。石膏固定 3 周。

（二）手术治疗

1. 适应证

（1）非手术治疗失败者。

（2）错过整复机会的陈旧性骨折。

（3）骨折畸形愈合或迟发性畸形明显者。

2. 操作方法　取腕关节桡背侧切口，依次切开皮肤、皮下组织，牵开伸肌腱，暴露两骨折端，避免用骨膜剥离器强行撬拨复位，应充分牵引；对位良好后用 2 枚光滑的细克氏针固定，外用石膏托固定 3～4 周。骨折畸形愈合或迟发性畸形明显者，根据畸形和患者的年龄等情况，可采用延长矫角、截骨矫形、尺骨短缩等术式。

（三）药物治疗

1. 中药治疗　按骨折三期辨证用药，只是骨骺滑脱多见于儿童，应以方便口服和外用为主。

早期：肿胀严重，以活血行气为主，用小儿活血止痛冲剂；若肿胀起水泡，或合并发热者，为瘀血化热，以活血清热为主，用小儿清热解毒冲剂。

中后期：肿痛已消者，宜接骨续损，用小儿接骨冲剂。

2. 西药治疗　开放复位内固定者，术前半小时预防性应用抗菌药物，一般不超过 3 天。

（四）康复治疗

固定期间多做手指的伸展和握拳活动，解除外固定后开始主动做腕关节屈伸和前臂旋转活动，不宜做暴力被动活动。

【疗效评定标准】

优：骨折解剖或近解剖复位，骨折愈合，腕部无畸形、患侧腕关节掌屈、背伸及前臂旋转不受限或受限范围均在 15°以内，X 线检查无异常。

良：骨折对位欠佳，腕部无明显畸形、疼痛，患侧腕掌屈、背伸及前臂旋转受限均在 15°～30°之间，X 线检查桡骨下端关节面掌倾 5°～9°，尺倾 16°～20°。

可：骨折畸形愈合，患侧腕背肿、掌屈及前臂旋转在 31°～45°之间，X 线检查桡骨远端关节面掌倾 0°～5°，尺倾 10°～15°者。

差：骨折不愈合或畸形愈合，局部疼痛，其他指标低于"可"者。

第四章 下肢创伤

第一节 骨盆骨折

骨盆骨折是指未波及髋臼的各种骨盆稳定性和不稳定性骨折，包括骶骨、尾骨、髂骨、耻骨、坐骨等部位的骨折。可伴有骨盆周边大血管和神经损伤，以及主要脏器如肠道、膀胱、尿道损伤等并发症。主要由于压砸、轧碾、撞挤或高处坠落等损伤所致。

【诊断依据】

（一）病史

1. 由低能量创伤引起的稳定性骨折，如老年人坠落伤，儿童或青少年中的髂嵴骨折、髂前上棘、坐骨结节、耻骨支的撕脱骨折。

2. 由高能量创伤引起的骨折，患者有严重外伤史，尤其是骨盆受挤压的外伤史。可导致明显的病残率和死亡率。

（二）症状与体征

1. 局部疼痛，下肢活动和翻身困难。患侧腹股沟处或会阴部、后胁部肿胀，可有青紫瘀斑，伴发尿路损伤者，可有排尿障碍；伴发直肠损伤者，可有便血；伴发腹腔脏器损伤者，可有腹膜刺激症；严重骨折出血量大，患者往往出现严重失血征象，甚至伴发失血性休克。

2. 脐棘距可见增大（分离型骨折）或减小（压缩型骨折）；髂后上棘可有增高（压缩型骨折）、降低（分离型骨折）、上移（垂直型骨折）。

3. 髂嵴骨折、髂前上棘和坐骨结节的撕脱骨折患者，除患处压痛外，尚有患侧髋关节保护性屈伸功能障碍。髂前上棘撕脱患者，患肢髋关节处于屈曲、内旋位，伸髋障碍明显；坐骨结节撕脱骨折患者，患肢髋关节处于伸直位，屈曲障碍明显。

4. 影响骨盆环稳定的往往伴发患肢短缩及内外旋畸形。骨盆分离试验（＋），挤压试验（＋），患侧肢体"4"试验（＋），但禁用于检查严重骨折患者。

5. 伴发腹腔脏器损伤者，腹肌紧张，腹膜刺激征（＋）；伴发坐骨神经损伤者，可能出现坐骨神经刺激征，严重者出现患侧肢体运动、感觉障碍。

（三）辅助检查

1. X线检查

（1）骨盆正位片：是常规、必需的基本检查，90% 的骨盆骨折可经正位片检查发现，并可明确骨折部位，初步判定骨折类型，有无合并髋臼及股骨头、股骨颈骨折。

（2）骨盆入口位片：拍摄时球管向头端倾斜 40°，可以更好地观察骶骨翼骨折、骶髂关节脱位、骨盆前后及旋转移位、耻骨支骨折、耻骨联合分离等。

（3）骨盆出口位片：拍摄时球管向尾端倾斜 40°，可以观察骶骨、骶孔是否有骨折，骨盆是否有垂直移位。

2. CT检查　对于骨盆骨折是最准确的检查方法。一旦患者的病情平稳，应尽早行 CT 检查。对于骨盆后方的损伤尤其是骶骨骨折及骶髂关节损伤，CT 检查更为准确；伴有髋臼骨折时也应行 CT 检查。CT 三维重建可以更真实地显示骨盆的解剖结构及骨折之间的位置关系，形成清晰逼真的三维立体图像，对于判断骨盆骨折的类型和决定治疗方案均有较高价值。CT 检查还可以同时显示腹膜后及腹腔内出血的情况。

3. 血管造影　用于诊断和治疗大血管出血，可以通过造影发现破裂的大血管并通过栓塞管来控制出血。

4. B超检查　明确有无合并内脏损伤及腹腔内、腹膜后出血状况。

5. 腹腔穿刺　明确腹腔内出血及脏器破裂情况。

6. 介入检查　明确盆腔内具体出血源及出血量。

7. 肌电图检查　明确神经损伤范围及程度。

【证候分类】

Tile 基于骨盆垂直面的稳定性、后方结构的完整性以及外力作用方向将骨盆骨折分为 A、B、C 三型，按顺序病情严重程度逐渐增加。每型又分为 3 个亚型，每个亚型又可以进一步分型。Tile 分型对临床医师确定治疗方案及手术方式有决定性指导意义。

（一）A型

稳定的骨盆环损伤，骨折轻度移位。

A1：骨盆边缘骨折，不累及骨盆环，撕脱伤。

A2：骨盆环有骨折或有轻度移位。

A3：不累及骨盆环，骶骨或尾骨骨折无移位。

（二）B型

旋转不稳、垂直稳定的骨盆环损伤，损伤的骨盆后侧张力带和骨盆底仍保持完整无损伤，髋骨可发生旋转不稳定。

B1：外旋损伤，翻书样损伤。

B2：骨盆侧方挤压损伤或髋骨内旋损伤，内旋不稳定，侧方挤压伤；关书样损伤。

B3：双侧 B 型损伤。

（三）C 型

旋转和垂直不稳定的骨盆环损伤。后侧骶髂部稳定结构完全损伤，骶棘和骶结节韧带完全撕裂，前侧产生耻骨联合分离，或一侧耻骨上下支骨折或双侧耻骨上下支骨折，骨盆产生旋转和垂直方向不稳定，一侧骨盆可向上移位。

C1：单侧伤。

C2：骨盆双侧不稳定，多为侧方挤压性损伤，受力侧髂骨后部骨折及耻骨支骨折，骶髂关节脱位，一侧旋转不稳，一侧旋转和垂直不稳。

C3：双侧伤。临床上骨盆环破裂合并髋臼骨折也称"C3 型骨折"。

【治疗】

（一）全身情况治疗

主要是对休克及各种危及生命的合并症进行处理。骨盆骨折合并多发伤的占 33%～72.7%，休克的发生率高达 30%～60%。严重骨盆骨折的死亡率为 25%～39%，都是由直接或间接骨盆骨折出血引起的。

1. 纠正缺血及休克状态

（1）补充血容量。

（2）休克状态进行相应的保温、吸氧、支持治疗。

（3）合并重要血管损伤且出血不止者应相应介入止血或急诊手术探查。

（4）局部制动。早期外固定对骨盆骨折引起的失血性休克的抢救十分重要。

2. 合并症治疗

（1）膀胱及尿道损伤：膀胱损伤往往发生于膀胱充盈时的耻骨弓损伤，后尿道损伤可发生于耻骨弓损伤时韧带的牵拉及骨折片的刺伤。膀胱破裂均应手术探查修补，尿道损伤可通过尿管留置处理。

（2）神经损伤：主要见于骶骨骨折，主要表现为臀部、腘绳肌及小腿后肌之麻痹，多可自行修复，保守治疗无效可手术探查减压；骶管骨折伴大小便功能障碍者，手术椎板减压效果较好。

（3）直肠、肛管损伤：主要由坐骨骨折片移位所引起。常常是盆腔感染的主要来源，又是主要的死亡原因。直肠损伤应予修补，尽可能彻底清创，广泛充分引流，低位损伤强调局部引流，合理使用抗生素。

（二）非手术治疗

1. 制动卧床休息　适应证为稳定性骨折，包括单纯耻骨、坐骨、髂骨骨折不影响骨盆稳定及无后遗疼痛者，均可保守休息治疗。

2. 手法复位，牵引固定、骨盆兜悬吊或经皮穿钉骨盆外固定架固定

（1）适应证：耻骨联合分离、骶髂关节脱位、可手法或牵引复位的其他骨盆骨折。

（2）操作方法：牵引、手法复位后，如骨折端相对稳定，可维持牵引固定或骨盆兜悬吊；若折端不稳定，可行经皮穿钉骨盆外固定架固定。触及髂骨翼后，经皮沿髂骨外板按照髂嵴的倾斜度打入带螺纹钢针。外固定针应固定在髂嵴内侧 1/3 和外侧 2/3 交点处，以保证其位于两侧皮质之间。当针组和万向球形轴于两侧安放妥当并拧紧后，可通过调节针组进行牵引，用手法对不稳定的骨盆骨折块行挤压或分离并进行旋转，以便使骨折块获得更为准确地复位。如果 X 线片显示骨折复位后的状况不满意，则应通过外固定架上的加压杆加压或分离来进行小的调节。否则，应完全松开外固定架，重新进行复位。

（3）术后处理：把外固定架作为骨盆骨折的最终处理方法时，应根据骨折的类型和复位情况，保持固定位置 8 ～ 12 周。针眼周围绷紧的皮肤应予松解避免张力。针眼的护理亦应细致，经常用过氧化物拭子清洁针眼周围分泌物形成的痂皮，防止感染。

对于垂直不稳定性骨折，所获得的后方复位经常不能准确维持。尤其在患者经常搬动而不是在床上滚动时。这类骨折通常需尽快行后方外固定或转为前方和后方的内固定。

3. 经皮骶髂关节螺丝钉固定

（1）适应证：骶髂关节撕裂和骶骨骨折。

（2）操作方法：术前确定应使用的螺丝钉数目和位置。复位后，应用 1 枚克氏针经皮穿过外展肌群，在入口和出口双平面 X 线透视导引下，确定侧方髂骨的进针位置。进针的位置和方向应自髂骨垂直进入骶髂关节（或骶骨骨折）处，在第一骶神经孔上方，和第五腰椎、第一骶骨椎间盘尾端，终止在第一骶骨椎体或对侧骶骨翼内。

（三）手术治疗

骨盆骨折非手术治疗所引起的高病残率使人们更多地采用手术处理。最好在伤后 7 天以内进行，最晚不超过 14 天，否则复位难度将大大增加，畸形愈合及不愈合的发生率也明显增高。

1. 耻骨重建钢板固定

（1）适应证：Tile B 型和 C 型损伤。

（2）操作方法：经 Pfa nnenstiel 切口显露耻骨联合，对于陈旧性骨折，需去除早期的骨痂和瘢痕，使骨折更易于活动。耻骨联合复位时，在腹直肌前方将 webbr 钳置于双侧耻骨体上，当存在前方移位时，在移位侧将钳尖置于更前方的部位，以便产生适当的复位力量，使钳尖在耻骨联合复位后位于相同水平。复位满意时，用一个 6 孔 3.5mm 的弯曲重建钢板置于耻骨联合上面进行固定。在 B 或 C 型骨盆骨折中，耻骨支骨折有内固定指征时，可通过髂腹股沟切口，类似于髋臼前柱骨折的固定方式进行内固定。置负压引流于耻骨联合后方，仅缝合腹直肌腱膜边缘而不是腹直肌全层，以免造成腹直肌部分坏死 连续缝合腹直肌筋膜，负压引流从腹直肌中引出。

2. 骶前钢板固定

（1）适应证：骶髂关节脱位及髂骨翼骨折，可延长切口固定合并的耻骨联合分离及髋臼前柱骨折。

（2）操作方法：沿髂脊做前外侧切口，显露骶髂关节时注意避免损伤位于骶髂关节内侧 1～1.5cm 的 L5 神经根，用手法挤压骨盆或用螺纹钉把持髂骨并行牵引复位，复位困难时可用复位钳帮助复位。注意骶骨侧钢板只容许有 1 孔，否则容易损伤 L5 神经根，选用 2 块 3 孔 4.5mm 加压钢板，呈 90°夹角放置于髂脊及骨盆缘皮质较厚处，直视下平行骶髂关节打入骶骨侧螺钉。

3. 骶骨后方固定

（1）适应证：骶骨压缩骨折、骶髂关节脱位、骶骨骨折脱位等。可同时对骶神经进行减压，但该入路皮肤坏死、伤口感染、神经损伤发生率较高。

（2）操作方法：俯卧位，髂后上棘外侧或内侧纵切口，将臀大肌从髂后脊的起点剥离，显露髂骨翼及臀中肌，臀肌血管及神经出坐骨大切迹，显露时谨防损伤，双侧骶骨骨折或严重粉碎不稳定性骨折可选用骶骨钢板固定，螺钉可以直接固定在骨质坚固的髂后脊上，也可选用骶骨螺栓，但固定强度稍差。

4. 后方螺钉内固定

（1）适应证：骶骨骨折和骶髂关节脱位。

（2）操作方法：患者俯卧于可行前后位、头斜位和尾斜位透视的长手术台上，采用标准的棘突外侧 2cm 的后方垂直切口。自髂骨翼后侧牵开臀肌后部，自髂骨掀开臀大肌起点，显露坐骨大切迹，检查复位情况。对于骶髂关节脱位，自骶骨至髂骨翼用尖的复位钳复位。通过坐骨大切迹以手触摸和直接观察，检查复位情况。透视下将螺丝钉指向第一骶椎椎体，垂直于髂骨翼经骶髂关节拧入骶骨翼。以同样方法复位骶骨骨折，通过手摸直视观察骶骨后方，检查复位情况。自髂骨翼外侧面拧入 1～2 枚螺丝钉至第一骶椎椎体中。

（四）药物治疗

1. 中药治疗　按伤科三期辨证用药。

早期：瘀肿、疼痛较剧，宜活血化瘀、消肿止痛，用桃红四物汤加减。

中期：痛减肿消，宜通经活络、活血养血，用活血灵汤或舒筋活血汤。

后期：宜补肝肾、壮筋骨，用三七接骨丸。局部及远端肢体虚肿，宜益气通络活血，用加味益气丸；肌肉消瘦发硬，功能障碍者，宜养血通络利关节，用养血止痛丸。

2. 西药治疗　如手术治疗，术前半小时预防性应用抗菌药物，一般不超过 3 天。如合并其他内科疾病给予对症药物治疗。

（五）康复治疗

1. 运动疗法

（1）肌力练习

①当骨盆及髋部肌肉肌力为 0～1 级时，应进行按摩活动和试图引起肌肉主动收缩的练习，可采用低频脉冲电疗等肌肉电刺激疗法刺激肌肉收缩。

②当肌力为 1～2 级时，可做助力运动，在减轻重力负荷的条件下，做主动运动。

③肌力为 3～4 级时，应做主动运动及抗阻运动，以增强肌力。

（2）髋关节活动度练习

①主动运动：做关节各方向主动运动，逐步扩大运动幅度，用力至髋关节有疼痛为宜。此法对于早期或轻度关节挛缩效果较好，但对后期较牢固的关节挛缩不够理想。

②被动运动：由患者自己或他人进行。动作较主动运动明显，能较有力地牵伸挛缩粘连组织，但不应引起明显疼痛和肌肉痉挛，以免引起新的损伤和骨化性肌炎。

③助力运动：由患者本人或他人施加助力，或利用棍棒、滑轮和一些专用器械，对患肢的主动运动施加辅助力量，兼有主动运动和被动运动的特点。

④抗阻运动：抗阻运动是一种主动运动，肌肉抵抗外加阻力进行静力性或动力性收缩，是增强骨盆及髋关节周围肌力与耐力、改善全身功能的常用而有效的方法。根据施加阻力的方式不同而分为手法抗阻练习与器械抗阻练习。

⑤髋关节功能牵引：需要扩大活动范围的关节运动并持续一定时间的牵引，使挛缩和粘连的纤维组织产生更多的塑性延长，取得很好的效果。关节功能牵引力量稳定并可以控制，不会引起新的损伤，牵引力的大小以引起髋关节适当紧张、疼痛感觉但可忍受为度。

⑥持续被动活动（continuous passive motion，CPM）：CPM 通过持续而温和的牵引，可以活动髋、膝关节周围组织，防止纤维组织挛缩，松解粘连，加速髋、膝关节液的流动和更新。与一般被动运动相比，CPM 作用时间长，运动而稳定可控，更为安全舒适。在骨盆与髋臼骨折的康复过程中，CPM 是最有效和实用的一种运动疗法。

⑦其他：包括有氧训练、牵张练习、平衡练习、协调性练习等，可在骨盆及髋臼骨折康复的中晚期根据患者的实际情况选择使用。

2. 物理疗法

（1）电疗法

①直流电及直流电药物离子导入法：此两种方法明显改善局部血液循环，促进炎性产物的排除，并能调整自主神经、软化瘢痕、促进骨折愈合，适用于骨盆或髋臼骨折的早、中期。

②脉冲电疗法：能够刺激肌肉收缩、消炎、减轻疼痛，防止肌肉与周围组织粘连，

促进肢体的静脉和淋巴回流，改善局部血液循环，软化瘢痕、松解粘连，促进组织再生，有利于骨盆或髋臼骨折及周围软组织的愈合。

（2）光疗法：促进局部组织血管扩张，加速血液循环，具有消肿和抗炎止痛的作用。常用疗法有：①红外线疗法；②可见光疗法；③紫外线疗法；④激光疗法。

（3）超声波疗法：超声波能使结缔组织的胶原纤维束分散，抑制其增生，从而软化瘢痕、松解粘连；降低神经兴奋性，使其传导速度减慢，减轻疼痛；超声波热效应能改善局部血液循环，促进渗出物吸收，消炎消肿；超声波使骨、软骨、骨膜、骨髓等骨组织局部升温，骨髓充血，改善其营养，加速骨折的愈合。

（4）磁疗法：缓解疼痛，改善局部血液循环，有利于炎症消散和水肿的消除，促进骨折愈合。

3. 中医传统疗法

主要包括：中医中药、针灸、推拿、按摩、气功等疗法。

【疗效评定标准】

根据术后症状、体征并结合 Matta 评定标准进行综合评价。

优：步态正常，无疼痛，骨盆骨折分离移位 < 4mm。

良：步态正常，无疼痛或时有轻微疼痛，骨折分离移位 4 ～ 10mm。

可：步态轻度跛行，疼痛，骨折分离移位 10 ～ 20mm，X 线片示骨折对位欠佳或骶髂关节脱位未完全复位。

差：跛行，经常性疼痛，活动时明显，骨折分离移位 > 20mm，X 线片示骶髂关节脱位或髋关节出现骨性关节炎。

第二节　髋臼骨折

髋臼结构破坏或骨连续性中断称"髋臼骨折"。

【诊断依据】

（一）病史

多为间接暴力及挤压暴力引起，暴力撞击股骨大粗隆，经股骨颈、头传达至髋臼而发生骨折。如受伤时大腿处于极度外展旋转中立位，暴力作用于臼中心，即发生髋臼横形、T/Y 形或粉碎性骨折；如受伤时大腿轻度外展并内旋或外旋，暴力沿股骨头作用于臼后壁或前壁，则产生后柱或后壁骨折，或者前柱或前壁骨折。间接暴力所致损伤如髋屈 90° 时，暴力作用于髋臼后缘，则产生髋臼后缘骨折；如髋屈曲 90°，大腿外旋内收时，可产生臼顶负重区骨折。无论是直接暴力还是间接暴力，均系股骨头直接撞击髋臼的结果，故除髋臼骨折外，股骨头亦可发生骨折。

（二）症状与体征

主要表现为髋关节局部疼痛及活动受限，如并发股骨头脱位则表现为相应的下肢畸形与弹性固定。当发生髋关节中心性脱位时，其疼痛及功能障碍程度均不如髋关节前、后脱位，体征也不明显，脱位严重者可表现为患肢缩短。患髋腹股沟处或会阴部肿胀，视伤时髋关节所处的位置不同，以及髋臼骨折之不同类型，相应部位皮肤可有青紫瘀斑。

髋臼骨折时可能并发有盆腔内大出血、尿道或神经损伤，以及骨盆环的断裂和同侧下肢骨折，应仔细检查，以防遗漏。

（三）辅助检查

借助骨盆 X 线正位片发现有骨折后，可再摄骨盆的 45°斜位 X 线片、做 CT 检查以及扫描后三维重建以明确骨折的范围和骨折片的移位情况。

1. X 线平片

髂耻线中断或错位表示前柱骨折，髂坐线中断或错位表示后柱骨折，后唇线中断或大部分缺如提示后唇或后壁骨折，前唇线中断或大部分缺如提示前唇或前壁骨折，臼顶线和臼内壁线中断表示臼顶骨折。应当观察有无合并股骨头脱位。

2. CT 检查

（1）简单骨折

①后壁骨折：CT 的臼顶层面有提示负重区受累的后上缘粉碎性骨折，臼中部层面可显示臼后缘骨折缺损。此外，在臼中部层面测量计算臼后壁骨折占整个后壁的百分率，可定量计算骨折块的大小。

②后柱骨折：CT 臼顶层面显示骨折线呈冠状方向，在臼中部和坐骨结节层面分别显示方形区、坐骨结节骨折。而 CT 其他层面无骨折。

③前壁骨折：臼中部层面可显示髋臼前缘骨折，其他层面无骨折。

④前柱骨折：CT 的臼顶层面可分别显示髂前上棘、方形区和耻骨支骨折。

（2）复杂骨折

①双柱骨折：CT 臼顶层面显示骨折线呈冠状向，臼中部层面显示方形区骨折，在耻骨、坐骨结节和髂嵴层面分别显示耻骨支、坐骨结节和髂骨骨折。

②横形加后壁骨折：CT 臼顶层面显示骨折线呈矢状向，臼中部层面有方形区骨折的特征性横形骨折表现。矢状向骨折是由于远、近骨折段发生前、后移位所致。此外尚显示后壁骨折的 CT 表现。

③"T"形骨折：此型骨折指横形骨折的远折段发生经方形区的纵形骨折。因此，

CT 除表现出臼顶层面矢状向骨折线的横形骨折特征外，尚有方形区和坐骨支骨折的表现。

④后柱加后壁骨折：CT 在臼顶层可显示冠状向骨折和后外侧缘骨折，后者提示骨折累及负重区；在臼中部层面可见臼后缘和方形区骨折，在坐骨结节层面可见坐骨结节骨折，其他层面无骨折。

【证候分类】

Letournel（1981 年）分型：根据髋臼解剖、生物力学、影像学和临床表现，将髋臼骨折分为简单骨折和复杂骨折两大类。这一分类方法较为全面、详细，目前已被普遍接受。

（一）简单型髋臼骨折

指髋臼的一柱或壁的部分或全部骨折，由于横形骨折只有一个骨折线，故也列入简单骨折类，包括后壁、后柱、前壁、前柱和横形骨折。

1. 后壁骨折　指局限于髋臼后缘的骨折，可发生在后壁的任何水平，常合并股骨头后脱位。X 线片可见后壁线断裂，CT 帮助判断骨折压缩、骨块的大小及粉碎程度和股骨头是否有脱位。Keith（1988 年）通过 CT 片测量提出，当后壁骨折块超过整个后壁的 40% 时，将影响髋关节的稳定性，故这一数值可作为手术的绝对指征。

2. 后柱骨折　指后柱完全分离的骨折，骨折线通常在坐骨大切迹上方经髋臼顶、髋臼窝达坐骨，常合并股骨头中心性脱位。X 线片可见髂坐线断裂，闭孔斜位片显示闭孔环及后壁线断裂，髂骨斜位片显示后柱在坐骨大切迹处骨折。

3. 前壁骨折　指局限于髋臼前缘的骨折，很少波及髋臼顶，有时合并股骨头前脱位。X 线片可见前壁线和髂耻线断裂，髂前下棘和闭孔环无骨折。

4. 前柱骨折　指后柱完全分离的骨折，骨折线通常在耻骨下支中部向上经髋臼窝、方形区前方达髂骨棘上的任何一点，常合并股骨头中心性脱位。X 线片可见髂耻线断裂，髂前上棘或髂嵴和耻骨支骨折。闭孔斜位片显示前柱线在髂前上棘或髂嵴和耻骨支处断裂前移，髂骨斜位片显示后柱正常。

5. 横形骨折　指位于负重区至髋臼窝的横形骨折线，将髋骨分离为上方髂骨和下方坐、耻骨的一类骨折，常合并股骨头中心性脱位。骨折线可以与水平面呈不同角度，有的骨折线前部较高，有的后部较高。X 线片可见髂耻线、髂坐线、髋臼前后壁线均在髋臼同一平面被横断。髂骨翼和闭孔环无骨折。

（二）复杂型髋臼骨折

指含有两种以上基本骨折形式的骨折，包括"T"形骨折、后柱伴后壁骨折、横形伴后壁骨折、前柱或前壁骨折加后半横形骨折和双柱骨折。

1."T"形骨折　指在横形骨折的基础上又有一个纵向的骨折线通过髋臼窝下行而形成。垂直骨折线常呈斜形，有时向前下行、有时向后下行进入坐骨体。大多数的"T"形骨折有横形骨折的 X 线表现同时合并垂直的骨折线通过闭孔环，后柱为一个游离的骨块。常合并股骨头中心性脱位。

2.后壁伴后柱骨折　骨折线经坐骨大切迹、髋臼顶、髋臼窝达坐骨，闭孔斜位片显示后壁骨折，骨折块移位，部分有股骨头后脱位。髂骨斜位片显示后柱骨折和前壁完整。

3.后壁伴横形骨折　除有横形骨折的特征外，闭孔斜位片可见髋臼后壁有骨折块。常合并股骨头后脱位，少数为中心性脱位。

4.前柱或前壁骨折加后半横形骨折　指髋臼前柱或前壁骨折合并髋臼后方的横形骨折。骨折线由髂前下棘向下通过髋臼窝至耻骨上支连接处，后半部分为横形的后柱骨折，通常无移位，位于后柱的下半。与双柱骨折不同的是此型总有部分髋臼关节面与髂骨翼相连，闭孔环的后柱部分完整，是一种少见类型。

5.双柱骨折　指前、后柱均存在骨折。髂耻线、髂坐线、髂前上棘或髂嵴、闭孔环均断裂，常合并股骨头中心性脱位。臼顶线断裂，负重区受累，髋臼关节面与髂骨翼的联系丧失。髂骨和髋臼骨折常呈粉碎性。臼顶的上方可见髂骨翼横形断裂所形成的"骨刺"，这是双柱骨折的 X 线特征。

【治疗】

髋臼骨折处理困难，对各种疗法的适用范围及其治疗标准存在争论，尚未达成共识，这在一定程度上干扰了对治疗方法的合理选择。

（一）非手术治疗

1.适应证

（1）骨折移位＜ 3mm，每张 Judet 像上关节均适配，测量的顶弓角均＞ 45°。断端稳定，无移位倾向者。

（2）移位微小的远端横断或低位前柱骨折。

（3）联合双柱骨折，即使髋臼顶骨块与髂骨其他部分分离，分离移位＜ 3mm，但髋臼与股骨头仍保持适配（称"继发适配"）者。

（4）老年人因严重骨质疏松而无法进行稳定固定者。

（5）部分累及前柱的髋臼内壁骨折。

（6）有明确手术禁忌证或合并全身多发伤者。

2.操作方法　麻醉下患者取平卧位，一个人固定骨盆，术者将患肢外展15°、内旋20°、屈髋30°、屈膝 90°轻轻向上外方牵拉，逐渐用力，大体复位。牵引针在下肢内旋

20°打入，必要时双向牵引，牵引重量视体重及骨质质量而定。定时摄片以随时调整牵引重量，1周后即可开始活动髋关节，8～12周除去股骨髁上牵引，扶双拐负重下地。实施非手术治疗，必须注意针道护理，并观察皮肤以减少感染和褥疮的发生。制动过久会导致深部静脉血栓形成和肺栓塞，应对其并发症采取预防性药物治疗，同时使用弹力袜套，还可考虑放置下腔静脉滤网。

（二）手术治疗

1. 适应证

（1）按 Matta 顶弧角标准，移位骨折累及臼顶。

（2）骨折移位＞3mm 致关节对应关系破坏。

（3）股骨头脱位或半脱位关节失稳。

（4）后壁骨折缺损＞40%。

（5）关节内游离骨块、软骨剥脱或软组织绞锁。

（6）合并坐骨神经损伤需早期手术探查者。

（7）无骨质疏松症。

髋臼骨折复位质量与功能恢复密切相关，处理不当可并发创伤性关节炎，手术目的是恢复关节的完整性和稳定性，以降低创伤性关节炎发生率并有利于早期功能锻炼。

2. 操作方法

（1）术前准备：入院后常规骨牵引，以防止骨折块或骨断端卡压、损伤股骨头软骨面。对合并中心性脱位者，牵引还可以尽早使股骨头复位。手术时间以伤后3～10天为最佳，这时局部出血已停止而骨折线仍清晰可见，3周后由于已有骨痂生长复位将十分困难。

（2）入路选择：骨折复位质量与手术显露密切相关，髋臼骨折表现复杂，至今没有一个手术入路能满足各类骨折的暴露。可根据骨折类型选择合适的手术入路。一般来说应争取通过一个入路达到完全的复位和固定，Kocher-Langenbeck 入路适于进入后柱；髂腹股沟入路则适于进入前柱和内侧部分；延伸的髂股入路适于同时进入前后柱，但后一入路手术后的恢复时间最长异位骨化的发生率也最高。

（3）复位固定方法

①后壁骨折：取出骨折块。如 CT 提示关节内有骨块，应脱出股骨

头将其取出。在辨明相互间解剖关系后，将骨折块拼攒复位回原处。用2枚克氏针或松质骨固定钳临时固定。安放6孔髋臼骨折钢板，将螺钉以30°～40°角背向髋臼钻入固定或行可吸收螺钉内固定。

②后柱骨折：如为双柱骨折累及的后柱骨折，应在前柱骨折复位固定完成后进行。因多数双柱骨折的后柱常在前柱复位后自然复位，此与关节囊完整、前柱复位时产生

的关节囊张力性牵引有关。如发现后柱骨折仍残留轻度移位，可用骨膜剥离器插入断端间撬拨复位，用2枚松质骨螺钉分别从髂窝后缘和髂耻嵴钻入固定，与方形区平行钻向坐骨棘。对前柱合并后半横形和"T"形骨折所伴随的后柱骨折，因关节囊不完整，后柱骨折常不能随前柱复位而复位，故对残留移位应做进一步复位矫正，然后用6～8孔髋臼骨折钢板固定。

③前柱骨折：由入路显露，骨折分高位和低位。患者累及髂嵴前部或髂前上棘，后者仅累及髂前下棘。由于髂骨系臼负重区的延伸，故应首先从髂骨内侧复位固定髂嵴、髂骨段骨折，包括纠正旋转移位，恢复髂窝的正常轮廓。如髂骨内侧复位满意，则髂骨外侧和髋臼面骨折复位也必然满意。高位骨折可用2块钢板固定，1块4～6孔钢板固定于髂嵴上缘或内缘，另1块6～8孔钢板预弯后沿髂耻嵴固定；低位骨折用1块6～8孔钢板沿髂耻嵴固定。

④横形骨折：在骨折两侧各钻入1枚长4～6cm的AO螺钉，外露螺帽及其根部，安装复位钳，牵开分离骨断端，清除影响复位的断端间骨碎块。

移位横形骨折（displaced transverse fracture of accetabu-lμm，DTFA）以远折段向内、后移位为主，较少旋转移位，故应以近侧螺钉为支点，用复位钳将远折段向远、外和前方牵开复位，满意后合拢复位钳临时固定骨折。对合并后壁骨折者，应先复位、临时固定DTFA，再复位后壁骨折。关节内有游离骨块者应打开关节囊去除。

选择、预弯、安装合适的钢板，对合并后壁骨折者，内固定应兼顾DTFA和后壁骨折，以发挥钢板对后者的支撑和整体固定功能。

（4）术后处理：负压引流24～48小时，无需外固定或骨牵引；3～4天后恢复坐位，持续被动活动关节（CPM）和静力性肌收缩功能锻炼；2周后主动伸屈髋关节并扶拐行走；12周后弃拐行走。

（三）药物治疗

1. 中药治疗

（1）内服药物

①初期：可视病情予通下逐瘀、活血祛瘀、消肿止痛法治疗，方用活血舒肝汤、血肿解、活血灵。

②中期：予活血理气、调理脾胃，必要时则予补气血、益肝肾、壮筋骨治疗，方用橘术四物汤、四物汤合六味地黄汤加减。

③后期：予补气血、益肝肾、壮筋骨、活血通经、温经通络之法治疗，方用补中益气汤、补肾壮筋汤、活血舒筋丸加减。

（2）外用药：整复后可外用活血止痛药物；后期功能锻炼时则按摩舒筋，配合海桐皮汤熏洗。

2. 西药治疗　如手术治疗，术前半小时预防性应用抗菌药物，一般不超过 3 天，如合并其他内科疾病给予对症药物治疗。

（四）康复治疗

复位后即在牵引制动下行股四头肌及踝关节锻炼。2 ～ 3 周相对稳定后，可行小范围抬臀屈伸膝关节功能锻炼。解除固定后，可先在床上做屈髋、屈膝及内收、外展和内外旋锻炼；以后逐步扶双拐不负重锻炼，3 ～ 5 个月后再视病情逐步负重行走。对合并髋臼及股骨头骨折者，床上练习活动应提早，但负重锻炼要推迟。

【疗效评定标准】

（一）复位质量（按 Matta 标准）

优：骨盆骨折分离移位＜ 4mm。

良：骨盆骨折分离移位 4 ～ 10mm。

可：骨盆骨折分离移位 10 ～ 20mm，X 线片示骨折对位欠佳或骶髂关节脱位未完全复位。

差：骨盆骨折分离移位＞ 20mm，X 线片示骶髂关节脱位或髋关节出现骨性关节炎。

（二）关节功能（按美国矫形外科研究院评价标准）

优：无疼痛，步态正常，关节至少为正常活动范围的 75%，X 线片无明显骨关节炎改变或轻度关节间隙狭窄及硬化。

良：轻微疼痛，步态正常，关节活动范围大于正常的 50%，X 线片显示关节面硬化，间隙狭窄，有骨赘形成。

可：中度疼痛或轻度跛行，关节活动范围小于正常的 50%，X 线片可见有明显的关节间隙狭窄，关节面硬化和骨赘形成。

差：显著疼痛，明显跛行，关节僵硬并伴有明显畸形，X 线片所见有明显骨关节炎改变，股骨头向髋臼中心明显脱位。

第三节　股骨头骨折

股骨头骨折是指股骨头或其软骨失去完整性或连续性。多见于成人髋关节后脱位；儿童股骨头骨折罕有发生，可能与儿童的股骨头的坚韧性有关。

【诊断依据】

（一）病史

股骨头骨折多因较强的间接暴力所致，可以单独发生，但更多的是合并于髋关节脱位。髋关节前脱位，可合并股骨头上方的骨折；髋关节后脱位，可并发股骨头内下方的骨折或头上部的骨折，有时也可见到股骨头粉碎骨折，而以股骨头骨折同时伴髋关节后脱位多见。Pipkin 认为，髋关节屈曲约 60°时，大腿和髋关节处于非自然的内收或外展位，强大暴力沿股骨干纵轴向上传导，迫使股骨头向坚硬的髋臼后上方移位，股骨头滑至髋臼后上缘时，股骨头被切割导致股骨头骨折并髋关节后脱位。髋关节前脱位时罕有发生股骨头骨折。

（二）症状与体征

伤后患髋疼痛，主动活动丧失，被动活动时引起剧痛。该骨折多有髋关节损伤，因此可出现髋关节后脱位的体征，下肢屈曲，内收，内旋畸形，弹性固定；股骨大转子向后上方移位，或于臀部触及隆起的股骨头肢体短缩或出现髋关节前脱位的体征。

（三）辅助检查

正侧位 X 线片显示髋关节脱位及骨折，股骨头脱离髋臼，或部分移位，或完全脱位。部分移位指髋臼内嵌塞股骨头骨折片，头臼间距加大或股骨头上移。有时合并髋臼后缘、后壁、后壁后柱骨折。CT 及三维图像重建，能明确骨折片的移位情况。

【证候分类】

Pipkin 将 Thampson 和 Epstein 的髋关节后脱位第五型伴有股骨头骨折者，再分为四型，谓 Pipkin 股骨头骨折分型：

Ⅰ型：髋关节后脱位伴股骨头在圆韧带窝远侧的不全骨折。

Ⅱ型：髋关节后脱位伴股骨头在圆韧带窝近侧的骨折。

Ⅲ型：Ⅰ型或Ⅱ型骨折伴股骨颈骨折。

Ⅳ型：Ⅰ型、Ⅱ型或Ⅲ型骨折，伴髋臼骨折。

这种分型既考虑到股骨头骨折的特点，又照顾到髋脱位、髋臼骨折的伴发损伤，对诊断、治疗和预后具有重要意义。

临床中最多的是 Pipkin Ⅰ型，其他各型依序减少，以Ⅳ型最少。

【治疗】

本类损伤患者的治疗应及时、准确地施行髋关节脱位复位术，对 Pipkin Ⅰ型、Ⅱ型股骨头骨折先试行髋关节复位，如股骨头复位后，股骨头骨折片也达到解剖复位，则宜行非手术治疗；如股骨头虽然复位，而股骨头骨折片复位不满意，或一块或多块骨片嵌塞头臼之间，则是手术切开复位的指征。无论采用何种治疗，切不可忽视患者其他部位的损伤，如颅脑、腹腔内脏和胸腔内脏损伤及其出血、感染。宜待这些损伤稳定后，再考虑患髋的手术治疗。抢救休克同时进行复位是明智的选择。

（一）非手术治疗这里只介绍闭合复位牵引法

1.适应证 Pipkin Ⅰ型、Ⅱ型。并应考虑如下条件：股骨头脱位整复后其中心应与髋臼同心；股骨头骨折对合满意；股骨头骨片的形状；骨折复位后稳定状况。

2. 操作方法　合并髋关节脱位者复位方法同髋关节脱位，如骨折片在髋臼内无旋转，股骨头复位后往往能和骨折片很好对合，再拍片后如已证实复位良好，则应采用胫骨结节部骨牵引，维持患肢外展30°位置牵引6周，待骨折愈合后再负重行走。非手术治疗因早期有错位的可能，因而近来趋于早期内固定疗法。

（二）手术治疗

1. 切开复位内固定或骨折片切除法

（1）适应证：年轻患者，股骨头虽然复位，而股骨头骨折片复位不满意，或一块或多块骨片嵌塞头臼之间。

（2）操作方法：手术多用前方或外侧切口，以利骨折片的固定及切除。采用可吸收钉、螺丝钉、钢丝等内固定材料将骨折片固定，钉尾要深入在软骨下，钢丝缝合后于大转子下固定或皮外固定，穿引容易，拆除简单。如骨折片甚小，不及股骨头周径1/4且不再负重区，可将骨折片切除。

2. 关节成形、人工股骨头置换或人工全髋关节置换术

（1）适应证：Pipkin Ⅲ型、Ⅳ型，年老患者，陈旧性病例，或髋关节本来就有病损，如骨性关节炎或其他软骨、软骨下骨疾患的患者，宜依据骨折的类型和髋臼骨折范围和其移位等情况，选择关节成形术、人工股骨头置换或人工全髋关节置换。

（2）操作方法：同陈旧性髋关节脱位关节成形术及股骨颈骨折人工髋关节置换术。

（三）药物治疗

1. 中药治疗　按伤科三期辨证用药。

早期：瘀肿、疼痛较剧，宜活血化瘀、消肿止痛，用桃红四物汤加减或三七接骨丸。

中期：痛减肿消，宜通经活络、活血养血，用活血灵汤或舒筋活血汤。

后期：宜补肝肾、壮筋骨，用特制接骨丸。局部及远端肢体虚肿宜益气通络活血，用加味益气丸；肌肉消瘦发硬，功能障碍者，宜养血通络利关节，用养血止痛丸。

2. 西药治疗　如手术治疗，术前半小时预防性应用抗菌药物，一般术后不超过3天，如合并其他内科疾病给予对症药物治疗。

（四）康复治疗

主要采取主动、被动功能锻炼。

1. 复位固定后即行股四头肌舒缩及膝、踝关节的功能活动。

2. 6周后扶双拐下床不负重活动，注意保持外展位。Pipkin Ⅲ型、Ⅳ型骨折可适当延缓下床活动时间。8周后可扶双拐轻负重活动，半年后视病情扶单拐轻负重行走，1年后弃拐进行功能锻炼，并注意定期复查。

3. 股骨头骨折治疗的主要问题是防止骨折不愈合、股骨头缺血性坏死及创伤性骨关节炎，所以中后期的药物治疗、功能锻炼及定期复查尤为重要。一旦出现股骨头缺血性坏死征象，即应延缓负重及活动时间。

【疗效评定标准】

Brumback 提出了比较全面的股骨头骨折后治疗结果评定系统。

优秀：髋关节活动正常，无痛，没有明显放射学改变。

良好：髋关节活动可达正常侧的 75%，无痛，放射线检查可见轻度的髋关节退行性变。

可 / 差：疼痛，有中到严重点髋关节活动受限，放射线可见中或重度的关节不协调或退行性变。

第四节　股骨颈骨折

股骨颈骨折是指由股骨头下至股骨颈基底部之间的骨折。多发生于老年人。临床治疗存在的主要问题是骨折不愈合及股骨头缺血性坏死。

【诊断依据】

（一）病史

股骨颈骨折多见于老人，亦可见于儿童及青壮年，女性略多于男性。老年人因骨质疏松、股骨颈脆弱，即使轻微外伤如平地跌倒、凳子坐空，或患肢突然扭转等，都可引发骨折。青壮年骨折少见，若发生骨折必因遭受强大暴力如车祸、高处跌下等，常合并他处骨折，甚至内脏损伤。

（二）症状与体征

1. 伤后患髋疼痛，多不能站立或行走，移位型股骨颈骨折症状明显，髋部疼痛，活动受限，患髋内收，轻度屈曲，下肢外旋、短缩。股骨大转子上移并有叩击痛，腹股沟韧带中点下方常有压痛；患肢功能障碍，拒触、动；叩跟试验（＋），骨传导音减弱。

2. 嵌插型骨折和疲劳骨折，临床症状不明显，患肢无畸形，有时患者尚可步行或骑车，易被认为软组织损伤而漏诊，如仔细检查可发现髋关节活动范围减少。对老年人伤后主诉髋部疼痛或膝部疼痛时，应详细检查并拍摄髋关节正侧位片，以排除骨折。

3. 肿胀不明显。股骨颈骨折多系囊内骨折，骨折后出血不多，又有关节外丰厚肌群的包围，因此，外观上局部不易看到肿胀。

4.特殊体征，如内拉通（Nelaton）氏线、布来安（Bryant）氏三角、舒美卡（Schoemaker）氏线等均为阳性，Kaplan交点偏向健侧脐下。

（三）辅助检查

X线检查可明确骨折部位、类型和移位情况。应注意的是某些线状无移位的骨折在伤后立即拍摄的X线片可能显示不清，2～3周后再次进行X线检查因骨折部发生骨质吸收现象，如确有骨折此时骨折线可清楚地显示。因而临床怀疑骨折者，可行CT、磁共振检查，或者卧床休息2周后再拍片复查，以明确诊断。

【证候分类】

按骨折移位程度分型［Garden分型］

Ⅰ型：不完全骨折。

Ⅱ型：完全骨折，但无移位。

Ⅲ型：骨折部分移位，股骨头外展，股骨颈轻度外旋及上移。

Ⅳ型：骨折完全移位，骨折端分离，折端可产生旋转，远折端多向后上移位。

Ⅰ型、Ⅱ型者因为骨折断端无移位或移位程度较轻，骨折损伤程度较小，属于稳定性骨折；Ⅲ型、Ⅳ型者因骨折断端移位较多，骨折损伤较大，属于不稳定性骨折。

【治疗】

应按骨折的时间、类型、患者的年龄和全身情况等决定治疗方案。

（一）非手术治疗

1.空心加压螺钉经皮内固定

（1）适应证：Garden Ⅰ型、Ⅱ型骨折。

（2）操作方法：新鲜无移位股骨颈骨折可在G型或C型臂X光机透视下直接行2～3枚空心螺钉内固定。先由助手牵引并扶持伤肢轻度外展内旋，常规皮肤消毒、铺巾、局麻，于股骨大转子下1cm及3cm处经皮做2～3个长约1cm的切口，沿股骨颈方向钻入2～3枚导针经折端至股骨头内，正轴位透视见骨折无明显移位，导针位置良好，选择长短合适的2～3枚空心加压螺钉套入导针钻入股骨头软骨面下5mm处，退出导针，再次正轴位透视见骨折复位及空心加压螺钉位置良好，固定稳定，小切口缝1针，无菌包扎，将患肢置于外展中立位。1周后可根据双下肢肌力情况决定是否下床不负重功能锻炼。

2.手法复位经皮空心加压螺钉内固定术

（1）适应证：Garden Ⅲ型、Ⅳ型骨折。

（2）操作方法：新鲜移位型股骨颈骨折，可由两助手分别相向顺势拔伸牵引，然后内旋外展伤肢复位；或屈髋屈膝拔伸牵引，然后内旋外展伸直伤肢进行复位；或过度屈髋、屈膝、拔伸牵引内旋外展伸直伤肢复位；也可先行骨牵引快速复位，复位满意后按前述方法进行固定。

3. 皮肤牵引术 对合并有全身性疾病，不宜施行侵入方式治疗固定的股骨颈骨折，若无移位则可行皮肤牵引并丁字鞋保持下肢外展、足部中立位牵引固定。

4. 儿童固定 较小儿童选用细克氏针固定骨折，较大儿童可用空心螺钉固定，注意保护股骨头骨骺。

（二）手术治疗

1. 空心加压螺钉内固定

（1）适应证：闭合复位失败或复位不良的各种移位型骨折。

（2）操作方法：取髋外侧切口，显露骨折端使骨折达到解剖复位或轻微过度复位，空心加压螺钉内固定技术同上述。

2. 滑移式钉板内固定

（1）适应证：股骨颈基底部骨折闭合复位失败者或股骨上端外侧皮质粉碎者。

（2）操作方法：取髋外侧切口，加压髋螺钉应沿股骨颈中轴线或偏下置入，侧方钢板螺钉应在 3 枚以上，为防止股骨颈骨折旋转畸形，可附加 1 枚螺钉通过股骨颈固定至股骨头内。

3. 内固定并植骨术

（1）适应证：陈旧性股骨颈骨折不愈合者，或兼有股骨头缺血性坏死但无明显变形者，或青壮年股骨颈骨折移位明显者。

（2）操作方法：可先行股骨髁上牵引，待骨折端牵开后，行手法复位空心加压螺钉经皮内固定（亦可术中切开复位内固定），视病情行带旋髂深动脉蒂、缝匠肌蒂的髂骨瓣或带股方肌蒂骨瓣等转位移植术。

4. 截骨术

（1）适应证：陈旧性股骨颈骨折不愈合或畸形愈合，可采用截骨术以改善功能。

（2）操作方法：股骨转子间内移截骨术（麦氏）、孟氏截骨术、股骨转子下外展截骨术、贝氏手术等。但必须严格掌握适应证，权衡考虑。

5. 人工髋关节置换术

（1）适应证：主要适用于 60 岁以上的陈旧性股骨颈骨折不愈合，内固定失败或恶性肿瘤、骨折移位显著不能得到满意复位和稳定内固定者，伴有精神疾病及股骨头缺血性坏死，或原已有髋关节骨性关节炎者等均可行人工髋关节置换术。

（2）操作方法：全身麻醉或硬膜外阻滞麻醉。手术入路可采用髋部前外侧入路（S-P 入路）、外侧入路、后外侧入路等，根据手术入路不同采用相应的体位。对老年患者应时刻把保护生命放在第一位，要细心观察防治合并症及并发症。

（三）药物治疗

1.中药治疗　按伤科三期辨证用药。

早期：瘀肿、疼痛较剧，宜活血化瘀、消肿止痛，用桃红四物汤加减。

中期：痛减肿消，宜通经活络、活血养血，用活血灵汤或舒筋活血汤。

后期：宜补肝肾、壮筋骨，用三七接骨丸。局部及远端肢体虚肿宜益气通络活血，用加味益气丸；肌肉消瘦发硬，功能障碍者，宜养血通络利关节，用养血止痛丸。

2.西药治疗　如手术治疗，术前半小时预防性应用抗菌药物，一般不超过3天。合并其他内科疾病应给予对症药物治疗。

（四）康复治疗

主要介绍主动、被动功能锻炼。

1.复位固定后即行股四头肌舒缩及膝踝关节的功能活动。

2.双下肢肌力正常者，3周后扶双拐下床不负重活动，注意保持外展位；8周后可根据骨折愈合情况扶双拐轻负重活动；半年后视病情扶单拐轻负重行走；2年后弃拐进行功能锻炼，并注意定期复查。老年体弱者、Garden Ⅲ、Ⅳ型骨折骨折可适当延缓下床活动时间。髋关节置换者以关节置换术后治疗原则管理。

3.股骨颈骨折治疗的主要问题是防止骨折不愈合及股骨头缺血性坏死，所以中后期的药物治疗及定期复查尤为重要。要嘱咐患者不侧卧、不盘腿、不内收伤肢。一旦出现股骨头缺血性坏死征象，即应延缓负重及活动时间。

【疗效评定标准】

多用Garden对线指数判断复位，即根据正侧位X线片，将复位结果分四级。正常正位片股骨干内缘与股骨头内侧压力骨小梁呈160°交角。侧位片上股骨头轴线与股骨颈轴线呈一直线（180°）。

Ⅰ级复位：正位呈160°，侧位呈180°。

Ⅱ级复位：正位155°，侧位180°。

Ⅲ级复位：正位＜155°，或侧位＞180°。

Ⅳ级复位：正位＜150°，侧位＞180°。

第五节　股骨粗隆间骨折

股骨粗隆间骨折是指由股骨颈基底部至小转子水平以上部位的骨折。因此处血液供应好，骨折均能良好愈合，但若处理不当，也极易发生髋内翻畸形。

【诊断依据】

（一）病史

本病多见于老年人，男性多于女性。老年人因骨质疏松，轻微外伤如平地滑倒、大粗隆部着地，或患肢突然扭转，都可引起骨折。青壮年发病者较少，若发生本骨折，必因遭受强大暴力如车祸、高处跌下等。

（二）症状与体征

伤后髋部疼痛，不能站立与行走。

患侧髋部肿胀明显，有时髋后外侧可有皮下瘀斑，移位型骨折肢体呈短缩、内收、外旋畸形，移动肢体时疼痛加剧，大粗隆上移，按压或叩击大粗隆时疼痛剧烈，有时可触及骨擦感，纵轴叩击痛（＋），髋关节功能障碍。

（三）辅助检查

X线摄片可明确骨折类型和移位情况。内拉通（Nelaton）氏线、布来安（Bryant）氏三角、舒美卡（Schoemaker）氏线等均为阳性，Kaplan交点偏向健侧脐下。

【证候分类】

AO分型：AO将股骨粗隆间骨折纳入其整体骨折分型系统中，归为A类骨折。

（一）A1型

经粗隆的简单骨折（两部分），内侧骨皮质仍有良好的支撑，外侧骨皮质保持完好。

1. 骨折线延伸至粗隆间线。

2. 骨折线通过大粗隆。

3. 骨折线位于小粗隆下部。

（二）A2型

经粗隆的粉碎骨折，内侧和后方骨皮质在数个平面上破裂，但外侧骨皮质保持完好。

1. 有一内侧骨折块。

2. 有数块内侧骨折块。

3. 向小粗隆下延伸超过1 cm。

（三）A3型

反粗隆间骨折，骨折线通过骨外侧骨皮质。

骨折的稳定与否是分型的重要依据，其决定性因素包括两个方面：①内侧弓的完整性（小粗隆是否累及股骨矩是否完整）；②后侧皮质的粉碎程度（大粗隆的粉碎程度）。小粗隆骨折使内侧弓骨皮质缺损而失去力学支持，造成髋内翻；大粗隆骨折则进一步加重其矢状面上的不稳定，造成股骨头后倾；逆粗隆间骨折则常发生骨折远端向内侧移位，若复位不良可造成内固定在股骨头内的切割。因此，骨折本身的不稳定是导致内固定手术等治疗方法失效的重要原因之一。治疗前评估骨折稳定性、了解固定物的生物力学特点、患者年龄、身体状况、经济状况，选择适宜的治疗方法，是临床工作的重要内容。

【治疗】

（一）非手术治疗

1. 手法整复牵引固定

（1）适应证：适用于各种类型的股骨转子间骨折。

（2）操作方法：一般行股骨髁上牵引。维持屈髋、屈膝各15°～30°，外展30°，足部中立位牵引，牵引重量要足够大，复位后维持牵引，重量不得少于体重的1/10。如果牵引后复位欠佳，则可采用股骨颈骨折整复方法（顺转子间骨折）或端提、挤按方法（反转子间骨折）整复，然后维持髁上牵引固定，直至骨折愈合，牵引一般维持8～10周。

2. 手法整复牵引并钢针撬压固定

（1）适应证：适用于股骨转子下骨折。

（2）操作方法

①先行股骨髁上牵引，然后将患肢置于板式牵引架上，屈髋、屈膝各40°～50°，外展30°牵引，待牵开后行叩挤、推按等手法整复。

②若近端外展、前屈、外旋移位不能纠正者，可加用钢针撬压整复。髋部及大腿中上段常规皮肤消毒、铺巾、局麻、透视下沿股骨小转子下缘处由外向内打入一枚钢针，使之与近折端骨干垂直，针尾与牵引床成15°～30°夹角，击入骨干，注意穿透对侧皮质骨即可，包扎伤口，由针尾处套上已打好孔的股骨外侧夹板，将针尾向上抬起并向远端扳动，以矫正近折端之外旋外展移位，在钢针的中内1/3处套一弹簧，将针尾架在一带台阶的三角架上，矫正近端之前屈移位，稳定性骨折近端，然后略施手法，即可使骨折复位，配合夹板外固定。一般6周后可去除该针，8～10周后去除骨牵引。

3. 手法整复、力臂式外固定架固定

（1）适应证：顺、逆转子间骨折及转子下骨折。

（2）操作方法：在电视X线机监控下，患者取平仰卧位，两助手分别把持腋部及小腿，行顺势拔伸牵引复位，保持患肢外展中立位或稍内旋位，常规皮肤消毒，铺巾，局麻，分别将2枚直径4.0mm的头部带丝骨圆针顺股骨颈纵轴呈倒"V"形钻入至股骨头软骨面下 0.5cm，皮外留针 3cm。股骨髁上方 5～10cm 处与骨干垂直由外向内钻入第三枚骨圆针，透过股骨对侧皮质即可。安装力臂式固定架，将钻入的 3 枚钢针分别用锁针器牢固固定于力臂式固定架上，一般固定 8～12 周。

（二）手术治疗

1. 适应证　各种类型成人股骨转子间骨折。

2. 操作方法　常用的固定方法有 DHS、DCS、Gamma 钉、PFN、PFNA 等。手术于普通手术床或骨科牵引床上进行，术中辅助 C 型臂 X 线机透视监控骨折复位。患者取仰卧位，DHS、DCS 固定采用髋部外侧入路，将股外侧肌从其后缘适当剥离显露股骨转子部，然后牵引复位，分别置入主钉及钢板；PFNA、PFN、Gamma 钉采用股骨大转子近侧入路，钝性分离臀中肌达股骨大转子顶点区域，在髋内收位分别置入 PFNA、PFN、Gamma 钉。术后 2 天即可在床上行患肢的屈伸活动，4～6 周后患肢不负重扶双拐下地，8～12 周逐渐开始负重锻炼。对陈旧性股骨粗隆间骨折，若无明显愈合，行切开复位内固定并植入松质骨；若已愈合，有髋内翻者，则行转子下外展截骨术，按上述方法内固定。

（三）药物治疗

1. 中药治疗　按伤科三期辨证用药。

早期：瘀肿、疼痛较剧，宜活血化瘀、消肿止痛，方用桃红四物汤加减。

中期：痛减肿消，宜通经活络、活血养血，方用活血灵汤或舒筋活血汤。

后期：宜补肝肾、壮筋骨，药用三七接骨丸、特制接骨丸等。局部及远端肢体虚肿宜益气通络活血，药用加味益气丸；肌肉消瘦发硬，功能障碍者，宜养血通络利关节，采用养血止痛丸。

2. 西药治疗　如手术治疗，术前半小时预防性应用抗菌药物，一般不超过 3 天。如合并其他内科疾病应给予对症药物治疗。

（四）康复治疗

1. 复位固定后即可行股四头肌收缩及踝关节伸屈活动。

2. 行外固定器固定及切开复位内固定者，若折端稳定，1 周后可扶双拐下床，不负重做下肢外展位活动，4 周后半负重活动，6～8 周后扶双拐逐渐负重；行牵引治疗者待骨折愈合、钢针拔除后扶双拐轻负重活动。

3. 半年后始可扶单拐逐步负重。

【疗效评定标准】

评分标准采用主观症状、双下肢客观体征及其功能恢复逐项评分，按所得的总分评定疗效等级。

（一）主观症状评分

1. 无痛、行走自如，4分。

2. 静止时无痛、行走偶痛，3分。

3. 静止时偶痛，行走加重，2分。

4. 经常痛、不能行走或需口服止痛药缓解，1分。

（二）双下肢客观体征评分

仔细检查患髋关节屈曲和伸直的范围、患肢肌肉是否萎缩、肌力和双下肢是否等长，具体评分如表4-1所示。

（三）双下肢功能评分

仔细观察患者的步态，询问患者行走是否扶拐以及上下楼、下蹲和穿鞋袜的情况。具体评分如表4-2所示。

（四）患者的疗效评估

优：39～44分。

良：28～38分。

可：18～27分。

差：< 18分。出现加压螺钉穿出股骨头、严重髋内翻畸形、内固定断裂或继发股骨骨折等较严重的并发症时不参与评分，按疗效差对待。

表4-1　双下肢客观体征评分标准

评分	髋关节屈曲（度）	伸直（度）	肌萎缩（cm）	肌力（级）	下肢长度差（cm）
4	0～120	180°	0～1.5	5	0
3	0～100	170°	1.6～2.5	4	0～1.0
2	0～90	160°	2.6～3.5	3	0～1.5
1	0～< 90	< 160°	> 3.5	< 3	> 2.0

表4-2　双下肢功能评分标准

评分	步态	行走	上下楼	下蹲	穿鞋袜
4	正常	不扶拐	不扶梯	正常	容易
3	轻度跛行	扶单拐	单手扶梯	稍差	稍困难
2	中度跛行	扶双拐	双手扶梯	困难	困难
1	重度跛行	不能行走	不能上下楼	不能下蹲	不能穿鞋袜

第六节　股骨干骨折

股骨干骨折是指股骨小转子下 2～5cm 至股骨髁上 2～5cm 之间的骨干骨折。

【诊断依据】

（一）病史

多有明显外伤史。多数骨折由强大的直接暴力所致，如汽车撞击、重物砸压、辗压或火器伤等；一部分骨折由间接暴力引起，如高处坠落、机器绞伤等。前者多引起横断或粉碎性骨折，而后者多引起斜形或螺旋形骨折。儿童的股骨干骨折多为不全或青枝骨折；成人闭合性股骨干骨折后，内出血可达 1000～1500mL，开放性骨折则更多。

（二）症状与体征

1. 伤后肢体骨折部疼痛比较剧烈，活动障碍，局部肿胀压痛，有异常活动，患肢短缩。部分局部可出现较大血肿，皮肤剥脱和开放伤及出血。合并多处伤或内脏损伤及休克者较常见。

2. 特别应注重检查股骨粗隆及膝部体征，以免遗漏髋关节脱位、股骨颈骨折、转子间骨折、膝部骨折和血管、神经损伤。极少数患者有发生脂肪栓塞综合征的可能。

（三）辅助检查

X 线检查可显示骨折部位、类型和移位方向。

【证候分类】

（一）根据骨折的形状分型

1.斜形骨折　大多数由间接暴力引起，骨折线为斜形。

2.螺旋形骨折　多由强大的旋转暴力引起，骨折线呈螺旋状。

3.横断骨折　大多数由直接暴力引起，骨折线为横形。

4.粉碎性骨折　骨折片在三块以上者，如砸压伤。

5.青枝骨折　断端没有完全断离。多见于儿童。

（二）根据骨折部位分型

1. 股骨干上 1/3 骨折。

2. 股骨干中 1/3 骨折。

3. 股骨干下 1/3 骨折。

【治疗】

（一）非手术治疗

1. 小夹板固定

（1）适应证：无移位或移位较少的新生儿产伤骨折。

（2）操作方法：将患肢用小夹板固定 2～3 周。对移位较大或成角较大的骨折，可行牵引配合夹板固定。因新生儿骨折愈合快，自行矫正能力强，轻度移位或成角可自行矫正。

2. 悬吊皮牵引法

（1）适应证：3 岁以下儿童。

（2）操作方法：将患儿的两下肢用皮肤牵引，两腿同时垂直向上悬吊，其重量以患儿臀部稍稍离床为度。牵开后可采用对挤叩合，端提、捺正手法使骨折复位，然后行夹板外固定。一般牵引 4 周左右。

3. 水平皮牵引法

（1）适应证：4～8 岁的患儿。

（2）操作方法：用胶布贴于患肢骨折远端内、外两侧，用绷带缠绕将患肢放于垫枕或托马氏架上，牵引重量 2～3kg。上 1/3 骨折屈髋 50°～60°，屈膝 45°，外展 30°位牵引，必要时配合钢针撬压法进行复位固定；中 1/3 骨折行轻度屈髋、屈膝位牵引；下 1/3 骨折行屈髋、屈膝各 45°牵引，以使膝后关节囊、腓肠肌松弛，必要时行一针双向牵引，即在牵引针上再挂一牵引弓向前牵引复位，减少骨折远端向后移位的倾向。4～6 周 X 线复查视骨折愈合情况决定是否去除牵引。

4. 骨牵引法

（1）适应证：8～12 岁的儿童及成年患者。

（2）操作方法：中 1/3 骨折及远侧骨折端向后移位的下 1/3 骨折，用股骨髁上牵引；骨折位置很低且远端向后移位的下 1/3 骨折，用股骨髁上牵引；上 1/3 骨折及骨折远端向前移位的下 1/3 骨折，用胫骨结节牵引。儿童因骨骺未闭，可在髌骨上缘 2～3横指或胫骨结节下 2～3 横指处的骨皮质上穿针牵引。儿童牵引重量约 1/6 体重，时间约 3 周；成人牵引重量约为 1/7 体重，时间 8～10 周。上 1/3 骨折应置于屈髋外展位，中 1/3 骨折置于外展中立位，下 1/3 骨折远端向后移位时应置于屈髋屈膝中立位，同时用小夹板固定，第一周床边 X 线照片复查，对位良好，即可将牵引重量逐渐减轻至维持重量（一般成人用 5kg，儿童用 3kg）；若复位不良，应调整牵引的重量和方向，检查牵引装置和夹板松紧，保持牵引效能和良好固定，但要防止过度牵引。对于斜形、螺旋、粉碎及蝶行骨折，于牵引中自行复位，横断骨折的复位可待骨折重叠纠正后施行，须注意发生"背对背"错位者，应辅以手法复位。牵引期间应注意患肢功能锻炼。

（二）手术治疗

1. 带锁髓内针内固定

（1）适应证：适用于几乎所有类型的股骨干骨折，尤其适用于股骨中下 1/3 骨折及各段粉碎性骨折。

（2）操作方法：术前实施骨牵引 1 周，患者平卧或侧卧位，在牵引及 G 型或 C 型臂 X 光机监视下进行。在大转子顶向上做短纵形切口长 3～4cm，显露大转子顶部。在 X 线电视监视下插入导针，从大转子内侧插入导针，手法复位后经骨折部达髓腔远端。不扩髓或扩髓后插入髓内针，借助瞄准器于大转子下向小转子方向经髓内针近侧孔穿入 1～2 枚螺丝钉，锁住髓内钉。在髁上横孔经髓内针穿入 1～2 枚螺丝钉锁住远端。术后即可在床上活动，4～5 天后依据骨折类型可适当扶拐下地活动。

2. 切开复位加压钢板内固定

（1）适应证：合并重要神经、血管损伤，需手术探查者，不能闭合复位的股骨干上、中、下 1/3 段横形、短斜形骨折。

（2）操作方法：手术在平卧位进行，大腿外侧切口，在外侧肌间隔前显露股骨干外侧面，推开骨膜后，钢板置于股骨干外侧。

3. 股骨开放性骨折的治疗

（1）适应证：股骨开放性骨折。

（2）操作方法：先行清创闭合伤口后，对粉碎骨折可行牵引治疗，如同闭合骨折处理，有内固定适应证者，可同时行内固定，或于伤后 10～14 天切口完全愈合后，行内固定治疗。

（三）药物治疗

1. 中药治疗

（1）内服药物：按骨折三期辨证用药，对出血过多或休克者，可按脱证给予大剂量补益气血之剂如独参汤、当归补血汤等。必要时配合液体支持疗法，输入成分血或全血。

初期：可视病情予通下逐瘀、活血祛瘀、消肿止痛法治疗，方用活血舒肝汤、血肿解、活血灵。

中期：予活血理气、调理脾胃，必要时则予补气血、益肝肾、壮筋骨治疗，方用三七接骨丸、橘术四物汤、四物汤合六味地黄汤加减。

后期：予补气血、益肝肾、壮筋骨、活血通经、温经通络之法治疗，方用加味益气丸、养血止痛丸、补中益气汤、补肾壮筋汤、活血舒筋丸加减。

（2）外用药物：整复后可外用活血止痛药物；后期功能锻炼时则按摩舒筋，配合海桐皮汤熏洗。

2. 西药治疗　　对开放性骨折出血过多或休克者，用敏感抗生素抗菌消炎及液体支持疗法，输入成分血或全血。

择期手术治疗，术前半小时预防性应用抗菌药物，一般 3 天。合并其他内科疾病应给予对症药物治疗。

（四）康复治疗

早期进行股四头肌舒缩锻炼及踝关节伸屈活动，2 ～ 3 周后行牵引的患者则可撑臂、抬臀，逐渐小范围伸屈髋膝关节。行手术内固定者，视固定的可靠程度及折端愈合情况决定下床活动时间。去除牵引或外固定架后，可在小夹板保护下在床上锻炼 1 ～ 2 周，然后扶双拐下床逐渐负重活动。

【疗效评定标准】

刘兴炎等提出股骨干骨折疗效评定标准：

优：折愈合牢固，骨折处髓腔开通，肢体短缩＜ 2cm，成角畸形＜ 10°。无旋转畸形，膝关节伸屈范围＞ 90°。

良：骨折处有较致密、连续性骨痂通过，骨折线不清楚，缩短 2 ～ 4cm，成角 10°～ 15°，旋转畸形＜ 5°，膝关节伸屈范围 30°～ 90°。

可：骨折处单侧骨痂形成，骨折线仍可见，缩短＞ 4cm，成角＞ 15°，旋转＞ 5°。膝关节伸屈范围＜ 30°。

差：骨不连或假关节形成。

第七节　股骨髁上骨折

股骨髁上骨折是指发生于腓肠肌起点以上 2 ～ 4cm 范围内的骨折。本病易合并腘血管及 / 或神经损伤。其发病率在年龄段上呈现双峰状态，年轻患者多由于高能暴力引发，而高龄患者多是因为骨质疏松，轻微暴力即可导致该部位骨折发生。

【诊断依据】

（一）病史

低年龄段患者有明显外伤史，多为高速损伤及由高处坠落所致，而高年龄段患者可由轻微暴力导致骨折发生。同时由于膝关节置换的患者逐渐增加，假体周围的股骨髁上骨折发病率也有增加的趋势。

（二）症状与体征

1.症状膝关节伤后患肢疼痛明显，移动肢体时显著加重。老年人可因为感觉反应迟钝而反应的临床疼痛症状不明显。由于骨折后失去其支撑作用，因而不能站立与行走，膝关节功能障碍。

2.体征强大的暴力导致膝关节周围软组织受到严重创伤，因而肿胀较为明显，同时可伴有皮肤擦伤、软组织挫伤，甚至是骨折端突破皮肤导致开放性骨折发生。此类开放性骨折按照王亦璁分型一般属于由内而外型，因此污染相对较轻。暴力较轻的老年患者局部软组织损伤程度一般不如高暴力损伤者严重。

常见的骨折特征在此骨折上也有表现。局部剧烈的压痛，肿胀叩击痛，完全骨折可以有明显的骨异常活动、骨擦音。但是一般通过其他检查即可得出骨折的诊断，没有必要再专门进行此项检查而加重患者痛苦。

3.畸形 根据骨折移位方向不同而表现出不同的畸形，由于股骨内收肌肉力量相对强大，多表现为外侧成角畸形。同时由于腓肠肌的牵拉，可有膝关节上方软组织凹陷畸形。由于肌肉牵拉可有短缩畸形，不过由于局部肿胀、畸形及体位的问题，测量出的短缩值误差相对较大。根据骨折移位的特点可以有内外旋转畸形，外旋畸形相对于内旋畸形为多。

（三）辅助检查

X线检查可以明确骨折的形态、移位方向等。对于复杂骨折可以考虑进行CT甚至是三维重建来更加其清楚的了解骨折的形态特征。

由于骨折的症状明显，有时掩盖了周围韧带损伤的表现，对于怀疑合并有膝关节周围韧带损伤的可以同时行磁共振（MRI）检查。考虑有腘部血管损伤的应该同时行血管多普勒或者直接行造影检查。

由于高暴力损伤容易合并有远离膝关节部位的损伤，包括颅脑、胸腹、脊柱等等，应该根据相应的症状、体征选择合适的辅助检查方法。

【证候分类】

（一）按照受伤机制分型

1.伸直型　受伤时膝关节处于伸直位置，骨折线由后上到前下。

2.屈曲型　受伤时膝关节处于屈曲位置，骨折线由前上到后下。

（二）AO骨折分类法

AO是以数码来表达骨折的诊断分离，前两位数码代表骨折的部位，后三位数码代表骨折的形态特点。股骨髁上骨折即为AO股骨远端骨折（代码33）之A型（关节外骨折），亚分型如下：

A1 简单骨折

1.骨突骨折。

2.干骺端斜形或螺旋形。

3.干骺端横形。

A2 干骺端楔形

1.完整楔形。

2.外侧折块。

3. 内侧折块。

A3 干骺端复杂骨折

1. 单一中间劈裂折块。

2. 不规则，局限于干骺端。

3. 不规则，延伸至骨干。

【治疗】

（一）非手术治疗

1. 皮肤牵引

（1）适应证：患者全身情况不能耐受手术或整复，血糖控制不佳的糖尿病患者及小儿，皮肤必须完好。

（2）操作方法：将宽胶布条或乳胶海绵条粘贴在患肢皮肤上或利用四肢尼龙泡沫套，利用肌肉在骨骼上的附着点将牵引力传递到骨骼上，牵引重量不超过 5kg。皮肤有损伤、炎症及对胶布过敏者禁用。牵引期间应定时检查牵引的胶布粘贴情况，定期复查 X 线片，及时调整牵引重量和体位。一般牵引时间为 2 ~ 4 周，骨折端有纤维性连接后，更换为石膏固定，以免卧床时间太久，不利于功能锻炼。

2. 骨牵引

（1）适应证：不适合于手术，或皮肤条件不具备外固定支架以及手术治疗的股骨髁上骨折患者。

（2）操作方法

①屈曲型骨折：行股骨髁上或髁部牵引，将伤肢置于牵引架之上，屈髋 40° ~ 45°，屈膝 45° 位牵引，牵引力线应高于股骨轴线，待牵开后行叩挤手法整复，夹板外固定，骨折端有纤维性连接后，更换为石膏固定，以免卧床时间太久，不利于功能锻炼。如经牵引及手法整复仍不能复位者，将屈膝改为 25°，在牵引针上再放置一与股骨垂直向前的牵引弓行双向牵引。

②伸直型骨折：行胫骨结节牵引，将伤肢置于牵引架上，屈髋 20° ~ 30°，屈膝 15° ~ 25° 牵引，牵开后视情况行手法整复，夹板外固定，骨折端有纤维性连接后，更换为石膏固定，以免卧床时间太久，不利于功能锻炼。

3. 手法整复外固定

（1）适应证：移位不大的 A1 型骨折。

（2）操作方法：根据受伤机制，采用推挤叩合手法使骨折复位，可用超膝关节夹板或石膏托固定患膝于屈膝 30° ~ 50°（屈曲型）或 0° ~ 10°（伸直型）足部旋中位，一般固定 6 ~ 8 周。通常在胫骨平台后外侧缘以及腓骨颈的部位容易造成腓总神经的压迫致伤，因此石膏固定的时候一定在此部位多垫一些石膏棉。固定期应注意夹板和石膏的松紧度，并定时行 X 线检查，发现移位应随时进行夹板调整，或重新石膏固定。

4. 手法整复经皮固定

（1）适应证 具有一般手术禁忌证的各种类型的骨折。

（2）操作方法

①经皮交叉骨圆针固定法：行坐骨神经、股神经阻滞麻醉，严格无菌，透视下先采用牵引、推挤、抱合手法使骨折复位，然后经皮将 3mm 骨圆针交叉击入固定，一般需要 2～3 枚骨圆针。

②经皮钳夹固定法：适用于 A1 型中长斜形及螺旋形骨折。行坐骨神经、股神经阻滞麻醉，严格无菌，透视下先采用牵引、推挤、抱合手法使骨折复位，然后经皮钳夹固定。术后需附以外固定。

③其他骨折固定器整复固定法：可选用单边外固定器、股骨髁间调节固定器、股骨牵引固定架、孟氏骨折复位固定器或半槽复位固定器行整复固定。

（二）手术治疗

1. 切开复位骨圆针交叉内固定法

（1）适应证：主要适用于股骨远端 A1 和部分 A2 型骨折，尤其适用于儿童股骨远端的骨骺损伤。

（2）操作方法：采用硬膜外麻醉或全麻，手术取患侧大腿下段前外侧或外后侧手术入路，复位后用 2 枚 2.0～3.5mm 骨圆针交叉固定，针尾留于皮外并折弯，冲洗分层缝合。术后单髋人字或长腿石膏固定 4～6 周。

2. 切开复位或股骨远端锁定板锁定内固定法

（1）适应证：适用于各型股骨髁上骨折。

（2）操作方法：采用硬膜外麻醉或全麻，手术取患侧大腿下段前外侧或外后侧手术入路，骨折复位后，选择合适长度的钢板固定，术后早期应卧床，根据骨折粉碎程度及固定可靠性，选择合适的时机行主动及被动功能锻炼。

3. 切开复位逆行交锁钉内固定法

（1）适应证：主要适用于股骨远端 A1 和部分 A2、A3 型骨折。

（2）操作方法：采用硬膜外麻醉或全麻，选择合适长度及直径的逆行交锁钉，根据骨折情况选用闭合或开放复位置钉，要求置钉时进针点必须正确，骨折良好复位，骨折端有缺损时一期植骨，术后早期进行功能锻炼。

（三）药物治疗

1. 中药治疗

（1）内治法：内治法首先以四诊八纲为依据，根据骨折愈合过程，以三期辨证治疗为基础，再根据年龄、体质、损伤程度、损伤部位进行治疗。一般规律是：骨折早期宜破，中期宜和，后期宜补。这种破、和、补的分期治疗，就是在治疗骨折时始终必须掌握治伤与扶正的辩证关系。

初期：是指骨折伤后 1～2 周，治法常用的有攻下逐瘀、行气消瘀、清热凉血等，可用活血灵、解毒饮、活血疏肝汤。

中期：是指骨折伤后 3～4 周，常用的治法有合营止痛、接骨续筋、舒筋活络等，如三七接骨丸、养血止痛丸。

后期：是指骨折一个月以后，常用治法有补气养血、健脾益胃、补益肝肾、温经通络法等，如加味益气丸、特制接骨丸。

（2）外治法：是指骨折损伤后的局部用药，如敷、贴、洗、搽、撒、浸、熨等，根据骨折三期辩证，一般初、中期以药膏、膏药敷贴，如活血止痛膏，后期以药物熏洗、热熨或涂擦，如展筋丹、展筋酊。

2. 西药治疗　围绕骨折各个时期应用西药对症处理，常用的有：解热镇痛类药物治疗骨折后疼痛，脱水利尿药物预防及治疗骨折后肢体过度肿胀及筋膜间室综合征等。术前 30 分钟给予预防性抗生素应用，术后一般不超过 3 天。

（四）康复治疗

1. 功能锻炼　股骨髁上骨折在良好复位与坚强固定的条件下，强调早期有效的功能锻炼。常用的功能锻炼疗法如下：

（1）术后早期的主动及被动的关节活动度训练：股骨髁上骨折为近关节部骨折，由于骨折部和股四头肌粘连加之关节内积血机化后的关节内粘连等，对膝关节的预后功能影响较大，故初始就应注意膝关节的功能锻炼，即筋骨并重原则。术后早期即应加强足踝部的屈伸活动及股四头肌的收缩，并及早实施被动活动髌股关节，预防髌股关节粘连；术后 3 周即可在卧床及保护下练习膝关节伸展运动，既可减轻膝关节粘连，又能预防股四头肌萎缩；6～8 周骨折达到临床愈合后，可加大膝关节伸曲活动度，待骨折愈合牢固后，即可以床缘屈膝法练习，继而下地训练保护下的起蹲运动等。

（2）持续被动运动（CPM）：为预防股骨髁上骨折后关节制动导致的僵硬及退变，Salter 提出了 CPM 的方法。但要注意的是：CPM 机器作用是能够维持已经存在的膝关节活动度，而不可以将 CPM 机器作为膝关节"弯曲机"，否则会引发骨折端的不良应力，导致骨折端延迟愈合和不愈合。

2. 物理疗法

（1）电疗：电疗具有增强肌力、促进骨折愈合、镇痛和局部透热以加强循环等作用，目前常用的仪器有骨创伤治疗仪、KD–Ⅲ治疗仪等，效果显著。

（2）其他物理疗法：包括光疗、水疗、冷疗等，多结合具体药物应用，需康复专业人员参与执行。

【疗效评定标准】

疗效评定标准见表 4-3。

表 4-3　股骨髁上骨折 Neer 疗效评价标准

功能（70 分）	得分	解剖（30 分）	得分
疼痛（20 分）		大体解剖（15 分）	得分
无痛	20	只是增粗	15
间断性或天气不好时	16	成角 15°或短缩 0.5cm	12
疲劳时	12	成角或旋转 10°或缩短 2cm	9
限制功能	8	成角或旋转 15°或缩短 3cm	6
持续性或夜间痛	4～0	愈合但畸形较重	3
功能（20 分）		不愈合或慢性感染	0
和损伤前一样	20	放射线（15 分）	
轻度受限	16	几近正常	15
受限，侧向一边上楼	12	成角 5°或移位 0.5cm	12
手杖或严重受限	8	成角 10°或移位 1cm	9
双拐或支具	4～0	成角 15°或移位 2cm	6
活动（20 分）		愈合但畸形较重；髁部伸展；骨性关节炎	3
正常或 135°	20		
100°	16		
80°	12		
60°	8		
40°	4		
20°或更少	0		
工作（10 分）			
与受伤前一样	10		
基本正常但有障碍	8		
变换工作	6		
轻工作	4		
不能工作	2～0		
优秀，85 分以上；满意，70 分；不满意，55 分；失败，低于 55 分。			

第八节　股骨髁部骨折

股骨髁部骨折是指股骨内、外髁或双髁遭受外力后引起的骨折。临床以后者多见，占全身骨折脱位的 0.4%～0.5%，青壮年男性居多，女性和老年人少见。因本病属关节内骨折，复位要求较高，同时又因为局部关节面覆盖多，血运差，坏死率相对较高。

【诊断依据】

（一）病史

（二）症状与体征

1.伤后患肢疼痛明显，移动肢体时显著加重。

2.不能站立与行走，膝关节局部功能障碍。

3.患侧大腿中下段及膝部高度肿胀，可见皮肤瘀斑。

4.股骨髁部压痛剧烈。

5.骨折局部有骨异常活动及骨擦感。

6伤膝可有内、外翻畸形，并可能有横径或前后径增宽，骨折局部可出现不同程度的成角、短缩及旋转畸形。

（三）辅助检查

1.常规应给予前后位与侧位 X 线摄片，可明确诊断及骨折类型。

2.怀疑有复杂关节软骨或韧带损伤者可给予 CT 或 MRI 检查。

【证候分类】

（一）股骨髁部骨折分型

AO 骨折分类法是以数码来表达骨折的诊断分离，前两位数码代表骨折的部位，后三位数码代表骨折的形态特点。股骨髁部骨折即为 AO 股骨远端骨折（代码 33）之 B 型（部分关节骨折）亚分型如下：

B1：股骨外髁，矢状面。

B2：股骨内髁，矢状面。

B3：冠状面部分骨折（Hoffa）。

（二）Hoffa 骨折分型

Ⅰ型：骨折线位于股骨髁上后侧皮质切线。

Ⅱ型：股骨后髁矢向分为 4 等分，折线位于由前向后 3 等分线依次为 a、b、c3 个亚型。

Ⅲ型：折线位于股骨后髁由后上至前下方向。

【治疗】

（一）非手术治疗

股骨远端骨折为关节内骨折，整复较困难且复位要求高，但是只要采取及时有效的整复方法和固定手段，坚持早期功能锻炼，仍可获得较好的膝关节功能。但是，具体整复方法的应用必须根据骨折类型分别实施。

1. 保形固定

（1）适应证：股骨远端无移位骨折。

（2）操作方法：若关节内积血较多，先行膝关节穿刺，抽出积血，用超膝关节夹板或长腿石膏外固定。

（3）注意事项

①固定后注意经常复查，检查外固定是否松动，以免骨折错位。

②4～6周后去除固定将伤肢置于 CPM 机上进行锻炼或不负重功能锻炼，8～12周视情下床轻负重行走，12～24周扶单拐逐渐负重行走，以后逐渐完全负重。

2. 牵引整复固定

（1）适应证

①度移位的股骨髁上、股骨髁部骨折，且膝关节无任何方向不稳定者。

②既不能切开复位内固定，也不宜行经皮钢针复位固定的极严重粉碎性骨折。

③合并严重全身疾病的骨折。

（2）操作方法：此类伤员可视情行胫骨结节牵引或下肢牵引套牵引。

①胫骨结节牵引术：将患肢置于布朗氏架或垫枕上，助手牵引患足并维持固定，常规皮肤消毒、铺巾，局部浸润麻醉，于内胫骨结节处进针，注意勿伤腓总神经，将骨圆针尖端经皮肤刺入直达骨质，用低速电钻钻入或骨锤击入，要求与胫骨干垂直，使两侧皮外部分等长，包扎针孔，装牵引弓进行牵引，牵引重量一般为 4～6 kg。

②牵引套牵引术：主要适用于不宜行胫骨结节牵引的严重内科疾病伤员。患肢置布朗氏架上，用下肢牵引套捆扎肢体后牵引，重量一般为 4～5 kg。

（3）术后处理：①患肢置布朗氏架或 Thomas 架上，屈膝 20º～30º，牵引重量 4～6 kg。

②2～3天牵开后行手法整复，注意牵引过程中力线的调整，利用牵引控制小腿内外翻位置。

③早期进行功能锻炼，如抬臀伸腿、小范围屈膝活动等，磨造关节。

④如果采用 Thomas 架牵引，小腿应置于 Pearson 附架上，膝关节运动轴恰在两架

结合点，利用附架依骨折特点将小腿置于内翻或外翻位。

⑤牵引时间为 6 ～ 12 周，去除牵引后行 CPM 锻炼或下床不负重功能锻炼，3 ～ 4 个月后可考虑轻负重锻炼。

（二）手术治疗

手术治疗主要用切开复位内固定法。

1. 适应证　适用于大部分有移位的股骨髁部骨折。因股骨髁部参与膝关节面的构成，而关节内骨折要求解剖复位，绝对稳定的固定。因此，大部分有移位的股骨髁部骨折均需要手术切开复位内固定。

2. 操作方法　采用硬膜外麻醉或全麻，根据骨折类型选择膝关节前内侧或前外侧入路。骨折复位后，选择接骨板或螺丝钉固定。术后早期应卧床，根据骨折粉碎程度及固定可靠性，选择合适的时机行主动及被动功能锻炼。

（三）药物治疗

1. 中药治疗

（1）内治法：内治法首先以四诊八纲为依据，根据骨折愈合过程，以三期辨证治疗为基础，再根据年龄、体质、损伤程度、损伤部位进行治疗。一般规律是：骨折早期宜破，中期宜和，后期宜补。这种破、和、补的分期治疗，就是在治疗骨折的始终必须掌握治伤与扶正的辩证关系。

初期：是指骨折伤后 1 ～ 2 周，治法常用的有攻下逐瘀法、行气消瘀法、清热凉血法等，可用活血灵、解毒饮、活血疏肝汤。

中期：是指骨折伤后 3 ～ 4 周，常用的治法有合营止痛法、接骨续筋法、舒筋活络法等，如三七接骨丸、养血止痛丸。

后期：是指骨折 1 个月以后，常用治法有补气养血法、健脾益胃法、补益肝肾法、温经通络法等，如加味益气丸、特制接骨丸。

（2）外治法：是指骨折损伤后的局部用药，如敷、贴、洗、搽、撒、浸、熨等，根据骨折三期辨证，一般初、中期以药膏、膏药敷贴，如活血止痛膏，后期以药物熏洗、热熨或涂擦，如展筋丹、展筋酊。

2. 西药治疗　围绕骨折各个时期应用西药对症处理，常用的有：解热镇痛类药物治疗骨折后疼痛，脱水利尿药物预防及治疗骨折后肢体过度肿胀及筋膜间室综合征等。围手术期常规抗生素应用。

（四）康复治疗

1. 功能锻炼　股骨髁部骨折在良好复位与坚强固定的条件下，强调早期有效的功能活动。常用的功能锻炼疗法如下：

（1）术后早期的主动及被动的关节活动度训练：股骨髁部骨折为关节内骨折，由于骨折部和股四头肌粘连加之关节内积血机化后的关节内粘连等，对膝关节的预后功能影响较大，故初始就应注意膝关节的功能锻炼，即筋骨并重原则。术后早期即应加强足踝部的屈伸活动及股四头肌的收缩，并及早实施被动活动髌股关节，预防髌股关节粘连，基本类似股骨髁上骨折，但更强调通过股骨滑车关节面在胫骨平台上的滚动以模造残余或潜在的移位；术后 3 周即可在卧床及保护下练习膝关节伸展运动，既可减轻膝关节粘连，又能预防股四头肌萎缩；6 ～ 8 周骨折达到临床愈合后，可加大膝关节伸曲活动度，待骨折愈合牢固后，即可以床缘屈膝法练习，继而下地训练保护下的起蹲运动等。

（2）连续被动运动（CPM）：为预防股骨髁部骨折后关节制动导致的僵硬及退变，亦可遵从 Salter 提出的 CPM 的方法，事实证明 CPM 是防止关节活动受限，促进关节软骨再生和修复的有效方法，临床主要是通过 CPM 仪器进行 CPM 训练及治疗，具有：①无痛苦；②能使肿胀迅速消失；③能促进关节软骨的修复；④避免关节僵硬、粘连和活动受限；⑤能使关节损伤迅速愈合等优点。

2. 物理疗法

（1）电疗：具有增强肌力，促进骨折愈合，镇痛和局部透热以加强循环等作用。目前常用的仪器有骨创伤治疗仪、KD– Ⅲ治疗仪等，效果显著。

（2）其他物理疗法：包括光疗、水疗、冷疗等，多结合有具体药物应用，需康复专业人员参与执行。

【疗效评定标准】

1982 年 Kotmert 提出了股骨远端骨折功能评价标准：

优：膝关节完全伸直，屈曲 120°，无疼痛、畸形，下肢短缩＜ 1cm。

良：膝关节完全伸直，屈曲＞ 90°，偶有疼痛，无畸形，下肢短缩＜ 2cm。

可：膝关节伸直＜ 10°，屈曲＞ 60°，经常性轻度疼痛，畸形＜ 10°，下肢短缩＜ 3cm。

第九节　髌骨骨折

髌骨，俗称"膝盖骨"，为全身最大的籽骨，是伸膝装置的重要组成部分。发生于该部位的骨折称之为髌骨骨折，治疗不当常引起膝关节的创伤性关节炎、膝关节僵硬。

【诊断依据】

（一）病史

本病多有髌骨前方遭直接暴力打击，或猛力屈膝，或伴有跪倒的外伤史，起病紧急。

（二）症状与体征

具有典型的骨折后的临床表现。包括局部的疼痛、肿胀与瘀斑；畸形、异常活动及骨擦音等。一般来说，患者膝关节前方疼痛明显，屈伸膝关节时显著加重；不能站立与行走，膝关节主动伸膝功能障碍；患膝部高度肿胀，可见皮肤瘀斑，有时前方可出现皮肤擦伤；膝关节前方压痛剧烈；骨折端分离明显者出现皮肤凹陷，有时因肿胀严重，凹陷不明显，需触诊始可明确。

（三）辅助检查

1. X 线检查　常规应给予前后位与侧位 X 线检查，可明确诊断及骨折类型。必要时给予双侧倾斜 45°位摄片，明确髌骨内外侧缘骨折。如果膝关节能够屈曲，可以行膝关节轴位片检查，以明确髌骨纵形骨折。

2. CT 检查　对于髌骨纵形骨折，常规正侧位 X 线检查显示不佳，轴位片检查患者难以配合，必要时行 CT 检查，以明确诊断。

【证候分类】

（一）无移位型

骨折块不分离，可见骨折线为纵形、横形、斜形、边缘、星状及粉碎等多种形态的骨折线出现。

（二）移位型

1. 非粉碎性骨折　可分为横形骨折（中心型骨折）、极骨折、上极骨折、下极骨折等四型。

2. 粉碎性骨折　放射线状骨折、横形为主的粉碎骨折、极骨折、高度粉碎性骨折、高度移位骨折等五型。

【治疗】

（一）非手术治疗

1. 单纯石膏固定法

（1）适应证：适合于无移位型骨折。

（2）操作方法：给予膝关节前后石膏托外固定，固定患膝于屈膝 0 ～ 10°位。若膝关节腔内积血严重，则行穿刺抽吸后适度加压包扎，然后石膏外固定。通常在胫骨平台后外侧缘以及腓骨颈的部位容易造成腓总神经的压迫致伤，因此石膏固定的时候一定在此部位多垫一些石膏棉。固定期应注意石膏夹板的松紧度。卧床制动 4 ～ 6 周后拆除石膏，行膝关节屈伸锻炼。

2. 手法复位、抱膝圈合并石膏固定法

（1）适应证：适合于有严重糖尿病控制不佳、心脏病等不适于手术及经皮固定而骨折块又有明显移位的骨折患者。

（2）操作方法：抱膝圈为依照髌骨轮廓以绷带及棉花制成的圆圈。膝关节后侧应用长腿石膏后托固定于伸直位（但不应过伸）。在抱膝圈相当于髌骨四个角处另加布条四根，将抱膝圈套于髌骨之上，固定在石膏后托上。若肿胀消退，则根据消肿后的髌骨大小，缩小抱膝圈，继续固定至骨折愈合。一般需固定 3 ～ 6 周。

（二）手法整复经皮固定

1. 髌骨钳固定

（1）适应证：适用于有移位型骨折中横形非粉碎性骨折及部分极骨折。

（2）操作方法：根据患者全身情况选用合适的麻醉，无菌操作，在透视下进行。先抽去膝关节内积血，然后以髌骨为中心离心拉紧皮肤，在髌骨下极髌韧带止点内外分别用尖刀切一 0.5cm 小口，将髌骨钳下方两个叉状齿骑跨于髌骨下极两侧骨崤上，再在髌骨上极股四头肌腱在髌骨上缘的止点同样点两个小口，放入上方两个叉状齿，逐渐扣紧钳炳，加压固定，若骨折块有前后移位，可辅助于手法按压。最后锁紧锁定装置，包扎。一般固定 4 ～ 6 周。

2. 聚髌器固定

（1）适应证：适用于有移位型骨折中非粉碎性骨折。

（2）操作方法：麻醉、无菌操作、透视、手法同上，然后将聚髌器各钩尖刺入皮肤，分别抓在髌骨上下极的前侧缘上，令助手拧紧上面螺帽，使骨折块靠拢复位。必要时辅助手法复位，包扎伤口。一般固定 4 ～ 6 周。

3. 经皮钢针固定

（1）适应证：适用于有移位型骨折中横形非粉碎性骨折。

（2）操作方法：麻醉、无菌操作、透视、手法同上，然后以髌骨为中心离心拉紧皮肤，透视下分别通过骨折线上下两部分髌骨中央部横向穿过 1 枚 2mm 骨圆针，直至对侧穿出皮肤。而后 2 枚骨圆针向中心靠拢，带动髌骨骨折块靠拢，透视下辅助手法保持关节面平整。通过橡皮筋 "8" 字形态拉紧固定。一般固定 4 ～ 6 周。

（三）手术治疗

1. 钢丝环扎固定

（1）适应证：适用于有移位型骨折中放射线状非粉碎性骨折。

（2）操作方法：方法为复位骨折后，以18号钢丝于髌骨周缘股四头肌腱、两侧支持带及髌韧带内，在髌骨前后面之间紧贴髌骨环扎固定。要点为紧紧贴住髌骨，否则随着日后钢丝切割软组织，钢丝失去其牢靠固定作用。亦有人对其进行改良，即两根钢丝于上下部骨折分别环绕，拉紧后于髌骨两侧分别打结。术后需用从腹股沟至踝部的石膏后托进行固定。10～14天拆线后更换为石膏管型固定于伸直位。

2. Magnuson 钢丝固定法

（1）适应证：适用于有移位型骨折中横形非粉碎性骨折。

（2）操作方法：用一小钻头在髌骨近侧骨片上钻两个孔，起始于股四头肌腱的内外侧，斜形经过髌骨骨折面的张开处向下，行经髌骨的前后面之间。在远端骨片上再做两个相应的孔，应与近侧骨片上的孔相对。将18号钢丝向远侧穿过内侧的孔，再通过外侧孔向近侧穿出骨折片位置对合妥当后，将钢丝两端拉紧并相互拧紧，将多余的残端切断，把已拧紧的钢丝残端埋入软组织中。有时在环行钢丝结扎后，可再用螺丝钉或拉力螺丝钉做补充固定，使在骨折片上产生独特的骨片间加压作用。随着张力带技术应用的日趋广泛，本法应用也已减少。

3. 张力带钢丝固定

（1）适应证：适用于有移位型骨折中非粉碎性骨折。

（2）操作方法：通常用两根钢丝，一根做惯例的方法环扎，另一根贴近髌骨上极横形穿过股四头肌腱部的止点，然后经过髌骨前面到髌韧带，再横形穿过髌骨前面或张力面，最后修复撕裂的关节囊。膝关节制动于屈曲位；早期屈曲活动可在骨折断面间产生压缩力，使髌骨关节面边缘压缩在一起。Schauweeker用钢丝8字形交叉于髌骨前面。粉碎性骨折可用拉力螺丝钉或克氏针做补充固定。当钢丝置于髌骨的张力侧（前方皮质表面）时，与简单地进行周围钢丝环扎相比，极大地增加了固定的强度。此类方法应注意防止钢针钢丝尾端太长，日后易形成滑囊炎，造成局部疼痛发生。

4. 改良张力带

（1）适应证：适用于有移位型骨折中非粉碎性骨折及横形粉碎性骨折。

（2）操作方法：复位骨折，关节面平整后，以布巾钳临时固定。以2.4mm的克氏针从下而上通过两端骨片钻孔，2枚克氏针尽可能平行，连接上下骨片，并保留克氏针末端，使其略为突出于髌骨和股四头肌腱附着处。将1根18号钢丝"8"字形经过髌骨前面，并绕过克氏针突出处后面，克氏针上端弯钩，钩朝向后侧。此法经临床证实，有着良好的疗效，其缺点为：1根钢丝环绕2根克氏针，2针偏离髌骨中心的部位如不相等，负载则会产生相对于骨折面固定的扭矩导致骨折移位。我国的胥少汀教授对此进行了改进，即用2根钢丝分别环绕同侧克氏针上下两端于髌前拉紧。经生物力学研究，此法固定效果明显优于经典钢丝钢针张力带方法。

5. 空心拉力螺钉加张力带固定

（1）适应证：适用于有移位型骨折中横形非粉碎性骨折。

（2）操作方法：此法应用了 2 枚直径 4.0 ～ 4.5mm 的中空螺丝钉由髌骨上极至下极固定，两螺丝钉间距 2cm，骨折固定后再用 2 根 18 号钢丝分别穿过螺丝钉于髌骨前方进行 "8" 字交叉形成张力带。生物力学测定该方法固定力量最强，能早期进行功能锻炼，甚至骨折愈合前即可以下地负重行走。它能够降低骨质疏松的发生，减少了局部软组织刺激。

6. 镍钛—聚髌器（NT-PC）固定

（1）适应证：适用于有移位型骨折。

（2）操作方法：NT-PC 由两个髌骨上极枝，三个髌骨下极枝和一个联枝的腰部组成，具有形态记忆的功能。骨折复位后，在 0℃冰水中可将髌枝展开，放置聚髌器，温水（50℃）外敷后则聚髌器恢复原来的设计形态，牢固固定髌骨。它能多方向、向心性、持续自动地向骨断端间施加聚和加压力，尤其是 NT-PC 的腰部，位于髌骨前表面，固定完全符合张力带原则，横形骨折可完全不用外固定，术后第二天即可进行膝关节功能锻炼。对于粉碎性骨折，可结合使用钢丝环扎或配合应用克氏针固定。

7. 可吸收材料内固定

（1）适应证：髌骨纵形骨折。

（2）操作方法：随着材料力学的发展，一种新型的生物惰性的可吸收内固定材料——生物聚酯人工材料已经应用于临床，其优点是无毒害，抗张强度大，在体内可自行降解，有良好的组织相容性，并避免了 "应力遮挡，骨质疏松" 现象，骨折愈合后不用二次手术取出内固定等。但是这些内植物仅仅用于不负重的骨折片而不用于机械张力较高的部位，其张力和金属钢丝的张力仍不能相比较。

8. 髌骨切除

（1）适应证：适用于有移位型骨折中高度粉碎性骨折。

（2）操作方法：若髌骨骨折后不可能再重建一个平滑的关节面，或一个大的髌骨骨折块合并有粉碎的上、下极骨折不能采取内固定稳定时，可以考虑进行髌骨部分切除和伸膝装置修补术。应将保留下来的髌骨与伸膝装置进行紧密准确的缝合，以防止在屈膝活动中出现髌骨倾斜。但当髌骨切除后，其上骨折段与髌韧带缝合，势必造成保留的髌骨整体下移，所有髌股关节正常的载荷传导完全紊乱，而且通过瞬时运动中心测定方法，还会发现髌骨的滑动不与股骨髁的关节相切，而是出现了剪切应力。这种紊乱会迅速地导致骨性关节炎的发生。因此，治疗髌骨的目标应是尽可能保留髌骨，髌骨切除只能是不得已而为之。

对于严重粉碎骨折，无法保留较大的髌骨骨折块时，可行全髌骨切除术。髌骨完全切除时，应将小的骨碎块彻底清除干净，而后将股四头肌腱与髌韧带重叠缝合或直接缝合。对吻合口紧张度的判断标准是：术中将吻合口拉紧之前，膝关节至少能屈曲90°。若术中屈曲达120°，则会导致术后伸膝延缓无力。术后石膏后托固定3～6周，而后进行屈伸膝锻炼。但由于髌股关节软骨的适应性使其摩擦系数明显小于股四头肌或任何替代物，切除后必然减少伸膝力距，股四头肌肌力需增加30%才能代偿。

（四）药物治疗

1. 中药治疗　早期大量应用活血化瘀药物，并加渗湿药物，如薏苡仁、汉防己、车钱子、白通草等，内部制剂可应用活血灵配合解毒引内服，待肿胀消退后，再在活血化瘀的基础上，给合营止痛、接骨续筋的药物，如内服合营止痛汤，接骨七厘片，以及内部制剂三七接骨丸等。后期宜服用补益肝肾、接骨续筋药物，在三七接骨丸基础上加用内部制剂加味益气丸。若功能受限，可外用内部制剂外洗药熏洗，疼痛者加用内部制剂筋骨痛消丸。

2. 西药治疗　术前30分钟给予预防性抗生素应用，术后一般不超过3天。晚期并发髌股关节疼痛及骨性关节炎者口服非甾体类药物，关节内注射硫酸玻璃酸钠。

（五）康复治疗

1. 功能锻炼

（1）术后早期主动及被动的关节活动度训练：髌骨骨折为关节内骨折，由于部分患者术后早期的制动导致的股四头肌粘连加之关节内积血机化后的关节内粘连等，对膝关节的预后功能影响较大，故初始就应注意膝关节的功能锻炼，即筋骨并重原则。术后早期即应加强足踝部的屈伸活动及股四头肌的收缩，并及早实施被动活动髌股关节，预防髌股关节粘连，强调通过髌骨在股骨滑车关节面上滑动以模造残余或潜在的移位；术后3周即可在卧床及保护下练习膝关节伸展运动，既可减轻膝关节粘连，又能预防股四头肌萎缩；6～8周骨折达到临床愈合后，可加大膝关节伸曲活动度，待骨折愈合牢固后，即可以床缘屈膝法练习，继而下地训练保护下的起蹲运动等。

（2）连续被动运动（CPM）根据Salter提出的CPM的方法，事实证明CPM是防止关节活动受限，促进关节软骨再生和修复的有效方法，临床主要是通过CPM仪器进行CPM训练及治疗，具有：①无痛苦；②能使肿胀迅速消失；③能促进关节软骨的修复；④避免关节僵硬、粘连和活动受限；⑤能使关节损伤迅速愈合等优点。

2. 物理疗法

（1）电疗：电疗具有增强肌力、促进骨折愈合、镇痛和局部透热以加强循环等作用，目前常用的仪器有骨创伤治疗仪、KD-Ⅲ治疗仪等，效果显著。

（2）其他物理疗法：包括光疗、水疗、冷疗等，多结合有具体药物应用，需康复专业人员参与执行。

【疗效评定标准】

改良 Bostman 法评估疗效（表 4-4）。

表 4-4　改良 Bostman 法评估表

临床评估标准	得分
A. 活动范围（ROM）	
a. 充分伸直，ROM > 120°	6
b. 充分伸直，ROM90°～ 120°	3
c. 不能充分伸直，ROM < 90°	0
B. 疼痛	
a. 伸直时无或轻微疼痛	6
b. 伸直时中度疼痛	3
c. 日常生活中疼痛	0
C. 工作	
a. 恢复原工作	4
b. 改变工作	2
c. 不能工作	0
D. 萎缩（髌骨近端 10cm）	
a. < 12mm	4
b.12 ～ 15mm	2
c. > 15mm	0
E. 助行	
a. 不需	4
b. 偶尔用手杖	2
c. 必须用手杖	0
F. 渗出	
a. 无	2
b. 报告有	1
c. 有	0
G. 打软	

续表

临床评估标准	得分
a. 无	2
b. 偶尔	1
c. 经常	0
H. 上楼梯	
a. 正常	2
b. 困难	1
c. 不能	0

优秀，28～30分；良好，20～27分；差，低于20分

第十节　膝关节骨软骨骨折

股骨髁、胫骨平台或髌骨的关节软骨发生骨折，称"膝关节骨软骨骨折"。属关节内骨折，常见于青壮年，多由膝关节旋转暴力引起，后期易引起膝关节功能障碍及创伤性关节炎。

【诊断依据】

（一）**病史**

本病部分有明显外伤史，起病紧急。患者常有单腿站立以及扭转外伤史，或有髌骨外侧脱位的错动感。部分患者可能无明确外伤史，早期症状亦不明显。

（二）**症状与体征**

1. 受伤后迅速出现严重的肿胀、疼痛，关节活动受限，主动伸直障碍，有时可有交锁、弹响。

2. 髌骨脱位的患者有其特有的体征，髌骨外侧不稳定，髌骨内侧支持带部位压痛。

3. 髌骨压痛（＋），浮髌试验（＋），有时可及骨擦感或可触及游离骨片。

4. 关节炎穿刺为血性，并带有脂肪滴。

5. 时间较久者周围出现广泛的瘀斑。

（三）**辅助检查**

1. **X线摄片**　常规X线检查软骨不显示，对波及软骨下骨者检出率较高，必要时行髌骨轴位及膝关节斜位片检查。

2. **CT检查**　行轴面扫描，CT造影对软骨表面不规则缺损的检出率高，敏感性约为85.7%。

3. MRI 检查 可较准确显示软骨骨折情况，必要时行造影检查。

4. 关节镜检查 对关节面损伤直接观察，可以比其他检查手段包括 X 线片、CT、MRI 等更能明确地评价关节面软骨损伤的程度，可以在直视下明确关节内软骨损伤的类型、部位、大小以及合并损伤的情况。

【证候分类】

（一）按照解剖部位分型

可分为髌骨骨软骨骨折、股骨外髁骨软骨骨折、股骨内髁骨软骨骨折、胫骨外髁骨软骨骨折、胫骨内髁骨软骨骨折、前十字韧带胫骨附着部撕脱骨折、后十字韧带股骨附着部撕脱骨骨折。

由胫骨平台、股骨髁及髌骨骨折造成的骨软骨骨折属于合并损伤的一部分，不在本节讨论范围。前后交叉韧带附着部撕脱骨骨折有其独特的特点，将在相应的章节中叙述。

（二）郭世绂关节软骨骨折分型

Ⅰ型：骨软骨性骨折，骨折累及软骨下骨板或更深部。

Ⅱ型：关节软骨全厚缺损，不累及软骨下骨板。

Ⅲ型：软骨部分厚度缺损，不累及软骨下骨板。

（三）根据软骨退变程度分型

根据 Outerbridge 等关节镜结果把软骨退行性变分级，作者将其分为 4 级：

Ⅰ级：软骨损伤软化、肿胀，有裂纹，可以部分漂浮，MRI 显示有骨挫伤，软骨连续性欠佳或软骨下有线状液态高信号。

Ⅱ级：软骨出现裂隙和碎片，直径 < 1.3 cm，大部分不带软骨下骨质，MRI 显示有骨挫伤，软骨连续性丧失，有软骨缺损。

Ⅲ级：软骨出现裂隙和碎片，直径 > 1.3 cm，大部分带软骨下骨质，MRI 显示有骨挫伤和骨缺损，软骨连续性丧失，有软骨和骨缺损。

Ⅳ级：软骨完全骨折，深达软骨下骨质，游离脱落于关节腔，直径 > 1.3 cm，MRI 显示骨挫伤、软骨和骨缺损。

【治疗】

（一）非手术治疗（手法整复外固定法）

1. 适应证 波及关节软骨的裂纹骨折，不愿手术或皮肤条件不具备手术治疗的患者。

2. 操作方法 给予膝关节功能位前后石膏托外固定，若膝关节腔内积血严重，则行穿刺抽吸后适度加压包扎，然后石膏外固定。通常在胫骨平台后外侧缘以及腓骨颈的部位容易造成腓总神经的压迫致伤，因此石膏固定的时候一定在此部位多垫一些石膏棉。固定期应注意石膏夹板的松紧度，指导患者行股四头肌收缩锻炼。卧床制动 4～6 周后拆除石膏，行膝关节屈伸锻炼。

（二）手术治疗

1. 游离体摘除

（1）适应证：骨折块直径 < 5mm，或骨折已超过伤后 10 天。

（2）操作方法：采用连续硬膜外麻醉，在影像学定位下手术切开或关节镜介入取出关节腔内游离体，冲洗缝合各层。术后早期功能锻炼。

2. 切开复位内固定

（1）适应证：骨折块较大，一般直径 > 5mm，新鲜骨折。

（2）操作方法：采用连续硬膜外麻醉，在影像学定位下手术切开或关节镜介入，将游离骨片良好复位，可用"U"形钉、医用胶、沉头螺钉、可吸收材料等固定，或无创缝合线及钢丝骨缝合法固定，冲洗缝合各层。非负重区骨折，术后早期即可功能锻炼；负重区骨折及不稳定性骨折，术后早期 4～6 周石膏外固定制动，然后指导功能锻炼。

3. 关节面缺损区钻孔修整术

（1）适应证：无需或不能复位固定的软骨骨折及软骨骨折中后期。

（2）操作方法：采用连续硬膜外麻醉，在影像学定位下手术切开或关节镜介入，以 1.5～2.0mm 直径的骨圆针给予关节面缺损区反复钻孔，以改善局部循环促进纤维软骨再生，冲洗缝合各层。术后早期功能锻炼。

4. 截骨术

（1）适应证：继发膝关节退变的中后期软骨骨折。

（2）操作方法：采用连续性硬膜外麻醉，根据病变部位取股骨髁上前外侧或胫骨近端干骺部前侧纵行切口，显露股骨髁上股骨或胫骨上段，给予横 V 形或正 V 形切断，适度外翻后给予内固定，必要时给予植骨，冲洗止血，逐层关闭。坚强内固定保护下术后早期功能锻炼，严重骨质疏松或其他原因不能达到坚强内固定患者，术后石膏保护制动，临床愈合后指导功能锻炼。

5. 组织移植

（1）适应证：不能复位固定的较大面积负重区软骨骨折及软骨骨折中后期。

（2）操作方法：采用连续硬膜外麻醉，在影像学定位下手术切开或关节镜介入，以 9mm 直径的环锯切取附近非负重区关节面关节软骨及适当厚度的软骨下骨，再以 8mm 直径环锯于缺损区做骨道，将软骨柱植入骨道，复位平整，冲洗缝合各层。术后早期功能锻炼。

（三）药物治疗

1. 中药治疗

（1）内治法：内治法首先以四诊八纲为依据，根据骨折愈合过程，以三期辨证治疗为基础，再根据年龄、体质、损伤程度、损伤部位进行治疗。一般规律是：骨折早期宜破，中期宜和，后期宜补。这种破、和、补的分期治疗，就是在治疗骨折的始终必须掌握治伤与扶正的辩证关系。

初期：是指骨折伤后 1～2 周，常用治法有攻下逐瘀法、行气消瘀法、清热凉血法等，可用活血灵、解毒饮、活血疏肝汤。

中期：是指骨折伤后 3～4 周，常用治法有合营止痛法、接骨续筋法、舒筋活络法等，如三七接骨丸、养血止痛丸。

后期：是指骨折 1 个月以后，常用治法有：补气养血法、健脾益胃法、补益肝肾法、温经通络法等，如加味益气丸、特制接骨丸。

（2）外治法　外治法是指骨折损伤后的局部用药，如敷、贴、洗、搽、撒、浸、熨等。根据骨折三期辨证：一般初、中期以药膏、膏药敷贴，如活血止痛膏；后期以药物熏洗、热熨或涂擦，如展筋丹、展筋酊。

2. 西药治疗　围绕骨折各个时期应用西药对症处理，常用的有解热镇痛类药物治疗骨折后疼痛、脱水利尿药物预防及治疗骨折后肢体过度肿胀及筋膜间室综合征等。围手术期常规应用抗生素。

（四）康复治疗

1. 功能锻炼　非负重区骨折或单纯游离体摘除术后早期即可功能锻炼，强调早期有效的功能活动。常用的功能锻炼疗法如下：

（1）术后早期主动及被动的关节活动度训练：术后早期即应加强足踝部的屈伸活动及股四头肌的收缩，并及早实施被动活动髌股关节，预防髌股关节粘连，强调通过股骨滑车关节面在胫骨平台上的滚动以模造残余或潜在的移位；术后 3 周即可在卧床及保护下练习膝关节伸展运动，既可减轻膝关节粘连，又能预防股四头肌萎缩；6～8周骨折达到临床愈合后，可加大膝关节伸曲活动度，待骨折愈合牢固后，即可以床沿屈膝法练习，继而下地训练保护下的起蹲运动等。

（2）连续被动运动（CPM）：是防止关节活动受限，促进关节软骨再生和修复的有效方法。

2. 物理治疗

（1）电疗：电疗具有增强肌力、促进骨折愈合、镇痛和局部透热以加强循环等作用，目前常用的仪器有骨创伤治疗仪、KD–Ⅲ治疗仪等，效果显著。

（2）其他物理疗法：包括光疗、水疗、冷疗等，多结合有具体药物应用，需康复专业人员参与执行。

【疗效评价标准】

采用 Brittberg–Peterson 疗效评定标准。

优：关节无疼痛、肿胀和用力活动时的交锁。

良：用力活动时轻度疼痛，但无肿胀和交锁。

可：用力活动时一定程度的疼痛，伴有偶发的肿胀，无交锁。

差：休息位疼痛、肿胀，伴有交锁。

第十一节　胫骨髁间棘骨折

前交叉韧带（ACL）在胫骨的附丽点位于胫骨棘及其前面和侧面，当此附丽点受到张力性牵拉时会导致韧带本身的损害或附丽点撕脱型骨折，在儿童由于胫骨棘位完全骨化，因此撕脱型骨折更为常见。传统报道认为，该骨折主要见有见于儿童，发病年龄集中于 12 ～ 14 岁，因为在儿童此部位主要为软骨，牢固性更差一些。但据我们近年来统计，此类骨折成年人并不少于儿童。实际上，"胫骨髁间棘骨折"这一名词所指并不单纯为髁间棘部位骨折，更为准确的定义应为包括胫骨棘在内的 ACL 附丽点撕脱骨折。此类骨折如得不到及时治疗，容易后遗膝关节的创伤性关节炎及膝关节的不稳。

【诊断依据】

（一）病史

多有外伤病史。

（二）症状与体征

1. 症状

（1）伤后膝关节迅速出现血肿及行走困难是本病的常见症状之一。

（2）膝关节屈伸障碍，尤其以伸直受限更为严重。

（3）关节活动受限于数日后可有好转，可能受伤当时活动受限主要是由于膝关节疼痛造成肌肉及韧带的保护性痉挛。

（4）陈旧性骨折患者，大多数出现膝关节的伸直障碍。

2. 体征

（1）于膝关节关节线髌韧带后方可触及疼痛。

（2）前抽屉试验一般为阴性，但合并有内侧副韧带损伤时可为阳性。

（3）合并有侧副韧带损伤时膝关节的侧向稳定性检查阳性。

（4）Lachmann 试验阳性。

（三）辅助检查

1. X 线检查　膝关节侧位片能够清晰显示骨折情况。有时正位片显影不满意，可将球管向后下倾斜 15°～ 20°，行射线与胫骨关节面平行的正位片。骨折表现为髁间棘及其前方的骨折块向近端后侧翘起。骨折块可以表现为前缘翘起，整体向上移位或粉碎性不等。

2. CT 检查　可以进一步了解骨折块的大小、粉碎及移位情况。有时该骨折表现为胫骨平台中央区从髁间棘到平台后缘长条形粉碎性骨折块，容易误诊为后交叉韧带的撕脱性骨折。

3. MRI 检查　MRI 本身对于骨折的诊断不如射线类检查，但可以观察侧副韧带、交叉韧带、半月板的情况。如果 MRI 上显示股骨外髁或胫骨外侧平台骨挫伤，甚或对吻形损伤（股骨外髁及胫骨外侧平台均有骨挫伤），高度怀疑前交叉韧带或其附着点的损伤。

【证候分类】

Meyers 和 Mckeever 根据胫骨髁间棘撕脱骨折移位的程度分为三型：

Ⅰ 型：撕脱的骨块有轻度移位，即在前缘有轻度翘起。

Ⅱ 型：撕脱骨块较大，前 1/3 ～ 1/2 部分自平台分离，侧位像可见一似鸟嘴样畸形，以上两型占 80% 左右。

Ⅲ：撕脱骨块完全自平台分离，在一些病例由于撕脱骨块旋转，甚至翻转，致使骨折块的软骨面平台，即两骨折面不相对，所以有不愈合的可能，该型约占 15%。

Zaricznyi 基本同意 Meyers 等分型，但把第 Ⅲ 型又分为 Ⅲ A 及 Ⅲ B 型。Ⅲ A 型指骨块发生移位但有与正常相似的排列，与胫骨失去接触；Ⅲ B 型指骨块抬高并有旋转成角。此外，又提出第 Ⅳ 型，即在不考虑骨折移位的情况下，胫骨棘粉碎骨折。

【治疗】

（一）非手术治疗

1. 适应证　Meyers 分型的 Ⅰ 型骨折，全身或局部皮肤条件不具备手术治疗的患者。

2. 操作方法　给予膝关节屈曲 20°～ 30° 位前后石膏托外固定，若膝关节腔内积血严重，则行穿刺抽吸后适度加压包扎，然后石膏外固定。通常在胫骨平台后外侧缘以及腓骨颈的部位容易造成腓总神经的压迫致伤，因此石膏固定的时候一定在此部位多垫一些石膏棉。固定期应注意石膏夹板的松紧度，指导患者行股四头肌收缩锻炼。卧床制动 4～6 周后拆除石膏，行膝关节屈伸锻炼。

（二）手术治疗

切开复位内固定法。

1. 适应证　Meyers 分型的 Ⅱ 型、Ⅲ 型及 Ⅳ 型骨折。

2. 操作方法　采用连续硬膜外麻醉，取膝关节前内侧入路，显露骨折端，清理关节内以及骨折端积血，1 根钢丝绕经前交叉韧带胫骨止点后方按压复位骨折块，经两个骨洞于胫骨结节内侧结扎固定，分别缝合各层。术后长腿石膏固定膝关节于轻度屈曲位 4～6 周，也可以采取螺丝钉固定。

近年来随着关节镜应用的逐渐增多，镜下复位内固定治疗也有增多的趋势。只是镜下复位骨折端相对较为困难，需要有丰富的经验才可实施。

（三）药物治疗

1. 中药治疗

（1）内服药

初期：内服活血消肿止痛汤药，如活血灵、活血疏肝汤加牛膝、木瓜，以及中成药三七接骨丸；继服养血通络止痛中药，如养血消痛丸。

后期：内服舒筋活络、滋补肝肾之品，如加味益气丸、六味地黄丸。

（2）外用药：复位后外贴活血止痛膏，后期加强功能锻炼的同时，外洗苏木煎以通经活络，必要亦可用海桐皮汤、外洗药方熏洗。

2. 西药治疗疼痛较明显时，可适当应用非甾体类药物，以缓解局部症状。围手术期常规预防性应用抗生素。

（四）康复治疗

1. 功能锻炼

（1）主动锻炼：术后早期行股四头肌及腘绳肌收缩锻炼，包括绷大腿、直腿抬高等。外固定取除后，行膝关节活动度锻炼，主动最大力量屈膝，每次 3 分钟，休息数分钟后，重复上述动作，每日数十次。

（2）被动锻炼：包括持续被动屈膝，膝关节抬高，足踝部悬空后以沙袋持续压迫，力量以患者能够承受为准。间断被动屈伸膝，借助于外力多次用力缓慢压迫，不可使用暴力，力量以患者能够承受为准。

2. 物理疗法

（1）电疗：具有增强肌力、促进骨折愈合、镇痛和局部透热以加强循环等作用，目前常用的仪器有骨创伤治疗仪、KD– Ⅲ 治疗仪等，效果显著。

（2）其他物理疗法：包括光疗、水疗、冷疗等，多结合有具体药物应用，需康复专业人员参与执行。

【疗效评定标准】

1. 采用 Lysholm 膝关节评分标准（表 4-5）

表 4-5　Lysholm 膝关节评分表

跛行	无	5
	轻及（或）周期性	3
	重及（或）持续性	0
疼痛	无	25
	重劳动偶有轻痛	20
	重劳动明显痛	15
	步行超过 2km 或走后明显痛	10
	步行不足 2km 或走后明显痛	5
支撑	持续	0
	不需要	5
	手杖或拐	2
	不能负重	0
交锁	无交锁或别卡感	15
	别卡感但无交锁	10
	偶有交锁	6
	经常交锁	2
	体检时交锁	0
肿胀	无	10
	重劳动后	6
	正常活动后	2
	持续	0
不稳定	无打软腿	25
	运动或重劳动时偶现	20
	运动或重劳动时常现	15
	日常活动偶现	10
	日常活动常现	5
	步步皆现	0

续表

爬楼梯	无困难	10
	略感吃力	6
	跟步	2
	不能	0
下蹲	无困难	5
	略感困难	4
	不能超过 90°	2
	不能	0

第十二节 胫骨平台骨折

胫骨平台骨折又名胫骨髁部骨折，属关节内骨折，治疗不当易引起膝关节功能障碍及创伤性关节炎，导致膝关节功能障碍。

【诊断依据】

（一）病史

多有外伤病史。

（二）症状与体征

1. 伤后患肢疼痛明显，移动肢体时显著加重。

2. 不能站立与行走，膝关节功能障碍。

3. 患侧膝部高度肿胀，可见皮肤瘀斑

4. 胫骨平台压痛剧烈。

5. 骨折局部有骨异常活动及骨擦感。

6. 伤膝可有内、外翻畸形，并可能有横径或前后径增宽，骨折局部可出现不同程度的成角、短缩及旋转畸形。

7. 膝关节内有大量积血时，出现浮髌试验阳性。

（三）辅助检查

1. X 线检查　正位及侧位 X 线摄片，可明确诊断及骨折类型。

2. CT 检查　能够在水平位置上观测骨折线的形态及移位方向。对于复杂的胫骨平台骨折还可以考虑行二维及三维重建，从而形成骨折形态的立体概念，便于明确诊断及制定治疗方案。

3. MRI 检查　对于骨折本身的诊断不如 X 线或 CT，但是对于怀疑有复杂关节软骨损伤、交叉韧带或侧副韧带损伤者可给予 MRI 检查。

【证候分类】

Schnauzer（1987）将胫骨平台骨折按骨折形态和损伤程度将其分为 6 型，并提出了各型相应的治疗方法，目前被广泛采用。

Ⅰ型：胫骨平台楔形骨折，常见于年轻人。

Ⅱ型：胫骨外侧平台楔形骨折并平台负重区程度不同的压缩性骨折，压缩部位可以是前侧、中部、后侧或全部。

Ⅲ型：胫骨外侧平台关节面中心区压缩性骨折，不伴有楔形骨折，压缩范围可以是中央部或整个平台。

Ⅳ型：胫骨内侧平台骨折，多见于高龄骨质疏松者。

Ⅴ型：由轴向压缩应力所造成的双侧胫骨平台的楔形骨折。

Ⅵ型：复杂骨折，显著特点是折块分离，牵引后折块分离更加明显。

【治疗】

（一）非手术治疗

1. 皮肤牵引

（1）适应证　患者全身情况不能耐受手术或整复，血糖控制不佳的糖尿病患者及小儿，部分Ⅰ型及Ⅴ型骨折，皮肤必须完好。

（2）操作方法　将宽胶布条或乳胶海绵条粘贴在患肢皮肤上，或利用四肢尼龙泡沫套，利用肌肉在骨骼上的附着点将牵引力传递到骨骼上，牵引重量不超过 5kg。皮肤有损伤、炎症及对胶布过敏者禁用。牵引期间应定时检查牵引的胶布粘贴情况，定期复查 X 线片，及时调整牵引重量和体位。一般牵引时间为 2 ～ 4 周，骨折端有纤维性连接后，更换为石膏固定，以免卧床时间太久，不利于功能锻炼。

2. 骨牵引

（1）适应证：不愿手术或皮肤条件不具备外固定支架以及手术治疗的胫骨平台骨折患者，部分Ⅰ型及Ⅴ型骨折。

（2）操作方法：局麻下行患侧踝上骨牵引，将伤肢置于牵引架上，屈髋 20°～ 30°，屈膝 15°～ 25°牵引，牵开后视情行手法整复，夹板外固定。骨折端有纤维性连接后，更换为石膏固定，以免卧床时间太久，不利于功能锻炼。

3. 手法整复外固定

（1）适应证：不愿手术或皮肤条件不具备外固定支架以及手术治疗的胫骨平台骨折患者，糖尿病患者，部分Ⅰ型及Ⅴ型骨折。

（2）操作方法：根据受伤机制，采用推挤叩合手法使骨折复位，可用超膝关节夹板或石膏托固定患膝于功能位，一般固定6～8周。通常在胫骨平台后外侧缘以及腓骨颈的部位容易造成腓总神经的压迫致伤，因此石膏固定的时候一定在此部位多垫一些石膏棉。固定期应注意夹板和石膏的松紧度，并定时行X线检查，发现移位应随时进行夹板调整，或重新石膏固定。

4. 手法整复经皮固定

（1）适应证：Ⅰ型及部分Ⅱ、Ⅳ、Ⅴ、Ⅵ型胫骨平台骨折。

（2）操作方法：可采用牵引、推顶、叩挤等手法使骨折复位，塌陷骨折用经皮钢针、骨刀撬拨复位，然后应用骨圆针进行固定。鱼嘴钳作为平乐正骨代表性的复位固定器器具，广泛应用于胫骨平台骨折的固定。鱼嘴钳位置一般在折块中点，对侧为髁之中点，扣紧鱼嘴钳，使骨折块扣合严密，旋紧锁定装置。对塌陷明显或折块较大者可再击入1～2枚骨圆针联合固定。术后用长腿石膏逆创伤机制行内翻或外翻固定。

5. 其他骨折固定器法　有条件者亦可采用撬拨复位托举固定器、骨折复位固定器，伊力扎诺夫固定器治疗。

（二）手术治疗

1. 切开复位螺钉、螺栓内固定

（1）适应证：Ⅰ型、Ⅱ型及部分Ⅳ型胫骨平台骨折。

（2）手术方法　麻醉成功后，选择内侧或外侧入路，达骨端后使之复位，塌陷的关节面下方予以植骨，用螺钉、松质骨螺钉或螺栓固定，冲洗缝合各层。术后长腿石膏固定4周。术中注意保护血管神经。对于简单骨折还可考虑透视下闭合复位经皮空心钉固定。

2. 切开复位支撑钢板内固定

（1）适应证：Ⅰ、Ⅱ、Ⅳ、Ⅴ、Ⅳ型胫骨平台骨折。

（2）操作方法：麻醉成功后，选择内侧或外侧入路，达骨端后使之复位，塌陷的关节面下方予以植骨，再用T型钢板、L型钢板或高尔夫钢板固定，根据情况，多选择锁定型支撑钢板，冲洗缝合各层，术后一般不需外固定。

（三）药物治疗

1. 中药治疗

（1）内治法：首先以四诊八纲为依据，根据骨折愈合过程，以三期辨证治疗为基础，再根据年龄、体质、损伤程度、损伤部位进行治疗。一般规律是：骨折早期宜破，中期宜和，后期宜补。这种破、和、补的分期治疗，就是在治疗骨折的始终必须掌握治伤与扶正的辩证关系。

初期：是指骨折伤后 1～2 周，初期常用治法有攻下逐瘀法、行气消瘀法、清热凉血法等，可用活血灵、解毒饮、活血疏肝汤。

中期：是指骨折伤后 3～4 周，常用的治法有合营止痛法、接骨续筋法、舒筋活络法等，如三七接骨丸、养血止痛丸。

后期：是指骨折 1 个月以后，常用治法有补气养血法、健脾益胃法、补益肝肾法、温经通络法等，如加味益气丸、特制接骨丸。

（2）外治法：是指骨折损伤后的局部用药，如敷、贴、洗、搽、撒、浸、熨等，根据骨折三期辨证，一般初、中期以药膏、膏药敷贴，如活血止痛膏；后期以药物熏洗、热熨或涂擦，如展筋丹、展筋酊。

2. 西药治疗 围绕骨折各个时期应用西药对症处理，常用的有：解热镇痛类药物治疗骨折后疼痛，脱水利尿药物预防及治疗骨折后肢体过度肿胀及筋膜间室综合征等。术前 30 分钟给予预防性抗生素应用，术后一般不超过 3 天。

（四）康复治疗

1. 功能锻炼

胫骨平台骨折强调早期有效的功能活动。常用的功能锻炼疗法如下：

（1）术后早期踝上骨牵引保护下的主动的关节活动度训练 术后早期踝上骨牵引可有效的减低股胫关节压力，避免压力过大造成胫骨平台骨折再移位，为早期功能锻炼创造必要条件，在骨牵引保护下，指导患者主动进行膝关节伸直及屈曲 ROM 训练，有效的预防了关节僵硬及软骨等组织退变。

（2）连续被动运动（CPM）：为预防胫骨平台骨折后关节制动导致的僵硬及退变，Salter 提出了 CPM 的方法，事实证明 CPM 是防止关节活动受限、促进关节软骨再生和修复的有效方法，临床主要是通过 CPM 仪器进行 CPM 训练及治疗，具有：①无痛苦；②能使肿胀迅速消失；③能促进关节软骨的修复；④避免关节僵硬、粘连和活动受限；⑤能使关节损伤迅速愈合等优点。若结合术后早期骨折远端骨牵引保护则更加安全。

2. 物理疗法

（1）电疗：具有增强肌力、促进骨折愈合、镇痛和局部透热以加强循环等作用，目前常用的仪器有骨创伤治疗仪、KD–Ⅲ治疗仪等，效果显著。

（2）其他物理疗法：包括光疗、水疗、冷疗等，多结合有具体药物应用，需康复专业人员参与执行。

【疗效评定标准】

Hohl 和 Luck 膝关节评分（改良胫骨平台骨折的评价标准）。

1. 功能评价（表 4-6）

表 4-6　膝关节功能评价表

分级	伸直滞缺	活动度	内外翻不稳定	步行距离（米）	疼痛
优（全包括）	0°	≥ 120°	5°	≥ 3000	无
良（不超过一项）	> 0°	< 90°	> 5°	< 1000	活动时轻微
可（不超过两项）	≥ 10°	< 75°	> 10°	< 100	活动时中度或休息时间歇疼痛
差	所有指标都比"可"差				

2. 骨性关节炎放射学评价（Ahlback 和 Rydberg，1980。表 4-7）

表 4-7　骨性关节炎放射学评价

分级	内外翻畸形（°）	关节面下陷（mm）	骨性关节炎
优（全包括）	≤ 5°	< 5mm	无
良（不超过一项）	> 5°	> 5mm	轻微
可（不超过两项）	> 10°	> 10mm	中度
差	所有结果都比"可"差		

第十三节　胫腓骨骨折

胫腓骨骨折是指胫骨和（或）腓骨的完整性和连续性中断。

【诊断依据】

（一）病史

本病多有明显外伤史，起病紧急，可由直接暴力和间接暴力致伤。直接暴力常常是交通事故或工农业外伤，可造成严重的开放伤口；间接暴力通常是运动或生活损伤，在足部固定时小腿扭转或小腿固定有扭转暴力作用于足部致伤。

（二）症状与体征

1. 伤后患肢疼痛明显，移动肢体时显著加重。

2. 患肢小腿肿胀，可见皮肤瘀斑。

3. 不能站立与行走。

4. 小腿骨折处压痛明显。

5. 骨折局部有骨异常活动及骨擦感。

6. 骨折局部可出现不同程度的成角、短缩及旋转畸形。

7. 纵轴叩击痛阳性。

（三）辅助检查

常规应给予前后位与侧位 X 线摄片，可明确诊断及骨折类型。

【证候分类】

AO 骨折分类法是以数码来表达骨折的诊断分类。根据 AO 骨折分类法将胫腓骨骨折如下分类。

A 简单骨折

A1 螺旋

1. 腓骨完整。

2. 在另一水平的腓骨骨折。

3. 在同一水平的腓骨骨折。

A2 斜形（≥30°）

1. 腓骨完整。

2. 在另一水平的腓骨骨折。

3. 在同一水平的腓骨骨折。

A3 横形（<30°）

1. 腓骨完整。

2. 在另一水平的腓骨骨折。

3. 在同一水平的腓骨骨折。

B 楔形骨折

B1 螺旋楔形

1. 腓骨完整。

2. 在另一水平的腓骨骨折。

3. 在同一水平的腓骨骨折。

B2 弯曲楔形

1. 腓骨完整。

2. 在另一水平的腓骨骨折。

3. 在同一水平的腓骨骨折。

B3 粉碎楔形

1. 腓骨完整。

2. 在另一水平的腓骨骨折。

3. 在同一水平的腓骨骨折。

C 复杂骨折

C1 螺旋形

1. 两块中间骨块。

2. 三块中间骨块。

3. 多于三块中间骨块。

C2 多段形

1. 一块中间骨块。

2. 一块中间骨块，另有楔形骨块。

3. 两块中间骨块。

C3 不规则形

1. 有二～三个中间骨块。

2. 有局限性爆裂（＜4cm）。

3. 有广泛性爆裂（≥4cm）。

【治疗】

（一）非手术治疗

1. 皮肤牵引

（1）适应证：患者全身情况不能耐受手术或整复，血糖控制不佳的糖尿病患者及小儿，皮肤必须完好。

（2）操作方法：将宽胶布条或乳胶海绵条粘贴在患肢皮肤上或利用四肢尼龙泡沫套，利用肌肉在骨骼上的附着点将牵引力传递到骨骼上，牵引重量不超过 5kg。皮肤有损伤、炎症及对胶布过敏者禁用。牵引期间应定时检查牵引的胶布粘贴情况，定期复查 X 线片，及时调整牵引重量和体位。一般牵引时间为 2 ～ 4 周。骨折端有纤维性连接后，更换为石膏固定，以免卧床时间太久，不利于功能锻炼。

2. 跟骨骨牵引

（1）适应证：不愿手术或皮肤条件不具备外固定支架，以及手术治疗的胫腓骨双骨折患者。

（2）操作方法：自内踝下端到足跟后下缘连线的中点，即为进针点。消毒皮肤，局部麻醉后，将牵引针从内侧进针点刺入到跟骨，一手持针保持水平位并与跟骨垂直，一手锤击针尾，将针穿过跟骨并从外侧皮肤穿出，敷料包扎，安装牵引弓、牵引锤，一般成人的牵引重量为 4 ～ 6kg。牵引期间密切观察患肢远端血循、感觉、运动情况，特别是软组织损伤严重者。定期复查 X 线片，及时调整牵引重量和体位。在牵引的同时可在局部加用小夹板固定，矫正骨折端的侧方移位，调整体位可纠正骨折的旋转移位，在持续骨牵引下，可纠正骨折成角畸形。

3. 手法整复外固定

（1）适应证：AO 分类 A 型骨折。

（2）操作方法：无移位的胫腓骨骨折和腓骨上 2/3 骨折，采用小夹板或石膏固定；有移位的横形或短斜形骨折，可采用拔伸牵引、反折、回旋、端提、捺正等手法予以复位，小夹板或石膏固定。石膏固定应超过膝关节与踝关节，通常在胫骨平台后外侧缘以及腓骨颈的部位容易造成腓总神经的压迫致伤，因此石膏固定的时候一定在此部位多垫一些石膏棉。固定期间应注意夹板和石膏的松紧度，并定时行 X 线检查，发现移位应随时进行夹板调整，或重新石膏固定，6 ～ 8 周可扶拐负重行走。

4. 手法整复经皮固定

（1）外固定支架

①适应证：有皮肤严重损伤的胫腓骨骨折，尤其适用于肢体有烧伤或脱套伤的创面处理。

②操作方法：目前外固定支架种类繁多，可单侧固定，也可双侧固定。外固定支架均为在骨折两端，将固定针垂直于胫骨固定于胫骨上，在体外通过支架将固定针锁定，从而稳定性骨折端。有发生针道感染的可能，尤其是患者出院后难以管理，针道感染的可能性增加。外固定支架固定相对欠可靠，有骨折延迟愈合以及不愈合的病例发生，要注意随访，防止固定装置松动。

（2）钳夹固定

①适应证：AO 分类 A1 及 A2 型骨折，局部皮肤完好。

②操作方法：患侧股神经、坐骨神经阻滞麻醉后，皮肤消毒，透视下手法复位胫骨骨折，定位钳夹两齿置入位置，小切口切开，置入钳夹两齿达胫骨骨折两端选定位置，夹紧并，小夹板或前后石膏托外固定。整复固定中，钳夹点的选定非常关键，应与骨折断面相垂直，从而起到拉力螺钉的作用。固定相对欠可靠，应加强术后管理，防止松动。

（二）手术治疗

1. 螺钉固定

（1）适应证：AO 分类 A1 及 A2 型骨折。

（2）操作方法：连续硬膜外麻醉，骨折端小腿前外侧手术入路，显露并复位骨折，以 1 ～ 2 枚螺钉垂直于骨折纵轴固定，术后加用石膏固定。长斜形骨折主要控制其滑移短缩固定，而螺旋形骨折主要是控制其外旋及短缩移位。螺钉必须通过骨折端的中心部，以起到折端加压作用。

2. 钢板固定

（1）适应证：所有类型骨折均可应用。

（2）操作方法：连续硬膜外麻醉，骨折端小腿前外侧或后内侧手术入路，显露并复位骨折，钢板螺钉固定，可以不用外固定。钢板位于胫骨外侧、胫前肌深面，软组织覆盖好，感染率低；钢板位于胫骨后内侧，可达到使骨折稳定的要求，也符合保护局部血运的原则，两者各有利弊。应用加压钢板，固定可靠，但可发生应力遮挡，拆除钢板后易发生再骨折。

3. 髓内钉固定

（1）适应证：距上、下关节面各 4cm 以上的各种类型胫骨干骨折。

（2）操作方法：用于固定胫骨骨折的髓内钉有多种，包括 Ender 髓内钉、矩形髓内钉、交锁髓内钉等，目前临床上应用较广泛的为交锁髓内钉。手术采用连续性硬膜外麻醉，胫骨结节向上纵切口，髌韧带内侧或纵行劈开髌韧带入路，显露胫骨结节上方骨质，开口、扩髓达髓腔，闭合或切开复位胫骨骨折，置入交锁髓内钉，定位后锁钉。术后不需外固定。髓内钉为中轴固定，固定效果牢靠，而且闭合穿针不剥离骨膜，破坏血运小，减少了应力遮挡，骨折愈合率高。儿童骨骺未闭，不能应用髓内钉。

（三）药物治疗

1. 中药治疗

（1）内服药：初期内服活血消肿止痛汤药，如活血灵；继服活血消肿接骨续筋中药，如三七接骨丸；后期内服壮元阳、益肝肾、强筋骨中药，如特制接骨丸。

（2）外用药：初期应用活血化瘀、舒筋止痛中药，如平乐展筋酊；骨折复位后外贴活血接骨止痛膏以消肿止痛、接骨续筋；后期加强功能锻炼的同时，外洗苏木煎以通经活络，必要亦可用海桐皮汤熏洗。

2. 西药治疗

术前 30 分钟给予预防性抗生素应用，抗生素应用一般不超过 3 天。如为开放性骨折或污染创口，则根据细菌培养及药敏结果，给予敏感抗生素应用，应用时间根据创口及血象情况而定。

（四）康复治疗

1. 功能锻炼

（1）抬高患肢，加强患肢股四头肌收缩，踝关节背伸、跖屈活动及足趾的伸和屈。

（2）根据患者全身情况及骨折固定情况，尽可能早地将患肢置于 CPM 机上行持续被动活动，恢复关节的活动度。

（3）患肢负重起始时间主要依据骨折固定后所获得稳定的程度。利用支具或小腿石膏夹板保护逐渐负重更为安全。部分负重可在 3 ～ 6 周开始，逐渐过渡到骨折愈合后，再完全负重。

2. 物理疗法

（1）电疗：具有增强肌力、镇痛和局部透热以加强循环等作用，目前常用的仪器有骨创伤治疗仪、KD- Ⅲ治疗仪等，效果显著。

（2）其他物理疗法：包括光疗、水疗、冷疗等，多结合有具体药物应用，需康复专业人员参与执行。

【疗效评定标准】

按 Johner-Wruhs 评定标准。

优：骨折愈合，膝踝关节活动正常并能对抗力量，步态正常，无疼痛，胫骨无成角畸形，短缩＜5mm，旋转＜5°，无感染、神经血管损伤等并发症。

良：骨折愈合，膝踝关节活动达正常的75%，对抗力量稍差，步态正常，偶有疼痛，胫骨成角畸形＜5°，短缩5～10mm，旋转5°～10°，无感染，可伴轻度神经、血管损伤等并发症。

中：骨折愈合，膝踝关节活动超过正常的50%，对抗力量明显受限，跛行步态，中度疼痛，胫骨成角畸形10°～20°，短缩10～20mm，旋转10°～20°，无感染，可伴中度神经、血管损伤等并发症。

差：骨折愈合延迟或骨不连，膝踝关节活动不足正常的50%，无对抗力量，明显跛行步态，疼痛明显，胫骨成角畸形＞20°，短缩＞20mm，旋转超过20°，可并发感染，伴重度神经、血管损伤等并发症。

第十四节　踝部骨折

因外力造成踝部骨质的连续性中断称"踝部骨折"，包括胫骨下端骨折、腓骨骨折、骨折合并韧带损伤。

【诊断依据】

（一）病史

踝部骨折患者均有明确的外伤史，如扭伤、撞伤、打击伤或挤压伤等。

（二）症状与体征

1. 伤后踝部疼痛，不能站立及行走。

2. 踝部明显肿胀，严重者可出现张力性水泡，可合并内翻、外翻畸形。

3. 压痛明显，可扪及骨擦感，踝关节功能丧失。

（三）辅助检查

X 线及 CT 检查可明确诊断及骨折类型，MRI 检查可明确韧带损伤的程度及部位。

【证候分类】

按 Lauge-Hansen 分类方法，踝部骨折可分为以下几型：

（一）旋前 - 外展型

Ⅰ度：内踝骨折或三角韧带断裂，均为撕脱性损伤，内踝骨折位于胫距关节水平以下，多为横断形。

　　Ⅱ度：Ⅰ度伴有下胫腓韧带损伤。在Ⅰ度损伤的基础上，若暴力继续作用，撕裂下胫腓前韧带或胫骨前结节撕脱骨折，造成下胫腓联合不全分离；或者撕裂下胫腓后韧带或后踝撕脱骨折。下胫腓前后韧带及骨间韧带完全断裂后出现下胫腓分离。

　　Ⅲ度：Ⅱ度伴有外踝骨折。暴力继续作用，外踝受到挤压在踝关节平面以上部位形成短斜形骨折或蝶形骨折，蝶形骨折块位于外侧。外踝骨折多在胫距关节平面上10cm处。

　　少见的旋前 – 外展型损伤为 Dupuytren 骨折脱位，腓骨高位骨折，胫骨下端腓骨切迹部位撕脱骨折，三角韧带断裂，同时伴下胫腓分离。

　　（二）旋前 – 外旋型

　　足部受伤时处于旋前位，三角韧带牵扯而紧张，当距骨在踝穴内受到外旋外力时，踝关节内侧结构首先损伤而丧失稳定性，距骨以外侧为轴向前外旋转移位。损伤共分为四度。

　　Ⅰ度：内踝骨折。表现为内踝骨折或三角韧带断裂，内踝骨折的骨折线呈斜形，在矢状面自前上斜至后下，于踝关节侧位 X 线片显示得更为清楚。与旋前 – 外展型Ⅰ度内踝撕脱骨折不同，后者内踝骨折为横形，且位于胫距关节水平间隙以下。

　　Ⅱ度：Ⅰ度伴下胫腓前韧带损伤。在Ⅰ度损伤的基础上暴力继续作用，失去三角韧带控制的距骨，在踝穴中向前摆动，外旋时首先撕脱下胫腓前韧带、骨间韧带，造成下胫腓联合的不全分离。或者撕脱胫骨下端腓骨切迹的前唇上韧带的附着处，称"Tillaux 骨折"。

　　Ⅲ度：Ⅱ度伴外踝上方骨折。在Ⅱ度损伤基础上，若暴力继续作用，旋转腓骨，造成高位腓骨螺旋形骨折，骨折线从前上方斜向后下方，骨折多数发生在外踝上方6～10cm 处，有的甚至达腓骨上 1/4 至腓骨颈，下胫腓也可发生完全分离，骨间膜损伤的范围可一直达到腓骨骨折水平，称之 Maisonneuve 骨折。

　　Ⅳ度：Ⅲ度损伤伴下胫腓后韧带损伤。在Ⅲ度损伤的基础上，暴力继续撕脱下胫腓后韧带，发生下胫腓分离，或下胫腓后韧带保持完整而形成后踝撕脱骨折，同样发生下胫腓分离，后踝骨折块多半超过胫骨下方关节面的 1/4。

　　（三）旋后 – 内收型

　　足受伤时处于旋后位，距骨在踝穴内受到强力内收（内翻）的外力，外踝受到牵拉，内踝受到挤压所造成的损伤，共分二度。

　　Ⅰ度：外踝撕脱性骨折或外侧韧带损伤。外力使距骨强力内收，发生外侧韧带撕脱，或外踝撕脱性骨折，骨折线在踝关节平面以下或外踝尖端，多为横断形骨折。

　　Ⅱ度：Ⅰ度伴内踝骨折。暴力继续作用，距骨推挤内踝发生垂直或斜形骨折，骨折位于踝关节内侧间隙与水平间隙交界处，即在踝穴的内上角，常合并踝穴内上角关节软骨下方骨质的压缩或软骨面的损伤。

（四）旋后－外旋型

足受伤时处于旋后位，距骨受到外旋外力，或小腿内旋距骨受到相对外旋的外力。距骨在踝穴内以内侧为轴向外后方旋转，冲击外踝向后移动，骨折分四度。

Ⅰ度：下胫腓前韧带损伤或胫骨前结节撕脱骨折。距骨以内侧为轴强力外旋，首先产生下胫腓前韧带损伤，或者胫骨前结节撕脱性骨折（Tillaux 骨折）。

Ⅱ度：Ⅰ度伴腓骨骨折。暴力继续作用，产生外踝斜形或螺旋形骨折，外踝骨折发生在下胫腓联合冠状面上，骨折线从胫距关节水平处向近端后方延伸，是一种移位不多的相对稳定性骨折。

Ⅲ度：Ⅱ度伴后踝骨折。在Ⅱ度损伤的基础上，暴力继续作用，可以发生下胫腓后韧带的损伤，或后踝撕脱骨折，骨折块向后外方移位。

Ⅳ度：Ⅲ度伴内踝骨折或三角韧带断裂。在Ⅲ度损伤基础上，由于距骨的旋转，增加了三角韧带所受的张力，发生内踝撕脱骨折或三角韧带断裂。

此型Ⅲ度、Ⅳ度骨折中可以合并下胫腓分离，由于外踝骨折位于下胫腓联合水平，骨折位置不高，故下胫腓分离的程度较旋前－外旋型为轻，常规 X 线片可不显现，而于外旋、外展应力下摄片时方可显现，这一点有别于旋前－外旋型Ⅲ度骨折。

（五）垂直压缩型

由高处坠下，足底落地，可以引起踝关节的纵向挤压骨折。在比较严重的情况下，胫骨下端包括关节面在内发生粉碎性骨折或 T 形、Y 形骨折，也可伴有腓骨骨折。另一种纵向挤压骨折是在踝关节急骤过度背伸或跖屈所引起，胫骨下关节面的前缘或后缘因受距骨体的冲击而骨折，骨折片有时很小。也可分为三度。

Ⅰ度：胫骨远端负重面骨折。可以是后踝骨折，也可以是胫骨前缘骨折，骨折线与胫距关节面垂直，若骨折块较大可伴有距骨向后或向前半脱位。

Ⅱ度：胫骨远端关节面粉碎性骨折，胫骨滑车面压缩，前后结节纵行劈裂，所有骨折块均互相嵌入。

Ⅲ度：胫骨远端"Y"形或"T"形骨折。踝关节垂直压缩后发生骨折，内外侧骨折块均发生分离，骨折线呈"Y"形或"T"形，踝穴增宽。

【治疗】

（一）非手术治疗

1. 手法整复固定

（1）适应证：适用于Ⅰ、Ⅱ度踝关节骨折。

（2）操作方法：根据骨折类型采用反向手法复位，骨折复位后可用超踝关节夹板、U 型石膏或石膏靴固定踝关节于背屈 90°中立位。石膏固定 1 ～ 2 周肿胀消退后应更换

1 次外固定，一般固定 4 ～ 6 周即可。

2. 经皮钢针撬拔复位固定

（1）适应证：主要用于不能手法整复的内踝、外踝和后踝骨折。

（2）操作方法：常规采用坐骨神经、股神经阻滞麻醉，皮肤消毒、铺巾。透视下后踝骨折选取合适进针点将钢针刺入撬动骨块复位，满意后再用钢针经皮固定，外踝骨折复位后于外踝尖处经皮穿入，顺腓骨髓腔顺行穿针，内踝骨折复位后于内踝尖处钢针经皮固定，术后用石膏托固定 4 ～ 6 周。

（二）手术治疗

1. 切开复位内固定

（1）适应证：适用于手法整复失败、折端有软组织嵌夹、胫骨前缘塌陷骨折、后踝骨折、开放性骨折和陈旧性骨折等，均可采用切开复位内固定。

（2）操作方法：一般采用坐骨神经、股神经阻滞麻醉。内踝骨折取踝关节内侧入路，显露折端后复位，可用松质骨螺钉、可吸收螺钉、记忆合金骑缝钉、钢针或张力带钢针钢丝内固定，外踝骨折采用踝关节外侧入路，显露折端后可用钢板、松质骨螺钉或张力带钢针钢丝内固定，后踝骨折可采用后内或后外侧切口，复位后用松质骨螺钉 2 ～ 3 枚固定；若有三角韧带损伤，则予修复；若有下胫腓韧带损伤，可用松质骨螺钉将外踝于胫距关节面上缘与胫骨固定，但 12 周后必须去除该钉。对于胫骨下端骨折，根据骨折类型可采用异形钢板内固定，如内侧钢板、前侧钢板、外侧钢板。原则上先整复固定后踝，再固定外踝，最后固定内踝。术后管型石膏固定 4 ～ 6 周。

2. 踝关节融合术

（1）适应证：适用于陈旧性踝关节骨折脱位超过 2 个月，或已发生创伤性关节炎者。

（2）操作方法：可选用胫骨前侧骨板下滑融合术，亦可采用经踝关节外侧腓骨内移融合术。

（三）药物治疗

1. 中药治疗

早期：瘀肿较甚、疼痛剧烈，可内服活血灵、复元活血汤，外敷消肿止痛膏。

中期：可内服三七接骨丸等促进骨折愈合药物。

后期：若行走疼痛、关节僵硬，可内服筋骨痛消丸，外用海桐皮汤熏洗。

2. 西药治疗　对于经皮穿针或手术切开复位者，可酌情应用抗生素 3 ～ 5 天。

（四）康复治疗

术后即可进行足踝部各关节的主动活动，6 周后可酌情逐渐部分负重锻炼，3 个月后可完全负重锻炼。

【疗效评定标准】

1. Baird–Jackson 踝关节评分系统（表 4-8）

表 4-8　Baird–Jackson 踝关节评分表

内容	得分
疼痛	
A. 无痛	15
B. 大运动量活动时轻度疼痛	12
C. 日常活动时疼痛	8
D. 负重时疼痛	4
E. 休息时疼痛	0
踝关节稳定性	
A. 无临床不稳定	15
B. 运动时不稳定	5
C. 日常活动时不稳定	0
行走能力	
A. 随意行走时无跛行或无痛	15
B. 随意行走时有轻度跛行或无痛	12
C. 行走能力中度受限	8
D. 仅能走短距离	4
E. 不能行走	0
跑步能力	
A. 能无痛随意跑步	10
B. 随意跑步时轻度疼痛	8
C. 跑步能力中度受限，轻度疼痛	6
D. 只能跑短距离	3
E. 不能跑步	0
工作能力	
A. 能从事一般职业	10
B. 能从事一般职业，但某些强劳动受限	8
C. 能从事一般职业，但某些受限	6
D. 部分残疾，只能选择工作	3
E. 不能工作	0
踝关节运动	
A. 无损伤踝的 $10°$ 以内	10
B. 无损伤踝的 $15°$ 以内	7
C. 无损伤踝的 $20°$ 以内	4
D. 小于无损伤踝 50% 或背屈 $< 5°$	0

续表

内容	得分
放射线结果	
A. 踝穴正常（内侧和关节上间隙正常，距骨无倾斜）	25
B. 关节边缘轻度创伤反应样改变，余同 A	15
C. 上关节间隙狭窄测量＜2mm，或距骨切线＞2mm	10
D. 上关节间隙中度狭窄，1～2mm 之间	5
E. 上关节间隙严重狭窄＜1mm，内侧间隙增宽严重创伤反应（软骨下骨硬化和骨赘形成）	0
最大得分	100

2. 评定标准

优：96～100 分。

良：91～95 分。

可：81～90 分。

差：0～80 分。

第十五节　跟骨骨折

跟骨因外伤（多由高处坠下）引起的骨骼连续性、完整性中断。

【诊断依据】

（一）病史

有明显高处坠落伤史。

（二）症状与体征

1. 足跟肿胀，足跟部剧烈疼痛，周围明显压痛、皮下瘀斑。

2. 严重者跟部增宽，内翻或外翻畸形，足弓减小或消失呈扁平足，不能负重站立及行走。

（三）辅助检查

摄侧轴位 X 线片、CT 扫描可以确诊。

【证候分类】

（一）不波及跟距关节的跟骨骨折

1. 跟骨结节纵形骨折。

2. 跟骨结节水平骨折，亦称"鸟嘴形"骨折。

3. 跟骨载距突骨折。

4. 跟骨前端骨折。

（二）波及跟距关节的跟骨骨折

1. X 线平片分类（Essex-lopresti）

（1）舌状骨折：跟骨水平骨折线偏低，后关节面与跟骨结节未分离。

（2）关节压缩型骨折：后关节面与跟骨结节分离。

2. CT 分型（Sanders） 冠状面 CT 扫描。在冠状面上选择跟骨后距关节面上选择跟骨后距关节面最宽处，从外向内将其分为三部分 A、B、C，分别代表骨折线位置。

Ⅰ型：所有无移位骨折。

Ⅱ型：二部分骨折，根据骨折位置在 A、B 或 C 又分为 Ⅱ$_A$、Ⅱ$_B$、Ⅱ$_C$ 骨折。

Ⅲ型：三部分骨折，根据骨折位置在 A、B 或 C 又分为 Ⅲ$_{AB}$、Ⅲ$_{BC}$、Ⅲ$_{AC}$ 骨折。典型骨折有一中央压缩骨块。

Ⅳ型：包括所有四部分骨折。骨折为严重粉碎，常常骨折块有四块以上。

【治疗】

（一）非手术治疗

1. 石膏固定

（1）适应证：任何类型的无移位跟骨骨折。

（2）操作方法：用短腿石膏靴固定。

2. 手法复位外固定

（1）适应证：有移位距跟关节外骨折。

①经皮钢针撬拨复位石膏外固定

Ⅰ适应证：移位的跟骨结节纵形、横形骨折。

Ⅱ操作方法：一般采用坐骨神经阻滞麻醉。常规皮肤消毒，透视下进行，先用复位钳夹持跟骨结节牵拉使骨折复位，再用钢针经皮固定跟骨骨折，而后石膏外固定。

②跟距反弹固定器固定

Ⅰ适应证：跟骨舌型骨折及占后关节面 1/2 以上的关节内压陷型骨折。

Ⅱ操作方法：采用坐骨神经阻滞麻醉，透视下进行，侧卧，患处在上，常规皮肤消毒，先用一根直径 3.5mm 的钢针，经皮从跟骨结节偏上进入跟骨内，达塌陷的跟骨后关节面最下（远）端。将塌陷的跟骨后关节撬起，与距骨关节对应满意后，再把撬拨的钢针打入跟骨前端。再从跟腱旁经皮向距骨内打入 1 根直径 3.5mm 的钢针。2 根钢针内套置外固定器。两针反向牵开，达最佳复位后锁紧外固定器，维持固定 6 周。

（二）手术治疗

1. 适应证 有明显移位的跟骨关节内骨折。

2. 操作方法 采用跟骨外侧 "L" 形切口，直达跟骨外侧壁，锐性分离。向上显露至距下关节，向前显露跟骰关节，注意保护腓肠皮神经和腓骨长、短肌腱。撬起塌陷的跟骨后关节面。对向上移位的骨折块宜先用复位钳进行复位并临时固定，在保持跟骨后关节面和 BÖhler 角恢复正常的情况下，选择型号合适的跟骨钢板内固定。

（三）药物治疗

1. 中药治疗　早期瘀肿较甚、疼痛剧烈，可内服活血灵、复元活血汤或活血舒肝汤合五苓散加减，外敷消肿止痛膏。中期可内服三七接骨丸等促进骨折愈合之剂。后期若行走疼痛、关节僵硬，可内服筋骨痛消丸等，外用海桐皮汤或舒筋汤等熏洗。

2. 西药治疗　根据病情对症用药，对于经皮撬拨复位和手术切开复位者，可酌情用抗生素 3 ～ 5 天。

（四）康复治疗

1. 功能锻炼　术后即可行足踝部各关节的主动活动；2 周肿消后，可扶拐足跟不负重下地活动；2 个月后可酌情逐渐负重活动；3 个月后可全负重活动。

2. 物理疗法　足底穴位按摩，也可用骨折治疗仪治疗。

【疗效评定标准】

1. 张铁良跟骨关节内骨折综合评分标准（表 4–9）

表 4–9　张铁良跟骨关节内骨折综合评分表

评价内容	得分
疼痛	
无痛	25
偶有疼痛	20
步行超过 1.5km 有痛胀感	10
明显疼痛，步行不能超过 0.5km	0
日常生活能力	
恢复伤前水平	10
绝大部分恢复	8
部分恢复	5
明显受限	0
走凹凸不平路	
无障碍	10
轻度障碍	8
中度障碍	5
不能	0
行走辅助	
不需要	5

评价内容	得分
鞋垫或矫形鞋	3
手杖	1
双拐	0
跟骨宽度	
2mm	10
2 ～ 4mm	5
＞ 4mm	0
跟骨后关节面塌陷	
无	10
＜ 2mm	5
＞ 2mm	0
Bohler 角	
≥ 30°	10
25°～ 29°	5
≤ 24°	0
踝关节活动范围	
50°～ 70°	10
25°～ 49°	5
0°～ 24°	0
跛行程度	
无	10
轻度	5
严重	0

2. 评定标准

优：86 ～ 100 分。

良：71 ～ 85 分。

可：51 ～ 70 分。

差：50 分以下。

第十六节　距骨骨折

距骨因外伤引起的骨骼连续性、完整性中断。

【诊断依据】

（一）病史

有明确的外伤史。

（二）症状与体征

1. 踝关节周围肿胀、疼痛，可出现张力性水疱。

2. 踝关节周围压痛，骨折错位严重时，踝部有畸形，功能活动严重障碍。

（三）辅助检查

X 线摄片、CT 扫描可以确诊。

【证候分类】

距骨骨折可分为头部、颈部、体部、后突部四种骨折，其中距骨颈骨折又分为四型。

Ⅰ型：距骨颈骨折，骨折线垂直，无移位。

Ⅱ型：距骨颈骨折，距骨体有移位，距跟关节脱位或半脱位，胫距关节正常。

Ⅲ型：距骨颈骨折，距骨体有移位，合并胫距关节及距跟关节脱位。

Ⅳ型：在Ⅲ型损伤的基础上，合并距舟关节脱位。

【治疗】

（一）非手术治疗

1. 适应证 适用于无移位距骨体骨折、距骨后突骨折、距骨头骨折、Ⅰ型距骨颈骨折及Ⅱ型距骨颈骨折移位较轻者。

2. 操作方法

Ⅰ型：无移位骨折，小腿石膏固定 8～12 周，拆除石膏 4～6 周内不可负重，以防发生无菌性坏死。

Ⅱ型：骨折移位较轻，可采用手法复位，踝足跖屈外翻位固定 6～8 周，再更换石膏固定于功能位，直至骨性愈合，一般固定时间 3～4 个月，不宜过早负重。无移位的距骨体骨折小腿石膏固定 6～8 周；距骨后突骨折小腿石膏固定 4～6 周；距骨头骨折小腿石膏固定 4～6 周。

（二）手术治疗

1. 适应证 适用于Ⅱ型距骨颈骨折手法复位失败者、Ⅲ型距骨颈骨折及距骨体粉碎骨折、开放性骨折。

2. 操作方法 采用连续硬脊膜外麻醉或神经阻滞麻醉，上止血带。取踝关节前侧切口，保护伸趾肌腱及足背动脉，显露踝关节及距骨体，必要时配合踝关节后侧切口，将距骨体脱位复位，骨折复位后用钢针或螺丝钉固定，石膏固定 3～4 个月。

（三）**药物治疗**

1. 中药治疗

早期：瘀肿较甚、疼痛剧烈，可内服活血灵、复元活血汤。

中期：可内服三七接骨丸等促进骨折愈合药物。

后期：若行走疼痛，关节僵硬者可内服筋骨痛消丸，外用海桐皮汤熏洗。

2. 西药治疗　对于经皮穿针或手术切开复位者，可酌情应用抗生素 3 ～ 5 天。

（四）**康复治疗**

术后即可进行足踝部各关节的主动活动。3 个月后去石膏摄片检查，根据距骨密度情况决定是否下床及是否需要继续石膏固定。石膏固定期应绝对避免负重。

【疗效评定标准】

Hawkins 疗效评价标准：

优：症状和体征完全消失，后跟及踝关节外形正常，踝关节功能正常。X 线片示骨折愈合良好，距骨体无坏死塌陷。

良：症状和体征基本消失，后跟有轻度外翻或内翻畸形，踝关节屈伸功能受限 < 10°，X 线片示骨折愈合良好，距骨体无明显坏死、塌陷，踝关节和距下关节有轻度关节炎表现。

可：足踝部偶有轻度疼痛，日常生活无明显受限，后跟有外翻或内翻畸形，踝关节屈伸活动受限 10°～ 30°，X 线片示骨折延迟愈合，距骨体部分坏死、塌陷，踝关节和距下关节有中度关节炎表现。

差：足踝部疼痛，日常生活受限，后跟和踝部有外翻或内翻畸形，踝关节屈伸功能明显受限 > 30°。X 线片示骨折不愈合，距骨体坏死、塌陷，踝关节和距下关节有重度关节炎表现。

第十七节　跗舟骨骨折

跗舟骨因外伤引起的骨骼连续性完整性中断。

【诊断依据】

（一）**病史**

有明确的外伤史。

（二）**症状与体征**

中足部肿胀疼痛、跛行，局部压痛，有时可触及骨擦音及移位骨块。

（三）辅助检查

X 线片、CT 扫描可以确诊。

【证候分类】

1. 舟状骨结节骨折。

2. 舟状骨背缘骨折。

3. 舟状骨横断骨折。

【治疗】

（一）舟骨结节骨折

1. 非手术治疗

（1）适应证：适用于无移位或轻微移位的舟骨结节骨折。舟状骨背侧缘撕脱骨折及无移位的舟状骨横断骨折。

（2）操作方法：小腿石膏固定患足于跖屈内收内翻位 6 ～ 8 周。

2. 手术治疗

（1）适应证：适用于移位较大及手法复位失败者。

（2）操作方法：采用连续硬脊膜外麻醉或神经阻滞麻醉，上止血带。取足内侧切口，显露骨折，将骨折复位后用钢针或螺丝钉固定，石膏固定 6 ～ 8 周。

（二）舟状骨背侧缘撕脱骨折

1. 非手术治疗

（1）适应证：适用于新鲜舟状骨背侧缘撕脱骨折。

（2）操作方法：小腿石膏固定患足中立位 6 ～ 8 周。

2. 手术治疗

（1）适应证：适用于陈旧性舟状骨背侧缘撕脱骨折持续疼痛者。

（2）操作方法：采用连续硬脊膜外麻醉或神经阻滞麻醉，上止血带。取足背侧切口，显露撕脱骨折片，将骨片切除。

（三）舟状骨横断骨折

1. 非手术治疗

（1）适应证：适用于无移位的舟状骨横断骨折。

（2）操作方法：小腿石膏固定患足中立位 6 ～ 8 周。

2. 手术治疗

（1）适应证：适用于移位较大的或损伤严重的骨折。

（2）操作方法：采用连续硬脊膜外麻醉或神经阻滞麻醉，上止血带。取足背侧切口，显露骨折，将骨折复位，用钢针或螺丝钉固定，损伤严重者可取髂骨植骨固定舟楔关节，术后石膏固定 3 个月。

（二）**药物治疗**

1. 中药治疗

早期：瘀肿较甚、疼痛剧烈，可内服活血灵、复元活血汤。

中期：可内服三七接骨丸等促进骨折愈合药物。

后期：若行走疼痛、关节僵硬，可内服筋骨痛消丸，外用海桐皮汤熏洗。

2. 西药治疗　对于手术切开复位者，可酌情应用抗生素 3 ～ 5 天。

（三）**康复治疗**

术后即可进行足踝部各关节的主动活动。2 个月后去石膏锻炼。

【疗效评定标准】

1. Maryland 足部功能评价系统（表 4–10）

表 4–10　Maryland 足部功能评价表

足部功能评价指标	分数
疼痛	45
功能	55
行走距离	10
稳定性	4
是否需支持器	4
是否跛行	4
鞋型	10
登梯	4
行走地面	4
足外观（esmesis）	10
关节活动	5
总计	100

2. 评分标准

优：90 ～ 100 分。

良：75 ～ 89 分。

可：50 ～ 74 分。

差：< 50 分。

第十八节　跖骨骨折

跖骨因外力引起的骨骼连续性完整性中断。

【诊断依据】

（一）病史

有明确外伤史。

（二）症状与体征

伤后前足肿痛、皮肤瘀斑、局部有压痛、骨擦音及骨异常活动，功能障碍。

（三）辅助检查

摄 X 线正斜位片可以确诊。

【治疗】

（一）非手术治疗

1. 适应证　适用于新鲜的跖骨骨折。

2. 操作方法　无移位骨折，小腿石膏固定 4 周左右。骨折移位可采取透视下手法复位、经皮穿针固定。采用坐骨神经、股神经阻滞麻醉，透视下用钢针顺跖骨远折端髓腔进针，从足底跖骨头处出针，将跖骨骨折复位后再顺行将钢针打入近端骨髓腔。石膏固定 4 周左右。

（二）手术治疗

1. 适应证　适用于手法整复失败、陈旧性骨折畸形愈合或开放性骨折。

2. 操作方法　采用连续硬脊膜外麻醉或神经阻滞麻醉，上止血带。取足背侧切口，显露骨折，将骨折复位，用钢针固定，术后石膏固定 6 周左右。

注意跖骨干骨折愈合慢，且有不愈合可能，小腿石膏固定 6 周，一般多可愈合，如果发生不愈合，可局部植骨。跖骨茎突撕脱小骨折块可发生不愈合，一般多无症状，无需特殊治疗。

（三）药物治疗

1. 中药治疗　早期瘀肿较甚、疼痛剧烈，可内服活血灵、复元活血汤。中期可内服三七接骨丸等促进骨折愈合药物。后期若行走疼痛、关节僵硬，可内服筋骨痛消丸，外用海桐皮汤熏洗。

2. 西药治疗　对于手术切开复位者，可酌情应用抗生素 3 ～ 5 天。

（四）康复治疗

术后即可进行足踝部各关节的主动活动。4 ～ 6 周后去石膏钢针锻炼。

【疗效评定标准】

根据中医常见病证诊疗常规。

优：局部无畸形，X 线示骨折解剖对位，或近解剖对位。

良：局部无畸形，X 线示骨折无向足底成角及背侧错位，正位对位在 2/3 以上。

可：局部轻度畸形，但不向足底成角及隆起，正位对位在 1/3 以上。

差：跖侧移位及向跖侧成角未纠正，或向侧方完全错位。

第十九节　髋关节前脱位

股骨头脱位后停留在髂坐连线（Nelaton 线）前方者，称"髋关节前脱位"。

【诊断依据】

（一）病史

多数是因强大的间接暴力所致。当髋关节处于过度外展外旋位时，股骨头在髋臼的前缘，膝部暴力由前向后，迫使股骨头突破前方关节囊，形成前脱位。少数情况下，也可在髋过度外展时，大转子后方遭受向前的暴力，造成前脱位。

（二）症状与体征

伤后髋部疼痛，患肢的畸形很明显，呈外展外旋屈曲位，下肢伸长，在腹股沟或闭孔前方可扪到股骨头，大转子处平坦，髋关节活动功能丧失。患髋前侧腹股沟处或会阴部肿胀、青紫瘀斑。若股骨头停留于耻骨上支水平，则易压迫股动脉，股静脉和股神经，出现下肢血液循环障碍及股神经支配区麻痹。强大暴力引起者亦可合并股骨干骨折，患侧大腿肿胀疼痛，可触及骨异常活动及骨擦感。临床髋关节前脱位的典型体征可能被掩盖。

（三）辅助检查

X 线检查：①闭孔部脱位，显示股骨头移位至闭孔前方，髋关节呈极度外展外旋位，小转子明显；②耻骨部脱位，显示股骨头移位至耻骨上支，股骨呈极度外旋，侧位片可显示股骨头位于髋臼前方；③髋臼前方脱位，股骨头与髋臼重叠，股骨外旋，小转子明显，股骨颈变短，髋关节间隙异常。

【鉴别诊断】

（一）髋关节后脱位

1. 患肢呈屈曲内收内旋畸形，患侧膝关节亦轻度屈曲，常置于健侧膝部上面。患肢长度较健侧缩短。

2. 患侧臀部膨隆，股骨大转子上移突出，在髂前上棘与坐骨结节连线后上方可触及股骨头。

3. 患肢不能主动活动，在做外展外旋动作时呈弹性固定。粘膝征阳性。

4. X线检查可见股骨头向后上方移位。

（二）髋关节中心性脱位

1. 患肢短缩，大转子内移（若股骨头位移不多者，则不明显）。

2. 若髋臼骨折形成血肿，患侧下腹部有压痛，肛门指检常在患侧有触痛和触到包块。

3. X线摄片可显示髋臼骨折与突出盆腔的股骨头。

【证候分类】

根据股骨头所处的位置分为：

（一）闭孔型

股骨头停留在闭孔前，压迫闭孔神经。此型多见。

（二）耻骨型

股骨头脱位后，位于前上方，达耻骨水平支，可压迫股动脉、静脉。此型少见。

【治疗】

（一）非手术治疗

1. 适应证　创伤性脱位，不合并有股动、静脉损伤及肢体血液循环障碍，身体条件好，无麻醉禁忌证，能耐受麻醉及整复刺激者可选择全麻、腰麻或硬膜外麻醉，进行手法正复。

2. 操作方法

（1）侧牵复位法：患者仰卧于木板床上，一助手以两手按压两髂前上棘处固定骨盆，另一助手以宽布带绕过大腿根部内侧，向外上方牵引；术者一手持患膝部，一手持踝部，沿着股骨的纵轴做持续牵引患肢，在牵引下做反复屈伸患髋并慢慢使伤肢内收内旋，感到患腿弹动，即可复位。

（2）反回旋法：与髋关节后脱位整复之回旋法相反，先将髋关节外展、外旋，然后再屈髋、屈膝，再内收、内旋，最后伸直下肢复位。

（3）屈髋拔伸法：与正复髋关节后脱位之屈髋拔伸法基本相同，在屈髋拔伸至90°时，术者在大腿根部向后外方按压，即可复位。

如果合并股骨干骨折，复位后按股骨干骨折治疗方法进行治疗。

复位后可行皮肤牵引，维持伤肢于屈髋、屈膝20°～40°，中立或稍内收位牵引3周左右，牵引重量3～5kg，严禁伤肢外展、外旋。

（二）手术治疗

1. 适应证　适用于手法整复失败或合并有股动、静脉损伤，肢体血液循环障碍者。

2. 操作方法　取平仰卧位，连续硬膜外麻醉，用 S-P 或改良 S-P 切口，清除关节内积血，复位股骨头。亦可术后行皮肤牵引同上述方法牵引固定。若合并股动、静脉损伤时，可同时探查并予修复。

如果合并并股骨干骨折，先行股骨干骨折髓内针或钢板内固定，再行髋关节脱位切开复位术。复位后用单髋人字石膏或皮肤牵引维持固定。

（三）药物治疗

1. 中药治疗

（1）内服药物

初期：可视病情予以通下逐瘀法、活血祛瘀法、消肿止痛法治疗，方用活血舒肝汤、血肿解、活血灵。

中期：活血理气、调理脾胃，必要时补气血、益肝肾、壮筋骨，方用加味益气丸、橘术四物汤、四物汤合六味地黄汤加减。

后期：补气血、益肝肾、壮筋骨、活血通经、温经通络，方用加味益气丸、养血止痛丸、补中益气汤、活血舒筋丸、补肾壮筋汤加减。

（2）外用药物：整复后可外用活血止痛药物；后期功能锻炼时则按摩舒筋，配合海桐皮汤熏洗。

2. 西药治疗　如手术治疗，术前半小时预防性应用抗菌药物，一般 3 天，如合并其他内科疾病，给予对症药物治疗。

（四）康复治疗

复位后即在牵引制动下行股四头肌及踝关节锻炼。2～3 周相对稳定后，可行小范围抬臀屈伸膝关节功能锻炼。解除固定后，可先在床上做屈髋、屈膝及内收、外展和内外旋锻炼；以后逐步扶双拐不负重锻炼，3～5 个月后再视病情逐步负重行走。对合并髋臼及股骨头骨折者，床上练习活动应提早，但负重锻炼要推迟 2～3 周。

【疗效评定标准】

按美国矫形外科研究院评价标准进行评价。

优：无疼痛，步态正常，关节至少为正常活动范围的 75%，X 线片无明显骨关节炎改变或轻度关节间隙狭窄及硬化。

良：轻微疼痛，步态正常，关节活动范围大于正常的 50%，X 线片显示关节面硬化，间隙狭窄，有骨赘形成。

可：中度疼痛或轻度跛行，关节活动范围小于正常的 50%，X 线片可见有明显的关节间隙狭窄，关节面硬化和骨赘形成；

差：显著疼痛，明显跛行，关节僵硬并伴有明显畸形，X 线片所见有明显骨关节炎改变。

第二十节　髋关节后脱位

股骨头脱位后停留在坐骨切迹以前的髂骨翼上或坐骨部位者，称"髋关节后脱位"。

【诊断依据】

（一）病史

多数是因强大的间接暴力所致。当髋关节处于屈曲 90°、过度内收、内旋位时，股骨颈前缘以髋臼前缘处为支点形成杠杆；股骨干继续内旋、内收时，股骨头因受杠杆作用而离开髋臼，造成后脱位。

（二）症状与体征

伤后髋部疼痛，功能完全丧失，不能行动。患侧腹股沟或会阴部肿胀、青紫瘀斑。患肢较健侧变短，呈典型的屈曲、内收、内旋和缩短畸形；大转子向后上移位达 Nelaton 线之上，患侧臀部隆起可扪及股骨头；粘膝征（＋）；伤肢呈弹性固定，被动活动时可出现疼痛和肌痉挛。合并股骨干骨折者，临床髋关节后脱位的典型体征可能被掩盖，可触及骨异常活动及骨擦感，并有成角及短缩畸形。

部分病例有坐骨神经损伤表现，大都为挫伤，2～3 个月后会自行恢复，神经损伤原因为股骨头压迫，持续受压使神经出现不可逆病理变化。

（三）辅助检查

X 线检查：股骨头位于髋臼的外后上方，关节间隙异常。应当观察有无合并髋臼骨折，必要时可行 CT 检查以明确髋臼有无骨折情况。

【鉴别诊断】

（一）髋关节前脱位

患肢呈典型的外展、外旋及轻度屈髋畸形，患肢较健侧变长；大转子处平坦，腹股沟中 1/3 或闭孔附近可扪及股骨头；伤肢呈弹性固定，被动活动时可出现疼痛和肌痉挛。X 线检查可见闭孔部脱位者股骨头移位至闭孔前方，髋关节呈极度外展、外旋，小转子明显；耻骨部脱位者股骨头移位至耻骨上支，股骨呈极度外旋，侧位片可显示股骨头位于髋臼前方；髋臼前方脱位，股骨头与髋臼重叠，股骨外旋，小转子明显，股骨颈变短，髋关节间隙异常。

（二）髋关节中心性脱位

患肢短缩，大转子内移（若股骨头位移不多者，则不明显）。若髋臼骨折形成血肿，患侧下腹部有压痛，肛门指检患侧常有触痛并可触到包块。X线摄片可显示髋臼骨折与突出盆腔的股骨头。

【证候分类】

根据股骨头脱位后的部位，分为髂骨型和坐骨型。股骨头脱向髋臼后上方者为髂骨型，比较多见；脱向髋臼后下者为坐骨型，较少见。

【治疗】

（一）非手术治疗

1. 适应证　属创伤性脱位，不合并有股动、静脉损伤肢体血液循环障碍，身体条件好，无麻醉禁忌证，能耐受麻醉及整复刺激者。可选择全麻、腰麻或硬膜外麻醉进行手法正复。

2. 操作方法

（1）屈髋拔伸法：患者仰卧，助手用两手按压髂嵴固定骨盆。术者面向患者，骑跨于屈髋屈膝各90°的患肢上，用双前臂、肘窝部扣在患肢腘窝部，逐渐拔伸，使股骨头接近关节囊破裂口，在向上牵拉的同时略将伤肢旋转，促使股骨头滑入髋臼，感到入臼声后，再将伤肢伸直。

（2）回旋法：患者仰卧，助手用两手按压双侧髂嵴固定骨盆，术者立于患侧，一手握住患肢踝部，另一手以肘窝提托其腘窝部，在向上提拉的基础上将大腿内收、内旋，髋关节极度屈曲，使膝部贴近腹壁，然后将患肢外展、外旋、伸直。在此过程中，闻及髋部有响声时即复位成功。此法的屈曲、外展、外旋、伸直是一连续动作，形状恰似一个问号"？"或反问号，故亦称"划问号复位法"。

（3）拔伸足蹬法：患者仰卧，术者两手握患肢踝部，用一足外缘抵于坐骨结节及腹股沟内侧（左髋脱位用左足，右髋脱位用右足），手拉足蹬，身体后仰，协同用力，两手可略将患肢旋转，即可复位。

复位后可行皮肤牵引固定，维持髋部于轻度外展中立位3～4周，牵引重量3～5kg。

（二）手术治疗

1. 适应证　急性单纯性后脱位需行手术切开复位者较为少见，一般情况下只要麻醉满意，复位手法正确，均可手法复位。当髋关节后脱位合并有髋臼骨折或软组织嵌入影响复位，手法复位失败，或伴有骨盆耻骨体骨折或耻骨联合分离股骨头复位困难者；合并坐骨神经损伤，需同时探查坐骨神经者，均需手术治疗。

2. 操作方法　单纯后脱位可选用髋关节前外侧切口，伴有坐骨神经损伤或髋臼后缘骨折需一并处理者，采取髋后侧切口。

（三）药物治疗

1. 中药治疗

（1）内服药

初期：可视病情予以通下逐瘀法、活血祛瘀法、消肿止痛法治疗，方用活血舒肝汤、血肿解、活血灵。

中期：活血理气、调理脾胃，必要时补气血、益肝肾、壮筋骨，方用加味益气丸、橘术四物汤、四物汤合六味地黄汤加减。

后期：补气血、益肝肾、壮筋骨、活血通经、温经通络，方用加味益气丸、养血止痛丸、补中益气汤、活血舒筋丸、补肾壮筋汤加减。

（2）外用药：整复后可外用活血止痛药物；后期功能锻炼时则按摩舒筋，配合海桐皮汤熏洗。

2. 西药治疗　如手术治疗，术前半小时预防性应用抗菌药物，一般 3 天；如合并其他内科疾病给予对症药物治疗。

（四）康复治疗

复位后即在牵引制动下行股四头肌及踝关节锻炼。2～3 周相对稳定后，可行小范围抬臀、屈伸膝关节功能锻炼。解除固定后，可先在床上做屈髋、屈膝及内收、外展和内外旋锻炼；以后逐步扶双拐不负重锻炼，3～5 个月后再视病情逐步负重行走。对合并髋臼及股骨头骨折者，床上练习活动应提早，但负重锻炼要推迟 2～3 周。

【疗效评定标准】

按美国矫形外科研究院评价标准。

优：无疼痛，步态正常，关节至少为正常活动范围的 75%，X 线片无明显骨关节炎改变或轻度关节间隙狭窄及硬化。

良：轻微疼痛，步态正常，关节活动范围大于正常的 50%，X 线片显示关节面硬化，间隙狭窄，有骨赘形成。

可：中度疼痛或轻度跛行，关节活动范围小于正常的 50%，X 线片可见有明显的关节间隙狭窄，关节面硬化和骨赘形成。

差：显著疼痛，明显跛行，关节僵硬并伴有明显畸形，X 线片所见有明显骨关节炎改变。

第二十一节　髋关节中心性脱位

股骨头连同臼底骨折片一并向盆腔内脱出者，称"髋关节中心性脱位"。本病又分为骨盆骨折脱位型和臼底骨折脱位型，前者较后者多见。

【诊断依据】

（一）病史

多因传达暴力所致。当骨盆受到挤压而发生骨盆骨折时，骨折线通过臼底，股骨头连同骨折片一同向盆内移位；或当髋关节处于轻度外展屈曲位时，暴力从大粗隆外侧或沿股骨纵轴方向，使股骨头向髋臼底冲击，而引起臼底骨折，股骨头连同臼底骨片一起突向盆内，形成髋关节中心性脱位。

（二）症状与体征

伤后患髋疼痛剧烈，肿胀不明显。可有骨盆骨折症状，还有腹胀、下肢痛、二便不利等症状。

髋关节屈伸、旋转等功能丧失；移位明显的脱位肢体明显缩短，内旋或外旋畸形；股骨大粗隆较健侧平坦或轻度内陷，阔筋膜张肌及髂颈束松弛，大腿纵轴叩击痛（+）。有骨盆骨折时，骨盆挤压与分离试验（+）。

（三）辅助检查

1. X 线检查　是诊断髋臼骨折中心性脱位的主要依据。在骨盆及损伤髋关节的标准前后位片上，应注意五条线的改变。

（1）髂耻线：为前柱的内缘线，如该线中断或错位，表示前柱骨折。

（2）髂坐线：为后柱的后外缘线，如该线中断或错位，表示后柱骨折。

（3）后唇线：在平片上位于最外侧，为臼后缘的游离缘形成，如该线中断或大部分缺如，提示后唇或后缘骨折。

（4）前唇线：位于前唇线的内侧，为臼前缘的游离缘形成，如该线中断或大部分缺如，提示前唇或前缘骨折。

（5）臼顶线和臼内壁线：为臼顶和臼底形成，如该线中断，表示臼顶骨折；如臼顶线和后唇线均破坏，表示后壁骨折；如臼顶线和前唇线均破坏，表示前壁骨折；如臼底线中断，则表示臼中心骨折。正位片显示髋臼底骨折，股骨头随骨折片向盆内突入。严重的可显示股骨头从髋臼底骨折的断端中突进盆内，且被断处卡住。必要时可拍骨盆斜位 45°片，能显示骨盆前柱骨折的情况。

2. CT 检查　可显示髋臼底与股骨头脱位之间的关系，以及显示髋臼关节面骨折片大小与移位程度，而且对于非手术治疗后，骨折块能否真正复位，能够提供准确影像。

【鉴别诊断】

（一）髋关节前脱位

患肢呈外旋、外展及轻度屈曲畸形；患肢长度较健侧长；在腹股沟处可触及股骨头；患肢不能自主活动，在做内收、内旋动作时呈弹性固定；粘膝征（+）。X 线检查可见股骨头向前下方移位。

（二）髋关节后脱位

患肢呈屈曲内收内旋畸形，患侧膝关节亦轻度屈曲，常置于健侧膝部上面；患肢长度较健侧缩短；患侧臀部膨隆，股骨大转子上移突出，在髂前上棘与坐骨结节连线后上方可触及股骨头；患肢不能主动活动在做外展外旋动作时呈弹性固定。粘膝征（＋）。X线检查可见股骨头向后上方移位。

【证候分类】

脱位程度可分为三度：

Ⅰ度脱位：股骨头向中心轻微脱位，头顶部仍在臼顶负重区之下，不论复位与否，髋关节功能可基本保持；

Ⅱ度脱位：股骨头突入骨盆内壁。头顶部离开臼顶负重区，正在内壁与臼顶之间的骨折线内，如不复位，髋关节功能将受到严重破坏；

Ⅲ度脱位：股骨头大部或全部突入骨盆壁之内，如不复位，则髋关节功能完全丧失。

【治疗】

（一）非手术治疗

1. 手法整复牵引固定

（1）适应证　适用于Ⅰ度脱位。属创伤性脱位，身体条件好，无麻醉禁忌证，能耐受麻醉及整复刺激者；可选择全麻、腰麻或硬膜外麻醉，进行手法正复。

（2）操作方法　患者仰卧，一助手握足踝保持足中立位，髋关节外展约30°，拔伸旋转约5分钟，另一助手把持腋窝反向牵引；术者立于患侧，先用宽布带绕过患侧大腿根部，一手推骨盆向健侧，另一手抓住绕过大腿根部之布带向外拔拉，使内陷之股骨头拉出复位。复位后用股骨髁上牵引，维持肢体屈髋、屈膝15°～20°、外展30°～40°，足部旋中位牵引，牵引重量5～7kg，牵引8～10周。

2. 牵引整复固定

（1）适应证　适用于Ⅱ度、Ⅲ度移位较重的脱位。属创伤性脱位，身体条件好，无麻醉禁忌证，能耐受麻醉及整复刺激者；可选择全麻、腰麻或硬膜外麻醉，进行手法正复。

（2）操作方法　先行股骨髁上牵引，牵引量为体重的1/5～1/7，将其拉出来维持牵引固定。若不能拉出，则可在股骨大粗隆处沿股骨颈钻入一尾部带环的螺钉，或在大粗隆下由前内向后外再打一骨圆针，然后行侧向牵引，侧向牵引重量为体重的1/10～1/12，两者合力将其拉出复位。复位后可减侧方牵引至5kg，髁上牵引为

6 ～ 8kg。维持牵引 8 ～ 12 周。

（二）手术治疗

1. 适应证　适用于Ⅱ度、Ⅲ度脱位并髋臼骨折，施行上述方法不能复位者。经行髁上牵引后，根据骨折脱位情况，选择恰当的治疗。

2. 操作方法

（1）前柱或 / 和前壁骨折切开复位内固定：仰卧位，连续硬脊膜外麻醉，通过髂腹股沟手术入路进入，抵达折端后，将患肢向下外方牵引，骨折复位后用松质骨螺钉或钢板内固定。术后维持髁上牵引同上，一般牵引 8 周。

（2）后柱或 / 和后壁骨折切开复位内固定：侧俯卧位，内旋硬膜外麻醉，通过K-L 入路进入，抵达关节后切开关节囊，使各骨折复位，用螺钉内固定，必要时配合预塑形钢板内固定。术后处理同上。

（3）髋臼横形、T 形或 Y 形骨折切开复位内固定：取侧卧位，连续硬膜外麻醉，视骨折移位情况，取髂腹股沟入路、K-L 入路、联合入路或外侧扩大的髂股手术入路（主要以骨折移位大，边缘不整处进入），达骨折端后，整复骨折，行螺钉、塑形钢板内固定。术后处理同前。

（4）臼顶粉碎性骨折切开复位内固定：平仰卧位，连续硬膜外麻醉，取髋关节前侧入路，自髂骨骨折处整复骨折，使髋臼内关节面平整，自髂骨合适处，用螺丝钉或塑形钢板固定。术后处理同前。

（三）药物治疗

1. 中药治疗

（1）内服药物

①初期：可视病情予通下逐瘀法、活血祛瘀法、消肿止痛法治疗，方用活血舒肝汤、血肿解、活血灵。

②中期：予活血理气、调理脾胃，必要时则予补气血、益肝肾、壮筋骨治疗，方用加味益气丸、橘术四物汤、四物汤合六味地黄汤加减。

③后期：予补气血、益肝肾、壮筋骨、活血通经、温经通络之法治疗方用加味益气丸、养血止痛丸、补中益气汤、补肾壮筋汤、活血舒筋丸加减。

（2）外用药：整复后可外用活血止痛药物；后期功能锻炼时则按摩舒筋，配合海桐皮汤熏洗。

2. 西药治疗　如手术治疗，术前半小时预防性应用抗菌药物，一般 3 天，如合并其他内科疾病给予对症药物治疗。

（四）康复治疗

复位后即在牵引制动下行股四头肌及踝关节锻炼。2 ～ 3 周相对稳定后，可行小范围抬臀、屈伸膝关节功能锻炼。解除固定后，可先在床上做屈髋、屈膝及内收、外展和内外旋锻炼；以后逐步扶双拐不负重锻炼，3～5 个月后再视病情逐步负重行走。对合并髋臼及股骨头骨折者，床上练习活动应提早，但负重锻炼要推迟 2～3 周。

【疗效评定标准】

按美国矫形外科研究院评价标准进行评定。

优：无疼痛，步态正常，关节至少为正常活动范围的 75%，X 线片无明显骨关节炎改变或轻度关节间隙狭窄及硬化。

良：轻微疼痛，步态正常，关节活动范围大于正常的 50%，X 线片显示关节面硬化，间隙狭窄，有骨赘形成。

可：中度疼痛或轻度跛行，关节活动范围小于正常的 50%，X 线片可见有明显的关节间隙狭窄，关节面硬化和骨赘形成。

差：显著疼痛，明显跛行，关节僵硬并伴有明显畸形，X 线片所见有明显骨关节炎改变，股骨头向髋臼中心明显脱位。

第二十二节　髋关节脱位合并骨折

股骨头脱位失去正常头臼关系合并髋臼或股骨头骨折，称"髋关节脱位合并骨折"。主要指髋关节后脱位合并髋臼或股骨头骨折。

【诊断依据】

（一）病史

多数因强大的间接暴力所致。当髋关节屈曲 90°位，过度内收并内旋的股骨干使股骨颈前缘与髋臼前缘处成为支点形成杠杆，当股骨干继续内旋并内收时，股骨头因杠杆作用而离开髋臼，造成后脱位；或髋关节屈曲 90°，外力作用于膝部沿股骨干方向向后，或外力作用于骨盆由后向前，使股骨头向后脱位，因股骨头与髋臼直接撞击，造成髋臼后缘或股骨头骨折。

（二）症状与体征

同"髋关节后脱位"。伤后髋部疼痛，髋关节功能完全丧失，不能行动。患髋腹股沟处或会阴部肿胀，可有青紫瘀斑。

患肢呈典型的屈曲、内收、内旋和缩短畸形，通常患肢较健侧变短；大粗隆向后上移位达 Nelaton 线之上，患侧臀部隆起可扪及股骨头；粘膝征（＋）；伤肢呈弹性固定，被动活动时可出现疼痛和肌痉挛。

（三）辅助检查

X 线检查：正侧位片可见股骨头位于髋臼的外上方，并可见髋臼周围有小块髋臼或股骨头骨折块。进一步做 CT 检查可了解骨折的部位、骨折块的大小及移动程度。

【证候分类】

临床多采用 Stewart 分类法。

Ⅰ型：单纯股骨头脱位，或合并髋臼极小的骨折片。

Ⅱ型：股骨头脱位，合并髋臼大的骨折片，但关节尚稳定。

Ⅲ型：股骨头脱位，合并髋臼广泛粉碎骨折，关节极不稳定。

Ⅳ型：股骨头脱位，合并股骨头或股骨颈骨折。

【治疗】

（一）非手术治疗

临床上治疗髋关节脱位合并骨折应即刻整复脱位，后处理骨折。

1. 适应证 属创伤性脱位，不合并有股动、静脉损伤而致肢体血液循环障碍，身体条件好，无麻醉禁忌证，能耐受麻醉及整复刺激者；可选择全麻、腰麻或硬膜外麻醉，进行手法正复。

2. 操作方法 应用 Allis 复位法及 Stimson 复位法复位。

（1）Allis 复位法：患者仰卧于低检查台或地上，术者立于患侧，一助手用两手固定骨盆向下按牢，术者一手握住患肢踝部，另一前臂置于患肢腘窝处，徐徐将患髋和膝皆屈曲至 90°，以放松髂股韧带和髋部肌肉。用置于患肢腘窝处的前臂沿股骨干长轴方向用力向上牵引，同时握踝的手下压患者小腿，以保持膝关节处于 90°屈曲位，并增强杠杆力量。用力牵引的同时，向内、外旋转股骨，此时多可感到复位之弹响，然后伸直患肢，畸形消失，即已复位。合并之髋臼小骨折块多随髋关节的复位而复位，若股骨头骨折块不能复位，则需要手术切开复位。

（2）Stimson 复位法：实际上与前法的机制相同。令患者俯卧于检查台上，患髋及下肢悬空，髋及膝关节各屈曲 90°，一助手固定骨盆，术者一手握住患者足踝部，以保持膝关节屈曲 90°，用自己的膝置于患者的小腿近端，用力沿股骨干长轴向下跪压或用手下压小腿近端，即可复位。合并之髋臼小骨折块多随髋关节的复位而复位，若股骨头骨折块不能复位，则需要手术切开复位。

复位满意后可行皮肤牵引固定于轻度外展位置 3～4 周。牵引重量 3～5kg。

（二）手术治疗

1. 适应证 手法整复失败或合并有坐骨神经损伤。合并髋臼骨折应先复位后固定，合并股骨头骨折应先固定后复位。

2. 操作方法

（1）髋臼后缘骨折Ⅰ型：骨折片很小、闭合复位良好者，术后维持胫骨结节骨牵引，术后牵引固定时间延长至 4 ～ 6 周。

Ⅱ～Ⅲ型：折片较大、复位不良者，应采用髋关节后切口，将骨折面复位，用可吸收螺钉或重建钢板固定，小骨折应予切除。

（2）Ⅳ型：股骨头骨折复位不良者，应视股骨头脱位于关节腔后方或前方采用合适手术入路，尽量将股骨头复位，较大骨块用可吸收螺钉固定，切除部分软骨，使钉帽略低于关节软骨面，小片应予切除。

（3）髋关节后脱位并坐骨神经损伤时，一般情况下，当脱位整复后，坐骨神经麻痹可逐渐得到缓解。若 3 个月后坐骨神经症状不见缓解，可能坐骨神经有原发损伤、粘连、瘢痕压迫或骨折片压迫，可行手术治疗，切除瘢痕，松解粘连，摘除骨折碎片，使坐骨神经麻痹因素得以解除。

（三）**药物治疗**

1. 内服药

初期：可视病情予通下逐瘀法、活血祛瘀法、消肿止痛法治疗，方用活血舒肝汤、血肿解、活血灵。

中期：予活血理气、调理脾胃，必要时则予补气血、益肝肾、壮筋骨治疗，方用加味益气丸、橘术四物汤、四物汤合六味地黄汤加减。

后期：予补气血、益肝肾、壮筋骨、活血通经、温经通络之法治疗，方用加味益气丸、养血止痛丸、补中益气汤、补肾壮筋汤、活血舒筋丸加减。

2. 外用药　整复后可外用活血止痛药物；后期功能锻炼时则按摩舒筋，配合海桐皮汤熏洗。

（四）**康复治疗**

同"髋关节后脱位"，但术后牵引固定时间应延长至 4 ～ 6 周。

复位后即在牵引制动下行股四头肌及踝关节锻炼。2 ～ 3 周相对稳定后，可行小范围抬臀、屈伸膝关节功能锻炼。解除固定后，可先在床上做屈髋、屈膝及内收、外展和内外旋锻炼；以后逐步扶双拐不负重锻炼，3 ～ 5 个月后再视病情逐步负重行走。对合并髋臼及股骨头骨折者，床上练习活动应提早，但负重锻炼要推迟。

【疗效评定标准】

按美国矫形外科研究院评价标准进行评定。

优：无疼痛，步态正常，关节至少为正常活动范围的 75%，X 线片无明显骨关节炎改变或轻度关节间隙狭窄及硬化。

良：轻微疼痛，步态正常，关节活动范围大于正常的 50%，X 线片显示关节面硬化，间隙狭窄，有骨赘形成。

可：中度疼痛或轻度跛行，关节活动范围小于正常的 50%，X 线片可见有明显的关节间隙狭窄，关节面硬化和骨赘形成。

差：显著疼痛，明显跛行，关节僵硬并伴有明显畸形，X 线片所见有明显骨关节炎改变。

第二十三节　陈旧性髋关节脱位

陈旧性髋关节脱位是指髋关节脱位已超过 3 周仍未复位者。以后脱位为最多，陈旧性髋关节前脱位鲜见。

【诊断依据】

（一）病史

有髋部外伤史，确认有创伤性关节脱位且未经正确治疗者。陈旧性髋关节脱位中以后脱位最多，多因新鲜创伤性后脱位未治或失治转变而来。

（二）症状与体征（髋关节后脱位）

髋部轻微疼痛，稍能活动或扶拐跛行；髋部肿胀不明显，双下肢不等长，或见肌肉萎缩。髋关节表现为屈曲、内收、内旋畸形；大转子向后上移位，在臀部可触到隆起的股骨头；髋关节活动范围减少，尤其外展、外旋、后伸均明显受限。腰椎前突增大及骨盆倾斜，患肢短缩，行走时足尖着地，步态摇摆，极易疲劳。

（三）辅助检查

1. X 线检查　可明确诊断，并能了解有无骨折、关节周围钙化、骨质增生、骨质疏松等。

2. CT 检查　除可见髋关节脱位征象外，在股骨头周围及髋臼上方软组织中可能有数量不等的骨组织影，亦可能出现股骨头坏死征象。

【鉴别诊断】

习惯性髋关节脱位：发病年龄多为 8 岁以下儿童，大多有急性创伤性髋关节脱位病史，临床表现与急性创伤性髋关节脱位相同。急性脱位复位后髋关节造影可见大的关节囊缺损，如不加以修复，往往预示着容易发生习惯性脱位。

【证候分类】

与髋关节后脱位相同，根据股骨头脱位后的部位，分为髂骨型和坐骨型。股骨头脱向髋臼后上方者为髂骨型，比较多见；脱向髋臼后下者为坐骨型，较少见。

【治疗】

（一）非手术治疗

1. 适应证　陈旧性髋关节脱位手法整复应严格选择适应证，主要条件为：身体条件好，无麻醉禁忌证，能耐受麻醉及整复刺激；创伤性脱位，时间在 2 ~ 3 个月以内；肌肉、韧带挛缩较轻，关节轮廓尚清晰；关节被动活动时，股骨头尚能活动者。X 线示骨质疏松与脱钙不明显，不合并骨折、关节周围钙化与增生不明显者。在进行手法复位前，先用大重量股骨髁上骨牵引 1 ~ 2 周，重量加至 6 ~ 10kg。由原来的内收、内旋和屈曲位逐渐改变至伸直、外展位，床边拍片观察被牵拉的股骨头位置接近髋臼水平或更低，即可在麻醉下进行手法复位。整复前助手固定骨盆，术者持膝踝顺畸形姿势，缓慢柔和地做髋及膝关节屈、伸、内收、外展和内、外旋转运动，范围由小而大，力量从轻至重，充分松解粘连。

2. 操作方法

（1）侧卧提牵摇摆法：患者侧卧，一助手持膝关节，使髋关节屈曲 90°，向前提拉，并徐缓地做髋关节伸屈、摇摆活动，另一助手用宽布带绕过大腿根部，向后反牵引，术者一手推扳髂前上棘向后，另一手推按脱出的股骨头向前，反复操作，直至股骨头滑入髋臼。

（2）旋转复位法：患者仰卧，一助手固定骨盆，术者立于患侧，一手持膝部，另一手持踝部，先顺畸形姿势徐徐屈曲髋及膝关节，直到大腿接近腹壁，再外展外旋，当膝关节和床面成角约 40°时，在保持外展、外旋情况下将患肢逐渐拉直，当快要伸直时，髋部出现响声，患肢抵抗感消失，表明已经复位。在复位过程中，也可让另一助手用手掌部向前下方推股骨大转子，以帮助股骨头还纳进入髋臼内。

术后采用皮牵引，体位依髋关节脱位方向而定，一般维持 4 周，并且每日推挤患侧大转子数次，使髋臼内增生组织被挤压研磨，头臼逐渐吻合。

（二）手术治疗

1. 切开复位内固定

（1）适应证：主要适用于手法整复失败和不宜手法整复的骨折脱位，一般按脱位方向采取相应入路进行复位固定。

（2）操作方法：多采用髋关节后侧入路，切开皮肤、皮下筋膜，分开臀大肌部分纤维，注意保护坐骨神经及臀上神经、血管。切断外旋肌群，关节囊多已破裂，可见解剖层次紊乱，股骨头周围广泛粘连，髋臼内瘢痕机化，钙化组织块较多。彻底切除臼内及关节周围的瘢痕织织、完全松解股骨头的粘连是创造复位要求的最根本条件。如股骨头及髋臼内关节面比较完好，可在牵引下进行复位；如复位后股骨头在髋臼内不太稳定，可用 1 枚克氏针贯穿股骨头与髋臼做临时固定 2 ~ 3 周。如股骨头上移至髋臼缘以上太高，术中不能复位时，可清除髋臼内增生组织后暂做切口闭合，术后继续骨牵引，采用逐渐复位或再次手术。如术中观察关节面严重破坏及剥脱者可改做其他手术。术前牵引是复位成功的基础，术中彻底切除瘢痕组织是复位成功的关键。

2. 关节融合术

（1）适应证：年轻、男性、体力劳动者，股骨头与髋臼软骨面变性或剥脱者。

（2）操作方法：①髋关节内、外融合术。②并用金属内固定的髋关节融合术。③带肌蒂骨瓣髋关节融合术。④并用截骨的髋关节融合术。

3. 全髋人工关节置换术

（1）适应证：陈旧性髋关节脱位合并股骨头或股骨颈骨折者。

（2）手术方法：辨别真性髋臼和脱位股骨头的位置，切除关节囊以及囊内所有的纤维瘢痕组织，切除股骨头，清除髋臼内圆韧带和瘢痕组织，磨锉髋臼，置入髋臼假体，髓腔扩髓器锉磨扩大股骨髓腔至合适大小，置入股骨假体。应注意头臼假体压应力不可过高，否则将造成术后假体的脱位和加速假体的磨损、松动，而且勉强复位会增加血管、神经牵拉损伤等并发症。陈旧性髋关节脱位伴股骨颈骨折患者，术前髋关节周围肌肉组织肌力不平衡，术后应防止髋关节再脱位。

（三）药物治疗

1. 中药治疗

（1）内服药物

①初期：可视病情予通下逐瘀法、活血祛瘀法、消肿止痛法治疗，方用活血舒肝汤、血肿解、活血灵。

②中期：予活血理气、调理脾胃，必要时则予补气血、益肝肾、壮筋骨治疗，方用加味益气丸、橘术四物汤、四物汤合六味地黄汤加减。

③后期：予补气血、益肝肾、壮筋骨、活血通经、温经通络之法治疗，方用加味益气丸、养血止痛丸、补中益气汤、补肾壮筋汤、活血舒筋丸加减。

（2）外用药

整复后可外用活血止痛药物；后期功能锻炼时则按摩舒筋，配合海桐皮汤熏洗。

2. 西药治疗　如手术治疗，术前半小时预防性应用抗菌药物，一般3天，如合并其他内科疾病给予对症药物治疗。

（四）康复治疗

复位后即在牵引制动下行股四头肌及踝关节锻炼。2～3周相对稳定后，可行小范围抬臀、屈伸膝关节功能锻炼。解除固定后，可先在床上做屈髋、屈膝及内收、外展和内外旋锻炼；以后逐步扶双拐不负重锻炼，3～5个月后再视病情逐步负重行走。对合并髋臼及股骨头骨折者，床上练习活动应提早，但负重锻炼要推迟2～3周。

【疗效评定标准】

按美国矫形外科研究院评价标准进行评定。

优：无疼痛，步态正常，关节至少为正常活动范围的75%，X线片无明显骨关节炎改变或轻度关节间隙狭窄及硬化。

良：轻微疼痛，步态正常，关节活动范围大于正常的50%，X线片显示关节面硬化，间隙狭窄，有骨赘形成。

可：中度疼痛或轻度跛行，关节活动范围小于正常的50%，X线片可见有明显的关节间隙狭窄，关节面硬化和骨赘形成。

差：显著疼痛，明显跛行，关节僵硬并伴有明显畸形，X线片所见有明显骨关节炎改变。

第二十四节 膝关节脱位

膝关节脱位是指胫股关节失去正常的对应关系，临床上较少见。其发生，需要强大的暴力，而其损伤的程度及涉及组织之广，却居各关节之首，其严重性不仅在于关节囊、韧带及周围软组织损伤的广泛和严重，而且在于常合并血管、神经的损伤，若不及时诊断、治疗，可导致严重后果。

【诊断依据】

（一）病史

本病有明显外伤史，起病紧急，一般有强大的损伤暴力。

（二）症状与体征

1.伤后患肢疼痛明显，移动肢体时显著加重。

2.不能站立及行走，膝关节功能障碍。

3.患膝部压痛剧烈。

4.患膝部及其远近端高度肿胀，可见皮肤瘀斑。有时因关节囊撕裂，关节积血流入膝关节上下方的软组织中而肿胀不明显。若合并有腘动脉受损，腘窝部位亦可产生肿胀。

5.伤膝可有内、外翻畸形，并可能有横径或前后径增宽，膝关节局部可出现不同程度的短缩及旋转畸形。若损伤时膝关节已经自动复位，畸形可不明显。

6.患膝关节弹性固定。

7.合并血管损伤者，足背动脉、胫后动脉难以触及，足部的感觉障碍，呈现"袜套样"改变。

8. 合并神经损伤尤其是腓总神经损伤会出现足背、足趾背伸障碍以及小腿、足背部感觉障碍。

（三）辅助检查

1. X 线检查　常规应给予前后位与侧位 X 线检查，可明确诊断及脱位类型。依照不同的脱位方向，显示股骨与胫骨的对应解剖关系失常。

2. MRI　几乎应该作为一种常规的检查手段。因为其可以明确半月板、交叉韧带或软骨面有无损伤以及损伤程度。

3. 多普勒仪测定和动脉造影　对怀疑有血管损伤者可以选择应用。能够明确血管损伤的类型及严重程度，指导诊断及治疗。我们认为对任何脱位或脱位后肢体循环情况有疑问或外周无脉搏的患者均应常规行动脉造影。对于曾经有过无脉搏，即使复位后脉搏正常的肢体，亦应行动脉造影。因为，即使动脉通畅情况足够满足循环，仍有可能存在内膜的撕裂。过一段时间后，撕裂部分可能会自行发生分离，导致内膜瓣下血栓形成和循环障碍。

4. 肌电图检查　适合于陈旧性损伤、神经功能持久不恢复者。

【证候分类】

（一）依据胫骨对股骨的相对关系分类

1. 前脱位（最常见）。

2. 后脱位（次常见）。

3. 侧方脱位分内侧脱位、外侧脱位。

4. 旋转脱位分前内、前外、后内、后外四个类型。

5. 骨折脱位。

（二）根据膝关节脱位有否与外界相同

1. 开放性脱位。

2. 闭合性脱位。

【治疗】

（一）非手术治疗

主要采用手法复位。

1. 适应证　关节复位是治疗的首要关键措施，适用于各种类型膝关节脱位。

2. 操作方法　复位一般在充分麻醉下进行，一般拔伸牵引即可，必要时可采取加用侧方挤提按手法。复位时禁止于膝关节过伸位向后按压，防止加重血管及神经损伤。

（1）前脱位：患者仰卧位，一助手抱大腿，一助手持足踝对抗牵引，术者托股骨下端向前或按压胫骨上端向后即可复位。复位后术者一手握膝，一手持踝部，将膝关节轻柔屈伸数次，以理顺卷入关节腔的关节囊、韧带和移位的半月板。术后用长腿石膏托将患膝固定于功能位 4 ～ 6 周。

（2）后脱位：牵引方法如前，术者托小腿上端向前，一手压股骨下端向后，即可复位。复位后固定同上。

（3）外侧脱位：牵引方法如前。术者一手置于大腿下缘内侧，一手置于小腿上端外侧，两手同时用力叩挤，即可复位。复位后固定同上。

（4）内侧脱位：牵引方法如前，术者一手置于大腿下缘外侧，一手置于小腿上端内侧，两手同时用力叩挤，即可复位。复位后固定同上。

（5）旋转脱位：牵引方法同前，助手双手握持大腿下端并固定之，术者双手握小腿，采用逆创伤机制旋转小腿即可复位。复位后固定同上。

（6）后外侧旋转脱位：由于股骨内髁从内侧关节囊和股内侧肌肌腱的纽扣样裂口中穿出，复位困难。采用我科自创的手法复位方法可满意复位。

患者仰卧位，患肢屈髋、屈膝位放置，术者立于患侧，助手立于患肢远端，助手双手把持患肢小腿中上段，提胫骨近端向前并内收、内旋小腿，使内侧关节囊裂口松弛、张开，术者双手拇指按压髌骨外缘向后，使股骨内髁从内侧关节囊裂口内脱出，然后推髌骨向内，同时助手顺势伸直患膝。膝关节脱位复位后，屈伸活动患膝关节数次，使膝关节半月板、韧带等结构关系理顺。

（二）手术治疗

1. 适应证　各种类型的膝关节脱位，尤其是手法复位未成功及合并血管损伤者。现在大多数学者主张早期进行韧带修复或重建，并积极地进行康复锻炼，尤其是年轻、活动多的患者应当如此治疗。

2. 手术方法

（1）血管、神经的处理：腘血管损伤未处理，或未及时、恰当处理者后果十分严重。如发现有血管损伤，就应急诊手术治疗，不宜过长时间观察等待，一般观察时间不宜超过 6 小时。对于腘动脉栓塞患者，现均主张行损伤段切除大隐静脉倒置移植，因较多患者动脉血管壁合并有损伤，单纯栓子取出几乎不起任何效果。静脉损伤亦要采取相应处理，防止静脉回流障碍导致的瘀血性坏死。手术同时应行局部筋膜切开，防止筋膜间室综合征的发生。术后继续严密观察远端血运、感觉及足背动脉博动情况，同时进行抗血栓形成、抗感染、抗血管痉挛治疗。

神经损伤不急于急诊手术探查，随着膝关节脱位的整复、局部血运的改善，许多神经功能都能够恢复，即使神经完全断裂，亦可等病情稳定后再做处理。腓总神经部分损伤，其功能一般都能得到恢复；腓总神经功能完全丧失者一般为严重牵拉伤，目前尚无特别有效的治疗方法，可采用踝关节融合或肌腱移位手术纠正足下垂。

（2）韧带的修复：韧带修复的条件为不合并有血管损伤的患者，在合并有血管损伤的病例处理时，不同时进行广泛的韧带重建。广泛的重建和修复应予以推迟，因其主要问题是保肢。副韧带及关节囊结构的修复和交叉韧带的修复或重建可在血管修复2周后安全有效地进行。

关节囊及韧带的修复需要依据关节的不稳定情况进行。有撕脱性骨块可进行原位修复固定；交叉韧带中部断裂者，重建术——而不是一期韧带修补已经成为获得最佳功能的治疗金标准。如果计划分步骤手术，应先修复后交叉韧带。总的原则是韧带要早期修复，不宜行较为复杂手术，尤其不应附加增强术式。

（三）药物治疗

1. 中药治疗

早期：大量活血化瘀药物，加用渗湿药物，如薏苡仁、汉防己、车钱子、白通草等，内部制剂可应用活血灵配合解毒引内服。

中期：待肿胀消退后，给予和营止痛、接骨续筋的药物，如内服合营止痛汤、接骨七厘片，以及内部制剂三七接骨丸等。若有神经损伤者，可加全蝎、地龙、白芍等。

后期：宜服用补益肝肾、接骨续筋药物，在三七接骨丸基础上加用内部制剂加味益气丸。若功能受限，可外用内部制剂外洗药熏洗以滑利关节；疼痛者，加用内部制剂筋骨痛消丸。神经损伤后期宜益气通络、祛风壮筋，方用黄芪桂枝五物汤加续断、五加皮、桑寄生、全蝎、僵虫等。

2. 西药治疗　手术者常规预防性抗生素应用。合并有同时进行抗血栓形成、抗感染、抗血管痉挛治疗。晚期并发髌股关节疼痛及骨性关节炎者口服非甾体类药物，关节内注射硫酸玻璃酸钠。

（四）康复治疗

1. 功能锻炼　膝关节脱位患者术后早期制动所导致的股四头肌粘连，加之关节内积血机化后的关节内粘连等，对膝关节的预后功能影响较大，故初始就应注意膝关节的功能锻炼，即筋骨并重原则。术后早期即应加强足踝部的屈伸活动及股四头肌的收缩，并及早实施被动活动髌股关节，预防髌股关节粘连。术后用支具将膝关节固定在屈曲40°位，并将活动范围调整在40°～70°内。6周后取除支具进行静止自行车练习，并加强肌肉强度练习，在强度及肌肉容量恢复后开始膝关节耐力和强度的恢复锻炼。

2. 电疗　具有增强肌力、镇痛和局部透热以加强循环等作用，目前常用的仪器有骨创伤治疗仪、KD-Ⅲ治疗仪等，效果显著。

3. 其他物理疗法　包括光疗、水疗、冷疗等，多结合有具体药物应用，需康复专业人员参与执行。

【疗效评定标准】

参照"北京医科大学运动医学研究所疗效评定标准"。

优：患膝无特殊酸痛不适感，抽屉试验（±），Lachman 试验（±），侧方应力试验（−），股四头肌肌力达到或接近伤前水平，伸屈范围＞120°，能恢复原来的体力活动。

良：活动后膝关节有不适感，抽屉试验（＋～＋＋），Lachman 试验（＋～＋＋），侧方应力试验（＋），股四头肌肌力尚好，患膝伸屈范围＞90°，能参加一般活动或劳动。

差：膝负重后疼痛不适，抽屉试验（＋＋），Lachman 试验（＋＋），侧方应力试验（＋），股四头肌肌力差，不能参加较剧烈活动，甚至行走距离稍长即酸痛不适，膝关节活动范围＜90°。

第二十五节　髌骨脱位

当外伤或先、后天疾患使髌骨内、外侧稳定结构的动力平衡受到破坏时，髌骨可能脱离正常位置发生脱位或半脱位，称"髌骨脱位"。如果膝关节本身存在着不稳定因素，又称之为"髌骨不稳"。较多的髌骨脱位患者存在着髌骨不稳定因素。

【诊断依据】

（一）病史

本病多见于青少年，急性外伤性髌骨脱位一般有明显的外伤史。而对于髌骨不稳造成的髌骨脱位，有时很轻微的损伤、暴力即可导致脱位出现，比如在跑跳过程中即可出现髌骨脱位，此类患者有膝关节无力以及复发性髌骨脱位病史。

（二）症状与体征

1. 伤后膝关节迅速肿胀，膝关节内侧瘀斑。髌骨不稳患者肿胀、瘀斑可不明显。

2. 不能站立与行走，膝关节功能障碍。

3. 髌骨内侧缘压痛。

4. 膝关节屈曲位不能在股骨髁间窝内扪及髌骨，但伤后患者往往自行将髌骨复位。

5. 髌骨不稳患者可有骨性关节炎表现：急性期可有关节肿胀、积液，浮髌试验阳性，膝关节伸直位压迫髌骨，并使其上下左右移动，可感到或听到髌骨后面有压轧音，并伴有酸痛。主动伸屈膝关节时亦可感到或听到压轧音。

6. 髌骨不稳患者可出现股内侧肌萎缩。

（三）特殊体征检查

对于髌骨不稳定的患者需要做以下各种检查：

1. 髌骨压痛或挤压痛（Grinding test）　早期压痛位于髌骨的内下方或膝关节内侧间隙，关节软骨变性加剧时挤压推动髌骨疼痛加重。

2. 膝关节内翻或外翻　通常情况下股骨轴线与胫骨轴线形成一向外开放的钝

角——股胫角（FTA），正常该角度为 165°～ 170°，如果该角度减少则髌骨外脱位的机会就增加。正常髂前上棘与一二趾蹼间连线（下肢力线）通过髌骨中点，如果通过髌骨内侧或外侧说明有膝关节内翻或外翻。

3. Q角测量　该角是由股四头肌牵拉力线与髌韧带的延长线于髌骨中心交叉所形成的，临床上该角相当于髂前上棘到髌骨中心连线与胫骨结节到髌骨中心连线之间的夹角。当股四头肌功能失常或存在膝外翻、胫骨外旋、胫骨结节偏外和股骨前倾角增加等畸形时，该角增加，股四头肌收缩将使髌骨向外侧脱位。

4. Clarke 试验　方法是令被检查者仰卧并屈膝 30°位，以拇指和食指将患者髌骨向远端挤压，并令患者用力伸膝，引起疼痛者为阳性。

5. 关节松弛　膝关节伸直位推髌骨外移超过自身宽度的 1/2，屈膝 30°位推髌骨外移 ≥ 1cm。关节松弛按髌骨向外移位程度可分为三度。Ⅰ度：髌骨中心在下肢轴线的内侧或轴线上；Ⅱ度：髌骨中心位于轴线的外侧；Ⅲ度：髌骨内缘越过下肢的轴线。

6. 髌骨倾斜试验　伸直膝关节，检查者将拇指放于髌骨外侧，其余四指放于髌骨内侧，如不能使髌骨外侧面升高或稍稍超出水平面则表示外侧支持带过度紧张。

7. Apprebension 征（又称"恐惧试验"）　患膝放松，检查者将其固定于 20°～ 30°位，将髌骨向外侧推呈半脱位状态，试验阳性时患者会突然感到疼痛并抗拒髌骨的进一步外移。

8. 轨迹试验　患者坐于床边，双小腿下垂，膝关节屈曲 90°，使膝关节慢慢伸直，观察髌骨运动轨迹，是否是一条直线。若有向外滑动，则为阳性。

（四）辅助检查

1. X 线检查

（1）正位片：可进行 Q 角（男性，正常为 8°～ 10°；女性，正常为 15±5°）和股胫角（正常为 165°～ 170°）的测定。

（2）侧位片：主要用于髌骨位置高低的测定，常用的是 Insall–Salvati 法，LT（髌腱长度）为由髌骨下极至胫骨结节的髌腱附着处间的距离。如果照片上未能清楚显示髌腱影像在胫骨结节的抵止处，则可以胫骨结节的凹陷处为标记。LP（髌骨长度）为最大长度。正常成人 LT/LP =1.02±0.13。如果 LT/LP ＞ 1.20，则可以诊断为高位髌骨。

（3）轴位片：可进行髌骨外移距离（大于 5mm 即为髌骨半脱位）、Facet 角（髌骨关节面角，正常 130±10°）、股沟角（Sulcus angle，SA，正常为 140±5°）、适合角（Congruence angle，CA，正常此角偏向内髁侧，为 –6±10°，如偏向外髁侧为正角）、外侧髌股角（P–TA，正常为 15°）、髁间深度比（正常值 5.3±1.2）、髌骨深度比（正常值为 3.6 ～ 4.2）等的测量，从而了解髌骨不稳定的骨性因素。

2. 关节造影检查　膝关节造影可以显示半月板及髌股相对关节面，以及一些症状不明显而一般检查难以发现者，对髌骨不稳定及轻度半脱位可早期发现。

3. CT 检查　CT 可对髌股关节做任何一处断面的扫描，图像清晰，重复性好，便于测量和计算，是髌骨不稳强有力的诊断手段。对于髌骨外侧脱位合并骨软骨骨折患者有时能够清晰显示骨折块位置以及髌骨损伤部位。

4. 磁共振（MRI）检查　对于髌骨不稳及髌骨脱位经常合并出现的髌骨软骨骨折、髌股关节的退变、是否合并半月板的损伤及膝关节周围软组织的改变，磁共振检查能提供较为准确的信息，能够早期发现 X 光片、CT 甚或是关节镜无法显示的软骨损伤。髌骨外侧脱位时损伤内侧支持带，MRI 对于内侧支持带损伤的显示有着明显优势。对于急性脱位，因早期关节内积血较重，干扰正常组织显像，不建议进行磁共振检查。

5. 关节镜检查　是一种侵入性的检查方法。检查者可在镜下直接观察髌骨与股骨的关系，还可评估关节软骨面损害程度，根据髌骨软骨面退变程度决定选用何种手术。

【证候分类】

（一）创伤性髌骨脱位

由外伤导致的髌股关节失去正常的对应关系，有明显的急性外伤史，无明显的局部解剖结构缺陷。

（二）习惯性髌骨脱位

存在髌骨不稳定的因素，在此基础上导致的髌骨脱位，可无明显外伤史，多为髌骨外脱位。

（三）先天性髌骨脱位

指出生时便存在的持续性脱位，又称不可复性髌骨脱位。其特点为髌骨脱位恒定不变，主动伸膝无力，膝关节屈肌挛缩。

【治疗】

（一）非手术治疗

1. 创伤性髌骨脱位　通过膝关节过伸位，在髌骨外缘挤压即能把脱位的髌骨复位。复位后应摄 X 线片，除观察髌骨复位情况外，必须观察是否存在骨软骨骨折，如有碎骨块，必须行手术治疗。复位后长腿石膏固定 4～6 周。保守治疗可因内侧结构的松弛，此后发生半脱位。

2. 髌骨不稳定

（1）限制活动：限制患者日常生活中的某种活动，如上下楼梯、爬山等，可减轻髌股关节的负荷，减少髌骨脱位的机会，使症状得到改善。当症状急性发作时，要严格限制膝关节的活动，必要时可石膏固定以利于炎症的消退。

（2）股四头肌的锻炼：股四头肌的锻炼尤其是股内侧肌的锻炼对于髌骨不稳的治

疗有着重要意义。股内侧肌于髌骨的附着处有防止髌骨外脱位的作用。锻炼方式有大腿肌肉的等长收缩锻炼以及肌力的锻炼。

（3）支具的应用　髌骨支具有限制及稳定髌骨的作用，它一般在急性脱位期或活动时应用，休息时去除，防止长期应用导致股四头肌的萎缩，从而加重髌骨的不稳定。

（二）手术治疗

对于创伤性髌骨脱位的手术治疗相对简单，可经髌旁内侧切口探查内侧支持带撕裂情况，冲洗和探查膝关节。取出所有游离的骨软骨碎片，并仔细搜查是否还有游离骨片或关节内的损伤。然后修复股内侧肌肌腹或髌旁内侧支持带的撕裂，应特别注意修复股内侧肌始于股骨内收肌结节部分的损伤。如果此起点已撕裂并向近侧回缩，股内侧肌附着于髌骨的角度将发生显著的改变，这些肌纤维对于防止髌骨外侧脱位复发有着十分重要的作用。分层关闭切口，并用膝关节制动器固定。

习惯性髌骨脱位的手术处理相对复杂，具体手术如下：

1. 外侧松解术

（1）适应证：外侧软组织挛缩、紧张。

（2）操作方法：沿髌骨外缘切开关节囊纤维层，远侧至胫骨结节，近端要求达到股外侧肌的远侧 1/3，包括外侧髌股韧带及外侧髌胫韧带，尽量保持滑膜层完整。手术时仔细辨认膝上外侧血管，并以电凝止血，防止术后关节内积血。放置引流，术后加压包扎。

2. 近端重排手术

（1）适应证：Q 角大于 17°，Install 指数小于 1.2 的髌骨习惯性脱位及髌骨不稳定。该手术不涉及髌韧带及胫骨结节，实际上是一种股四头肌成形手术。

（2）操作方法

①Install 手术：由股内侧肌止于股四头肌肌腱的上缘开始，沿股内侧肌止点的边缘向远侧延伸，外侧松解，不伤及关节囊滑膜层。使股内侧肌向外向远端移位。如果出现过度松弛，应通过重叠缝合将肌肉—肌腱瓣缩短后再将其缝合至髌骨上。缝合线应在中线上。术后弹力绷带加压包扎。

②Madigan、Wissinger 及 Donaldson 手术：手术取膝关节髌旁内侧切口，分离股内侧肌斜头，完整保留股内侧肌于内侧肌间隔的附着点。向远侧及内侧翻转股内侧肌，使其覆盖于髌骨之上。用结实的缝合线将转位的肌肉暂时固定于髌骨上，屈膝 60°观察髌骨位置，确保髌骨外缘与股骨外髁的外缘在同一条直线上。如髌骨仍向外移位，则松解外侧支持带。位置满意后，彻底牢靠固定股内侧肌。分层闭合切口。弹力绷带加压包扎，石膏固定膝关节于中立位。

3. 远端重排手术

（1）适应证：适合于 Q 角大于 20°的习惯性髌骨脱位、髌骨不稳定，Install 指数大于 1.2 者，附加髌韧带止点的远端移位。

（2）操作方法

① Roux–Goldthwait 手术：取髌旁内侧切口，将髌韧带纵向劈开，把髌韧带外侧半在胫骨结节的止点部锐性剥离，并将游离的髌韧带外侧半远端经过内侧半的后方穿过，缝合固定于胫骨结节的内侧。最好是手术切开部分鹅足，骨膜下剥离少许，将髌韧带外侧半游离端固定于鹅足与骨质之间，而后将鹅足重新固定。游离端固定位置的选择以内侧半不松弛，其二者的合力方向与股骨干长轴一致为准。

② Galeazzi 手术：髌旁内侧切口，于鹅足部位附近，耐心寻找半腱肌止点，并将之向近端游离，近端切断，盐水纱布包裹备用。髌骨外侧软组织松解。以由细到粗的钻头经髌骨前后面之间斜形由内下向外上钻孔。肌腱通过骨隧道用转位之肌腱将髌骨牵向远侧及内侧。而上崎介绍的手术方法为半腱肌远端止点切断，髌骨由内上向外下做隧道，半腱肌穿过反折缝合。

③ Elmslie–Trillat 手术：包括内侧支持带的紧缩，外侧支持带的松解，以及胫骨结节的内移。Cox 及 Shelbourne、porter、Rozzi 对此手术进行了改良。通过调查，Cox 改良的手术方法较 Shelbourne、porter、Rozzi 提出的方法病残率为低。

Cox 改良的 Elmslie–Trillat 手术：髌旁外侧切口，髌骨外侧支持带及股外侧肌肌腱止点处行 "Z" 字成形术。分离髌韧带及胫骨结节，楔形凿下胫骨结节，向远端掀起一薄层通过远端的骨膜蒂，剥离前内侧骨膜，向内侧旋转连在骨膜上的胫骨结节以重排股四头肌的伸膝装置，将结节置于能使髌骨在股骨髁间凹内有最佳对线活动的位置，两枚松质骨螺钉固定胫骨结节。将髌韧带内侧缘缝合于掀起的骨膜上以加强固定。折叠缝合内侧关节囊，拉近股内侧肌，勿将股内侧肌前移至髌骨上。

Shelbourne、porter 与 Rozzi 改良的 Elmslie–Trillat 手术：髌骨外侧松解，髌韧带及胫骨结节显露清楚。用骨刀切一个扁平骨膜瓣，前方呈锥形，远端连带有骨膜蒂。内侧旋转骨瓣，折断远端皮质，克氏针维持其位置，被动全幅度活动膝关节，观察髌骨运动轨迹。如位置良好后松质骨拉力螺钉固定。另外，有人更愿意采用胫骨结节的斜形截骨，将胫骨结节向前及内侧移位。

4. 近端及远端联合重排手术

（1）适应证：严重的髌骨习惯性脱位。

（2）操作方法：取髌旁外侧切口，松解外侧支持带，尽量避免进入滑膜层。前内侧翻转皮瓣，髌旁内侧切开关节囊，外翻髌骨，探查关节腔。将髌韧带止点连同骨片从胫骨结节切下，重新固定于原位置的内下方。如髌骨仍向外侧翻转，股内侧肌移位进行矫正。内侧支持带不可前移，否则会导致日后半月板受损。分层缝合。

5. 髌骨切除及股四头肌成形手术

（1）适应证：髌骨切除只是髌骨复发性脱位或半脱位的最后一种手术。当髌股关节出现严重创伤性关节炎，且患者年龄较大（至少超过 40 岁）时始有实施此类手术的指征。

（2）操作方法：在髌骨远端膝关节的前方行横向"U"形切口。通过锐性分离，从股四头肌腱及其扩张部内游离出髌骨。探查关节腔，软骨面损害区域给予修整成形及钻孔减压，损伤的半月板予以切除。游离股内侧肌止点，形成"V"形瓣，将其向远端及外侧移位并缝合，使其部分覆盖因髌骨切除所形成的缺损。不应缝合在外侧关节囊及股四头肌扩张部遗留的缝隙。滑膜层如果不是太紧张的话，可给予缝合。完成修补后，确保膝关节可在缝合线张力不太大的情况下被动屈曲 90°。术后石膏固定。

6. 关节镜下　髌股韧带重建手术。

（三）药物治疗

1. 中药治疗

（1）内服药

初期：内服活血消肿止痛汤药，如活血灵（内部制剂）、活血疏肝汤加牛膝、木瓜，以及中成药三七接骨丸（内部制剂）。

中期：继服养血通络止痛中药，如养血消痛丸（内部制剂）。

后期：内服舒筋活络、滋补肝肾之品，如加味益气丸（内部制剂）、六味地黄丸。

（2）外用药：复位后外贴活血止痛膏，后期加强功能锻炼的同时，外洗苏木煎以通经活络，必要亦可用海桐皮汤、外洗药方（内部制剂）熏洗。

2. 西药治疗　术前 30 分钟给予预防性抗生素应用，一般不超过 3 天。晚期并发髌股关节疼痛及骨性关节炎者口服非甾体类药物，关节内注射硫酸玻璃酸钠。

（四）康复治疗

1. 功能锻炼　术后早期的制动所导致的股四头肌粘连，加之关节内积血机化后的关节内粘连等，对膝关节的预后功能影响较大，故初始就应注意膝关节的功能锻炼，即筋骨并重原则。术后早期即应加强足踝部的屈伸活动及股四头肌的收缩，预防髌股关节粘连。4～6 周后去除外固定进行静止自行车练习，并加强肌肉强度练习，在强度及肌肉容量恢复后开始膝关节耐力和强度的恢复锻炼。

2. 物理疗法

（1）电疗：具有增强肌力、镇痛和局部透热以加强循环等作用，目前常用的仪器有骨创伤治疗仪、KD–Ⅲ治疗仪等，效果显著。

（2）其他物理疗法：包括光疗、水疗、冷疗等，多结合有具体药物应用，需康复专业人员参与执行。

【疗效评定标准】

按照 Insall 标准评价。

优：无不稳症状，膝关节活动范围正常，可参加各项活动。

良：仅有轻度不适或偶感不适，不影响日常生活。

可：髌骨关节酸痛，髌骨仍有轻度不稳，膝关节活动受一定限制，不能从事某些活动。

差：脱位复发和进一步导致其他畸形，不能参加活动，需要再次手术。

第二十六节　跗跖关节骨折脱位

跗跖关节脱位在足部脱位中占大多数。因第二跖骨基底深陷在由第一和第三楔骨所形成的陷窝内，故在脱位时多合并有楔状骨或跖骨基底部骨折。而且跗跖关节背侧关节囊薄弱，容易撕脱而致跖骨基底向背侧脱位。跗跖关节脱位时可以损伤足底动脉弓的足背动脉分支，使血供中断，导致前足坏死。所以，在整复前后，均应注意前足血液循环情况。

【诊断依据】

（一）病史

多有明显外伤史。如高处坠下或直接外力作用于前足，跗跖关节突然强裂跖屈，跖骨垂直位着地损伤史，或前足强力翻转内收损伤史。

（二）症状与体征

1. 伤后足部或前足肿胀、疼痛，功能丧失。

2. 足背部可见青紫瘀斑，横径增宽，患足较健侧稍缩短，弹性固定。

3. 常有足弓塌陷、翻转、外展畸形。足背可触及翘起的跖骨基底部。

（三）辅助检查

足部正、侧、斜位片检查可明确诊断，并可判明是否合并骨折。

【证候分类】

（一）同向移位型

脱位的 5 个跖骨基底部一致向同一方向移位。

（二）分离移位型

脱位的跖骨基底部与另外的跖骨分离。可以是两者都有脱位而成分歧性脱位，也可以是一部分跖骨基底部发生移位，而其他跖骨仍处于原位。

（三）多向移位型

脱位的跖骨由矢面观和冠面观均有移位。

【治疗方法】

（一）非手术治疗

1. 适应证　单纯跖跗关节脱位或合并跖骨基底部骨折者。

2. 操作方法　在神经阻滞麻醉下进行。一助手持踝部，另一助手握前足做对抗牵引，术者站于患侧，按脱位类型做相反方向直接推挤跖骨基底部使之恢复。如属分歧性脱位，则用两手掌叩挤手法以复位。复位后，常规皮肤消毒，铺巾，用经皮钳夹固定，钳夹内侧齿抵于第一跖骨基底部内侧或第一楔骨内侧，外侧钳齿抵于第三跖骨基底部位外侧，钳柄加压即可有效固定。也可用 2 ～ 3 枚克氏针经皮固定之，而后用短腿石膏固定足踝于功能位 3 ～ 4 周。

（二）手术治疗

1. 切开复位内固定

（1）适应证：适用于新鲜脱位手法不能复位或开放性骨折脱位者。

（2）操作方法：采用连续硬脊膜外麻醉或神经阻滞麻醉，上止血带。取足背切口，保护伸趾肌腱及足背动脉，显露跖跗关节，使之复位，然后用克氏针交叉内固定。术后短腿石膏固定 3 ～ 5 周。

2. 切开复位跖跗关节融合术

（1）适应证：适用于陈旧性跖跗关节脱位。

（2）操作方法：采用连续硬脊膜外麻醉或神经阻滞麻醉，上止血带。取足背切口，保护伸趾肌腱及足背动脉，显露跖跗关节，切除跖跗关节面，对合严密后用螺丝钉内固定。术后短腿石膏固定足踝于功能位 6 ～ 8 周。

（三）药物治疗

1. 中药治疗

早期：瘀肿较甚、疼痛剧烈，可内服活血灵、复元活血汤或活血舒肝汤合五苓散加减，外敷消肿止痛膏。

中期：可内服三七接骨丸等促进骨折愈合之剂。

后期：若行走疼痛、关节僵硬，可内服筋骨痛消丸等，外用海桐皮汤或舒筋汤等熏洗。

开放性脱位时，早期应重用清热解毒药，如金银花、连翘、蒲公英等。

2. 西药治疗　手术治疗者，可酌情用抗生素 3 ～ 5 天。

（四）康复治疗

整复固定后，即在固定情况下行踝背伸、跖屈动作，早期不宜做旋转及内、外翻活动。4 ～ 6 周后，逐步练习不负重行走。8 周后可穿配有纵弓垫的皮靴做行走锻炼。

【疗效评定标准】

1. Maryland 足部功能评价系统（表 4–11）

表 4–11　Maryland 足部功能评价表

足部功能评价指标	分数
疼痛	45
功能	55
行走距离	10
稳定性	4
是否需支持器	4
是否跛行	4
鞋型	10
登梯	4
行走地面	4
足外观（esmesis）	10
关节活动	5
总计	100

2. 评分标准

优：90 ～ 100 分。

良：75 ～ 89 分。

可：50 ～ 74 分。

差：< 50 分。

第二十七节　距骨全脱位

　　距骨全脱位的机理是在距骨周围脱位的基础上，如果外力继续作用，除造成上述韧带损伤外，因踝关节的内翻又使踝关节外侧韧带和内侧韧带同时断裂，距骨不仅和其他跗骨分离，而且还从踝穴中脱出，从而造成了距骨全脱位。距骨在脱位过程中，足极度内翻使距骨围绕垂直轴旋转 90°，距骨头朝向内侧，同时距骨还沿足长轴外旋90°，使其跟骨关节面朝向后方，这是一种复合性脱位。

【诊断依据】

（一）病史

　　有足踝部遭受强大而猛烈的暴力损伤史，尤其是使足严重旋转或内、外翻的复合暴力损伤史。

（二）症状与体征

1. 足踝部肿胀，疼痛，功能丧失。

2. 足踝呈明显的旋转或内、外翻畸形，弹性固定，并有骨性突起，局部皮肤紧张且苍白，踝穴空虚。

（三）辅助检查

X 线摄片检查可明确诊断及脱位类型，并可判定是否合并其他骨折。

【证候分类】

（一）距骨外前脱位

多因外力使足极度内翻、内旋所致。足呈内翻、内旋畸形，外踝前方有骨性突起，局部皮肤紧张苍白，原踝穴空虚，畸形不能改变。

（二）距骨外脱位

多因外力使足极度内翻所致。足呈内翻背屈畸形，外踝下方有骨性突起，局部皮肤紧张苍白。

（三）距骨内前脱位

多因外力使足极度外翻、外旋所致，常合并骨折。足呈外翻外旋畸形，内踝前下方有骨性隆起，局部皮肤紧张苍白，外踝前内侧空虚。

（四）距骨内后脱位

多因外力使足极度外翻、背屈所致。足呈外翻、背屈畸形，内踝后方有骨性突起，前方踝穴空虚。

【治疗】

距骨全脱位时，由于距骨的双重旋转，手法整复比较困难，且闭合复位成功的机会较少，但在伤后应尽早施行手法复位。

（一）非手术治疗

1. 适应证 适用于新鲜的距骨全脱位。

2. 操作方法 在硬脊膜外麻醉或腰麻下进行。先屈曲膝关节以缓解跟腱紧张，一手握足跟（也可用跟骨牵引），跖屈位强力牵引，同时强力内翻，术者用拇指在距骨体后部，向内侧和后侧推挤，也可从足前内侧向外推挤距骨头；同时在足踝内侧向下推压距骨体纠正旋转，希望将距骨重新纳入踝穴。复位成功后，必须摄 X 线正侧位片证实复位结果。若复位良好，可用短腿石膏固定于足背伸 90°中立位 3 个月。3 个月后可逐渐下地行走。注意：若 X 线显示距骨密度增高，可能是脱位后严重地损伤了距骨血运，为维持血管再生，防止缺血性坏死，应延长石膏固定时间，直到 X 线片显示没有缺血坏死征象，方可逐渐负重。

（二）手术治疗

1. 适应证　对于手法整复不能成功，或开放性损伤病例，应及时手术切开复位，以免皮肤压迫坏死。

2. 操作方法　采用足背前外侧入路，但切口不要太长，应尽量少剥离软组织，要求尽可能保存距骨血运而减少缺血坏死的可能。显露距跟关节、距舟关节，清除距骨头颈下软组织，强力向远端牵引跟骨（可在跟骨上横穿一骨圆针做牵引用），同时背伸足踝将距骨推挤入踝穴内，也可用骨膜剥离器撬拨复位。若复位有困难，可将跟腱切断，待复位后再将其缝合。复位后有人建议将距跟关节间软骨面切除，行距跟关节融合术，以增加距骨血运，减少距骨缺血坏死的机会。术毕用前后石膏托外固定；2周拆线后更换短腿石膏；3个月后去石膏摄片检查，根据距骨密度情况决定是否下床及是否需要继续石膏固定。石膏固定期应绝对避免负重。注意细致的手术切开复位，并不增加距骨坏死率。对于陈旧性距骨全脱位，若无坏死征象也可施行切开复位；若有明显坏死征象，多主张将距骨切除。

（三）药物治疗

1. 中药治疗

早期：瘀肿较甚、疼痛剧烈，可内服活血灵、复元活血汤。

中期：可内服三七接骨丸等促进骨折愈合药物。

后期：若行走疼痛、关节僵硬，可内服筋骨痛消丸，外用海桐皮汤熏洗。

2. 西药治疗　对于经皮穿针或手术切开复位者，可酌情应用抗生素3～5天。

（四）康复治疗

术后即可进行足踝部各关节的主动活动。3个月后去除石膏，摄片检查，根据距骨密度情况决定是否下床及是否需要继续石膏固定。石膏固定期应绝对避免负重。

【疗效评定标准】

疗效评定标准见"跖跗关节骨折脱位"。

第二十八节　距骨周围脱位

距骨周围脱位，又称"距骨下脱位"，或称"距-跟-舟状骨脱位"，是足踝在跖屈位时，受到强力内翻的外力所造成。如由高处坠下，足处于跖屈内翻位，足外侧缘触地，强力使足内翻，并使距下韧带断裂，踝部胫距韧带仍完整，距骨仍然保持在踝穴中，而距骨前方舟骨、下方跟骨随同其他足骨向内侧脱位，也是最常见的一种类型。其次为外侧脱位，系跖屈外翻应力所致。此外还有前脱位及后脱位，比较少见。除以上损伤机制外，还有相当病例为直接外力所致。

【诊断依据】

（一）病史

多有明确外伤史，如高处坠落伤及足部扭转伤等。

（二）症状与体征

1. 足部肿胀、疼痛、功能丧失。

2. 局部可有瘀斑、水泡形成，有明显的内、外翻和内、外旋畸形。

3. 由于暴力很大，这种脱位常为开放性，即使皮肤未破裂，距骨已脱到皮下，对皮肤产生很大的压力，有引起皮肤坏死的可能。

（三）辅助检查

X 线摄片检查有助于明确诊断。

【证候分型】

（一）内脱位

足呈内翻内旋畸形，足外侧皮肤紧张。X 线示距骨头指向外侧。

（二）外脱位

足呈外翻、外旋畸形，足内侧皮肤紧张。X 线示距骨头指向内侧。

（三）前脱位

足略呈背屈位，足前部变长，跟骨前移。

（四）后脱位

足略呈跖屈位，足前部变短，跟骨后突。

【治疗】

本病早期，多数可通过手法整复而达到良好的复位，关键是伤后能否及时诊断及复位。

（一）非手术治疗

1. 适应证　适用于新鲜的距骨周围脱位。

2. 操作方法　在坐骨神经、股神经阻滞麻醉或硬脊膜外麻醉下进行。屈曲膝关节，牵引前足和足跟，先顺势强力跖屈位牵引，然后外翻、外展，同时推拉前足背伸，可听到或感到关节复位的声音和骨移动，即可复位。经 X 线检查证明复位满意后，短腿石膏固定足踝部于中立位 4 ～ 6 周。

注意：本病伤后应及时诊断、治疗，这样闭合复位的成功率很高。闭合复位失败的原因为距骨颈嵌顿于关节囊或背侧伸肌支持带内，或者合并有骨折时，骨折片进入距舟关节或嵌在距下关节内，均可使脱位不能完全复位。距骨周围脱位，由于不影响距骨的主要血液供应，很少发生缺血性坏死。

（二）手术治疗

1. 适应证　距骨周围陈旧性脱位，或新鲜脱位手法整复失败者，有骨折或软组织嵌入者，均应采用手术切开复位。

2. 操作方法　采用足背前外侧纵切口，起于踝关节近端，止于骰骨，切口长约10cm。切开皮下组织及深部筋膜，显露距下关节、跗中关节。清理距骨头颈上软组织及嵌夹、增生组织，若有小骨折片应一并切除。用骨膜剥离器撬拨复位，复位时助手持续牵引前足及足跟，并向脱位的相反方向推压以帮助复位。缝合皮下组织和皮肤。术毕用前后石膏托固定于中立位，2周拆线后再更换短腿石膏，固定6周。

（三）药物治疗

1. 中药治疗

早期：瘀肿较甚、疼痛剧烈，可内服活血灵、复元活血汤。

中期：可内服三七接骨丸等促进骨折愈合药物。

后期：若行走疼痛、关节僵硬，可内服筋骨痛消丸，外用海桐皮汤熏洗。

2. 西药治疗　对于经皮穿针或手术切开复位者，可酌情应用抗生素3～5天。

（四）康复治疗

术后即可进行足踝部各关节的主动活动；6周后可酌情逐渐部分负重锻炼；3个月后可完全负重锻炼。

【疗效评定标准】

疗效评定标准见"跖跗关节骨折脱位"。

第二十九节　股骨头骨骺滑脱

股骨头骨骺滑脱多见于青少年，除了创伤因素外，多数患者伴有内分泌系统功能失调。发病呈隐性和慢性过程，一般发生在轻微的外伤后出现症状。滑脱后可能并发股骨头缺血坏死，软骨溶解。

【诊断依据】

（一）病史

有明确的外伤史；生物力学的改变、滑膜炎症、内分泌失调、性激素、遗传因素等影响均可发生。

（二）症状与体征

1. 疼痛　受累的髋关节、腹股沟、大腿内侧，或膝关节附近可有慢性、间歇性疼痛。

2. 关节活动受限　髋关节内收、内旋受限明显，常固定于外旋位。

3. 肢体缩短，步态异常。

（三）辅助检查

X 线检查，根据急性或慢性滑脱有所不同，必要时可行 CT、MRI 扫描。

【鉴别诊断】

（一）先天性髋内翻

先天性髋内翻出生后即存在畸形，双侧者多见，呈鸭行步态，类似双侧髋关节脱位。体检时可见肢体短缩，大转子突出，外展、内旋明显受限。单侧 Allis 征阳性，Trendelenburg 征阳性。髋关节脱位检查的望远镜试验和 Otolani 试验均为阴性。X 线表现为股骨头内下方近颈部可见一三角形骨块，呈倒 V 形透光区，其内侧为股骨头下骺板。

（二）股骨头坏死

起病缓慢，病程长。患儿数月来出现间歇性跛行与疼痛，疼痛常向膝部、大腿内侧放射。症状可因活动而加重，休息后缓解。"4"字征阳性，有时会出现固定的屈曲内收畸形，常见三个重要体征，即肥胖、髋关节活动范围减少和内收肌挛缩。通过 X 线表现可进一步和股骨头骨骺滑脱相鉴别。

【证候分类】

根据滑脱发生的时间，通常分为急性型、慢性型和慢性急性发作型三种类型。

急性型：外伤后立即出现症状而时间在 3 周以内的滑脱。

慢性型：时间在 3 周以上。

慢性急性发作型。

【治疗】

（一）非手术治疗

1. 稳定和防止骨骺进一步滑脱　适合急性型、慢性型和慢性急性发作型滑脱。包括石膏固定，一般固定 8 ～ 16 周，平均 12 周，有效率达 80% 以上。近年来主张经皮穿多针原位内固定。

2. 闭合复位内固定　适合急性型或慢性急性发作型，而且是严重的滑脱。目的是防止原位内固定塑形不良，引起骨性关节炎。该方法不适合慢性滑脱、稳定滑脱中的轻度、中度滑脱，因为闭合复位容易合并股骨头坏死。闭合复位方法可以在麻醉下手法牵引，也可以股骨下端持续骨牵引。

（二）手术治疗

1. 截骨矫形

（1）股骨头下楔形截骨、复位、克氏针或螺纹钉内固定术：其优点能达到解剖复位，但股骨头坏死率高。

（2）股骨颈基底楔行截骨、克氏针或螺纹钉内固定术：其术后股骨头坏死率低，但矫正角度有限，最大为 35°～ 55°。

2. 晚期补救手术　经过上述治疗后，由于股骨头坏死，或软骨溶解致严重畸形、关节强硬、明显疼痛者，可行关节融合或粗隆下截骨矫形术。

（三）药物治疗

1. 中药治疗　按骨折三期辨证用药，只是骨骺滑脱多见于婴幼儿，应以方便口服和外用为主。

早期：肿胀严重，以活血行气为则，用小儿活血止痛冲剂；若肿胀起水泡，或合并发热者，为瘀血化热，以活血清热为则，用小儿清热解毒冲剂。

中、后期：肿痛已消者，宜接骨续损，用小儿接骨冲剂。

2. 西药治疗　开放复位内固定者，术前半小时预防性应用抗菌药物，一般不超过 3 天。

（四）康复治疗

髋关节石膏固定患者加强股四头肌及踝关节功能锻炼。复位经皮穿针固定卧床 2 周后，扶双拐下床、患肢不负重锻炼 1 年，适当加强膝、髋关节屈伸功能锻炼，防止肌肉萎缩。

【疗效评定标准】

优：无继续再滑脱，局部无疼痛，无跛行，伸髋正常，屈髋超过 90°，骺板提前闭合。

良：无继续再滑脱，轻度疼痛、跛行，可半蹲，生活可自理，骺板提前闭合。

差：伤肢不能行走，再滑脱，或股骨头坏死，或软骨融解。

第三十节　股骨远端骨骺损伤

股骨远端骨骺在胎儿 39 周时出现，16 ～ 19 岁与骨干愈合。股骨远端骺板骨折比其他部位骺板损伤少见，只占下肢骺板损伤的 7%。好发于 8 ～ 19 岁的少年，多为间接暴力引起，间或有直接暴力损伤。特别轻微的损伤易漏诊，骨骺移位明显可出现神经、血管损伤，骺板的骨折可能致后期畸形，影响儿童生长。

【诊断依据】

（一）病史

有明确的外伤史。

（二）症状与体征

伤后患肢肿痛不能站立和行走，膝关节呈伸直或微屈位，肿胀多较严重，膝上部凹陷或高凸，局部剧烈疼痛，压痛明显，可触及异常活动与骨擦感，可能有真性或反应性关节积液。

（三）辅助检查

X 线片通常可以发现损伤。必要时可行 CT、MRI 扫描。

【鉴别诊断】

Ⅰ型、Ⅱ型损伤若无移位者，则难以与膝关节周围软组织损伤鉴别，必要时可在应力下摄片以明确诊断。

【证候分类】

按受伤机制和骨骺移位方向，可分为：

（一）伸展型

膝关节伸直位，暴力打击于膝关节前侧使其过伸，外力通过骨骺线的薄弱部，使骨骺脱离干骺端而向前倾斜移位，形成较多见的伸展型股骨远端骨骺移位。该型由于腓肠肌的牵拉，骨骺绞锁于干骺端之前不易变动。腘动脉受向后移位的干骺端后缘顶压牵拉，可引起血管痉挛而发生缺血性挛缩，甚或形成血栓而引起肢体坏死的严重后果。

（二）屈曲型

膝关节屈曲位由高处坠下，膝部着地，或屈膝位外力直接作用于骨骺之前或干骺端之后，使骨骺与干骺端分离而移位于干骺端之后，此型临床较少见。

【治疗】

（一）非手术治疗

1. 手法整复

（1）适应证：新鲜的伸展型、屈曲型股骨远端骨骺损伤。

（2）操作方法

①伸展型的整复方法：患者仰卧位，一助手固定大腿上部，一助手持小腿顺势牵拉。克服两断端绞锁后，术者两拇指置移位的骨骺之前，余四指置干骺端之后前提使

膝关节屈曲的同时，两拇指向后推按前移之骨骺，即可复位。

②屈曲型的整复方法：此型临床较少见，但复位较伸展型困难，可采用俯卧牵拉推按法复位。俯卧位，一助手固定大腿上段，一助手将膝关节屈曲90°位，然后持小腿保持体位，以另一前臂置小腿上段后侧攀拉牵引矫正重叠后，术者两手四指置于干骺端之前扶持，两拇指向前推按后移之骨骺复位。

2. 固定方法　股骨远端骨骺移位的固定方法，有牵引加超膝小夹板固定法、石膏托固定法、经皮钢针交叉固定法，临床可根据情况辨证选用。

（1）牵引加超膝小夹板固定法：适于伸展型股骨远端骨骺移位复位后不太稳定者。保持对位下，肢体置板式牵引架上，膝关节屈曲45°～60°位，以大腿小夹板两侧超膝关节固定，小腿部以皮肤牵引2kg重量维持4周。临床和X线检查骨折愈合后，可去牵引，小夹板保护患肢不负重活动。

（2）石膏托固定法：适于伸展型股骨远端骨骺移位，复位后稳定者。整复后膝关节屈曲45°～60°位，以前后石膏托固定4周；骨折愈合后，去除石膏托，患肢不负重功能锻炼。

（3）经皮钢针交叉固定法　适于屈曲型股骨远端骨骺移位，手法复位后不稳定者。整复后保持对位，在无菌、局麻和X线监视下，用2mm克氏针于内、外髁分别向干骺端对侧钻入交叉固定。然后无菌包扎，用前后石膏托固定膝关节于30°～40°位4～5周；骨折愈合后，拔除钢针，扶拐下床患肢不负重活动。

（二）手术治疗

1. 适应证

（1）骨折合并血管、神经损伤者。

（2）手法复位失败者。

（3）开放性骨折，清创的同时行内固定。

（4）陈旧性骨折。

2. 操作方法　连续硬脊膜外麻醉或全麻。仰卧位，气囊止血带下（压力250～400mmHg）进行，以股骨髁上为中心，取前外侧纵形切口，依次切开，显露骨折端，清除骨端瘀血或增生组织，直视下牵引使骨折复位，2枚克氏针交叉固定。检查骨折复位及固定满意后，放松止血带止血，盐水冲洗，关闭切口，包扎，前后石膏托固定膝关节于微屈位。若骨折合并血管神经损伤，患者俯卧位，取膝关节后侧入路，将骨折复位固定后，据情处理血管神经损伤。

（三）药物治疗

1. 中药治疗　按骨折三期辨证用药，只是骨骺滑脱多见于婴幼儿，应以方便口服和外用为主。

早期：肿胀严重，以活血行气为则，用小儿活血止痛冲剂；若肿胀起水泡，或合并发热者，为瘀血化热，以活血清热为则，用小儿清热解毒冲剂。

中、后期：肿痛已消者宜接骨续损，用小儿接骨冲剂。

2. 西药治疗　开放复位内固定者，术前半小时预防性应用抗菌药物，术后一般不超过 3 天。

（四）康复治疗

固定期间加强股四头肌等长收缩及踝关节功能锻炼。解除外固定后，开始主动做膝关节屈伸活动，但不宜暴力被动活动。4 ～ 6 个月后患肢才可逐渐负重，以利骨骺发育。

【疗效评定标准】

优：膝关节完全伸直，屈曲 > 120°，无疼痛，无畸形，下肢缩短 < 1cm。

良：膝关节完全伸直，屈曲 > 90°，无或偶有轻微疼痛，基本无畸形，下肢缩短 < 2cm。

可：膝关节活动范围伸 < 10°，屈 > 60°，常有轻痛，畸形 < 10°，下肢缩短 < 3cm。

差：膝关节活动范围 < 60°，经常发生疼痛或持续性疼痛，畸形 > 10°，下肢缩短 > 3cm。

第三十一节　胫骨近端骨骺损伤

胫骨近端骨骺包括胫骨平台骨骺及胫骨结节骨骺。前者承受身体的重力并提供胫骨的纵轴生长；后者受到股四头肌腱的牵拉，是关节外骨骺，不提供胫骨的长轴生长，此骨骺损伤 10 岁左右发生率最高。

【诊断依据】

（一）病史

有明显的外伤史，或由强力按摩疗法矫正膝部畸形时所造成。

（二）症状与体征

伤后膝部有不同程度的肿胀、畸形、疼痛和关节功能障碍。伤处有明显的压痛，可触及骨异常活动及骨擦感，纵轴扣击痛（＋），骨骺分离合并腘动脉损伤时主要表现是肢体远端皮肤苍白，发凉和动脉搏动消失。

（三）辅助检查

一般 X 线正、侧位片可确定骨骺分离的部位及移位方向和程度。有时需拍应力位 X 线片以确定。

【鉴别诊断】

（一）膝关节侧副韧带损伤

多由于扭转暴力或侧方直接暴力，损伤后膝部肿胀、压痛，以膝关节内（或外）侧压痛较为明显，侧方应力试验时疼痛加重，膝关节被动伸曲活动可达正常，内侧韧带断裂合并胫骨髁间隆突骨折时抽屉试验阳性，膝关节不稳。

（二）膝关节创伤性滑膜炎

膝关节外伤后，滑膜血管扩张，血细胞及血浆外渗，同时滑膜细胞活跃而产生黏液素，故渗液中有血细胞、黏液素及纤维素等。膝关节外伤后，膝关节逐渐发生肿胀，屈膝活动受限。膝关节张力大，液体超过 50mL 后髌骨有漂浮感。关节穿刺液为淡红色液体，表面无脂肪滴。浮髌试验阳性。膝部 X 线摄片，骨质无异常。

【证候分类】

胫骨上端骨骺骨折可分为五型。

Ⅰ型：骨折移位轻微。

Ⅱ型：干骺端向后外侧或后内侧移位。

Ⅲ型：骨骺分离有明显移位。

Ⅳ型：纵形骨折，当骨折片明显向下移位时，胫骨平台部分塌陷。

Ⅴ型：在胫骨上端和胫骨结节部的挤压伤。

【治疗】

（一）非手术治疗

Ⅰ型和Ⅴ型骨折不须复位，用长腿石膏固定 6～8 周。

Ⅱ型骨折应尽早闭合复位。注意胫骨上端关节面向下成角，力求达到解剖对位。该型骨折不稳定，可在电视 X 光机透视下经皮穿入二枚直径 1.5～2.0mm 的克氏针固定，外用石膏托固定膝关节功能位 4～6 周。

另一种办法是骨牵引下逐渐矫正移位和成角，可减少对骺板的损伤。

（二）手术治疗

Ⅲ型或Ⅳ型损伤，应常规切开复位，精确对位，用干骺端螺钉或克氏针内固定。若胫骨骨骺分离移位较大，合并腘动脉损伤，一旦诊断成立应迅速行血管探查，进行血管端端吻合修复术，骨折也应行内固定。

（三）药物治疗

1. 中药治疗　按骨折三期辨证用药，只是骨骺滑脱多见于婴幼儿，应以方便口服和外用为主。

早期：肿胀严重，以活血行气为则，用小儿活血止痛冲剂；若肿胀起水泡，或合并发热者，为瘀血化热，以活血清热为则，用小儿清热解毒冲剂。

中、后期：肿痛已消者，宜接骨续损，用小儿接骨冲剂。

2. 西药治疗

开放复位内固定者，术前半小时预防性应用抗菌药物，术后一般不超过 3 天。

（四）康复治疗

无论何种方法治疗均应早期积极做股四头肌和膝关节主动活动锻炼，解除固定后应用中药熏洗结合按摩等手法促进功能恢复，伤后 3 个月开始患肢逐渐负重。

【疗效评定标准】

按 Johner–Wruhs 方法评价功能。

优：骨折愈合，膝、踝关节活动正常，抗阻力量正常，步态正常无疼痛；胫骨无成角畸形，短缩 < 5mm，旋转 < 5°；无感染、神经血管伤等并发症。

良：骨折愈合，膝、踝关节活动超过正常 75%，抗阻力量稍受限，步态正常偶有疼痛，胫骨成角畸形 < 5°、短缩 5 ~ 10mm、旋转 5°~ 10°，无感染，可伴轻度神经血管损伤等并发症。

可：骨折愈合，膝、踝关节活动超过正常 50%，抗阻力量明显受限，跛行步态，中度疼痛，胫骨成角畸形 10°~ 20°、短缩 10 ~ 20mm、旋转 10°~ 20°，无感染，可伴中度神经血管伤等并发症。

差：骨折愈合延迟或骨不连，膝、踝关节活动小于正常 50%，不能对抗阻力，明显跛行步态，疼痛明显，胫骨成角畸形 > 20°、短缩 > 20mm、旋转 > 20°，可并发感染，可伴重度神经血管伤等并发症。

第三十二节　胫骨远端骨骺损伤

胫骨远端骨骺的骨化中心于出生后 6 ~ 10 个月出现，18 岁时与干骺端连接。其损伤以 10 ~ 14 岁发生率最高。胫骨远端骨骺损伤也是全身骨骺损伤中易发生生长障碍的部位之一。暴力作用的张力和压力致使胫骨远端骨骺骨折，张力型者产生撕脱性骨折较多见，而压力型者产生 Salter–Harris Ⅳ型或Ⅴ型骨折较少见。

【诊断依据】

（一）病史

均有明显外伤史。

（二）症状与体征

伤后踝关节处有不同程度的肿胀、畸形、疼痛，并有明显的功能受限。伤处有明显的压痛，可触及骨异常活动或骨擦音（感）。

（三）辅助检查

常规 X 线检查应包括正、侧、斜位片。在严重病例要做 CT 断层或 MRI 检查。

【鉴别诊断】

主要是与胫距关节脱位的鉴别。胫距关节脱位多发生于年龄较大的儿童，受伤暴力较大；多并发于踝部骨折或踝部韧带撕裂伤，局部肿胀、疼痛较甚，局部有时有弹性固定。X 线片显示胫距关节失常，在整复骨折时，胫距关节脱位常可一并整复，但当胫后肌腱、血管、神经或腓骨长、短肌腱移位，发生绞锁，手法不能复位时，应手术切开复位。

【证候分类】

胫骨下端骨骺骨折比较复杂，依据骨折发生的部位和骨折移位的不同可分为五型。（Salter–Harris 分型）

Ⅰ型：骨骺骨折片大小不等，并横向排列于干骺端，骨折移位极轻微，X 线片亦难做出诊断；若骨折块有旋转移位，则易于诊断。

Ⅱ型：本型骨折最常见。干骺端骨折可向内侧、外侧或后侧移位；分离的骨骺带有一块干骺端骨片，常成三角形，常伴腓骨骨折并累及干骺端。

Ⅲ型：属关节内损伤，骨折线从关节面开始，经过骨骺进入骺板，再沿骺板的薄弱带通到骺板边缘。

Ⅳ型：也是关节内损伤，骨折线从关节面开始，穿过骨骺或骺软骨，然后越过骺板全层，延伸到干骺端。此骨折片包括关节软骨、骨骺、生长软骨板和干骺端。此复合骨片常向近侧移位，需手术治疗。

Ⅴ型：损伤是因严重挤压暴力造成，相当于骺软骨板的压缩骨折，骨骺嵌入干骺端。由于软骨细胞严重破坏，或来自骺板的营养血管广泛损伤，均可导致骺板早闭、生长停止、发生畸形。常见于胫骨远端骨骺内侧生长停止，而外侧部分继续生长，腓骨也继续生长，足踝渐呈内翻畸形。

【治疗】

（一）非手术治疗

1. 手法整复，"U"形石膏托固定　适用于Ⅰ型、Ⅱ型和Ⅴ型骨骺损伤。满意的骨折复位是最好的，但不要勉强，不宜反复多次整复，因为在骨的修复中可以矫正残留的畸形。

一般按损伤暴力作用的反方向复位，手法应轻柔，对不合作的小儿应在麻醉下复位，膝关节屈曲 90°，足跖屈使小腿三头肌放松。助手手握小腿对抗牵引，术者一手稳握胫骨下 1/4 前面，另一手紧握足跟，首先顺畸形方向向远端牵引，然后在骨折部位施力进行复位，复位后用"U"形石膏固定 3～4 周。

2. 手法整复，经皮穿针或钳夹固定及石膏托外固定　适用于Ⅱ型骨骺分离，复位后折端欠稳定，一般在麻醉后进行，在 C 臂 X 线透视下操作，穿针或钳夹时应注意无菌，防止针道感染，针尾包扎后行石膏外固定踝关节于功能位。

（二）手术治疗

对于Ⅲ、Ⅳ型骨骺损伤关节面有明显移位，若有适应证应切开复位，内固定物只能采用光滑的克氏针，可以穿过骺板。当骨折愈合后，内固定物应尽快取出，手术时不要损伤骨骺的血供。

损伤时间超过 10 天的陈旧性病例，以外固定适当保护。如晚期残留明显畸形再行手术矫形。

（三）药物治疗

1. 中药治疗　按骨折三期辨证用药，只是骨骺滑脱多见于少年，应以方便口服和外用为主。

早期：肿胀严重，以活血行气为则，用小儿活血止痛冲剂；若肿胀起水泡，或合并发热，为瘀血化热，以活血清热为则，用小儿清热解毒冲剂。

中、后期：肿痛已消者宜接骨续损，用小儿接骨冲剂。

2. 西药治疗　开放复位内固定者，术前半小时预防性应用抗菌药物，术后一般不超过 3 天。

（四）康复治疗

整复固定后，即可做足部关节屈伸活动和股四头肌舒缩活动；骨折愈合解除外固定后，开始做踝关节主动屈伸活动，不宜暴力被动活动踝关节；患肢负重以伤后 6 周逐渐开始为宜。

【疗效评定标准】

1. 治愈　对位、对线满意，有连续性骨痂通过骨折线，局部无压痛、叩痛，伤肢无明显短缩，骨折成角 < 5°，踝关节屈伸活动受限在 5°以内。

2. 好转　对线、对位尚可，骨折线模糊，伤肢短缩 < 2cm，成角 < 15°，踝关节屈伸活动受限在 10°～ 15°以内。

3. 未愈　骨折对位对线差或不愈合，伤肢短缩 3cm 以上，成角 > 15°，踝关节屈伸活动受限在 15°以上，伤肢不能负重者。

第三十三节　创伤后膝关节僵硬

膝关节及其周围损伤后，已经超过正常恢复时间，但膝关节功能仍明显受限称"膝关节僵硬"。膝关节可僵硬于完全伸直位、屈曲位、屈曲外旋位或外翻位。

【诊断依据】

（一）病史

有膝关节周围组织损伤或感染病史，损伤或感染后长期超关节外固定，或愈合过程中缺乏有效功能锻炼。

（二）症状与体征

1. 膝关节伸屈功能不同程度受限，甚至强直。

2. 膝关节周围组织硬韧，缺乏弹性，髌骨不能活动或活动度极小，皮肤挛缩。

3. 股四头肌不同程度萎缩与粘连，有时明显挛缩。

（三）辅助检查

常规行膝关节正侧位 X 线检查。

【鉴别诊断】

主要根据病史与类风湿和其他炎症性疾病所致的膝关节僵硬相鉴别。

【证候分类】

根据膝关节伸屈受限的范围将其分为膝关节伸直位僵硬和屈曲位僵硬两种类型。伸直位僵硬，为膝关节处于伸直位或 ≤ 15º 不能完全伸直，活动范围甚小，在 5º ～ 30º。膝关节不能伸直 > 15º，屈膝活动正常或 ≥ 90º，考虑为屈膝位僵硬。

【治疗】

（一）非手术治疗

1. 手法治疗

（1）适应证：非骨性阻挡的膝关节僵硬，时间在伤后 1 年以内。

（2）操作方法：手法推拿时，患者的足和踝放在医生的臂下，助手抱着大腿做反牵引，然后在小腿前方逐步加压，所施给压力，应根据经验判断，不要造成意外损伤，特别应避免做突然猛推动作。推拿时可触及或听到关节内有撕裂声，在达到一定角度时，所施压力要持续 10 ～ 15 分钟。避免暴力，以免引起副韧带损伤。术后用弹力绷带加压包扎膝关节，还可用 654-2 注射或静滴以抑制炎性渗出，改善机体血液循环，从而有利于术后功能锻炼。

2. 皮肤牵引

（1）适应证：非骨性阻挡的膝关节屈曲位僵硬，伤后时间短，伸直受限程度较轻，以后侧关节囊挛缩为主。

（2）操作方法：将宽胶布条或乳胶海绵条粘贴在患肢皮肤上，或用四肢尼龙泡沫套，利用肌肉在骨骼上的附着点将牵引力传递到骨骼上，牵引重量不超过 5kg。皮肤有损伤、炎症及对胶布过敏者禁用。牵引期间应定时检查牵引的胶布粘贴情况，注意患肢末梢血循、感觉及运动情况，尤其注意避免牵拉致伤腓总神经。

3. 踝上骨牵引

（1）适应证：非骨性阻挡的膝关节屈曲位僵硬，受伤时间短，以后侧关节囊挛缩为主。不愿手术，或伤后 1 年内，或皮肤条件不具备手术治疗的膝关节屈曲位僵硬患者。

（2）操作方法：常规消毒、铺巾，在踝关节上 3cm 腓骨前缘及胫骨内侧行局部浸润麻醉，小切口切开皮肤，在外侧腓骨前缘置入克氏针达胫骨，与骨干垂直，与矢状面垂直钻入胫骨并过对侧皮肤，敷料包扎，安装牵引弓、牵引锤，一般成人的牵引重量为 5～7kg。牵引期间密切观察患肢远端血循、感觉及运动情况，尤其注意腓总神经情况。

（二）手术治疗

1. 膝关节屈曲位僵硬

（1）关节内骨性阻挡所致的膝关节屈曲位僵硬

①适应证：常见于胫骨髁间隆突骨折块未完全复位，成为骨性阻挡而影响伸膝。

②操作方法：连续硬膜外麻醉，膝关节前内侧手术入路，显露并复位骨折，以钢丝或螺钉固定，术后加用石膏固定。较大骨折块可做部分切除，保留前交叉韧带附着点重新固定。

（2）膝关节屈曲挛缩

①适应证：经保守治疗无效的膝关节屈曲位僵硬。

②操作方法：连续硬膜外麻醉，膝关节后侧手术入路，切开后侧关节囊，如股二头肌、半腱肌、半膜肌肌腱和髂胫束严重挛缩，可"Z"字延长肌腱及切断髂胫束。少数患者是由于髌下脂肪垫增生、纤维化所致，则取膝关节前内侧切口，予以部分切除、松解。

2. 关节伸直位僵硬

（1）适应证：骨折已达骨性愈合，经过正规康复手段治疗，时间在 12 个月以上的膝关节伸直位僵硬

（2）操作方法：膝关节伸直位僵硬手术治疗方法较多，Campbell 首先报告了股四

头肌成形术。Judet 首先通过一个短的前内侧切口，切断关节内粘连，再应用一个后外侧长切口，从股外侧肌和股中间肌分界线处分离，使粘连组织从股骨外侧面和前面的附着处剥离下来。Thompson 设计了股四头肌成形术，取股骨远侧 1/3 到髌骨下极做一纵形前切口，沿股直肌两侧切开深筋膜，从股内、外侧肌之间分离此肌，切开关节囊的前部，包括髌骨两侧股四头肌扩张部，完全克服挛缩，切除股中间肌和股直肌后面的瘢痕束带及髌骨到股骨的粘连。Nicoll 报告了他应用 Thompson 股四头肌成形术的经验，指出经 Thompson 股四头肌成形术治疗后，膝关节屈曲仍受限，说明股直肌短缩，当行肌腱延长术。卢世璧等用一套自行设计的分离器行小切口股四头肌松解术。我院在上述基础上进行了改良，手术取前外侧绕髌切口，包括股中间肌与股骨前侧粘连的松解、股中间肌的切断、股外侧肌止点上移、关节内粘连的充分松解、股直肌直头的切断、外侧关节囊的错层切开及缝合等术式，根据具体情况选择术式组合。

（三）药物治疗

1. 中药治疗

（1）内服药：内服活血消肿止痛汤药，如活血灵。

（2）外用药：应用活血化瘀、舒筋止痛中药，如平乐展筋酊；中药熏洗药用制川、草乌各 10g，伸筋草、透骨草、海桐皮、木瓜、威灵仙、络石藤、三棱、莪术、牛膝、防风、艾叶各 20g，细辛 15g。外洗苏木煎以通经活络，必要亦可用海桐皮汤熏洗。

2. 西药治疗　术前 30 分钟给予预防性抗生素应用，抗生素应用一般不超过 3 天。

（四）康复治疗

1. 功能锻炼

（1）主动锻炼

①术后第二天即在镇痛泵控制下主动练习伸直与屈曲膝关节，锻炼股四头肌和屈膝功能。

②7 天后若刀口无异常，鼓励患者下床扶拐行走、下蹲、练习弓步。

③若为严重屈膝位僵硬，术后牵引下进行可控制伸屈膝关节锻炼，并严密观察血液循环和神经功能。

（2）被动锻炼

①手法锻炼

A. 术后当天每 2 小时将伤肢膝关节被动完全伸直 10 ～ 15 分钟，减轻膝关节前侧皮肤压迫，这对前侧皮肤挛缩严重者尤为重要。

B. 术后第二天即在镇痛泵控制下被动扳拉膝关节完全伸直及与术中松解角度相似的屈膝活动，每天 4 ～ 5 次，防止以后伸膝功能受限和屈膝角度丢失。

C. 经常手法推动髌骨，防止再次粘连。

D. 对膝关节不能完全伸直者，可将膝关节悬空，手法按压大腿下段，或用沙袋放置在大腿下段以逐渐矫正。

E. 屈膝位僵硬松解后，白天去除石膏托，坚持伸屈膝关节锻炼。

F. 严重屈膝僵硬松解后牵引治疗者，必须严格进行可控制的伸屈活动，切忌粗暴伸直膝关节。

② CPM 机锻炼：1980 年 Salter 等通过试验提出连续被动活动有利于关节软骨的再生，由此给近年来骨关节外科带来了一次革命，摒弃了长期制动，不能早期功能锻炼的观念，而强调早期功能锻炼。尤其是连续被动活动越来越广泛地应用于骨关节术后，既防止关节粘连，又刺激软骨生成。要求术后第二天即在 CPM 机上持续进行被动功能锻炼，活动范围由小及大，循序渐进，但 1 周内必须达到或接近术中松解角度。

2. 物理疗法

（1）电疗：具有增强肌力、镇痛和局部透热以加强循环等作用，目前常用的仪器有骨创伤治疗仪、KD– Ⅲ 治疗仪等，效果显著。

（2）其他物理疗法：包括光疗、水疗、冷疗等，多结合具体药物应用，需康复专业人员参与执行。

【疗效评定标准】

按 Judet 标准。

优：屈膝＞ 100°。

良：屈膝 80°～ 100°。

可：屈膝 50°～ 80°。

差：屈膝＜ 50°。

第三十四节　产伤骨折

产伤的范围很广，如颅脑出血、颅骨凹陷骨折、腹腔实质脏器破裂、神经损伤和四肢骨折。产伤骨折是产伤中唯一能够治疗而且预后最好的一种。

一、颅骨骨折

因新生儿骨质柔软而富有弹性，所以颅骨骨折常呈乒乓球压痕型，即只有颅骨凹陷而无实际的骨折线。可以通过凹陷边缘钻一孔，插入骨膜起子撬起凹陷的颅骨。此外还应小心检查脑膜，如有撕裂，应予缝合。

二、锁骨骨折

一般呈柳枝骨折，在初期无临床症状，只有在 2 周局部因骨痂生成而隆起才被发现。发生完全性骨折时经常出现患肢假性瘫痪和牵拉患肢时患儿啼哭。一般不需要治疗或采用安全简易"8"字绷带固定即可。

三、骨骺分离

是产伤骨折中少见的损伤，诊断比较困难，在新生儿某些长骨骨骺尚未骨化，为软骨成分，X检查不显影，致使诊断困难，尤其股骨近端、肱骨近端和肱骨远端若发生骨骺分离，只有脱位现象。临床表现有关节肿胀、不能主动活动，呈假性瘫痪，被动活动时因疼痛而啼哭，常误诊为化脓性关节炎合并脱位、先天性髋关节和臂丛神经损伤等，误诊率较高。

（一）肱骨远端骨骺分离

1. 诊断与鉴别诊断　在诊断中主要与肘关节脱位相鉴别。首先，在婴幼儿，尤其新生儿创伤性肘关节脱位极为罕见，而肱骨远端骨骺分离则相对多见。肘关节脱位临床表现有：肘后三角形骨性标志紊乱，鹰嘴上方空虚，前面观上臂长，前臂短，而侧面观上臂短，前臂长。若无上述症状且复位后对位良好，此时将肘关节伸直，则立刻又会呈现复位前的X影像，说明是肱骨远端骨骺分离。肘关节脱位一旦复位比较稳定，不易再脱位。肘关节造影可明确诊断，但无必要。伤后2周可见到骨痂，此时可确诊为骨骺分离。

2. 治疗方法　该损伤按肱骨髁上骨折治疗原则处理，肱骨远端骨骺分离多为尺偏型骨折，故肘内翻为常见的合并症。不必勉强手法矫正尺偏，最好在儿童期进行截骨术矫正。

（二）股骨近端骨骺分离

1. 诊断　该部位骨骺分离少见，诊断较困难。若发现有以下情况应考虑股骨近端骨骺分离：出生后患肢呈假性瘫痪，移动下肢时患儿啼哭，无炎症体征，Otolani试验阴性，X线表现髋臼发育异常，却有半脱位象征象。

2. 治疗　该损伤采用Bryant牵引即可。多见的合并症为髋内翻，而股骨头缺血性坏死未见报道。

（三）股骨远端骨骺分离

1. 诊断　股骨远端骨骺出生时已骨化，诊断应无困难，但由于临床医生对骨骺形态，骨骺于干骺端的正常关系不熟悉，故对已有明显移位的病儿仍不能做出正确诊断，直到出现骨痂时方能确诊。正常的股骨远端骨骺小，在正位X线片骨骺位于干骺端下方正中、侧位骨骺有30°左右后倾，若这种正常关系发生改变，则考虑骨骺分离。

2. 治疗　牵引即可治疗。产伤骨骺分离多为Saiter-harris Ⅰ型，一般不会产生停滞或生长不对称等畸形，预后良好。

四、长骨干骨折

骨干骨折是产伤骨折中最常见者，不需要手术治疗，保持轴线即可。

（一）股骨骨折

1. 诊断　有产伤史，患儿患肢肿胀，呈假性瘫痪，被动活动时患儿因疼痛而啼哭。摄 X 线片即可明确诊断。

2. 治疗　采用双下肢悬吊滑动牵引同时应用小夹板固定，牵引重量以患儿臀部抬起床面 2cm 左右为宜，应注意踝部绷带和胶布的缠绕，避免发生足部血循障碍。牵引治疗时间为 3 周，解除牵引后不必行其他治疗，均在 2～3 周愈合，此时 X 线显示大量骨痂。骨折后 3 个月成角畸形开始消退，骨折处骨干增粗，随年龄增长畸形逐渐消失。

（二）肱骨骨折

1. 诊断　有产伤史，患儿患肢肿胀，呈假性瘫痪，被动活动时患儿因疼痛而啼哭。X 线片可明确诊断。

2. 治疗方法　采用小夹板和患肢贴胸固定或石膏固定、牵引亦可。时间 2～3 周，修复过程与股骨干骨折相同。

手外科、显微外科部分

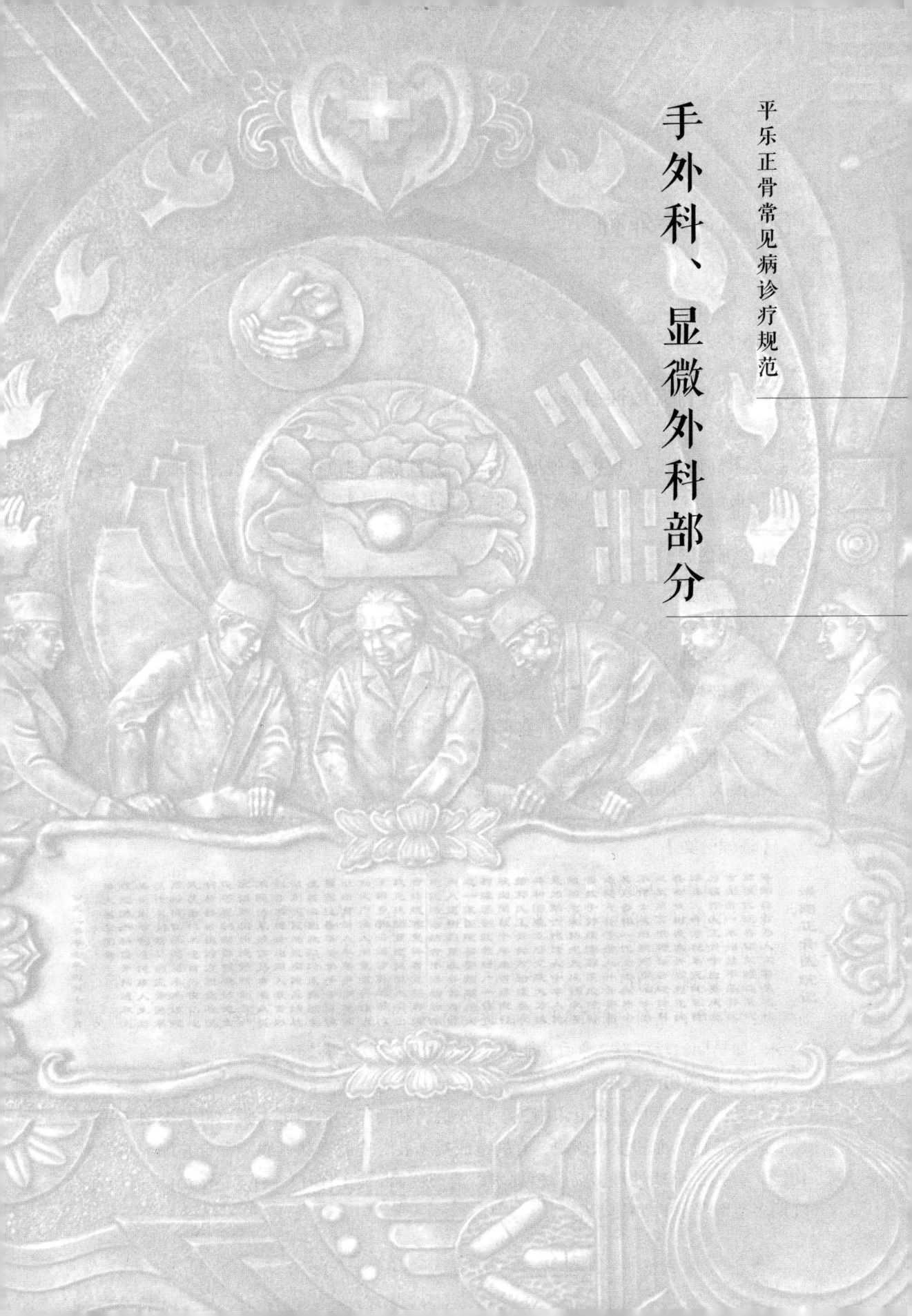

第五章 手外科

第一节 手部开放性损伤

凡手部损伤，出现皮肤破损、出血，开放损伤部位往往伴有骨骼、肌腱、血管、神经等损伤，而且与外界相通者，称"手部开放性损伤"。

【诊断依据】

（一）病史

有明显外伤史。

（二）症状与体征

皮肤破裂伤，出血、疼痛、肿胀，肌腱、骨质外露，局部畸形，手指屈伸活动受限或不能，皮肤感觉迟钝、异常或丧失，手指血循差或无。

（三）辅助检查

拍摄 X 线片明确手部有无骨折或脱位。

【证候分类】

（一）挤压、压砸伤

这类损伤对手部软组织、骨组织等有严重破坏，因而治疗较困难，晚期多遗留不同程度的功能障碍。

（二）切割、锯伤

这类损伤占手外伤的 1/3 以上，此类损伤多造成软组织（如神经、肌腱、血管等）损伤。如早期治疗得当，愈后功能较满意，遗留功能障碍较轻。

（三）撕脱伤

此类损伤较常见，多由印刷机、压胶机、和面机、梳棉机、脱粒机及交通事故等造成。多造成大面积皮肤撕脱，有的造成指（肢）皮肤套状撕脱，常合并深部组织损伤。此类损伤早期处理多需行植皮术以消灭创面、关闭伤口。伴有深部组织损伤者，晚期多遗留严重的功能障碍。

（四）绞轧伤

多为高速旋转的机器将肢体卷入致伤，如车床、钻床、离心机、搅拌机等。此类损伤造成广泛的软组织破坏和骨折，甚至肢体离断。早期处理很困难，晚期多遗留较严重的功能障碍。

（五）炸伤

由爆竹、雷管、火枪等造成。常造成多个手指甚至肢体缺损。创面组织损伤严重，治疗较困难。早期若处理不当，晚期多遗留功能障碍。

（六）烧伤

多由高压电、煤气、火锅及热水等致伤。有的软组织破坏广泛且严重，治疗困难。早期处理不当，晚期带来严重的功能障碍。

（七）摩擦伤

多由皮带、砂轮等致伤，因致伤物高速旋转，常伴有烧伤。早期处理需彻底清创，植皮修复创面。

（八）贯穿伤

多由枪及锐器刺等造成。创口小而深。早期必须仔细检查，判断深部组织损伤的情况，否则易造成漏诊，失去早期修复的机会。

（九）咬伤

由动物或人咬伤，创面一般不大，但较深，污染严重，极易感染。

【治疗】

手外伤常伴其他组织或器官的损伤，应先抢救患者生命，但同时要注意手外伤的处理。应全面分析病情，确定治疗方案。具体治疗原则是：早期彻底清创，合理组织修复，正确及时的皮肤覆盖，抗感染治疗与功能康复锻炼。

（一）手术治疗

1.清创术　清创的目的是清除伤口内异物，去除失活组织，使污染伤口变成清洁伤口，以预防感染。清创术常在完善的麻醉下及止血带下进行，以便于解剖及减少出血。

认真做好伤口清洗，是清创术的第一步。用常规软皂刷洗后，用双氧水、生理盐水交替冲洗各三遍，最后用碘伏消毒液消毒浸泡。

清创术应遵循由周围向中心、由浅入深的顺序彻底清除污染、失活组织，从而使污染伤口变为清洁伤口的原则。手的结构较复杂精细，清创时应尽量保留可保留的组织，如循环好，只切除少许皮缘。清创时应该按方向、按层次、按组织循序进行。机械性刷洗清创术后，使用无菌生理盐水冲洗创面，再用碘伏消毒液浸泡伤口。冲洗后更换手术台上最上层已污染的无菌巾单，更换清创用过的手术器械及手术者的手套。

清创时如果组织损伤的程度及范围难以判断时，可放松止血带观察组织循环，再拟定手术计划。

2. 闭合伤口　在彻底清创的基础上闭合伤口。保护外露的深部组织、防止细菌入侵，是预防伤口感染的重要措施。手部循环丰富，抗感染能力强，因此手部闭合伤口的时限一般可延长至受伤后 12 小时，还应考虑伤情、污染程度及气温，然后决定是否闭合伤口。

如皮肤无缺损或缺损很少，可进行无张力直接缝合；对跨越关节掌、背面及掌纹垂直与指蹼平行的直线伤口，宜做局部"Z"字形皮瓣转移，避免瘢痕挛缩；皮肤缺损而创面有良好血运，无骨质、肌腱裸露，可做游离植皮。深部组织外露很少时，可用附近软组织（肌肉、筋膜）或软组织瓣覆盖，再行植皮；一般常用中厚皮片，但指腹和手掌部皮肤缺损可用全厚皮片。对于骨质、肌腱裸露范围较大者，常采用局部皮瓣、邻指皮瓣、远位皮瓣移植修复。

3. 骨、关节的处理　准确复位、有效固定、早期功能运动，是治疗手部骨、关节损伤的基本原则。与一般清创原则一样，要尽量保留骨块，仅去除完全游离的小骨片。复位后用克氏针斜形交叉固定，掌、指骨骨折也可选用合适的掌指骨钢板内固定，具有可以早期功能锻炼的优点。不可用通过邻近关节的髓内固定，否则会损伤关节，且固定不良，有旋转可能。

4. 肌腱、神经处理　手外伤肌腱损伤的修复必须符合以下原则：即在创面能一期愈合的情况下进行，而且是新鲜损伤，并要求无张力缝合；缝合时要做到无分离、不绞勒、不破坏肌腱的血供；术后要做到良好的制动和早期功能锻炼的统一。

肌腱断裂的常用修复方法：①端端缝合法：适用于粗细相等的肌腱，有 Bunnell 缝合法、Kessler 缝合法、Kleinert 缝合法和 Tsuge 缝合法等；②编织缝合法：适用于缝合粗细、厚薄不等的两条肌腱；③可抽出式不锈钢丝缝合法：适用于肌腱的减张缝合或肌腱止于骨上的缝合。

如果肌腱有缺损，则须行肌腱移植术进行修复，常选用掌长肌腱、跖肌腱、趾长伸肌腱作为移植肌腱。

对于手部神经损伤，如神经缺损小于 2cm 的可通过神经改道、改变关节位置等方法获得直接缝合；若神经缺损超过 2cm 者，则需行游离神经移植进行修复，常采用腓肠外侧皮神经作为供移植神经。神经缝合多采用神经外膜束膜缝合法，以达到精确对位，便于功能恢复。

5. 血管损伤的修复　一侧指动脉或指总动脉损伤，对手指循环影响不大，可不予修复。两侧指动脉全断，手指供血不足，需要修复；争取修复两侧血管，增加成功机会。血管吻合动静脉比例一般保持在 1：2。血管吻合应遵循无张力和内膜外翻的原则。

（二）药物治疗

1. 中药治疗

（1）内治法　初期，以活血化瘀为主，即采用"下法"或"消法"，可用桃核承气汤、活血四物汤加减等。中期，以活血化瘀、和营生新、接骨续筋为主，故以"和""续"为主，可用和营通气散、续骨活血汤加减等。后期，以坚骨壮筋、补养气血、舒筋活络为主，故以"补""舒"为主，可用当归补血汤、三痹汤加减等。

（2）外治法　敷帖药、涂擦药、熏洗湿敷药等。

2. 西药治疗

（1）首先应用广谱抗生素 2 ～ 3 天，然后根据术前伤口内渗出物细菌培养结果选用有效抗菌药物治疗 2 ～ 7 天。

（2）应用破伤风抗毒素注射 1 次，以防感染；注意做过敏试验。

（三）康复治疗

1. 功能锻炼　单纯手部骨折或伸屈肌腱损伤，术后 3 天在外固定保护下适当功能锻炼，4 周后去除外固定，开始主动伸屈活动。关节脱位术后 4 ～ 6 周开始主、被动功能锻炼。

2. 物理疗法　骨创电治疗仪治疗。

3. 运动疗法　徒手或借助器械，让患者进行主动或被动运动以改善功能。

【疗效评定标准】

开放性手外伤手术效果评分标准（表 5-1）

表 5-1　开放性手外伤手术效果评分表

项目	评分标准		
创口愈合	甲级 4 分	乙级 3 分	丙级 2 分
形态恢复	如常 2 分	轻度缺陷 1 分	严重缺陷 0 分
关节活动	自如 2 分	分受限活动度＞50%1 分	严重受限活动度＜50% 0 分
皮肤感觉	如常 2 分	减退 1 分	缺失 0 分
总分	优 10 分	良 7 ～ 8 分	可 4 ～ 6 分　差＜4 分

根据田宜肥等对开放性手外伤手术效果评分标准，即按创面封闭、形态效果、关节功能和皮肤感觉评分，满分 10 分，依积分高低评定为优、良、可、差。

第二节　腕舟骨骨折

腕舟骨骨折是最常见的腕骨骨折，延迟愈合、不愈合率和缺血坏死率远远高于其他腕骨骨折，常引发创伤性关节炎，导致腕关节运动功能障碍。

【诊断依据】

（一）病史

跌倒时，手掌着地，腕关节极度背伸桡偏，暴力向上转导，舟骨被桡骨关节面的背侧缘或茎突缘切断。

（二）症状与体征

腕关节桡侧肿胀、疼痛，解剖鼻烟窝变浅，运动受限或正常，解剖鼻烟窝处或腕舟骨结节有局限性压痛。纵向挤压拇指，有时可引发骨折处疼痛。

（三）辅助检查

拍摄 X 线片检查，即腕舟骨特殊位、腕关节正、侧位片，了解骨折情况。必要时行 CT、MRI 检查。

【证候分类】

（一）按骨折部位分类

1. 舟骨结节骨折。

2. 舟骨远侧 1/3 骨折。

3. 舟骨腰部骨折。

4. 舟骨近侧 1/3 骨折。

（二）按骨折稳定程度分类

1. 稳定性骨折　无移位或侧方移位小于 1mm 的骨折，且无背向成角移位者。

2. 不稳定性骨折　侧方移位超过 1mm 的骨折、有背向或桡向成角移位的骨折，伴发腕背伸不稳定或腕骨脱位的骨折。此型骨折多需手术治疗。

【治疗】

（一）非手术治疗

1. 闭合复位石膏外固定

（1）适应证：新鲜的稳定性骨折。

（2）操作方法：舟骨结节骨折为关节外骨折，予以前臂管型石膏固定 6 周；关节内稳定性骨折，长臂拇人字石膏固定，6 周后改成短臂拇人字石膏固定，10 ～ 12 周后骨折多可愈合。

2. 闭合复位经皮穿针石膏外固定

（1）适应证：新鲜的不稳定性骨折。

（2）操作方法：手法闭合复位成功后，经皮应用 1.0 ～ 1.2mm 克氏针由结节部沿舟骨长轴固定，术后长臂拇人字石膏固定，6 周后改成短臂拇人石膏固定。

（二）手术治疗

1. 切开复位 Herbert 钉内固定

（1）适应证：①远侧 1/3 斜形骨折；②腰部骨折移位大于 1mm；③有移位的近侧 1/3 骨折；④伴有腕关节不稳定的骨折；⑤骨折延迟愈合或不愈合。

（2）操作方法：取掌侧入路，减少对舟骨血供破坏，显露舟骨结节及舟骨骨折处。由结节部转入 Herbert 螺钉，插入方向应沿额状面和矢状面各 45°角，确保骨折端的加压和固定，尾端应埋入软骨内，术后短臂拇人字石膏固定 6 ～ 12 周。

2. 舟骨不愈合手术治疗

（1）植骨术：①传统植骨术；②带血管或筋膜蒂骨瓣植骨术。

（2）桡骨茎突切除术。

（3）舟骨近侧部分切除术。

（4）人工舟骨置换术。

（5）近侧列腕骨切除术。

（6）部分或全部腕关节融合术。

（三）药物治疗

1. 中药治疗

早期：活血化瘀、消肿止痛，内服活血灵。

中、后期：加强接骨续筋、益肝补肾中药内服，如三七接骨丸。

2. 药物治疗　预防性应用抗生素，一般 3 ～ 5 天。

（四）康复治疗

1. 功能锻炼　早期做肩、肘关节的活动，屈伸范围不限，亦可做手指的屈伸活动，但禁忌做腕关节的桡偏动作。中期以主动屈伸手指的握拳活动为主。后期去除固定后，可做握拳及腕部的主动屈伸及前臂旋转活动。

2. 物理疗法　后期去除固定后可配合外洗药熏洗。

【疗效评定标准】

1. Krimmer 腕关节功能评分（表 5-2）

表 5-2　Krimmer 腕关节功能评分表

腕部力量（为对侧力量的%）（评分）	腕关节活动度		
	屈/伸（评分）	尺/桡偏（评分）	旋前/旋后（评分）
< 25（0分）	< 30°（0分）	< 10°（0分）	< 80°（0分）
> 20 ～ 50（10分）	31°～ 60°（10分）	11°～ 35°（10分）	81°～ 110°（10分）
> 50 ～ 75（20分）	61°～ 100°（15分）	36°～ 50°（15分）	111°～ 140°（15分）
> 75（30分）	> 100°（20分）	> 50°（20分）	> 140°（20分）

2. 腕关节疼痛及活动情况评分（表 5–3）

表 5–3　腕关节疼痛及活动情况评分表

疼痛（评分）	相应的 Analogskala 疼痛分级（评分）	患手使用情况（评分）
极度疼痛，不能忍受（0 分）	4（76～100）（0 分）	日常生活中极度受限（0 分）
静息时疼痛并腕用力时疼痛（10 分）	3（51～75）（10 分）	明显受限（10 分）
腕用力时疼痛（15 分）	2（26～50）（15 分）	轻微受限（20 分）
无痛（20 分）	1（0～25）（20 分）	正常（30 分）

总体评价：优：＞80 分；良：66～80 分；满意：50～65 分；差：＜50 分

第三节　第一掌骨骨折

第一掌骨的连续性遭到破坏者，称"第一掌骨骨折"。

【诊断依据】

（一）病史

有明显的外伤史。

（二）症状与体征

局部肿胀、疼痛、压痛明显，有骨异常活动、骨擦音。常有桡背侧成角畸形。拇指内收、外展和对掌运动受限。

（三）辅助检查

拍摄 X 线片检查有助于发现骨折类型及部位。

【证候分类】

（一）关节内骨折

以 Bennett、Rolando 骨折最常见。

1. Bennett 骨折　系第一掌骨基底部斜形骨折，骨折线通关节面伴腕掌关节脱位。第一掌骨基底部内侧三角骨块因与掌侧韧带相连仍留在原位，而远端从大多角骨关节面上滑脱至背侧外侧。

2. Rolando 骨折　骨折线呈 T 形或 Y 形，基底碎成三块或多块，除了掌侧基底与骨干分离之外，背侧基底也与掌骨干分离。

（二）关节外骨折

骨折线有横形和斜形之分，但均不与关节相通。远端骨折段在拇长屈肌腱和拇收肌的牵拉下向掌尺侧倾斜，近侧段由拇长展肌腱牵向桡背侧，致使骨折呈现桡背向成角移位。局部肿胀、疼痛和压痛，拇指内收、外展和对掌运动受限。通过 X 线检查可明确骨折类型。

【治疗】

（一）非手术治疗

1. 手法复位石膏外固定治疗

（1）适应证：用于第一掌骨关节外骨折的治疗，尤其适用于横形骨折。

（2）操作方法：一手握住腕部，在畸形部位加压；另一手握住拇指，在外展位向远端牵引第一掌骨，将远端骨块对准近端骨块直到完全复位。横断骨折可用 30°弧形外展夹板及小毡垫，或用短臂管形石膏固定，使拇指处于外展对掌位，斜形骨折需加用末节指骨牵引，固定 4 周。

2. 皮牵引

（1）适应证：适用于第一掌骨闭合性关节内、外形骨折，而且无血管、神经、肌腱损伤，局部皮肤完整适合皮牵引者。

（2）操作方法：用胶布十字交叉固定拇指近节指骨，用橡皮筋牵引固定于手部托板上。持续牵引，第二至第三天拍 X 线片复查骨折复位情况。

（二）手术治疗

1. 适应证　①第一掌骨开放性骨折或闭合骨折手法复位失败者；②闭合骨折合并血管、神经、肌腱损伤者；③陈旧性骨折畸形愈合者；④陈旧性骨折骨不愈合者。

2. 操作方法

（1）Wagner 法：在第一掌骨桡背侧做反"L"形切口，近侧弯至掌横纹，暴露第一掌骨底部骨折处。在直视下对好关节面，用巾钳将它做暂时固定。用 1mm 直径克氏针作内固定，将第一掌骨底部与内侧三角形骨片固定在一起。再用第二根克氏针由第一掌骨底部进入大多角骨进行固定。逐层缝合伤口，术后前臂石膏托固定 6 周。

（2）Moberg 和 Gedda 法：沿腕掌关节做横切口。暴露骨折处后先用钢丝将骨折处复好位暂时固定，然后从内侧三角小骨片处钻入克氏针，将它与第一掌骨底部固定好，再将钢丝去掉。术后前臂以石膏托固定。术后 4 周拔钢针，6 周拆石膏，然后进行康复治疗。

（3）基底部粉碎骨折切开复位内固定：在第一掌骨桡背侧做纵形切口。在拇长伸肌腱与拇长展肌腱之间进入掌骨骨折处，将碎骨块仔细拼凑完整，一旦有缺损或为陈旧性骨折不愈合者应取自体髂骨进行填充。用 2 根克氏针交叉固定。逐层缝合伤口。术后用前臂以石膏托固定至拇指指间关节，并将其固定于对掌位。

（三）药物治疗

1. 中药治疗

早期：瘀肿较甚、疼痛剧烈，可内服活血灵、复元活血汤或活血舒肝汤合五苓散加减，外敷消肿止痛膏。

中期：可内服三七接骨丸等促进骨折愈合之剂。

后期：有疼痛，关节僵硬者可内服筋骨痛消丸等。

2. 西药治疗   手术切开复位者，可酌情用抗生素 3 ～ 5 天。

（四）康复治疗

1. 功能锻炼   早期进行手指自主屈伸功能锻炼，3 ～ 4 周后辅以被动功能锻炼，以防关节僵硬或强直。

2. 物理和中药熏洗治疗   行红外线烤灯照射，有利于消肿；以及中药熏洗治疗。

【疗效评定标准】

术后疗效标准根据 X-ray 所示及手功能恢复情况分为 4 级。

优：解剖对位或接近解剖对位，错位不超过一侧骨折皮质，无短缩，骨愈合良好，手功能恢复正常。

良：无成角畸形，侧方移位＜ 1/10，无短缩或不超过 0.2cm，骨愈合好，手功能恢复基本正常。

可：对位＞ 1/2，短缩不超过 0.3cm，骨折延迟愈合，手功能轻度受限。

差：对位不到 1/2，成角畸形，短缩超过 0.3cm，骨折不愈合或手功能明显受限。

第四节　第二至第五掌骨骨折

第二至第五掌骨骨折是指第二至第五掌骨的完整性和连续性中断。

【诊断依据】

（一）病史

多有明确的外伤史，多见于第四、五掌骨，可发生于干部、颈部或基底部。颈部骨折多见于第五掌骨。横形骨折多由直接暴力所致；干部和基底部骨折常由压砸或机械伤所致，且常是多发性、粉碎性或开放性骨折。

（二）症状与体征

骨折部皮肤肿胀、瘀斑，压痛，功能受限。由于指屈肌腱与骨间肌的牵拉，骨折端多向手背成角畸形。局部可触及异常活动和骨擦音。

（三）辅助检查

拍摄手部正斜位 X 线片检查有助于确定诊断。

【证候分类】

（一）掌骨头骨折

掌骨头骨折多由直接暴力所致，如握拳时掌骨头与物体的直接撞击等。但也有一部分骨折源于挤压伤、切割伤和扭转暴力，第二、五掌骨头骨折发生率远高于第三、四掌骨。

（二）掌骨颈骨折

掌骨颈骨折多发生于第五掌骨，其次是第二掌骨，多为作用于掌骨头的纵向暴力所致，又称拳击手骨折或斗士骨折。

（三）掌骨干骨折

掌骨干骨折多发生于第三、四掌骨，有横形、斜形、螺旋和粉碎骨折之分，可呈现短缩、背向成角和旋转移位。

（四）掌骨基底部骨折

掌骨基底部骨折多由挤压等直接暴力所致，很少有侧方和短缩移位，但可有旋转移位发生。

【治疗】

（一）非手术治疗

1. 手法复位石膏固定治疗

（1）掌骨头骨折：将掌指关节置于伸直位，纵向牵引，利用韧带的张力矫正短缩及侧方移位；复位成功后，用背侧石膏托将掌指关节固定于屈曲位，3～4周后开始功能锻炼。

（2）掌骨颈骨折：用90°–90°位固定法，先将掌指关节屈曲至90°，以便通过紧张掌指关节侧副韧带来稳定和控制移位的掌骨头，然后用一手握持患手并用拇指抵压在骨折背侧，另一手握持近节指骨并向背侧推挤，用指骨基底将掌屈的掌骨头推向原位。矫正移位后，用手背侧石膏托固定腕关节于功能位、掌指关节及近侧指间关节于90°屈曲位。

（3）掌骨干骨折：手法复位矫正其短缩、旋转与成角移位后，前后石膏托固定4周。

（4）掌骨基底部骨折：很少有侧方和短缩移位，主要矫正其旋转移位，复位成功后，用石膏托固定。

2. 皮牵引第二至第五掌骨骨折均可采用指间关节屈曲位皮肤牵引，手掌放于手部托板上。2～3天后拍X线片复查骨折复位情况，随时调整牵引矫正骨折移位，一般牵引4周直到骨折愈合。

（二）手术治疗

1. 适应证　手法整复失败者，陈旧性骨折畸形愈合或不愈合者，骨折合并血管神经损伤者。

2. 操作方法　在手背侧以骨折端为中心弧形切口，将伸肌腱拉向两侧，显露并清理骨折端，行骨折复位。用两枚交叉克氏针或微型钢板固定，术后用石膏托固定 1 ～ 2 周。术中注意若掌骨头或掌骨颈骨折，应缝合切开的伸指肌腱联合部。

（三）药物治疗

1. 中药治疗

患手肿胀明显者，可用中药（伸筋草 30g，透骨草 30g，桑枝 30g，制川乌 15g，红花 12g，海桐皮 15g，川羌活 15g，莪术 15g，五加皮 15g，乳香、没药各 12g，川桂枝 15g，三棱 15g）外洗，每日 2 次，每次 30 分钟，以舒筋通络、消肿止痛。

2. 西药治疗　术后预防性应用抗生素 3 ～ 5 天。

（四）康复治疗

1. 功能锻炼，防关节僵硬或强直。

2. 行红外线烤灯照射，有利于消肿；以及中药熏洗治疗。

【疗效评定标准】

术后疗效标准根据 X-ray 所示及手功能恢复情况分为 4 级。

优：解剖对位或接近解剖对位，错位不超过一侧骨折皮质，无短缩，骨愈合良好，手功能恢复正常。

良：无成角畸形，侧方移位＜ 1/10，无短缩或不超过 0.2cm，骨愈合好，手功能恢复基本正常。

可：对位＞ 1/2，短缩不超过 0.3cm，骨折延迟愈合，手功能轻度受限。

差：对位不到 1/2，成角畸形，短缩超过 0.3cm，骨折不愈合或手功能明显受限。

第五节　指骨骨折

指骨骨折是指外伤导致指骨的完整性或连续性中断，出现伤指肿胀、疼痛功能受限者。

【诊断依据】

（一）病史

明确外伤史。

（二）症状与体征

1. 症状　骨折处皮肤肿胀、有瘀斑，疼痛和功能受限。

2. 体征　局部有压痛和骨擦音。常因骨间肌、蚓状肌及伸肌腱的牵拉，骨折端成角畸形。

（三）辅助检查

拍摄手指正侧位 X 线片有助于发现骨折类型及部位。

【证候分类】

（一）近节指骨骨折

最常见。多由传导外力造成。干部骨折，常因骨间肌、蚓状肌及伸肌腱的牵拉，骨折近端屈曲，远端过伸形成向掌侧的成角畸形；基部骨折，向背侧成角，一般无移位。

（二）中节指骨骨折

多由直接外力造成。骨折在指浅屈肌腱止点近端时，断端多向掌侧成角；在止点远端骨折时，向掌侧成角。基部掌侧撕脱骨折可形成近指间关节脱位。

（三）末节指骨骨折

多由压砸等直接暴力造成。末节指骨基底背侧为伸肌腱扩张的止点，多由手指伸直时，指端受暴力弯曲引起撕脱性骨折。骨折后末节手指屈曲呈典型的锤状畸形，不能主动伸直，又称锤状指。

【治疗】

（一）非手术治疗

1. 手法复位外固定

（1）适应证与复位原则：适用于指骨闭合性骨折，而且骨折线无波及关节面者。手指骨折的复位原则是以骨折远端对近端。

（2）复位操作方法

①骨折向掌侧成角时，在牵引下屈曲指间关节，同时向背侧推压骨折断端，即可复位。

②骨折向背侧成角时，在牵引下伸直指关节，向掌侧推压骨折端，即可复位；掌骨干骨折时，使腕背伸、手指屈曲，牵拉伤指，在骨折部加压即可复位；掌骨颈部骨折时，使掌指关节屈曲 90°，用近节指骨基底部将移位掌骨头推向背侧，同时于手背推压骨折近端；基底部骨折时，可牵引伤指在骨折部加压而复位。应避免留有旋转、侧方成角和＞ 10° 的掌、背向成角移位。

（3）固定

①小夹板固定适用于横断骨折及轻度斜形骨折。

②石膏托固定适用于各种骨折，最好同时做牵引。

（二）手术治疗

1. 适应证   适用于开放性骨折，关节附近骨折，复位失败或复位后不稳定者。

2. 操作方法   行手术切开进行骨折复位，然后用克氏针、钢丝、骨钉、螺丝钉或微型钢板等固定。

（三）药物治疗

1. 西药治疗   术后常规抗生素应用 3 ～ 5 天。

2. 中药治疗   术中经脉损伤，气滞血瘀，治以活血化瘀、清热解毒，可用本院自拟方活血灵加解毒饮，一日 1 剂，水煎服 1 周。中期用接骨续筋药物治疗，可选本院成药三七接骨丸，一次 0.6g，一日 2 次，口服。

（四）康复治疗

1. 功能锻炼   合理功能锻炼，预防和减少肌腱粘连，促进手指功能恢复。

2. 物理治疗   应用按摩活筋，并配合外揉展筋酊。

【疗效评定标准】

术后疗效标准根据 X-ray 所示及手功能恢复情况分为 4 级：

优：解剖对位或接近解剖对位，错位不超过一侧骨折皮质，无短缩，骨愈合良好，手功能恢复正常。

良：无成角畸形，侧方移位＜ 1/10，无短缩或短缩不超过 0.2cm，骨愈合好，手功能恢复基本正常。

可：对位＞ 1/2，短缩不超过 0.3cm，骨折延迟愈合，手功能轻度受限。

差：对位不到 1/2，成角畸形，短缩超过 0.3cm，骨折不愈合或手功能明显受限。

第六节   腕掌关节脱位

腕掌关节脱位多由外伤导致腕掌关节掌侧或背侧的韧带、掌骨间韧带断裂，腕掌关节向背侧或掌侧脱位，脱位的同时多伴有骨折。腕掌关节脱位中，第一与第五腕掌关节可见单独脱位，其他腕掌关节的脱位往往是以多个腕掌关节脱位多见。

【诊断依据】

（一）病史

有明确的外伤病史。

（二）症状体征

腕关节肿胀、疼痛，由于肿胀移位畸形多不明显，腕背有明确的局限性压痛；腕背侧或掌侧可触及掌骨基底部隆起畸形，腕骨相对塌陷明显者，多为伴有软组织挫伤，重的多发性脱位或骨折。单纯第一腕掌关节脱位，表现为第一腕掌关节局部肿胀、压痛、活动受限、局部隆起畸形（也可因肿胀明显而畸形不明显）。单纯第五腕掌关节脱位，腕背尺侧肿胀，畸形不明显，有明确的局限性压痛。

（三）辅助检查

拍摄腕关节正侧位及斜位 X 线片，可判断出脱位情况。第五腕掌关节脱位可加拍第五掌骨 30°旋前位片。

【证候分类】

腕掌关节脱位分为背侧脱位及掌侧脱位，掌侧脱位少见。

【治疗】

（一）非手术治疗

1. 手法复位、石膏外固定

（1）适应证：新鲜闭合性腕掌关节脱位，无神经、血管损伤。

（2）操作方法

①第二至第四腕掌关节背侧脱位：患者取仰卧位，前臂旋前，助手两手握住患肢第二至第四指，术者双手握住患腕，与助手做对抗性牵引的同时向背侧端提，两手拇指将背侧移位的掌骨基底部向掌侧用力按压，即可复位。腕掌关节脱位掌侧脱位的复位方法与上述相反。术后石膏固定 4 周，定期复查 X 线片的正位、侧位和斜位片。

②第五腕掌关节脱位：多合并基底部关节内骨折。对于新鲜的、闭合性的第五掌骨基底的关节内骨折脱位，早期可采用手法复位，即向远端纵向牵拉小指，同时从掌骨基底部的侧方压迫，通常较易复位。术后石膏托固定 6 ～ 8 周。

③第一腕掌关节脱位：复位时可在牵引下由外后向前内挤压，并将第一掌骨头外展即可复位。复位后将拇指固定于外展对掌位 4 ～ 5 周即可。

2. 手法复位、经皮穿针固定

（1）适应证：新鲜闭合性腕掌关节脱位，无神经、血管损伤，复位后稳定性差，有再次脱位趋势者。

（2）操作方法：复位方法同上。怀疑有再发生脱位者，应在局部或臂丛神经阻滞麻醉下，经皮穿入克氏针固定相关关节 6 周。

（二）手术治疗

1. 适应证　手法复位失败，关节内有骨折片、关节囊嵌入、开放性脱位者及陈旧性腕掌关节脱位。

2. 操作方法　臂丛神经阻滞麻醉，取腕掌关节背侧横形切口约 4cm，拉开伸肌腱，直视下复位，克氏针固定关节，修补关节囊，石膏固定 6 周后拔针，逐步功能练习。对于陈旧性腕掌关节脱位，因脱位时间较长，完全正确复位困难，需切除部分掌骨底部，然后进行复位，骨缺损处行关节融合或骨移植，克氏针固定。

（1）第一腕掌关节骨折脱位：在第一掌骨桡侧做一"L"形切口，暴露第一腕掌关节及第一掌骨骨折处，直视下复位，克氏针固定。

（2）第五腕掌关节脱位：臂丛麻醉下，在第五掌骨背尺侧做弧形切口，于第五掌骨尺侧缘分离，暴露骨折处，向远端牵拉第五掌骨，同时向侧方推压，即可复位，克氏针固定第五掌骨与桡侧的骨折块。亦可再用 1 枚克氏针固定第五腕掌关节或固定第四、五掌骨以增强稳定性。

（三）药物治疗

1. 中药治疗 初期宜用活血化瘀、消肿止痛药物，可内服活血灵，外用展筋酊；中、后期宜养气血、补肝肾、壮筋骨，可内服筋骨痛消丸，外用展筋丹，亦可配合推拿按摩。

2. 西药治疗 切开复位者，术后预防性应用抗生素，一般 3 天。

（四）康复治疗

1. 功能锻炼 治疗期间鼓励患者积极进行适当练功活动，初期先让患者握拳，屈伸肘关节，舒缩上肢肌肉等，后期可练习腕关节各方向活动。活动范围应循序渐进。

2. 物理疗法 一般可进行中药熏洗，展筋丹局部按摩或理疗等。

【疗效评定标准】

治愈：关节结构正常，症状消失，功能完全恢复或基本恢复。

好转：关节结构正常，症状改善，功能部分受限。

未愈：脱位未复位，症状未改善，功能障碍。

第七节　月骨脱位

月骨脱位是由各种原因引起的月骨与周围诸骨解剖关系的改变。

【诊断依据】

（一）病史

常发生于跌倒时腕背屈，头状骨与桡骨相挤而使月骨脱位。

（二）症状与体征

月骨多向掌侧脱位。外伤后腕部肿痛，腕掌侧隆起，可触及脱位的月骨。使患者双手握拳，当月骨脱位时，该侧第三掌骨头有明显短缩。腕与手指呈半屈位，活动受限。第三掌骨头塌陷，纵向叩击第三掌骨头时，可引起腕痛。月骨向掌侧脱位可压迫正中神经与屈肌腱，使手指活动受限和正中神经麻痹。

（三）辅助检查

拍摄腕关节正侧位 X 线片，在正位片上显示脱位月骨为三角形，侧位片上可见月骨与头骨分离，凹面向掌侧，严重者凸面朝向掌侧。

【证候分类】

1. 月骨周围背侧脱位、月骨掌侧脱位、单纯手舟骨旋转半脱位。

2. 经手舟骨 – 月骨周围背侧脱位。

3. 月骨周围掌侧脱位、月骨背侧脱位。

4. 变异致经桡骨茎突的月骨周围脱位、头 – 舟综合征、经三角骨 – 月骨周围骨折脱位。

【治疗】

（一）非手术治疗

1. 适应证　新鲜月骨脱位，应早期复位。伤后超过 3 周，闭合整复很难成功，即便切开也常不易复位，可考虑摘除。

2. 手法复位　腕背屈，牵引伤手，挤压脱位月骨凹面远端，将月骨推回，同时使腕逐渐屈曲。若有困难可在 X 线透视下用 15 号注射针头或克氏针自掌侧刺入，顶推月骨远端复位。陈旧性月骨脱位复位困难者可试行骨牵引法，即在尺骨鹰嘴及第四掌骨颈各穿 1 钢针，对抗牵引 2 ～ 3 天后，再采用手法复位。

3. 固定　用短臂石膏托置于背侧，使腕屈曲 30°～ 40°固定。1 周后改为中立位再固定 2 周，以后开始活动腕关节。

（二）手术治疗

1. 切开复位克氏针内固定

（1）适应证：闭合复位失败、陈旧性脱位、正中神经嵌压、肌腱断裂等。

（2）操作方法：多选掌侧入路，切开屈肌支持带，牵开指屈肌腱，然后将月骨复位，克氏针内固定。

（3）注意事项：操作过程中保护附着在月骨掌侧的软组织结构，以免损伤血管，导致月骨缺血坏死。

2. 月骨切除和肌腱充填　对于掌背侧韧带均断裂、与周围骨骼完全失去连接的月骨脱位，以及切开也无法复位的月骨脱位，如果关节软骨无明显的损伤，可行月骨切除和肌腱充填术。关节若有不稳定，应加做舟大小多角骨间关节融合，以矫正月骨旋转半脱位，恢复正常的负荷传导及运动功能。术中应认真修复关节囊及韧带。术后用石膏托将腕关节固定于中立位或掌屈位，6～8周后开始主动活动。

3. 近排腕骨切除、腕关节融合　用于关节软骨损坏严重的脱位。

（三）药物治疗

1. 中药治疗　内服中药按骨折三期辨证用药，若无其他兼证，可在消肿后，尽早补益肝肾，内服壮筋养血汤、补肾壮筋汤等。拆除外固定后，加强中药熏洗，促进腕关节功能恢复。

2. 西药治疗　术后预防性应用抗生素3～5天。

（四）康复治疗

1. 功能锻炼　早期进行手指和掌指关节自主屈伸功能锻炼，3～4周后辅以被动功能锻炼，尤其是腕关节活动，以防关节僵硬或强直。

2. 物理和中药熏洗治疗　行红外线烤灯照射，有利于消肿；中药熏洗治疗。

【疗效评定标准】

优：关节解剖关系恢复正常，腕关节功能良好，远期随访月骨无缺血性坏死。

良：关节解剖关系恢复接近正常，腕关节功能受限小于30%，远期随访月骨无缺血性坏死。

可：关节解剖关系部分失常，腕关节功能受限达50%，远期随访月骨无缺血性坏死。

差：关节解剖关系失常，腕关节功能接近完全丧失或强直，远期随访月骨缺血性坏死。

第八节　舟状骨脱位

舟状骨脱位多由直接暴力引起，即腕背伸、桡偏时，应力沿舟骨向近端传递，导致舟月骨间韧带断裂，使舟骨远端在掌侧韧带的作用下向掌侧旋转，引起舟骨近端偏离月骨并向背侧旋转、舟骨变垂直。单纯舟骨脱位临床上少见，往往合并腕关节的其他骨折与脱位，月骨周围脱位（特别是经舟骨、月骨周围脱位）常合并舟骨脱位。

【诊断依据】

（一）病史

有明确的外伤史。

（二）临床症状体征

腕关节肿胀、疼痛，腕关节呈轻度尺偏强迫位，鼻烟壶处空虚，桡背侧或掌侧可触及异常突起，压痛（＋），腕关节自主活动障碍，各掌指、指间关节活动基本正常。将腕关节桡偏，屈曲拇、食指而叩击其掌指关节时可引起腕部疼痛加剧。少部分患者可出现正中神经损伤症状。

（三）辅助检查

拍摄 X 线片示：①舟骨远端向掌侧旋转，舟骨近端背侧脱位（见于舟骨旋转性脱位）；②舟月间隙增大，超过 3mm，称"Terry-Thomas 征"；③后前位像：舟骨变短，出现皮质环征；④侧位像：舟骨长轴移位致舟月角增大，桡骨和舟骨的掌侧边缘呈"V"形，称"Taleisink V 形征"（正常为"C"形）。

【证候分类】

（一）舟骨旋转性半脱位

多为中腕关节移位致近极发生旋转而脱位，临床上较为常见。

（二）舟骨全脱位

多为直接暴力所致，使舟骨从其相邻的关节中单独脱出，临床罕见。

【治疗】

（一）非手术治疗

1. 手法复位、夹板外固定

（1）适应证：单纯新鲜舟骨脱位，无神经损伤等并发症状，舟骨复位后较为稳定。

操作方法：助手握患肢前臂远端，术者握患肢手部，保持腕关节在功能位做对抗牵引，并轻轻晃动腕关节。术者用拇指按在脱位的舟骨上，从桡侧向尺侧滚压，在来回滚压中将腕关节逐渐屈曲（伸直）并尺偏。此时感到舟骨向关节内滑动，顺势推按即感到复位声。检查脱位之骨已平复，腕关节恢复正常外观，再施以关节整理法（在保护舟骨不再脱位的情况下，做腕关节的各方向旋转活动）。此时患者感到疼痛明显减轻，自主运动恢复。复查 X 线片：腕部各关节解剖关系正常。

（2）在手法复位时，应该注意以下几点：①为减少周围组织损伤，应避免使用粗暴手法；②采用功能位牵引加大关节间隙；③寻找撕裂的伤口使脱位之骨沿伤口回位；④复位后要做关节整理，使各关节相互吻合。

在腕关节"鼻烟窝"处放置棉压垫，用超腕关节夹板将腕关节固定于功能位。

2. 手法复位、经皮穿针固定

（1）适应证：单纯新鲜舟骨脱位，无神经损伤等并发症状，舟骨复位后稳定性差，有再次移位趋势者。

（2）操作方法：手法复位同上，透视下见脱位已复位后，经桡骨茎突以克氏针固定舟骨。而后在腕关节"鼻烟窝"处放置棉压垫，用超腕关节夹板将腕关节固定于功能位。

（二）手术治疗

1. 适应证   手法复位失败或晚期舟骨脱位者。

2. 操作方法   臂丛神经阻滞，从腕背侧暴露舟骨和月骨，向远端牵引拇指，在背侧向掌侧推压脱位的舟骨近端，清除肉芽组织，用克氏针将脱位的舟骨近端分别与头状骨、月骨固定，修复舟月骨间韧带背侧部。也有学者主张用桡侧腕长伸肌重建舟月骨间韧带来治疗舟骨脱位。术后用石膏托固定腕关节于掌屈位 15°～ 20°，石膏远端应固定至拇指掌指关节，10 ～ 14 天后改为管型石膏固定，术后 8 周拔针，12 周拆除石膏。

（三）药物治疗

1. 中药治疗

初期：宜用活血化瘀、消肿止痛药物，可内服活血灵，外用展筋酊。

中、后期：宜养气血、补肝肾、壮筋骨，亦可配合推拿按摩，可内服筋骨痛消丸，外用展筋丹。

2. 西药治疗   早期运用活血化瘀药物及脱水药物，消除肿胀，术前半小时预防性应用抗生素，一般不超过 3 天。

（四）康复治疗

1. 功能锻炼   治疗期间鼓励患者积极进行适当的练功活动，初期嘱患者握拳、屈肘、舒缩上肢肌肉等活动。后期可练习腕关节各方向活动，活动范围应循序渐进。

2. 物理疗法   可行中药熏洗、展筋丹局部按摩或红外线烤灯理疗等。

【疗效评定标准】

治愈：关节结构正常，症状消失，功能完全恢复或基本恢复，后期复查舟骨无坏死迹象。

好转：关节结构正常，症状改善，功能部分受限。

未愈：脱位未复位或舟骨坏死，症状未改善，功能障碍。

第九节　月骨周围脱位

月骨周围的腕骨呈现相对于桡骨远端的背向或掌向移位，与月骨及桡骨远端的正常关系丧失，而与桡骨的解剖关系正常。

【诊断依据】

（一）病史

常有明确的背伸外伤史。

（二）症状与体征

腕部皮肤肿胀，重者皮肤有瘀斑，疼痛，腕背侧隆起，腕关节活动受限，有明显压痛。

（二）辅助检查

拍摄腕关节正侧位 X 线片骨折及脱位情况。

【治疗】

（一）非手术治疗

1. 闭合复位外固定　新鲜者，可行手法复位加短臂石膏托外固定。石膏托置于背侧，腕关节处于屈曲位，1 周后改为中立位再固定 3 周，然后改为功能位，直至骨折愈合。

2. 闭合复位经皮穿针内固定　由于外固定不能彻底消除舟月骨分离及骨折移位复发的可能性，因此在闭合复位成功后可先经皮穿针固定舟头骨、舟月骨以及远近骨折端，然后再用石膏托做外固定，以防分离及移位的复发。

（二）手术治疗

1. 适应证　闭合复位失败者，或陈旧性的脱位、移位骨折和舟月骨分离。

2. 操作方法　采用背侧"S"形或纵向弧形切口，如果复位困难或修复韧带，还需做掌侧切口。在牵引下矫正脱位、舟月骨分离和骨折移位，然后于舟月骨、舟头骨及月三角骨穿针做固定，修复切开和撕裂的背侧关节囊及韧带。术后，用长臂石膏托将腕关节固定于屈曲位或中立位，2 周后拆线，6～8 周后拔针，开始功能锻炼。

（三）药物治疗

1. 中药治疗　按骨折三期辨证用药。

早期：活血化瘀用复原活血汤。

中期：接骨续筋用三七接骨丸、养血止痛丸。

后期：补气养血用十全大补丸。

2. 西药治疗　术后预防性应用抗生素 3～5 天。

（四）康复治疗

1. 功能锻炼　早期进行手指和掌指关节自主屈伸功能锻炼，3～4 周后辅以被动功能锻炼，尤其是腕关节活动，以防关节僵硬或强直。

2. 物理和中药熏洗治疗　行红外线烤灯照射，有利于消肿；中药熏洗治疗。

【疗效评定标准】

优：关节解剖关系恢复正常，腕关节功能良好，远期随访月骨无缺血性坏死。

良：关节解剖关系恢复接近正常，腕关节功能受限＜30%，远期随访月骨无缺血性坏死。

可：关节解剖关系部分失常，腕关节功能受限达50%，远期随访月骨无缺血性坏死。

差：关节解剖关系失常，腕关节功能接近完全丧失或强直，远期随访月骨缺血性坏死。

第十节　掌指关节与指间关节脱位

掌指关节与指间关节脱位是指掌指关节与指间关节失去正常的对应关系。

【诊断依据】

（一）病史

常由直接暴力引起。指间关节脱位常见，关节远侧可向任何方向脱位，但向背侧脱位多见。掌指关节脱位时，掌骨头常顶破关节囊的掌侧副韧带，穿出关节使复位困难。

（二）症状与体征

脱位之关节梭形肿胀、疼痛，过度背伸畸形，呈弹性固定，自动伸屈活动障碍。若指间关节脱位伴侧副韧带断裂，则有异常侧方活动，即分离试验阳性。掌指关节功能丧失。

（三）辅助检查

拍摄手部正斜位 X 线片了解脱位部位，有无撕脱骨折，小的撕脱骨片可在关节腔内。

【治疗】

（一）非手术治疗

1. 适应证　适用于闭合性掌指关节、指间关节脱位，而且不伴有撕脱骨折者。

2. 复位固定方法

（1）手法复位：牵拉脱位伤指的同时，压迫脱位的指骨基底部，并屈曲关节。

（2）固定：用短臂石膏托固定关节半屈曲位 3 周。

（二）手术治疗

1. 适应证　手法复位失败者，陈旧性脱位、脱位合并关节内骨折者。

2. 操作方法　以脱位关节为中心做背侧弧形切口，显露脱位的关节及关节囊，探查脱位关节内有无嵌入的屈伸肌腱，清理关节内卡压的软组织，行关节复位，单枚斜向克氏针固定关节于功能位，修复撕裂的关节囊，常规缝合，石膏托固定。

3. 注意事项　①无创操作；②注意关节内卡压的屈伸肌腱及关节囊。

（三）药物治疗

1. 中药治疗　早期应内服活血化瘀、消肿止痛之剂，可选用舒筋活血汤加减。去除固定后，应重用舒筋活络类中药熏洗患手，如上肢损伤洗方。

2. 西药治疗　术后预防性应用抗生素3～5天。

（四）康复治疗

早期进行手指和掌指关节自主屈伸功能锻炼，3～4周后辅以被动功能锻炼，以防关节僵硬或强直，同时辅以中药熏洗疗效更好。

【疗效评定标准】

优：关节解剖关系正常，活动范围同健侧，无疼痛等症状。

良：关节解剖关系基本正常，活动范围受限小于健侧30%以内，有轻微疼痛或肿胀。

可：关节解剖关系部分失常，活动范围明显受限，小于健侧30%～60%，活动时有疼痛和肿胀。

差：关节解剖关系失常，活动范围丧失，有明显疼痛、肿胀等。

第十一节　手指关节侧副韧带损伤

手指受到超负荷的侧方外力作用时，可引起一侧副韧带的损伤乃至断裂，称"手指关节侧副韧带损伤"。这种损伤有时也能引起该关节的暂时性半脱位，双侧副韧带损伤则不多见。

【诊断依据】

（一）病史

常有关节部位的扭伤或戳伤史。掌指关节侧副韧带损伤常见于拇指，指间关节侧副韧带损伤常见于近指间关节，有时可合并撕脱骨折。

（二）症状与体征

伤指关节肿胀，伸屈活动受限，侧方压痛，侧方应力试验阳性，有异常的侧向活动。一般认为，侧方偏斜＞ 15°即有侧副韧带损伤，＞ 20°时侧副韧带完全断裂。要与对侧指间关节对比检查。

（三）辅助检查

拍摄手指 X 线片，侧方加压下应力正位 X 线片可见伤侧关节间隙增宽，有时可见撕脱骨折。

【证候分类】

1. 指间关节侧副韧带损伤。

2. 掌指关节侧副韧带损伤。

3. 侧副韧带损伤合并撕脱骨折。

【治疗】

（一）早期病例

若侧方活动明显，应行侧副韧带修复（褥式），加外固定 3 周。若侧方活动不严重，可伸直位石膏托固定 3 周。若并发有较大的撕脱骨折块或骨折有 2 ～ 3mm 移位，应予以切开复位，修复损伤的韧带，用克氏针固定骨折，重建韧带止点，恢复其原有的张力。

（二）晚期病例

晚期除疼痛外，还有无力感。在正规非手术治疗 6 个月后症状无缓解，可行侧副韧带修复。

（三）药物治疗

1. 中药治疗

（1）内服药物

初期：宜活血化瘀，消肿止痛，内服七厘散。

后期：因指节损伤，气血运行不畅，或气血凝滞，内服麻桂温经汤。

（2）外用药：后期用海桐皮汤熏洗。

2. 西药治疗　术后预防性应用抗生素 3 ～ 5 天。

（四）康复治疗

解除制动后开始练习手指的屈伸活动，1 周后逐渐加大活动量，主动与被动活动相结合，同时行中药熏洗治疗。

【疗效评定标准】

优：患指恢复正常，能轻易完成开启瓶盖之类动作。

良：关节活动轻度受限，在进行开瓶盖时局部有轻微不适，但能完成动作；并可完成持笔、持筷及开启门锁等精细动作。

可：活动中度受限，不能完成开启瓶盖动作；虽可持笔、持筷，但伴局部疼痛。

差：活动严重受限，治疗后症状无改善或加重。

第十二节　屈指肌腱损伤

切割、撕裂、劳损等各种原因导致手部屈指肌腱断裂，影响手指屈曲功能为"屈指肌腱损伤"。手部屈指肌腱损伤多为开放性，以切割伤较多，常合并神经、血管伤或骨关节损伤，也可发生闭合性撕裂伤；慢性劳损导致的屈指肌腱损伤相对少见。

【诊断依据】

（一）病史

有明显外伤史。

（二）症状与体征

伤后手指肿胀，疼痛，肌腱断裂后相应的关节失去自主屈曲功能。如指浅屈肌腱断裂，相应指近侧指间关节不能主动屈曲；指深屈肌腱断裂，表现为远侧指间关节不能主动屈曲；指深浅屈肌腱均断裂，则远、近侧指间关节均不能主动屈曲。由于手内在肌仍完整，掌指关节屈曲不受影响。

【证候分类】

手部屈指肌腱解剖分为 5 区，不同区域的屈指肌腱损伤处理原则各异；拇长屈肌腱损伤处理也有其不同要求。

（一）屈指深肌腱抵止区（Ⅰ区）

从中节指骨中部至深肌腱抵止点。该区只有指深屈肌腱，断裂后应争取早期修复，直接缝合断端。若在抵止点 1cm 以内断裂，可将腱端前移，即切除远断段，将近端重新附着于止点处。

（二）腱鞘区（Ⅱ区）

从腱鞘开始至指浅屈肌的附着处（中节指骨中部）。在此段深、浅屈肌腱被限制在狭小的腱鞘内，伤后很易粘连，处理困难，效果较差，故又称"无人区"。目前一般主张，如系指浅屈肌腱牵拉断裂可不吻合，以免粘连；深肌腱、浅肌腱同时断裂，仅吻合深肌腱，同时切除浅肌腱，保留腱鞘及滑车。亦有主张同时修复深、浅屈肌腱。

（三）手掌区（Ⅲ区）

腕横韧带远侧至肌腱进入腱鞘之前的区域。手掌内深肌腱的桡侧有蚓状肌附着，断裂后限制近端肌腱回缩。在蚓状肌区深浅肌腱同时断裂，可以同时吻合，用蚓状肌包裹深肌腱，防止与浅肌腱粘连。蚓状肌至腱鞘段，仅吻合深肌腱，切除浅肌腱。

（四）腕管区（Ⅳ区）

9 条肌腱及正中神经挤在腕管内，空间较小，正中神经浅在，常与肌腱同时损伤。处理时应切开腕横韧带，仅缝合深肌腱及拇长屈肌腱，切除浅肌腱，以增大空隙。吻合口应不在同一平面上，必须同时吻合正中神经。

（五）前臂区（Ⅴ区）

从肌腱起始至腕管近端，即前臂下 1/3 处。此区屈肌腱有腱周组织及周围软组织保护，粘连机会少。屈肌腱在此区损伤，应全部做 I 期缝合，效果常较好。但在多条屈指深、浅肌腱断裂时，要避免吻合口在同一平面，以减少粘连。

此外，拇长屈肌腱断裂，亦应争取 I 期修复。在掌指关节平面，肌腱被夹在两块籽骨之间，易造成粘连。该平面的断裂，不直接缝合肌腱，而是切除远断端，在腕上腱-腹交界处做肌腱延长，将远断端前移，重新附着于止点处，亦可行环指屈指浅肌腱转移代拇长屈肌腱。止点 1cm 以内断裂，通常采用肌腱前移法，但不延长肌腱。

【治疗】

（一）早期修复

屈肌腱损伤应尽可能在伤后 12 小时内修复，有时可延长到 24 小时。

1. 适应证

（1）闭合性肌腱损伤 2 周以内。

（2）开放性损伤，全身情况好，多见切割伤，污染轻，伤后时间在 12 小时内。

2. 修复方法　屈肌腱可分为五个区，各区修复要点不同。

Ⅰ区：尽量早期修复，应注意：①止点处残端＞1cm 时，直接缝合，同时切除缝合处 1.5cm 长腱鞘；②止点处残端＜1cm 时，止点前置，拉出钢丝法重建止点；③保护 A4 滑车，在拇指时注意保护 A2 滑车。

Ⅱ区：争取同时修复屈指浅、深肌腱。除缝合处 1.5cm 腱鞘切除外，尽量修复其余腱鞘；A1、A2 滑车至少保留 1 个；对于拇指，应修复 A1 滑车或斜滑车。

Ⅲ区：①同时修复屈指浅、深肌腱；②修复可能损伤的血管神经束。

Ⅳ区：①争取修复除小指屈指浅肌腱外的所有肌腱；②保留部分腕横韧带。

Ⅴ区：①修复所有断伤组织；②及时早期在控制下活动。

3. 术后固定和功能锻炼

（1）术后固定　患手背侧石膏托，固定腕关节屈曲 20°～45°，掌指关节屈曲 50°～70°，指间关节伸直位。固定 3～4 周。

（2）功能锻炼　肌腱修复后进行控制性活动是为了防止肌腱粘连。具体操作如下：①术中关闭伤口前，被动屈伸指间关节，以使修复的肌腱产生一定的滑动；②术后 1

天开始被动屈指、主动伸指活动，每日 2 次，每次活动数次，逐渐增加，锻炼 4 周左右；③术后 4～5 周开始手指主动屈伸活动，但 6 周内不宜过度被动伸指；④术后 8 周开始正常工作生活。

（二）晚期修复

伤后 2 周以上修复者。

1. 适应证

（1）断端水平同时伴有粉碎性骨折的严重绞压伤。

（2）伴有严重的血管神经损伤。

（3）伴有严重的关节损伤。

（4）伴有皮肤缺损需要植皮或皮瓣覆盖者。

2. 修复方法

Ⅰ区　肌腱移植以恢复屈指深肌腱的功能。

Ⅱ区：①单独屈指浅肌腱断裂，不予修复；②单独屈指深肌腱断裂，10～14 天内可直接修复，4 周以上一般不予修复，除非远指间关节极度过伸；③指浅、深肌腱同时断裂，一般仅修复屈指深肌腱，由于缝合材料的进展，目前可行肌腱移植同时修复。

Ⅲ、Ⅳ、Ⅴ区：①伤后 3～4 周内，直接缝合；②伤后 4 周以上，常需肌腱移植。如单独屈指深肌腱损伤，将其远端缝于屈指浅肌腱近端。

（三）两期手术法

当患者有严重或广泛的瘢痕，关节僵硬时，可行两期手术。

第一期：切除屈指肌腱及肌腱床瘢痕组织，保留屈指肌腱的滑车系统，将硅胶管种植于腱鞘内，皮瓣移植创造良好软组织床，术后直至手指的被动活动及感觉恢复正常。

第二期：取出硅胶管，植入移植肌腱。

术后的用药治疗及康复治疗见"伸指肌腱损伤"。

【疗效评定标准】

优：屈伸活动正常，TAM ＞ 220°

良：功能为健指的 75% 以上，TAM 200°～ 220°。

中：功能为健指的 50%～ 75%，TAM 180°～ 200°。

差：功能为健指的 50% 以下，TAM ＜ 180°。

第十三节　伸指肌腱损伤

伸指肌腱损伤是指手部伸肌腱损伤多为开放性，以切割伤较多，常合并神经血管伤或骨关节损伤，也可发生闭合性撕裂伤。

【诊断依据】

（一）病史

有明显外伤史。

（二）症状与体征

伤指肿胀，疼痛，功能受限，开放伤者有不同形状伤口，出血；伸肌腱不同部位断裂，其相应关节不能主动伸展，并可出现畸形，被动关节伸直可达正常范围。

【证候分类】

（一）伸肌腱止点断裂

多为戳伤，远侧指间关节突然屈曲而撕脱伸肌腱附着点，局部切割伤亦可割断。表现为锤状指畸形，部分患者伴有撕脱骨折。

（二）伸肌腱中央束断裂

屈指时，近侧指间关节背侧突出，该处易受损伤，常伴中央束断裂。正常中央束与两侧束均在手指长轴的背侧，中央束断裂后，侧束仍可伸指。若不及时修复中央束，随着屈指活动，两侧束逐渐滑向掌侧，此时侧束就不能起伸指作用，反使近侧指间关节屈曲，远侧指间关节过伸，形成典型的纽扣样畸形。

（三）手背、腕背及前臂伸肌腱损伤

均应Ⅰ期缝合断裂的伸肌腱，效果较好。在腕背部断裂时，要切开相应部分的腕背横韧带及滑膜鞘，使肌腱直接位于皮下。

【治疗】

（一）伸肌腱分五区治疗

伸肌腱损伤，按五区进行不同治疗原则分别述如下：

1. 早期修复

Ⅰ区：①闭合性损伤：夹板或石膏托固定；②止点近侧肌腱撕裂：直接缝合。

Ⅱ区：宜早期修复，伤断的中央腱束、侧腱束和关节囊，应同时修复。侧腱束向掌侧移位时，将其复位，并在指背缝合。缝合点应在关节囊的近侧或远侧，均用"8"字法缝合。

Ⅲ区：此区内指伸肌腱只有腱周组织和筋膜覆盖，用尼龙线将伤断肌腱分别缝接。

Ⅳ区：早期用褥式缝合，切除缝合区内伸肌支持带。术后中度背伸腕关节固定。

Ⅴ区：缝合时注意将腱性部分对合好。术后腕关节完全背伸位固定。

2. 二期修复

（1）损伤在掌指关节或手背时，二期直接修复。

（2）损伤超过 5 周，行肌腱移位术，或将其远端缝于正常伸肌腱上。

（3）当损伤肌腱缺损时，行肌腱移植手术。

（4）当与损伤肌腱相连的肌肉也损伤时，选择合适的肌腱移位修复。

（5）"纽扣样"畸形，即伸指肌腱中央腱条断裂时，固定近指间关节于完全伸直位，远指间关节可主动屈曲，固定 4～6 周。

（二）定位置与时间

伸指肌腱损伤修复术后除特除要求外，一般应固定在腕关节功能位及掌指关节与指间关节伸直位（保护位），时间为 4～6 周。

（三）药物治疗

1. 中药治疗　局部肿胀严重者，应用活血化瘀、通经活络方法治疗，可选用桃红四物汤加减，或应用内部制剂活血灵汤剂内服。6 周后可应用外洗药熏洗患手，减轻活动时肿胀、疼痛症状。

2. 西药治疗　术后应用抗生素 3～5 天，预防伤口感染。

（四）康复治疗

1. 功能锻炼　手术 4～6 周后主动活动屈伸患指关节，辅以轻柔的被动屈伸功能锻炼，以防关节僵硬与强直而影响疗效。

2. 物理治疗　应用局部红外线照射或蜡疗，可使肌腱粘连得以松解，以利康复。

【疗效评定标准】

优：屈伸活动正常，TAM > 220°

良：功能为健指的 75% 以上，TAM 200°～220°。

中：功能为健指的 50%～75%，TAM 180°～200°。

差：功能为健指的 50% 以下，TAM < 180°。

第十四节　掌腱膜挛缩症

掌腱膜挛缩症是指掌腱膜及手指筋膜因增殖性纤维变性形成许多结节和条索状结构，从而导致手指关节继发性屈曲挛缩为特征的一种进行性疾病，又称"Dupuytren 挛缩"。最常受累的手指是环指，其次是小指、中指，食指较少受累，拇指罕见影响。

【诊断依据】

（一）病史

多有家族遗传史、创伤史、癫痫或先天性尺动脉畸形史。

（二）症状与体征

1. 症状

（1）疼痛：一般少有症状。有时局部可有轻微的不适、疼痛或麻木感，有时患者自诉有晨僵。

（2）运动功能受限：掌指关节及近端指间关节伸直受限。

2. 体征

（1）屈曲挛缩畸形：掌指关节及近侧指间关节屈曲挛缩，而远端指间关节无屈曲挛缩，相反可能表现为过伸。

（2）结节或月牙状凹陷：早期常在远侧掌横纹与环指纵轴线相交部出现小结节，逐渐皮肤增厚，皮下形成纵形挛缩带，远侧掌横纹附近产生皮肤皱褶，并呈现月牙状凹陷。

【证候分类】

Meyerding 将掌腱膜挛缩症进行分期，共分为五期。

0 期：仅出现结节，无手指挛缩畸形。

1 期：屈曲挛缩畸形仅限于 1 个手指。

2 期：屈曲挛缩畸形超过 1 个手指，但挛缩手指屈曲角度总和不超过 60°。

3 期：挛缩手指中，至少有 1 个手指屈曲角度超过 60°。

4 期：5 个手指均出现屈曲挛缩。

【治疗】

（一）非手术治疗

1. 适应证　掌腱膜挛缩轻微，仅远侧掌横纹处有少许皮下结节，但无明显功能障碍，或发病时间较长，症状无明显进展者，不需特殊治疗，但应定期复查，或采用非手术治疗。

2. 治疗方法

（1）放射治疗：用红外线照射治疗。

（2）局部注射治疗：局部注射氢化可的松和维生素 E 可使病变处软化，症状暂时缓解，但会很快复发，或用胰蛋白酶、透明质酸酶和普鲁卡因沿增厚的纤维束和结节在不同点上注射，15 分钟后强力屈曲手指，使增厚的纤维束断裂，每隔几天重复 1 次，直至畸形得到最大程度矫正。

（3）手法治疗：用展筋酊按揉，一天 3 次。

（二）手术治疗

1. 适应证　掌腱膜挛缩病变严重，出现多个皮下结节，有明显功能障碍，或发病时间较长，症状明显进展者，采用手术治疗。除非出现明显的不适、凹陷与浸渍，单纯存在的手掌结节极少是手术治疗的指征。

2. 皮下筋膜切开术

（1）适应证：手掌部浅条状挛缩所致掌指关节屈曲，高龄患者，拒绝采用复杂术式者。

（2）禁忌证：合并有手指或指蹼挛缩时一般不采用该术式。

（3）手术方法：患者取仰卧位，臂丛麻醉，采用止血带。于病变掌筋膜的尺侧用尖刀片在下列位置分别切开 4mm 左右长的皮肤小切口：①鱼际和小鱼际隆起之间的掌筋膜顶点远端；②在近侧掌横纹处或附近；③在远侧掌横纹水平。将皮肤切开后，用 Luck 刀或 15 号刀片依次插入各个皮肤切口内，使刀片与皮肤相平行进入皮肤与挛缩的腱膜索条之间，再小心做皮下剥离，分开皮肤与挛缩腱膜间的粘连。然后旋转刀片使刀刃朝向挛缩腱膜，用力被动伸直患指，并加压于刀片，此时被牵紧的挛缩腱膜即可被切断，随即坚韧的阻抗感可消失，直至患指能够被动伸直为止。缝合伤口皮肤，敷料加压包扎，鼓励早期活动。

3. 掌腱膜部分切除术

（1）适应证：适用于病变范围小、掌腱膜条索状挛缩累及手指，同时有近侧指骨间关节挛缩者。

（2）手术方法：患者取仰卧位，臂丛麻醉，采用止血带。①切口有多种，根据挛缩腱膜部位、范围、形态、大小，以及皮肤粘连等具体情况加以选择。对于皮肤月牙凹陷，可做单个"Z"字形切口；对于皮下结节，除做"Z"字形切口外，还需加辅助切口；索条状挛缩，以多个"Z"字形切口为主，也可做 Y－V 切口。但病变仅累及掌面时，仅需做一个横切口。②切开皮肤后，小心将皮瓣向两侧锐性分离，直视下显露挛缩腱膜，仔细辨认掌指关节每一脂肪垫内移位的指神经、血管，不得损伤之。然后被动伸直患指，使挛缩腱膜在紧张状态下用锐刀切断，并切除之。③所有病变腱膜被切除后，患指各关节应能被动伸直至正常。松开止血带，用双极电凝严密止血，冲洗切口，放置皮片引流，缝合皮肤。

4. 掌腱膜全切除术

（1）适应证：适用于病变范围大、功能明显障碍的较年轻患者。

（2）手术方法：患者取仰卧位，臂丛麻醉，采用止血带。①沿远侧掌横纹并弯向小鱼际桡侧缘做倒"L"形或"Z"形或"S"形切口。②切开皮肤后，行皮下锐性剥离，近端至腕横韧带远侧缘，远端达指根部、两侧食指桡侧及小指尺侧神经处，显露整个三角形的掌腱膜。自腕横韧带远侧缘切断掌腱膜，并在其深面向远端做锐性剥离，直至指根部。切除所有挛缩的掌腱膜和正常的掌腱膜，包括手掌部的腱膜和延伸至手指部的腱膜，以及向手掌深面发出的纤维筋膜间隔。鱼际部、小鱼际部和蚓状肌的筋膜如增厚，也应一并予以切除，但支配诸肌的神经应注意保护。③手指上另做倒"L"

形或"Z"形切口。于切口内游离皮瓣，显露挛缩腱膜。此时应仔细辨认并加以保护扭曲变位的指神经和指血管，彻底切除与皮肤、腱鞘及关节囊相连的挛缩筋膜。④对于皮肤受累较轻、血循好者，可将切口直接缝合，或做单个或多个"Z"形切口，三角皮瓣转移闭合伤口；对于少数皮肤受累严重或术中发现皮肤血循不良者，可切除受累的皮肤，行全厚皮片游离植皮。

（3）并发症：①血肿：术后早期出现持续性疼痛和低热，则视为术后血肿的先兆。一旦诊断明确后，用McCash提出的手掌创口开放技术。其次放松止血带后严密止血，术后放置引流条、创口加压包扎等可以预防血肿产生。②皮肤坏死：由于皮肤与挛缩腱膜长期粘连，术中游离皮瓣时致使皮肤太薄，血液循环受破坏，加之血肿形成，故容易造成皮肤坏死。③切口延迟愈合：与切口设计欠佳，皮瓣基地太窄，指血管受损，一期闭合创面游离植皮或皮瓣坏死，或存在张力下强行缝合伤口等有关。若出现切口延迟愈合，将增加瘢痕形成机会，并导致肿胀、手指强直和瘢痕挛缩等复发。④指神经损伤：指神经因围绕螺旋束而旋转和夹杂在病变纤维束之间，稍不注意即被误伤。若发生应立即缝合，或行神经移植术。

5. 截指术

（1）适应证：高龄患者，近侧指间关节严重屈曲、挛缩已无法矫正，尤其是小指近侧指骨间关节严重屈曲、挛缩，手术已不能恢复其功能时，可考虑行截指术。

（2）手术方法：患者取仰卧位，臂丛麻醉，采用止血带。①沿手掌及指腹皮肤、掌腱膜挛缩处做切口；②沿切口切除皮肤及与之粘连的挛缩腱膜，注意不能损伤指神经及血管；③然后切开小指关节囊，保留小指指背皮肤，将小指截除；④咬除第五掌骨头，用骨锉锉平残端后缝合关节囊。可保留的指背皮肤覆盖手掌部，消灭创面。术后加压包扎，鼓励早期功能锻炼。

（三）药物治疗

1. 中药治疗　术后肿胀严重者，应用活血化瘀、通经活络方法治疗，可选用桃红四物汤加减，或应用内部制剂活血灵汤剂内服。4周后可应用外洗药熏洗患手，减轻活动时肿胀、疼痛症状。

2. 西药治疗　手术方法治疗时，术后应用抗生素3～5天，预防伤口感染。

（四）康复治疗

1. 功能锻炼　手术后主动活动屈伸患指指间关节，3周后辅以被动屈伸，活动，以防关节僵硬影响疗效。

2. 物理治疗　应用局部红外线照射或蜡疗，使关节粘连松解，以利康复。

【疗效评定标准】

优：手部畸形完全矫正，患指主动、被动活动完全正常。

良：手部畸形大部分矫正，患指主动伸直轻度受限，被动活动正常。

可：手部畸形有改善，患指主动、被动活动不能达到正常。

差：通过手术后手部畸形无改善或加重，患指主动、被动伸直明显受限。

第十五节　手内在肌挛缩

手内在肌挛缩是指由于手部筋膜间室内的肌肉、血管和神经受致病因素（创伤、外固定过紧）的影响，血供减少，渗出增多，筋膜间室内的压力增高，导致手部内在肌缺血坏死，继则纤维化，从而出现手指畸形、掌指关节屈曲、指间关节过伸、掌横弓变大等一系列症状。它是前臂筋膜间室综合征和手部筋膜间室综合征的严重并发症。

【诊断依据】

（一）病史

多有创伤或外固定史。

（二）症状与体征

1. 症状　运动功能受限：手指不能自主做勾指状，或手指不能充分伸开完成捏握动作，严重时指骨间关节被动屈曲也受限，即使屈曲掌指关节，也不能完全屈曲手指。

2. 体征

（1）畸形：骨间肌挛缩主要表现为手指畸形，掌指关节屈曲，指间关节过伸，掌横弓增大；鱼际部肌挛缩主要表现为拇指畸形，如鱼际部深肌（拇短屈肌和拇收肌）和第一骨间背侧肌挛缩，表现为拇指后倾，处于手的桡侧缘；如拇对掌肌和拇短展肌也受累，则拇指呈前倾内收位，处于食、中指的掌面，拇指的掌指关节屈曲、指间关节伸直。

（2）内在肌阳性征：掌指关节屈曲，指间关节伸直。

【证候分类】

（一）轻度挛缩

挛缩轻微，手指能完全屈、伸，但手指不能自主做勾指状。

（二）中度挛缩

多个手指受累。掌指关节屈曲程度视挛缩程度而定。近侧指骨间关节伸直或过伸，远侧指间关节轻度屈曲，呈鹅颈畸形。不能充分伸开手指完成捏握动作。严重时指骨间关节被动伸屈也受限，即使屈曲掌指关节也不能完全屈曲手指，这是由侧副韧带挛缩所致。

（三）重度挛缩

除内在肌挛缩外，伴有不同程度的指关节并发症，主要有掌指关节部位的掌板和侧副韧带粘连、挛缩。

【治疗】

该病使用手术治疗，方法如下：

（一）侧束和腱帽斜纤维切除术

1. 适应证　轻、中度手内在肌挛缩。

2. 手术步骤　取近节指骨背侧正中纵形切口，自掌指关节到指骨间关节。切开皮肤，暴露至腱帽两侧。认清腱帽的侧束、斜纤维和横纤维，切除侧束和斜纤维。然后测试手术效果。如松解充分，在掌指关节伸直位下手指很容易屈曲；反之则需继续松解，直至松解充分。

（二）侧腱束延长术

1. 适应证　轻、中度手内在肌挛缩。

2. 手术步骤　取近节指骨背侧正中全长切口，切开皮肤，充分游离出双侧侧腱束，做"Z"字形切断。保持掌指关节伸直位，被动屈曲指间关节，如腱帽紧张，切断紧张部分，直至指间关节屈曲正常。保持手指屈曲位，拉紧切断的侧腱束，以无创伤缝合线做重叠缝合。

（三）骨间肌、侧副韧带及掌板松解术

1. 适应证　骨间肌重度挛缩且掌指关节侧副韧带也挛缩和掌板粘连者。多用于陈旧性病例。

2. 手术步骤

（1）做手背掌骨间隙纵切口，在切口内找到骨间肌肌肉肌腱连接部，并予以完全切断。小指展肌侧束也切断。

（2）如切断侧腱束后掌指关节仍不能伸直，则意味着侧副韧带和掌板有挛缩和粘连，也需做松解。做掌横纹横切口，切开皮肤和掌腱膜，拉开蚓状肌和血管、神经束，切开腱鞘入口部；向侧方牵开屈肌腱，暴露关节囊，侧副韧带在它的止点至掌板处切断，再将掌板从它的近节指骨底部附着处分离，然后分离掌板和掌骨头之间的粘连，或在掌指关节囊的近侧掌侧，包括部分掌骨骨膜做"U"形切开，形成关节囊骨膜瓣，其远侧与骨膜相连，松解伸直后的掌指关节囊缺损，即这一关节囊骨膜瓣修复。

（3）如经上述方法仍不能完全伸直，则在掌指关节最大伸直位下用克氏针固定。

（4）术后1天可开始主、被动活动近侧指间关节，3周后拔针。

【疗效评定标准】

优：手部畸形完全矫正，患指主动、被动活动完全正常。

良：手部畸形大部分矫正，患指主动伸直轻度受限，被动活动正常。

可：手部畸形有改善，患指主动、被动活动不能达到正常。

差：通过手术后手部畸形无改善或加重，患指主动、被动伸直明显受限。

第十六节　手部感染

手部感染是指发生在手部的包括一般化脓性感染，如金黄色葡萄球菌、链球菌、大肠杆菌等引起的感染；特殊化脓性感染，如结核杆菌、布氏杆菌、麻风杆菌等引起的感染；以及螺旋体、寄生虫、霉菌、病毒等引起的感染。手部感染最常见的是一般化脓性感染。

【诊断依据】

（一）病史

多数患者有外伤及手术史。

（二）症状与体征

1.局部红、肿、热、疼；一般疼痛较剧烈，可有脓肿形成或伤口流脓。

2.患者可有不同程度的全身症状，如发热、发冷、头痛、食欲不振、乏力。

3.运动功能障碍。

（三）辅助检查

1.血常规检查　白细胞计数增高，中性粒细胞增高。

2.X 线检查　骨髓炎时可有骨质破坏、死骨及硬化骨。

【证候分类】

Ⅰ类感染创面：皮肤及皮下组织感染，虽然没有波及皮下重要组织，但其创面较大，不容易自行愈合。

Ⅱ类感染创面：肌腱与肌肉层已被感染，创面较深，常导致肌腱或肌肉组织坏死，很难自行愈合。

Ⅲ类感染创面：感染深达骨关节，除软组织有坏死缺损外，骨或关节亦有破坏缺损，不能自行愈合。

【治疗】

手部感染的治疗遵循外科感染的一般治疗原则，即消除感染的病因和毒性物质（脓液、坏死组织等），增强机体的抗感染能力和修复能力。

（一）非手术治疗

1. 全身治疗　通过支持疗法以提高机体抵抗力；抗菌药物的应用，促使炎症得到控制和消退。抗菌药物的应用在早期炎症浸润期，可使炎症消退，一旦脓肿形成，抗菌药物即不能通过血液到达脓腔，但在手术切开充分引流的同时，尚需应用抗菌药物以控制残余的感染和预防继发混合感染。

2. 局部治疗　炎症早期，局部治疗包括抬高患肢，必要的外固定，将手维持在功能位，让其处于休息状态，以止痛、防止炎症扩散和预防畸形发生。局部外用药物及物理治疗可促使炎症消散或局限。早期全身应用抗生素非常必要，一旦脓肿形成，抗生素应用不能替代切开引流术，但继续使用敏感抗生素对进一步控制感染极为重要。同时配合中药辨证应用。

（二）手术治疗

1. 适应证　疼痛加剧，肿胀明显，脓肿形成应立即手术切开引流。

2. 手术方法

（1）甲沟炎和甲下脓肿：甲沟炎即在甲沟部位发生的感染，是甲周组织的一种常见感染；甲下脓肿即指甲与甲床间的感染。两者可相互转化或同时存在。

可在炎症指甲皱襞近侧与其游离缘平行做切口，亦可在甲沟一侧向近端做一纵形切口。将指甲皱襞游离掀起或向一侧翻开，在清除脓液及坏死组织后置一引流条。单纯的一侧甲沟炎，可将甲侧皱襞予以分离，切除部分指甲，以利脓液引流。

甲沟炎扩散至甲下时，可在一侧甲沟向近端做一纵切口，将一侧甲后皱襞翻开，引流局部脓液后，再将指甲掀起并切除部分指甲，以达引流甲下脓肿之目的。有些病例，如有必要可将整个指甲全部拔除，即先用尖刀的刀背将两侧的甲侧皱襞和甲后皱襞从指甲剥离，再从指甲的游离缘掌侧紧贴指甲，将指甲与其下的甲床分离。此时应注意不要损伤甲床及甲后皱襞下的指甲基质组织，以避免影响指甲的再生和出现指甲畸形。指甲充分游离后，可用止血钳从远端夹住指甲，纵向将指甲拔除。

（2）化脓性指头炎：又名"瘭疽"，是手指远节指腹部深部的皮下感染。脓性指头炎切开引流的关键是正确的切口选择。①指腹部鱼口状切口，对脓液引流有利，但掌面的软组织瓣呈游离状，易向近端退缩，致使指端呈阶梯状瘢痕形成。有时甚至出现末节指骨远端外露，故不宜采用。②指端侧方的弧形切口，亦有鱼口状切口之弊，只在较为严重的感染病例采用。③两侧对穿引流切口，有损伤两侧指神经血管的危险，亦不宜采用。④掌侧横切口可用于脓肿位置偏掌面者，但应注意避免损伤指神经。⑤掌侧纵切口，脓肿位于偏掌侧者多采用此切口，损伤神经血管的可能性小。⑥一侧的纵切口，大多数脓性指头炎病例多采用此切口引流。

手术步骤是在脓肿较为表浅的一侧，在指掌侧约 3mm 处平行于指甲做一纵切口，切口范围要够大，用止血钳分离进入脓腔，打开所有被脓液充满的腔隙，使之充分引流，然后放置橡皮条引流。

（3）化脓性腱鞘炎：化脓性腱鞘炎是手指腱鞘内的化脓性感染。急性化脓性腱鞘炎有四大典型体征，即"Kanavel征"：①手指弥漫性均匀肿胀，似腊肠样；②手指处于轻度屈曲位，以缓解腱鞘张力，减轻疼痛；③沿腱鞘分布区有明显压痛；④手指功能障碍，手指活动引起疼痛，尤其当被动伸直远侧指间关节时，可引起剧痛，此点最为重要。

于手指中节一侧做侧正中切口，常规将血管神经束连同皮瓣掀向掌侧，显露腱鞘并予以切开。再于掌横纹相应之处做一横切口，注意保护两侧的指总血管和神经。亦显露切开腱鞘，放出脓液，用无菌生理盐水将腱鞘内的炎性渗出物冲洗干净。两个切口内各放一硅胶管于腱鞘内，缝合伤口。术后定时用生理盐水冲洗，并注入抗菌药物，待炎症得到控制后，拔除硅胶管。如果发现肌腱已完全坏死，则应扩大切口，将坏死的肌腱和腱鞘予以切除，如能保留滑车者应予以保留，以利于日后肌腱重建。

（4）化脓性滑囊炎：滑囊炎大多继发于化脓性腱鞘炎，拇指的腱鞘感染扩散至桡侧滑囊，小指腱鞘炎至尺侧滑囊。尺、桡侧滑囊间交通或感染穿破两个滑囊之间的一层薄壁，两个滑囊同时发生感染，则形成一个V型或马蹄形脓肿。尺侧滑囊炎的手术，通过小指中节桡侧一小的侧正中切口，显露腱鞘，切开腱鞘，打开尺侧滑囊的远侧端，将一细硅胶管插入滑囊内。再于腕部尺侧腕屈肌腱桡侧做一纵切口，将该肌腱及尺动脉和尺神经一起向内侧牵开，将指深浅屈肌腱向外侧牵开，显露滑囊并将其切开，清除脓液，用生理盐水从远端向近端冲洗，然后将一硅胶管向远端置于尺侧滑囊近端，形成一个类似手指化脓性腱鞘炎同样的冲洗装置，缝合伤口。

桡侧滑囊炎的手术步骤与尺侧滑囊炎相同，在拇指尺侧放一硅胶管进入滑囊远侧，通过腕部桡侧腕屈肌腱尺侧的纵切口，将指深、浅屈肌腱全部牵向尺侧，于腕部桡侧深面显露拇长屈肌腱及桡侧滑囊近端，切开滑囊，清除脓液并冲洗干净后，向远端放一硅胶管，同样形成冲洗装置。

（5）手部间隙感染：手部间隙主要是掌部的四个间隙，即指蹼间隙、掌中间隙、鱼际肌间隙和小鱼际间隙。

①指蹼间隙：脓肿形成后，应立即切开引流。可在手掌远侧，相邻两掌骨头之间，于脓肿之上做一横切口（亦有人主张做纵切口）。切口应距指蹼边缘一定距离，不能横跨指蹼，以免切口瘢痕挛缩而影响手指分开。由于切口两侧有指神经、血管通过，切开皮肤后，用血管钳小心钝性分离进入脓腔，然后逐渐扩大使之达到充分引流，清除脓液及坏死组织。如背侧肿胀明显，有哑铃状脓肿的可能，应在背侧相对应处加一切口，做暂时性对穿引流。

②鱼际间隙：感染切开引流的手术入路有多种，常用的有两种。一种是鱼际纹入路：在手掌部邻近及平行于鱼际纹做切口，在切口的近端注意保护正中神经的掌皮支

及鱼际支。向深部采用钝性分离，朝向拇收肌方向直达脓腔，在拇收肌远侧缘上打开第一背侧骨间肌间隙，清除脓液，冲洗后放置引流。一种是背侧纵切口入路：在虎口背侧，沿第一背侧骨间肌桡侧缘做一纵切口，在第一背侧骨间肌与拇收肌之间向深部分离，直达脓腔。清除脓液及冲洗后放置引流。

③小鱼际间隙：为围绕小鱼际部的筋膜所形成，感染极为少见，文献中很少提及，可为穿刺伤或局部皮下脓肿诱发。其主要表现为小鱼际部饱满、疼痛。切开引流时切口位于手掌部尺侧，小鱼际的桡侧缘，从近侧掌横纹平面至腕横纹近端3cm。切开皮肤及小鱼际筋膜，脓肿则直接位于其下，清除脓液并放置引流。

④掌中间隙：感染可通过指蹼间隙或手掌部入路引流。后者是在手掌部沿远侧掌横纹在掌心做一弧形切口。切开皮肤及掌腱膜，保护指神经血管及掌浅弓。以环指屈肌腱为标记，在该肌腱的桡侧或尺侧进入掌深间隙，到达脓腔，清洁脓腔后放置引流。

（6）骨髓炎：手部的骨髓炎最多见于手指末节，主要是由脓性指头炎和严重的甲沟炎侵及指骨所致。手指化脓性感染经治疗感染难以消退和伤口长期不愈应疑有指骨骨髓炎的可能性。直接由手指末节的骨折、烧伤和压砸伤而致的创伤性骨髓炎也较常见。由血源性感染引起的指骨骨髓炎罕见。除局部的炎症表现外，早期出现骨质疏松，晚期出现死骨形成。手部骨髓炎的治疗遵循身体其他部位骨髓炎的治疗原则。早期大量的抗菌药物及中药辨证应用，如炎症仍无好转，应刮除感染的骨和切除周围损伤或坏死的组织。晚期切除感染的指骨以达根除感染是必要的，并且常可能需要截指以控制炎症的蔓延和尽快恢复手的功能。

（7）注意事项：由于手部解剖特点，在手术治疗方面有以下几点应特别注意。①腱鞘、滑囊感染和脓性指头炎等，炎症虽处在浸润期，由于局部组织内压力增高，可引起剧烈疼痛，乃至组织出现缺血性坏死。即使脓肿尚未形成，亦应尽早切开减压，可迅速减轻症状，控制炎症扩散。②准确定位并按手外科手术原则正确选择手术切口，以避免形成疼痛性瘢痕和瘢痕挛缩影响手的功能。③手术应在止血带下进行，以便能清楚辨认手部的精细结构，避免重要的血管、神经和肌腱损伤。④注意切口位置，保持引流通畅及充分引流。引流物填塞不宜过紧，以免影响引流及妨碍肉芽组织生长。⑤感染基本控制后，应尽早拆除固定，进行手部功能锻炼，以防手部关节僵硬。

（三）药物治疗

1. 中药辨证应用

（1）急性期：患部红肿、边界不清，肿胀明显，伴发热头痛、不适、舌苔黄、脉数、白细胞计数增高等。治宜清热解毒，用五味消毒饮加减。如热重可加黄连、连翘以清热解毒；肿甚，加防风、蝉蜕以散风消肿；血热毒甚，加赤芍、丹皮以凉血解毒；若邪热虽盛、津液未伤者，也可选用黄连解毒汤与妙金丹同时服用。

（2）慢性期：红肿渐消、疮口流脓水者，可用消炎解毒丸活血消炎；久病体虚、正气不足、脓水清晰、舌质淡、脉沉细者，可用八珍汤加减扶正补虚；合并骨髓炎、病程迁延、血气虚损、脓水稀薄、局部皮色紫暗、舌苔淡薄、脉濡细者，可用十全大补汤和独活寄生汤扶正祛邪。

2.通过支持疗法以提高机体抵抗力　早期全身应用抗生素，促使炎症得到控制和消退。一旦脓肿形成，抗菌药物即不能通过血液到达脓腔，但在手术切开充分引流的同时，继续使用敏感抗生素，可控制残余的感染和预防继发混合感染。

（四）康复治疗

感染基本控制后，应尽早拆除固定，进行手部功能锻炼，以防手部关节僵硬。中药熏洗、动态干扰治疗仪治疗、作业疗法等有助于手功能的康复。

【疗效评定标准】

优：手部感染控制，炎症完全消退，外形与功能恢复正常。

良：手部感染控制，炎症消退，遗留皮肤瘢痕，功能轻度受限。

可：手部感染基本消退，遗留皮肤瘢痕，肌腱、关节粘连，功能明显受限。

差：手部感染存在，有长期不愈窦道，肌腱、关节粘连严重，功能丧失或因感染手指坏死而截指。

第十七节　锤状指畸形

伸指肌腱远端止点部位遭受切割或冲击时，引起的开放性或闭合性伸指肌腱断裂，以及伸指肌腱止点撕脱骨折，导致手指末节屈曲呈锤状畸形，称"锤状指畸形"。

【诊断依据】

（一）病史

多有外伤病史，手指末节切割伤或撞击伤。

（二）症状与体征

1.症状　手指末节不能伸直，呈锤状畸形。

2.体征　局部疼痛，肿胀，伤指捏物无力，患指末节无法主动背伸，被动伸指末节指间关节可完全伸直。

（三）辅助检查

X线拍片检查可能发现伸指肌腱止点处撕脱骨折。

【治疗】

（一）非手术治疗

1.撞击伤所致锤状指，可用石膏或手部铝板将近指间关节屈曲，远指间关节过伸位固定 6 周。也可在此位置用 1mm 克氏针经指端固定远指间关节于过伸位 6 周。

2. 合并有撕脱骨折者，如骨折块小于 1/3 指间关节面者，可用上述方法固定。

（二）手术治疗

1. 切割伤所致肌腱断裂，可早期修复缝合肌腱。

2. 合并有撕脱骨折者，如骨折块大于 1/3 指间关节面者，需切开复位内固定。用抽出钢丝法将骨块复位固定 6 周，待骨折愈合后，手术抽出钢丝。

3. 病程较长者，手术行远指间关节背侧关节囊紧缩术，患指远指间关节过伸位固定。

4. 体力劳动者，可行远指间关节功能位融合术。

（三）药物治疗

1. 中药治疗　肿胀，瘀血严重者，应用活血化瘀、通经活络方法治疗，可用桃红四物汤加减，或应用内部制剂活血灵汤剂内服。6 周后可应用外洗药熏洗患手，减轻活动时肿胀、疼痛等症状。

2. 西药治疗　手术方法治疗时，术后应用抗生素 3 ～ 5 天，预防伤口感染。

（四）康复治疗

1. 功能锻炼　早期可在内外固定保护下进行掌指关节主、被动功能锻炼；6 周后去除内外固定，主动活动屈伸患指远指间关节，避免被动屈伸，防止伸指肌腱止点再次损伤，影响疗效。

2. 物理治疗　应用局部红外线照射或蜡疗，使关节粘连松解，以利康复。

【疗效评定标准】

优：患指远指间关节屈伸活动正常，无疼痛。

良：患指远指间关节屈伸活动范围接近正常，无疼痛。

可：患指远指间关节有轻度屈伸活动度，可伴有关节疼痛。

差：患指仍然存在锤状指畸形，活动度差，和（或）伴有关节疼痛。

第十八节　纽扣指畸形

近指间关节伸肌腱中央腱束断裂，两侧侧腱束沿近侧指间关节向掌侧脱位，形成近指间关节屈曲，掌指关节及远指间关节过伸，称"纽扣畸形"。陈旧性损伤者，近指间关节掌侧关节囊及远指间关节背侧关节囊多有挛缩，畸形不易矫正。

【诊断依据】

（一）病史

多有明确的外伤病史。

（二）症状与体征

近指间关节屈曲，掌指关节及远指间关节过伸畸形。近指间关节不能主动伸直，早期近指间关节可被动伸直，晚期近指间关节不能完全被动伸直。

（三）辅助检查

拍摄 X 线片可以发现伴有中节指骨基底背侧小块撕脱骨折。

【治疗】

（一）非手术治疗

本病非手术治疗效果差。

（二）手术治疗

1. 应在急性期关节未形成固定畸形前，及早修复伸指肌腱，凡新鲜损伤可以直接缝合。陈旧性损伤修复方法很多，主要有侧腱束交叉修复。术后患指伸直位固定 4 周。

2. 如近指间关节不能完全被动伸直，侧腱束已短缩无法利用，可取掌长肌腱游离移植。将游离肌腱从中节指骨中部穿过伸指肌腱下方，近端在关节背侧交叉后缝合至近节指骨伸肌腱的边缘上。伸直位固定患指 4 周后，进行患指功能锻炼。

（三）药物治疗

1. 中药治疗　肿胀、瘀血严重者，应用活血化瘀、通经活络方法治疗，可选用桃红四物汤加减，或应用内部制剂活血灵汤剂内服。4 周后可应用外洗药熏洗患手，减轻活动时的肿胀、疼痛症状。

2. 西药治疗　手术方法治疗时，术后应用抗生素 3 ～ 5 天，预防伤口感染。

（四）康复治疗

1. 功能锻炼　手术 4 ～ 6 周后主动活动屈伸患指近指间关节，避免被动屈伸，防止伸指中央腱止点再次损伤，影响疗效。

2. 物理治疗　应用局部红外线照射或蜡疗，使关节粘连松解，以利康复。

【疗效评定标准】

优：患指近指间关节屈伸活动正常，无疼痛。

良：患指近指间关节屈伸活动范围接近正常，无疼痛。

可：患指近指间关节有轻度屈伸活动度，可伴有关节疼痛。

差：患指仍然存在纽扣指畸形，活动度差，和（或）伴有关节疼痛。

第十九节　鹅颈指畸形

鹅颈指畸形是指由于手内在肌挛缩、类风湿性关节炎、外伤后指浅屈肌腱在附着处切除过多等原因，导致近侧指间关节过伸、远侧指间关节屈曲畸形。

【诊断依据】

（一）病史

多有明确的外伤病史或有类风湿性关节炎病史。

（二）症状与体征

近侧指间关节过伸，远侧指间关节屈曲畸形。

【治疗】

（一）非手术治疗

本病非手术治疗效果差，多不采用。

（二）手术治疗

1. 轻度 被动矫正畸形容易者，可行侧腱束移位固定术。侧腱束在腱帽处切断，将其近端穿过指间关节横韧带，至近节手指中段。牵拉矫正畸形后，缝合固定在屈肌腱鞘上，石膏外固定3周。

2. 中度 被动矫正困难者，可将中央腱束"Z"字形延长，畸形矫正后，用克氏针固定近指间关节于功能位，将侧腱束松解移植于侧方。

3. 重度 陈旧性病例挛缩严重者，将中央腱束切断，矫正畸形后，克氏针固定近指间关节于功能位，于近节指骨颈部由背侧向掌侧钻2个骨孔，用钢丝将指浅屈肌腱固定于骨孔上，3～4周拔出克氏针。

4. 因类风湿性关节炎造成的关节畸形，骨破坏严重，应行手术，做关节融合或人工关节置换术。

（三）药物治疗

1. 中药治疗 肿胀、瘀血严重者，应用活血化瘀、通经活络方法治疗，可选用桃红四物汤加减，或应用内部制剂活血灵汤剂内服。4周后可应用外洗药熏洗患手，减轻活动时肿胀、疼痛症状。

2. 西药治疗 手术方法治疗时，术后应用抗生素3～5天，预防伤口感染。

（四）康复治疗

1. 功能锻炼 手术4～6周后主动活动屈伸患指各个关节，可被动屈伸锻炼，预防肌肉萎缩。主动锻炼恢复肌力，改进患指功能。

2. 物理治疗 应用按摩活筋，并配合外揉展筋丹，以舒筋活血，防止萎缩；给予动态干扰仪治疗，保持肌肉张力，减轻肌肉萎缩，防止肌肉纤维化；应用局部红外线照射或蜡疗，使关节粘连松解，以利康复。

【疗效评定标准】

优：患指各个关节屈伸活动正常，无疼痛。

良：患指各个间关节屈伸活动范围接近正常，无疼痛。

可：患指各个关节有轻度屈伸活动度，可伴有关节疼痛。

差：患指仍然存在鹅颈畸形，活动度差，和（或）伴有关节疼痛。

第二十节　多指畸形

多指畸形（polydactyly）又称"重复指"，是指正常手指以外的手指、指骨、单纯软组织成分或掌骨等的赘生，为临床上手部最常见的先天性畸形，其发病率约占先天性上肢畸形的 39.9%；多见于拇指桡侧和小指尺侧，一指多见，可很小，也可发育良好。可分远节型多指、近节型多指、掌骨型拇指多指、三指节型拇指多指等。

【诊断依据】

（一）病史

病因未明，为先天性，出生后即被发现。

（二）症状与体征

临床局部表现可分为三类：①多余手指仅有软组织、没有骨骼；②多余指中有部分指骨、部分肌腱，是一个功能缺陷的手指；③真正的重复，外形完整、有功能的手指，往往很难区分哪一个手指为多指。

（三）辅助检查

X 线片有助于明确是三类中的哪一类多指。

【证候分类】

多指畸形根据其发生和解剖部位主要分为三型。

1.轴前型的拇指多指，又称"桡侧多指""轴前多指""复拇指畸形"。

2.中央型多指。

3.轴后型的小指多指，又称"尺侧多指""轴后多指"。

【治疗】

手术治疗，细的相连的多生指可较早切除。手术要点（以拇指侧为例）：

1.主要神经、血管若经过或偏于多生指应注意保护。

2. 主要肌腱或内在肌若止于多生指，须做止点移位。

3. 多生指基底若位于拇指关节囊内，切除时应保留附于多生指的关节囊和韧带组织，以修复拇指关节囊。

4. 若拇指关节过于偏斜，需做关节融合或截骨术。

5. 分叉指畸形，行中节"V"形切除，包括指甲及指骨，将指骨并拢固定。

6. 多指切除应注意切除彻底，避免遗留畸形，影响外观；同时因多在学龄前手术尚需注意不要损伤骨骺，以免影响发育。

【疗效评定标准】

优：外形美观，功能正常，无遗留畸形及并发症。

良：外形欠美观，遗留有轻度手指偏斜畸形，手指伸屈功能正常，无并发症。

可：有较明显的手指偏斜畸形，手指伸屈功能轻度受限，无并发症。

差：多指切除不彻底，畸形复发，手指伸屈功能明显受限，继发骨骺损伤引发的发育畸形。

第二十一节　并指畸形

并指畸形是指两指或三个、四个手指部分或全部先天性病理相连在一起。

【诊断依据】

并指畸形多种多样，从形态和手术角度可将其分成两大类，即软组织并指和骨性并指。并指合并其他畸形，如尖头并指、短指并指、裂手并指、多指并指以及环行沟并指时称之为复合性并指。并指表现类型多种多样，常为两指并连在一起，也有三个或四个手指并连在一起。涉及拇指的较少见，其中以中、环指并连者最多。手指并连的程度各有不同，有的只是皮肤较正常指蹼稍长，有的蹼相连达全指；有的仅由松弛的皮肤相连；有的是两指紧密相连，末端指骨及指甲连在一起，甚至是两指共有一条肌腱或血管神经束；有的并连两指呈交叉样。

【证候分类】

按并连的组织结构分型：

（一）单纯性并指

单纯性并指仅有相邻手指的皮肤、结缔组织相连，指间隙皮肤宽窄不一，X 线片并指间隙清楚，又称"软组织性并指"。

（二）复杂性并指

复杂性并指除两指或多个手指间除有连续的皮肤组织相连外，还有指骨间融合，或神经、血管及肌腱肌肉相连，故又称"骨性并指"。

【治疗】

（一）手术治疗

矫正并指的目的在于建立满意的指蹼形状和避免手指继发屈曲挛缩。两个以上的并指以分次手术较安全。

（二）手术要点

1. 分离应完全达指蹼底。

2. 注意切口设计，必须重建指蹼，常用掌侧及背侧双等腰三角皮瓣（Skoog 法）或矩形皮瓣法（Bauer 法）。

3. 需用皮片或局部皮瓣，不可强求在张力下直接缝合。

4. 避免瘢痕挛缩，避免跨越手指纵长的直线瘢痕，避免皮肤坏死及感染，做到一期愈合。

5. 注意血管神经变异，保护血运及保存感觉。

6. 指骨并连切开时，骨面应由皮瓣覆盖或筋膜瓣覆盖、皮片移植。

【疗效评定标准】

优：外形美观，功能正常，无遗留畸形及并发症。

良：外形欠美观，遗留有轻度指蹼深度不够，手指伸屈功能正常，无并发症。

可：指蹼形状较差，有较明显的畸形，手指伸屈功能轻度受限，无并发症。

差：指蹼形状差，有明显畸形，手指伸屈功能明显受限，继发骨骺损伤引发的发育畸形。

第二十二节　先天性巨指畸形

先天性巨指畸形是患指过度生长粗大，可以是一个手指或几个手指，以食、中指多见，拇指次之。

【诊断依据】

（一）病史

初生后就可发现，以后随生长进行性增大。在儿童期手指已超过成人的长度与粗细。

（二）**症状与体征**

食、中指最多见，环、小指少见。巨大的手指弧形或成角侧倾，通常指端肥大最显著。如食、中指巨指，往往食指偏向桡侧，中指偏向尺侧。双指以上巨指，指总神经一般也受累，手掌的掌侧面软组织肿胀隆突，发生在拇指的巨指，也会出现拇指后翘畸形。

增生的软组织一侧更为显著，柔软，毛细血管增生，皮肤弹性降低、疏松，局部皮温可略高或无改变。

（三）**辅助检查**

X线片可见病指指骨明显增粗、增宽、骨成熟加速，二次骨化中心过早出现，指甲明显增大、增宽。

【证候分类】

临床上将巨指症分为两大类：

（一）**真性巨指症或原发性巨指症**

1. 稳定性　出生时即有手指增粗、增长，但与其他手指一样按比例生长。

2. 进行型　出生时手指不一定肥大，而在儿童早期迅速增粗、增长，生长的速度远远超过其他手指，这主要为过多的纤维脂肪组织增生所致。

（二）**继发性巨指症或获得性巨指症**

临床上以进行性真性巨指症多见。

【治疗】

巨指畸形为双重残病，即功能受损和心灵创伤，治疗时应考虑到这两方面因素。稳定性的巨指畸形多不需要治疗，除非为了美观。治疗主要包括：

1. 皮下脂肪组织切除。

2. "神经区域"的巨指在指神经切除后可停止生长，或同时应用游离神经移植，可恢复部分感觉功能。

3. 对儿童和青少年，可通过骨骺阻滞的办法阻止手指的纵向生长。

4. 巨指的偏斜可做截骨矫正，对改善手指外观有一定的效果。

5. 截指术要慎重，除非严重影响手的功能时才施行，如肥大的拇指截除后，可行示指拇化术。

6. 粗大的神经在腕管内受压时，可行腕管切开减压术。

【疗效评定标准】

优：外形较美观，功能基本正常，无遗留畸形及并发症。

良：外形欠美观，遗留有轻度手指粗大畸形，手指伸屈功能轻度受限，无并发症。

可：外形较差，有较明显的手指粗大畸形，手指伸屈功能受限，无并发症。

差：外形差，有明显的畸形，手指伸屈功能不能，有继发神经损伤等并发症或因功能差而截指。

第二十三节　先天性短指畸形

先天性短指畸形是指掌骨和指骨短小。短指畸形手的掌骨及指骨数目不缺少，只是短小、畸形的范围可以是纵列或横列的指骨及掌骨短小，常合并有并指及胸大肌缺如等畸形。

【证候分类】

临床上表现多种多样，按畸形程度，可分为四型。

Ⅰ型：短指型，部分或全部指骨短缩，伴有并指。

Ⅱ型：裂手型，一指或多指列严重发育不良。受累的手指仅残留肢芽样赘生物、包含骨与软骨。

Ⅲ型：单指型，手指的三节指骨仅残留肢芽样有指甲的残指，活动受限。

Ⅳ型：缺肢畸胎型，手指缺如，仅有一个驼峰样隆凸。

【治疗】

单纯短指往往对手的功能影响不大，不需要矫治；如合并有并指或其他畸形，可根据具体情况考虑手术矫治；如分指、指蹼重建，对短指并指的骨畸形，可根据不同情况，通过截骨、关节融合、手指再造改善功能。

【疗效评定标准】

优：外形较美观，功能基本正常，无遗留畸形及并发症。

良：外形有改善，有轻度畸形，手指伸屈功能轻度受限，无并发症。

可：外形似有改善，仍有较明显的畸形，手指伸屈功能受限，无并发症。

差：外形无改善，有明显的畸形，手指伸屈功能丧失，有并发症或因再造手指坏死而截指。

第六章 显微外科

第一节 断肢（指）

断肢（指）是指受伤肢体完全断离或大部分损伤断离，不吻合血管建立血供而肢（指）体不能成活者。根据肢（指）体断离的程度，又分为肢（指）体完全断离和不完全断离。

【诊断依据】

（一）病史

有明确的外伤史。

（二）症状与体征

1.全身情况 可表现有面色苍白、大汗淋漓、血压下降等创伤失血性休克症状。

2.局部表现 肢（指）体完全断离或肢（指）体大部分断离，局部疼痛、畸形及异常活动明显，伤口出血；残留有活力的相连组织少于该断面软组织面积的1/4（手指为1/8），主要血管断裂或栓塞，肢体的远端部分无血液循环或严重缺血。

【证候分类】

（一）完全断离

肢（指）体完全离断，无任何组织相连者或肢体伤后只有极少量组织与人体相连，但在清创时必须将这部分组织切除或切断者。

（二）不完全断离

肢（指）体大部分断离，并有骨折或脱位，残留有活力的相连组织少于该断面软组织面积的1/4（手指为1/8），主要血管断裂或栓塞，肢（指）体的远端部分无血液循环或严重缺血，不缝合血管将引起肢（指）体坏死者。

【治疗】

（一）现场急救治疗

包括止血、包扎、干燥、冷藏保存断肢（指）和迅速转送，并积极进行抗休克治疗。

（二）手术治疗

1. 适应证

（1）伤员的全身情况好。

（2）肢体的条件与受伤的性质有关，切割伤再植成活率高，碾压伤再植成活率较低，撕裂伤再植成活率较低。

（3）断肢再植的时间限度，一般认为常温下为 6 ～ 8 小时，如伤后早期开始冷藏保存，可适当延长。

（4）离断平面，高位断肢的平面与再植时限、术后对全身情况的影响及功能恢复有明显关系，应予特别注意。

（5）小儿及青年人尽量设法再植，老年人断肢机会较少，且多有慢性器质性疾病，是否再植应慎重考虑。

（6）双侧上肢或下肢，或多个手指离断，可组织两组人员同时进行。原则是先再植损伤较轻的肢体，如有必要可行异位再植。多个手指离断应先行再植拇指，并按其手指的重要性依次再植。

2. 不宜再植的适应证

（1）患全身慢性疾病，不允许长时间手术，或有出血倾向者。

（2）断肢（指）多发性骨折及严重软组织挫伤，血管床严重破坏，血管、神经、肌腱高位撕脱者。

（3）断肢（指）经刺激性液体及其他消毒液长时间浸泡者。

（4）在高温季节，离断时间过长，断肢（指）未经冷藏保存者。

（5）患者精神不正常，本人无再植要求且不能合作者。

3. 手术方法与步骤

（1）清创：清创既是手术的重要步骤，又是对离断肢体组织损伤的进一步了解过程。一般应分两组对肢体的近、远端同时进行，除遵循一般创伤的清创原则外，要仔细寻找和修整需要修复的重要组织，如血管、神经、肌腱，并分别予以标记。在肢体血液循环恢复后，需再次对无血供的组织进行彻底切除。

（2）重建骨的连续性，恢复其支架作用：修整和缩短骨骼，其缩短的长度应以血管和神经在无张力下缝合、肌腱或肌肉在适当张力下缝合、皮肤及皮下组织能够覆盖为标准。对骨骼内固定的要求是，简便迅速，剥离较少，确实稳固，愈合较快。可根据情况选用螺丝钉、克氏针、钢丝、髓内针或钢板内固定。

（3）缝合肌腱：重建骨支架后，先缝肌腱，再吻合血管，一方面缝合的肌腱或肌组织作为适当的血管床，有利于吻合血管张力的调节；另一方面可避免先吻合血管再吻合肌腱时的牵拉对血管吻合口的刺激和影响。缝合的肌和肌腱应以满足肢体的主要功能为准，不必将断离的所有肌腱缝合。

（4）重建血液循环：将动、静脉彻底清创至正常部位，在无张力下吻合，如有血管缺损应行移位或移植。一般应将主要血管全部吻合，如尺、桡动脉和手指的双侧指固有动脉。吻合血管的数目尽可能多，动静脉比例以 1 ∶ 2 为宜。一般先吻合静脉，后吻合动脉；也可先吻合一根静脉，再吻合一根动脉，开放血管夹，恢复肢体血运，然后再吻合其余静脉和动脉。血管吻合最好在手术显微镜下进行。

（5）缝合神经：神经尽可能一期缝合，并应保持在无张力状态，如有缺损立即行神经移植修复。可采用神经外膜缝合或束膜缝合。

（6）闭合创口：断肢再植的创口应完全闭合，不应遗留任何创面。这一点在清创时应充分估计，以适当缩短骨骼来满足软组织修复的需要。皮肤直接缝合时，为了避免环形瘢痕，可采取"Z"字成形术，使直线创口变为曲线创口。如还有皮肤缺损，应立即采用中厚或全厚皮片覆盖创面或采用局部皮瓣转移修复。

（7）包扎：用温盐水洗去血迹，以便与健侧对比观察再植肢体皮肤颜色。用多层软敷料包扎，指间分开，指端外露，便于观察血液循环。手、腕功能位用石膏托固定。固定范围根据断肢部位，从手指至前臂近端，必要时超过肘关节或包括整个上肢。

4. 术后观察与护理

（1）一般护理：病房应安静、舒适、空气新鲜，室温应保持在 20～25℃。局部用一落地灯照射，以利于血液循环并可局部加温，一般是 60W 侧照灯，照射距离 30～40cm，过近有致灼伤之危险。抬高患肢，使之处于心脏水平面，卧床 10～14 天。严防寒冷刺激；严禁吸烟及他人在室内吸烟，防止血管痉挛发生。

（2）全身情况观察：一般低位断肢和断指再植术后全身反应较轻。高位断肢再植，特别是缺血时间较长的高位断肢再植，除了注意因血容量不足引起休克和再植肢体血循好不良外，还可能因心、肾、脑中毒而出现持续高热、烦躁不安，甚至昏迷、心跳加快、脉弱、血压下降、小便减少和血尿，甚至出现无尿，均应及时加以处理。如情况无好转，保留肢体可能危及患者生命时，应及时截除再植的肢体。

（3）局部观察：定期观察再植肢体血液循环，及时发现和处理血管危象。再植肢体血液循环观察的指标包括皮肤颜色、温度、毛细血管回流试验、指（趾）腹张力及指（趾）端侧方切开出血等。以上指标应综合分析并正确判断。一般术后 48 小时内易发生血管危象，如未能及时发现，将危及再植肢体的成活。因此，应每 1～2 小时观察 1 次，与健侧对比，并做好记录。正常情况下，再植肢体的指（趾）颜色红润，早期颜色可比健侧稍红，皮温亦可比健侧稍高，毛细血管回流良好，指（趾）腹颜色红润，如切开指（趾）侧方，将在 1～2 秒钟内流出鲜红色血液。如果颜色变成苍白，皮温下降，毛细血管回流消失，指腹干瘪，指腹切开不出血，则表示动脉血供中断。如颜色由红润变成暗紫色，且指腹张力高，毛细血管回流加快，皮温从略升高转而逐渐下降，指腹切开立即流出暗紫色血液，不久又流出鲜红色血液，且流速加快，指腹由紫逐渐变红，则是静脉回流障碍。

血管危象由血管痉挛或栓塞所致，一旦发现应解开敷料，解除压迫因素，采用臂丛或硬膜外麻醉，应用解痉药物如罂粟碱、654-2、妥拉苏林等，有条件者，可行高压氧治疗。经短时间观察仍未见好转者，多为血管栓塞，应立即行手术探查，去除血栓，切除吻合口重新吻合，可使再植肢（指）体转危为安。

（4）血管痉挛和栓塞的防治措施：除保温、止痛、禁止吸烟等外，应保留持续臂丛或硬膜外管，定期注入麻醉药品，既可止痛，亦可保存血管扩张，防止血管痉挛。

（三）药物治疗

1. 抗感染治疗 选择敏感抗生素预防和控制感染。

2. 解痉药物 如罂粟碱、654-2、妥拉苏林等。

3. 抗凝药物 如低分子右旋糖酐，成人 500mL 静脉滴注，每日 2 次，用 5～7 天；复方丹参注射液等。

（四）康复治疗

1. 早期 早期康复治疗的时间是指伤后 1～4 周。术后第一周临床给予抗痉挛、抗血凝、抗感染治疗，保证再植肢（指）体成活。此时一般康复不介入。术后 2～4 周康复目的是配合临床预防感染、促进血液循环、维持修复血管畅通和加速修复组织的伤口愈合。可采用以下方法：①超短波电疗法；②紫外线照射；③红外线照射；④教育患者的自我保护意识。

2. 中期 中期康复治疗是指伤后 5～8 周，自解除手部制动开始，目的是控制水肿，防止关节僵硬和肌腱粘连。其方法是：①主动运动，练习手指的伸、屈和钩指、握拳等动作；②教会患者伤肢感觉丧失后的代偿技术，用视觉来代偿皮肤感觉的丧失。

3. 后期 后期康复治疗是指伤后 9～12 周，此时骨折已愈合，肌肉、神经、血管愈合已牢固。此期可做被动活动和抗阻力运动。康复重点是继续减轻水肿、瘢痕处理、主动关节活动度练习、功能活动训练、感觉再训练等。具体措施有：

（1）理疗：常用的有超声波治疗、音频治疗，可使瘢痕软化。进行关节主动、被动运动前，采用局部蜡疗，可软化僵硬的瘢痕和关节，有利于伤手的功能锻炼。

（2）关节活动度练习

①主动运动：主动做关节各方向运动。动作应平稳缓和，达到最大幅度时再适度用力，使关节区域感到紧张或轻度酸痛感。

②被动运动：进行被动牵伸活动。此法牵伸力较强，但手法应轻柔，以引起关节有紧张感或酸痛感觉为度。切忌使用暴力或引起明显疼痛，以免引起新的创伤。

③夹板：有静力型和动力型夹板两种。使用夹板目的是：矫正和预防畸形；改善功能。

（3）肌力和耐力练习：可采用从轻至重的分级抗阻训练。促进肌力恢复的原则是使肌肉尽最大能力收缩，以引起适度疲劳，然后适当休息，使肌肉在恢复及随后的超量恢复中恢复及发展其形态和功能。

（4）感觉再训练：包括三点、两点分辨感觉的训练。

（5）作业治疗：在关节活动度和肌力有一定恢复时，可及时开始各种日常生活活动和功能性活动练习。

【疗效评定标准】

（一）运动（40分）

1. 活动幅度 ROM（表 6-1）

表 6-1　活动幅度 ROM 表（总分 20 分）

内容		评分标准				
拇指	对指	可以 10 分		困难 5 分		不行 0 分
	掌指关节屈曲 / 伸展	可以 10 分		困难 5 分		不行 0 分
	指间关节屈曲 / 伸展	可以 10 分		困难 5 分		不行 0 分
	总 ROM	＞正常 50% 10 分		＜正常 50% 5 分		强直 0 分
手指	总 ROM	＞ 151° 20 分	111°～ 150° 15 分	71°～ 110° 10 分	＜ 70° 5 分	强直 0 分
		MP	PIP	DIP	总屈曲度	欠伸度	总 ROM
	示指　屈曲 / 伸展						
	中指　屈曲 / 伸展						
	环指　屈曲 / 伸展						
	小指　屈曲 / 伸展						

2. 日常生活活动 ADL（表 6-2）

表 6-2　日常生活活动 ADL（20 分）

内容	评分标准		
	容易 1 分	困难 0.5 分	不行 0 分
推			
拍打			
钩或拉			

续表

内容	评分标准		
	容易 1 分	困难 0.5 分	不行 0 分
抓软物			
抓硬物			
强力握			
拣硬币			
捡针			
拧毛巾			
掬水			
洗脸			
打绳结			
系扣子			
写字			
用剪刀			
用锤子			
拧螺钉			
夹夹子			
插口袋			
猜拳			

（二）感觉（表 6-3）

表 6-3　感觉（20 分）

评分标准	恢复情况
$S_0 = 0$ 分	无任何感觉恢复
$S_1 = 4$ 分	皮肤深痛觉恢复
$S_2 = 8$ 分	浅痛觉及触觉有少许恢复
$S_3 = 12$ 分	浅痛觉及触及完全恢复，没有过敏
$S_{3+} = 16$ 分	浅痛觉及触及恢复外，两点分辨率存在
$S_4 = 20$ 分	各种感觉均恢复正常

（三）主观感觉（表 6-4）

表 6-4 主观感觉（20 分）

内容	评分标准		
	严重 3 分	中等 2 分	轻度 1 分
疼痛（休息 / 运动痛）			
不耐冷			
紧束感			
感觉异常			
麻木			

（四）美观（表 6-5）

表 6-5 美观（10 分）

内容	评分标准		
	严重 3 分	中等 2 分	轻度 1 分
萎缩			
瘢痕			
变色			
畸形			
成角			
旋转			
槌状指			
鹅颈			
扣孔			
内在肌			

（五）满意程度（表 6-6）

表 6-6 满意程度（20 分）

内容	评分标准			
满意程度	非常满意 20 分	较满意 15 分	满意 10 分	不太满意 5 分	不满意 0 分
工作状况	原工作 0 分		轻工作 5 分		不能工作 10 分

（六）总评价

优：100 ～ 80 分。

良：79 ～ 60 分。

中：59 ～ 40 分。

差：39 ～ 0 分。

第二节 拇手指缺损

拇手指缺损是指由各种原因引起拇手指长度丧失，导致其功能障碍的病症。

【诊断依据】

（一）病史

有外伤史。

（二）症状与体征

拇手指长度不同程度缺损，对掌对指功能受限或不能。

【证候分类】

（一）拇手指缺损的分类

Ⅰ度缺损：拇手指远节部分的缺损。拇指Ⅰ度缺损将丧失拇指功能的20% ～ 30%，丢失手功能的9% ～ 10%；单纯示、中指的Ⅰ度缺损将丧失每指功能的20% ～ 40%，丢失手功能的4% ～ 8%；单纯环、小指的Ⅰ度缺损将丧失每指功能的20% ～ 40%，丢失手功能的2% ～ 4%。

Ⅱ度缺损：拇指指间关节、其他指远侧指间关节部的缺损。拇指Ⅱ度缺损将丧失拇指功能50%，而丢失手功能的20%；单纯示、中指的Ⅱ度缺损将丧失每指功能的45%，丢失手功能的9%；单纯环、小指的Ⅱ度缺损将丧失每指功能的45%，丢失手功能的4.5%。

Ⅲ度缺损：拇指近节指骨，其他指中节指骨部缺损。拇指Ⅲ度缺损将丧失拇指功能的60% ～ 90%，而丢失手功能的24% ～ 36%；单纯示，中指的Ⅲ度缺损将丧失每指功能的50% ～ 70%，丢失手功能的10% ～ 14%；单纯环小指的Ⅲ度缺损将丧失每指功能的50% ～ 70%；而丢失手功能的5% ～ 7%。

Ⅳ度缺损：拇指掌指关节，其他手指近侧指骨间关节部缺损。拇指Ⅳ度缺损将丧失拇指功能的近100%，而丢失手功能的40%；单纯示、中指的Ⅳ度缺损将丧失每指功能的80%，而丢失手功能的16%；单纯环、小指的Ⅳ度缺损将丧失每指功能的80%，丢失手功能的8%。

Ⅴ度缺损：拇指第一掌骨，其他指于近节指骨部缺损。拇指Ⅴ度缺损已丧失全部拇指功能及丢失 40% 手的功能；单纯示、中指Ⅴ度缺损将丧失每指功能的 85% ～ 95%，丢失手功能的 17% ～ 19%；单纯环、小指Ⅴ度缺损将丧失每指功能的 85% ～ 95%，丢失手功能的 8% ～ 9%。

Ⅵ度缺损：拇指腕掌关节，其他指掌指关节部缺损。拇指Ⅵ度缺损已丧失全部拇指功能及丢失 40% 手的功能；单纯示、中指Ⅵ度缺损将丧失每指功能的 100%，丢失手功能的 20%；单纯环、小指Ⅵ度缺损将丧失每指功能的 100%，丢失手功能的 10%。

【治疗】

（一）手术治疗

1. 拇手指再造的指征　拇指的功能占全手功能的 40%，一旦造成缺损，将严重影响手的捏、抓、握功能；同样若造成示、中、环、小指缺损，仅有拇指也无济于功能，将丧失手功能的 60%；若造成全手指缺损，则丧失该侧全手功能。所以对于指缺损者，为了恢复功能，改善外形，根据患者要求应予以再造。具体可根据以下指征选择：

（1）单纯拇指Ⅱ度以上缺损，拇指Ⅰ度缺损，可根据患者性别、年龄、职业及要求施行再造。

（2）手指全部缺损，残端无功能长度。

（3）示、中、环、小指于近节中段以远全部缺损，或其他残指尚有长度而不能与拇指完成对捏者。

（4）示、中、环指近节中段以远缺损，小指虽完好，但无代偿功能，不能与拇指对捏者。

（5）示、中、环指中有 1 ～ 2 或 1 ～ 3 指缺损及部分缺损，明显影响功能与外形者。

（6）符合以上情况的先天性手指缺如者。

再造拇指或其他指除以上适应证外，还应根据患者再造要求与愿望，年龄于 5 ～ 50 岁之间，全身情况良好，无器质性疾病，肝、肾功能正常，踇趾及其他趾外形正常，足部无外伤、手术史，无活动性脚癣或甲癣。

2. 再造方法的选择原则

（1）拇指的Ⅰ～Ⅱ度缺损及其他指Ⅰ～Ⅱ度缺损要求再造者，可采用吻合趾 - 指动、静脉的方法重建血液循环。再造拇指可选用踇趾远节移植。设计时要注意保留踇趾胫侧舌状瓣，修小踇趾远节趾底骨底部，使踇趾缩小，以接近正常拇指外形。凡选用第二足趾移植再造时应保留手指的相应指骨间关节功能。

（2）拇指Ⅲ度缺损，第一掌指关节关系正常，可选第二趾或拇甲皮瓣加植骨移植再造。凡选第二趾移植再造，应修复拇长伸、屈肌腱，以增进再造指功能。

（3）拇指Ⅳ度缺损时应选带跖趾关节及带舵样足背皮瓣与跖趾关节第二趾移植再造。术中应修复拇短屈肌以恢复拇对掌功能。

（4）拇指Ⅴ度缺损时应选带菱形足背皮瓣与跖趾关节的第二趾移植再造。术中应修复或重建拇指对掌功能。

（5）拇指Ⅵ度缺损时应选带扩大的菱形足背皮瓣与跖趾关节的第二趾移植再造。术中应重建相对掌功能。跖骨与大多角骨之间如何固定应周密设计，要使再造拇指有良好的对掌及旋转功能。大多角骨缺损时，可与手舟骨固定于骨性对掌位，也可与第二掌骨固定于对掌位。

（6）遇第一、第二掌骨紧贴并伴掌背侧皮肤缺损者，可选用带瓶样足背皮瓣与跖趾关节的第二趾移植再造，同时再选用大小厚薄适中的小型皮瓣移植，并用血管串联或并联吻合法重建两移植组织的血液循环。

（7）再造拇指长度应略短于正常拇指，以不超过示指近节中段为限，使拇指旋前，置于良好的对指位。

（8）再造拇指以选用同侧拇趾或拇甲皮瓣，选对侧第二趾，再造其他指以切取同侧第二趾为宜。

（9）示、中、环指于近侧指骨间关节以远的单指或双指缺损，选第二或第三趾移植，采用吻合趾－指动、静脉方式重建血液循环施行再造。

（10）示、中、环、小指保留掌指关节的手指缺损，可切取双侧第二趾或有趾蹼相连的第二、三趾一并移植，凡掌指关节已缺损，以切取两侧带跖趾关节的第二趾移植再造为宜，并同时重建蚓状肌功能。

（11）全手指缺损时，应视伤情选对侧第二趾移植再造拇指，同侧第二、三趾移植再造示、中指，或中、环指，或环、小指。再造时以求保证功能需要的少而精为前提，不求多而全。

（12）再造指的骨内固定以不影响关节功能及调节肌肉张力为原则。

（13）受区要选择正常的动力肌来修复再造指的伸、屈指功能、对掌功能及蚓状肌功能。

（14）切取足趾时对血管、神经及肌腱的切取以宁长勿短的原则，避免在修复过程中再用游离移植的方法作为弥补。

（15）再造指血管蒂行走处应有良好的皮肤覆盖，防止血管蒂在隧道内扭曲、嵌压。

（16）切取足趾后以不影响供足的功能为原则。凡切取足背皮瓣的第二趾或拇甲皮瓣者，应采取有效的方法保证皮片成活。

以上手术设计原则，要求手术者在术前做周密精心的设计，既不破坏供足功能，又使再造指获得良好的外形与功能；当术中遇到血管解剖变异，因外伤或手术误伤及先天性结构缺损时，能采取种种应急措施施行再造、修复及重建，从而顺利完成手术。在这里需强调，术者不仅要遵循前人的方法与经验，同时还要善于创新和改进，只有这样才能获得再造手术的成功。

3. 拇指再造的方法

（1）游离拇甲瓣移植再造拇指

①适应证

Ⅰ拇指皮肤严重套状撕脱伤，而伸、屈指肌腱附丽正常，骨与关节完整。

Ⅱ拇指Ⅲ度缺损，患者不同意行第 2 足趾移植而还将再造者，可选自体骨移植，拇甲瓣移植再造。

②手术方法

Ⅰ切口设计：通常选同侧拇趾皮甲瓣，使移植后血管走行顺。根据健侧拇指周径及伤指皮肤缺损范围，在同侧拇趾画出带拇甲的皮瓣，于拇趾胫侧底面保留一带血管神经束的舌状皮肤，设计切口拇甲瓣的切取，沿设计切口切开皮肤，首先保留拇甲瓣背侧的皮下静脉，使其与大隐静脉保持连续性，并结扎切断与拇甲瓣无关的其他静脉分支。切开部分踝前支持带找到足背动脉，沿该动脉走向解剖游离，通过足底深支至第一跖骨背动脉，保护该动脉分向拇趾甲瓣的所有分支，结扎切断分向第二趾的分支，在趾蹼处结扎切断分向第二趾胫侧的趾背动脉与趾底动脉，将拇甲瓣于背侧深筋膜下伸拇肌腱浅层上掀起，至拇趾腓侧。切取趾甲时应从甲床与骨膜间锐性剥离，既不损伤甲床又不过多切取骨膜，然后，再于跖侧掀起皮瓣在趾骨表面保留一层脂肪组织，以利皮片移植。皮瓣掀至腓侧时，应把腓侧血管、神经一半包括在内，与背侧会师后于高位切断拇趾腓侧趾神经并标记之，此时除足背动脉及大隐静脉相连外，其他组织均已离断。

Ⅱ受区准备：拇指创面清创后，找出尺侧指固有神经，在鼻烟窝处做"S"形切口，显露头静脉及桡动脉，至拇指创面做一能容一指的皮下隧道。

Ⅲ拇甲瓣移植：量取血管蒂的长度后断蒂，将拇甲瓣移至拇指并包绕指骨，先简单缝合几针，暂时固定拇甲瓣，足背动脉、大隐静脉经皮下隧道引至鼻烟窝切口内，拇指尺侧指固有神经与拇甲瓣的腓侧固有神经用 9/0 尼龙线行外膜缝合，在鼻烟窝处将头静脉与大隐静脉、桡动脉与足背动脉做端端吻合，注意若动静脉有交叉时将动脉位于静脉下，以免静脉受压影响血液回流，拇甲瓣恢复血液循环后应再次止血，调整皮瓣缝合切口，置引流条，术毕。

Ⅳ足部创面处理：缝合足背创面，取中厚皮片移植覆盖拇趾背面，纱布团打包加压包扎。

③注意事项

Ⅰ切取拇甲瓣时注意保护甲床，应用 7 号锐刀在甲床与末节趾骨背侧骨膜间小心锐性剥离，在剥离中既不能损伤甲床，又不能过多切取骨膜，皮瓣从背侧掀起时注意保护拇长伸肌腱及腱周组织，以利皮片移植。

Ⅱ如拇指末节指骨有缺损，切取拇甲瓣时，可连同拇趾末节部分趾骨与趾甲一并切取。

Ⅲ凡拇指Ⅱ～Ⅳ度缺损行自体骨加拇甲皮瓣移植再造时，自体骨可取自髂骨或肋骨，修成与指骨形状类同，并使移植骨略保持一定弧度，使再造拇指略呈屈曲，以利功能外观。

（2）食指残指拇化术

①适应证：拇指Ⅳ～Ⅴ度缺损，手掌及食指近端无明显损伤及畸形者。

②手术方法：先在食指及拇指根部背侧设计一个不规则的"Y"形切口，食指背侧呈"V"形，拇指背侧略呈弧形，并把虎口包括在内，食指掌侧做环形切口，皮肤切开后先在拇指背侧显露出拇长及拇短伸肌腱，于食指背侧游离出与食指相连静脉，并连同深筋膜一起带上。切断食中指指蹼韧带及掌骨头韧带，在掌侧小心游离食指的桡侧血管神经束及食中指的指总动脉及神经，结扎并切断至中指的指固有动脉，劈开第二指总神经，分别从近止点处切断第一背侧骨间肌及掌侧骨间肌。根据再造拇指长度，在不同平面截断第一掌骨或食指近节指骨及伸指肌腱。用一段截下的第二掌骨修剪成一骨栓，作为食指与拇指衔接时的髓内固定用。将食指移位于拇指处，并调整至对掌位，用骨栓做内固定，缝合修复拇长伸肌腱并将第一背侧骨间肌移位缝合在食指尺侧原第一掌侧骨间肌附丽处及部分掌指关节囊上。最后将两块皮瓣互换位置后缝合，以形成虎口。术后石膏托固定6周。

（3）拇指残指提升术

①适应证：拇指皮肤无贴骨瘢痕的Ⅱ～Ⅲ度缺损者。

②手术方法：在拇指残端根部做一环形切口，适当游离指背静脉及掌侧血管神经束达拇指主要动脉近端，将远端皮肤连同肌腱一起从指骨骨膜下剥离，形成一个拇指远侧带血管神经的帽状皮瓣，用咬骨钳修整骨残端露出髓腔，取一髂骨块修成长约2cm左右骨条，修整后插入指骨髓腔内克氏针固定，将帽状皮瓣复位套入植骨块上，创面用中厚皮片移植，加压包扎。

③注意事项

Ⅰ一般指骨加长2～2.5cm，但术中应视血管神经张力而定，不可勉强加长，以免影响远端血液循环。

Ⅱ加压包扎用力应适中，以免压迫血管，影响远端血液循环。

（4）拇指残指加长术

①适应证：适用于拇指Ⅲ度缺损、虎口无瘢痕挛缩者。

②手术方法：切除拇指残端皮肤，显露近节指骨基底残端，咬除残端造成一个新

鲜骨创面，于髂嵴切取所需长度的髂骨块，修整后用克氏针贯穿，固定于指骨残端上。皮管形成：于对侧上胸部锁骨下区或对侧下腹壁设计皮管。方法：以健侧手指周径及长度，长宽各加 0.5～1.0cm，于锁骨下画出顺行或于下腹壁画出逆行带蒂皮瓣切口线，切开后自深筋膜以浅掀起皮肤瓣尽量修薄，止血后，将两侧皮缘对合缝成管状，并缝合供区创面。

然后将皮管套入拇指植骨的骨条上，皮管远端与拇指残端创口皮缘缝合。2 周后开始做皮管断蒂训练。3～4 周后行皮管断蒂。断蒂后皮管无感觉，为使再造拇指恢复感觉，可于半年后行中指或环指血管神经束岛状皮瓣转位修复。

（5）带足背皮瓣的第二趾游离移植拇再造术

①适应证：拇指Ⅳ度缺损伴虎口皮肤挛缩，拇指Ⅴ～Ⅵ度缺损受区基部有一定软组织床，多个手指缺损伴背侧皮肤挛缩缺损者。

②手术方法：现以拇指Ⅴ度缺损采用菱形足背皮瓣的第二趾移植拇指再造为例。

Ⅰ皮瓣形成及足趾切取：沿设计切口切开皮肤，保留皮瓣内浅静脉并使这些静脉经足背静脉弓汇入大隐静脉，切断结扎皮瓣周围与大隐静脉不相连的静脉分支，使大隐静脉、足背静脉弓游离。于踝前切开支持带，切断拇短伸肌腱，显露足背动脉及其伴行静脉，将足背动脉从两伴行静脉中分离出来，并由近向远直达皮瓣近侧缘。于皮瓣的胫、腓侧向第二跖骨纵轴从深筋膜掀起两侧皮瓣，保留皮瓣内静脉的完整性与延续性。沿足背动脉走向，向深层分离，切断结扎足背动脉的沿途分支，并保留第二跖骨背动脉的连续性，直至分离达足底深支，找到发自足背动脉或足底深支的第一跖骨背动脉，沿该动脉走向由近向远分离之。当第一跖骨背动脉行走于第一跖骨横韧带背侧，且管径较粗，足以供养第二趾及第二跖骨背动脉。在游离第一跖骨背动脉时，要注意保护该动脉分向第二趾及皮瓣的分支，于趾蹼处切断结扎分向拇趾腓侧的趾背、趾底及相伴的静脉，切断结扎第二、三趾间相连的血管。在第二趾跖侧做"Ｖ"形切口，显露两侧趾神经并向近端钝性分离，尽量高位切断两趾神经并标记。高位切断趾长、趾短伸、屈肌腱。第二跖骨适当平面截断跖骨。切断附丽于第二趾与跖骨的骨间肌。此时，除带足背皮瓣的第二趾与足背动脉及大隐静脉相连接外，其余组织均已离断。沿足背动脉走行用罂粟碱原液湿敷。趾体及皮瓣用热盐水湿敷，片刻后趾体及皮瓣恢复血液循环。

Ⅱ手部受区准备：于第一腕掌关节远端 1.5～2.0cm 处做一"Ｙ"形切口，掀起舌状瓣以备重建虎口皮肤。显露第一掌骨残端，找出残端神经，拇长屈伸肌腱断端处予以松解。于环指掌横纹做一横切口，显露屈肌腱鞘并切开鞘管，认定环指指浅屈肌腱后，尽量于远端切断该肌腱，并从前臂远端切口内抽出，通过大鱼际部皮下隧道，从拇指残端掌侧创面处引出，做拇指对掌功能重建；鼻烟壶处暴露并分离桡动脉、头静脉备用。

Ⅲ移植再造：根据受区动、静脉情况决定供区切取血管蒂的长度，断蒂后记录断蒂时间，把带足背皮瓣的第二趾移至手部，把第二跖骨断端置第一掌骨残端，试量再造指长度并调整皮瓣使之形成虎口并覆盖创面。伸肌腱用"8"字法缝合，屈肌腱用 Kessler 缝合，8/0 缝线缝合神经，10/0 缝线吻合血管。

Ⅳ足部创面处理：把第三趾向拇趾靠拢，缝合跖骨头横韧带，趾蹼间皮肤用褥式缝合，足背创面切取中厚皮片移植，加压包扎。

③注意事项

Ⅰ拇指Ⅳ度以上缺损后所造成的桡侧残端创基条件各异，术者应根据以上设计形式灵活设计不同形式足背皮瓣来合理覆盖创面以扩大或重建虎口。

Ⅱ各种不同形式的足背皮瓣，趾侧"V"形瓣及虎口侧掀起的舌状瓣，三瓣间要合理调整放置，充分利用这些皮瓣的有效面积，以保证形成虎口为主，防止形成线状瘢痕挛缩。若造成大鱼际部及手背皮肤缺损时，可采用中厚皮片移植之。皮瓣有多余时应予以切除，防止缝合后局部臃肿。

Ⅲ遇Ⅵ度拇指缺损或腕骨缺损时，皮肤切口设计及皮瓣设计不变，再造时可将跖骨固定于第二掌骨近 1/3 之桡掌侧，以形成骨性对掌位，术中不必行对掌功能重建。

Ⅳ足背皮瓣切取后足背创面处理不能被忽视。在皮片移植前创面彻底止血，宜采用中厚皮片移植褥式缝合加压包扎以利于皮片成活。

（二）药物治疗

1. 中药治疗　断指再植术后存在着经脉损伤，气滞血瘀，以活血化瘀为治则。方药选用本院自拟方活血灵，每日 1 剂，水煎服。

2. 西药治疗　游离组织移植拇指再造者，三抗治疗。无菌手术预防性应用抗生素，一般 3～5 天，污染创口根据药敏试验选择敏感抗生素，根据具体情况选择用药时间，以控制感染；另选用低分子右旋糖苷、妥拉苏林等预防血管痉挛、血栓形成而发生血管危象。

（三）康复治疗

1. 运动疗法

（1）关节活动度练习：主要练习关节的屈伸活动及拇指的对掌对指练习。

（2）肌肉的功能练习：其目的是防止前臂肌肉产生废用性萎缩。

（3）感觉训练：再造手指通过系统的感觉训练促进其恢复，感觉训练可结合于运动疗法或作业疗法中进行。

2. 作业疗法　具有实用意义的活动能力的训练，包括生活自理能力、能创造价值的职业工作能力和消遣娱乐活动的能力。

3. 理疗　用电、光、声、磁、热等物理因子进行的治疗方法，其作用跨越临床治疗与康复治疗领域，软化瘢痕组织可促进关节活动范围的恢复，肌肉电刺激促进肌肉功能的恢复。

【疗效评定标准】

1. Percival 拇化功能评定标准（表 6-7）

表 6-7　Percival 拇化功能评定表

项目	评分标准					
指尖捏	力量（与健侧比）			准确（捡起针）		
	< 25% 0 分	25%～75% 1 分	75% 2 分	不能 0 分	困难 1 分	容易 2 分
指腹捏	力量（与健侧比）			准确（捡钥匙）		
	< 75% 0 分		> 75% 1 分	不能 0 分		捡起 1 分
对指	对中指 1 分		对环指 1 分	对小指 1 分		对不上 0 分
抓握	抓住网球 1 分			抓住乒乓球 1 分		力量> 75% 1 分
运动	自主腕掌关节活动 1 分			自主掌指关节活动 1 分		自主指间关节活动 1 分
感觉	两点分辨觉正常 3 分			5～10mm　2 分		> 10mm　1 分
美观 4 分	长度在近指间关节 ±0.5cm 1 分		位置（外展45°～80°）1 分	（旋转 90°～160°）1 分		父母认为好 1 分
结果评定	优> 20 分		良 16～19 分	中 12～15 分		差< 12 分

2. Roper 手指拇化术后功能评定（表 6-8）

表 6-8　Roper 手指拇化术后功能评定表

位置	拇指内收在与掌骨平行时，将拇指指甲平面与手掌平面间夹角测量，与健手的角度相比，标出%。正常手角度为 90°
感觉	观察患指有无萎缩、质地变化、出汗。试验浅触觉、实体感觉和两点分辨觉
运动	主要外展幅度，中、环、小指能否与拇指指腹相对
力量	弹簧秤及带四个圆木柱握具的握力计，测力量大小，并与健侧相比，以%为单位记录
美容方面	力测试—捏力测试计，测捏力及内收力

第三节　四肢骨皮缺损

四肢骨皮缺损是指创伤、感染等原因造成四肢骨与皮肤的组织结构完整性被破坏，影响患肢功能，是临床常见病。典型的骨皮缺损局部临床表现，结合 X 线检查即可明确诊断。

【诊断依据】

（一）病史

多有创伤、感染病史，以及肿瘤手术史，亦有先天性因素导致骨缺损者。

（二）症状与体征

1. 症状　除创伤、感染引起的失血性休克、发热等全身症状外，主要是局部皮肤缺损深部的骨骼、肌腱、血管、神经等组织裸露，或局部形成大面积皮肤贴骨瘢痕、溃疡长期不愈；骨缺损可引起肢体畸形、短缩等，不能负重造成肢体功能障碍。

2. 体征　皮肤缺损的面积、深度，以及骨缺损的程度为部分缺损或完全缺损，缺损长度，局部异常活动和对肢体功能的影响情况。

（三）辅助检查

1. 实验室检查　伤口有感染者，做分泌物细菌培养及药敏。

2. X 线检查　拍患肢 X 线片了解骨缺损情况。

【证候分类】

根据四肢骨皮缺损情况分为单纯皮肤缺损、单纯骨缺损和骨皮复合组织缺损三种。

【治疗】

（一）非手术治疗

1. 适应证

（1）非足底、指腹部的表浅皮肤缺损，没有深部重要组织外露，直径＜ 3cm 者。

（2）四肢非节段性的单纯骨缺损，而且骨缺损范围少于周径 1/4，不影响肢体负重功能者。

2. 治疗方法　对于非足底、指腹部的表浅皮肤缺损，仅做局部清洗、消毒、换药治疗，可用凡士林油膏、红霉素软膏、生肌膏等促进伤口上皮自行修复。对于不影响肢体负重的四肢单纯性部分骨缺损不需处理。

（二）手术治疗

1. 适应证

（1）皮肤缺损面积大，或有深部重要组织外露者。

（2）足底、指腹部的皮肤缺损者。

（3）四肢节段性骨缺损影响肢体功能者。

（4）四肢骨骼伴皮肤缺损需要修复者。

2. 手术方法

（1）皮肤缺损修复的手术方法：①对于皮肤缺损面积直径大于 3cm 以上，没有深部组织外露，而且局部软组织血运良好者，可行表层皮片移植术；术式有点状、邮票状、大片状皮片移植。②对于足底、指腹部皮肤缺损面积较小时，可行全厚皮片移植术；皮肤缺损面积大，有深部组织外露者最好用带有感觉神经的皮瓣移植修复，如小腿内侧皮瓣、臂外侧皮瓣等。③皮肤缺损面积大，但伤口周围皮肤软组织条件好者，可行局部任意皮瓣移植术；术式有单蒂、双蒂、旋转或推进皮瓣等；注意该皮瓣没有独立的供血系统，皮瓣设计原则的长宽比例为单蒂（1 ~ 1.5）∶1，双蒂不超过 3∶1。④带血管皮瓣移植术是治疗大面积皮肤缺损深部组织外露的首选方法，疗效确切。临床上可用带血管蒂皮瓣转位移植或游离移植术。具体常用的皮瓣有小腿内侧皮瓣、小腿外侧皮瓣、股前外侧皮瓣、足背皮瓣、背阔肌皮瓣、上臂外侧皮瓣和前臂皮瓣等。

（2）骨缺损修复的手术方法：①骨缺损在 5cm 以内的可行自体骨、异体骨、人工骨、组织工程骨移植手术治疗，但以自体骨移植为首选。自体骨移植以髂骨、腓骨和胫骨为常用的供区。②骨缺损在 5cm 以上者，由于传统的骨移植没有血供，手术失败率高，所以以带血管的骨移植为首选；具体常用的手术有带血管的腓骨移植术、带血管的胫骨瓣移植术和带血管的髂骨瓣移植术。但不论哪种骨移植手术方法，牢固有效的内、外固定是治疗成功的保障。

（3）骨皮缺损修复的手术方法：骨与皮肤同时缺损需要修复者，可选用胫骨皮瓣移植术、腓骨皮瓣移植术或髂骨皮瓣移植术，肩胛骨皮瓣和肋骨皮瓣临床上少用；其术式可行游离移植术，也可行带蒂转位移植术或带蒂交叉移植术，后者对受区血管条件不良时尤为适用。

（三）药物治疗

1. 抗感染治疗　预防性应用抗生素，以防感染；对于有感染创面者应根据细菌培养药敏针对性选择有效抗生素治疗。

2. 预防血管危象的治疗　抗血管痉挛应用托拉苏林、罂粟碱；抗凝应用 10% 低分子右旋糖酐、肝素等。

3. 中药治疗　对于骨修复术后应按骨折术后辨证三期用药原则。

早期：瘀肿，疼痛较剧，宜活血化瘀，消肿止痛，用桃红四物汤加减。

中期：痛减肿消，宜通经活络，活血养血，用活血灵汤或舒筋活血汤。

后期：宜补肝肾，壮筋骨，用三七接骨丸。

（四）康复治疗

1. 功能锻炼　采用被动活动与主动功能锻炼相结合的方法，以预防肌肉萎缩和关节僵硬，促进伤肢的功能尽快康复。

2. 物理治疗　应用按摩活筋，并配合外揉展筋酊，以舒展肌肉，防治萎缩；给予动态干扰治疗仪或骨康治疗仪电刺激治疗，保持肌肉张力，减轻肌肉萎缩，促进骨折愈合与伤肢功能恢复。

【疗效评定标准】

1. 皮瓣、骨皮瓣成活　依据顾玉东主编《临床显微外科学》（科学技术文献出版社 .2002）分为：①全部成活；②部分成活；③坏死。

2. 伤口愈合　依据段志泉主编全国高等院校教材《外科学》（第四版，人民卫生出版社 .2001）分为：① 一期愈合；② 二期愈合；③ 不愈合。

3. 骨折临床愈合　依据段志泉主编全国高等院校教材《外科学》（第四版，人民卫生出版社 .2001）标准：

① 局部无压痛及纵轴叩击痛；② 局部无异常活动；③ X 线显示骨折线模糊，有连续骨痂通过骨折线；④ 解除外固定后伤肢能满足以下要求：上肢向前平举 1kg 重量达 1 分钟，下肢不扶拐在平地连续步行 3 分钟，不少于 30 步；⑤ 连续观察 2 周不变形。

对②④二项测定必须慎重，临床一般不做该测定。

4. 慢性骨髓炎　依据张光铂、王桂生、姚岱等〔病灶清除和闭合冲洗吸引法治疗慢性骨髓炎 . 中华外科杂志 .1979，17（4）：240-243.〕提出的评定标准：

优：术后伤口一期愈合，原病灶未再复发者。

良：出院时伤口尚未愈合，经短期换药后痊愈，未再复发者。

差：术后伤口一直未愈合，或愈合后又复发破溃流脓者。

5. 综合疗效评价　结合皮瓣成活、伤口愈合、骨折愈合、骨髓炎复发及患肢功能恢复情况的综合疗效评价标准为：

优：皮瓣、骨皮瓣全部成活，伤口一期愈合，骨折愈合好，原病灶未再复发，供区无并发症，伤肢功能恢复正常，能参加原工作或正常劳动者。

良：皮瓣、骨皮瓣全部成活，伤口二期愈合，骨折轻度成角（< 20°）愈合，原病灶未再复发；供区有并发症，经处理后无功能影响；伤肢功能恢复基本正常，能参加一般工作或正常劳动。

可：皮瓣、骨皮瓣部分成活，伤口经再次病灶清除后愈合，骨折明显畸形（成角 20°以上）愈合，原病灶有复发；供区有并发症而且影响一定功能；伤肢能够负重，维持日常生活和一般劳动。

差：移植皮瓣、骨皮瓣坏死，伤口长期不愈合，骨不连，原病灶再复发，甚至需要截肢治疗，伤肢有明显功能障碍，影响日常生活及丧失劳动能力，或供区有严重并发症者。

第四节　血管损伤

由于外伤导致血管断裂、栓塞、受压等病理改变，而引起肢体远端血循障碍，称"血管损伤"。

【诊断依据】

（一）病史

多有外伤病史。

（二）症状与体征

1. 出血　开放性动脉出血呈鲜红色，多为喷射或搏动性出血；如损伤的血管位置较深，可见大量鲜红色血液从创口涌出。闭合性主要血管损伤时，损伤部位肢体常因内出血而明显肿胀。

2. 低血压及休克　出血较多者因血容量减少，可出现低血压及休克。

3. 肢体远端血供障碍

（1）肢体远端动脉（如桡动脉、足背动脉等）搏动消失或甚微弱。

（2）皮肤苍白。

（3）皮肤温度下降。

（4）毛细血管充盈时间延长。

（5）疼痛。

（6）套式感觉障碍。

（7）运动障碍。

（8）远端做小切口无活跃性出血。

4. 搏动性血肿　多出现于较粗而压力高的血管，如股动脉/腘动脉、锁骨下动脉和腋动脉等。

（三）辅助检查

1. 动脉造影　早期血管伤如诊断、定位明确，在战时或平时一般均可不做动脉造影。对诊断、定位困难的病例，有条件时可做动脉造影术，借此有时可发现动脉多处伤。对晚期血管伤、假性动脉瘤或动静脉瘘，应做动脉造影，以明确损伤部位、范围和侧支循环情况。

2. Doppler 超声波检查和 B 型超声波检查　对血管伤的诊断，近年来使用较多，为一种无害诊断法，准确性较高。即使指动脉应用 Doppler 听诊法也可清楚查明。

【证候分类】

（一）血管断裂

1. 完全断裂　四肢主要动脉断裂可引起短时喷射样大出血，常伴有休克；伤道狭小而曲折时，外出血较少或不明显，但可形成较大的张力性血肿。由于血管壁平滑肌和弹力组织的作用，血管收缩并回缩促成血栓形成，可减少出血或使之自行停止，从而起到保护生命的作用；同时因休克而使血压下降，较易发生血栓使血管闭塞。

2. 部分断裂　血管伤可有纵行、横形或斜形的部分断裂，动脉收缩使裂口扩大，不能自行闭合，常发生大出血。

（二）血管痉挛

血管因损伤、骨折端或弹片的压迫刺激，甚至较长时间的暴露、寒冷刺激或手术时骚扰，均可引起血管痉挛，此时动脉呈细索状，血流受阻。长时间血管痉挛常导致血管栓塞，血流中断，甚至造成肢体坏死，其后果与动脉完全断裂相同。但有时血管痉挛呈间歇性发作。

（三）血管挫伤

血管受挫伤后，可发生内膜和中层断裂分离，组织卷缩，血管组织内有出血。动脉挫伤不但伤后可发生血管痉挛，血栓形成，还可因血管壁软弱发生外伤性动脉瘤，动脉内血栓脱落而成栓子，阻塞末梢血管。

（四）血管受压

可由骨折、关节脱位、血肿、异物，甚至夹板、包扎和止血带等引起。动脉严重受压可使血流完全受阻，血管壁也因此受损伤，引起血栓形成及远端肢体坏死。

（五）假性动脉瘤

动脉部分断裂而投射物入口小时，动脉出血为局部张力所限，形成搏动性血肿。4～6 周后因机化而形成包囊，囊壁内面被新生的血管内膜所覆盖，成为假性动脉瘤，压迫周围组织，使肢体远端供血减少。

（六）动静脉瘘

伴行的动、静脉同时部分损伤，其内腔发生直接交通，动脉血大部分不经过毛细血管床而直接流入静脉，即形成动静脉瘘。一般肢体循环受影响，脉搏减弱。早期易被忽视，但后期因局部静脉压高，表浅静脉充盈，致远端循环较差。如瘘口较大，距心脏较近，可引起心血管血液动力学改变，甚至心力衰竭、肢体血液循环不佳。

【治疗】

（一）急救止血

1. 加压包扎法

（1）适应证：四肢血管伤大多可用。

（2）操作方法：用较多无菌纱布或洁净布类覆盖伤口，对于较深大的止血伤口宜用敷料充填后环绕伤段周径，外用绷带加压包扎。加压的力量以能止血为度，使肢体远侧仍保有循环。包扎后应抬高患肢，注意观察出血情况和肢体远侧循环，迅速送至医院做终极处理。

2. 指压法

（1）适应证：肢体主要动脉损伤、出血迅猛需立即控制者，是止血的短暂应急措施。

（2）操作方法：用手指或手掌压迫出血动脉的近侧端向深部骨骼，随即用包扎法或其他方法止血。

3. 止血带法

（1）适应证：股动脉、腘动脉和肱动脉损伤引起的大出血而不能用加压包扎止血时。

（2）止血带的选择：充气止血带具有压力均匀、压力大小可以调节的优点，为最理想的止血带。

（3）上止血带的部位：一般缚在上臂的上 1/3 或大腿的中份；如肢体已无法保留，止血带应缚在伤口稍上方处。注意缚止血带处应加衬垫，以免压坏皮肤。

（4）止血带的松紧度：止血带的压力不可过紧也不能过松，一般以能阻断动脉出血为度。

（5）上止血带的时间：上止血带的时间应尽可能短，一般应争取在 1.5 ～ 2 小时内采取进一步的止血措施。若超出上述时间必须松放止血带 10 ～ 15 分钟或采用其他的止血方法以防肢体远端坏死。

4. 钳夹止血法　如有可能在伤口内用止血钳夹住出血的大血管断端，连止血钳一起包扎在伤口内。注意不可盲目钳夹，以免伤及邻近神经或血管，影响修复。

5. 血管结扎法　适应于无修复血管的条件而需长途运送者，可做初步清创，结扎血管断端缝合皮肤后，迅速使用转送。此法可减少感染机会，防止出血和长时间使用止血带后的不良后果。

（二）手术治疗

1. 手术探查

临床症状显示主要动脉损伤可能性较大而不能确诊的病例，应立即手术探查，及时修复损伤血管；如未探查造成漏诊或延误处理，将可导致肢体丧失，乃至危及生命。虽有阴性探查可能，也不应采取消极观察与保守治疗。

2. 血管结扎术

（1）适应证：①肢体组织损伤广泛而严重，血管无法修复或修复后也不能保存肢体；②病情危重，有多处重要脏器伤，不能耐受血管修复手术者；③缺乏必要的修复血管技术或输血血源而需长途转运者；④次要动脉损伤。

（2）操作方法：①结扎大动脉时采用双重结扎，其近侧宜用贯穿法结扎，以免滑脱；②不全断裂的动脉结扎后应予以切断，以免远侧动脉痉挛；③不宜在有感染的伤口内结扎动脉，以免继发出血，而应在稍高位正常组织处做切口结扎血管。

3. 血管痉挛的处理

（1）注意预防血管痉挛的发生，如用温热盐水湿纱布敷盖创面，以减少创伤、寒冷、干燥及暴露的刺激，及时清除骨折端及弹片的压迫等。

（2）无伤口而疑有动脉痉挛者，可试行普鲁卡因交感神经阻滞；也可口服或肌注盐酸罂粟碱（0.03 ～ 0.1g）。若无效，应及早探查动脉。

（3）术中血管内液压扩张法

①适应证：手术探查或在开放伤血管已暴露时发现一段动脉或动脉吻合口处痉挛。

②操作步骤：用无创性动脉夹夹住动脉痉挛段两端，通过皮下注射针头向痉挛的血管内注射等渗盐水加压扩张，然后放松动脉夹。对于血管断端痉挛，用无创伤动脉夹夹住远端（或近端），将平头针置于断端内，捏住断端，向痉挛端推入等渗盐水进行扩张。也可将细小的止血钳插入血管断端，做轻柔的持续扩张。

4. 血管伤的修复

（1）血管部分损伤修复术

①适应证：锐器所致整齐切割不超过周径 1/2，血管组织本身求需清创者。

②禁忌证：火器伤及锐器伤或挫伤血管本身需要清创者。

③修复方法：先用无创血管夹分别将伤段两端夹住，再用肝素溶液冲洗管腔，去除血凝块，剪除少许不整齐创缘，用 6/0 ～ 8/0 尼龙单丝线根据伤情做纵行或横形连续缝合。注意尽量不缩小管径。

（2）血管对端吻合术

①适应证：重要的血管断裂，行对端吻合要求吻合处无张力。

②操作方法：用无创动脉夹夹住损伤血管两端，剪除血管断端外膜。用肝素溶液冲洗断端血管腔以去除血栓，并于术中不停冲洗，以保持血管组织湿润，防止血栓形成。

腕、踝部以上直径大于 2.5mm 的动脉，可采用褥式三定点连续缝合法。缝合间距和边距均为 1mm，缝合血管全层，松紧适度，结扎时打三个结以免松脱；较小的血管可采用两定点法，然后连续缝合。缝合时要将血管内膜相对，以防血管扭曲或缝到对侧血管壁；直径 1.5mm 以下的血管应用间断缝合法，根据血管的大小选用 8/0 ～ 11/0 尼龙线，两头连接无创性血管针，由管腔内穿过血管全层进行缝合，固定血管的两断端作为两定点，用同法简单间断缝合 6 ～ 8 针；微小血管应在手术显微镜下放大 6 ～ 8 倍进行操作。血管缝合完毕后，用等渗盐水冲洗伤口，先放松远端无创性动脉夹，使回血驱出空气，再放松近端无创性动脉夹。用湿热盐水纱布轻按血管吻合处数分钟，吻合处漏血即自行停止。完成后应以健康组织覆盖，不可使血管裸露或直接位于皮肤缝线下。

（3）自体静脉移植术

①适应证：断裂血管有缺损或估计对端吻合处有明显张力者。

②操作方法：在健侧股上部和中部沿大隐静脉走向做长度适当的纵切口，显露大隐静脉。根据所需长度，结扎上、下端及其分支，夹住两端切下静脉，用肝素冲洗管腔，结扎移植段静脉的分支处不要太靠近其主干，以免引起管腔狭窄。将取下移植段静脉的远近端做好标记，做移植的静脉段要长度适中，先吻合近端动脉，吻合完毕后再将动脉夹放置到移植静脉的远端，使血流进移植静脉，然后根据移植静脉在动脉压力下扩张延长后的长度决定移植静脉长度的取舍。其吻合方法采用三定点褥式缝合后做连续缝合，注意防止血管扭转。

（4）架桥式侧方血管移植术

①适应证

Ⅰ创伤严重，血管修复后无法覆盖，而不修复又将导致肢体坏死者。

Ⅱ伤口处理较晚，可能发生感染或已有轻度感染，如不修复主要血管，肢体将不能成活者。

Ⅲ无感染伤口，但血管径路皮肤及深部软组织瘢痕多，血管阻塞，肢体远侧循环不足而影响功能者。

②操作方法：在伤肢近端正常组织处另做一切口，显露主要动脉。取一段自体静脉，倒置后将其远端与主要动脉做端侧或端端吻合。绕过伤口做一小切口或 2 ～ 3 个小切口，将移植静脉通过宽松的肌间隙或皮下通道至伤口远端，与该处主要动脉吻合。旁路切口可一期缝合。术后湿敷原伤口，在感染得到控制消肿后再进行二期缝合或植皮消除创面。

5. 深筋膜切开术

（1）适应证：因骨折、血管伤、软组织挫伤、感染、止血带和固定过紧，静脉回流受阻，使下肢或上肢筋膜间隙压力增加，肌肉、神经缺血，肢体高度肿胀，紧张发硬疼痛，有时脉搏微弱或消失，皮温低、感觉减退者。

（2）操作方法：以小腿深筋膜切开术为例。在小腿内侧及外侧分别做一纵行皮肤切口，经内侧切口对小腿后浅、后深筋膜间隙进行减压。深筋膜切口要足够大，一般需切到肌腱到肌腹交界处。深筋膜可做"I"或"十"切开。皮肤分段切口潜行分离切开筋膜间隙的方法不利于彻底减压和引流，不宜采用。深筋膜切开后的创面，待肿胀消退后做二期植皮。

6. 血管伤的术后处理

（1）妥善固定：用石膏托或管形石膏固定关节于半屈曲位 4 ～ 5 周，使缝合处没张力。后逐渐伸直关节，但不可操之过急，以免缝线崩开或假性动脉瘤等并发症。

（2）体位适合：保持伤肢稍高于心脏平面。

（3）密切观察：密切观察伤肢血循，看脉搏、颜色、温度等是否正常，谨防循环危象。

（4）防治感染：使用抗菌药，适当处理伤口，保持良好的引流，密切观察感染尤其是气性坏疽发生的可能。

（5）防止继发性大出血：这是一种严重的并发症。出血时间多在伤后 7 ～ 14 天。

①原因：初期处理止血不良，感染，吻合张力过大致血管破裂；存留弹片损伤，血管壁坏死，修复血管裸露无健康组织覆盖；受引流物压迫坏死；动脉伤漏诊；使用抗凝药物不当等。

②处理：注意预防，做好清创，充分引流，防止感染，密切观察。

（6）抗凝药物的使用：血管修复的成功主要依赖于认真细致的操作和处理上的正确无误，不在于手术后使用全身抗凝剂。为防止增加出血危险一般不使用全身抗凝剂，而是适当在局部使用抗凝剂。

（二）药物治疗

1. 中药治疗　本证为经脉损伤，气滞血瘀，采用活血化瘀、清热解毒的治疗原则，方药选用本院自拟方活血灵、解毒饮，一日 1 剂水煎服。

2. 西药治疗　抗感染、抗痉挛、抗凝治疗。

（三）康复治疗

1. 功能锻炼　术后 1 周积极进行主、被动活动锻炼，以预防关节僵硬、肌肉萎缩，利于消肿、血管通畅。

2. 物理治疗　应用按摩舒筋，并配合外揉展筋酊，以舒展肌肉，防治萎缩；给予动态干扰治疗仪或骨康治疗仪电刺激治疗，促进感觉、运动功能恢复。

【疗效评定标准】

优：肢体成活，血液循环好，感觉、运动功能正常。

良：肢体成活，血液循环基本正常，感觉、运动功能大部分恢复。

可：肢体低质量成活，远端血液循环差，不耐寒冷，肌肉缺血性挛缩，感觉、运动功能大部分丧失。

　　差：肢体坏死，截肢。

第五节　周围神经损伤

　　周围神经损伤是指各种原因造成的支配四肢功能的神经发生损伤，引起相应区域的感觉、运动等功能障碍。四肢神经损伤往往为骨折的并发症，多发生于尺神经、桡神经、正中神经、坐骨神经和腓总神经等，上肢神经损伤较下肢神经损伤多见，占周围神经损伤的 60%～70%。

【诊断依据】

（一）病史

多有外伤病史。

（二）症状与体征

1. 症状

（1）感觉异常：如感觉麻木、感觉迟钝、感觉丧失、痛觉过敏。

（2）运动功能障碍：如自主运动部分丧失或完全丧失。

（3）畸形：如桡神经损伤出现垂腕畸形，尺神经损伤出现爪状手畸形，正中神经损伤的猿手畸形，腓总神经损伤表现为足下垂畸形。

（4）神经营养方面的改变：如损伤部位皮肤发凉、无汗、失去正常光泽等。

2. 体征

（1）感觉检查：损伤神经支配的相应区域的痛温觉与触觉部分丧失或完全丧失，并进行两点区别觉检查，明确其精细感觉情况。感觉功能障碍可用 6 级分类区分其程度，即：

S "0" 级：完全感觉丧失。

S "1" 级：深痛觉存在。

S "2" 级：有痛觉及部分触觉。

S "3" 级：痛觉和触觉完全。

S "4" 级：痛、触觉完全，而且有两点区别觉，但距离较大。

S "5" 级：感觉完全正常。

（2）运动检查：损伤部位自主运动功能不能，肌肉发生弛缓性瘫痪，进行性肌萎缩和肌张力消失；肌肉瘫痪程度是判断神经损伤轻重的重要指标，一般用 6 级法区分肌力，即：

M "0" 级：无肌肉收缩。

M"1"级：肌肉稍有收缩。

M"2"级：关节有动作，在不对抗地心引力的方向，能主动向一定方向活动该关节达到完全的程度。

M"3"级：在对抗地心引力的情况下，达到关节完全动度，但不能对抗阻力。

M"4"级：能对抗一定阻力达到关节完全动作，但肌力较健侧差。

M"5"级：肌力正常。

（3）肢体姿势异常：不同神经和不同部位的神经损伤可以出现相应的畸形或姿势异常。

（4）神经反射检查：根据神经的受损情况，出现腱反射减弱或消失。

（三）特殊体征

1. 神经干叩击试验（Tinel 征）　在神经传导通路的相应平面轻叩神经，其分布区出现放射痛和过电感者为阳性，可以判断神经的再生进程情况。

2. 碘—淀粉试验　在手指掌侧涂 2% 的碘溶液，干后涂抹一层淀粉，然后用灯烤，饮热水并适当运动使患者出汗，出汗区变为蓝色为阳性。神经损伤时，局部无汗或少汗，故皮肤蓝染不明显或色淡。

（四）辅助检查

做肌电图检查及诱发电位检查可进一步明确神经损伤的程度、神经的修复再生情况。

【证候分类】

（一）神经断裂（neurotmesis）

神经发生完全或不完全断裂，多见于开放性损伤。完全断裂者，临床表现为运动、感觉完全丧失，并伴有营养性改变；不完全断裂者，多表现为不完全瘫痪。尽早修复大多能恢复功能。

（二）轴突断裂（axonotmesis）

神经轴突断裂，但鞘膜完整，表现为完全性损伤，有变性改变，可自行恢复。多发生于挤压伤或较轻的牵拉伤，如止血带损伤，多在数月内恢复。但临床所见牵拉伤往往伴有不同程度的神经轴突及鞘膜断裂，所以经过一段时间可有部分功能恢复。因此，对牵拉伤和闭合性骨折脱位引起的神经伤，一般要观察一段时间，然后再考虑探查手术。

（三）神经失用（neurapraxia）

神经轴突与神经外膜完好，但功能丧失，表现为运动障碍和感觉减退，而电生理反应正常，营养正常，由神经受压或挫伤引起，大多可以恢复。但如神经持续受压，如骨折端压迫、神经周围瘢痕绞窄等，也可造成完全性甚至永久性瘫痪，应及时手术，解除神经压迫。

（四）神经刺激

为四肢神经受到不完全损伤所引起的疼痛。多发生在正中神经及胫神经，可出现烧灼性神经痛、四肢血管舒缩功能紊乱和营养改变等。

【治疗】

（一）非手术治疗

1. 适应证　证候分类中的二、三、四型。

2. 治疗方法

（1）解除神经压迫：采用手法将骨折或脱位的骨端复位，解除对神经的压迫，但需注意手法一定要轻柔，以免加重神经损伤。

（2）功能位固定：可采用弹簧夹板或石膏固定患肢于功能位。

（3）预防损伤：由于伤肢失神经支配，注意避免烫伤、冻伤和压伤等。

（二）手术治疗

1. 适应证　证候分类中的一型，或二、三、四型保守治疗 1～3 个月无效者。

2. 手术方法

（1）神经松解术：适应于由各种原因造成的周围神经受压，发生局部缺血而引起神经传导功能失常，但神经的连续性未被破坏，表现为肢体的感觉及运动异常者。神经松解术又分为神经外松解术和神经内松解术两种。为确定松解术式，可用电刺激器进行检查。若神经对电刺激反应为阳性，则应行神经外松解术；若对电刺激反应为阴性或弱阳性，应先行神经外松解术；对松解后的神经再行电刺激检查，如仍为阴性或弱阳性时，应再行神经内松解术；若无电刺激器，行神经外松解术后，触摸损伤神经处有硬结者，仍需做神经内松解术。

①神经外松解术：依据损伤神经和损伤部位不同，采用相应的显露途径；在显露损伤的神经干时，应先从损伤部位两端的健康组织开始，将两端正常神经显露后，再逐步显露受压的损伤部位。游离时注意保护正常的神经分支，可用橡皮条轻轻提起近端神经干，轻轻分离神经分支，以免损伤。然后彻底清除压迫神经的瘢痕粘连组织，若神经外膜增厚，也可切除增厚的神经外膜，并注意切除神经损伤处基底的瘢痕或骨痂，同时将神经移位到血运丰富的健康的组织中。

②神经内松解术：神经内松解术是神经外松解术的延续，神经外松解术彻底后，神经内仍有硬结或增粗，应进一步切开神经外膜，行神经束间松解，切除神经束间瘢痕；行神经内松解术时，一定要在手术显微镜放大 6～10 倍下进行。

（2）神经缝合术：应用于神经完全断裂或部分断裂需要修复者，以及神经瘤切除需要修复者。神经缝合的方法有：①神经外膜缝合法；②神经束膜缝合法；③神经束膜外膜缝合法。一般选择缝合法的原则是靠近神经近心端的损伤，损伤平面的神经束多为混合束，常采用神经外膜缝合法或神经束膜外膜缝合法；越靠近神经的远心端，损伤平面的神经束多为单一的感觉或运动神经束，常选用神经束膜缝合法。值得注意的是根据神经表面的血管标志尽量做到神经束面对合要精确的缝合，避免神经吻合口有张力而影响神经功能恢复。

（3）神经移植术：适应于神经缺损较长，不能通过充分游离、改道、改变体位、伸屈邻近关节和缩短骨骼后达到无张力缝合者，应行神经移植术。神经移植术的术式可分为：①神经全干移植术：如前臂正中和尺神经长段缺损时，将次要的尺神经移植到重要的正中神经缺损部位进行修复，以恢复其功能；②电缆式移植术：将数条细小的待移植的神经段并排成电缆一样，达到与需要修复的神经一样粗，然后与受区神经的远、近端进行外膜或束膜缝合，后者亦称束间神经移植术。由于移植的神经段口径较细，易于成活；③束间神经移植术；④带血管的神经移植术：又分为吻合血管的神经移植术、带血管蒂的神经移植术、吻合血管的静脉动脉化的神经移植术，由于本法移植的神经有丰富血供，用于修复 5cm 以上的神经缺损，可以取得良好效果。

（4）神经移位术：神经损伤后，其近端神经被毁损，只保留神经远端，无法接驳神经，难以恢复失神经的终末器官的功能。可通过牺牲另一根功能相似而又次要的神经，切断该神经后可将其神经的近段游离，移位到已毁损近段而与剩下的神经远端相缝接，以图恢复较重要的神经的功能，称"神经移位术"。如臂丛神经根性撕脱伤行膈神经移位代肌皮神经、肋间神经移位代正中神经内侧头等。

（5）肌腱移位功能重建术：适用于神经损伤一年半以上伴有明显肌肉萎缩者，或虽经神经探查修复手术后功能未恢复者。如桡神经损伤采用尺侧屈腕肌代伸指总肌、掌长肌代伸拇长肌、旋前圆肌代桡侧伸腕长肌，以及腓总神经损伤的胫后肌前移代胫前肌等。注意术后石膏外固定保护 4～6 周。

（三）药物治疗

1. 中药治疗

（1）肿胀、瘀血严重者，治宜活血化瘀，通经活络；方用桃红四物汤加僵蚕 10g，地龙 10g，香附 10g。

（2）瘀血不严重者，治宜理气活血通经；方用新伤续断汤加香附 10g，地龙 10g，僵蚕 10g，乌药 6g。

（3）损伤时间久，肌肉萎缩者，治宜黄芪桂枝五物汤加丹参 15g，地龙 10g，僵蚕 10g，全蝎 10g，川断 15g。

（4）或选用促进神经恢复的院内制剂中药加味益气丸、黄芪生络复康丸、筋肌复生胶囊等服用。

2. 西药治疗　谷维素、维生素 B_1 各 10mg，一日 3 次口服；神经生长因子或欣普善，每次 2mL，一日 1 次肌肉注射等。应用抗生素 3 ～ 5 天，以防感染。

（四）康复治疗

1. 功能锻炼 采用被动活动锻炼，有预防肌肉萎缩的作用；主动锻炼恢复中的肌肉，以改进肢体功能。

2. 物理治疗 应用按摩活筋，并配合外揉展筋酊，以舒展肌肉，防治萎缩；给予动态干扰治疗仪或骨康治疗仪电刺激治疗，保持肌肉张力，减轻肌肉萎缩，防止肌肉纤维化，促进功能恢复。

【疗效评定标准】

优：$S_3^+M_4$ 以上，无畸形，功能正常或基本正常。

良：S_3M_3，无畸形或有轻度畸形，功能大部分正常。

可：S_2M_2，中度畸形，关节活动度稍减少，功能部分保存；有保护性感觉。

差：S_1M_1 以下，畸形明显，关节僵直，功能丧失。

第六节　周围神经卡压综合征

周围神经卡压综合征是指在其行走过程中，由于结构特点和外在因素的影响，可在由骨、肌肉、韧带、筋膜等形成的管道或间隙中受压，出现相应的神经损伤证候群，多发生于桡神经、正中神经、尺神经、股神经和腓总神经等部位。

【诊断依据】

（一）病史

多无明显外伤史。

（二）症状与体征

1. 症状

（1）感觉异常：如肢体不明原因的疼痛、感觉障碍、肌萎缩和乏力、麻木，夜间加重，常有麻醒史等。

（2）运动功能障碍：如自主运动部分或完全丧失。

（3）神经营养方面的改变：如受卡压部位皮肤发凉、无汗、失去正常的光泽等。

2. 体征

（1）感觉检查：受卡压神经支配的相应区域的痛温觉与触觉部分或完全丧失，并进行两点区别检查，明确其精细感觉情况。感觉功能障碍可用 6 级分类区分其程度，即：

S "0" 级：完全感觉丧失。

S "1" 级：深痛觉存在。

S "2" 级：有痛觉及部分触觉。

S "3" 级：痛觉及触觉完全。

S "4" 级：痛、触觉完全，而且有两点区别觉，但距离较大。

S "5" 级：感觉完全正常。

（2）运动检查：受卡压部位自主运动功能不能，肌肉发生迟缓性瘫痪，进行性肌萎缩和肌张力消失；肌肉瘫痪程度是判断神经损伤轻重的重要指标，一般用6级法区分肌力，即：

M "0" 级：无肌肉收缩。

M "1" 级：肌肉稍有收缩。

M "2" 级：关节有动作，在不对抗地心引力的方向，能主动向一定方向活动该关节达到完全的程度。

M "3" 级：在对抗地心引力的情况下，达到关节完全程度，但不能对抗阻力。

M "4" 级：能对抗一定的阻力，达到关节完全动作，但肌力较健侧差；

M "5" 级：肌力正常。

（3）神经反射检查：根据神经受卡压的情况，可出现腱反射减弱或消失。

（三）辅助检查

进行神经肌电图检查可借分段测定神经传导速度而发现神经嵌压的部位，不仅有助于确立诊断，而且还能提供手术的部位，效果优于肌电图。

【证候分类】

Sunderland 五度分类法：

Ⅰ度（神经震荡）：神经部分区域发生传导阻滞，但神经连续性完好多表现为运动肌麻痹，很少有感觉及自主神经功能障碍。无 Tinel 征表现。

Ⅱ度（轴索断裂）：轴索中断，但神经的内膜、束膜、外膜均完整，表现为运动、感觉及自主神经功能均有不同程度的障碍。Tinel 征阳性，随神经再生向远端移动。

Ⅲ度：神经内膜损伤，但束膜、外膜均正常，表现为运动、感觉及自主神经功能均有不同程度的障碍。Tinel 征阳性，随神经再生向远端移动，可通过手术或保守治疗恢复神经功能。

Ⅳ度：仅外膜连续性存在，余均断裂。表现为神经支配的各种功能均丧失，必须行神经缝合与移植术。

Ⅴ度：神经完全断裂。表现为神经所支配的功能完全丧失。

【治疗】

（一）保守治疗

保守治疗是治疗神经卡压的有效方法，常采用局部封闭和夹板固定的方法。有研究认为，封闭治疗后 40%～80% 的患者症状得以改善，并可持续较长一段时间；夹板或石膏固定对早期患者疗效较好，一般可固定 1～2 周；对由代谢因素引起的，维生素 B_1 和 B_6 口服有一定的疗效。

（二）手术治疗

1. 适应证　保守治疗无效者，可考虑手术治疗。

2. 手术方法　神经卡压是神经被肌腱、索条、瘢痕组织等所压迫，手术应完全去除有可能产生压迫的因素，或行神经改道术，将神经置于周围较软的软组织中。常用的手术方法为神经松解术，适应于由各种原因造成的周围神经卡压，发生局部缺血而引起神经传导功能失常，但神经的连续性未被破坏，表现为肢体的感觉及运动异常者。神经松解术又分为神经外松解术和神经内松解术两种。为确定松解术式，可用电刺激器进行检查。若神经对电刺激反应为阳性，则应行神经外松解术；若对电刺激反应为阴性或弱阳性，应先行神经外松解术；对松解后的神经再行电刺激检查，如仍为阴性或弱阳性，应再行神经内松解术。若无电刺激器，行神经外松解术后，触摸损伤神经处有硬结者，仍需做神经内松解术。

（1）神经外松解术：依据受卡压神经的卡压部位不同，采用相应的显露途径；在显露受卡压神经干时，应先从受卡压部位两端的健康组织开始，将两端正常神经显露后，再逐步显露受压的损伤部位。游离时注意保护正常的神经分支，可用橡皮条轻轻提起近端神经干，轻轻分离神经分支，以免损伤。然后彻底清除压迫神经的瘢痕、粘连组织，若神经外膜增厚，也可将其切除，并注意切除神经损伤处的瘢痕或骨痂，同时将神经移位到血运丰富的健康组织中。

（2）神经内松解术：神经内松解术是神经外松解术的延续，神经外松解术彻底后，神经内仍有硬结或增粗，应进一步切开神经外膜，行神经间松解，切除束间瘢痕；行神经内松解术时，一定要在手术显微镜放大 6～10 倍下进行。

（三）药物治疗

1. 中药治疗

（1）肿胀、瘀血者，治宜活血化瘀，通经活络；方用桃红四物汤加僵蚕 10g，地龙 10g，香附 10g。

（2）瘀血不严重者，治宜理气活血通经；方用新伤续断汤加香附 10g，地龙 10g，僵蚕 10g，乌药 6g。

（3）损伤时间久，肌肉萎缩者，治宜黄芪桂枝五物汤加丹参 15g，地龙 10g，僵蚕

10g，全蝎 10g，川断 15g。

（4）或选用促进神经恢复的院内中药制剂加味益气丸、黄芪生络康复丸、筋肌复生胶囊等服用。

2. 西药治疗　谷维素、维生素 B_1 各 10g，一日 3 次口服；神经生长因子或欣普善，每次 2mL，一日 1 次肌肉注射等。术后患者应用抗生素 3 ～ 5 天，预防感染。

（四）康复治疗

1. 功能锻炼　采用被动活动锻炼，有预防肌肉萎缩的作用；主动锻炼恢复中的肌肉，以改进肢体的功能。

2. 物理治疗　应用按摩活筋，并配合外揉展筋酊，以舒展肌肉，防治萎缩；给予动态干扰治疗仪或骨康治疗仪电刺激治疗，保持肌肉张力，减轻肌肉萎缩，防止肌肉纤维化，促进功能恢复。

【疗效评定标准】

优：$S_3^+ M_4$ 以上，无畸形，功能正常或基本正常。

良：$S_3 M_3$，无畸形或有轻度畸形，功能大部分正常。

可：$S_2 M_2$，中度畸形，关节活动度稍减少，功能部分保存，有保护性感觉。

差：$S_1 M_1$ 以下，畸形明显，关节僵直，功能丧失。

第七节　产瘫

产瘫即分娩性臂丛神经损伤，是由于胎儿在分娩过程中因各种原因致头肩距离分离加大作用而引起的臂丛神经牵拉性损伤。英美文献报道发病率为 0.01％～ 0.2％，我国尚无确切的统计调查资料。

【诊断依据】

（一）病史

胎儿超重、胎位异常及难产史。

（二）症状与体征

1. 感觉异常　感觉迟钝、感觉丧失

2. 运动功能障碍　肩肘同时主动活动减弱或丧失，或腕手同时主动活动减弱或丧失。诸关节被动活动可正常或轻度受限。

3. 由于产瘫的病理机制与成人臂丛损伤不同，患儿常出现肩关节内收、内旋畸形，甚至伴有肩关节半脱位或脱位。

（三）特殊体征

Horner 征：有臂丛神经根性损伤波及颈交感神经节时，可以出现 Horner 征阳性。

（四）辅助检查

行肌电图检查，产瘫造成的神经损伤的程度不同，其肌电图检查结果也各异。完全损伤时，无运动单位，电刺激无诱发电位；严重损伤时，无运动单位，电刺激有诱发电位；轻度损伤时有运动单位，但数量减少，运动诱发电位潜伏期延长，波幅下降，并有运动神经传导速度减慢。

【证候分类】

Tassin（1984 年）根据产瘫病理解剖特点的四类分类法：

第一型：颈 5、6 神经根损伤。肩外展、屈肘不能。通常第一个月内开始恢复，4～6个月可完全恢复。

第二型：颈 5、6、7 神经损伤。表现为肩外展、屈肘、伸腕不能。大多数病例从 6周以后开始恢复，但 6～8 个月时可遗留肩关节的内收、内旋畸形，6 岁时有肱骨短缩2～3cm。

第三型：颈 5、6、7、8 及胸 1 神经损伤。表现为全上肢瘫痪，但 Horner 征（－）。此型常遗留肩关节内收、内旋挛缩畸形及肘关节 30° 的屈曲畸形。颈 5、6 神经通常为断裂，但颈 8、胸 1 神经累及较轻，因此手功能在 1 岁以后仍可逐渐恢复正常。

第四型：颈 5、6、7、8 及胸 1 神经损伤，伴 Horner 征（＋）。此型颈 5、6、7 神经经常为断裂，颈 8 神经经常为撕脱，而胸 1 神经可为不全损伤，也可存在撕脱与断裂的各种组合。

【治疗】

（一）非手术治疗

从产瘫诊断后即教会父母做患肢的肩关节中立位被动外旋及上举，每日 3 次，每次 30 分钟，可预防或减轻肩关节的内收、内旋挛缩畸形。上肢的其他关节也应每天全范围主、被动活动，不使其僵硬。电刺激及神经营养药物有促进神经再生的作用，可酌情使用。定期的肌电图检查，不仅有利于对自行恢复的监测，也有利于神经的再生。

（二）治疗

1. 臂丛神经探查术

（1）适应证：产瘫经 3 个月保守治疗，肩肘关节无任何功能改善，肌电图提示有明显的失神经电位，运动单位明显减少者；或临床上有明显的 Horner 征（四型），肌电图提示有节前损伤者。

（2）操作方法：锁骨上横切口，于前中斜角肌之间显露臂丛神经根，在锁骨水平可发现神经瘤位于颈5、6及上干的前后股之间。切断前中斜角肌，探查颈7、8及胸1神经根，若下干神经根损害明显，则向下延长切口，暴露颈8、胸1及下干和臂丛全部结构。对于产瘫性神经瘤，过去因有电传导的特性而多采用神经松解术，但临床实践已证明其疗效很不确定，目前已倾向于神经瘤切除神经移植修复。具体方案如下：①颈5、6断裂，颈5移植到上干后股，颈6移植到上干前股，副神经移植位于肩胛上神经；②颈5、6断裂，颈7撕脱，颈5移植到后束，颈6移植到外侧束，副神经移植位于肩胛上神经；③颈5～7断裂，颈8、胸1撕脱，颈5移植到后束，颈6移植到外侧束，颈7移植于内侧束，副神经移植位于肩胛上神经；④若神经根为撕脱性损伤，则行丛外神经移位，可做膈神经移位于肌皮神经，副神经移位于肩胛上神经，及对侧颈7神经移位（第一期）后再移位于正中神经或桡神经（第二期）。小儿不能同时用膈神经及肋间神经移位，以免影响呼吸功能。术后头、肩、胸、上肢用石膏固定6周，此后拆除石膏进行康复训练。

此外，对于6个月以上患儿，有明显的肩内收、内旋挛缩畸形，经过一段时间体疗无明显改善，肩关节被动外旋明显受限者，可采用肩胛下肌起点剥离术；对于2岁以上患儿肩关节外旋障碍或同时伴有肩关节外展内收肌的同步兴奋或伴有明显背阔肌挛缩，可行肩关节外展功能重建术。根据情况可行背阔肌起点移位重建屈肘功能或胸小肌移位重建屈肘功能；肱骨中段内旋截骨矫形改善肩内旋功能；桡骨中段截骨矫形纠正固定旋后畸形及伸腕、伸指、伸拇及手内肌功能重建术等。

（三）药物治疗

中药活血化瘀，通经活络。西药营养神经药物，如谷维素、维生素 B_1、地巴唑等口服，神经生长因子等肌注或静滴。

（四）康复治疗

1. 功能锻炼　被动活动肩肘及腕手部各关节，预防关节僵直，主动活动肌肉及各关节，预防肌肉萎缩，改进肢体功能。

2. 物理治疗　局部按摩，中药熏洗以舒筋通络，通利关节；动态干扰治疗仪或骨康治疗仪电刺激治疗，保持肌肉张力，减轻肌肉萎缩，防止肌肉纤维化，促进功能恢复。

【疗效评定标准】

优：S_3M_4 以上，无畸形，功能正常或基本正常。

良：S_3M_3，无畸形或有轻度畸形，功能大部分正常。

可：S_2M_2，中度畸形，关节活动度稍减少，功能部分保存；有保护性感觉。

差：S_1M_1 以下，畸形明显，关节僵直，功能丧失。

骨病、矫形部分

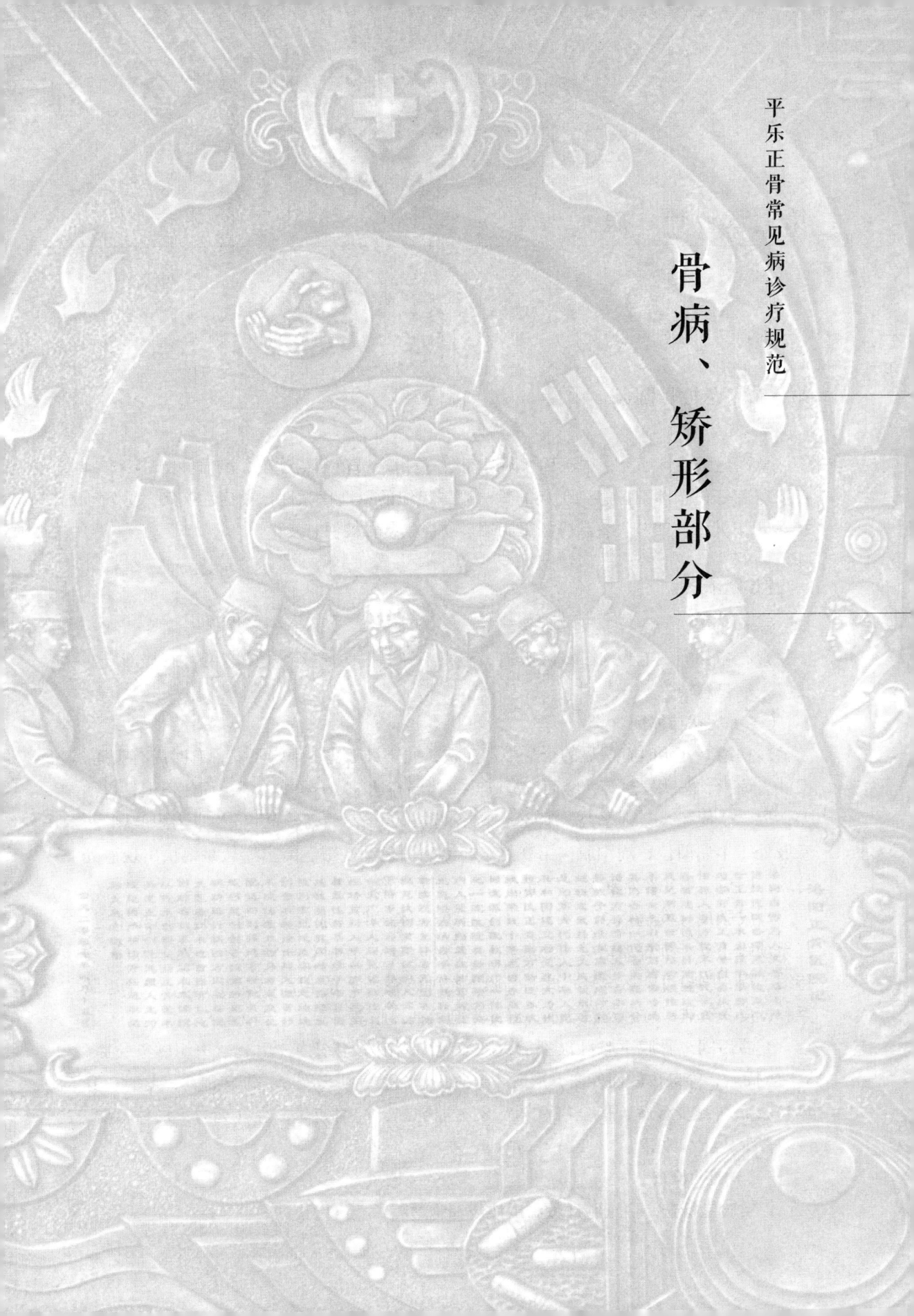

第七章　骨　病

第一节　急性骨髓炎

急性化脓性骨髓炎，中医称"附骨疽"，是由金黄色葡萄球菌、溶血性链球菌、肺炎双球菌等化脓性细菌感染引起的骨与周围组织的急性化脓性、炎症性疾病。好发于10岁以下儿童，四肢长管状骨的干骺端最易受累，脊柱偶有发生。

【诊断依据】

（一）病史

常有疖、痈、毛囊炎，或呼吸道、泌尿系等原发病灶感染史。有的可有局部受伤史。一般起病较急。

（二）症状与体征

1. 初期　开始时有明显的全身中毒症状，如全身不适、烦躁不安，有时尚有头痛、呕吐、惊厥、恶寒发热等；继而寒战高热，体温高达 39～40℃，汗出而热不退；胃纳差，尿赤，便秘，甚则恶心，呕吐，脉象洪数，舌苔薄白渐转黄腻。2 日内患肢剧痛，患肢处于半屈曲位，周围肌肉出现痉挛、疼痛而运动受限。突出症状是很快出现患处持续性剧痛，患儿经常啼哭，局部深压痛，肿胀局限在骨端。

2. 成脓期　发病后 3～4 日，上述症状、体征明显加剧，全身虚弱，高热不退，甚至烦躁不安、神昏谵语等。患肢剧痛或跳痛，环形漫肿，压痛显著，皮温增高，约持续 1 周，剧痛可骤然减轻（此乃骨膜下脓肿破裂之征），但局部压痛加剧，整个患肢浮肿，皮肤红热，可触及波动感，局部穿刺可抽出脓液。

3. 溃后期　骨膜下脓肿破裂后，脓液流到周围软组织内，引起软组织感染化脓，3～4 周后，穿破皮肤而外溃，形成窦道。疮口流脓，初多稠厚，渐转稀薄。此时，身热和肢痛均逐步缓解，但全身衰弱征象更加突出，神情疲惫，少气无力，形体瘦弱，舌淡苔少，脉细数等。

（三）辅助检查

1. 实验室检查　白细胞计数和中性粒细胞增高，血沉增快。

2. 穿刺检查　早期行局部分层穿刺，用骨髓穿刺针，于压痛最明显处先穿入软组织内，如未抽得脓液，再穿至骨膜下，如果仍无脓液则穿破骨皮质进入髓腔内。切勿一次穿入骨内，以免将单纯软组织感染的细菌带入深部，人为地导致骨髓感染。

3. 影像学检查

（1）X线检查：X线摄片典型的征象是：局部的充血和坏死引起骨小梁的吸收。在干骺端出现局限性骨质破坏区；此后该处骨膜被掀起，显示与骨干平行的层状新骨；随后骨松质破坏增加，呈现虫蛀样散在性破坏征象，其范围逐渐向骨髓腔和骨干方向扩展，使骨皮质内、外侧面均呈现虫蛀样影响，若有死骨，则该坏死保持原来结构，因无血液循环，故比周围骨的密度高。有时出现病理性骨折。

（2）CT检查：CT检查可提前发现骨膜下脓肿，对细小的骨脓肿仍难以显示。骨髓的模糊、骨皮质吸收变薄等影像学特征，单纯X线片还不确定时，CT能进行详细的显示，能正确地描绘骨髓炎的各个时期的病灶的范围，骨皮质及骨髓破坏的程度。对骨皮质的变化，CT比MRI显示更清楚。能明确地显示急性期骨髓腔内水肿、充血引起的骨髓腔内密度增高、周围软组织肿胀、肌肉间隙模糊等。

（3）MRI检查：MRI可以早期发现局限于骨内的炎性病灶，并能观察到病灶的范围，病灶内炎性水肿的程度和有无脓肿形成，具有早期诊断价值。MRI对血源性骨髓炎较敏感。SE成像骨髓呈高信号，对骨髓炎水肿检出敏感。可清楚显示皮下血管开放增多，肌肉间隙内出现少量长 T_1、长 T_2 积液。脂肪抑制成像或GR序列等则可敏感显示，在低信号的骨松质内出现斑片状高信号影，边缘模糊不清，或有皮下脂肪内信号不均与提高。病变进一步发展SET_1加权像病灶呈相对低信号区，T_2加权像上信号提高，病变严重者 T_2 加权像上呈相对高信号，边缘模糊，病变区常连续，偶尔跳跃。骨膜增生在 T_1WI 上呈中等信号，在 T_2WI 上是高信号。为连续线状征象，厚薄不均。周围软组织肿胀明显，脂肪间隙变模糊。

【证候分类】

临床上将急性化脓性骨髓炎分为三期，即初期、中期（成脓期）和后期（溃后期）。

【治疗】

（一）非手术治疗

1. 休息与饮食　休息要适当，多吃高热量、高蛋白质饮食。有选择地补充维生素。休息不单纯是体力休息和对某一肢体或关节的制动，还包括减少对疾病的顾虑。

2. 局部制动　局部制动使病变部位负重减轻，活动减少，既能减轻疼痛，又能防止炎症扩散，有利于组织修复，缓解疼痛和肌肉痉挛。制动有石膏固定、牵引等方法，可根据病情程度及部位分别采用。

（二）手术治疗

1. 骨皮质钻孔开窗引流术

（1）手术适应证：经大量抗生素治疗 2 ～ 3 天后无效，X 线片显示有一个明确的病灶腔，诊断性穿刺在骨膜下或骨髓腔内抽出脓液或渗出液者。

（2）手术方法

①切口选择：结合病变部位沿肢体纵轴做切口。

②切口显露：逐层切开皮肤、皮下组织、肌肉达骨膜，沿骨纵轴直线切开骨膜，其长度和两侧剥离的范围，应按病骨的周径、长度和范围而定。以胫骨近端为例，骨膜剥离范围一般为 1 ～ 2cm，避免过多地剥离骨膜，以免影响骨的血液供给，引起感染复发和死骨形成。

③开窗：先用骨钻在骨皮质上钻一小孔，然后用骨刀开一骨窗，如有脓液应先吸出，并做细菌培养；如有炎性肉芽，应彻底清除；刮除脓肿壁，凿除硬化骨，使病灶腔内变为新鲜的出血面。

④伤口清洗：用生理盐水或加入抗生素的生理盐水冲洗伤口。用温盐水纱布填入骨腔内压迫止血，松解止血带。取出骨腔内纱布，再做一次清理和冲洗。骨腔内可放入混合抗生素载药型自固化磷酸钙人工骨。

⑤缝合切口：一期缝合切口，并放橡皮条引流。

2. 闭合性持续冲洗 - 吸引疗法

（1）手术适应证：对于急性化脓性骨髓炎发病 7 ～ 12 天以后才确定诊断者，病情严重，穿刺吸出的脓液黏稠，应在切开排脓病灶彻底清除后采用闭合性持续冲洗 - 吸引疗法。

（2）手术方法：在手术中清除脓肿后，以灭菌生理盐水冲洗创面，在骨髓脓肿空腔内放置两根直径 0.8 ～ 1.0cm 的硅胶管，置于脓腔底部以利引流，另一端自旁离手术切口约 5cm 处皮肤戳孔斜形引出。这样，一条作为进液管，即冲洗管，吸引管要比冲洗管粗些。必要时，可用 4 根管（2 根一套）分别作为冲洗、吸引管。切口一期缝合，要达到伤口不漏水。冲洗吸引管放入骨腔后，立即将冲洗管连于盛冲洗液的吊瓶上或密封的生理盐水瓶，将吸引管连于负压吸引器上，调整冲洗液流入速度和吸引力量。此时即开始用抗生素生理盐水冲洗（生理盐水 1000mL 加入庆大霉素 8 ～ 16 万单位，或其他高度敏感的抗生素）。术后 12 ～ 24 小时内流入速度应当快些，以后每分钟50 ～ 60 滴即可，24 小时连续滴注。一般来说，每日冲洗量为 1500 ～ 3000mL 左右，术后前 3 天量可达 5000mL 左右。如果管道不通畅，应注意调整管的位置，加大吸引力，或加压冲洗，用以冲洗吸出管腔内的阻塞物。否则可在无菌条件下用 10 ～ 20mL的注射器从吸引管口将阻塞物吸出。有效的冲洗标志是：滴入与流出量基本相同，手术切口处无液体渗漏，无明显肿胀，体温下降，疼痛减轻。

手术后 1～2 天内流出液体为血性液，以后渐变为混浊液体，当患者全身中毒症状明显好转，局部肿胀消退，疼痛减轻时即可停止冲洗。拔管的指征为：患者体温正常，伤口局部无炎症现象，流出的液体清晰透明。拔管前一日停止注入冲洗液，但应继续吸引 1～2 日，以吸尽伤口内残留的冲洗液，然后拔管。一般需冲洗 3～7 天，或达 2 周。拔管后，引流口皮肤一般在 3～5 天内即可闭合。

（三）药物治疗

1. 中药治疗

（1）内治法

①初期

Ⅰ：恶寒发热，肢痛不剧，脉浮数，苔薄白。治以清热解毒。方药选用仙方活命饮加黄连解毒汤或五味消毒饮。

Ⅱ：高热寒战，脉滑数，舌质红，苔黄腻。治以清营退热。方药选用黄连解毒汤合五味消毒饮，加乳香、没药。

Ⅲ：高热神昏，身出血点，烦躁不安。治以凉血、清热、开窍。方药选用清热地黄汤合黄连解毒汤。

②成脓期：证见高热肢端剧烈疼痛。治则以清热止痛。方药选用五味消毒饮。环形胖肿，红热疼痛时，治则以托里止痛，方药选用托里消毒饮。

③溃后期：溃脓多稠厚，气血充实时，治以托里排脓，方药选用托里消毒饮。溃后脓液清稀，气血虚弱时，治以补益气血为主，方药选用八珍汤。

（2）外治法

①初期：局部继续外敷拔毒消疽散。

②成脓期：疮口可用冰黄液冲洗，也可用骨髓炎外洗 1 号冲洗。

③溃后：疮口腐肉已脱，脓水将尽时，选用八宝丹、生肌膏，促其生肌收口。

2. 西药治疗 一般应选用广谱抗生素，一般采用静脉滴注，高效联合，原则上不局部应用抗生素。选择抗生素的原则是采用最有效的抗生素，通常是通过细菌培养和药物敏感试验筛选出的，有时尚需通过临床验证。一般血源性感染的致病菌以金黄色葡萄球菌最多，外伤性感染以绿脓杆菌最多。

（四）康复治疗

1. 功能锻炼 早期应制动。炎症控制、症状消失后应逐步进行患肢的主、被动功能活动，防止肌肉萎缩、关节僵硬。

2. 物理治疗 康复期可应用按摩活筋，并配合外揉展筋酊，以舒展肌肉，防治萎缩，促进关节功能恢复。

【疗效评定标准】

1. 有效 全身无中毒症状，体温降至正常 2 周以上，局部无红肿热痛等炎症反应，无自觉疼痛及压痛，患肢活动恢复正常，血常规持续 2 周正常，X 线片示骨质修复正常，无骨膜炎症反应，无新骨破坏。

2. 无效 转为慢性化脓性骨髓炎，全身症状虽明显好转，但骨质破坏，形成死骨及窦道。

第二节　慢性骨髓炎

慢性骨髓炎，是指整个骨组织的慢性化脓性疾病。本病的特点是感染的骨组织增生、硬化、坏死、死腔、包壳、瘘孔、窦道、脓肿并存，反复化脓，缠绵难愈，病史可长达数月、数年，甚至十年。类似于中医的附骨疽。

【诊断依据】

（一）病史

急性炎症消退后，如有死骨、窦道、死腔存在者，即为慢性骨髓炎。一般认为在发病 4 周后为慢性骨髓炎。

（二）症状与体征

炎症静止期可完全没有症状。病变可反复发作，局部红肿、疼痛、流脓，甚或发热，有畏寒史。局部肢体增粗、变形，可有过长、过短、弯曲等畸形。触诊可感到患骨增粗、不规则，肤色暗黑，皮肤薄而易破，破后形成溃疡，愈合缓慢。皮下组织增厚、发硬。附近关节因肌肉痉挛而产生畸形。有的有长期不愈或反复发作的窦道，周围常有色素沉着。窦道口常有肉芽组织增生，高出于皮肤表面，表皮则向内凹入，长入窦道口边缘。脓液呈腐肉恶臭。用探针经窦道试探，常可触到死骨的粗糙骨面，有时小的死骨可自窦道排出。

急性发作时，局部疼痛、红肿，全身可有发热、畏寒、口渴、白细胞计数和中性粒细胞数增多、血沉增快等现象。数日后，原有窦道瘢痕出现高出皮肤表面的混浊水泡，或在附近皮肤出现有波动的肿块，有明显压痛。水泡或皮肤肿块穿破后，流出脓液，有时小死骨片随之流出。以后全身症状消失，局部红肿渐消退，流脓窦道自行愈合，或长期不愈合，或在排出较大块的死骨后愈合。如不进行治疗，这种急性发作可长期反复发作，患者体质逐渐衰弱，甚至产生全身性淀粉样变而死亡。

（三）辅助检查

1. X线检查

（1）可见骨质增生、增厚、硬化，骨腔不规则，有大小不等的死骨，如有手术史者可能有金属异物或金属内置物。

（2）死骨周围大量包壳骨生成，使骨轮廓变粗，外形不规则。有时伴随病理性骨折征象。

（3）亚急性骨髓炎为急性向慢性过渡阶段，表现为骨破坏区广泛、骨质疏松，周围骨质增生、密度增高，骨膜新骨形成较急性期厚而密，但尚无大片死骨出现。

（4）骨皮质出现浅碟状缺损和大片溶骨状破坏伴软组织影要警惕癌变。

2. 窦道造影　应用碘化钠溶液或碘油进行窦道造影，可了解窦道与骨腔及死骨的关系。

3. CT、MRI扫描　对骨质破坏程度以及累及的软组织内的气体、窦道有很好分辨率，但费用昂贵，故X线片还是首选。

【证候分类】

临床上将慢性骨髓炎分为急性发作期和非急性发作期。

【治疗】

（一）非手术治疗

1. 支持疗法　给予液体支持，配合高蛋白高营养饮食。必要时输血，人体白蛋白，氨基酸和维生素等制剂。

2. 局部制动　急性发作期给予牵引或石膏，夹板外固定，患肢制动等处理。

（二）手术治疗

1. 碟形手术

（1）手术适应证：本手术在长期临床应用中证明是一种有效方法。该方法的缺点是疗程长，臭味大，愈合后瘢痕大，目前应用较少。但在不具备其他手术条件等特殊情况下，病灶死腔较大、有死骨、引流不畅及周围骨硬化者仍需应用。

（2）手术方法

①切口与显露：先用无菌棉球拭去窦道口的脓液，在适当的压力下自窦道口注入龙胆紫或美蓝溶液，争取染及所有窦道分枝，有利于切除。以窦道为中心按肢体纵轴绕窦道外口做梭形切口，切除窦道及周围瘢痕组织。根据病变范围沿肢体纵轴延长切口，直达深筋膜。沿肌间隔进行分离，或切开肌肉达到病灶部位。

②切骨开窗：纵行切开骨膜，向两侧剥离，充分显露窦道周围骨质，以达到切骨开窗范围需要。先用骨钻在需要开窗的范围钻孔，然后用骨刀凿开。先吸出脓液，再

摘除死骨，刮除脓腔壁，清除肉芽和瘢痕组织，对骨包壳内的瘘孔、死腔、脓液和坏死组织亦需彻底清除，使骨腔底和壁变为新鲜的出血面。将骨腔边缘咬除，使其变为底小口大的碟形，以利引流。

③引流和固定：用生理盐水冲洗伤口，以温热生理盐水纱布压迫骨腔及创面，放松止血带，彻底止血。然后放入敏感的抗生素，用凡士林纱布平整而松松的填入骨腔。若病灶清除彻底，皮肤张力不大，可部分缝合、包扎。患肢用管形石膏固定。

2. 带蒂肌瓣填充骨腔术

（1）手术适应证：慢性化脓性骨髓炎病变范围较广，病灶清除术后遗留骨腔较大，局部有可转移的肌肉，而且肌瓣转移后对肢体功能影响不大者可选择该手术。

（2）手术方法：在彻底清除病灶的基础上，反复用生理盐水冲洗骨腔并彻底止血后，放入敏感的抗生素。然后根据病变部位选择可供填充的肌肉。胫骨上段的慢性化脓性骨髓炎，病变位于内侧者可选用腓肠肌内侧头或比目鱼肌肌瓣填充，病变位于外侧者则选用胫前肌群。股骨慢性化脓性骨髓炎可供选择的肌肉有阔筋膜张肌、股薄肌、缝匠肌等，肱骨慢性化脓性骨髓炎可选用肱桡肌、肱肌。

按照肌纤维的走行方向切开皮肤，充分显露供转移的肌肉。根据骨腔的大小及与所选择肌肉的关系，设计出切取的肌瓣大小，将肌瓣移植在骨腔内。用粗丝线或不锈钢丝固定于骨腔壁。一期缝合切口，根据情况可放置橡皮引流条。适当加压包扎，患肢管形石膏固定。

3. 带血管蒂或吻合血管的皮瓣、肌皮瓣移植

（1）手术适应证：慢性化脓性骨髓炎合并长期不愈的皮肤溃疡、瘢痕形成，在病灶清除后往往伴有局部皮肤缺损，而且局部具备有可供带血管蒂的肌皮瓣或皮瓣转位移植修复创面条件者，可采用本方法治疗。

（2）手术方法：先切除病变部位的皮肤溃疡、窦道及瘢痕组织。彻底病灶清除后，测量缺损皮肤的大小，根据皮肤缺损的部位、大小设计邻近带有知名动脉的皮瓣或肌皮瓣转位移植修复创面。病灶清除术后留下骨腔较大者最好选择肌皮瓣，以便同时填充骨腔。如小腿中 1/3 及上 1/3 部多选用腓肠肌内侧头肌皮瓣；小腿下 1/3 及足部是慢性化脓性骨髓炎合并皮肤溃疡最常见的部位，常选择带血管蒂的足底内侧皮瓣、足背皮瓣、小腿外侧逆行岛状皮瓣、小腿内侧逆行岛状皮瓣等修复创面。肩部、上肢可选择肩胛皮瓣、背阔肌皮瓣。手部可选择食指背侧皮瓣，以骨间背侧血管为蒂的前臂逆行岛状皮瓣，严重的手部感染也可选择以尺动、静脉或桡动、静脉为蒂的前臂逆行岛状皮瓣。

4. 带血管蒂或吻合血管的骨移植

（1）手术适应证：慢性化脓性骨髓炎因病理骨折而致骨不连或骨缺损，假关节形成治疗仍相当困难，按传统的治疗方法不易成功。在彻底病灶清除的基础上，咬除骨折断端硬化骨质，打通骨髓腔，采用带血管蒂或吻合血管的骨移植，变"爬行替代"为新鲜骨愈合，提高了治愈率，缩短了治疗时间。

（2）手术方法：临床应用较多的为以腓血管为蒂的腓骨移植和以旋髂浅血管或旋髂深血管为蒂的髂骨移植。带血管蒂的腓骨转位移植常常用于治疗同侧胫骨缺损，也用于吻合血管的远位移植。带血管蒂的髂骨可用于同侧前壁骨缺损治疗，但多数是采用吻合血管的髂骨移植。

5. 带血管蒂或吻合血管的骨皮瓣移植

（1）手术适应证：对于慢性化脓性骨髓炎合并骨不连或骨缺损的同时合并皮肤缺损者，或者治疗骨缺损时因骨移植后造成的皮肤相对缺损者，采用带血管骨皮瓣转位移植或吻合血管的骨皮瓣移植是一个理想的治疗方法。它不仅解决了骨支架，还同时封闭了创面。这种复合组织瓣具有良好的血液供应，抗感染力强，目前已被临床普遍采用。

（2）手术方法：腓骨皮瓣、髂骨皮瓣是最常选用的两个骨皮瓣。发生在小腿部的外伤性化脓性骨髓炎最为常见，胫骨合并皮肤缺损的发生率占首位，因此，带腓血管的腓骨皮瓣是首选，用于修复胫骨皮肤缺损的骨皮瓣在不具备带血管骨皮瓣转移修复骨皮肤缺损时，也可选用吻合血管的腓骨皮瓣或髂骨皮瓣移植。

6. 开窗减压病灶清除术

（1）手术适应证：长管骨慢性骨髓炎，由于病变范围广，波及整个骨全长或大部，骨髓腔闭塞，因此，患者往往自觉症状较重。持续疼痛者可采用病骨开窗减压病灶清除术。

（2）手术方法：病骨暴露后先用骨钻沿骨纵轴钻两排孔，其宽度为骨干周径 1/3 左右，两孔之间的距离不宜超过 0.5cm，同时在两端钻 2～4 个孔。然后用骨凿凿去两排孔之间的骨质，深度为骨干的半径，长度以暴露出髓腔为度。操作时应轻柔，不可用力过猛、过大，以免造成骨折。开窗后清除残留病变组织，反复盐水冲洗，放入混合抗生素载药型自固化磷酸钙人工骨，一期缝合切口。

7. 病骨段切除术 对四肢长骨以外的短小骨慢性化脓性骨髓炎，病变广泛，受累骨长期不能治愈，且已累及相邻的骨和关节及已有功能障碍者，如距骨、跗骨和不承重的骨，如腓骨上 3/4、肩胛骨体、肋骨和髂骨翼等，可行大块骨切除术。这种治疗既不影响肢体功能，也缩短了治疗时间。

8. 松质骨块移植术

（1）手术适应证：对于比较局限的慢性化脓性骨髓炎，无适当的肌肉可填充骨腔者，或对股骨和胫骨慢性化脓性骨髓炎病灶清除后，因骨质缺损较多，不能承担体重或易发生骨折者，在采用带蒂肌瓣填充骨腔的同时，可行松质骨块移植。

（2）手术方法：供骨可采用髂骨。手术中将髓腔打通后，取髂骨块并做修整，使两端能插入骨折断端髓腔内，然后用骨圆针或螺丝钉内固定。将敏感的抗生素与植骨块搅拌后充填于缺损的骨腔，植骨块应彼此紧密接触。术后，应以坚强可靠的外固定作为保证，然后缝合伤口。患肢用管型石膏固定，术后继续全身应用抗生素 3～4 周。

9. 截肢（指、趾）术 对于病程较久的慢性化脓性骨髓炎合并皮肤恶变者，足趾慢性化脓性骨髓炎长期流脓不愈而又不可能彻底清除病灶者，以及因长期慢性消耗性患者已较衰弱，有产生全身淀粉样变的可能者，应行截肢（指、趾）术。

10. 闭合性持续冲洗 – 吸收疗法 适应于慢性化脓性骨髓炎急性发作期，在切开排脓的同时也可行闭式持续冲洗 – 吸引疗法。

（三）药物治疗

1. 中药治疗

（1）内治法

①Ⅰ急性发作期

治则：消热解毒，托里排脓。

方药：透脓散合五味消毒饮，或用托里金银地丁散等。

②Ⅱ非急性发作期

治则：扶正托毒，益气化瘀。

方药：神功内托散加减，可配服醒消丸、骨炎托毒丸、骨炎补髓丸、小金丸、十菊汤。正气虚弱或气血两亏者，宜用十全大补汤、八珍汤、人参养荣汤加减。

（2）外治法

①初起局部微红微肿，外敷金黄膏、玉露膏、拔毒消疳散。局部皮肤无疮口或窦道，或虽有骨坏死但无游离大块死骨者，外敷拔毒消疳散。

②皮肤窦道经久不愈合者，用七三丹或八二丹药线插入疮口内，外贴生肌玉红膏。

③外有窦道、内有死骨难出者，宜用五五丹药线插入疮口内，以腐蚀窦道，扩大疮口，利于脓液和死骨排出。脓尽后改用生肌散。

④死骨、死腔、窦道并存，脓腐甚多时，用冰黄液灌注冲洗引流。

2. 西药治疗 术前、术后均应给予足量有效的抗生素，所应用的抗生素应根据细菌培养及药敏试验结果选用。

（四）康复治疗

1. 功能锻炼 采用被动活动锻炼，有预防肌肉萎缩的作用；主动锻炼恢复中的肌肉，以改进肢体功能。

2. 物理治疗 康复期应用按摩活筋，并配合外揉展筋酊，以舒展肌肉，防治萎缩，促进关节功能恢复；给予动态干扰治疗仪或骨康治疗仪电刺激治疗，保持肌肉张力，减轻肌肉萎缩，防止肌肉纤维化，促进功能恢复。

【疗效评定标准】

治愈：全身症状消失，肢体外形与功能正常，无疼痛；恢复原工作；瘢痕柔软，与周围组织无粘连，窦道闭合；X线片检查示骨质病灶已修复或稳定，骨质密度均匀，无死骨死腔，随访6个月无复发。

显效：全身症状消失，肢体外形基本正常，无疼痛，功能良好，能完成一般工作；窦道基本稳定；X线片检查示骨质病灶稳定，骨质密度均匀，局部骨质硬化，无死骨死腔；随访6个月无复发。

有效：全身症状减轻，肢体轻度畸形，时有疼痛，功能部分障碍，能完成一般工作；窦道基本稳定；X线片检查示骨质病灶稳定，骨质密度不均匀，局部骨质硬化。

无效：全身症状减轻或无变化，肢体畸形和功能障碍均较显著，时有疼痛，工作需要特殊照顾；窦道不稳定，或遗留窦道长期不愈；X线片检查示骨质病灶不稳定，骨质密度不均匀，局部骨质硬化，有死骨死腔。

第三节　硬化性骨髓炎

硬化性骨髓炎是指骨组织的一种低毒性感染。由于骨组织感染后有强烈的成骨反应，引起骨质硬化，病史长，故又名"慢性硬化性骨髓炎"。

【诊断依据】

（一）病史

病史较长，病变可反复发作，使病程拖延数年或数十年。

（二）症状与体征

1.一般患者均无明显的全身症状。起病时虽可有轻度畏寒、发热和全身不适等症状，但很少会引起患者警惕。常见的局部表现为患肢逐渐发生局限性增粗，局部持续胀痛；夜间或活动过多时，胀痛加重；有时疼痛呈间歇性加剧，局部有明显压痛，但不甚严重，往往需深压才明显出现。一般无明显组织炎性表现，皮肤不发红，但温度可略高。

2.病情呈慢性病程，有时可没有任何自觉症状，局部表现也很轻微，但往往可因创伤、感冒或其他疾病而激发或加剧。少数病例可因病变累及表皮而形成慢性溃疡或窦道。一般关节功能无明显障碍，但病变邻近关节者，可因骨质增生而发生关节骨性强直。

（三）辅助X线检查

初期，可见到长骨一段骨干皮质增厚硬化，无破坏或死骨；严重时，髓腔狭窄，甚至消失，整个病骨密度增高，体积增大，骨干常呈梭形，边缘较光滑或略不规则，在骨质硬化区偶有小而不规则的骨质破坏，周围软组织无肿胀阴影。

【证候分类】

临床上将硬化性骨髓炎分为急性发作期和非急性发作期。

【治疗】

（一）非手术治疗

1. 支持疗法　给予液体支持，配合高蛋白、高营养饮食。必要时输血、人体白蛋白、氨基酸和维生素等制剂。

2. 局部制动　急性发作期给予牵引，或石膏、夹板外固定，患肢制动等处理。

（二）手术治疗

1. 开窗减压病灶清除术

（1）手术适应证：长管骨慢性硬化性骨髓炎，由于病变范围广，波及整个骨全长或大部，骨髓腔闭塞，因此，患者往往自觉症状较重。持续疼痛者，可采用病骨开窗减压病灶清除术。

（2）手术方法：病骨暴露后先用骨钻沿骨纵轴钻 2 个排孔，其宽度为骨干周径 1/3 左右，两孔之间的距离不宜超过 0.5cm，同时在两端钻 2～4 个孔。然后用骨凿凿去 2 个排孔之间的骨质，深度为骨干的半径，长度以暴露出髓腔为度。操作时应轻柔，不可用力过猛、过大，以免造成骨折。开窗后清除残留病变组织，反复盐水冲洗，放入混合抗生素载药型自固化磷酸钙人工骨，一期缝合切口。

2. 闭合性持续冲洗－吸收疗法

（1）手术适应证：慢性化脓性骨髓炎急性发作期，髓腔内有脓肿形成，在切开排脓的同时也可行闭式持续冲洗－吸引疗法。

（2）手术方法：本疗法在前节论述。

（三）**药物治疗**

1. 中药治疗

（1）内治法

①骨质增厚硬化，局部肿疼，压痛，不红不热。治则：解毒散瘀，活血通络。方药：仙方活命饮合醒消丸、骨炎托毒丸。

②病史长，骨质硬化区内有大小而不规则的骨质破坏，局部疼痛，压痛，并有微热或皮色微红。治则：清热托毒为主，佐以活血通络法。方药：五味消毒饮合透脓散、骨炎补髓丸

（2）外治法

①拔毒生肌散外敷。

②阳和解凝膏、蟾酥丸末，外贴肿硬处。

2. 西药治疗　术前、术后均应给予足量有效的抗生素，所应用的抗生素应根据细菌培养及药敏试验结果。

（四）康复治疗

1. 功能锻炼　采用被动活动锻炼，有预防肌肉萎缩的作用；主动锻炼恢复中的肌肉，以改进肢体功能。

2. 物理治疗　康复期应用按摩活筋，并配合外揉展筋酊，以舒展肌肉，防治萎缩，促进关节功能恢复；给予动态干扰治疗仪或骨康治疗仪电刺激治疗，保持肌肉张力，减轻肌肉萎缩，防止肌肉纤维化，促进功能恢复。

【疗效评定标准】

痊愈：全身及局部症状消失，患肢无疼痛，活动无障碍，X 线显示骨质修复齐整，无死骨，髓腔疏通。

显效：全身及局部症状消失，患肢无疼痛，活动稍有障碍，X 线显示骨质基本修复，无死骨，髓腔基本疏通。

好转：全身症状消失，局部症状减轻，X 线显示骨质基本修复，死骨仍然存在或髓腔改变不大。

无效：全身及局部症状略减轻或加重，疼痛存在，活动受限，X 线阳性征明显。

第四节　化脓性脊椎炎

化脓性脊椎炎是一种少而严重的疾病。常见的致病菌是金黄色葡萄球菌、白色葡萄球菌、链球菌和绿脓杆菌等。

【诊断依据】

（一）病史

本病可由血源性、医源性或者直接蔓延而来。

（二）症状与体征

起病急骤，有持续高热、寒战、神志模糊等严重中毒症状。患部剧痛，椎旁肌痉挛，脊椎活动受限。病变累及神经根时可出现反射痛。有时可表现为髋关节痛，髋关节屈曲畸形；有的表现为坐骨神经痛。病变严重者可出现截瘫或者脑膜刺激症状，甚至脓毒败血症。少数病例可呈亚急性或慢性发病，全身与局部症状较轻微。

（三）辅助检查

1. 化验检查　早期白细胞计数增加，可达 $20 \sim 40 \times 10^9$/L，中性白细胞计数升高。血沉增速，血培养可为阳性，穿刺之脓液可培养出致病菌。

2. X 线检查　典型病变是骨质破坏和新骨形成同时进行，早期以破坏为主，后期以增生为主；起病后 2 周内 X 线照片可无异常发现，应在短期内复查。$2 \sim 4$ 周后出现局部骨质疏松，骨质可见斑点状或者虫蚀破坏，椎旁软组织肿胀；后期椎旁大量新生骨形成骨桥及椎间融合。

3. CT 检查　CT 扫描可早期发现骨破坏。

【证候分类】

临床上将化脓性脊椎炎分为急性、亚急性和慢性。

【治疗】

（一）非手术治疗

1. 诊断性穿刺的适应证　大剂量应用抗生素治疗 $3 \sim 4$ 天，仍不能控制症状者。

2. 操作方法　无菌条件下长针头穿刺。不宜反复穿刺。

（二）手术治疗

1. 适应证

（1）有明显椎旁脓肿及椎体广泛破坏者。

（2）有脊髓受压者。

（3）窦道形成经久不愈者。

2. 操作方法

脓肿切开引流、椎板切除减压等病灶清除术。

（三）药物治疗

1. 中药治疗　早期应用解毒饮，清热凉血解毒。

2. 西药治疗　在急性期首先使用大剂量广谱抗生素，至少 1 个月，重视全身支持疗法，加强营养及水、电解质补充。

（四）康复治疗

1. 功能锻炼

（1）局部避免活动和负重，宜卧床休息。

（2）肺功能训练。

（3）膀胱功能训练。

（4）被动按摩肌肉。

2. 物理治疗　电针、神经肌肉治疗仪等治疗。

【疗效评定标准】

优：体温正常，局部及全身症状消失，无后遗不良症状。

良：体温正常，局部及全身症状消失，但是脊柱活动受轻度限制，外观正常。

可：体温正常，局部及全身症状基本消失，但是由于椎体破坏明显，脊柱相对不稳，或外观有轻度畸形。

差：体温高，局部及全身症状减轻不明显，脊柱相对不稳，或外观有轻度畸形及脊髓神经损害症状。

第五节　化脓性关节炎

化脓性关节炎，是由化脓性细菌感染引起的关节内感染，儿童发病多见。致病菌多为金黄色葡萄球菌、溶血性链球菌、肺炎双球菌和大肠杆菌等，最常受累的关节部位为膝、髋关节，其次为肘、肩和踝关节。

【诊断依据】

（一）病史

有关节手术、关节外伤、关节火器伤、无菌要求不严格的关节内注射或关节周围软组织感染等病史。

（二）症状与体征

1. 症状　急性发病，全身有寒战、高热，全身不适等表现，受累关节剧痛，并有红、肿、热、痛，患肢关节常处于屈曲位。

2. 体征　局部皮肤灼热，肿胀明显，有压痛；肢体由于肌肉痉挛，关节屈曲畸形位，久之关节可发生关节挛缩，甚至有半脱位或脱位。

（三）辅助检查

1. 实验室检查　白细胞计数增高，血培养为阳性。

2. 穿刺检查　关节穿刺和关节液检查是确诊和选择治疗方法的重要依据。若涂片检查发现大量白细胞、脓细胞和细菌，即可确诊；依发病处于不同阶段，关节液可为浆液性、黏稠浑浊或脓性，若白细胞计数超过 $5 \times 10^9/L$，中性多形核白细胞占90%，即使涂片未找到细菌，或穿刺液培养为阴性，也应高度怀疑化脓性关节炎。

3. X 线检查　早期见关节肿胀、积液，关节间隙增宽；以后关节间隙变窄，软骨下骨质疏松破坏；晚期有增生和硬化，关节间隙消失，发生纤维性或骨性强直，有时尚可见骨骺滑脱或病理性脱位。

4. CT 或 MRI 及超声检查　CT 早期可发现骨关节软骨面和关节间隙变化。MRI

及超声检查图象可更早发现关节腔渗液等异常变化。

【证候分类】

根据病情病程及各年龄组的不同特点可分为急性化脓性关节炎、慢性化脓性关节炎和婴幼儿化脓性关节炎。

【治疗】

（一）非手术治疗

1. 休息与饮食 休息要适当，多吃高热量、高蛋白质饮食。有选择地补充维生素。休息不单纯是体力休息和对某一肢体或关节的制动，还包括减少对疾病的顾虑。

2. 局部制动 局部制动可使病变部位负重减轻，活动减少，既能减轻疼痛，又能防止病变扩散，有利于组织修复，缓解疼痛和肌肉痉挛。制动有石膏固定、牵引、夹板等方法，可根据病情程度及部位分别采用。

（二）**手术治疗**

1. 关节穿刺及冲洗

（1）手术适应证：诊断性穿刺，明确诊断的关节化脓性关节炎属浆液性或纤维蛋白渗出期者。

（2）手术方法

在患关节两侧用 2 个粗针头穿刺，从一侧注入注射生理盐水，由另一侧针头流出，反复冲洗至流出液变为清凉，然后注入选用的抗生素。每 1～2 小时冲洗一次，直至关节液变清、培养阴性、症状及体征消失。也可用套管针穿刺，进入关节腔后拔出针芯，经套管针插入一根直径约 3mm 的塑料管或硅胶管，然后抽出套管并用丝线固定于皮缘，一管作为滴入管，每日滴入抗生素液或无菌生理盐水 2000～3000mL；另一管连接于负压器吸出。

2. 关节切开引流术

（1）手术适应证：经上述治疗后，全身和局部情况如仍不见好转，或关节液已成为稠厚的脓液，应切开引流术。

（2）手术方法：切开关节皮肤、筋膜、关节囊及滑膜进入关节腔，用大量生理盐水冲洗，去除脓液、纤维块和坏死脱落组织，在关节腔内放置 2 根直径 0.8～1.0cm 的硅胶管，置于脓腔底部以利引流，一条作为进液管，即冲洗管，吸引管要比冲洗管粗些。必要时，可用 4 根管（2 根一套）分别作为冲洗、吸引管。切口一期缝合，要达到伤口不漏水。冲洗吸引管放入关节腔后，立即将冲洗管连于盛冲洗液的吊瓶上或密封的生理盐水瓶，将吸引管连于负压吸引器上，调整冲洗液流入速度和吸引力量。此时即开始用抗生素生理盐水冲洗（生理盐水 1000mL 加入庆大霉素 8～16 万单位，或其他高度敏感的抗生素）。术后 12 ～ 24 小时内流入速度应当快些，以后每分钟 50 ～ 60 滴即可，24 小时连续滴注。一般来说，每日冲洗量为 1500 ～ 3000mL 左右，术后前 3 天量可达 5000mL 左右。如果管道不通畅，应注意调整管的位置，加大吸引力，或加压冲洗，用以冲洗吸出管腔内的阻塞物，否则可在无菌条件下用 10 ～ 20mL 的注射器从吸引管口将阻塞物吸出。有效的冲洗标志是：滴入与流出量基本相同，手术切口处无液体渗漏，无明显肿胀，体温下降，疼痛减轻。

手术后 1 ～ 2 天内流出液体为血性液，以后渐变为混浊液体，当患者全身中毒症状明显好转、局部肿胀消退、疼痛减轻时即可停止冲洗。拔管的指征为：患者体温正常，伤口局部无炎症现象，流出的液体清晰透明。拔管前一日停止注入冲洗液，但应继续吸引 1 ～ 2 日，以吸尽伤口内残留的冲洗液，而然后拔管。一般需冲洗 3 ～ 7 天，或达 2 周。拔管后，引流口皮肤一般在 3 ～ 5 天内即可闭合。

（三）药物治疗

1. 中药治疗

（1）内治法

①浆液渗出期

Ⅰ：恶寒发热，肢痛不剧，脉浮数，苔薄白。治以清热解毒。方药选用仙方活命饮加黄连解毒汤或五味消毒饮。

Ⅱ：高热寒战，脉滑数，舌质红，苔黄腻。治则以清营退热。方药选用黄连解毒汤合五味消毒饮，加乳香、没药。

Ⅲ：高热神昏，身出血点，烦躁不安。治则以凉血、清热、开窍。方药选用清热地黄汤合黄连解毒汤。

②纤维蛋白渗出期

Ⅰ：证见高热肢端剧烈疼痛。治则以清热止痛，方药选用五味消毒饮。

Ⅱ：环形胖肿，红热疼痛时，治则以托里止痛，方药选用托里消毒饮。

③脓性渗出期

Ⅰ：溃脓多稠厚，气血充实时，治则以托里排脓，方药选用托里消毒饮。

Ⅱ：溃后脓液清稀，气血虚弱时，治则以补益气血为主，方药选用八珍汤。

（2）外治法

①浆液渗出期：局部清热凉血，外敷冰片散。

②纤维蛋白渗出期：冰片散加桃仁、红花等活血药。

③脓性渗出期：外敷驱痰消痈、拔毒消疽散。

2. 西药治疗　一般应选用广普抗生素，一般采用静脉滴注，高效联合，原则上不局部应用抗生素。选择抗生素的原则是采用最有效的抗生素，通常是通过细菌培养和药物敏感试验筛选出的，有时尚需通过临床验证。一般血源性感染的致病菌以金黄色葡萄球菌最多，外伤性感染以绿脓杆菌最多。

（四）康复治疗

1. 功能锻炼　早期应制动。炎症控制、症状消失后应逐步进行患肢的主、被动功能活动，防止肌肉萎缩，关节僵硬。

2. 物理治疗　康复期可应用按摩活筋，并配合外揉展筋酊，以舒展肌肉，防止萎缩，促进关节功能恢复。

【疗效评定标准】

有效：全身无中毒症状，体温降至正常 2 周以上，局部无红、肿、热、痛等炎症反应，无自觉疼痛及压痛，患肢活动恢复正常，血常规持续 2 周正常，X 线片示关节软骨面无明显破坏，关节间隙恢复正常。

无效：转为慢性感染，全身症状虽明显好转，但关节软骨面有破坏，甚至形成关节畸形或留有关节功能障碍。

第六节　骨结核

骨结核是由结核菌侵入骨或关节而引起的化脓破坏性病变。患病率为 550/10 万。骨与关节结核是肺外结核病中最常见的一种，占结核患者的总数的 5% ～ 10%。骨结核多发于儿童和青少年，大部分患者年龄在 30 岁以下。其中以 10 岁以下儿童占第一位，在 10 岁以下的儿童中，又以 3 ～ 5 岁的学龄前儿童为最多。发病部位多数在负重大、活动多、容易发生劳损的骨和关节，发病率依次为脊柱、膝、髋、肘、踝、腕及手足的短骨干、四肢的长骨干，偶可见于扁骨，如胸骨、肋骨、颅骨等。

【诊断依据】

（一）病史

95% 以上骨与关节结核继发于肺结核。

（二）症状与体征

初期多无明显全身症状，随着病情的发展渐感全身不适，倦怠乏力，食欲减退，体重减轻；继而午后低热，夜间盗汗，心烦，失眠，咽干，口燥，形体日渐消瘦，两颧发红，舌红苔少，脉沉细而数等一系列阴虚火旺征象；后期气血亏虚，可见面色无华、舌淡苔白、头晕目眩、心悸怔忡等。

（三）辅助检查

1. X 线检查

（1）单纯骨结核：骨结核病灶的 X 线征象，主要呈不规则的透光破坏区，其边缘无硬化增密现象，破坏区内有时可见到较小的密度增高影（死骨）。寒性脓肿形成时，在病灶附近出现软组织肿大阴影；如合并感染时，在破坏区周围可以出现明显的骨质硬化和骨膜反应。

骨结核分为松质骨结核和密质骨结核两类，各具一些特有的 X 线征象。

①松质骨结核

Ⅰ松质骨中心型结核：早期病变以溶骨破坏为主，骨增生硬化不明显，X 线表现呈磨砂玻璃样密度增加和骨小梁模糊，继而出现死骨，死骨吸收后出现透光的空洞。

Ⅱ松质骨边缘型结核：早期病变区骨质疏松，继而呈溶骨性破坏，边缘缺损。

②密质骨结核：可见到不同程度的髓腔内溶骨性破坏区和骨膜性新生骨形成。

③干骺端结核：兼有松质骨及密质骨结核的特点，即局部既有死骨形成，又有骨膜新骨增生。

（2）单纯滑膜结核：X 线表现为关节周围软组织肿胀，附近骨骼骨质疏松，关节间隙呈云雾状模糊不清。如关节积液过多，可见关节间隙增宽。在儿童和青少年患者中发展缓慢的滑膜结核，由于慢性充血，增速骨化，两侧对比时，可见患侧骨骺增大，附近骨骼骨质疏松。

（3）全关节结核：X 线表现主要为关节边缘局限性破坏凹迹，或边缘不规则。随后，关节面破坏，关节间隙狭窄或消失，或发生关节脱位。关节附近骨骺萎缩，但无明显增生征象。寒性脓肿形成时，病灶附近有软组织肿胀阴影。

2. CT、MRI 检查

一般病例 X 线足以明确结核诊断和分型，但 CT 显示寒性脓肿较 X 线敏感，MRI 对骨膜下型结核寒性脓肿显示较好。

3. 实验室检查

（1）血常规：红细胞和血色素可能偏低，白细胞计数正常或稍有增多。如合并混合感染，白细胞总数、中性粒细胞均明显上升。

（2）血沉：病变活动期，血沉增快，高出正常的 3～4 倍，甚至 10 倍以上。稳定期或恢复期，血沉多正常。

（3）结核菌素试验：5 岁以下的儿童可试用。阳性则表示已感染过结核病。

（4）细菌学检查：抽取脓液或关节液做结核菌培养。

（5）病理学检查：切取病变组织或肿大的淋巴结做活体检查。

【证候分类】

临床上将骨结核分为三期，即初期、中期（成脓期）和后期（溃后期）。

【治疗】

（一）非手术治疗

1. 休息 休息要适当，除一般情况欠佳、截瘫或椎体不稳定的患者外，一般不严格卧床。休息不单纯是体力休息和对某一肢体或关节的制动，还包括减少对疾病的顾虑。骨与关节结核患者应住在日光充足、空气新鲜和易于调节温度的环境治疗。

2. 营养 多吃高热量、高蛋白质饮食，有选择地补充维生素。如为帮助肠道内脂肪吸收和促进淋巴细胞形成，输送抗体和组织修复，应给维生素 B。在行病灶清除和植骨融合术后，为帮助组织修复和钙化，可给维生素 D 和多种维生素。

3. 局部制动 局部制动使病变部位负重减轻，活动减少，既能减轻疼痛，又能防止病变扩散，有利于组织修复，临床多用于关节结核急剧发展、疼痛和肌肉痉挛比较严重的病例。制动有石膏固定、牵引、夹板等方法，可根据病情程度及部位分别采用。

（二）手术治疗

手术行病灶清除术是治疗骨关节结核的常用术式。骨与关节结核是以进行性破坏为主的病变，病灶里的干酪样物质、死骨和结核杆菌可长期存在。病变静止后，在机体抵抗力下降时仍有复发的可能，尤其破坏严重、有大块死骨及较大寒性脓肿者仅单纯用抗结核药物治疗是不够的，往往需要同时进行病灶清除手术治疗。

1. 目的

（1）清除脓肿、干酪样物质和死骨的同时，可除去隐藏在其中的结核杆菌。

（2）改善和增加原病灶区的血供。

（3）增强局部组织的修复力。

（4）提高原病灶区抗结核药物的浓度。

（5）防止病灶内的毒素吸收。

2. 手术适应证

（1）灶内有较大或较多的死骨，不易自行吸收者。

（2）灶内或其周围有较大脓肿，不易自行吸收者。

（3）流脓窦道经久不愈者。

（4）单纯滑膜结核经非手术治疗无效，单纯骨结核有破入关节的危险，早期全关节结核均应及时手术。

（5）有脊髓压迫症状，需清除病灶同时进行椎管减压者。

3. 手术方法 根据不同部位，选择适当手术治疗，病灶清理。

（三）药物治疗

1. 中药治疗

（1）虚寒痰浊凝聚：治则补养肝肾，温经通络，散寒化痰；方药选阳和汤加减。

（2）寒性脓肿形成未溃：治则扶正托毒；方药用托里排毒汤加减。

（3）阴虚火旺：治则滋肾养阴清热；方药选用六味地黄丸。

（4）气血亏虚：治则补气养血；方药用人参养荣汤加减。

（5）脾胃虚弱：治则健脾益气；方药用四君子汤加减。

2. 西药治疗　主要是抗结核药物治疗。经常使用疗效较好的抗结核药物有异烟肼、利福平、链霉素、对氨基水杨酸、乙胺丁醇、卡那霉素，较少使用的有氨硫脲、硫异烟胺、紫霉素、环丝氨酸、吡嗪酰胺、卷曲霉素等。

（1）联合用药：为避免耐药菌株的产生，多同时使用 2～3 种抗结核药物。对 2 种抗结核药物产生耐药菌株的结核菌是少见的，若有也多半是对其中一种药物产生耐药菌株，而对其中另一种药物不易或很少产生耐药菌株。采用合理的治疗方案治疗骨与关节结核，特别是初治病例，如 3 种抗结核药物联用，则几乎完全不产生耐药性，还可增强疗效。

（2）疗程：由于骨与关节结核的疗程很长，用药时间不宜过短。膝、肘、腕、踝、手、足等中小关节结核可用药 1 年左右，而腕、骶髂、脊柱及大关节结核则需用药 2 年左右。开始治疗和手术治疗前后，给药应适当集中，尽可能每日用药。

（3）短程治疗：短程抗结核治疗是结核病治疗新的里程碑，（强化）治疗阶段可使用 2 种全效杀菌药，延续（巩固）治疗阶段至少用 1 种全效杀菌药，快速杀灭病灶中各种菌群，全疗程为 6～9 月。利福平、异烟肼、吡嗪酰胺和链霉素是短期抗结核的主药。脊柱结核短程治疗的疗程应多于 6 个月。

（四）康复治疗

1. 功能锻炼　视病情指导患者进行适当肢体的功能活动。关节功能差，肌肉僵硬，可适当予以被动活动。

2. 物理治疗　康复期可应用按摩活筋，并配合外揉展筋酊，以舒展肌肉，防止萎缩，促进肢体功能恢复。

【 疗效评定标准 】

痊愈：低烧、盗汗、消瘦等全身中毒症状完全消失，局部疼痛、肿胀也完全消失，窦道愈合，X 线显示破坏骨组织部分或完全修复，血沉降至正常范围。

有效：低烧、盗汗、消瘦等全身中毒症状完全消失，局部疼痛、肿胀也基本或部分消失，窦道无渗出液并在近期愈合；X 线显示破坏骨组织部分或停止发展，血沉下降。

无效：低烧、盗汗、消瘦等全身中毒症状无明显改善，局部疼痛、肿胀未见改变或恶化，窦道畸形流出夹杂干酪样坏死组织的脓性分泌液，X 线显示破坏骨组织恶化，血沉仍高于正常范围。

第七节　脊柱结核

脊柱结核是骨结核中最为常见的一种。在整个脊柱中，以腰椎发病率最高，其次为胸椎，继之为胸腰段和腰骶段，颈椎、颈胸段、骶尾椎较少。脊柱结核的发病率占全身骨关节结核的首位。本病多见于儿童和中青年，40 岁以上比较少见。

【诊断依据】

（一）病史

结核杆菌一旦入侵脊椎，破坏骨质，其初发病灶 99% 在椎体（称"椎体结核"），1% 在椎弓（称"椎弓结核"）。

（二）症状与体征

初期起病缓慢，症状不显，患处仅有隐痛，常不引起重视，继而少气无力，全身倦怠，夜间疼痛明显，脊柱活动障碍，动则疼痛加剧。中期则受累部位逐渐肿起，出现潮热或寒热交作，盗汗、失眠，及至后期，脊柱呈角状后突畸形，有窦道形成，时流稀脓，或夹有豆腐花或干酪样物质，久则管口陷凹，周围皮色暗紫，不易收口。若肌肉萎缩，日渐消瘦，精神萎靡，面色无华，心悸失眠，盗汗日重，午后潮热，口燥咽干，食欲减退，咳嗽痰血，舌红，少苔，脉象细数。

（三）辅助检查

1. X 线检查　颈椎结核 X 线片示生理弧度改变，椎体破坏，椎间狭窄或消失，椎前软组织阴影增厚。胸椎结核 X 线片上可见胸椎后突增加，椎体破坏，椎间狭窄或消失，椎旁阴影增大。腰椎结核 X 线片可见腰大肌阴影增宽，椎体破坏椎间隙变窄或消失骨密度不均。骶尾骨结核 X 线片可见骶尾椎骨破坏或死骨形成。

2. 实验室检查　脊柱结核的活动期，血沉多增快。白细胞计数及分类正常或稍多。常有轻度贫血。混合感染时，则白细胞明显增多。分泌液培养在未经治疗者，结核杆菌阳性率为 70% 左右。

3. 病理检查　常发现典型病变，确诊须靠细菌学和病理学检查。

【证候分类】

在脊柱结核中又以椎体结核为最多（约占 99%），而附件结核则很少见。椎体结核按病灶的原发部位可分为中心型和边缘型两种。儿童的椎体较小，病变多属中心型，且病变进展较快；成人椎体较大，病变进展较慢；10 岁以上的患者边缘型病变较多。

【治疗】

（一）非手术治疗

1. 营养与支持疗法 结核病是一种消耗性疾病，为增加抵抗力和产生抗体，应给予患者可口、易消化、富有蛋白质的饮食。此外，还应选择性地给予足量的维生素，如 B 族维生素、维生素 D 和多种维生素。必要时还可给予少量多次输血，以增强机体抵抗能力。

2. 局部制动

（1）卧木板床休息：休息不单纯是体力休息，减少消耗，很重要的是对椎间关节的制动和避免对病椎的纵向压力，防止增加畸形，这样可以控制病变的发展和减少疼痛。患者应住在日光充足、空气新鲜和温度易于调节的医院或疗养院。在卧床期间，可鼓励不发烧的患者，定时做些力所能及的床上体操，以改善肺功能，增进食欲，促进新陈代谢，减少骨质脱钙和肌肉萎缩。在做床上体操时，患者可仰卧。

（2）牵引：用于颈椎结核患者，用枕颌带或颅骨牵引。牵引的目的在于防止脱位、整复脱位和矫正小关节不稳。枕部放床上，使颈部保持过伸位。对于较长期应用牵引治疗的患者，应预防褥疮，定时翻身，枕下垫棉圈、定时按摩等。

（3）各种固定支架：椎体病变已静止，脊柱也很稳定的患者，如无其他原因，可随意起床活动，不必穿戴任何支架，因长期穿戴支架可造成肌肉的废用性萎缩。如脊柱稳定性尚不足，但经过一段时间的功能锻炼后，脊柱的稳定性可逐渐恢复，可适当应用各种支具支持活动。

（二）手术治疗

1. 病灶清除术

（1）手术适应证

①有明确的寒性脓肿。

②有经久不愈的窦道。

③有明显死骨或空洞存在。

④有脊髓或马尾神经受压征象。

（2）非手术适应证

①合并有肺、肾、脑膜、胸膜、腹膜或肠等活动性结核病的应先采用非手术疗法，等上述脏器病变稳定后，再做椎体结核病灶清除术。

②一般情况不佳的患者，应暂缓手术，因患者对手术耐受力差，愈合能力低，且术后伤口易裂开、渗液，甚至感染，往往使病情更加恶化。

③有严重高血压或其他肺、心、肝、肾疾患的病人，应尽量采用非手术疗法。

④2 岁以下的幼儿和 65 岁以上的老年人应尽量采用非手术疗法。

⑤后凸畸形严重，心肺功能不好的应尽量采用非手术疗法。

（3）手术方法：手术应根据病变部位的局部解剖，采取不同的手术途径。如颈椎结核可采用沿胸锁乳突肌斜切口或锁骨上横切口，沿颈鞘前侧纵行切开颈中层筋膜，进行钝性分离进入；胸椎结核可采用肋骨横突切除侧前方胸膜外病灶清除术，可经胸腔进入，胸腰段脊柱结核可采用胸腰联合途径；胸腰结核可采用经前腹壁倒"八"字切口。

骨膜外途径不管采取何种途径，术前定位要准确。反复搔刮病灶，不遗留死骨。对脊柱结核合并截瘫者可根据部位不同、病灶差异分别选用椎管前方减压、椎管侧前方减压、侧方减压加椎体融合的手术。对合并截瘫患者特别应注意椎体及椎间后部的病灶清除及减压，术中应很好保护脊髓，切勿误伤，甚至轻微振荡均可加重截瘫程度。术后应保持脊柱的稳定性，根据情况选择适当的植骨融合术。

2. 脊柱后路植骨融合术

（1）手术适应证

①椎体病变已静止，不需清除病灶，但脊柱稳定性不足。

②成人病灶清除时，发现脊柱不稳，因某种原因未能做前路植骨的。后路病灶清除术后，脊柱稳定性不够的。

③前路植骨失败或前路植骨不够坚固的。

（2）手术方法：可根据患者情况选用局部麻醉、硬膜外麻醉或全身麻醉。根据患者体质情况，一般不需输血，必要时可给输血 200 ～ 400mL。多采用侧卧位或俯卧位。

①切取髂骨：一般都以髂骨前部作为取植骨材料的部位。儿童取髂骨可在髂骨嵴骨骺下方开窗取骨。取骨后立即将切口分层缝合，将骨块上的软组织去净后，制成火柴棒样骨条，用盐水纱布包好备用，同时可用青霉素粉 80 万单位、链霉素 1g 拌匀再用，或凿成一定形状备用。

②暴露棘突和椎板：患者取侧卧位，切口可沿棘突的上侧与棘突平行切开，切口的上下端应超过要固定的椎板 1 ～ 2 个，切开皮肤、皮下组织后，切开棘上韧带，紧贴棘突切开骨膜，用骨膜起子将骶棘肌从棘上向两侧剥离，并及时用纱布填塞止血。在剥离棘突及椎板时，应用较宽的骨膜剥离器，剥离应紧贴骨膜下进行，逐渐向外推进并及时用纱布填塞止血。待两侧骶棘肌从棘突和椎板上剥离后，用脊柱自动牵开拉钩拉开，即可暴露要暴露的棘突和椎板。

③植骨：在要融合的棘突两侧和椎板上用圆凿或小平凿凿起一些鱼鳞样的小骨瓣。在凿椎板时，只将表层皮质骨掀起即可，切忌凿入椎管内，以免造成椎管内出血，或损伤脊髓。如棘突凸起太高，将其适当剪断，以改进外观，并便于患者仰卧。棘突和椎板的骨粗面凿好后，将准备好的植骨条纵行堆放在要融合的椎板上和棘突两侧，在植骨的中点，即椎体破坏最多之处，要放得多些骨条，以增强融合板的抗折力量，用

粗丝线间断缝合背伸肌筋膜。分层闭合创口。

3. 脊柱前路植骨融合术

（1）手术适应证

①椎体坏死多，脊柱不稳，但椎体病变界限清楚，患者一般情况好，血沉正常或趋向正常。

②病灶清除彻底，留有较大的骨腔。

③已做椎板切除，不便施行后路植骨术的。

（2）手术方法：可选用硬膜外或全身麻醉；可根据病变部位不同采取不同体位，颈段、胸腰段取侧卧位。在病灶清除之后，根据病变部位采用不同的手术方法。

①充填植骨：适用于椎体内有较大空洞，但椎体的前后缘都比较完整，脊柱比较稳定的病例，如空洞不与椎管相通，可将肋骨或髂骨剪成碎片，充填满洞内即可。

②支持植骨：适用于病灶清除后缺损较大，前后缘都不完整，脊柱不稳定的病例。缺损大的可用立柱植骨。在上下两椎体各凿一骨槽，在骨内放置比较坚固的肋骨条数条或髂骨一大块作为支柱，防止病灶清除后缺损较大的椎体相互接近并靠拢。缺损较小的可用"T"形或楔形骨块，夹在两椎体之间。"T"形骨块的横头和楔形骨块的基底部都应放在椎体的前方，防止骨块向后滑动压迫脊髓。"T"形和楔形骨块都可用髂骨制成。

③上盖植骨：将椎体表面凿成骨粗面，再将植骨片跨越骨缺损处，纵行堆放在骨粗面上。本法可单独使用，也可与上法联合使用。

（三）药物治疗

1. 中药治疗

早期：由于寒凝瘀滞，宜养肝肾，补血气，温经通络，散寒化痰，用阳和汤或大防风汤等。

中期：由于病变进展，正气愈损，骨质破坏，治宜扶正脱毒，补气养血，化瘀消肿，用托里散或托里透脓汤等随症加减。

后期：气血两亏，宜培补肝肾，补气养血，用人参养容汤或十全大补汤及先天大造丸。

2. 西药治疗 最重要的是抗结核药物治疗。其治疗原则为联合用药，一般选用2种或2种以上抗药物，特别是对初治病例联合用药几乎不产生耐药性。一般可选用异烟肼、链霉素、利福平等全效杀菌药。成人每日用异烟肼300mg，链霉毒0.75g，利福平0.6g，一次性给药，儿童酌减。以后可根据病情的好转逐渐改为间日用药或每周2次用药。患者如对链霉素过敏或有严重的毒性反应，可停用链霉素，改用吡嗪酰胺或乙胺丁醇，疗程为2年左右。

（四）康复治疗

1. 功能锻炼　卧床期间注意肢体各关节的功能活动和肌肉的主动收缩活动，视病情指导患者进行适当的肢体功能活动。关节功能差，肌肉僵硬，可适当予以被动活动。植骨融合愈合良好需 3 ～ 6 个月，拍片显示愈合可扶双拐逐渐下地行走。

2. 物理治疗　康复期可应用按摩活筋，并配合外揉展筋酊，以舒展肌肉，防止萎缩，促进肢体功能恢复。

【疗效评定标准】

（一）评定条件

1. 全身症状良好，食欲尚佳，体温、血沉正常。

2. 局部肿痛消失，无脓肿、窦道，无神经受累症状。

3. X 线检查病变部位无死骨，骨质清晰，破坏区缩小或消失，局部骨密度恢复正常，植骨块与上下椎体骨性融合。

4. 下床活动 1 年或参加工作仍保持前三项条件。

（二）评定标准

优：具备以上四个条件。

良：具备以上前两个条件，下床活动不足半年或未恢复工作；慢性颈肩腰背痛。

差：脊柱不稳，疼痛未改善；脓肿或窦道形成；神经损害无改变；X 线片示骨质破坏无好转；植骨坏死不融合。

第八节　肩关节结核

肩关节结核是由结核菌侵入肩关节而引起的化脓破坏性病变。肩关节结核的发病率较低，据报告仅占全身骨关节结核的 1% 左右。本病多见于青壮年，以 20 ～ 30 岁者患本病较多。性别差异不大，男性略多于女性。

【诊断依据】

（一）病史

肩关节结核初发病灶多数在肱骨头，其次在滑膜，少数在肩胛盂和大结节。患侧肩关节常有较长时间酸痛史，如不注意，病变继续发展，则疼痛加重。

（二）症状与体征

初期：关节外形、症状并不明显，局部不红不热，亦无肿胀，仅觉患处隐隐酸痛，劳累后加重，休息后减轻。继而关节运动受限，不能上举和外旋，穿脱衣均感不便。肩部肌肉呈进行性萎缩。

中期：关节破坏加重，疼痛和功能障碍更加明显，因关节破坏所产生的脓腐穿破关节囊，流注于腋窝下或肩后方、三角肌前缘或肩胛下缘，形成不易破溃的寒性脓肿。

后期：寒性脓肿穿破皮肤外溃，形成窦道时流清稀脓液或夹有豆腐花样腐败物，久不收口，由于关节囊的破坏、肌肉的萎缩和上肢的重力作用，使肱骨头向下脱位，出现"方肩"畸形。

（三）辅助检查

1. X线表现　早期可见肱骨头骨质疏松、萎缩，中后期可见肱骨头类圆形骨吸收及破坏区，或肱骨头上局限性骨缺损，关节面粗糙关节间隙狭窄，少数可在关节附近有软组织肿大阴影，并在其中心钙化。

2. 实验室检查　可见血沉加快。

【证候分类】

临床上将肩关节结核分为三期，即初期、中期（成脓期）和后期（溃后期）。

【治疗】

（一）非手术治疗

1. 休息　适当休息，住在日光充足、空气新鲜和易于调节温度的环境治疗。

2. 营养　多吃高热量、高蛋白质饮食。有选择地补充维生素。在行病灶清除术后，为帮助组织修复和钙化，可给予维生素D和多种维生素。

3. 局部制动　局部制动使肩关节活动减少，既能减轻疼痛，又能防止病变扩散，有利于组织修复。制动可以用石膏固定、夹板等方法。

（二）手术治疗

1. 单纯滑膜结核　非手术疗法无效的可采用滑膜切除术，取肩关节前方切口，切开关节囊，脱出肱骨头后，彻底切除病变的滑膜组织，用生理盐水彻底冲洗干净后，局部放入链霉素1g，异烟肼200mg，逐层缝合。术后将患肢用三角巾悬吊，3周后练习上肢悬垂划圈和手指抓墙运动，以促进肩关节功能的恢复。

2. 单纯骨结核　单纯骨结核，抗结核药物应用3～4周后，应及时采取手术治疗，彻底清除病灶，防止病变蔓延扩大。其目的是为避免累及关节。

（1）肱骨大结节结核病灶清除术：采用肩前大结节内侧弧形切口，其切口以三角肌和胸大肌联合处为标志，先切开皮肤及皮下组织，然后暴露三角肌前缘的头静脉，将部分三角肌纤维和头静脉向内侧牵拉，然后沿锁骨向外横形切断三角肌锁骨的止部，并向外掀开，暴露出肱二头肌长头腱和大结节。切开覆盖大结节的组织和骨膜，并在骨膜下剥离，然后寻找病灶。病变部位往往骨膜较肥厚，不易被推开，局部有炎症粘连，有的还可有瘘孔。当找到骨病灶的瘘孔后，应根据范围大小，先用圆骨凿将骨瘘孔扩大，充分暴露病灶，将病灶内的脓液、肉芽组织、干酪样坏死物质及死骨彻底清除，用生理盐水反复冲洗骨腔，局部放入链霉素 1g，异烟肼 200mg。若有混合感染时可放入青霉素 80 万单位。缝合切断的三角肌，再将创口逐层缝合。术后患肢用外展支架固定或三角巾悬吊。3 周后开始锻炼肩关节活动。

（2）肱骨头结核病灶清除：其手术入路及病灶显露同肱骨大结节结核病灶清除术。在寻找参考骨结核离肩胛下肌腱抵止部 1cm 处将该腱纵形切断，必要时再将部分冈上肌腱也用同法切断，即可露出前方关节囊。纵形切开关节囊的纤维层和滑膜层，则露出肱骨头和肩胛盂的前缘。

沿结节间沟的走行方向将覆盖的纤维层切开，检查肱二肌长头腱是否完整。如该腱已被破坏则应将被破坏的部分切除，再将远端缝合在喙突上或肱二头肌短头腱上。结节间沟内常有比较小而隐蔽的骨空洞，其中充满干酪样物质或肉芽组织，应将其彻底刮除。把结节间沟内的病变清理完毕后，再转向关节本身。如关节囊已饱满膨隆，先将关节腔内脓液吸出，然后沿肩关节盂前缘切开关节囊，必要时沿关节盂的远近两端扩大切口，充分显露关节腔的病变，将水肿、增厚的前方关节囊及滑膜切除。屈曲患侧肘关节到 90°，再将患臂内收、外旋，使肱骨头向前方脱出。肱骨头脱出后，应仔细检查肱骨头和肩胛盂软骨面是否完整。破坏的软骨面应彻底切除，肱骨头和肩胛盂的骨性空洞也应彻底刮除干净，同时也应将肩关节后方滑膜切除干净。

病灶清除完毕后，用生理盐水反复冲洗干净，放入抗结核药物，有混合感染时放入青霉素 80 万单位，然后使肱骨头复位，分层缝合切口。术后 2 周拆线，用三角巾悬吊患肢，3 周后做患肩功能锻炼。

（3）肩关节融合术：切除病灶和软骨面后，用 3 根骨圆针将肩关节临时固定在外展 30°～ 45°，前屈 30°和外旋 25°的功能位置，使肱骨头与肩胛盂紧密接触。为了使关节容易融合，应同时植骨。术后 3 周拔除骨圆针，上肩人字形石膏固定 3 ～ 4 个月。

肩关节在功能位上融合后，因肩胸关节的代偿活动，术后患肢仍可外展、前屈到 90°，一般不致造成工作和生活上的困难，且患肢有力，患肩不痛，但融合后旋转运动几乎完全丧失。

（4）外展截骨术：经长期非手术治疗，局部病变治愈，关节在内收位强直，患肢不能外展，工作生活不便者，可做肱骨头下外展截骨术。

截骨后的角度设计，应使截骨后的肱冈角达 110°左右，前屈角 30°左右，外旋 25°左右。未成年患者可酌情增加外展角度。

切口可用前述的肩关节前方切口。暴露肱骨上端后，用锐骨凿将肱骨上端在外科颈下方约 2cm 外截断，或切除基底向前、向外的楔形骨块。将肱骨放在预先设计好的位置后，再用一预先弯成适当角的 4 孔或 6 孔钢板固定。为了促进截骨部的愈合，可用切除的楔形骨块在截骨处周围植骨。

（三）药物治疗

1. 中药治疗　参考"骨结核"。

2. 西药治疗　经常使用、疗效较好的抗结核药物有异烟肼、利福平、链霉素、对氨基水杨酸、乙胺丁醇、卡那霉素，用药时间不宜过短，可用药 1 年半左右。开始治疗和手术治疗前后，给药应适当集中，尽可能每日用药。

（四）康复治疗

1. 功能锻炼　患肢用三角巾兜托或用塑形托将患肩托扶在前屈、肘屈位制动，尽量减少干扰患侧肩关节。病灶稳定后或经病灶清除术后 3 周，即可做上肢悬垂画圈和手指爬墙运动，以促进功能恢复。视病情指导患者进行适当的肢体功能活动。关节功能差，肌肉僵硬，可适当予以被动活动，局部按摩。

2. 物理治疗　康复期可应用按摩活筋，并配合外揉展筋酊，以舒展肌肉，防止萎缩，促进肢体功能恢复。

【疗效评定标准】

1. 痊愈　临床症状消失，活动负重无疼痛感，关节肌肉复常，随访 1 年以上无复发。

2. 显效　临床症状基本消失，只在负重过度或用力不当时隐隐作痛。

3. 好转　经内服、外敷后肿痛减轻，活动受限有所改善。

4. 无效　临床症状无明显改善，活动受限明显。

附：肩关节功能 **Neer** 评定系统（表 7-1）

表 7-1　肩关节功能 Neer 评定系统

内容	评分
疼痛	35
功能	30
活动	25
解剖	10

评定标准：优秀：90～100 分；满意：80～89 分；不满意：70～79 分；失败＜70 分。

第九节　肘关节结核

肘关节结核为由结核菌侵入肘关节而引起的化脓破坏性病变。肘关节结核比较常见，在上肢三大关节中居首位。患者以青壮年最多，其中 20～30 岁发病的约占 1/3 以上。

【诊断依据】

（一）病史

本病起病缓慢，早期症状轻微，可有肘关节肿胀且逐渐加重，无明显疼痛，但关节活动受限。初发病灶，成人多在骨端，儿童多在滑膜，最终均可发展为全关节结核。

（二）症状与体征

初期：主要是患肘隐隐酸痛和活动不利，劳累后症状加重，休息后减轻。单纯滑膜结核，关节活动障碍不明显。如病灶在鹰嘴则压痛局限于鹰嘴处，且有轻度肿胀，但不红不热；如病变在肱骨内外侧髁，则压痛局限在肘部内侧或外侧。单纯滑膜结核关节伸屈功能受限，活动痛较明显，关节周围轻度肿胀。

中期：此期患肘呈半屈曲位，伸屈障碍活动受限，疼痛明显。由于患肢上臂和前臂肌肉萎缩，肘关节呈梭形肿胀，渐至寒性脓肿形成，附近及腋窝淋巴结可肿大，甚至可出现全身虚弱或阴虚火旺的征象。

后期：此期由于寒性脓肿破溃，且易合并混合感染，形成数个窦道，经久不愈。因关节结构破坏，可继发关节脱位。当病灶趋向愈合时，肘关节逐渐发生纤维强直或骨性强直。

（三）辅助检查

X线表现：早期，单纯骨结核可见尺骨鹰嘴、冠状突或肱骨外髁、内髁破坏；单纯滑膜结核可见骨质疏松及关节间隙模糊。中晚期则见关节间隙狭窄，各关节面模糊不清。

【证候分类】

临床上将肘关节结核亦分为三期，即初期、中期（成脓期）和后期（溃后期）。

【治疗】

（一）非手术治疗

1. 休息　休息要适当，在日光充足、空气新鲜和易于调节温度的环境治疗。

2. 营养　多吃高热量、高蛋白质饮食，有选择地补充维生素。

3. 局部制动　局部制动使病变部位活动减少，既能减轻疼痛，又能防止病变扩散，有利于组织修复。临床多用石膏、夹板固定等方法。

（二）手术治疗

1. 肘关节滑膜结核的治疗——滑膜切除术

肘关节滑膜切除术可在臂丛或全身麻醉下进行，取仰卧位，患臂放在胸前，术中用止血带。采用肘后"S"形切口入路充分暴露肘关节后，将关节后方和前方的滑膜组织彻底切除，尽量剪除或刮除围绕桡骨头或上桡尺关节的滑膜组织。将创口冲洗干净并放入抗结核药物，将尺桡骨复位后，缝合肱三头肌腱。将尺神经移植到肘关节前方的皮下，分层缝合切口。

术后用石膏托将肘关节固定在90°屈曲位。术后2周拆线，术后3周开始肘关节功能锻炼。

2. 单纯骨结核的治疗　没有死骨的中心型和边缘型结核，尚无侵入关节趋势的可采用非手术疗法。治疗后不见好转或反而加重的病例，应及时采用病灶清除术治疗。对于有明显死骨或病变有侵入关节趋势的都应及时进行手术治疗，以防止向关节内扩散。

（1）尺骨鹰嘴结核病灶清除术

①适应证：单发的中心型和边缘型尺骨鹰嘴结核，有侵犯肘关节趋势者，应早期施行病灶清除术。

②手术方法：手术在臂丛麻醉下进行，患者仰卧位，患肢放在胸前。术中使用止血带。取鹰嘴后侧中线切口，沿切口方向切开皮下组织、肱三头肌腱膜和骨膜，自骨膜下向两侧剥离。根据X线照片显示的病变部位及鹰嘴部的病理变化寻找病灶。往往在病变部位可发现局部炎症反应引起的软组织粘连和骨膜增厚。当病灶显露后用圆凿凿一骨窗，并用刮匙将结核性肉芽组织、脓液、干酪样物质、死骨和其他坏死组织彻底清除，直至显露出正常骨质。放松止血带，压迫止血，用生理盐水冲洗骨腔和伤口，将链霉素1g、异烟肼200mg放入已清除的病灶内。逐层缝合伤口。用石膏将肘关节固定于功能位，3周后除去石膏功能锻炼。术后继续全身应用抗结核药物。

（2）肱骨内髁结核病灶清除术

①适应证：肱骨内髁单纯骨结核，有向关节侵犯趋势者。

②手术方法：仰卧位，患肩外展、外旋各90°，平放于小桌上。术中使用止血带。以肱骨内上髁为中心做纵形皮肤切口，切开皮下组织后将皮肤向两侧游离，在尺神经沟部位解剖出尺神经并加以保护，分开肱三头肌腱和肱肌。切口不可进入肘关节腔。显露出病灶后用骨凿凿开病灶并彻底将病灶内结核样物质清除，其他方法同尺骨鹰嘴病灶清除术。

（3）肱骨外髁结核病灶清除术：患者仰卧位，患肢屈曲位放在胸前。手术使用气囊止血带。沿肱骨外上髁纵行切开皮肤和皮下组织，自肱桡肌、桡侧腕伸肌和肱三头肌之间分开。此时应注意切口位置不可过于向近侧延长，以免损伤桡神经。为安全起见也可将桡神经解剖游离加以保护。显露及清除病灶同肱骨内髁结核病清除术。

3. 早期全肘关节结构的手术治疗——病灶清除术

（1）适应证：早期全肘关节结核在全身抗结核药物应用2～3周之后，血沉接近正常，无手术禁忌证，应及早采用病灶清除疗法，以最大限度地保留肘关节功能。

（2）手术方法：肘关节结核病灶清除术的麻醉、体位、手术切口及病灶显露与肘关节滑膜切除术相同。

肘关节完全显露后，为彻底清除关节内病变，需将肘关节脱位，然后清除肘关节腔的脓液、结核性肉芽组织、肥厚的滑膜、干酪样坏死物质。同时，还应将关节软骨下潜在的结核病灶彻底清除，已经浮动的关节软骨也一并切除。切除肱骨下端、尺骨鹰嘴、桡骨小头、关节软骨面的血管翳及其他病理组织。必要时可将桡骨小头自颈部切除。

放松止血带，彻底止血，冲洗伤口，将链霉素 1g、异烟肼 200mg 放入肘关节内，使关节复位，分层缝合伤口。石膏托固定肘关节于功能位，3 周后除去外固定，练习肘关节伸屈功能。

4. 晚期全关节结核的治疗　　肘关节结核病灶清除和关节切除术。

肱骨下端和尺骨上端总的切除范围应在 2 ～ 4cm 之内，切除不应少于 2cm，少于 2cm 则术后骨端靠拢太紧，关节活动不好；也不应多于 4cm，切除太多会使骨端距离远，且肱骨下端切除过多会影响伸、屈肌总腱的附着，以致术后关节松弛，极不稳定，前臂和手甚至可做链枷样摇摆。

先用锯在肱骨髁部预定线上，与肘关节面平行，锯断肱骨下段，然后在尺骨预定切线上，横形锯断尺骨上端，用线锯切断桡骨头，并取出桡骨头。然后用咬骨钳咬除部分肱骨内、外髁之间的骨质，使肱骨下端呈分叉状，使其恰能容纳切除后的尺骨上端。对尺骨鹰嘴做"L"形切除。

放松止血带，彻底止血，冲洗伤口，放入链霉素 1g，异烟肼 200mg，分层缝合伤口。长臂石膏托固定肘关节在 100° 位置。术后 3 周去除外固定，进行肘关节伸屈功能练习。术后继续全身抗结核治疗。

5. 肘关节结核后遗症的治疗

（1）肘关节成形术

①适应证：肘关节结核已治愈，但发生骨性或纤维性强直，工作与生活不便，具有下列条件者可考虑做肘关节成形术：Ⅰ青壮年患者，强烈希望做活动关节，不怕痛苦，肯于锻炼；Ⅱ工作上不需要强大臂力；Ⅲ局部条件好，瘢痕较少；Ⅳ肱二、三头肌肌力较好。

②手术方法：关节成形术的做法和切除术相似，骨端切除范围和切除术相同。一般地讲，在伸直位强直的应多切除一些骨质，才能适应缩短的肱三头肌腱，并使骨端保留足够的间隙。

骨端间的隔离物以往应用阔筋膜，近几年随显微外科的发展有改用带血管蒂的筋膜垫效果满意。阔筋膜的大小以覆盖肱骨下端为准，使阔筋膜光滑面面向关节，将阔筋膜缝合在肱骨下端的骨膜上。亦有趋向不用任何隔离物，而用克氏针交叉固定，保留间隙的效果亦可。

（2）关节融合术：对某些必须参加劳动的成年患者，为了恢复肘关节的稳定和力量，可做关节融合术。关节融合术的方法有植骨片融合法和钢板融合法。

（三）药物治疗

1. 中药治疗　参考"骨结核"。

2. 西药治疗　经常使用、疗效较好的抗结核药物有异烟肼、利福平、链霉素、对氨基水杨酸、乙胺丁醇、卡那霉素。用药时间不宜过短，可用药 1 年左右。

（四）康复治疗

1. 功能锻炼　视病情指导患者进行适当的肢体功能活动。关节功能差，肌肉僵硬，可适当予以被动活动，局部按摩。

2. 物理治疗　康复期可应用按摩活筋，并配合外揉展筋酊，以舒展肌肉，防止萎缩，促进肢体功能恢复。

【疗效评定标准】

痊愈：临床症状消失，活动负重无疼痛感，关节肌肉复常，随访 1 年以上无复发。

显效：临床症状基本消失，只在负重过度或用力不当时隐隐作痛。

好转：经内服、外敷后肿痛减轻，活动受限有所改善。

无效：症状加重，结核病变复发。

第十节　腕关节结核

腕关节结核为由结核菌侵入腕关节而引起的化脓破坏性病变。腕关节结核比较常见，占全身骨关节结核的 3% 左右，在上肢三大关节中占第二位。患者多见于 20 ～ 30 岁的成年人，10 岁以下小儿患者很少见，男性患者多于女性。

【诊断依据】

（一）病史

初起轻微，随着病变的发展疼痛逐渐加重，病变多从桡骨下端、头状骨和钩状骨开始侵及关节。

（二）症状与体征

初期：患腕微微疼痛，轻度肿胀，关节僵硬不适，活动后症状加重，休息后减轻，病变呈缓慢而渐进性加重。

中期：肿胀明显，但皮色不变，疼痛加重，压痛明显活动功能受限，渐至患腕背侧出现寒性脓肿。

后期：寒性脓肿穿破皮肤形成窦道，关节活动明显障碍。关节破坏严重的可产生腕下垂及尺偏畸形、关节强直。

（三）辅助检查

1. X线检查　主要表现为软组织肿胀、骨质疏松的同时，可见到一至数个腕骨或桡骨下端关节面破坏，边缘模糊或不规则，间隙宽窄不一。

2. 实验室检查　可见血沉加快。

【证候分类】

临床上将腕关节结核分为三期，即初期、中期（成脓期）和后期（溃后期）。

【治疗】

（一）非手术治疗

1. 休息　休息要适当，在日光充足、空气新鲜和易于调节温度的环境治疗。

2. 营养　多吃高热量、高蛋白质饮食，有选择地补充维生素。

3. 局部制动　局部制动使病变部位活动减少，既能减轻疼痛，又能防止病变扩散，有利于组织修复，临床多用石膏、夹板等固定方法。

（二）手术治疗

非手术疗法无效和全腕关节结核可考虑手术治疗。由于腕关节背侧伸肌腱比较分散，又没有重要的血管神经，所以手术显露以背侧入路为佳。

1. 腕关节结核病灶清除术

①手术适应证

②保守治疗无效的单纯滑膜结核及桡骨远端骨结核。

③早期全腕关节结核。

④小儿晚期全腕关节结核。

（2）手术方法

①体位：患者取仰卧位，患肢外展放在手术侧台上，应用气囊止血带。

②切口与显露：以腕关节为中心，在背侧做"S"形切口。切开皮下组织后向两侧稍做游离，显露出腕背侧韧带并纵行切开。分别将桡侧腕伸肌腱和拇长伸肌腱牵向桡侧、伸指总肌腱牵向尺侧，显露腕关节。

③病灶清除：横形切开关节囊，显露病灶。滑膜结核者将背侧滑膜切除，并清除全部结核样物质。如系桡骨下端局限性结核病灶，则在桡骨下端背侧纵行切开，骨膜下剥离，显露病灶后予以清除。全腕关节结核病灶多已穿破软骨或骨质，此时，用鹅眉凿将破口扩大，清除骨腔内的结核病灶。切除已经破坏的软骨，同时应清除关节腔内的脓液、肉芽组织、干酪样坏死物。腕关节结构复杂，某些小的病灶比较隐蔽，应

仔细认真检查，将这些病灶清除。用生理盐水反复冲洗创口，然后放入链霉素 1g，异烟肼 200mg，逐层缝合伤口。

④术后处理：用石膏托固定腕关节于功能位，3 周后拆除固定，功能练习。

2. 腕关节结核病灶清除关节融合术

（1）手术适应证：适用于成人的晚期全腕关节结核。

（2）手术方法

①体位、切口显露：同腕关节结核病灶清除术。

②病灶清除：于桡骨远端横形切开关节囊，显露腕骨和桡骨远端。吸出关节内的脓液后，切除桡骨远端关节面软骨以及增厚的滑膜，并彻底清除腕关节病灶，对破坏严重的腕骨应予以切除。之后向远端显露腕骨及第三掌骨基底部，采用桡骨背侧滑移骨板或切取髂骨瓣移植进行关节融合。用生理盐水冲洗伤口，止血，放入链霉素 1g，异烟肼 200mg，分层缝合切口。

③术后处理：长臂管形石膏固定屈肘 90°、腕关节背伸 20°、前臂中立位和拇指对掌位 6 ～ 8 周。

（三）药物治疗

1. 中药治疗　参考"骨结核"。

2. 西药治疗　经常使用、疗效较好的抗结核药物有异烟肼、利福平、链霉素、对氨基水杨酸、乙胺丁醇、卡那霉素。用药时间不宜过短，可用药 1 年左右，开始治疗和手术治疗前后，给药应适当集中，尽可能每日用药。

（四）康复治疗

1. 功能锻炼　视病情指导患者进行适当的肢体功能活动。关节功能差，肌肉僵硬，可适当予以被动活动，局部按摩。

2. 物理治疗　康复期可应用按摩活筋，并配合外揉展筋酊，以舒展肌肉，防止萎缩，促进肢体功能恢复。

【疗效评定标准】

优：腕关节活动范围接近正常，无痛，X 线表现无死骨、空洞形成。

良：腕关节活动范围接近正常，长时间活动后腕关节出现不适，X 线表现无死骨、空洞形成。

差：腕关节活动明显受限，肿胀、疼痛，X 线可见病骨或死骨形成。

第十一节　骶髂关节结核

骶髂关节结核临床较为少见，占全身骨关节结核的 2% ～ 4%，多数来自原发于骶骨或髂骨的骨型结核，部分继发于滑膜结核。本病多见于 20 ～ 40 岁的青壮年，女性多于男性，男女比例 1 ：2。常单侧发病，也可双侧发病，两侧发病无明显差异。

【诊断依据】

（一）病史

本病进展缓慢，病程较长，最长有达 15 年的，多数为 1 ～ 2 年；无其他部位的结核时，全身状况较好。

（二）症状与体征

早期局部症状不典型，仅有轻度臀部疼痛不适伴下腰痛，定位不明确，坐立过久或登高时疼痛加重；病变突破关节囊后，脓液外溢，关节内压力减少而疼痛减轻；少数患者有坐骨神经放射性疼痛而跛行，患侧肌紧张和按压酸痛感，有时可伴有脊柱轻度侧弯。晚期多有冷脓肿形成，多于臀部、腹股沟或会阴部触及波动感，甚至脓肿溃破形成瘘管；若关节发生纤维性或骨性强直，疼痛则完全消失。

（三）辅助检查

1. X 线检查　为首选的影像学检查手段。常规拍摄骨盆平片及双侧倾斜 10°～ 45° 骶髂关节正位片。早期可见关节面模糊、糜烂和间隙增宽，合并骨质破坏者多发生在骶髂关节前下方 1/3 ～ 2/3，多以髂骨侧破坏较明显，破坏区局限，呈圆形或椭圆形；晚期发生纤维强直或骨性强直则关节间隙狭窄或消失，骨破坏区可有条块状不规则或细颗粒状高密度影，边缘增生硬化，出现窦道者可见条状或串球状钙化影。

2. CT 检查能　早期显示滑膜增厚及周围较小的圆形或椭圆形骨质破坏，小的骨脓肿、死骨、囊性变及骨硬化，双侧对比能显示轻微增宽的关节间隙，提高早期诊断率，并可了解骶髂关节的破坏程度、冷脓肿的大小、形态，与周围组织毗邻关系及有无窦道等，以确定手术入路。

3. MRI 检查　可以在炎性浸润阶段显示出异常信号，具有早期诊断的价值。

【证候分类】

临床上将骶髂关节结核亦分为三期，即初期、中期（成脓期）和后期（溃后期）。

【治疗】

（一）非手术治疗

无明显死骨及脓肿者，可采用非手术治疗。

1. 休息　休息要适当，在日光充足、空气新鲜和易于调节温度的环境治疗。

2. 营养　多吃高热量、高蛋白质饮食，有选择地补充维生素。

3. 局部制动　局部疼痛严重者应卧床休息，同时可下肢皮牵引以制动，减轻疼痛，并制止病变的进一步发展。

（二）**手术治疗**

病灶内有较大死骨、脓肿及窦道或瘘管经久不愈者可行病灶清除术。如无混合感染则可同时做关节融合术。手术入路有前后两种途径，根据病灶部位决定入路。脓肿或窦道在后方及前后方均有脓肿而后方较大者，采用后方入路；病灶局限于骶骨，且脓肿局限于骶前者，采用前方入路；臀部和骶前均有较大脓肿或瘘管者，可前后入路同期手术和前后分期手术，通常先行前路手术，术后 4 ～ 6 周再行后路手术。

1. 后方入路手术 连续硬膜外麻醉或全身麻醉，取侧卧位。取骶髂关节后方弧形切口，依次切开各层组织，于髂嵴后部将臀大肌内上部及臀中肌后部进行骨膜下剥离，臀大肌深层如有脓肿，脓液即流出。有时髂骨翼后方有穿破孔通前方骶髂关节病灶，可按蝶形凿开骨质扩大洞口，清理病灶；如髂骨翼后方骨质完整，可凿骨窗进入病灶；如髂前窝处有脓肿，可挤压腹部使前方脓液流出。清除脓肿，刮除死骨、肉芽组织及干酪样坏死物质等，生理盐水加压冲洗，修整关节面，自附近髂骨嵴取松质骨充填空腔，再将骨瓣翻回嵌入原处。如在切开前已知道臀大肌下并无脓肿，则不从髂骨翻开，而是做成带臀大肌蒂的髂骨瓣，将其翻向髂骨外侧，清除病灶后，修整关节边缘和髂骨瓣，将该骨瓣植入骶髂关节内。术后卧床 2 ～ 3 个月。

2. 前方入路手术 连续硬膜外麻醉或全身麻醉。患者仰卧位，取腹股沟切口，依次切开各层组织，如为髂腰肌之间脓肿或腰大肌内脓肿，切开脓肿之前应先将其内下方的股神经显露，并向内牵开，切开骶髂关节前方韧带进入病灶，即可清除病灶。骶髂关节下方搔刮病灶时不可超出关节外至坐骨大孔，以免损伤臀上动静脉。病灶清除干净后，骨质缺损较多者，在同一切口取髂骨块嵌入植骨。植骨前彻底冲洗，并放入链霉素 1g。术后处理同前。

3. 前后方入路同时手术 患者先取侧卧位，先按后方入路，翻开骨瓣，清除后方病灶，关节内植骨；然后将体位改为仰卧位，再经前方入路，清除前方髂窝内脓肿和关节内残留病灶。骶髂关节结核前后方病灶一次性彻底清除，关节内植骨有利于达到良好的骨性愈合。

（三）**药物治疗**

1. 中药治疗 参考"骨结核"。

2. 西药治疗 经常使用、疗效较好的抗结核药物有异烟肼、利福平、链霉素、对氨基水杨酸、乙胺丁醇、卡那霉素。用药时间不宜过短，可用药 1 年左右，开始治疗和手术治疗前后，给药应适当集中，尽可能每日用药。

（四）**康复治疗**

1. 功能锻炼 视病情指导患者进行适当肢体的功能活动。关节功能差，肌肉僵硬，可适当予以被动活动，局部按摩。

2. 物理治疗　康复期可应用按摩活筋，并配合外揉展筋酊，以舒展肌肉，防止萎缩，促进肢体功能恢复。

【疗效评定标准】

痊愈：低烧、盗汗、消瘦等全身中毒症状完全消失，无臀部或下腰部疼痛不适感，窦道愈合，X 线显示破坏骨组织部分或完全修复，血沉正常，随访 1 年以上无复发。

有效：低烧、盗汗、消瘦等全身中毒症状基本消失，臀部或下腰部疼痛基本消失，窦道无渗出液并在近期愈合，X 线显示骨组织破坏部分或完全停止发展，血沉下降。

好转：低烧、盗汗、消瘦等全身中毒症状有所改善，臀部或下腰部仍有疼痛不适感，X 线显示骨组织破坏持续存在，血沉高于正常范围。

无效：低烧、盗汗、消瘦等全身中毒症状无明显改善，臀部或下腰部疼痛未见改变或恶化，窦道畸形流出夹杂干酪样坏死组织的脓性分泌液，X 线显示骨组织破坏恶化，血沉仍高于正常范围。

第十二节　髋关节结核

髋关节结核是由结核菌侵入髋关节而引起的化脓破坏性病变。在全身骨关节结核病中，仅次于脊柱结核而居第二位。儿童时期发病率显著增加，且在 4～7 岁时其发病曲线为最高。男性多见，男女之比为 2.5：1。一般为单侧，个别的为双侧同时发病，髋关节、同侧骶髂关节、下腰段椎体同时患病者较少见。

【诊断依据】

（一）病史

早期无明显症状，进一步发展可出现局部疼痛，活动受限，功能障碍，关节强直。

（二）症状与体征

患者常感低热、食欲不振、体重日渐消瘦、眠差、盗汗、脉象细数等。

初期：出现关节肿胀，不红不热，微痛不适，伸屈受限，活动后加重，休息后减轻。

中期：出现髋关节的弥漫性肿胀，活动后更甚，穿刺可抽到黄色浑浊的液体，关节上下肌肉萎缩，关节屈曲畸形，压痛、疼痛逐渐明显，伸屈功能受限。

后期：出现患侧髋关节屈曲挛缩畸形，伸屈功能丧失，患髋关节周围冷脓肿破溃，窦道形成，并容易合并感染。

（三）辅助检查

X 线检查：早期可发现患侧髋关节囊肿胀，髂骨、股骨上段骨质疏松，骨小梁变细，骨质变薄，关节间隙增宽；中期可见髋臼及股骨头的外上方及临近髋骨破坏；后期可见股骨头、颈、髋臼进一步破坏，或伴有半脱位或全脱位。

【证候分类】

临床上将髋关节结核分为三期，即初期、中期（成脓期）和后期（溃后期）。

【治疗】

（一）非手术治疗

1. 休息　休息要适当，在日光充足、空气新鲜和易于调节温度的环境治疗。

2. 营养　多吃高热量、高蛋白质饮食，有选择地补充维生素。必要时还可给予少量多次输血，以增强机体抵抗能力。

3. 局部制动　局部制动使病变部位活动减少，既能减轻疼痛，又能防止病变扩散，有利于组织修复，临床多用牵引等固定方法。在固定期间每日可解下牵引 1 ～ 2 次，适当活动髋关节，以减轻关节粘连、肌肉萎缩和骨质疏松。髋关节肿痛减轻后即可停止局部制动。

（二）手术治疗

1. 单纯滑膜结核的手术治疗——滑膜切除术

（1）适应证：用于经非手术治疗效果不佳的单纯性滑膜结核病例。

（2）手术方法：根据局部解剖特点，髋关节前方滑膜组织多，所以多采用髋前方入路，即 Smith-petersen 氏手术入路。因手术视野较深，出血多，术前需备血 300 ～ 600mL。

患者在麻醉下取仰卧位，于术侧臀部垫软枕，使患者背部与手术台面成 15°左右的角度。按照常规前外侧入路进入髋关节。十字或 T 字形切开关节囊，可见稀薄的脓汁或混浊的关节液外溢。切除前侧关节囊纤维层和滑膜组织，自髋臼及股骨头间以弯剪剪断圆韧带，应注意勿损伤髋臼及股骨头的软骨面。在避免用暴力的情况下将患肢屈曲、外展并尽量外旋，使股骨头脱出。如股骨头脱出有困难，可以扩大关节囊切口或以骨膜剥离器帮助向外撬拔股骨头协助脱位。

股骨头脱位后，仔细检查股骨头和髋臼软骨面是否完整，有否软骨下骨病灶。如局部软骨面光泽消失、变薄变软而且压缩，其下方就可能有隐藏的骨病灶，可一并清除。单纯滑膜结核时，软骨面和软骨下骨板应无改变。外旋患肢，露出关节后部滑膜并切除之。对股骨颈周围的滑膜组织要用刮匙拨开，以免损伤股骨头、颈的血运。

生理盐水反复冲洗关节腔，成人局部放入链霉素 1.0g，异烟肼 0.2g，儿童减半量。将股骨头复位，缝合切断的股直肌，缝合髂嵴两侧的肌腱，缝合创口。术后患者仰卧位不可翻身，患肢置外展、稍内旋位，同时给予皮肤牵引，重量 2 ～ 3kg，需维持

3 ～ 4 周。

去除牵引后在床上练习患髋关节活动，6 周下地扶拐行走。术后 3 个月照片复查，视病变稳定程度和股骨头血供情况，决定是否可下地负重行走。术后继续合用链霉素 3 ～ 6 个月、异烟肼和利福平 6 个月至 1 年。

2. 单纯骨结核的手术治疗　髋臼和股骨头处的病灶最易侵入关节，而股骨颈基底部病灶很少有机会侵入关节，因而前者宜早期手术，后者保守治疗效果不显著，可行手术刮除。

手术一般采用前方入路。位于股骨头、颈中和髋臼的病灶，均需切开关节囊才能充分显露，而位于股骨颈基底部位的病灶尚未侵入关节的，可不切开关节囊，而于囊外凿一骨洞清除病灶。需打开关节囊者，应根据需要决定股骨头脱位与否，而后彻底清除结核病灶。病灶清除后，可用生理盐水反复冲洗手术视野，一般不需要植骨，放入链霉素及异烟肼后逐层缝合切口。对于骨洞大估计术后修复困难或可能发生病理性骨折又无混合感染者，可采用同侧髂骨植骨，亦可切取带血管蒂的髂骨块移位植骨，效果更好。术后处理同单纯滑膜结核的滑膜切除术后治疗，但需待骨质愈合后方可负重行走。

髋臼后部病变，脓肿可向臀肌下流注，手术需采用髋关节后方入路进入病灶。髋关节后方入路方法：硬膜外麻醉或全麻下，患者取患侧在上的侧卧位。采取常规后侧入路暴露病灶，切开寒性脓肿，排除脓汁，需彻底刮除脓肿壁上的肉芽组织，用干纱布垫压迫止血。可在脓腔内找到通往骨病灶的窦道，沿此道以适当的刮匙探到骨病灶。扩大洞口，用刮匙或骨刀将骨洞内容清除干净，并用大量生理盐水冲洗。对于骨洞大而又无混合感染的，可于骨洞内植松质骨。可疑有关节腔受累的，可切开关节囊进入关节做相应的处理。在病灶内放入抗结核药物后，缝合切断的肌肉，逐层关闭切口。

术后患肢皮肤牵引固定 3 ～ 4 周，然后去除牵引，在床上练习髋关节活动。如髋臼破坏不多，病变已静止的，可于术后 4 ～ 6 周下地活动。若髋臼破坏严重，或病变仍属活动期的，术后可适当延长卧床时间，至植骨愈合病变稳定后方能下床活动。

3. 早期全髋关节结核的治疗　目前大多数主张对病变尚属活动的早期全髋关节结核，如无手术禁忌，可在适当准备及抗结核治疗的配合下，及早手术清除病灶及切除滑膜，以减低关节腔内的压力并能提高抗结核药物的作用以抢救关节功能。

对于无脓肿或关节前方有脓肿的，均采用前方入路的手术方法。对这种病例，在找开关节腔后，一定要使股骨头脱位，切除全部有病变的滑膜组织，刮除病灶，切除被侵犯的软骨面直到正常组织为止。

如果脓肿位于关节后方，可采用后侧入路进关节，切除后部关节囊及滑膜组织。屈曲、内旋患肢使股骨头脱出后，切除病变的软骨，刮除骨病灶，切除前方的滑膜组织。

脓肿及病灶清除之后，给大量生理盐水冲洗，放入抗结核药物，按层缝合创口。

4. 晚期全髋关节结核的治疗 晚期髋关节结核可因关节功能障碍和仍有活动性病变存在，或患髋疼痛，畸形及关节强直而需要进一步治疗。在这期的髋关节结核治疗中，抗结核药物治疗准备之后，主要依靠外科手术清除病灶，矫正畸形，稳定髋关节使之恢复负重功能，或经过关节成形术最大限度地恢复其活动度以方便生活，有利于工作。常用的手术方法有：

（1）髋关节结核病灶清除和关节融合术：该手术适合于患者年龄 15 岁以上的晚期全髋关节结核病例和儿童病例有股骨头、颈缺损髋关节脱位者；成年人髋关节结核静止期；已行髋关节结核病灶术后遗留关节功能障碍或疼痛明显的病例。

依其病理情况，可选用前方入路、后方入路及外侧入路的方式进行手术，但以前方入路应用最多。

手术主要是为了彻底清除病灶，所以术中必须设法将股骨头脱出。但由于病期长，关节内有纤维粘连，甚至形成纤维性或骨性强直，往往不易脱出，加之长时间废用，造成患侧股骨疏松，如脱位时用力不当，可酿成骨折。遇此情况，需用骨凿将大小粗隆凿掉，以解除髂腰肌和臀中、小肌挛缩的影响，再用大圆凿在头、臼间凿开。如股骨头遗留在髋臼内，务必设法挖出，免除后患。

创口内放入抗结核药物后缝合切口。术后上双髋人字石膏固定 4～6 个月，但应在术后 2 个月解脱患侧膝关节以利俯卧位时锻炼膝关节功能。术后 4～6 个月拆石膏照 X 光片复查，如已骨性愈合，可下床活动。

（2）髋关节病灶清除及功能重建术：适合于下列情况：①无须长久站立或走路的病例；②青壮年无合并混合感染的；③局部皮肤条件好且髋部肌力尚好的严重屈曲、内收及短缩畸形的。可根据患者具体的情况选择金属杯成形术，或全髋关节置换术。

（三）药物治疗

1. 中药治疗 参考"骨结核"。

2. 西药治疗 最重要的是抗结核药物治疗。其治疗原则为联合用药，一般选用两种或两种以上抗药物，特别是对初治病例联合用药几乎不产生耐药性。一般可选用异烟肼、链霉素、利福平等全效杀菌药。成人每日用异烟肼 300mg、链霉素 0.75g、利福平 0.6g，一次给药，儿童酌减。以后可根据病情的好转逐渐改为间日用药或每周 2 次用药。患者如对链霉素过敏或有严重的毒性反应，可停用链霉素，改用吡嗪酰胺或乙胺丁醇。疗程为 1 年半左右。

（四）康复治疗

1. 功能锻炼 视病情指导患者进行适当的肢体功能活动。关节功能差，肌肉僵硬，可适当予以被动活动，局部按摩。积极锻炼各关节功能活动，并配合练习太极拳、气功等，以利治疗及功能恢复。

2. 物理治疗　康复期可应用按摩活筋，并配合外揉展筋酊，以舒展肌肉，防止萎缩，促进肢体功能恢复。

【疗效评定标准】

优：临床症状消失，活动负重无疼痛感，髋关节活动范围接近正常，X 线表现无死骨、空洞形成，随访 1 年以上无复发。

良：临床症状基本消失，只在负重过度或用力不当时隐隐作痛，髋关节活动范围接近正常，长时间活动后髋关节出现不适，X 线表现无死骨、空洞形成。

差：临床症状无明显改善，髋关节活动明显受限，肿胀、疼痛，X 线可见病骨或死骨形成。

第十三节　膝关节结核

膝关节结核是由结核菌侵入膝关节而引起的化脓破坏性病变。膝关节结核患病率较高，在全身骨关节结核中仅次于脊柱结核、髋关节结核而居第三位，占骨关节结构的 6%～15%。好发于 5～15 岁的小儿，男性明显高于女性。

【诊断依据】

（一）病史

全身症状比较轻微，早期膝关节轻微疼痛，皮色如常，肿胀不明显，活动后加重，休息后则减轻。随着病变发展，疼痛及压痛逐渐加重。

（二）症状和体征

患者常有低热、食欲不振、体重日渐消瘦、眠差、盗汗、脉象细数等全身征象。患处有肿胀、疼痛等局部症状。

初期：关节肿胀，不红不热，微痛不适，伸屈受限。活动后加重，休息后减轻。

中期：单纯滑膜结核，患膝弥漫性肿胀，活动后更甚，浮髌试验阳性，穿刺可抽到黄色浑浊的液体，关节上下肌肉萎缩，关节屈曲呈"鹤膝"。单纯骨结核，局限肿胀，压痛、疼痛逐渐明显，伸屈功能受限不显著。

后期：患侧膝关节屈曲挛缩或伴有半脱位畸形，伸屈功能丧失，患膝周围冷脓肿破溃，窦道形成，并容易合并感染。

（三）辅助检查

X 线检查：早期膝关节结核无特殊表现，中期"鹤膝"期，仅见滑膜肿胀、骨质疏松、关节间隙及髌下脂肪垫模糊。

【证候分类】

临床上将膝关节结核分为三期，即初期、中期（成脓期）和后期（溃后期）。

【治疗】

（一）非手术治疗

1. 全身治疗 全身治疗包括适当的休息、加强营养、给予高蛋白及高维生素饮食，必要时还可给予少量多次输血，以增强机体抵抗能力。

2. 局部制动 可根据患膝肿痛情况而定。肿痛不严重的病例，可不用任何外固定，但患者应尽量休息并减少走路；局部肿痛明显的，可用长腿石膏托间断固定或皮肤牵引 1 ～ 2 个月。在固定期间每日可解下石膏托 1 ～ 2 次，适当活动膝关节后再将石膏托绑上，以减轻关节粘连、肌肉萎缩和骨质疏松。膝关节肿痛减轻后即可停止局部制动。

（二）手术治疗

对于早期膝关节结核采用全身及局部合用抗结核药治疗，有 70% ～ 80% 的病例可获得永久性治愈，而且能保留正常或接近正常的关节功能。但对于非手术治疗无效的病例和全膝关节结核在抗结核全身治疗准备之后，采用手术治疗是完全必要的。手术方法有滑膜切除术和病灶清除术。

1. 膝关节滑膜切除术

（1）手术适应证：经抗结核药物正规治疗无效，其他部位无活动性结核者可采用本手术。患者首次就诊时，病程较长，估计滑膜已经很肥厚，用非手术疗法不易奏效时，如无手术禁忌证，也应采用滑膜切除术治疗。

（2）手术方法：可根据患者年龄及其他条件选用硬膜外麻醉或全身麻醉。取仰卧位，用气囊止血带止血进行手术。采用膝前内侧切口，自髌骨上缘约 6cm 处开始，沿股四头肌腱内侧向下，绕过髌骨内缘至胫骨粗隆内侧，长约 14cm。切开皮肤、皮下组织后，沿切口方向纵行切开深筋膜，于股直肌腱与股骨侧肌连接处沿股直肌的腱性部分纵行切开，向下沿髌骨内缘切开髌内侧支持带及关节纤维囊，即可显露病变滑膜。沿切口方向切开滑膜组织，向外侧推开髌骨，并稍屈曲膝关节，即可充分显露关节腔。

切除滑膜，先处理髌上滑膜囊，将纤维囊和病变滑膜之间的粘连用钝性或锐性分离，向外牵开髌骨，同时屈曲膝关节至 80° ～ 90°，使髌骨卡在外侧髁上。再剥开髌上囊的其余部分，切除已剥下的滑膜，继而依次切除关节内、外侧的滑膜和髌下脂肪垫，清除关节内所有的干酪坏死组织和脓液。

仔细检查股骨、胫骨和髌骨的关节软骨面及半月板，如半月板已有病变，应予以切除。若关节软骨已有部分剥脱或浮动也应一并切除。如累及交叉韧带，可将其上的炎性肉芽组织清除干净。

放松止血带，患肢伸直，彻底止血。用生理盐水冲洗切口，放入链霉素1g，异烟肼300mg。然后逐层缝合切口。

2.膝关节结核病灶清除术

（1）适应证：膝关节单纯骨结核，膝关节早期全关节结核，儿童时期全关节结核。

（2）手术方法：在硬膜外麻醉或全身麻醉下手术，仰卧位，患侧大腿上部用气囊止血带。采用膝关节前内侧切口，手术入路及病灶显露同膝关节滑膜切除术。

关节腔显露后，清除关节腔内脓性物质及干酪样坏死物，对病变的滑膜也一并切除。股骨、胫骨髁软骨面及其边缘如和髌骨软骨面有片状侵蚀破坏时，可用锐刀切除，并刮除软骨下骨内病变。如关节面软骨呈局限性光泽消失、变软、变薄，且压之有弹性感觉时，为骨内有潜在结核病灶的特征标志，应切除该处软骨，刮除其病灶。对变性或破裂的半月板软骨亦应切除。待病灶清除干净后，放松止血带，用温热盐水纱布压迫止血，活动出血点，应结扎或电灼止血。用生理盐水冲洗关节腔，将链霉素1g，异烟肼300mg放入关节腔，伸直膝关节，分层缝合切口。

（三）药物治疗

1.中药治疗　参考"骨结核"。

2.西药治疗　最重要的是抗结核药物治疗。其治疗原则为联合用药，其优点是疗程短，效果好，避免产生抗药性。一般选用两种或两种以上抗药物，特别是对初治病例联合用药几乎不产生耐药性。一般可选用异烟肼、链霉素、利福平等全效杀菌药，疗程为1年左右。

（四）康复治疗

1.功能锻炼　强调早期主动锻炼股四头肌功能和足踝关节活动。滑膜切除或病灶清除者，2周后开始练习膝关节伸屈活动，并下床扶拐负重行走。早期可用肢体功能锻炼机进行锻炼。

2.物理治疗　康复期可应用按摩活筋，并配合外揉展筋酊，以舒展肌肉，防止萎缩，促进肢体功能恢复。

【疗效评定标准】

（一）评定条件

1.全身症状良好，食欲尚佳，体温、血沉正常。

2.局部肿痛消失，无脓肿、窦道，无关节液增多等症状，膝关节活动功能正常。

3.X线检查病变部位无死骨，骨质清晰，破坏区缩小或消失，局部骨密度恢复正常。

4.下床活动1年或参加工作仍保持前三项条件。

（二）评定标准

优：具备以上四个条件。

良：具备以上前两个条件，下床活动不足半年或未恢复工作。

差：关节功能受限明显，疼痛未改善；脓肿或窦道形成；关节液持续增多；X线片示骨质破坏无好转。

第十四节　踝关节结核

踝关节结核是由结核菌侵入踝关节而引起的化脓破坏性病变。踝关节结核在下肢三大关节中发病率最低，约为髋关节的 1/3、膝关节的 1/4，占全身骨关节结核的 3% 左右。多在 30 岁以前发病，10 岁以下的儿童发病率最高，男性患者略多于女性。

【诊断依据】

（一）病史

早期仅表现为踝部不适，而肿痛不明显，劳累后加重，休息后减轻。

（二）症状与体征

患者常有低热、食欲不振、体重日渐消瘦、眠差、盗汗、脉象细数等征象。并感患处疼痛。

初期：关节肿胀，不红不热，微痛不适，伸屈受限。活动后加重，休息后减轻。

中期：关节内积液增多，或为全关节结核时，活动受限，出现跛行。

后期：脓液关节的前后方和外侧穿溃，形成窦道；时流清稀脓水，或夹有败絮状物，局部皮肤萎缩，色素沉着。

（三）辅助检查

X线检查：全关节结核的典型 X 线征象为关节周围软组织肿胀，关节间隙狭窄，胫腓骨及距骨关节面模糊，附近骨质疏松。

【证候分类】

临床上将踝关节结核分为三期，即初期、中期（成脓期）和后期（溃后期）。

【治疗】

（一）非手术治疗

1. 全身治疗　全身治疗包括适当的休息、加强营养、给予高蛋白及高维生素饮食。必要时还可给予少量多次输血，以增强机体抵抗能力。

2. 局部制动　注意休息，避免患肢负重行走。局部制动，踝关节肿胀者可采用石膏托将踝关节固定于功能位。

（二）手术治疗

1. 单纯滑膜结核的手术治疗——踝关节滑膜切除术

（1）适应证：经保守治疗 1～2 个疗程不见效，或滑膜已明显肥厚者，应用滑膜切除术治疗。

（2）手术方法：选用硬膜外麻醉或全身麻醉。患者侧卧，患侧在上，为了便于使患足充分内翻，可将患侧小腿用无菌枕垫高。术中用气囊止血带。切口起自跟腱外侧缘，相当于外踝上方三横指处，向前下绕过外踝下方后再转向前上止于舟骨外侧缘，成人切口长 10～12cm。沿切口方向切开浅、深筋膜，将小隐静脉和腓肠神经游离后向后牵开。在外踝后下缘切开腓骨长、短肌腱鞘，并将该二肌腱自腱鞘内提出，在外踝上方不同水平将此二肌腱切断，切断前先用 4 号丝线将肌腱近端缝合固定，以免缩回鞘内。在距外踝约 1cm 处切断三束外侧副韧带，将伸趾肌腱向前方牵开，将小隐静脉、腓肠神经和跟腱向后方牵开，即可显露出踝关节囊的前外侧、外侧和后外侧部分。切开关节囊的纤维层和滑膜，则有稀薄脓液或混浊的关节液流出。使患足逐渐内翻到 90°以上就能显露胫骨下端和距骨滑车关节面以及前方和后方的滑膜组织，距骨体骨面和内踝的关节面很小，周围滑膜不多，使患足进一步内翻也能暴露出来。将水肿、肥厚的滑膜组织彻底剪除，再检查各个软骨关节面，如有隐蔽的骨病灶，应将其刮净，并将破坏的软骨切除至健康骨质。创口用生理盐水冲洗干净，并放入链霉素 1g、异烟肼 200mg，然后使距骨复位。缝合切断的外侧副韧带及腓长、短肌腱，并分层缝合创口。用短腿石膏托固定。术后 3 周解除固定做踝关节功能锻炼。术后继续用抗结核药物 3～6 个月。

2. 单纯骨结核的手术治疗——病灶清除术

（1）适应证：病灶有侵犯关节可能者应及早时采用手术治疗。

（2）手术方法：手术可根据病灶部位不同采用不同的切口。内、外踝病变可采用内踝或外踝部直切口，暴露病灶后予以彻底清除，并放入抗结核药物。因病变尚未侵入关节，故病灶清除时应避免进入关节；距骨体病灶可采用踝关节外侧或前方切口，病灶清除后，如骨空洞较大，且无混合感染，可将松质骨碎块与链霉素 1g，异烟肼 200mg，充填骨空洞。

3. 早期全踝关节结核的治疗——病灶清除术

（1）适应证：对诊断为早期全踝关节结核的患者，术前应用抗结核药物治疗 2～3 周后可施行结核病灶清除术。以达到阻止病变进展，抢救关节功能的目的。

（2）手术方法：来自滑膜结核的早期全关节结核其手术入路和暴露方向都和滑膜切除术相同。暴露关节后先切除肥厚的滑膜组织，再彻底清除关节腔内的脓液、干酪样坏死组织、肉芽组织，同时刮除骨病灶，切除破坏的软骨面至健康骨质为止。关节腔用生理盐水反复冲洗后放入链霉素 1g，异烟肼 200mg。

来自骨质的早期全关节结核，可采用踝关节前侧入路，显露关节后先清除骨病灶，然后切除已纤维化而增厚的滑膜组织。彻底清除关节腔内的肉芽组织、干酪样坏死物。术后处理和滑膜切除术相同。

4. 晚期全关节结核的治疗——病灶清除和关节融合术

对于病变仍属活动的晚期全关节结核或复发病例，因不存在挽救关节功能的问题，在采用抗结核治疗之后，在病灶清除的同时做关节融合术。此方法适用于 14 岁以上的患者。

（三）药物治疗

1. 中药治疗 参考"骨结核"。

2. 西药治疗 最重要的是抗结核药物治疗。其治疗原则为联合用药，一般选用两种或两种以上抗药物，疗程为 1 年左右。

（四）康复治疗

1. 功能锻炼 强调早期主动锻炼股四头肌功能和足踝关节活动。滑膜切除或病灶清除者，2 周后开始练习踝关节伸屈活动，并下床扶拐负重行走。早期可用肢体功能锻炼机进行锻炼。

2. 物理治疗 康复期可应用按摩活筋，并配合外揉展筋酊，以舒展肌肉，防止萎缩，促进肢体功能恢复。

【疗效评定标准】

（一）评定条件

1. 全身症状良好，食欲尚佳，体温、血沉正常。

2. 局部肿痛消失，无脓肿、窦道，踝关节活动功能正常。

3. X 线检查病变部位无死骨，骨质清晰，破坏区缩小或消失，局部骨密度恢复正常。

4. 下床活动 1 年或参加工作仍保持前三项条件。

（二）评定标准

优：具备以上四个条件。

良：具备以上前两个条件，下床活动不足半年或未恢复工作。

差：关节功能受限明显，疼痛未改善；脓肿或窦道形成；关节液持续增多或关节正常结构继续破坏；X 线片示骨质破坏无好转。

第十五节 长骨结核

长骨结核是由结核菌侵入长骨干而引起的化脓破坏性病变。长骨骨干结核很少见，其发病顺序为股骨、胫骨、桡尺骨干、肱骨干和腓骨干。10 岁以下的儿童最多，且常为多发；30 岁以上的则很少见。

【诊断依据】

（一）病史

早期局部疼痛和肿胀都不明显，但有局部压痛。

（二）症状与体征

患处疼痛，病骨增粗，后期可有软组织肿胀，但穿溃皮肤的少见。在儿童，病变多波及几个长骨干，常并发肺结核或其他骨结核，患者有明显的全身症状，患者常感低热、食欲不振、体重日渐消瘦、眠差盗汗、脉象细数等。单发病例的全身症状不明显，局部症状也轻微。仔细触摸可发现骨干变粗。脓液流到软组织内，可形成寒性脓肿，但很少有窦道形成。关节多保持良好的功能。下肢骨干结核患者，跛行多不明显。

（三）辅助检查

1. X 线检查　早中期为髓腔内有溶骨性破坏，为圆形或椭圆形囊状透亮区，表现为多方性病变。后期可见病骨稍膨大，周围骨膜增生，其范围大致与骨破坏区相一致，较大病灶周围的骨膜反应为"葱皮"状，发展缓慢的骨干结核表现为病变的髓腔增密，中间夹杂骨质破坏的密度减低区。

2. 实验室检查　可见血沉加快。

【证候分类】

临床上将长骨结核分为三期，即初期、中期（成脓期）和后期（溃后期）。

【治疗】

（一）非手术治疗

1. 全身治疗　全身治疗包括适当的休息、加强营养、给予高蛋白及高维生素饮食。必要时还可给予少量多次输血，以增强机体抵抗能力。

2. 局部制动　注意休息，避免患肢负重行走。局部制动，将相邻关节固定于功能位。

（二）手术治疗

病灶局限与周围界限清晰，中间有明显死骨，估计不能吸收者，行手术病灶清除。

（三）药物治疗

1. 中药治疗　参考骨结核。

2. 西药治疗　最重要的是抗结核药物治疗。其治疗原则为联合用药，一般选用两种或两种以上抗结核药物，特别是对初治病例联合用药几乎不产生耐药性。疗程为 1 年左右。

（四）康复治疗

1. 功能锻炼　视病情指导患者进行适当的肢体功能活动。关节功能差，肌肉僵硬，可适当予以被动活动，局部按摩。

2. 物理治疗　康复期可应用按摩活筋，并配合外揉展筋酊，以舒展肌肉，防止萎缩，促进肢体功能恢复。

【疗效评定标准】

参考国家中医药管理局《中医病证诊断疗效标准》。

痊愈：临床症状消失，活动或负重无疼痛感，肌肉复常，无窦道或窦道愈合，X 线提示病灶消失，无死骨，随访 1 年以上无复发。

显效：临床症状基本消失，只在负重过度或用力不当时隐隐作痛，窦道愈合，X 线提示病灶消失，无死骨。

好转：临床肿痛等症状减轻，活动受限有所改善，X 线提示病灶仍存在。

无效：临床症状无明显改善，活动受限明显。

第十六节　短骨结核

短骨结核是由结核菌侵入短骨干而引起的化脓破坏性病变。手足短骨骨干结核较为常见。患者多为 10 岁以下儿童，成年人和老年人少见，病变常为多发。

【诊断依据】

（一）病史

早期局部疼痛和肿胀都不明显，但有局部压痛。

（二）症状与体征

患部呈梭形肿胀，皮色正常，无明显疼痛。关节活动正常，全身症状不明显，可有手足心发热。若病变进一步发展，则有明显的午后潮热、盗汗、食欲不振、全身乏力、患部关节疼痛及活动受限等症状。局部可出现瘘管，经常流出稀薄如痰样脓液和死骨块。

（三）辅助检查

1. X 线检查　病骨髓腔内有骨质破坏，病骨稍膨大，皮质变薄，骨膜增生，使病骨增粗，形如纺锤。周围软组织肿胀，囊状透亮区内有时有零星的死骨。如病变为多发性的，此中 X 线征象出现在多根病骨上，但不易累及末节指（趾）骨上。

2. 实验室检查 可见血沉加快。

【证候分类】

临床上将短骨结核分为三期，即初期、中期（成脓期）和后期（溃后期）。

【治疗】

（一）非手术治疗

1. 全身治疗 包括适当的休息、加强营养、给予高蛋白及高维生素饮食。必要时还可给予少量多次输血，以增强机体抵抗能力。

2. 局部制动 注意休息，避免患肢负重行走。局部制动，将相邻关节固定于功能位。

（二）手术治疗

有手术指征者行手术治疗。

（三）药物治疗

1. 中药治疗 参考"骨结核"。

2. 西药治疗 最重要的是抗结核药物治疗。其治疗原则为联合用药，一般选用两种或两种以上抗药物，疗程为 1 年左右。

（四）康复治疗

1. 功能锻炼 视病情指导患者进行适当肢体的功能活动。关节功能差，肌肉僵硬，可适当予以被动活动，局部按摩。

2. 物理治疗 康复期可应用按摩活筋，并配合外揉展筋酊，以舒展肌肉，防止萎缩，促进肢体功能恢复。

【疗效评定标准】

参考国家中医药管理局《中医病证诊断疗效标准》。

痊愈：临床症状消失，活动或负重无疼痛感，肌肉复常，无窦道或窦道愈合，X线提示病灶消失，骨质完整，无死骨，随访 1 年以上无复发。

显效：临床症状基本消失，只在负重过度或用力不当时隐隐作痛，窦道基本愈合，X 线提示病灶消失，骨质接近正常，无死骨。

好转：经内服、外敷后肿痛减轻，活动受限有所改善，窦道未完全愈合，X 线提示病灶仍存在，无死骨。

无效：临床症状无明显改善，活动受限明显。

第十七节　类风湿关节炎

类风湿关节炎（rheumatoid arthritis，RA）是一种以侵蚀性关节炎为主要表现的全身性自身免疫病。我国的患病率为 0.32% ～ 0.36%。本病可发生于任何年龄，多见于30 ～ 50 岁女性，男女患病比例约 1 ∶ 3。本病临床表现为以双手和腕关节等小关节受累为主的对称性、持续性多关节炎，病理表现为关节滑膜的慢性炎症、血管翳形成，并出现关节的软骨和骨破坏，最终可导致关节畸形和功能丧失。

【诊断依据】

（一）病史

多慢性起病，常伴有乏力、低热、食欲减退等前驱症状。

（二）症状与体征

1. 症状　主要临床表现为对称性、持续性关节肿胀和疼痛，常伴有晨僵，受累关节以近端指间关节、掌指关节、腕、肘、膝、踝和足趾关节最为常见；同时，颈椎、颞颌关节、胸锁和肩锁关节也可受累。关节外表现为胸膜炎、肺间质病变、巩膜炎、周围神经炎、类风湿血管炎、心脏病变（心包炎、心肌炎及心瓣膜病）等。20% ～ 40% 患者继发干燥综合征。

2. 体征　中、晚期的患者可出现手指的"天鹅颈"及"钮扣花"样畸形，关节强直和掌指关节半脱位，表现掌指关节向尺侧偏斜。部分患者还可出现皮下结节，称"类风湿结节"。

（三）辅助检查

1. 实验室检查

（1）血常规可有轻至中度正细胞正色素性贫血、血小板增多、白细胞正常或升高。

（2）红细胞沉降率（ESR）增快、C 反应蛋白（CRP）和血清免疫球蛋白（IgG，IgM、IgA）升高。

（3）70% ～ 80% 患者血清中可出现类风湿因子（RF）阳性。

（4）关节滑液检查呈浑浊草黄色浆液，白细胞（2 ～ 7.5）×10^9/L，中性粒细胞70% ～ 90%，黏蛋白凝固试验差，补体水平多降低，类风湿因子多阳性。

（5）其他检查，如抗环瓜氨酸多肽（CCP）抗体、抗修饰型瓜氨酸化波形蛋白（MCV）抗体、抗 P68 抗体、抗瓜氨酸化纤维蛋白原（ACF）抗体、抗角蛋白抗体（AKA）、抗核周因子（APF）或葡萄糖 -6- 磷酸异构酶（GPI）等多种自身抗体，对RA 有较高的诊断敏感性和特异性。

2. 影像学检查

（1）X 线检查：双手、腕关节以及其他受累关节的 X 线片表现为关节周围软组织肿胀及关节附近骨质疏松；随病情进展可出现关节间隙狭窄，关节边缘骨质破坏或囊状透亮区；晚期出现关节面破坏、关节融合或脱位。

（2）磁共振成像（MRI）：MRI 可以显示关节炎性反应初期出现的滑膜增厚、骨髓水肿和轻度关节面侵蚀，有益于 RA 的早期诊断。

（3）超声检查：高频超声能清晰显示关节腔、关节滑膜、滑囊、关节腔积液、关节软骨厚度及形态等。

【诊断标准】

RA 的诊断主要依靠临床表现、实验室检查及影像学检查。典型病例按 1987 年美国风湿病学会（ACR）的分类标准（表 7-2）诊断并不困难，但对于不典型及早期 RA 易出现误诊或漏诊。为了提高早期诊断率，2009 年 ACR 和欧洲抗风湿病联盟（EULAR）提出了新的 RA 分类标准和评分系统，即：至少 1 个关节肿痛，并有滑膜炎的证据（临床或超声或 MRI）；同时排除了其他疾病引起的关节炎，并有典型的常规放射学 RA 骨破坏的改变，可诊断为 RA。另外，该标准对关节受累情况、血清学指标、滑膜炎持续时间和急性时相反应物 4 个部分进行评分，总得分 6 分以上也可诊断 RA（表 7-3）。

表 7-2　1987 年美国风湿病学会的 RA 分类标准

条件	定义
1. 晨僵	关节及其周围僵硬感至少持续 1 小时
2. ≥ 3 个以上关节区关节炎	医生观察到下列 14 个区域（左侧及右侧的近端指间关节、掌指关节、腕、肘、膝、踝及跖趾关节）中累及 3 个，且同时软组织肿胀或积液
3. 手关节炎	腕、掌指或近端指间关节炎中，至少有 1 个关节肿胀
4. 对称性关节炎	两侧关节同时受累（双侧近端指间关节、掌指关节及跖趾关节受累时，不一定绝对对称）
5. 类风湿结节	医生观察到在骨突部位、伸肌表面或关节周围有皮下结节
6. 类风湿因子阳性	任何检测方法证明血清类风湿因子含量异常，而该方法在正常人群中的阳性率＜ 5%
7. 放射学改变	在手和腕的后前位相上有典型的 RA 放射学改变：必须包括骨质侵蚀或受累关节及其邻近部位有明确的骨质脱钙

注：以上 7 条满足 4 条或 4 条以上并排除其他关节炎即可诊断 RA，条件 1 ～ 4 病程至少 6 周

表 7-3　ACR/EULAR2009 年 RA 分类标准和评分系统

关节受累情况		
受累关节数	受累关节情况	得分（0～5 分）
1	中大关节	0
2～10	中大关节	1
1～3	小关节	2
4～10	小关节	3
＞10	至少 1 个为小关节	5
血清学		得分（0～3 分）
RF 或抗 CCP 抗体均为阴性		0
RF 或抗 CCP 抗体至少 1 项低滴度阳性		2
RF 或抗 CCP 抗体至少 1 项高滴度（＞正常上限 3 倍）阳性		3
滑膜炎持续时间		得分（0～1 分）
＜6 周		0
≥6 周		1
急性时相反应物		得分（0～1 分）
CRP 或 ESR 均正常		0
CRP 或 ESR 增高		1

【鉴别诊断】

在 RA 的诊断中，应注意与骨关节炎、痛风性关节炎、银屑病关节炎（PA）、强直性脊柱炎（AS）、系统性红斑狼疮（SLE）、干燥综合征（SS）及硬皮病等其他结缔组织病所致的关节炎鉴别。

（一）骨关节炎

该病在中老年人多发，主要累及膝、髋等负重关节。活动时关节痛加重，可有关节肿胀和积液。部分患者的远端指间关节出现特征性赫伯登（Heberden）结节，而在近端指间关节可出现布夏尔（Bouchard）结节。骨关节炎患者很少出现对称性近端指间关节、腕关节受累，无类风湿结节，晨僵时间短或无晨僵。此外，骨关节炎患者的 ESR 多为轻度增快，而 RF 阴性。X 线显示关节边缘增生或骨赘形成，晚期可由于软骨破坏出现关节间隙狭窄。

（二）痛风性关节炎

该病多见于中年男性，常表现为关节炎反复急性发作。好发部位为第一跖趾关节或跗关节，也可侵犯膝、踝、肘、腕及手关节。本病患者血清自身抗体阴性，而血尿酸水平大多增高。慢性重症者可在手、足关节周围和耳郭等部位出现痛风石。

（三）银屑病关节炎

该病以手指或足趾远端关节受累更为常见，发病前或病程中出现银屑病的皮肤或指甲病变，可有关节畸形，但对称性指间关节炎较少，RF 阴性。

（四）强直性脊柱炎（AS）

本病以青年男性多发，主要侵犯骶髂关节及脊柱，部分患者可出现以膝、踝、髋关节为主的非对称性下肢大关节肿痛。该病常伴有肌腱端炎，HLA-B27 阳性而 RF 阴性。骶髂关节炎及脊柱的 X 线改变对诊断有重要意义。

（五）其他疾病所致的关节炎

SS 及 SLE 等其他风湿病均可有关节受累。但是这些疾病多有相应的临床表现和特征性自身抗体，一般无骨侵蚀。不典型 RA 还需要与感染性关节炎、反应性关节炎和风湿热等鉴别。

【证候分类】

1. 风湿痹阻证　肢体关节疼痛、重着，或有肿胀，痛处游走不定，关节屈伸不利，舌质淡红，苔白腻，脉濡或滑。

2. 寒湿痹阻证　肢体关节冷痛，局部肿胀，屈伸不利，关节拘急，局部畏寒，得寒痛剧，得热痛减，皮色不红；舌胖，舌质淡暗，苔白腻或白滑，脉弦缓或沉紧。

3. 湿热痹阻证　关节肿痛，触之灼热或有热感，口渴不欲饮，烦闷不安，或有发热，舌质红，苔黄腻，脉濡数或滑数。

4. 痰瘀痹阻证　关节肿痛日久不消，晨僵，屈伸不利，关节周围或皮下结节；舌暗紫，苔白厚或厚腻，脉沉细涩或沉滑。

5. 气阴两虚证　关节肿大，口眼干燥，口干，倦怠无力，气短，舌红少津有裂纹，或舌胖大，有齿痕，苔白薄，脉沉细弱或沉细。

6. 肝肾不足证　关节肌肉疼痛，肿大或僵硬变形，屈伸不利，腰膝酸软无力，关节发凉，畏寒喜暖，舌红，苔白薄，脉沉弱。

【治疗】

（一）非手术治疗

强调患者教育及整体和规范治疗的理念；强调早期治疗、联合用药和个体化治疗的原则；适当的休息、理疗、体疗、外用药，以及正确的关节活动和肌肉锻炼等对于缓解症状、改善关节功能具有重要作用。

（二）手术治疗

RA 早期一般不需手术治疗，但若经过积极内科正规治疗，病情仍不能控制，为纠正畸形，改善生活质量可考虑手术治疗。常用的手术主要有滑膜切除术、人工关节置换术、关节融合术以及软组织修复术。但手术并不能根治 RA，故术后仍需药物治疗。

1. 滑膜切除术　对于经积极正规的内科治疗仍有明显关节肿胀及滑膜增厚，X 线显示关节间隙未消失或无明显狭窄者，为防止关节软骨进一步破坏可考虑滑膜切除术，但术后仍需正规的内科治疗。

2. 人工关节置换术　对于关节畸形明显影响功能，经内科治疗无效，X 线显示关节间隙消失或明显狭窄者，可考虑人工关节置换术。该手术可改善患者的日常生活能力，但术前、术后均应有规范的药物治疗以避免复发。

3. 关节融合术　随着人工关节置换术的成功应用，近年来，关节融合术已很少使用，但对于晚期关节炎患者、关节破坏严重、关节不稳者可行关节融合术。此外，关节融合术还可作为关节置换术失败的挽救手术。

4. 软组织手术　RA 患者除关节畸形外，关节囊和周围的肌肉、肌腱的萎缩也是造成关节畸形的原因。因此，可通过关节囊剥离术、关节囊切开术、肌腱松解或延长术等改善关节功能。腕管综合征可采用腕横韧带切开减压术。肩、髋关节等处的滑囊炎，如经保守治疗无效，需手术切除。腘窝囊肿偶需手术治疗。类风湿结节较大，有疼痛症状，影响生活时可考虑手术切除。

（三）药物治疗

1. 中药治疗

（1）辨证选择中药口服汤剂或中成药

①风湿痹阻证

治法：祛风除湿，通络止痛。

方药：羌活胜湿汤加减。羌活 10g，独活 10g，防风 10g，白芷 10g，川芎 15g，秦艽 15g，桂枝 10g，青风藤 15g 等。

中成药：顽痹清丸（院内制剂）、肿节风分散片等。

②寒湿痹阻证

治法：温经散寒，祛湿通络。

方药：乌头汤合防己黄芪汤加减。制川乌 3g（或制附片 10g），桂枝 10g，赤芍 10g，生黄芪 15g，白术 10g，当归 10g，生苡仁 15g，羌活 10g，防己 10g，生甘草 10g 等。

中成药：顽痹通丸、顽痹乐丸（院内制剂）、风湿骨痛丸等。

③湿热瘀阻证

治法：清热除湿，活血通络。

方药：宣痹汤合三妙散加减。生苡仁 15g，防己 10g，滑石粉 15g，连翘 12g，苍术 15g，黄柏 10g，金银花 15g，萆薢 10g，羌活 10g，赤芍 15g，青风藤 15g 等。

中成药：顽痹清（院内制剂）、四妙丸等。

④痰瘀痹阻证

治法：活血行瘀，化痰通络。

方药：小活络丹加减。炙乳香 6g，炙没药 6g，地龙 15g，制南星 9g，白芥子 9g，当归 15g，赤芍 15g，川芎 15g 等。

中成药：桃仁膝康丸（院内制剂）、祖师麻片等。

⑤气阴两虚证

治法：益气养阴，活血通络。

方药：四神煎加味。生黄芪 30g，石斛 30g，银花 30g，远志 15g，川牛膝 15g，秦艽 15g，生地 15g，赤芍 15g，川芎 15g，僵蚕 9g 等。

中成药：滋阴壮骨丸等。

⑥肝肾不足证

治法：补益肝肾，蠲痹通络。

方药：独活寄生汤加减。独活 15g，桑寄生 15g，炒杜仲 10g，怀牛膝 15g，细辛 3g，茯苓 15g，当归 15g，川芎 15g，白芍 15g，生熟地各 15g，补骨脂 10g，鸡血藤 15g，乌梢蛇 10g，蜈蚣 2 条，地龙 10g，生甘草 6g 等。

中成药：顽痹康（院内制剂）、益肾蠲痹丸、尪痹颗粒等。

（2）单味中药治疗

①雷公藤多苷片：对缓解关节肿痛有效，是否减缓关节破坏尚乏研究。一般给予雷公藤多苷 30 ～ 60mg/d，分 3 次饭后服用。主要不良反应是性腺抑制，导致男性不育和女性闭经。一般不用于生育期患者。其他不良反应包括皮疹、色素沉着、指甲变软、脱发、头痛、纳差、恶心、呕吐、腹痛、腹泻、骨髓抑制、肝酶升高和血肌酐升高等。

②白芍总苷胶囊：常用剂量为 600mg，每日 2 ～ 3 次。对减轻关节肿痛有效。其不良反应较少，主要有腹痛、腹泻、纳差等。

③正清风痛宁缓释片：每次 60 ～ 120mg，饭前口服，每日 2 次，可减轻关节肿痛。主要不良反应有皮肤瘙痒、皮疹和白细胞减少等。

2. 西药治疗

（1）非甾体抗炎药（NSAIDs）：这类药物主要通过抑制环氧化酶（COX）活性，减少前列腺素合成而具有抗炎、止痛、退热及减轻关节肿胀的作用，是临床最常用的 RA 治疗药物。其主要不良反应包括胃肠道症状、肝和肾功能损害以及可能增加的心血管不良事件。NSAIDs 使用中应注意种类、剂量和剂型的个体化；只有在一种 NSAIDs 足量应用 1 ～ 2 周无明显疗效时则再换用另一种，避免同时服用 2 种或 2 种以上 NSAIDs；对有消化性溃疡病史者，宜用选择性 COX-2 抑制剂或其他 NSAIDs 加质子泵抑制剂；老年人可选用半衰期短或较小剂量的 NSAIDs；心血管高危人群应谨慎选用 NSAIDs，如需使用，建议选用对乙酰氨基酚或萘普生；肾功能不全者应慎用 NSAIDs；注意血常规和肝肾功能的定期监测。

（2）改善病情抗风湿药（DMARDs）：该类药物较 NSAIDs 发挥作用慢，需 1～6 个月，故又称"慢作用抗风湿药（SAARDs）"。这些药物不具备明显的止痛和抗炎作用，但可延缓或控制病情的进展。

①甲氨蝶呤（methotrexate，MTX）：口服、肌肉注射、关节腔内或静脉注射均有效，每周给药 1 次。必要时可与其他 DMARDs 联用。常用剂量为每周 7.5～20mg。常见的不良反应有恶心、口腔炎、腹泻、脱发、皮疹及肝损害，少数出现骨髓抑制。偶见肺间质病变。是否引起流产、畸胎和影响生育能力尚无定论。服药期间应适当补充叶酸，定期查血常规和肝功能。

②柳氮磺吡啶（salicylazosulfapyriding，SASP）：可单用于病程较短及轻症 RA，或与其他 DMARDs 联合治疗病程较长和中度及重症患者。一般服用 4～8 周后起效，从小剂量逐渐加量有助于减少不良反应，每次口服 250～500mg 开始，每日 3 次，之后渐增至 750mg，每日 3 次。如疗效不明显可增至每日 3g。主要不良反应有恶心、呕吐、腹痛、腹泻、皮疹、转氨酶增高，偶有白细胞、血小板减少，对磺胺过敏者慎用。服药期间应定期查血常规和肝肾功能。

③来氟米特（1eftunomide，LEF）：剂量为 10～20 mg/d，口服。主要用于病程较长、病情重及有预后不良因素的患者。主要不良反应有腹泻、瘙痒、高血压、肝酶增高、皮疹、脱发和白细胞下降等。因有致畸作用，故孕妇禁服。服药期间应定期查血常规和肝功能。

④羟氯喹（hydroxy chloroquine）：可单用于病程较短、病情较轻的患者。对于重症或有预后不良因素者应与其他 DMARDs 合用。该类药起效缓慢，服用后 2～3 个月见效。用法为 200mg，每天 2 次。不良反应较少，但用药前和治疗期间应每年检查 1 次眼底，以监测该药可能导致的视网膜损害，有心脏传导阻滞者禁用。

临床上对于 RA 患者应强调早期应用 DMARDs，首选推荐 MTX，视病情可考虑 2 种或 2 种以上 DMARDs 的联合应用。主要联合用药方法包括 MTX、LEF、HCQ 及 SASP 中任意 2 种或 3 种联合，但应根据患者的病情及个体情况选择不同的联合用药方法。此外亦可考虑选用硫唑嘌呤、环磷酰胺、环孢素 A、青霉胺等其他抗风湿慢作用药。

⑤生物制剂：主要应用有肿瘤坏死因子（TNF）α 拮抗剂，包括依那西普（国产益赛普、强克）、英夫利西单抗和阿达木单抗。与传统 DMARDs 相比，TNFα 拮抗剂的主要特点是起效快、抑制骨破坏的作用明显、患者总体耐受性好。依那西普的推荐剂量和用法是每次 25mg，皮下注射，每周 2 次或每次 50mg，每周 1 次。英夫利西单抗治疗 RA 的推荐剂量为 3mg/kg，第 0、2、6 周各 1 次，之后每 4～8 周 1 次。阿达木单抗治疗 RA 的剂量是每次 40mg，皮下注射，每 2 周 1 次。这类制剂可有注射部位反应或输液反应，可能有增加感染和肿瘤的风险，偶有药物诱导的狼疮样综合征以及

脱髓鞘病变等。用药前应进行结核筛查，除外活动性感染和肿瘤。对乙肝病毒复制者应慎用。

（3）糖皮质激素：糖皮质激素能迅速改善关节肿痛和全身症状。在重症 RA 伴有心、肺或神经系统等受累的患者，可给予短效激素，其剂量依病情严重程度而定。针对关节病变，如需使用，通常为小剂量激素（泼尼松 ≤ 7.5mg/d）仅适用于少数 RA 患者。激素可用于以下几种情况：①伴有血管炎等关节外表现的重症 RA。②不能耐受 NSAIDs 的 RA 患者作为"桥梁"治疗。③其他治疗方法效果不佳的 RA 患者。④伴局部激素治疗指征（如关节腔内注射）。激素治疗 RA 的原则是小剂量、短疗程，使用激素必须同时应用 DMARDs。在激素治疗过程中，应补充钙剂和维生素 D。关节腔注射激素有利于减轻关节炎症状，但过频的关节腔穿刺可能增加感染风险，并可发生类固醇晶体性关节炎。

（四）康复治疗

1. 功能锻炼　RA 患者通过及时恰当的关节功能锻炼，可避免关节僵硬，防止肌肉萎缩，恢复关节功能，促进机体血液循环，改善局部营养状态，振奋精神，保持体质。如慢步、游泳锻炼全身关节功能；捏核桃或握力器，锻炼手指关节功能；双手握转环旋转，锻炼腕关节功能；脚踏自行车，锻炼膝关节；锻炼必须持之以恒，方能产生效力。

2. 物理治疗

（1）中药熏洗：适用于膝、踝、肩关节等部位的肿胀疼痛及颈腰背疼痛僵硬，活动不利。治疗宜舒筋通络、消肿利水、祛风除湿。若兼见肢体关节畏风、怕凉，偏寒湿痹阻者，可选用自拟中药羌透方（羌活、独活、葛根、透骨草等）以祛风散寒除湿、温经通络，水煎熏洗患部，每次 30 分钟，一日 2 次；若兼见肢体关节肿胀热甚，偏湿热痹阻者，可选用自拟中药雷乌方（雷公藤、乌头、露蜂房、透骨草等）以清热除湿、宣痹通络止痛，水煎熏洗患部，每次 30 分钟，一日 2 次。

（2）中药离子导入：适用于周身各关节部位的肿胀疼痛及颈腰背疼痛僵硬，活动不利，尤其适用于小关节病变。治疗宜舒筋通络、消肿利水、祛风除湿。若兼见关节冷痛不红、触之不热，恶寒、临床热象不甚者，可选用温经散寒、通络止痛之自拟中药羌透方（羌活、独活、葛根、透骨草等），水煎 100mL，每次 50mL 导入患部，每次 30 分钟，一日 2 次。若兼见肢体关节肿胀热甚，临床热象甚者，可选用清热解毒、通络止痛之自拟中药雷乌方（雷公藤、乌头、露蜂房、透骨草等），水煎 100mL，每次 50mL 导入患部，每次 30 分钟，一日 2 次。

（3）拔罐疗法：适用于肩背部、下腰部、阿是穴等部位。该法具有温经通络、祛湿逐寒、行气活血及消肿止痛的作用。一般每个部位流罐 10 ～ 15 分钟后拔罐。凡皮肤有水肿、溃疡、肿瘤、大血管处均不宜拔罐。

（4）针灸疗法：根据病情，以循经取穴为主，可辨证上肢选取肩髃、肩髎、曲池、尺泽、手三里、外关、合谷；下肢选取环跳、阳陵泉、昆仑、太溪、解溪等穴位；或根据疼痛肿胀部位采取局部阿是穴。针刺时根据寒、热、虚、实不同配合针刺泻法、补法，或点刺放血、穴位注射。对于寒湿型可配合艾灸或隔姜灸以祛寒。

（5）其他：可给予局部中药外敷、局部穴位药物注射、皮牵引及手法按摩等治疗。

【疗效评定标准】

（一）评价标准

1. 中医证候学评价：参照《中药新药临床研究指导原则：试行》的中医症状分级、疗效评价，动态观察中医证候的改变；

2. 疾病活动度评价：参照国际 DAS（disease activity score for rheumatoid arthritis）28 评分评价疾病活动度。

（二）评价方法

1. 中医证候评价方法

（1）症状分级标准（表 7-4）

表 7-4　症状分级标准

症状	评分标准
关节疼痛	0 分：无疼痛 1 分：疼痛轻，疼痛轻微，尚能忍受，或仅劳累或天气变化时疼痛，基本不影响工作 2 分：疼痛较重，工作和休息均受到影响 3 分：疼痛严重，难以忍受，严重影响休息和工作，需配合使用止痛药物
关节肿胀	0 分：关节无肿胀或肿胀消失 1 分：关节轻度肿胀，皮肤纹理变浅，关节的骨性标志仍明显 2 分：关节中度肿胀，关节肿胀明显，皮肤纹理基本消失，骨性标志不明显 3 分：关节重度肿胀，关节肿胀甚，皮肤紧，骨性标志消失
关节压痛	0 分：关节无压痛或压痛消失 1 分：轻度压痛，患者称有痛 2 分：中度压痛，患者尚能忍受，皱眉不适等 3 分：重度压痛，痛不可触、压挤关节时患者很痛，将手或肢体收回
关节屈伸不利	0 分：关节活动 1 分：关节活动轻度受限，关节活动范围减少 < 1/3 2 分：关节活动明显受限，关节活动范围减少 ≥ 1/3 3 分：关节活动范围严重受限，关节活动范围减少 ≥ 1/2，甚或僵直

症状	评分标准
晨僵	0 分：无 1 分：晨僵＜ 1 小时 2 分：晨僵≥ 1 小时，＜ 2 小时 3 分：晨僵≥ 2 小时
关节局部发热	0 分：关节局部无发热 1 分：关节局部发热
疼痛夜甚	0 分：未出现疼痛夜间加重 1 分：疼痛夜间加重
舌质暗红	0 分：正常 1 分：舌质暗红

（2）疗效评价

有效率 =［（治疗前积分 – 治疗后积分）÷ 治疗前积分］×100%

①临床缓解：中医临床症状基本缓解，证候积分减少≥ 70%。

②显效：中医临床症状明显改善，证候积分减少≥ 50%。

③有效：中医临床症状好转，证候积分减少≥ 20%。

④无效：中医临床症状无改善，甚或加重，证候积分减少不足 20%。

2. 疾病活动度评价方法　参照国际 DAS28 评分评价疾病活动度。其中 28 个关节包括：腕（2）、肘（2）、肩（2）、膝（2）、双手近端指间关节（10）、掌指关节（10）。需详细记录：关节压痛数（0 ~ 28）个，关节肿胀数（0 ~ 28）个，ESR（mm/h），VAS 患者总体健康评价（0 ~ 100），根据以下公式计算 DAS28 分数。

DAS28=0.56×sqrt（tender28）+0.28×sqrt（swollen28）+0.70×ln（ESR28）+0.014×GH

计算结果：DAS28 ＞ 5.1 表示病情高度活动；DAS28 ＜ 3.2 表示病情低度活动；DAS28 ＜ 2.6 表示病情缓解。

3. ACR 评价方法

（1）完全缓解：①炎症性关节痛消失；②无晨僵；③无疲劳；④关节检查中未发现滑膜炎；⑤影像学资料不提示骨关节进行性破坏；⑥血沉或 C- 反应蛋白水平正常。

（2）ACR70：Ⅰ触痛关节数减少≥ 70%；Ⅱ肿胀关节数减少≥ 70%；Ⅲ以下五条中好转≥ 70%：①患者对疼痛的评估；②患者对疾病活动的整体评估；③医生对疾病活动的整体评估；④患者对活动能力的自我评估（健康评估问卷 HAQ）；⑤ 急性时相反应物（血沉或 C- 反应蛋白）。

（3）ACR50：Ⅰ触痛关节数减少≥ 50%；Ⅱ肿胀关节数减少≥ 50%；Ⅲ以下五条

中好转 ≥ 50%：①患者对疼痛的评估；②患者对疾病活动的整体评估；③医生对疾病活动的整体评估；④患者对活动能力的自我评估（健康评估问卷 HAQ）；⑤急性时相反应物（血沉或 C- 反应蛋白）。

（4）ACR20：Ⅰ触痛关节数减少 ≥ 20%；Ⅱ肿胀关节数减少 ≥ 20%；Ⅲ以下五条中好转 ≥ 20%：①患者对疼痛的评估；②患者对疾病活动的整体评估；③医生对疾病活动的整体评估；④患者对活动能力的自我评估（健康评估问卷 HAQ）；⑤急性时相反应物（血沉或 C- 反应蛋白）。

第十八节　强直性脊柱炎

强直性脊柱炎（ankylosing spondylitis，AS）是一种慢性炎症性疾病，主要侵犯骶髂关节、脊柱骨突、脊柱旁软组织及外周关节，并伴发关节外表现，严重者可发生脊柱畸形和强直。AS 的患病率我国初步调查为 0.3% 左右。本病男女之比为（2 ~ 3）：1，女性发病较缓慢且病情较轻。发病年龄通常在 13 ~ 31 岁，高峰为 20 ~ 30 岁，40 岁以后及 8 岁以前发病者少见。

【诊断依据】

（一）病史

发病年龄多为男性，以青年为主，无明显诱因隐袭出现慢性下腰部疼痛。

（二）症状与体征

1. 症状

（1）全身症状轻微，可有倦怠乏力、消瘦、长期或间断低热、厌食、轻度贫血。

（2）最常见的症状为逐渐出现的腰背部或骶髂部疼痛和（或）晨僵，半夜痛醒，翻身困难，腰部晨僵明显，但活动后减轻，症状从骶髂部逐渐向腰椎、胸椎及颈部脊椎发展，出现相应部位疼痛、活动受限或脊柱畸形，最终部分患者出现全脊柱僵硬

（3）部分患者以髋关节及外周关节病变为首发症状，髋关节受累表现为局部疼痛、活动受限、屈曲挛缩及关节强直，其中大多数为双侧，外周关节多呈非对称性分布，大关节多于小关节，下肢关节多于上肢关节，其中膝、踝和肩关节居多，肘及手、足小关节偶有受累。肌腱、韧带的骨附着点炎引起的疼痛如足跟、足底、胫骨结节痛为本病特征之一。

（4）部分患者可伴有关节外表现，眼色素膜炎最常见，此外还出现 IgA 肾病和淀粉样变性、肺上叶纤维化、主动脉瓣闭锁不全等。

2. 体征　早期患者常有骶髂关节、椎旁肌肉、肌腱附着点处及外周关节压痛。脊柱各个方向活动受限，胸廓扩展范围缩小，腰椎活动度减少，受累关节活动受累。晚

期患者脊柱强直在畸形位，颈腰部不能旋转，侧视时必须转动全身，可出现严重的驼背畸形、腰部变平等。累及髋关节时表现屈曲挛缩畸形，呈摇摆步态。特殊体征可以呈阳性。

（1）枕壁试验：健康人在立正姿势双足跟紧贴墙根时，后枕部应贴近墙壁而无间隙。而颈强直和（或）胸椎段畸形后凸者该间隙增大至几厘米以上，致使枕部不能贴壁。

（2）胸廓扩展度：在第四肋间隙水平测量深吸气和深呼气时胸廓扩展范围，两者之差的正常值 ≥ 2.5cm，而有肋骨和脊椎广泛受累者则胸廓扩展度减少。

（3）Schober 试验：于双侧髂后上棘连线中点上方垂直距离 10cm 处做出标记，然后嘱患者弯腰（保持双膝直立位）测量脊柱最大前屈度。正常移动增加距离在 5cm 以上，脊柱受累者则增加距离 < 4cm。

（4）骨盆按压试验：患者侧卧，从另一侧按压骨盆可引起骶髂关节疼痛。

（5）Patrick 试验（下肢"4"字试验）：患者仰卧，一侧膝屈曲并将足跟放置到对侧伸直的膝上。检查者用一只手下压屈曲的膝（此时髋关节在屈曲、外展和外旋位），并用另一只手压对侧骨盆，可引出对侧骶髂关节疼痛则视为阳性。有膝或髋关节病变者也不能完成"4"字试验。

（三）辅助检查

1. 实验室检查　活动期患者常见红细胞沉降率（ESR）增快，C 反应蛋白（CRP）增高。轻度贫血和免疫球蛋白轻度升高。90 ～ 95% 以上患者 HLA–B27 阳性，类风湿因子一般为阴性。

2. 影像学检查

（1）X 线片检查：X 线片显示骶髂关节软骨下骨缘模糊，骨质糜烂，关节间隙模糊，骨密度增高及关节融合。通常按 X 线片骶髂关节炎的病变程度分为 5 级：0 级：正常的骶髂关节；Ⅰ 级：可疑或较为轻微的骶髂关节炎；Ⅱ 级：有轻度骶髂关节炎，局限性的侵蚀、硬化，关节边缘模糊，但关节间隙无变窄；Ⅲ 级：有中度骶髂关节炎，伴有以下 1 项或以上变化：近关节区硬化、关节间隙变窄或增宽、骨质破坏或部分强直；Ⅳ 级：关节融合强直。

脊柱的 X 线片表现有椎体骨质疏松和方形变，椎小关节模糊，椎旁韧带钙化以及骨桥形成。晚期广泛而严重的骨化性骨桥表现称"竹节样脊柱"。

髋关节累及时表现为髋臼及股骨头关节面下骨多个大小不等的囊性变，关节面虫蚀状破坏，关节间隙一致性狭窄或消失，关节边缘常见明显的骨赘形成，继而可出现股骨颈环形骨赘形成，关节面硬化，关节周围骨质疏松，晚期出现髋关节骨性强直。

此外，X 线可显示耻骨联合、坐骨结节和肌腱附着点（如跟骨）的骨质糜烂，伴邻近骨质的反应性硬化及绒毛状改变，可出现新骨形成。

（2）CT 及 MRI 检查：可进一步明确诊断，对 X 线未见明显变化，可行 CT 或 MRI 检查，CT 可观察骶髂骨关节变化；MRI 可显示早期骶髂关节面下骨髓水肿信号。

（3）B 超检查：超声可早期发现软骨及骨糜烂、滑膜增生及关节周围骨质结构的变化。

【诊断标准】

AS 的诊断主要依靠临床表现、体格检查及影像学检查，典型病例多采用 1984 年修订的 AS 纽约标准。对一些早期患者，暂时不符合上述标准者，可参考 2009 年国际 AS 评估工作组（ASAS）推荐的中轴型脊柱关节病（SpA）的分类标准，分述如下：

1. 1984 年修订的 AS 纽约标准 ①下腰背痛持续至少 3 个月，疼痛随活动改善，但休息不减轻；②腰椎在前后和侧屈方向活动受限；③胸廓扩展范围小于同年龄和性别的正常值；④双侧骶髂关节炎 II～IV 级，或单侧骶髂关节炎 III～IV 级。如患者具备④并分别附加①～③条中的任何 1 条，即可确诊为 AS。

2. 2009 年 ASAS 中轴型 SpA 的分类标准 起病年龄 < 45 岁和慢性腰背痛 ≥ 3 个月的患者，加上符合下述中标准中的一种，即可诊断。

（1）影像学提示骶髂关节炎加上 ≥ 1 个脊柱关节病（SpA）特征。

（2）HLA-B27 阳性加上 ≥ 2 个其他 SpA 特征。其中影像学可提示骶髂关节炎：①骶髂关节 MRI 提示活动性（急性）炎症（明确的骨髓水肿或骨炎），高度提示存在与 SpA 相关的骶髂关节炎；② X 线提示骶髂关节炎（同 1984 年修订的纽约标准）。SpA 特征：①炎性背痛；②关节炎；③肌腱端炎（跟腱）；④葡萄膜炎；⑤指（趾）炎；⑥银屑病；⑦克罗恩病 / 溃疡性结肠炎；⑧对非甾体抗炎药（NSAIDs）的反应好；⑨ SpA 家族史；⑩ HLA-B27 阳性；11CRP 升高。

【鉴别诊断】

AS 需和类风湿关节炎、结核性关节炎、感染性关节炎、腰椎间盘突出症、髂骨致密性骨炎以及其他脊柱关节病如赖特综合征、银屑病关节炎、肠病性关节炎相鉴别。

（一）类风湿关节炎

类风湿关节炎多侵犯手足小关节，多为对称性关节炎，类风湿因子阳性，累及脊柱时仅出现颈椎受累，无 X 线证实的骶髂关节炎。

（二）结核性关节炎

结核性关节炎侵犯骶髂关节时，多侵犯单侧关节，伴有全身中毒症状，如低热、盗汗、形体消瘦等。

（三）感染性关节炎

感染性关节炎侵犯骶髂关节时，多侵犯单侧关节，伴有高热，白细胞总数明显增高。

（四）椎间盘突出症

椎间盘突出症是引起腰背痛的常见原因之一。该病限于脊柱，无疲劳感、消瘦、发热等全身表现，多为急性发病，只限于腰部疼痛，活动后加重，休息缓解，站立时常有侧曲。触诊在脊柱骨突有1～2个触痛扳机点。所有实验室检查均正常。它和AS的主要区别需通过CT、MRI或椎管造影检查得到确诊。

（五）髂骨致密性骨炎

髂骨致密性骨炎除腰部肌肉紧张外，无其他异常。X线典型表现为在髂骨沿骶髂关节之中下2/3部位有明显骨硬化区，呈三角形者尖端向上，密度均匀，不侵犯骶髂关节面，无关节狭窄或糜烂，因此临床上易于鉴别。

（六）其他脊柱关节病

其他脊柱关节病如赖特综合征、银屑病关节炎、肠病性关节炎皆可出现X线证实的骶髂关节炎，但赖特综合征发病突然，有眼炎、尿道炎、关节炎、皮肤及黏膜改变，如一过性皮疹、龟头炎等表现；银屑病关节炎，多发生于牛皮癣的患者，多侵犯手足关节，特别是手指关节X线呈"笔套"状改变；肠病性关节炎，通常出现于肠道感染后1～4周。

【证候分类】

1. 肾虚督寒证　腰、臀、胯疼痛、僵硬不舒，牵及膝腿痛或酸软无力，畏寒喜暖，得热则舒，俯仰受限，活动不利，甚则腰脊僵直或后凸变形，行走坐卧不能，或见男子阴囊寒冷，女子白带寒滑，舌暗红，苔薄白或白厚，脉多沉弦或沉弦细。

2. 肾虚湿热证　腰、臀、胯酸痛、沉重、僵硬不适，身热不扬、绵绵不解，汗出心烦，口苦黏腻或口干不欲饮，或见脘闷纳呆，大便溏软或黏滞不爽，小便黄赤，或伴见关节红肿灼热焮痛或有积液，屈伸活动受限，舌质偏红，苔腻或黄腻或垢腻，脉沉滑、弦滑或弦细数。

【治疗】

（一）非药物治疗

1. 对患者及其家属进行疾病知识的教育是整个治疗计划中不可缺少的一部分，有助于患者主动参与治疗并与医师的合作。长期计划还应包括患者的社会心理和康复的需要。

2. 对疼痛或炎性关节或软组织给予必要的物理治疗。

3. 建议吸烟者戒烟，患者吸烟是功能预后不良的危险因素之一。

（二）手术治疗

外科手术主要包括关节置换术及脊柱截骨矫形术。

1. 关节置换术　适用于晚期髋关节出现关节间隙的明显狭窄、疼痛、活动受限，或关节强直、融合并失去功能，出现障碍的关节。置换术后，绝大多数患者预后良好。

2. 脊柱截骨矫形术　适用于 AS 后期，出现严重的脊柱在矢状面屈曲畸形导致的后凸畸形，严重影响患者的平卧、平视、行走等功能和生活质量，通过脊柱截骨矫形术以纠正其畸形，提高生活质量。

（三）药物治疗

1. 中医中药治疗

（1）肾虚督寒证

治法：补肾强督，祛寒除湿，散风活络，强壮筋骨。

方药：补肾强督祛寒汤加减。狗脊 20g，熟地 15g，制附片 9g，鹿角霜 12g，骨碎补 15g，杜仲 15g，桂枝 9g，白芍 12g，知母 9g，独活 12g，羌活 15g，续断 15g，防风 9g，威灵仙 15g，川牛膝 15g，炙山甲 6g 等。

中成药：顽痹乐、顽痹通（院内制剂）、金匮肾气丸、帕夫林胶囊、血塞通胶囊等。

（2）肾虚湿热证

治法：补肾强督，清热除湿，祛风通络。

方药：补肾强督清化汤加减。狗脊 20g，苍术 12g，炒黄柏 9g，牛膝 15g，苡米 30g，忍冬藤 20g，桑枝 20g，络石藤 15g，白蔻仁 6g，藿香 9g，防风 9g，防己 9g，萆薢 12g，泽泻 15g，桑寄生 15g，炙山甲 6g 等。

中成药：顽痹清、顽痹康（院内制剂）、四妙丸、知柏地黄丸、帕夫林胶囊、血塞通胶囊等。

2. 西药治疗

（1）非甾体抗炎药（NSAIDs）：可迅速改善患者腰背部疼痛和晨僵，减轻关节肿胀和疼痛及增加活动范围，对早期或晚期 AS 患者的症状治疗都是首选的。其种类繁多，对 As 的疗效大致相当。NSAIDs 不良反应中较多见的是胃肠不适，少数可引起溃疡，其他较少见的有心血管疾病如高血压等，可伴头痛、头晕、肝肾损伤、血细胞减少、水肿及过敏反应等。医师应针对每例患者的具体情况选用一种 NSAIDs 药物。同时使用 ≥ 2 种的 NSAIDs 不仅不会增加疗效，反而会增加药物不良反应，甚至带来严重后果。不管使用何种 NSAIDs，不仅为了达到改善症状的目的，同时希望延缓或控制病情进展，通常建议较长时间持续在相应的药物治疗剂量下使用。要评估某个特定 NSAIDs 是否有效，应持续规则地使用同样剂量至少 2 周。如 1 种药物治疗 2～4 周疗效不明显，应改用其他不同类别的 NSAIDs。在用药过程中，应监测药物不良反应并及时调整。

（2）改善病情抗风湿药（DMARDs）：该类药物较 NSAIDs 发挥作用慢，故又称"慢作用抗风湿药（SAARDs）"。这些药物不具备明显的止痛和抗炎作用，但可延缓或控制病情的进展。

①柳氮磺吡啶：可改善 AS 的关节疼痛、肿胀和发僵，并可降低血清 IgA 水平及其他实验室活动性指标，特别适用于改善 AS 患者的外周关节炎。至今，本品对 AS 的中轴关节病变的治疗作用及改善疾病预后的作用均缺乏证据。通常推荐用量为每日 2.0g，分 2～3 次口服。剂量增至 3.0g/d，疗效虽可增加，但不良反应也明显增多。本品起效较慢，通常在用药后 4～6 周。为了增加患者的耐受性，一般以 0.25g，每日 3 次开始，以后每周递增 0.25g，直至 1.0g，每日 2 次。也可根据病情或患者对治疗的反应以调整剂量和疗程，维持 1～3 年。为了弥补柳氮磺吡啶起效较慢及抗炎作用欠强的缺点，通常选用 1 种起效快的 NSAIDs 与其并用。本品的不良反应包括消化系统症状、皮疹、血细胞减少、头痛、头晕以及男性精子减少及形态异常（停药可恢复）。磺胺过敏者禁用。

②沙利度胺：部分难治性患者应用后临床症状、ESR 及 CRP 均明显改善。初始剂量 50mg 每晚，每 10～14 天递增 50mg，至每晚剂量 150～200mg 时维持使用。用量不足则疗效不佳，停药后症状易迅速复发。本品的不良反应有嗜睡、口渴、血细胞下降、肝酶增高、镜下血尿及指端麻刺感等，因此在用药初期应定期查血常规、尿常规和肝功能、肾功能。对长期用药者，应定期做神经系统检查，以便及时发现可能出现的外周神经炎。对有生育要求的患者禁用，特别是女性患者。

对上述治疗缺乏疗效的患者，AS 外周关节受累者可使用甲氨蝶呤和抗风湿植物药（参见 RA 诊疗规范）等，但它们对中轴关节病变的疗效不确定，还需进一步研究。

③生物制剂：抗肿瘤坏死因子（TNF）α 拮抗剂包括：依那西普（国产包括益赛普、强克）、英夫利西单抗和阿达木单抗。应用方法参照"RA 诊疗规范"，但英夫利西单抗的剂量通常比治疗 RA 用量大。TNFα 拮抗剂治疗 6～12 周有效者建议可继续使用。对这一种 TNFα 拮抗剂疗效不满意或不能耐受的患者可能对另一种制剂有较好的疗效，但其长期疗效及对 AS 中轴关节 X 线病变的影响尚待继续研究。使用 TNFα 拮抗剂也可以减少葡萄膜炎的复发频率。虽然建议 TNFα 拮抗剂仅应用于按分类标准"诊断明确"的 AS 患者，但也有研究提示：对于临床缺乏放射学典型改变，符合 AS 分类标准中"可能"或 SpA 标准的患者，下列情况下也可选用：Ⅰ已应用 NSAIDs 治疗，但仍有中重度的活动性脊柱病变；Ⅱ尽管使用 NSAIDs 和 1 种其他病情控制药仍有中重度的活动性外周关节炎。TNFα 拮抗剂最主要的不良反应为输液反应或注射点反应，从恶心、头痛、瘙痒、眩晕到低血压、呼吸困难、胸痛均可见。其他的不良反应有感染

机会增加，包括常见的呼吸道感染和机会感染（如结核）。因此，治疗前应常规筛查结核；脱髓鞘病、狼疮样综合征以及充血性心力衰竭的加重也可发生。用药期间要定期复查血常规、尿常规、肝功能、肾功能等。

④糖皮质激素：一般不主张口服或静脉全身应用皮质激素治疗 AS，因其不良反应大，且不能阻止 AS 的病程。顽固性肌腱端病和持续性滑膜炎可能对局部皮质激素治疗反应好。眼前色素膜炎可以通过扩瞳和激素点眼得到较好控制。对难治性虹膜炎可能需要全身用激素或免疫抑制剂治疗。对全身用药效果不好的顽固性外周关节炎（如膝）积液可行关节腔内注射糖皮质激素治疗，重复注射应间隔 3 ～ 4 周，一般不超过 2 ～ 3次 / 年。同样对顽固性的骶髂关节痛患者，可选择 CT 引导下的骶髂关节内注射糖皮质激素。类似足跟痛样的肌腱端病也可局部注射糖皮质激素来进行治疗。

（四）康复治疗

1. 功能锻炼　劝导患者要合理和坚持进行体育锻炼，以取得和维持脊柱关节的最好位置，增强椎旁肌肉和增加肺活量，游泳是很好的有效辅助治疗方法之一。站立时应尽量保持挺胸、收腹和双眼平视前方的姿势，坐位时也应保持胸部直立。应睡硬板床，多取仰卧位，避免促进屈曲畸形的体位。枕头要矮，一旦出现上胸或颈椎受累时应停用枕头。

2. 物理治疗

（1）中药熏洗：具有活血化瘀，舒筋通络及加强关节局部血液循环的作用，疗效显著。

（2）中药离子导入：是将中频药物导入和中频按摩融为一体，调制中频电流能促进皮肤电阻下降，扩张小动脉和毛细血管，改善局部血液循环，具有消炎、消肿、镇痛、疏通经络、松解粘连，调节和改善局部循环作用的一种医学仪器。

（3）拔罐疗法：适用于肩背部、下腰部、阿是穴等部位。该法具有温经通络，祛湿逐寒，行气活血及消肿止痛的作用。一般每个部位留罐 10 ～ 15 分钟。凡皮肤有水肿、溃疡、肿瘤、大血管处均不宜拔罐。

（4）针灸疗法：根据病情，以循经取穴为主，可辨证选取肾俞、腰阳关、至阳、身柱、三焦俞、气海、关元等穴位。针刺时根据寒、热、虚、实不同配合针刺泻法、补法，或点刺放血、穴位注射。对于寒湿型可配合艾灸或隔姜灸以祛寒。

（5）其他物理疗法：包括烫熨、中药热奄包、中药蒸汽加手法按摩、红外线疼痛治疗加中药蒸汽、中药湿包裹、中药涂擦、膏摩、定向透药治疗、足浴等外治方法，并根据患者的病情进行辨证施治，可取得令人满意的疗效。

【疗效评定标准】

（一）评价标准

1. 中医疗效判定标准　参照 2002《中药新药临床研究指导原则》中的判定标准进行评估。

临床缓解：中医临床症状基本缓解，证候积分减少≥ 70%。

显效：中医临床症状明显改善，证候积分减少≥ 50%。

有效：中医临床症状好转，证候积分减少≥ 20%。

无效：中医临床症状无改善，甚或加重，证候积分减少不足 20%。

2. 西医疗效评估标准　根据"强直性脊柱炎国际评估小组（ASAS）"制定的 ASAS20 疗效评价标准进行评价。

3. 疾病活动度评估（BASDAI）　依据"强直性脊柱炎国际评估小组（ASAS）"制定的疾病活动度评估（BASDAI）进行评价。

（二）评价方法

1. 中医疗效评价方法　参考 1988 年昆明全国中西医结合风湿类疾病学术会议修订通过的疗效判定标准和《中药新药治疗强直性脊柱炎的临床研究指导原则》中的疗效判定标准，结合国内外有关文献中疗效评定方法，制定疗效判定方法如下（表 7–5、表 7–6）：

表 7–5　中医证候（肾虚督寒证）积分分级量化指标

症状	评分标准	计分
腰、臀、胯疼痛	0 分：无疼痛 1 分：轻度，疼痛轻微，不影响日常工作 2 分：中度，疼痛较重，影响部分工作和日常生活 3 分：重度，疼痛剧烈，活动受限，严重影响工作及日常生活	
晨僵	0 分：无晨僵 1 分：晨僵≤ 30 分钟，程度较轻 2 分：晨僵＞ 30 分钟，且≤ 60 分钟，程度较重 3 分：晨僵＞ 60 分钟，程度严重	
夜间疼痛	0 分：无夜间疼痛 1 分：轻度，疼痛轻微，不影响睡眠 2 分：中度，疼痛较重，影响睡眠，翻身受限 3 分：重度，疼痛剧烈，甚至整夜不得缓解	
怕风怕凉	0 分：无怕风怕凉 1 分：轻度，症状较轻，持续时间短 2 分：中度，症状时作，需加衣被才能减轻 3 分：重度，症状持续，甚至加衣被尚不能缓解	

续表

症状	评分标准	计分
倦怠乏力	0分：无 1分：有	
四末不温	0分：无 1分：有	

表7-6 中医证候（肾虚湿热证）积分分级量化指标

症状	评分标准	得分
腰、臀、胯疼痛	0分：无疼痛 1分：轻度，疼痛轻微，不影响日常工作 2分：中度，疼痛较重，影响部分工作和日常生活 3分：重度，疼痛剧烈，活动受限，严重影响工作及日常生活	
晨僵	0分：无晨僵 1分：晨僵 ≤ 30 分钟，程度较轻 2分：晨僵 > 30 分钟，且 ≤ 60 分钟，程度较重 3分：晨僵 > 60 分钟，程度严重	
夜间疼痛	0分：无夜间疼痛 1分：轻度，疼痛轻微，不影响睡眠 2分：中度，疼痛较重，影响睡眠，翻身受限 3分：重度，疼痛剧烈，甚至整夜不得缓解	
身热不扬	0分：无 1分：轻度，身热时作，持续时间短，体温 ≤ 37.5℃ 2分：中度，身热较甚，持续时间较长，反复发作，37.5℃ < 体温 ≤ 38℃ 3分：重度，身热缠绵难愈，体温 > 38℃	
外周关节红肿热痛	0分：无 1分：有	
口干口渴	0分：无 1分：有	

计算公式 = ［（治疗前积分−治疗后积分）÷ 治疗前积分］×100%

2. 西医疗效评价方法 依据"强直性脊柱炎国际评估委员会的工作小组（ASAS工作组）"制定的 ASAS20（ASAS50，ASAS70）疗效评价标准进行评价。

ASAS20（ASAS50，ASAS70）包括以下四项：患者的总体评价（VAS 评分）、脊柱疼痛（VAS 评分）、功能指数（BASFI）、脊柱炎症（BASDI 后两项的平均值）。

达到强直性脊柱炎疗效评价标准 20 反应的患者比例（ASAS20），应界定为：

（1）与初诊值相比，以上 4 个指标中有 3 个改善至少达到 20%，并且绝对分值至少有 1 分的进步。

（2）上述指标中未能达到 20% 改善的一项，与初诊相比无恶化。

3. 疾病活动度评估（BASDAI） 评估方法包括 6 个问题：问题 1 ～ 5 用 VAS 水平视力表评分，0 代表没有，10 代表非常严重，让患者根据自己的判断，分别记作 0 ～ 10 分。问题 6 用晨僵持续时间 VAS 水平视力表评估，晨僵时间无为 0 分，2 小时或 2 小时以上为 10 分。问题 5 和问题 6 平均分数为晨僵得分，与前 4 题共 50 分，换算成 0 ～ 10 分。

（1）您如何全面评价您所经受的疲劳感？

（2）您如何全面评价颈、背或臀部疼痛？

（3）您如何全面评价除颈、背或臀部以外的其他关节的疼痛或肿胀？

（4）您如何全面评价您身体任何部位的触痛或压痛？

（5）您如何全面评价您醒来时的晨僵程度？

（6）从您醒来后晨僵持续时间有多长？

第十九节　痛风性关节炎

痛风性关节炎，简称"痛风（gout）"，是由嘌呤代谢紊乱及（或）尿酸排泄减少所引起的尿酸盐结晶在关节腔沉积造成关节炎等的一组疾病。主要见于中老年男性和少数绝经后的妇女。其临床特点为高尿酸血症、特征性急性关节炎发作、痛风石沉积、痛风石性慢性关节炎和关节畸形，并易累及肾脏。患者多同时伴有腹型肥胖、高脂血症、高血压、糖尿病、动脉硬化以及冠心病等。

【诊断依据】

（一）病史

常有家族遗传史；发病前往往有多走路、饮酒、进食高嘌呤食物、过度疲劳、受湿冷、感染及外科手术等诱因。

（二）症状与体征

1. 突发关节红肿、疼痛剧烈，累及肢体远端单关节，特别是第一跖趾关节多见，常于 24 小时左右达到高峰，数天至数周内自行缓解。

2. 早期试用秋水仙碱可迅速缓解症状。

3. 饱餐、饮酒、过劳、局部创伤等为常见诱因。

4. 上述症状可反复发作，间歇期无明显症状。

5. 皮下可出现痛风石结节。

6. 随病程迁延，受累关节可持续肿痛，活动受限。

7. 可有肾绞痛、血尿、尿排结石史或腰痛、夜尿增多等症状。

8. 急性单关节炎表现，受累关节局部皮肤紧张、红肿、灼热，触痛明显。

9. 部分患者体温升高。

10. 间歇期无体征或仅有局部皮肤色素沉着、脱屑等。

11. 耳郭、关节周围偏心性结节破溃时，有白色粉末状或糊状物溢出，经久不愈。

12. 慢性期受累关节持续肿胀、压痛、畸形，甚至骨折。

13. 可伴水肿、高血压、肾区叩痛等。

（三）辅助检查

1. 实验室检查

（1）急性发作时，白细胞及中性白细胞相应升高，红细胞沉降率（ESR）增快、C反应蛋白（CRP）升高。

（2）累及肾脏者，尿常规可有蛋白尿、血尿、脓尿，偶见管型尿；并发肾结石者，可见明显血尿，或见尿酸晶体排出。

（3）血尿酸测定：采用尿酸氧化酶法检测，我国正常男性为 $210 \sim 416\mu mol/L$（$35 \sim 70mg/L$），女性为 $150 \sim 357\mu mol/L$（$25 \sim 60mg/L$），绝经期后接近男性。痛风患者血尿酸水平多高于正常。

（4）尿尿酸的测定：在低嘌呤饮食 5 天后留取 24 小时尿，采用尿酸氧化酶法检测，正常水平为 $1.2 \sim 2.4$ mmol（$200 \sim 400mg$）。> 3.6mmol（$600mg$），为尿酸生成过多型，仅占少数；多数 < 3.6mmol（$600mg$），为尿酸排泄减少型。通过尿酸测定，可初步判定高尿酸血症的分型，有助于降尿酸药物的选择及鉴别尿路结石的性质。

（5）滑液及痛风石检查：急性关节炎期，行关节穿刺抽取滑液，在偏振光显微镜下，滑液中或白细胞内有负性双折光针状尿酸盐结晶，阳性率约为90%。穿刺或活检痛风石内容物，亦可发现同样形态的尿酸盐结晶。此项检查具有确诊意义，应视为痛风诊断的"金标准"。

2. 影像学检查

（1）X 线检查：急性关节炎期，可见关节周围软组织肿胀。慢性关节炎期，可见关节间隙狭窄、关节面不规则、痛风石沉积；典型者骨质呈虫噬样或穿凿样缺损、边缘呈尖锐的增生硬化，常可见骨皮质翘样突出；严重者出现脱位、骨折。

（2）超声检查：受累关节的超声检查可发现关节积液、滑膜增生、关节软骨及骨质破坏、关节内或周围软组织的痛风石、钙质沉积等；超声下出现肾髓质特别是锥体乳头部散在强回声光点，则提示尿酸盐肾病；超声也可发现 X 线下不显影的尿酸性尿路结石，还可诊断痛风患者经常伴发的脂肪肝。

（四）诊断及鉴别诊断

1. 急性痛风性关节炎　目前多采用 1977 年美国风湿病学会（ACR）的分类标准（表 7-7）或 1985 年 Holmes 标准（表 7-8）进行诊断。同时应与风湿热、丹毒、蜂窝织炎、化脓性关节炎、创伤性关节炎、假性痛风等相鉴别。

表 7-7　1977 年 ACR 急性痛风关节炎分类标准

1. 关节液中有特异性尿酸盐结晶，或

2. 用化学方法或偏振光显微镜证实痛风石中含尿酸盐结晶，或

3. 具备以下 12 项（临床、实验室、X 线表现）中 6 项

　①急胜关节炎发作≥ 1 次

　②炎症反应在 1 天内达高峰

　③单关节炎发作

　④可见关节发红

　⑤第一跖趾关节疼痛或肿胀

　⑥单侧第一跖趾关节受累

　⑦单侧跗骨关节受累

　⑧可疑痛风石

　⑨高尿酸血症

　⑩不对称关节内肿胀（X 线证实）

　⑪ 无骨侵蚀的骨皮质下囊肿（X 线证实）

　⑫ 关节炎发作时关节液微生物培养阴性

表 7-8　1985 年 Holmes 标准

具备下列 1 条者：

1. 滑液中的白细胞有吞噬尿酸盐结晶的现象。

2. 关节腔积液穿刺或结节活检有大量尿酸盐结晶。

3. 有反复发作的急性单关节炎和无症状间歇期、高尿酸血症及对秋水仙碱治疗有特效者。

2. 间歇期痛风　此期为反复急性发作之间的缓解状态，通常无任何不适或仅有轻微的关节症状。因此，此期诊断必须依赖过去的急性痛风性关节炎发作的病史及高尿酸血症。

3. 慢性期痛风　皮下痛风石多在首次发作 10 年以上出现，是慢性期标志。反复急

性发作多年，受累关节肿痛等症状持续不能缓解，结合骨关节的 X 线检查及在痛风石抽吸物中发现尿酸盐晶体，可以确诊。此期应与类风湿关节炎、银屑病关节炎、骨肿瘤等相鉴别。

4. 肾脏病变　尿酸盐肾病患者最初表现为夜尿增加，继之尿比重降低，出现血尿，轻、中度蛋白尿，甚至肾功能不全。此时，应与肾脏疾病引起的继发性痛风相鉴别。尿酸性尿路结石则以肾绞痛和血尿为主要临床表现，X 线平片大多不显影，而 B 超检查则可发现。对于肿瘤广泛播散或接受放化疗的患者突发急性肾功能衰竭，应考虑急性尿酸性肾病，其特点是血、尿尿酸急骤升高。

【证候分类】

本病在急性关节炎期，多属中医学风湿热痹范畴。慢性关节炎期，多表现为风寒湿痹或顽痹、骨痹。

1. 湿热蕴结证　局部关节红肿热痛，发病急骤，病及一个或多个关节，多兼有发热、恶风、口渴、烦闷不安，或头痛汗出，小便短黄，舌红苔黄，或黄腻，脉弦滑数。

2. 脾虚湿阻证　无症状期，或仅有轻微的关节症状，或高尿酸血症，或见身困乏怠、头昏头晕、腰膝酸痛、纳食减少、脘腹胀闷、舌质淡胖或舌尖红、苔白或黄厚腻、脉细或弦滑等。

3. 寒湿痹阻证　关节疼痛，肿胀不甚，局部不热，痛有定处，屈伸不利，或见皮下结节或痛风石，肌肤麻痹不仁，舌苔薄白或白腻，脉弦或濡缓。

4. 痰瘀痹阻证　关节疼痛反复发作，日久不愈，时轻时重，或呈刺痛，固定不移，关节肿大，甚至强直畸形，屈伸不利，皮下结节，或皮色紫暗，脉弦或沉涩。

【治疗】

（一）非手术治疗

1. 饮食控制

（1）避免高嘌呤饮食：动物内脏（尤其是脑、肝、肾）、海产品（尤其是海鱼、贝壳等软体动物）和浓肉汤含嘌呤较高；鱼虾、肉类、含有一定量的嘌呤；各种谷类、蔬菜、水果、牛奶、鸡蛋等含嘌呤最少，而且蔬菜、水果等属于碱性食物，应多进食。

（2）对于肥胖者，建议采用低热量、平衡膳食，增加运动量，以保持理想体重。

（3）严格戒饮各种酒类，尤其是啤酒。果汁类也要少饮用。

（4）每日饮水应在 2000mL 以上，以保持尿量。

2. 避免诱因　避免暴食、酗酒、湿冷、过度疲劳、精神紧张、鞋号不合适、行走过多及关节损伤等，尽量避免使用影响尿酸排泄的药物，如呋塞米、阿司匹林、维生素 B 等。

3. 治疗相关疾病   如高脂血症、高血压、冠心病、脑血管病和糖尿病等，防止肥胖和体重超重。

（二）手术治疗

本病一般无须手术治疗，但对于多关节晚期痛风石或巨大痛风石，严重影响患者关节功能及日常生活时，则需行痛风石切除术，以利于关节功能的恢复或者消除溃疡面，促使创面愈合。其手术适应证包括：①痛风石严重影响关节功能；②痛风结节破溃、伤口经久不愈，或痛风石内容物质即将突破皮肤流出；③神经肌腱受压；④痛风石诊断依据不足，需病理活检者；⑤降低身体尿酸总量，控制痛风发作；⑥痛风石影响美观。

手术过程可根据患者痛风石部位，选择适合麻醉方式，彻底清除痛风石，同时修复被痛风石浸润的肌腱，以矫正畸形，改善关节功能及外观。但术前及术后应注意血尿酸水平的控制。

（三）药物治疗

1. 中药治疗

（1）湿热蕴结证

治法：清热利湿，通络止痛。

方药：三妙散合当归拈痛汤加减。炒苍术 15g，川黄柏 10g，川牛膝 15g，茵陈 20g，羌活 15g，独活 15g，当归 15g，川芎 10g，虎杖 15g，防风 10g，土茯苓 20g，萆薢 15g，泽泻 15g，甘草 6g 等。

中成药：顽痹清丸（院内制剂）、痛风定胶囊、四妙丸等。

（2）脾虚湿阻证

治法：健脾利湿，益气通络。

方药：黄芪防已汤加减。黄芪 30g，防已 10g，桂枝 10g，细辛 3g，当归 10g，独活 15g，羌活 15g，白术 12g，防风 10g，淫羊藿 15g，苡仁 30g，土茯苓 20g，萆薢 15g，甘草 6g 等。

中成药：桃仁膝康丸（院内制剂）、参苓白术丸等。

（3）寒湿痹阻证

治法：温经散冷，除湿通络。

方药：乌头汤加减。制川乌 6g，生麻黄 5g，生黄芪 15g，生白芍 20g，苍术 15g，生白术 10g，羌活 15g，姜黄 15g，当归 12g，土茯苓 20g，萆薢 15g，甘草 6g 等。

中成药：顽痹通丸（院内制剂）、寒湿痹片等。

（4）痰瘀痹阻证

治法：活血化瘀，化痰散结。

方药：桃红四物汤合当归拈痛汤加减。当归 15g，川芎 15g，赤芍 15g，桃仁 12g，茵陈 15g，威灵仙 20g，海风藤 20g，猪苓 15g，茯苓 20g，金钱草 15g，土茯苓 20g，萆薢 15g，甘草 6g 等。

中成药：桃仁膝康丸（院内制剂）、瘀血痹片等。

2. 西药治疗

（1）急性期的治疗：卧床休息、抬高患肢，避免负重。暂缓使用降尿酸药物，以免引起血尿酸波动，延长发作时间或引起转移性痛风。但如果已经使用抗炎药物，可以开始降尿酸治疗。

①秋水仙碱：是有效治疗急性发作的传统药物，一般首次剂量 1mg，以后每 1～2 小时给予 0.5mg，至有恶心、腹泻时停药，24 小时总量不超过 6mg，注意其不良反应，同时加用非甾体抗炎药，可减少秋水仙碱剂量。

②非甾类抗炎药：比秋水仙碱更多用于急性发作，通常开始使用足量，症状缓解后减量。最常见的副作用是胃肠道症状，也可能加重肾功能不全，影响血小板功能等。活动性消化道溃疡者禁用。具体用药如依托考昔每日 1 次，每次 120mg，口服；萘丁美酮每日 2 次，每次 1g，口服；双氯芬酸钠每日 2 次，每次 75mg，口服；美洛昔康每日 2 次，每次 7.5mg，口服。其他如洛索洛芬钠、醋氯芬酸、布洛芬等均可应用。在应用时注意，根据病情选用一种非甾体抗炎药，应用过程监测药物不良反应并及时调整。

③糖皮质激素：通常用于秋水仙碱和非甾类抗炎药无效或不能耐受者。激素关节腔局部注射或肌肉注射，或口服泼尼松每日 20～30mg，3～4 天后逐渐减量停服。

（2）间歇期和慢性期的治疗：旨在控制血尿酸在正常水平。降尿酸药物分为两类，促尿酸排泄药及抑制尿酸生成药，二者均有肯定的疗效。为防止用药后血尿酸迅速降低诱发急性关节炎，应从小剂量开始，逐渐加至治疗量，生效后改为维持量，长期服用，使血尿酸维持在 327μmol/L（55mg/L）以下。此外为防止急性发作，也可在开始使用降尿酸药物的同时，预防性服用秋水仙碱 0.5mg，每日 1～2 次，或使用非甾类抗炎药。

①抑制尿酸生成药：黄嘌呤氧化酶抑制剂别嘌醇和非布司他（非布索坦）是首选的降尿酸药物。降尿酸治疗应使症状、体征得到有效的、持续的改善，对所有痛风患者降尿酸目标是血尿酸 < 357μmol/L（60mg/L），但对于有痛风石的患者，应该降至 297μmol/L（50mg/L）以下。

Ⅰ别嘌呤醇的起始剂量不应超过 100mg/d，中、重度慢性肾功能不全的患者应该从更小的剂量（50mg/d）开始，然后逐渐增加剂量，找到适合的维持剂量。应注意肠道症状、皮疹、药物热、肝酶升高、骨髓抑制等不良反应。

Ⅱ非布司他的推荐用法，起始剂量为 40mg，每日，1 次。给药剂量 40mg，持续 2 周后，对血清尿酸水平仍高于 60mg/L 的患者，推荐给药剂量 80mg。轻中度肝功能损伤患者，服用本品无须剂量调整；对严重肝功能损伤患者使用本品尚无研究，因此给药本品应谨慎。

②促尿酸排泄药：Ⅰ丙磺舒 0.25g，每日 2 次，渐增至 0.5g，每日 3 次，每日最大剂量 2g。主要副作用：胃肠道反应、皮疹、过敏反应、骨髓抑制等。对磺胺过敏者禁用。Ⅱ苯磺唑酮 50 mg，每日 2 次，渐增至 100 mg，每日 3 次，每日最大剂量 600 mg。主要副作用：胃肠道反应、皮疹、骨髓抑制等，偶见肾毒性反应。本药有轻度水钠潴留作用，对慢性心功能不全者慎用。Ⅲ苯溴马隆是一新型促尿酸排泄药，50 mg，每日 1 次；渐增至 100 mg，每日 1 次。主要副作用：胃肠道反应如腹泻、偶见皮疹、过敏性结膜炎及粒细胞减少等。

（3）肾脏病变的治疗：除积极控制血尿酸水平外，碱化尿液、多饮多尿也十分重要。对于痛风性肾病，在使用利尿剂时应避免使用影响尿酸排泄的噻嗪类利尿剂、速尿、利尿酸等，可选择螺内酯（安体舒通）等。碳酸酐酶抑制剂乙酰唑胺兼有利尿和碱化尿液作用，亦可选用。其他治疗同各种原因引起的慢性肾损害。对于尿酸性尿路结石，大部分可溶解、自行排出，体积大且固定者可体外碎石或手术治疗。对于急性尿酸性肾病，除使用别嘌呤醇积极降低血尿酸外，应按急性肾功能衰竭进行处理。对于慢性肾功能不全可行透析治疗，必要时可做肾移植。

（四）康复治疗

1. 功能锻炼　痛风患者不宜剧烈活动，但可以选择一些简单运动，如散步、匀速步行、打太极拳、练气功、骑车及游泳等，其中以打太极拳、步行、骑车及游泳最为适宜。这些运动的活动量较为适中，时间较易把握，只要合理分配体力，可以既起到锻炼身体之目的，又能防止高尿酸血症。患者在运动过程中，要做到从小运动量开始，循序渐进，关键在于坚持不懈。运动时间不宜过长，运动过程中要注意休息、调整体力，同时要多喝水，补充体内水分。

2. 物理治疗

（1）外敷疗法：对于关节红肿疼痛，可局部外敷骨炎膏，以清热消肿，舒筋通络。

（2）针灸疗法：针灸可在痛区周围取穴及循经取穴，耳针取压痛点。

（3）中药离子导入疗法：可用自拟清热解毒、通络止痛之中药雷乌方（雷公藤、乌头、露蜂房、透骨草等），水煎 100mL，每次 50mL 导入患部，每次 30 分钟，一日 2 次，做痛区离子导入。

【疗效评定标准】

（一）评价标准

参照中华人民共和国中医药行业标准《中医病证诊断疗效标准》及《中药新药临床研究指导原则》痛风相关疗效评价标准进行疗效评估。

（二）评价方法

1. 症状积分分级量化指标

（1）11点疼痛程度数字等级量表（NRS-11）0分无疼痛，10分表示能够想象到的最严重疼痛；1～3分表示轻度疼痛，但仍可从事正常活动；4～6分表示中度疼痛，影响工作，但能生活自理；7～9分表示比较严重的疼痛，生活不能自理；10分表示剧烈疼痛，无法忍受。

（2）关节肿胀　0分关节无肿胀或肿胀消失；1分关节肿胀、皮色红；2分关节明显肿胀、皮色发红；3分关节高度肿胀、皮色暗红。

（3）活动受限　0分关节活动正常；1分关节活动受限；2分关节活动明显受限；3分关节活动严重受限。

（4）患者本人及医生对病情的VAW评分。

2. 评价标准

临床控制：关节疼痛、红肿等症状消失，关节活动正常，积分减少≥95%。

显效：关节疼痛、红肿等症状消失，关节活动不受限，积分减少≥70%，且<95%。

有效：关节疼痛、红肿等症状基本消失，关节活动轻度受限，积分减少≥30%，且<70%。

无效：关节疼痛、红肿等症状与关节活动无明显改善，积分减少<30%。

注：计算公式（尼莫地平法）:〔（治疗前积分－治疗后积分）/治疗前积分〕×100%。

第二十节　增生性脊柱炎

增生性脊柱炎又称肥大性脊柱炎、老年性脊柱炎，或腰椎骨刺等，是由于年龄和其他诸种因素引起的以脊椎关节软骨退变、椎体骨质增生为主的骨关节炎。本病属中医学的骨痹、骨疣病、腰痛、腰脊痛等范畴。

【诊断依据】

（一）病史

增生性脊柱炎多见于中老年人，常有急性损伤或慢性劳损病史，男多于女，胖人、常用腰部活动的重体力劳动者及运动员等发病较早。因本病是一种慢性骨关节炎，故初期一般无临床症状，少数患者可出现慢性腰背酸痛、活动发僵等。晚期随着病情的发展，骨刺的形成，可产生以下腰痛为主的一系列症状：腰部钝痛，劳累或阴天时加重，晨间起床时腰部僵硬。

（二）症状与体征

1. 症状

（1）腰背部酸痛不适，僵硬板滞，不耐久坐、久站，晨起症状较重，活动后减轻，但过度活动或劳累后加重。

（2）腰背部屈伸活动不利，但被动运动基本达到正常。

（3）急性发作时，腰痛较剧，且可牵掣到臀部及下肢。若骨刺压迫或刺激马尾神经时，可出现下肢麻木无力、感觉障碍等症状。

2. 体征　腰椎生理弧度减小或消失，甚或出现反弓；局部肌张力增高，有轻度压痛，一般无放射痛；直腿抬高略低于正常人，下肢后伸试验阳性。

（三）特殊检查

X 线检查可见椎体边缘或小关节有不同程度增生，或有椎间隙变窄，生理弧度改变。临床表现与 X 线表现均符合腰椎增生性脊柱炎者，即可确诊。

【证候分类】

主症：腰背部或 / 和腿部疼痛，活动不利。

1. 肝肾不足，风寒阻络证　除主症外，常可见腰部疼痛，得温则舒，遇寒加重；舌质暗，苔薄白，脉沉弦或沉迟。

2. 肝肾不足，筋脉瘀滞证　除主症外常并见痛处固定不移，舌质偏红，苔薄或薄白，脉弦或弦涩。

3. 肝肾亏虚，痰瘀交阻证　除主症外可见痿弱乏力，舌胖质淡，苔薄或薄腻，脉滑或弦细。

4. 肝肾亏虚、寒湿阻络证　除主症外可见肢体关节酸重，舌胖质淡，苔薄或薄腻，脉弦滑或沉弦。

【治疗】

1. 牵引　若患者有神经根刺激症状，无牵引禁忌证，采用自动脉冲电控牵引床牵引。牵引力根据病情及患者体质设为 15 ～ 30kg，每日 1 ～ 2 次，每次 30 分钟。

2. 针灸治疗

（1）毫针刺法

①选穴处方：主穴：肝俞、肾俞、气海俞、委中。配穴：肝肾不足、风寒阻络证及肝肾亏虚、寒湿阻络证，配阴陵泉、三阴交、昆仑；肝俞不足、筋脉瘀滞证及肝肾亏虚、痰瘀交阻证，配血海、丰隆、昆仑。

②针刺方法：背部俞穴选双侧，委中及配穴选用患侧。肝俞、肾俞、气海俞针刺用补法，其余各穴用平补平泻手法。每隔 5 分钟行针 1 次，留针 20 分钟。隔日 1 次。

（2）穴位注射疗法

①位：穴同针刺选穴法。

②药物：普鲁卡因 2mL，当归注射液 4mL，维生素 B_{12}500mg，维生素 $B_1$100mg，安痛定注射液 4mL，胎盘组织液 4mL。

③方法：将上述药物吸入 20mL 一次性注射器内摇匀后，换上一次性 5 号牙科穿刺针，穴位常规消毒，在针刺得气后将药物注入腧穴中，除昆仑注药 1mL 外，其余各穴均注药 2mL。隔日 1 次。

（3）平衡针疗法：主要选用腰痛穴，可配用臀痛穴、膝痛穴、踝痛穴。针刺入穴位后强刺激可留针或不留针。

3. 物理治疗 根据病情可选用中频电疗、激光、红外线、超短波、离子导入、蜡疗等方法，此类方法可松弛腰背肌痉挛，改善血液循环。

4. 推拿治疗

（1）松解放松法：用擦法、掌根揉法、拿法在腰背部、患例下肢施治约 5 分钟，然后用拇指指腹沿腰背部太阳膀胱经直推，以皮肤潮红为度。

（2）点穴镇痛法：重点在背俞穴和委中穴用点压手法施治，每穴 1 分钟。

（3）理筋整复法：单腿后伸扳法、双腿同时后伸扳法（骨性椎管狭窄者禁用）、屈膝屈髋压腰法，每种方法操作 3～5 次，腰椎斜扳法左右各 1 次。

（4）整理手法：用擦法、拍击法在腰背部、下肢操作 1～3 分钟。

5. 小针刀疗法 在病变间盘相应棘突间、棘突旁、横突间定点后，常规消毒铺巾，施以切开剥离、纵行疏通剥离等方法，以调整脊柱生物力学失衡。

6. 药物治疗

（1）阻滞疗法：用 1% 的利多卡因或 0.25%～0.375% 的布比卡因，加入一种皮质类固醇药物，于腰腿部压痛处注射，以改善无菌性炎症、缓解肌肉痉挛和疼痛。

（2）口服西药治疗：口服非甾体消炎止痛药，如芬必得、布洛芬、尼美舒利等，以消炎止痛，缓解肌肉痉挛。

（3）中药治疗

①基本方：保肾壮骨汤（自拟）。其药物组成为：熟地 20g，枣皮 15g，续断 20g，杜仲 15g，川牛膝 15g，补骨脂 20g，骨碎补 20g，狗脊去毛 15g，全虫（冲服）15g，蜈蚣（冲服）2 条，地龙 20g，黑蚂蚁（冲服）20g，千年健 20g，桑寄生 20g，木瓜 12g，防己 15g，苡仁 15g，白芍 40g，田七（冲服）12g，透骨草 15g，桑枝 20g，甘草 10g。

②加减：若证属肝肾不足、风寒阻络证，则去木瓜、苡仁，加制川乌 10g，防风 15g，待病情缓解未见表证之象时则用保肾壮骨汤原方；若证属肝肾不足、筋脉瘀滞，则去木瓜、苡仁、防己，加川芎 12g，鸡血藤 15g；若证属肝肾亏虚，痰瘀交阻，可加

半夏 12g；若证属肝肾亏虚，寒湿阻络，可加桂枝 9g，将药物文火水煎 3 次，3 次药液混和均分为 6 份，于三餐后半小时服下，每两日服药 1 剂。也可口服养血止痛丸、芪仲腰舒丸、壮腰健肾丸等。

（4）展筋丹揉药治疗：采用平乐展筋丹局部揉药治疗，在明显压痛处施治。用大拇指螺纹面蘸取少量展筋丹，以掌指关节带动大拇指在皮肤表面轻轻揉搓，面积为五分钱大小为准。每次 30 分钟，具有明显止痛的效果。

【疗效评定标准】

（一）国家中医药管理局 1994《中医病证诊断疗效标准》疗效评定标准

治愈：临床症状消失、阳性体征转阴，恢复正常工作。

好转：症状基本消失，阳性体征基本消失或减弱，基本上能从事轻体力劳动，正常轻工作，生活能自理。

无效：经过 3 个疗程治疗，症状改善不明显或无效，阳性体征无变化，不能从事正常工作，日常活动受影响。

（二）腰痛 ODI 评分标准（表 7-9）

表 7-9　腰痛 ODI 评分标准

项目顺序	观察项目	项目名称（项目名称下方的数字即为该项评分）						得分
		0	1	2	3	4	5	
1	腰痛腿痛程度	无任何疼痛	轻微疼痛	疼痛中等	严重疼痛	疼痛相当严重	疼痛异常严重	
2	个人生活料理情况	正常料理个人生活，不会增加任何疼痛	能够正常料理个人生活，但非常疼痛	料理个人生活时疼痛，动作缓慢且小心	需要一些帮助，但可完成绝大部分个人料理	绝大部分个人料理都需要帮助才能完成	不能穿衣，洗漱有困难，需要卧床	
3	提举重物情况	提举重物时不会增加疼痛	能够提举重物，但疼痛有些增加	由于疼痛，不能将重物从地上提起，但如位置合适，可提起放在桌上的重物	由于疼痛，不能将重物从地上提起，但如位置合适，可提起较轻物品	能提举起较轻物品	不能提举或携带任何物品	

项目顺序	观察项目	项目名称（项目名称下方的数字即为该项评分）						得分
		0	1	2	3	4	5	
4	行走状况	疼痛不影响行走	由于疼痛，行走不超过2公里	由于疼痛，行走不超过1公里	由于疼痛，行走不超过100米	只能借助拐杖或腋杖行走	大多数时间卧床，只能爬行去厕所	
5	坐立状况	可以坐在任何座椅上，时间不受限制	能够坐在合适的座椅上，时间不受限	由于疼痛，坐立不能超过1小时	由于疼痛，坐立不能超过半小时	由于疼痛，坐立不能超过10分钟	由于疼痛，根本不能坐立	
6	站立状况	能任何长时间站立，不会增加疼痛	能任何长时间站立，但会增加疼痛	由于疼痛，站立不能超过1小时	由于疼痛，站立不能超过半小时	由于疼痛，站立不能超过10分钟	由于疼痛，根本不能站立	
7	睡眠状况	睡眠从来不受疼痛困扰	偶尔因疼痛影响睡眠	因疼痛，每天睡眠不到6小时	因疼痛，每天睡眠不到4小时	因疼痛，每天睡眠不到2小时	因疼痛，根本无法入睡	
8	性生活状况	性生活完全正常，疼痛不会增加	性生活正常，但疼痛会有所增加	性生活基本正常，但会引起严重疼痛	疼痛严重影响性生活	由于疼痛，几乎没有性生活	由于疼痛，完全没有性生活	
9	社会生活状况	社会生活完全正常，不会增加疼痛	生活生活正常，但疼痛会有所加重	疼痛对社会生活影响不大，但会限制大体力运动	疼痛对社会生活有影响，基本不出家门	由于疼痛，只能在家中进行社会生活	由于疼痛，没有任何社会生活	
10	旅行状况	可以自由旅行，不伴疼痛	可到任何地方旅行，但会有些疼痛	疼痛较重，但可应付2小时以上旅行	由于疼痛，旅行不能超过1小时	由于疼痛，旅行不能超过半小时	由于疼痛，不能旅行	

总分＝（所得分数/5×回答的问题数）×100%

第二十一节　髋关节骨性关节炎

髋关节骨性关节炎，又称"肥大性关节炎""增生性关节炎""老年性关节炎""退行性关节炎""骨关节病"等，是骨科常见疾患之一。其特点是关节软骨变性，并在软骨下及关节周围有新骨形成。目前仍以髋关节骨关节病者居多。

【诊断依据】

（一）病史

髋关节骨性关节炎可以有明显的病因，但大多数无明显诱因而隐匿发病。发病缓慢，病情逐渐加重，也可以在某次轻度外伤后症状突然加重。先天性髋臼发育不良、关节的后天性不平整（包括扁平髋、关节附近骨折后对位不良等）、长期饮酒及医源性因素（如长期使用糖皮质激素等）均是髋关节骨性关节炎发病的基础病因。

（二）症状与体征

1. 疼痛　早期在过度活动后出现，休息后缓解，随病情进展，休息也不能缓解。疼痛常伴有跛行，部位可在髋关节的前方，或侧方，或大腿内侧。

2. 晨僵　典型的僵硬感常出现在清晨，持续时间一般不超过 15 分钟，而髋关节活动后疼痛减轻。

3. 功能障碍　关节僵硬，关节屈曲、外旋和内收畸形。

4. 压痛　早期大多数没有特殊体征，晚期关节压痛出现在关节线上，髋关节内旋时疼痛加剧，内旋角度越大疼痛越重。

5. 活动受限　疼痛、僵硬及肌萎缩无力等都可能引起关节活动受限。

（三）辅助检查

1. 实验室检查　髋关节骨性关节炎没有特异性的化验室检查。白细胞计数，血细胞容积，血清蛋白电泳均属正常。除全身性原发骨性关节炎及附加有创伤性滑膜炎者外，血沉在大多数病例中正常。

2. X 线检查　髋关节骨性关节炎常表现为关节间隙变窄；关节面不规则、不光滑，并有断裂现象；股骨头变扁，股骨颈变粗变短；股骨头颈交界处常有骨赘形成，而使股骨头呈蕈状；髋臼顶部可见骨质密度增高，其外上缘有骨赘形成，髋臼相对变深，髋臼顶部和股骨头可出现单个或多个大小不等的囊性改变，囊性变周边有骨质硬化现象。严重者股骨头可向外上方脱位。有时可发现关节内游离体。

3. CT、MRI、选择性血管照影　可作为辅助诊断以供参考。

4. 超声检查　超声波图像可以显示 X 线检查难以显示的软骨和软组织结构，在早期诊断 DDH 方面具有优势，特别是对股骨头骨化中心尚未出现的 6 个月以下的婴儿。

超声检查能及时有效地检测到髋关节脱位，还能证实半脱位和髋关节不稳定的存在，对于髋关节发育不良这种隐匿性或临界性病变的诊断价值尤为明显，显现了 DDH 疾病证候群从轻微发育不良到髋关节脱位的一系列病症。

5. 关节镜检查　可以发现髋关节盂唇和关节软骨退变较明显，其次是滑膜增生性改变，滑膜组织增生肥厚，充血水肿，关节腔内有浑浊的漂浮颗粒和软骨碎片。软骨退变通常发生在股骨头前上方和髋臼的负重区，晚期软骨剥脱呈斑片状，软骨下骨裸露，髋臼缘骨赘形成。

【证候分类】

（一）按病程分期

1. 前期　髋关节在活动后伴有不适，髋关节活动增强后伴有关节疼痛，髋关节 X 线及 CT 检查无明显软骨损害表现。

2. 早期　髋关节活动后明显疼痛，休息后缓解。髋关节 X 线改变较少，CT 检查可见软骨轻度损害表现。MRI 可直接显示软骨，能更早显示早期骨关节炎的软骨损害。

3. 进展期　髋关节活动后疼痛明显，伴有髋关节功能部分丧失及畸形。X 线可见髋关节间隙变窄，关节周围骨囊性变，有时可见关节内游离体。

4. 晚期　髋关节功能严重丧失，畸形明显。X 线可见髋关节间隙明显变窄，关节周围骨增生严重，可见股骨头塌陷。

（二）Kellgren-Lawrence 放射线分级标准

Ⅰ级（骨性关节炎前期）：可疑关节间隙狭窄和可能唇样增生。

Ⅱ级（早期骨性关节炎）：肯定骨赘和可能关节间隙变窄。

Ⅲ级（进展期骨性关节炎）：多发性骨赘，肯定关节间隙狭窄、硬化和可能骨端变形。

Ⅳ级（晚期骨性关节炎）：大骨赘，明显关节间隙狭窄，严重硬化和肯定骨端变形。

（三）软骨退变关节镜分级标准（Outerbribge）

0 级：正常关节软骨。

Ⅰ级：软骨软化水肿或出现表面泡状结构。

Ⅱ级：软骨变薄出现轻、中度纤维化。

Ⅲ级：软骨重度纤维化，呈现蟹肉样改变。

Ⅳ级：软骨退变深达骨皮质，全层软骨缺损，软骨下骨质裸露。

【治疗】

（一）非手术治疗

1. 健康教育　对髋关节骨性关节炎患者进行健康教育，提供治疗及康复信息，如适量活动，减少不合理的运动，避免暴走及长时间跑、跳、蹲。同时也应对患者进行心理治疗，疼痛很大程度上受心理因素影响；有的患者可能长期处于抑郁状态，应让患者认识疾病的性质和预后，在此基础上积极配合其他治疗。

2. 减轻体重　肥胖者减轻体重，能部分改善髋关节的疼痛及功能。

（二）手术治疗

1. 保留髋关节的手术　如关节镜下冲洗和游离体摘除术、骨赘切除术、髋臼囊肿刮除植骨术、截骨术等；中度髋关节骨性关节炎患者则采用髋关节镜清理术。髋关节镜手术属于微创治疗，一般比较安全，入路选择正确可避免血管神经的损伤。髋关节镜诊疗对髋关节骨性关节炎的重要意义主要在于可以显著缓解髋痛症状，并为后继治疗提供极有价值的参考。髋关节镜清理术可使约 60% 的髋关节骨性关节炎患者的疼痛症状在 2 年内获得较显著的缓解，术后疼痛逐渐加重后，再施行镜下关节清理术仍能获得较显著的症状缓解。

2. 髋关节重建术　如髋关节融合术、半髋置换术和全髋置换术。重度髋关节骨性关节炎行人工全髋关节置换术，在缓解疼痛和恢复关节功能方面效果显著，且手术技术成熟。

（三）药物治疗

1. 中药治疗

（1）风寒湿痹证：治法：散寒除湿，祛风通络。方药：薏苡仁汤加减。薏苡仁 30g，当归 15g，川芎 10g，炙麻黄 6g，桂枝 10g，羌独活各 12g，防风 12g，制附子 6g，川牛膝 15g。

（2）瘀血痹阻证：治法：活血化瘀，通络止痛。方药：身痛逐瘀汤加减。当归 15g，川芎 10g，桃仁 10g，红花 10g，羌独活各 15g，乳香 6g，没药 6g，五灵脂 10g，川牛膝 10g，全蝎 6g，蜈蚣 2 条、穿山甲 10g，炙甘草 6g。

（3）肝肾亏损证：治法：滋补肝肾，强壮筋骨。方药：独活寄生汤加减。独活 10g，寄生 20g、杜仲 15g，怀牛膝 15g，川断 15g，秦艽 15g，防风 10g，细辛 3g，当归 10g，白芍 10g，生地 10g，党参 15g，云苓 15g，炙甘草 6g，川芎 10g，肉桂 6g。

上述药物配合服用中成药养血止痛丸、加味益气丸、羌归膝舒丸等。

2. 西药治疗　控制症状药物，包括镇痛药、非甾体类抗炎药（NSAIDs）、糖皮质激素及透明质酸钠；改善病情药物及软骨保护药，包括氨基葡萄糖、硫酸软骨素、双醋瑞因等。

（四）康复治疗

1. 功能锻炼　训练髋关节在非负重位下屈伸活动，以保持关节最大活动度，水中运动能缓解髋关节疼痛。

2. 物理治疗　主要增加局部血液循环，减轻炎症反应，可通过热疗、超声波、针灸等治疗缓解髋关节疼痛。

【疗效评价标准】

1. Harris 髋关节评分（Harris hip score，表 7–10）

表 7–10 Harris 髋关节评分表

项目	得分	项目	得分
疼痛		功能性活动	
任何时候均无疼痛或不明显	44	正常上楼	4
轻度疼痛，偶然疼痛，活动中出现	40	上楼需要扶手	2
中度疼痛，一般活动时疼痛不明显，活动过度后出现，需服一般的镇痛药	30	通过其他方式上楼	1
明显疼痛，能忍受，影响活动，有时需服可待因镇痛	20	根本不能上楼	0
十分明显疼痛，并限制活动	10	穿脱袜 / 鞋容易	4
完全不能活动	0	有些困难	2
功能		不能完成	0
步态		随便什么椅子，可持续坐 1 小时	5
无跛行	11	坐高椅能持续 1 小时	2
轻度跛行	8	根本不能坐	0
中度跛行	5	能乘坐乘公交 / 出租车	1
不能行走	0	不能乘坐乘公交 / 出租车	0
不需要助行器	11	下肢畸形	
长途行走时需要手杖	7	髋内收＜ 10°	1
行走时需手杖	5	下肢伸直髋内旋＜ 10°	1
需单拐	4	双下肢长度相差＜ 3cm	1
双侧手杖	2	髋屈曲挛缩＜ 30°	1
双侧腋拐	0	髋关节活动范围（度）得分均乘以校正系数 0.05	
不能行走	0	屈曲 1°～ 120°或＞ 120°	1.0 ～ 81.0
行走距离无限制	11	外展 1°～ 30°或＞ 30°	0.8 ～ 16.5

项目	得分	项目	得分
6 个街区，约 600 米	8	内收 1°～ 20°或＞ 20°	0.2 ～ 3.0
2 ～ 3 街区，2 ～ 3 米	5	伸直外旋 1°～ 30°或＞ 30°	0.4 ～ 12.0
只能在室内活动	2	伸直内旋 0°或＞ 0°	0.0 ～ 0.0
只能在床上活动	0	总计	

2. 临床疗效评定　优＞ 85 分；良 70 ～ 84 分；中 60 ～ 69 分；差＜ 59 分。

第二十二节　膝关节骨性关节炎

骨性关节炎是一种以关节软骨变性和丢失及关节边缘和软骨下骨骨质再生为特征的慢性退行性骨关节病，又称之为"增生性关节炎""退变性关节炎""骨关节病"。本病属中医"骨痹""历节病""膝肿痛"等范畴。

【诊断依据】

（一）病史

膝关节骨性关节炎是一缓慢、持续的、时轻时重的过程，多为缓慢发病，急性损伤和慢性劳损是膝关节骨性关节炎的常见诱因。

（二）症状与体征

1. 疼痛和压痛　疼痛是膝关节骨性关节炎患者最常见的主诉，早期的膝骨性关节炎疼痛的特点是呈关节间隙疼痛（包括髌股骨、股胫关节），运动时加重，而休息后好转，疼痛性质多表现为锐痛、胀痛、酸痛、困痛，疼痛部位常见于膝关节内侧。在骨性关节炎病程发展期，休息后也未能缓解，甚至在夜间疼痛是骨性关节炎病情进展的表现。压痛的部位以膝关节内侧最常见，关节压痛的程度可分为 4 级：1 级：患者诉痛；2 级：患者诉痛，同时躲闪；3 级：患者躲闪不缩回关节；4 级：患者拒绝关节触诊。

2. 肿胀　肿胀可由骨性因素、软组织因素、滑膜或关节积液引起。早期，为局限性肿胀，随着病情发展，可出现弥漫性肿胀、滑囊增厚或关节积液。

3. 功能障碍　早期功能障碍多表现为关节晨僵现象，晨僵时间较短，一般不超过半小时，同时伴有因疼痛而引起的暂时性关节活动受限；中期多表现为上下楼梯、由坐位站起及下蹲障碍，并伴有部分患者行走困难；晚期可见膝关节固定屈曲挛缩，膝关节屈伸障碍。如有关节游离体或掀起的关节软骨碎片，可出现关节交锁。

4. 畸形　常见于膝骨性关节炎晚期，膝关节骨赘形成，内侧间隙变狭窄，多表现为膝内翻畸形，仅有少数患者出现外翻畸形。由骨赘和骨重塑引起，关节主动及被动活动障碍，严重则出现膝关节屈曲挛缩畸形。

5. 关节摩擦音　由于软骨破坏，关节面变得粗糙，故膝关节活动时会出现关节摩擦音，髌股关节较明显。以手触摸膝关节活动时出现关节摩擦感。

（三）特殊体征

1. 髌骨研磨实验　检查者触按患者髌骨，当主动或被动伸曲膝关节时感到摩擦音，同时伴有疼痛，即为阳性。髌股关节退变，软骨破损时为阳性。

2. 浮髌实验　患者仰卧伸膝，检查者一手置髌骨上方挤压髌上囊，并用手指挤压髌骨两侧，使滑液回流关节腔，再用另手指轻按髌骨后快速松开，可感到髌骨浮起，即为阳性。当膝关节积液达 50mL 时，即可出现浮髌试验阳性。

3. 伸膝抗阻试验　患者从曲膝位开始，小腿抗阻力伸直，从 0～90°出现膝痛，或打软腿为阳性，提示髌股关节软骨退变。

（四）辅助检查

1. 实验室检查　一般血常规、血沉、C 反应蛋白均正常，少数患者在合并滑膜炎时可出现 C 反应蛋白增高和血沉轻度增快。检查类风湿因子、血尿酸水平可帮助鉴别诊断。

2. 关节滑液检查　本病关节滑液多正常，外观呈透明或稍混浊的淡黄色液体。白细胞 < $2×10^8$/L，中性粒细胞 < 25%，糖浓度与血糖接近，无结晶。

3. X 线检查　是膝关节骨性关节炎最常用的检查技术。常采用伸膝负重正侧位及髌骨轴位照片。早期 X 线常无异常改变，偶尔可见髌骨上下缘小骨刺增生；中期可见关节边缘及髁间嵴明显骨刺增生，关节间隙狭窄，及游离体形成；晚期可见关节间隙闭锁或半脱位，负重面磨耗或缺损，甚至负重面损耗。Kellgren 通过 X 线检查将膝骨性关节炎分为 5 级：0 级：无改变；Ⅰ级：轻微骨赘；Ⅱ级：明显骨赘，关节间隙正常或可能狭窄；Ⅲ级：关节间隙轻度狭窄，中度多发骨赘，部分骨硬化；Ⅳ级：关节间隙明显狭窄，有骨囊性变、骨赘及软骨下骨硬化。

4. MRI 检查　能准确显示关节软骨、关节下骨、韧带及关节周围软组织的改变，以及能显示病变进展期骨性关节炎软骨下骨质水肿。

5. 关节镜检查　此技术可在直视下对关节腔内关节软骨进行观察，能清楚显示软骨的退变情况，软骨退变关节镜分级标准（Outerbribge）：0 级：正常关节软骨；Ⅰ级：软骨软化水肿或出现表面泡状结构；Ⅱ级：软骨变薄出现轻、中度纤维化；Ⅲ级：软骨重度纤维化，呈现蟹肉样改变；Ⅳ级：软骨退变深达骨皮质，全层软骨缺损，软骨下骨质裸露。

6. 其他检查　包括超声检查、放射性核素扫描、基因技术等，对膝关节骨性关节炎的诊断有一定的价值，但不作为常规检查。

（五）诊断标准

根据患者的临床表现、体征和影像学等辅助检查，骨性关节炎的诊断并不困难。目前，国内多采用美国风湿病学会 1995 年的诊断标准（表 7-11）。

表 7-11　美国风湿病学会 1995 年的诊断标准

临床标准
1. 近 1 个月大多数时间有膝痛
2. 有骨摩擦音
3. 晨僵 ≤ 30 分钟
4. 年龄 ≥ 38 岁
5. 有骨性膨大
满足 1+2+3+4 条，或 1+2+5 条或 1+4+5 条者可诊断膝骨性关节炎
临床 + 放射学标准
1. 近 1 个月大多数时间有膝痛
2. X 线片示骨赘形成
3. 关节液检查符合骨性关节炎
4. 年龄 ≥ 40 岁
5. 晨僵 ≤ 30 分钟
6. 有骨摩擦音
满足 1+2 条或 1+3+5+6 条，或 1+4+5+6 条者可诊断膝骨性关节炎

【鉴别诊断】

（一）类风湿性关节炎

类风湿性关节炎的关节肿痛多在活动后减轻，并与气温、气候变化有关，晨僵现象多超过 30 分钟，此为类风湿性关节炎最典型、经常而持久的症状；受累的关节多为对称性，在骨突部位及关节周围可见皮下结节；实验室检查类风湿因子多为阳性，血沉增快，CCP、AKA 等自身抗体多升高；X 线常表现为骨质疏松、骨质破坏及关节畸形。

（二）髌骨软骨软化症

髌骨软骨软化症实际上也是膝关节骨性关节炎的一种，只不过膝关节退变及症状集中在髌股关节。膝关节活动量越大，疼痛越明显，且有过伸痛，行走无力。膝前侧、下端、内侧、外侧及腘窝均有压痛，按压髌骨时伸膝，可触及摩擦感及疼痛。髌骨研磨试验阳性。

（三）膝关节侧副韧带损伤

膝关节侧副韧带损伤在韧带损伤部位有固定压痛，常在韧带的上下附着点或中部。膝关节呈半屈曲位，活动关节受限。侧方挤压试验阳性。

（四）膝关节半月板损伤

膝关节半月板损伤有外伤史，伤后关节疼痛、肿胀，有弹响和交锁现象，膝内外间隙压痛。慢性期股四头肌萎缩，以股四头肌内侧尤明显。麦氏征和研磨试验阳性。

（五）髌下脂肪垫损伤

髌下脂肪垫损伤有外伤、劳损或膝部受凉病史。膝关节疼痛，下楼梯为甚，膝过伸位疼痛加重，髌下脂肪垫压痛明显，膝过伸试验阳性，髌腱松弛压痛试验阳性。X线膝侧位片，可见脂肪垫支架的纹理增粗，少数可见脂肪垫钙化阴影。

【证候分类】

（一）根据中医辨证分类

将膝骨性关节炎分为以下四个证候：

1. 风寒湿痹证　膝关节重着、酸楚、疼痛，或有关节肿胀，甚至屈伸不利，痛处多固定，亦可游走，每遇阴雨天或感寒后加剧；皮肤不红、触之不热，苔薄白，脉弦紧。

2. 风湿热痹证　膝关节疼痛，焮红灼热，肿胀疼痛剧烈、得冷则舒，筋脉拘急，日轻夜重；多兼有发热、口渴、烦闷不安，舌质红，苔黄腻或黄燥，脉滑数。

3. 瘀血痹阻证　膝关节疼痛拒按，或胀痛不适，或痛如锥刺，日轻夜重，活动不利，甚则不能转侧；舌质青或有瘀斑，脉多弦涩或细数。病程迁延，常有外伤、劳损史。

4. 肝肾亏虚证　膝腿酸软无力，或绵绵作痛，常伴有腰腿痛，喜按喜揉，遇劳则甚，卧则减轻，常反复发作；脉沉细或沉弱无力。

（二）根据发病原因分类

将膝骨性关节炎分为原发性和继发性两型：

1. 原发性骨性关节炎　因老年而普遍出现退行性改变，常见于中年绝经期妇女、体格肥胖或过劳者。

2. 继发性骨性关节炎　是由创伤、畸形和疾病所造成的关节不稳、对合不良，软骨代谢异常，渐进引起软骨损伤，日久导致骨性关节炎。

【治疗】

（一）非手术治疗

治疗的目的在于缓解疼痛、阻止和延缓疾病的发展及保护关节功能。治疗方案应依据每个患者的病情而定。

1. 健康教育　使患者了解本病的治疗原则、锻炼方法，以及药物的用法和不良反应等。

2. 物理治疗　包括热疗、水疗、经皮神经电刺激疗法、针灸、按摩和推拿、牵引等，均有助于减轻疼痛和缓解关节僵直。

3. 减轻关节负荷，保护关节功能　受累关节应避免过度负荷，膝或髋关节受累患者应避免长久站立、跪位和蹲位。可利用手杖、步行器等协助活动，肥胖患者应减轻体重。肌肉的协调运动和肌力的增强可减轻关节的疼痛症状。因此，患者应注意加强关节周围肌肉的力量性锻炼，并设计锻炼项目以维持关节活动范围。

4. 其他疗法　痛点靶向疗法、痛点阻滞及小针刀治疗、理疗等。

5. SCH 三氧洗涤术治疗法　该技术是利用三氧强氧化的特性，彻底清除病灶部位的炎症因子，起到消炎松解作用。

（二）手术适应证

1. 关节清理术　X 线表现为 0～Ⅱ级，临床表现有肿痛、积液功能障碍，经休息、理疗及药物治疗不能改善者。

2. 胫骨高位截骨术　①关节疼痛、功能受限，经保守治疗无改善；②年龄在 65 岁以下；③股经关节的内翻角度不应超过 5°，或股经外翻角 > 12°～ 15°，而关节线与水平线倾斜超过 10°；④膝关节应能屈曲 90°以上，挛缩屈曲畸形不超过 10°；⑤胫骨平台骨质塌陷不超过 0.5cm。

3. 软骨移植术　年龄在 50 岁以上的膝关节软骨骨缺损治疗。

4. 单髁置换术　应用于单间室的骨关节炎或骨坏死；放射学检查提示对侧间隔可以保留且髌骨关节未受累或只是轻度退变。术前膝关节至少有 90°的活动度，屈曲挛缩小于 50°，内侧畸形小于 10°，外侧畸形小于 15°；患者休息时疼痛轻微；对于年龄较大，身体一般状况不良，不愿意行全膝置换时也可考虑行单髁置换术。单髁微创术的失血量少、软组织损伤少而获得更快的功能恢复。

5. 人工关节表面置换术　55 岁以上的膝关节骨性关节炎，疼痛严重，有严重的内翻、外翻或屈曲挛缩畸形，经其他治疗方法无效或复发而患者迫切要求手术者。

6. 关节融合术　膝关节严重破坏、失稳、畸形、功能障碍或顽固性疼痛，经非手术治疗无效，又不适宜施行其他成形手术，或实施其他关节成形术、人工关节置换术失败者。

（三）药物治疗

1. 中药治疗

（1）内服药

①风寒湿痹证：治以祛风散寒，除湿止痛。方可选防己黄芪汤合防风汤加减、乌头汤、薏苡仁汤、小活络丹以及本院中成药羌归膝舒丸等。

②风湿热痹证：治以清热疏风，除湿止痛。方可选麻杏薏甘汤、白虎加桂枝汤、二妙散加味等。

③瘀血痹阻证：治以活血化瘀，舒筋止痛。方可选身痛逐瘀汤、桃红四物汤、复

元活血汤及本院中成药桃仁膝康丸等。

④肝肾亏虚证：治以补肝肾，强壮筋骨。方可选独活寄生汤、六味地黄丸加味，以及本院中成药地黄膝舒丸等。

（2）外用药：包括中药外敷熏洗、酊剂、膏药等，如本院自制的活血接骨止痛膏、展筋酊、展筋散、膝痛宁熏洗方等。

2. 西药治疗

（1）改善症状用药：此类药物主要通过消炎、止痛起到快速缓解疼痛，改善症状。

①非甾体抗炎药：如双氯芬酸制剂、美洛昔康、塞来昔布、尼美舒利等，选择性环氧化酶 −2 抑制剂更为适用。药物剂量应个体化，同时注意对老年患者合并的其他疾病的影响。本类药尚有促进关节软骨基质蛋白多糖合成，而且副作用相对较少，故常用。

②其他止痛剂：对乙酰氨基酚对骨关节炎有良好的止痛作用，费用低，在国外仍广泛使用，而国内的应用相对较少。每日剂量最多不超过 4000mg。若上述方法仍不能有效缓解症状，可予以奇曼丁治疗，该药为一种弱阿片类药物，耐受性较好而成瘾性小，平均剂量每日 200 ～ 300mg，但应注意不良反应。

③肾上腺糖皮质激素：虽有较强的抗炎作用，但因其广泛的不良反应，故现在已很少应用。仅适用于骨性关节炎伴有滑膜炎出现关节腔积液时，作为关节腔局部注射。

（2）改善病情用药：此类药物具有降低基质金属蛋白酶、胶原酶等的活性作用，既可抗炎、止痛，又可保护关节软骨，有延缓骨性关节炎发展的作用。一般起效较慢。

①硫酸氨基葡萄糖：有抗炎止痛又有延缓骨性关节炎发展作用，可长期服用。

②透明质酸钠：作为黏性补充剂关节腔内注射可缓解关节疼痛，增加关节润滑。

③葡糖胺聚糖、S− 腺苷蛋氨酸及多西环素等。

④双醋瑞因：也可明显改善患者症状，保护软骨，改善病程。

近几年来的研究发现，维生素 C、D、E 可能主要通过其抗氧化机制而有益于骨性关节炎的治疗。

（四）康复治疗

1. 功能锻炼

（1）膝关节主动锻炼（股四头肌锻炼）

①股四头肌收缩：患者取坐位，患膝水平伸直，踝关节最大程度背伸，足跟用力向下蹬空，持续 5 ～ 10 秒，每 10 ～ 20 次为一组，训练至肌肉有酸胀感为度。

②直腿抬高锻炼：患者取平卧位，患膝水平伸直，踝关节用力背伸的同时并抬高患肢，要求抬高的范围在 45°内，持续 5 ～ 10 秒，训练至肌肉有酸胀感为度。

③终末伸膝锻炼：患者取平卧位，于患膝下垫一枕头，保持屈膝约 30°，做膝关节

屈伸锻炼。

（2）膝关节被动锻炼：主要应用在膝关节置换术后的功能锻炼，术后第二天拔除引流管后即可利用 CPM 机进行锻炼，起始角度为 0 ～ 30°，每次 30 分钟，每日 2 次，此后每日增加 10°，以患者能忍受疼痛为度，要求 2 周应做到 120°。

2. 物理治疗

（1）电疗：有直流电疗法、直流电离子导入法、脉冲电疗、高频电疗、中频电疗、静电疗法等。

（2）光疗：有红外线疗法、光照疗法、紫外线疗法、激光照射疗法等。

（3）超声波疗法。

（4）其他疗法：如泥疗、醋疗、日光疗法等。

【疗效评价标准】

西安大略麦马斯特大学骨性关节炎指数可视化量表（WOMAC）

（一）指导患者回答 48 小时内关节的每一个情况

1. 疼痛

你的疼痛有多严重？

（1）在平地上走路时？

（2）上下楼梯时？

（3）晚上睡觉时？

（4）坐起或者躺下时？

（5）站立时？

2. 僵直

你的僵直有多严重？

（1）早晨刚醒来时？

（2）在以后时间内坐、卧，或休息之后？

3. 进行日常活动的难度

你有多少困难？

（1）下楼时？

（2）上楼时？

（3）从座位上站起来时？

（4）站立时？

（5）向前弯腰时？

（6）在平地上行走时？

（7）进出小轿车或者上下公共汽车时？

（8）购物时？

（9）穿袜时？

（10）起床时？

（11）脱袜时？

（12）躺在床上时？

（13）进出浴缸时？

（14）坐着时？

（15）坐马桶上或从马桶上站起来？

（16）干重体力家务活时？

（17）干轻体力家务活时？

（二）评分和说明

没有困难：0

轻微：1

中等：2

非常：3

极端：4

视觉模拟评分法（VAS）可作为评分尺，0 为没有困难，10 为极端。

说明：

* 总分最小分值：0

* 总分最大分值：96

* 疼痛总分最小分值：0

* 疼痛总分最大分值：20

* 晨僵总分最小分值：0

* 晨僵总分最大分值：8

* 身体功能总分最小分值：0

* 身体功能总分最大分值：68

第二十三节　踝关节骨性关节病

踝关节骨性关节炎是一种以踝关节软骨退变、软骨下骨硬化、关节周缘骨赘形成及关节畸形为特征的慢性非炎症性退行性疾病。

【诊断依据】

（一）病史

踝关节骨性关节炎以继发者多见，常继发于踝关节骨折、脱位、足部畸形、距骨坏死等，也可由局部韧带损伤或过劳引起。

（二）症状与体征

原发性与继发性踝关节骨性关节病在症状及体征方面无差别。主要表现为：

1. 症状

（1）疼痛：踝关节的疼痛，行走运动和长时间站立可使疼痛加剧，休息后好转，但在此时行走疼痛加剧；严重者有跛行，其步态的特征是足平放行走，一步一停，不能趾屈用足尖起步连续行走。

（2）僵硬：踝关节僵硬尤以晨起为甚，一般不超过30分钟，活动、天气变暖、休息和应用止痛剂或抗炎药可使症状缓解。

（3）功能障碍：通常踝关节的主动和被动活动范围均减小，关节周围肌肉可以正常但呈现一定程度的降低，腓骨肌力常明显减弱。此外患者常感行走、上楼梯、由坐位站起困难。如有游离体存在，可出现关节交锁征。

2. 体征　早期可无明显肿胀畸形，胫距关节前方、内外踝关节边缘可有压痛；关节各向活动可无明显受限。病情进展，踝关节可长期肿胀不消，但一般皮肤不红；如为骨折对位不良，可有相应畸形；胫距关节前方、内外踝前方关节压痛明显；主被动活动明显受限；活动时常有捻发音或弹响；深蹲试验阳性；有游离体形成时可有绞锁感。

（三）辅助检查

1. 化验检查　踝关节骨关节病没有特异性的化验室检查。白细胞计数、血球容积、血清蛋白电泳均属正常。除全身性原发骨关节病及附加有创伤性滑膜炎症外，血沉在大多数病例中正常。

2. X线检查　踝关节骨关节病常表现为关节间隙变窄，关节面不规则，胫骨下端或距骨前后缘骨赘增生，伴或不伴关节鼠形成，内外踝变尖。

踝关节骨关节炎 X 线片分级：Scrantom 和 Mc-Dermot 根据 X 线片上踝关节骨赘大小和累及踝关节的程度将其分为四类。Ⅰ度：胫骨骨赘≤ 3 mm，无距骨骨赘或内外踝变尖；Ⅱ度：胫骨骨赘＞ 3 mm，无距骨骨赘；Ⅲ度：胫骨骨赘较大，距骨尖形成骨赘，关节间隙变窄；Ⅳ度：全踝关节骨关节破坏，关节间隙明显变窄。

3. MRI 片　提示关节腔积液、软骨损伤、滑膜增生等。

4. 双光子骨密度检测　可对骨质做定量分析，从而判断骨损害情况，提供可靠的诊断、治疗依据。

【鉴别诊断】

（一）痛风性关节炎

痛风性关节炎多急性起病，关节红肿热痛，多累及第一跖趾关节、踝关节、膝关节等，缓解时则诸症消失，一切恢复正常，不留畸形。晚期 X 线片示骨端关节面虫蚀样或穿凿样骨质破坏。实验室检查血尿酸浓度增高。

（二）大骨节病

大骨节病一般发生于 3 ～ 15 岁儿童，手足踝部发生率较高，以关节软骨、骺软骨和骺软骨板全身性、多发灶性变性坏死为基本地方性骨病。典型表现为侏儒症、骨端增大、关节运动受限和疼痛。发病年龄越早，关节变形和侏儒越为明显。X 线征象：①干骺端边缘为模糊或凹凸不平，呈波浪形以至锯齿状；②以骨骺和骨干开始融合为特征；③干骺端完全融合，骨的纵向发育停止，病骨变短变粗；④大骨节病所见的征象都是软骨坏死后的修复和继发改变。

【证候分类】

（一）中医分期辨证

1. 病变初期　风寒湿阻，气滞血瘀。病变部位疼痛剧烈，痛有定处，遇风寒湿邪疼痛加重，得温痛减。或有外伤史。舌淡苔白腻，脉沉迟。

2. 病变中期　肝肾不足，气滞血瘀。疼痛缓慢，缠绵不绝，痛有定处，活动受限。腰膝酸软，肢体渐痿，舌淡，脉弦细。

3. 病变晚期　肝肾亏虚。隐隐作痛或久治不愈，喜按喜揉，遇劳则甚；畏寒肢冷，面色㿠白，舌淡苔润，脉沉弱，或心烦失眠，五心烦热，舌红少苔，脉弦细数。

（二）现代医学病因分型

踝关节骨性关节炎从病因上可分为原发性和继发性。原发性较少见，以继发者多见，常继发于踝关节骨折、脱位、足部畸形、距骨坏死等，也可由局部韧带损伤或过劳引起。原发性与继发性踝关节骨性关节病在症状及体征方面无差别。

【治疗】

（一）非手术治疗

非手术治疗包括控制体重、活动矫正、辅助行走、支具、牵引、针灸、加强肌肉锻炼；以及物理疗法，如离子导入、超短波、短波、微波及蜡疗等，其中以直流电陈醋导入或陈醋、威灵仙同时导入疗效较好。

（二）手术治疗

1. 关节清理　关节清理主要适用于关节游离体、骨赘撞击及小的软骨损伤（＜ 1 cm）。目前多选择关节镜下清理。

2. 截骨治疗　胫骨远端截骨主要是纠正踝关节负重力线，延缓关节软骨磨损进程，常用于关节腔内侧或外侧角狭窄畸形的患者，修复后关节负重会由受累侧向正常侧转移。此法对于具备手术指征的早期患者长期疗效较好，也可作为关节置换的前期准备。

3. 同种异体软骨移植　骨移植患者年龄应小于 55 岁，其他的相对禁忌还包括肥胖（新鲜移植物无法承受太大压力）、局部感染、严重骨缺损或畸形等。在骨移植初期可以配合短期外固定来促进愈合，并发症主要有移植失败、继发骨折和免疫排斥。

4. 关节融合治疗　是目前公认治疗严重踝关节 OA 的"金标准"。其目的在于消除疼痛和畸形，恢复跖行足，使患者无痛离床行走。

（1）手术指征：创伤后关节炎是最常见指征，其他还有继发于感染、骨软骨损伤、距骨坏死、炎性关节病及类风湿性关节炎的严重疼痛和畸形。踝关节融合方法较多，如滑动胫骨移植融合、外固定架加压融合、胫距平台截骨伴部分或全部腓骨切除等。主要并发症为不愈合、畸形愈合、感染、胫骨压缩性骨折、软组织损伤及皮肤脱落。

（2）关节镜融合：关节镜融合的优点有融合时间短、软组织损伤小、术中出血少、住院时间短等，其适应证与切开融合基本相同。

5. 全踝关节置换术　全踝关节置换的目的在于缓解疼痛，改善关节活动范围。与融合相比，可保留踝关节活动，改善步态和功能，降低临近关节骨关节炎的发生率。全踝关节置换术的理想患者为活动要求较低的老年患者，且骨组织、血管及韧带正常，最好体重较轻。相对禁忌证有年龄小于 60 岁、活动要求较高、踝关节感染、严承畸形、Charcot 关节、软组织条件较差、距骨缺血性坏死等。并发症主要有伤口愈合困难、感染、假体松动或下沉、骨质减少及骨折。

（1）单轴假体：Agility 假体是目前应用最广，主要是重建胫骨下平台上、内、外关界面及相应距骨关节界面。融合韧带联合而需要新的手术切口，软组织并发症发生率也较高。

（2）多轴假体：多轴假体中具有代表性的为 STAR 假体，此假体通过球面设计来降低旋转压力，减少了假体松动和下沉的发生率。但未重建内外踝，避免了韧带联合不融合的问题，但却让远侧胫腓关节成为潜在疼痛源。

6. 膝下截肢治疗　对于健康的年轻患者，膝下截肢后安装功能较好假体的远期预后及功能恢复要优于关节融合或置换。但截肢对患者的心理创伤较大，因此并不作为严重踝关节 OA 的一线治疗方案，对于存在无法控制的活动性感染、血供差或软组织覆盖困难的患者却是必备选择。早期截肢的远期预后及功能较好，并可减少手术程序。

（三）药物治疗

1. 中药治疗

（1）内治法

早期：治宜祛风散寒、行气活血，佐以补肾化湿，方用三痹汤合活血止痛汤加减，成药可用桃仁膝康丸、养血止痛丸。

中期：治宜补肝肾、活血化瘀，方用复原活血汤合四物汤加减，成药可用羌归膝舒丸。

后期：阴虚者，滋阴补肾；阳虚者，温补肾阳，佐以行气。方用六味地黄汤或金匮肾气丸加减。尚有骨刺片、骨质增生丸、伸筋丹、木瓜丸等。

（2）外治法

①中药熏洗：苏木 15g，红花 10g，花椒 15g，艾叶 30g，羌活 15g，防风 15g，伸筋草 15g，乳香 10g，没药 15g，大戟 15g，甘遂 15g，黄柏 15g，甘草 15g。

加醋 500mL，水煎温洗。

②外用敷贴：外贴通络祛痛膏、奇正消痛贴、狗皮膏等，外搽展筋酊等。

2. 西药治疗

（1）非特异性药物

①对乙酰氨基酚：止痛、抗炎、解热，并对外周疼痛的化学受体也起作用，但不能消除关节炎的红肿、关节活动障碍。成人口服常用量：一次 0.3～0.6g，每 4 小时 1 次，或每日 4 次，一次量不超过 2g，疗程不超过 10 天。

②非甾体抗炎药（NSAID）：解热镇痛、抗炎、抗风湿。用药后可减轻关节疼痛，改善关节活动度。常用水杨酸类：阿司匹林疗效肯定，但副作用也十分明显；丙酸类：布洛芬、萘普生等，不良反应较少，患者易于接受；吲哚类：吲哚美辛、舒林酸，抗炎效果突出，解热镇痛作用于阿司匹林相当；乙酸类：双氯芬酸钠；喜康类：吡罗昔康，副作用较大，已少使用；选择性、特异性 COX-2 的抑制剂：美洛昔康、萘丁美酮、塞来昔布等。

副作用：消化系统可出现上腹不适、隐痛、恶心、呕吐、饱胀、嗳气、食欲减退等消化不良症状，少数患者出现肝脏轻度受损的生化异常；神经系统可出现头痛、头晕、耳鸣、耳聋、弱视、嗜睡、失眠、感觉异常、麻木等；泌尿系统可引起尿蛋白、管型，尿中可出现红、白细胞等，严重者可引起间质性肾炎；部分 NSAID 可引起粒细胞减少、再生障碍性贫血、凝血障碍等；特异体质者可出现皮疹、血管神经性水肿、哮喘等过敏反应。因此，不推荐同时使用两种 NSAID，同时应注意与其他药物的相互作用，注意个体化差异。

③糖皮质激素：可明显抑制 PG 合成而抗炎镇痛，对其他治疗无效的骨关节炎及有急性炎症表现及关节周围滑囊炎、肌腱炎等，可给予关节腔或局部病变部位的局部注射，常用的有得宝松等。

④其他：对于中、重度疼痛患者，可用曲马多中枢镇痛药及奇曼丁弱阿片类药物。

（2）特异性药物

①盐酸氨基葡萄糖（GS）胶囊：是一种关节保护剂，一种天然的氨基单糖，是

合成氨基聚糖的基本物质，也是关节软骨中蛋白多糖合成的前体物质。它可以特异性地作用于关节软骨，恢复软骨细胞正常的代谢功能，刺激软骨细胞产生蛋白多糖，维护软骨基质的形态结构；还能抑制超氧化自由基胶原酶和磷脂酶 A2 及前列腺素的合成，保护皮质激素等各种有害物质对软骨细胞的破坏，从而延缓骨关节退变的病理过程和疾病进展，改善关节活动，缓解疼痛，对关节软骨的保护和修复具有十分重要的意义。

②透明质酸钠（HA）：对踝关节骨性关节炎的治疗作用既有早期的补充作用，又有较长时间改变关节内环境的功能，并能刺激内源性透明质酸钠的产生，恢复关节的自然状态，从而起到了维持疗效作用。剂型有施沛特、阿尔治等。

③过氧化物歧化酶（SOD）：可清除人体内损伤组织的超氧化物和氢氧根，降解胶原和透明质酸引起关节软骨的破坏。

④四环素族抗生素：可抑制软骨中金属蛋白酶的活性，抑制胶原分解、软骨破坏，促进软骨形成、骨组织修复和再生。

（四）康复治疗

踝关节是一负重关节，减轻关节负重是治疗的另一重要措施。可嘱患者扶手杖、拐、助行器行走，如用单拐，应用患踝对侧手扶拐。功能锻炼有踝关节的背伸、跖屈、台阶提踵等。

【疗效评定标准】

参照美国足与踝关节协会"踝与后足功能评分"（表 7-12）。

表 7-12　踝与后足功能评分表

1. 疼痛（40 分）	
无	40
轻度，偶尔	30
中度，每天都有	20
严重，几乎持续性	0
2. 功能（50 分）（此行为以下各项的总和）	
①活动受限，需要辅助支撑	
无受限，不需要辅助支撑	10
日常活动不受限，娱乐活动受限，不需要辅助支撑	7
日常活动和娱乐活动受限，需要手杖支撑	4

日常活动和娱乐活动严重受限，需要助行器、拐杖、轮椅或支具	0
②最大步行距离（街区）	
＞ 6 个	5
4 ～ 6 个	4
1 ～ 3 个	2
＜ 1 个	0
③行走地面	
任何地面无困难	5
崎岖不平的地面上行走、上台阶（包括爬梯子）有些困难	3
崎岖不平的地面上行走、上台阶（包括爬梯子）非常困难	0
④步态异常	
无，轻度	8
明显	4
非常显著	0
⑤矢面运动（屈曲加背伸）	
正常或轻度受限（30°或以上）	8
中度受限（15°～ 29°）	4
严重受限（＜ 15°）	0
⑥后足运动（内翻加外翻）	
正常或轻度受限（正常的 75% ～ 100%）	6
中度受限（正常的 25% ～ 74%）	3
严重受限（正常的 25% 以下）	0
⑦ 踝与后足的稳定性（前后、内外翻）	
稳定	8
明显不稳定	0
3. 对线（10 分）	
良好，跖屈足，踝 – 后足对线良好	10
可，跖屈足，踝 – 后足对线有一定程度的对线不良，无症状	5
差，非跖屈足，踝 – 后足对线严重不良，有症状	0

第二十四节　骨质疏松症

骨质疏松症（osteoporosis，OP）是一种以骨量低下、骨微结构破坏、导致骨脆性增加、易发生骨折为特征的全身性骨病（世界卫生组织，WHO）。2001 年美国国立卫生研究院（NIH）提出骨质疏松症是以骨强度下降、骨折风险性增加为特征的骨骼系统疾病，骨强度反映了骨骼的两个主要方面，即骨矿密度和骨质量。

【诊断依据】

（一）病史及病因

1. 内分泌因素　女性患者由于雌激素缺乏造成骨质疏松，男性则为性功能减退所致睾酮水平下降引起的。骨质疏松症在绝经后妇女特别多见，卵巢早衰则使骨质疏松提前出现，提示雌激素减少是发生骨质疏松重要因素，绝经后 5 年内会有一突然显著的骨量丢失加速阶段，每年骨量丢失 2%～5% 是常见的，20%～30% 的绝经早期妇女骨量丢失＞3%/ 年，称"快速骨量丢失者"；而 70%～80% 妇女骨量丢失＜3%/ 年，称"正常骨量丢失者"，瘦型妇女较胖型妇女容易出现骨质疏松症并易骨折，这是后者脂肪组织中雄激素转换为雌激素的结果，与年龄相仿的正常妇女相比，骨质疏松症患者血雌激素水平未见有明显差异，说明雌激素减少并非是引起骨质疏松的唯一因素。

2. 遗传因素骨质疏松　骨质疏松症以白人尤其是北欧人种多见，其次为亚洲人，而黑人少见。骨密度为诊断骨质疏松症的重要指标，骨密度值主要决定于遗传因素，其次受环境因素的影响。近期研究指出，骨密度与维生素 D 受体基因型的多态性密切相关，其他如胶原基因和雌激素受体基因等与骨质疏松的关系的研究也有报道，但目前尚无肯定结论。

3. 营养因素　已经发现青少年时钙的摄入与成年时的骨量峰值直接相关，钙的缺乏导致 PTH 分泌和骨吸收增加，低钙饮食者易发生骨质疏松；维生素 D 的缺乏导致骨基质的矿化受损，可出现骨质软化症；长期蛋白质缺乏造成骨机制蛋白合成不足，导致新骨生成落后，如同时有钙缺乏，骨质疏松则加快出现；维生素 C 是骨基质羟脯氨酸合成中不可缺少的，能保持骨基质的正常生长和维持骨细胞产生足量的碱性磷酸酶，如缺乏维生素 C 则可使骨基质合成减少。

4. 废用因素　肌肉对骨组织产生机械力的影响，肌肉发达、骨骼强壮，则骨密度值高，由于老年人活动减少，使肌肉强度减弱，机械刺激少，骨量减少，同时肌肉强度的减弱和协调障碍使老年人较易摔跤，伴有骨量减少时则易发生骨折；老年人患有脑卒中等疾病后长期卧床不活动，因废用因素导致骨量丢失，容易出现骨质疏松。

（二）症状与体征

1. 疼痛　原发性骨质疏松症最常见的症状，以腰背痛多见，占疼痛患者中的70%～80%；疼痛沿脊柱向两侧扩散，仰卧或坐位时疼痛减轻，直立时后伸或久立、久坐时疼痛加剧，日间疼痛轻，夜间和清晨醒来时加重，弯腰、肌肉运动、咳嗽、大便用力时加重，一般骨量丢失12%以上时即可出现骨痛；老年骨质疏松症时，椎体骨小梁萎缩，数量减少，椎体压缩变形，脊柱前屈，腰背肌为了纠正脊柱前屈，加倍收缩，肌肉疲劳甚至痉挛，产生疼痛；新近胸腰椎压缩性骨折，亦可产生急性疼痛，相应部位的脊柱棘突可有强烈压痛及叩击痛，一般2～3周后可逐渐减轻，部分患者可呈慢性腰痛；若压迫相应的脊神经可产生四肢放射痛，双下肢感觉运动障碍，肋间神经痛，胸骨后疼痛类似心绞痛，也可出现上腹痛类似急腹症，若压迫脊髓、马尾还会影响膀胱、直肠功能。

2. 身长缩短　驼背，多在疼痛后出现，脊椎椎体前部几乎多为松质骨组成，而且此部位是身体的支柱，负重量大，尤其第十一、十二胸椎及第三腰椎负荷量更大，容易压缩变形，使脊椎前倾，背曲加剧，形成驼背，随着年龄增长，骨质疏松加重，驼背曲度加大，致使膝关节拳拘显著。每人有24节椎体，正常人每一椎体高度2cm左右，老年人骨质疏松时椎体压缩，每椎体缩短2mm左右，身长平均缩短3～6cm。

3. 骨折　这是退行性骨质疏松症最常见和最严重的并发症。

4. 呼吸功能下降　胸、腰椎压缩性骨折，脊椎后弯，胸廓畸形，可使肺活量和最大换气量显著减少，患者往往可出现胸闷、气短、呼吸困难等症状。

（三）辅助检查

1. 实验室检查

（1）生化检查血清钙、磷、ALP及羟脯（赖）氨酸多正常。

（2）并发骨折时，可有血钙降低及血磷升高，部分患者尿钙排出增多。血PTH、维生素D、cAMP等一般正常。

（3）代谢平衡试验显示负钙、负镁及负磷平衡，但导致负平衡的原因可能是肠吸收减少或尿排泄增多，或两者兼有。

（4）继发性骨质疏松者有原发病的生化异常。

2. X线检查　骨质疏松在X线片上的基本改变是骨小梁数目减少、变细和骨皮质变薄。纤细的骨小梁清晰可见，此与骨质软化所致的粗糙而模糊的骨小梁形态截然不同；颅骨变薄，出现多发性斑点状透亮区；鞍背和鞍底变薄，颌骨牙硬板致密线的密度下降或消失；脊柱的椎体骨密度降低，出现双凹变形，椎间隙增宽，椎体前缘扁平，呈楔形（椎体压缩性骨折）；四肢长骨的生长障碍线明显。骨质疏松易伴发骨折和骨畸形，如股骨颈骨折、肋骨、骨盆骨折与畸形等。处于生长发育期的骨质疏松患者可出现干骺端的宽阔钙化带、角征和骨刺。

3. 骨质疏松指数测量　可确定有无骨质疏松及其程度，但其敏感性较差，难以发现早期骨质疏松患者。

4. 骨密度测量

（1）单光子吸收法骨密度测量：其值不仅能反映扫描处的骨矿物含量，还可间接地了解全身骨骼的骨密度和重量。优点是患者无痛苦，接受的放射量很低，简单易行，成本低廉，并可多次重复。其敏感度为 1% ～ 3%，测定值变异系数为 1% ～ 2%。

单光子吸收法骨密度测量主要反映的是皮质骨的变化，对于脊椎骨、骨小梁的改变反映较差，即使采用小梁较丰富的跟骨作为测量部位，亦难以了解脊椎骨小梁的变化。

（2）双光子吸收法骨密度测量：双光子吸收扫描采用 153Gd 装在 2 个部位，测定股骨颈及脊椎骨的 BMC。由于骨质疏松首先发生在小梁骨，所以与单光子吸收法比较，能更早期发现骨质疏松。

5. CT 骨密度测量　目前主要有 2 种 CT 骨密度测量方法，即单能量 CT 骨密度测量（SEQCT）和双能量 CT 骨密度测量（DEQCT）。本法主要用于脊椎骨的骨密度测定，可直接显示脊椎骨的横断面图像。DEQCT 的准确性高于 SE-QCT，而后者的精确性较前者为高。

6. 双能 X 线吸收法（DXA）　是目前测量骨矿密度（BMD）和骨矿含量（BMC）的最常用方法，具有自动化程度高、放射线辐射量低、扫描时间短、准确度和精密度高等优点。

【证候分类】

（一）原发性骨质疏松

原发性骨质疏松又分为绝经后骨质疏松症（Ⅰ型）和老年性骨质疏松症（Ⅱ型）。绝经后骨质疏松症一般发生在妇女绝经后 5 ～ 10 年内；老年性骨质疏松症一般指 65 岁后发生的骨质疏松。

（二）继发性骨质疏松

因某些疾病，或长期使用某些药物，或一些生活习惯造成的骨质疏松。可以引起骨质疏松的疾病有多种，包括内分泌疾病，如甲状旁腺机能亢进、甲状腺功能亢进、糖尿病等；消化系统疾病，如慢性胃肠疾病、肝硬化等，或做过胃切除术的患者；慢性肾脏疾病，如肾小球肾炎、肾盂肾炎等；恶性肿瘤，如乳腺癌、肺癌、肾癌及血液系统肿瘤等经常会发生骨骼转移的肿瘤。肾上腺皮质激素，如强的松、地塞米松等；某些抗癫痫药，如鲁米那、苯妥英钠等；以及长时间和大剂量应用肝素抗凝剂，都可引发骨质疏松。

（三）**特发性骨质疏松**

特发性骨质疏松较罕见，主要见于青春期前的青少年，没有明确的病因。

【治疗】

（一）**治疗时机**

骨质疏松症应尽早治疗，因完全和部分消失的骨单位（皮质骨的直径 0.2mm 的柱形骨单位和骨小梁）不能再生，但是变细的骨单位，经过治疗可以恢复原状。因此，逆转已经消失的骨单位（形成骨质疏松症）是不可能的，而早期干预能够预防大多数人的骨质疏松症。女性到了围绝经期（45 岁）时就应该开始治疗，而男性可以推迟 10 年。

（二）**特定病因的治疗**

骨质疏松症治疗应针对骨质疏松相关疾病的治疗，包括糖尿病、类风湿性关节炎、脂肪泻、慢性肾炎、甲旁亢/甲亢、骨转移癌、慢性肝炎、肝硬化等。同时不应该忽略原发性骨质疏松症和继发性骨质疏松症的重叠存在。

（三）**基础治疗**

骨质疏松症的基础治疗，包括运动、饮牛奶、晒太阳。

（四）**膳食调养**

饮食清淡易消化，荤素平衡。

1.宜供应充足的钙质，要常吃含钙量丰富的食物，如排骨、脆骨、虾皮、海带、发菜、木耳、桶柑、核桃仁等。

2.宜供给足够的蛋白质，可选用牛奶、鸡蛋、鱼、鸡、瘦肉、豆类及豆制品等。

3.多吃新鲜蔬菜，如苋菜、雪里蕻、香菜、小白菜等，以供给充足的维生素 D 及 C，因其在骨骼代谢上起着重要的调节作用。

4.忌辛辣、过咸、过甜等刺激性食品。

5.禁烟酒，限制咖啡因用量。

（五）**药物治疗**

1.中药治疗

（1）内服药骨松灵汤：杜仲、补骨脂各 20g，枇杷、地黄各 15g，女贞子、菟丝子、肉苁蓉、当归、龟板、续断、鹿角胶（另冲）各 10g，黄芪、川芎、牛膝各 6g，大枣 6 枚。每日 1 剂，煎汤口服，连服 10 个月。

（2）外用药

防风狗脊汤：防风、威灵仙、川乌、草乌、透骨草、续断、狗脊各 100g。粉碎成细末，每次用 50～100g，用醋调成稀面状，放入纱布袋中，置于患处皮肤上，再将热水袋放在药袋上热敷 30 分钟，每日 1～2 次。温经散寒，通络活血。

2. 西药治疗

（1）钙剂：提供骨形成的原料。

（2）维生素：促进肠道钙的吸收和抑制骨钙的流失。

（3）骨吸收抑制药：包括雌激素、雌激素受体调节剂、双磷酸盐、降钙素等四类，抑制绝经后和老年性骨质疏松症的过快骨吸收速度。

对于比较严重的病例，不应该忽略这 3 种药联合应用的必要性和安全性。但不宜联合应用 2 种或更多种骨吸收抑制药。

3. 缓解疼痛　椎体压缩性骨折急性期的缓解疼痛方法有：止痛药、肌肉松弛剂。

止痛药有引起老年人胃出血的可能，因此尽可能选择吲哚美辛（消炎痛）、栓剂（肛门塞入）和双氯芬酸乳胶剂（外搽）。

（六）康复治疗

1. 功能锻炼　运动提高骨密度，应从儿童时期就培养运动习惯，至 35 ～ 40 岁时最低也能达到最大骨密度的程度，这是很重要的。决定运动强度要参考对象的年龄、身体状况及运动经验，最佳为最大耗氧量的 60%，每天 20 ～ 30 分钟，每周 3 ～ 5 天即可。运动项目应加入耗氧运动（主要有散步、慢跑、游泳等）、肌力训练（提高效率）及伸展（静止）进行合理组合，综合训练为佳。

2. 物理疗法与保护　低频脉冲电磁场治疗仪治疗，调节骨代谢。热疗、按摩和休息可以缓解压缩骨折引起的疼痛。骨质疏松性骨折或畸形所致痛苦，可以经特殊设计的体育治疗和穿戴保护性胸衣或背部支架而得到缓解。

【疗效评价标准】

依照 BMD 或 BMC 值进行骨质疏松症的分级诊断。

正常：BMD 或 BMC 在正常成人骨密度平均值的 1 个标准差（SD）之内。

骨质减少：BMD 或 BMC 较正常成人骨密度平均值降低 1 ～ 2.5 个标准差。

骨质疏松症：BMD 或 BMC 较正常成人骨密度平均值降低 2.5 个标准差以上。

严重骨质疏松症：BMD 或 BMC 较正常成人骨密度平均值降低 2.5 个标准差以上，并伴有 1 个或 1 个以上的脆性骨折。

该诊断标准中 BMD 或 BMC 可在中轴骨或外周骨骼测定。

第二十五节　股骨头缺血性坏死

股骨头缺血性坏死是指各种原因导致的股骨头软骨下骨局部供血不足，继而导致股骨头结构改变，引起股骨头塌陷及髋关节功能障碍的一类疾病。

【诊断依据】

（一）病史

1. 有髋部外伤史。

2. 大量或长期应用皮质类固醇药物及酗酒病史。

3. 长期在减压环境（水下、高空）下的工作史。

4. 有血液高凝病史。

（二）症状与体征

1. 疼痛　疼痛是一些早期患者的常见症状，疼痛的部位最常发生在腹股沟部并向大腿内侧和膝关节放射，有些患者甚至怀疑膝关节病变，去医院对膝关节进行检查甚至手术，部分患者会出现臀部疼痛。疼痛的发生可以突然，也可隐匿渐进性，不同患者的疼痛程度差异也较大，关节活动时加重，甚至跛行；疼痛部位可在髋关节周围及大腿内侧、前侧、外侧或膝部，开始为隐痛、钝痛、间歇痛，特别是活动多了可加重疼痛，休息可缓解或减轻，也有呈持续性疼痛的。到晚期，行走活动后加重，动则即痛，静则痛止。

2. 跛行　导致跛行的原因有疼痛、髋关节功能受限。疼痛跛行的特点是患肢不敢负重踩地，患侧足部刚一踏地便立即抬起，即健足落地重而时间长，患足落地轻而时间短，功能受限。跛行的特点除疼痛、患肢短缩外，最主要的表现是患髋内收。患侧膝关节紧紧向健侧靠拢，甚至两膝之间相互摩擦。

3. 髋关节功能障碍　主要表现为外展、内收、前屈、后伸困难，以及下蹲困难、不敢盘腿、关节僵硬、抬腿不灵活，尤其是内旋受限更明显。

4. 患肢短缩，肌肉萎缩。

（三）辅助检查

1. X 线平片　X 线片可以确定病变的范围，排除骨的其他病变，具有简单、方便、经济和应用范围广泛等优点，可作为诊断技术中最基本的检查方法。由于股骨头缺血性坏死的双侧发病率高，正位片应包括双侧髋关节，而蛙势位对确定股骨头缺血坏死的部位塌陷有特殊的意义，应常规拍摄。X 线片常见的表现为：早期骨质正常；中期股骨头内骨结构有变化，如囊性变、骨密度增高或减低区域，但股骨头外形正常；晚期可见股骨头塌陷甚至变形。但髋关节的间隙一般到了晚期才出现变窄，这一特点可用于与其他疾病进行鉴别。

2. 磁共振成像（MRI）　股骨头缺血性坏死的组织学变化过程可由 MRI 很好地反映出来，可在发生骨坏死后 3 ～ 5 天发现骨坏死灶，是国际上公认的早期诊断股骨头缺血坏死的"金标准"，准确率可达 99%。典型的 MRI 显示 T2 加权相可形成带状或环形低信号区，外侧包绕区域为高信号，就是所谓的"双线征"，为早期股骨头缺血坏死的特征；T1 加权相股骨头内出现带状或环状低信号带包绕一高信号区。MRI 的优点是在 X 线片和 CT 片发现异常前即可做出诊断。

3. 骨同位素显像（SPECT） 对诊断股骨头缺血性坏死有较高的阳性率。其表现是"热区内有冷区"，也就是"面包圈"征，但准确率不如 MRI 高。SPECT 检查需要向人体内注射放射性同位素，剂量虽很小，但对人体仍有一定的危害，但它的优点是可对全身的骨骼进行检查，同时发现多个病变部位。

4. CT 扫描 CT 是使用 X 线在计算机辅助下进行影像生成，它发现股骨头坏死灶的时间较 MRI 晚。在股骨头坏死的早期，CT 片可表现为正常，即表现为股骨头完整，股骨头内骨质星状密度增高，星状征周围呈丛状或互相融合；中期可发现有密度增高的硬化带包绕坏死灶，坏死灶内骨质密度减低。CT 扫描对判断股骨头内骨质改变优于 MRI，对明确股骨头坏死诊断后进行塌陷的预测有重要意义。

5. 功能检查 骨内压测定是第一步，其次是骨髓静脉造影和股骨头内髓芯活检。该检查是一种安全、简便、有效的早期诊断方法，可取出股骨头内骨质进行病理切片检查，优点是可以十分准确地在 MRI 发现骨坏死病灶前对骨坏死进行诊断，但该种检查是一种侵入性检查，也就是需要在手术室进行，对患者有创伤，目前较少应用。

临床必须症状、体征、影像三结合，互相印证诊断股骨头坏死。

仔细询问病史和详细体格检查是诊断的最基本原则。首先询问患者的症状，髋关节周围或膝关节是否疼痛，以及疼痛的时间、性质，造成疼痛的原因是什么。询问患者是否有酗酒和使用皮质类固醇激素史，因为有接近 90% 的患者是由于酗酒或使用激素而造成股骨头坏死。然后对患者的腰部、髋关节和膝关节甚至全身进行体格检查，搞明白疼痛的具体部位和与髋关节的关系。根据对患者的询问和体格检查，再决定进行哪个部位和哪种影像学检查。

【证候分类】

依据中医证候诊断标准《中医病证诊断疗效标准》制定。

1. 气滞血瘀型 髋部疼痛，夜间痛剧，刺痛不移，关节屈伸不利。舌暗或有瘀点，脉弦或沉涩。

2. 风寒湿痹型 髋部疼痛，疼痛遇天气转变加剧，关节屈伸不利，伴麻木，喜热畏寒。苔薄白，脉弦滑。

3. 痰湿型 髋部沉重疼痛，痛处不移，关节漫肿，屈伸不利，肌肤麻木，形体肥胖。苔腻，脉滑或濡缓。

4. 气血虚弱型 髋疼痛，喜按喜揉，筋脉拘急，关节不利，肌肉萎缩，伴心悸气短，乏力，面色不华。舌淡，脉弱。

5. 肝肾不足型 髋痛隐隐，绵绵不休，关节强硬，伴心烦失眠，口渴咽干，面色潮红。舌红，脉细数。

【治疗】

（一）非手术治疗

目的是通过非手术的方法改善股骨头血运，减轻或去除致病因素的影响，促进缺血坏死的股骨头的自行修复，防止股骨头塌陷。主要适用于 0～I 期坏死程度轻、受累范围小的患者。具体方法包括：

1. 避免负重 患者可采用扶单拐、双拐、步行器等方式长期不负重，卧床并行患肢牵引可缓解症状；定期复查 X 线片，待骨坏死完全愈合后再负重行走。Mont 等人通过随访发现，有 80% 单独负重患者的病情加重。

2. 药物治疗

（1）中药治疗：中医药辨证治疗股骨头坏死是其优势所在，既可减少创伤，减少患者痛苦，又可恢复患者患髋的功能。中医认为股骨头坏死属于骨痿、骨蚀范畴；病因有肝肾虚衰、气血不足等内因与创伤劳损、感受外邪等外因相互交杂所致，常因损伤感邪、正气不足而发病；病机变化关键是血瘀和肝肾亏虚为主；治疗辨证应用活血化瘀、温经通络、散寒止痛、补益肝肾和清热利湿等法。

①气滞血瘀型：多为创伤后期所致，治宜行气活血化瘀；②肝肾不足型：多为慢性劳伤所致，治宜补益肝肾、强壮筋骨；③寒湿凝滞型：多为感受寒湿所致，治宜散寒温经通脉；④痰湿型：多为长期使用激素所致，因本型患者常为虚寒体质，临床观察亦多有气虚痰盛的兼证，故治疗宜采用益气摄血、化痰渗湿的治法；⑤气血两虚、肝肾亏损型：多为病久所致，临床当根据气血、肝肾虚衰的轻重不同，分别以补气血或养肝肾为主的治法治疗。

此外，股骨头坏死发病的直接原因是静脉瘀滞引起的缺血（血瘀导致组织缺血），血瘀是本病最主要、最基本的病理机制；同时久病体虚易致肝肾亏虚，病变中、晚期多兼寒象，所以在治疗本病时要以活血化瘀为基本治法，亦应注意补益肝肾、温通经脉。

（2）西药治疗：从国内外文献报道，迄今为止人类还没有真正找到一种疗效确实可靠、可以治愈股骨头坏死的药物。尽管如此，药物治疗仍是所有非手术治疗中的首选方法。根据目前对股骨头坏死发病机制的了解，即血管损伤学说，把药物治疗分为以下几类：

①改善局部血液循环的药物：靶向前列腺素 E（凯时）：有强烈扩张血管、抑制血小板凝聚、改善红细胞变形能力的作用；川芎嗪：此药可抑制血小板释放，减轻血管炎性反应，解除血管平滑肌痉挛，降低全血和血浆黏度及红细胞压积，减少血浆纤维蛋白原的产生。

②抗凝药物：低分子肝素（速避林）有抗凝血、降低血液黏度、提高纤维溶解能力的作用，被广泛用于预防和治疗血栓栓塞性疾病。国外学者将其应用于治疗早期股骨头坏死并取得较好的疗效。

③降脂药：他汀类降脂药：可改善脂类代谢、降低血脂、减少或避免骨内血管脂肪栓塞。动物实验证实，该类药物与糖皮质激素在治疗疾病时合用，可降低股骨头坏死的发病率。但该药对肝脏有毒性，长期使用应慎重。

④抗骨质疏松药：阿仑磷酸钠（福善美）通过抑制破骨细胞活性，对防止股骨头塌陷有较好疗效。

⑤其他药物：非类固醇抗炎类药物能缓解关节疼痛等症状，利于恢复关节功能，防止产生关节畸形；保护关节软骨类药物（维骨力）有修复关节软骨的作用，保护及延迟关节软骨的破坏。

3. 物理治疗　　目前文献报道，采用体外电磁疗、冲击波治疗及高压氧治疗等方法治疗股骨头坏死，均经实验表明有促进成骨、预防股骨头进一步塌陷作用。

体外冲击波最早应用于泌尿系统结石，后经长期临床观察发现体外冲击波对股骨头缺血性坏死、骨不连、慢性肌腱炎、足跟痛等亦有不错的疗效。于是在 20 世纪 90 年代逐渐应用体外冲击波治疗骨、肌系统疾病。体外冲击波对于骨、肌系统疾病的作用机理目前认为主要有：压力作用、张力效应、空化效应、促进再血管化、促进局部生长因子的释放以及促进干细胞的增殖和分化。骨科冲击波治疗仪治疗股骨头坏死的方法是：患者取仰卧位，以股骨头坏死区域及其周围骨质为靶点进行冲击治疗，每次冲击 3000 次，共 10 次。采用能流密度为 9KV（O.16mj/mm^2），每次间隔 1 天。

4. 针灸治疗　　针灸治疗股骨头坏死也取得了一定的疗效。具体方法：依据就近原则和循经原则，取臀部穴位秩边、环跳、环中等穴位针刺。全身取府舍、冲门、居髎等穴，配合阳陵泉、足三里及三阴交等诸穴交替使用，并施以电脉冲治疗仪。通过针灸治疗，减轻肌肉痉挛，达到髋关节腔减压，使患者疼痛减轻或消失，舒经通络，改善微循环，为坏死的股骨头修复创造条件。

（二）手术治疗

手术治疗是治疗股骨头缺血性坏死的最彻底和最有效的方法。治疗的方法目前已有很多种，大体包括保髋（即保留股骨头手术）治疗、关节置换术。常见保髋术式有髓芯减压术、经皮钻孔减压术、植骨术、骨（骨瓣）移植术、截骨术，关节置换术包括股骨头（半髋）置换、全髋关节置换术、关节表面置换术等。对于患者具体采用哪一种方法，应综合考虑病因、年龄、全身情况、病程长短及病变严重程度等因素。

1. 保留股骨头的手术治疗　　适用于早期股骨头坏死。

（1）髓芯减压术：治疗早期股骨头缺血性坏死被广泛接受，是争议较小的手术方式。Ficat 和 Arlet 最早将此术式从一种诊断手段变成了治疗方法。髓芯减压的目的是改变股骨头的封闭状态，降低骨内压，增加血流量，改善股骨头的血液循环，减轻关节疼痛。主要用于早期无关节面塌陷的患者，是治疗骨坏死最简单的手术方法。

（2）植骨或骨移植术：常见的有微创打压植骨术、带缝匠肌蒂髂骨瓣移植修复术、腓骨游离移植修复术等。经股骨头颈交界处开窗病灶清除、打压植骨术最早由Rosenwasser等介绍，该手术具有创伤小、直视下病灶清除干净、植入自体骨或骨替代物，可与植骨区紧密接触、支撑力强、易成活等优点。手术的基本原理是对坏死的股骨头进行减压，中断股骨头内高压和缺血的恶性循环，清除阻碍股骨头再血管化的坏死骨，充填骨腔且对骨腔提供支撑，防止塌陷并能诱导成骨，尽快恢复股骨头负重功能。带缝匠肌蒂髂骨瓣移植入治疗，术中刮除了阻挡机体修复反应的纤维瘢痕组织带，植入的带缝匠肌蒂的髂骨骨瓣，是带有血运的植骨块；植入的新鲜髂骨松质骨，含有丰富的红骨髓及骨形态发生蛋白（BMP），具有很好的骨诱导成骨作用。将股骨头坏死的自然病理过程，变为植骨后骨愈合过程，同时，植入的骨瓣具有一定的支撑作用，防止股骨头的早期塌陷。术后早期进行股四头肌和髋关节免负重功能锻炼，有利于关节液循环，改善关节功能，防止肌肉萎缩。该术式不用吻合血管，不存在吻合血管后可能出现的诸多并发症，术后经血管造影证实股骨头内血运恢复确切。

（3）截骨术：通过改变股骨头与股骨干间的对应位置关系，达到增加股骨头的负重面积，减少股骨头所受压力。将股骨头坏死病灶移出负重区，从而减少局部承受的应力。同时，截骨术使髓腔开放，可降低骨内压，改善股骨头的血液循环。

2. 关节置换术　尽管保留股骨头是治疗早期股骨头坏死的主要目标，但是一旦发展到股骨头塌陷、软骨破坏，人工全髋关节置换就成为缓解疼痛、重建关节功能唯一的、最佳的治疗方法。

（1）股骨头表面置换：Beaule等学者经大量的临床实践认为，该术式适合于ARCO Ⅲ–Ⅳ期青年、受累面积大于30%或塌陷大于2mm且髋臼无损伤患者。此时上述保髋治疗方法效果欠佳，股骨头表面置换可以保留更多的骨质，对髋臼影响小、创伤小，即使失败也不影响以后的全髋关节置换，因而对于年轻股骨头坏死患者，该方法被认为是全髋关节置换术前的一种过渡。

（2）人工全髋/半髋关节置换：随着科技的进步，各种高分子非生物型医用材料的改进，人工髋关节置换以其术后关节活动好，可早期下地活动，减少老年患者长期卧床时间及并发症发生率等诸多优点，近年来得到了迅猛的发展，被广泛应用于晚期股骨头坏死患者。但由于该方法仍存在着假体松动、下沉、感染、脱位、骨折等并发症，须严格掌握其手术适应证及禁忌证，根据年龄、股骨情况选取相应非骨水泥型或骨水泥型人工关节。

（三）康复治疗

对于股骨头坏死早期的患者，中药内服配合功能锻炼可改善骨缺血症状，功能锻炼的具体方法如下：

1. 屈髋法　患者正坐于床边或椅子上，双下肢分开，患肢反复做屈膝、屈髋运动3～5分钟。

2. 患肢摆动法　单或双手前伸或侧身扶住固定物，单脚负重而立，患肢前屈后伸内收，外展摆动3～5分钟。

3. 内外旋转法　手扶固定物，单脚略向前外伸，足跟着地，做内旋和外旋运动3～5分钟。

4. 扶物下蹲法　单或双手前伸扶住固定物，身体直立，双足分开，与肩等宽，慢慢下蹲后再扶起，反复进行3～5分钟。

5. 抱膝法　患者正坐床边、沙发、椅子上，双下肢分开，双手抱住患肢膝下反复屈肘、后拉与主动屈髋运动相配合，加大屈髋力量及幅度。经常做髋部锻炼对预防股骨头坏死也是有效的。

6. 开合法　正坐于椅、凳上，髋、膝、踝关节各成90°角，双足并拢，以双足尖为轴心做双膝外展、内收运动，以外展为主3～5分钟。

7. 蹬车活动法　稳坐于特制自行车运动器械上，如蹬自行车行驶一样，速度逐渐加快，活动10～20分钟。

需要指出的是，这套锻炼操要注意以患肢微热不疲劳为度，每次时间因人而异，每天早晚进行锻炼，以主动活动为主，被动活动为辅。这7个保健动作要由小到大，由慢到快，循序渐进，切不可操之过急。股骨头坏死早期者，为避免股骨头早期塌陷，可给予扶双拐患肢不负重行走，禁止从事重体力劳动及长距离行走。

【疗效评价标准】

（一）临床疗效判定标准

根据末次髋关节临床 Harris 评分获得，结果分为四个等级：

优：Harris 功能评分 ≥ 90。

良：Harris 功能评分 80～89。

可：Harris 功能评分 70～79。

差：Harris 功能评分 ≤ 69。

（二）影像判定标准

通过 X 线片及 MRI 随访，观察坏死区域修复情况、骨质生长情况。

1. X 线影像评价　平片分期采用 Ficat 分期法。

Ⅰ期：平片及 CT 正常，MRI 或骨扫描阳性。

Ⅱ期：平片表现为硬化、囊变，但无新月征。

Ⅲ期：新月征或/和头变扁。

Ⅳ期：骨关节炎改变，表现为关节间隙狭窄、破坏等。

2. MRI 坏死面积的评价方法　一般认为股骨头呈光滑的球形，股骨头与股骨颈的交界为球颈交界处股骨头球形曲线的折点。股骨头及每一层 MRI 图像都可看作球冠或球带。根据 Koo 法分别测量出每一层 MRI 图像的坏死角度 α 和股骨头所对应的圆心角度 β。根据球带或球冠的面积计算公式 $S=2\pi rh$，该层面的坏死面积 $S_n=\alpha/360\times2\pi rh$，股骨头面积 $S_h=\beta/360\times2\pi rh$（图 7-1）。坏死灶的总面积等于各个层面坏死灶面积之和，股骨头的总面积等于各个层面股骨头面积之和。坏死面积比例等于总坏死面积 / 股骨头面积乘以 100%。

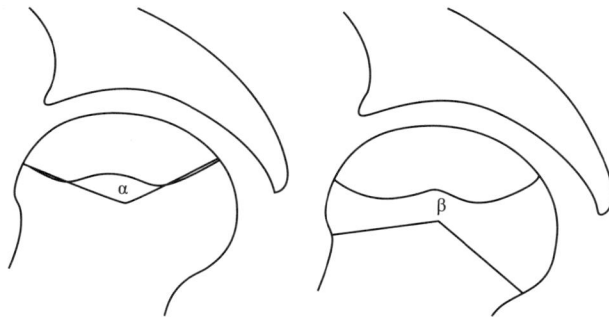

图 7-1　MRI 上 α 为坏死灶对应的坏死角度，β 为该层面股骨头所对应的圆心角度

第二十六节　距骨缺血坏死

距骨缺血性坏死是主要由创伤后距骨骨折脱位造成的以踝关节疼痛为主要临床表现、以距骨密度增高为主要 X 线表现的一种疾病。其发病原因有三：第一，特发性的缺血坏死，由非创伤和医疗方面的因素所引起，其发生率低，约占距骨坏死的 10%；第二，使用药物引起的坏死，常常由于使用激素治疗其他疾病造成，即使合理用量的激素使用也可造成距骨的坏死，这类坏死约占 15%；第三，创伤性的距骨坏死占绝大多数，约为 75%，常常是距骨体和距骨颈的骨折所造成的。

【诊断依据】

（一）病史

创伤是引起本病的首要原因，外伤引起的距骨骨折脱位容易并发距骨缺血性坏死。除了创伤外，应用皮质激素也可引起距骨坏死。特别需要注意的是，合理用量的激素使用也可造成距骨的坏死。此外，其他因素引起的距骨坏死为特发性距骨坏死。

（二）症状与体征

1.疼痛　以踝关节周围，特别是踝前疼痛为重，静息较轻或无疼，活动后疼痛加重。

2. 肿胀　可出现踝关节周围肿胀，特别是活动后。

3. 行走困难　症状较重时可出现不能负重和行走。

4. 压痛　以踝关节周围特别是踝前压痛明显。

5. 跛行　行走可见跛行。

6. 活动受限　关节僵硬及踝关节功能障碍，活动时可有粗糙摩擦音。

（三）辅助检查

1. X 线检查　常规应给予前后位与侧位 X 线摄片，发现局部无重叠部位的密度增高，需考虑距骨缺血坏死。Hawkins 征为早期评估创伤后距骨愈合的一种较特异的体征。在伤后 6 ～ 8 周摄片检查，如距骨体软骨下骨有 X 线透光区，则表示有血供，不会发生缺血性坏死，称"Hawkins 征阳性"。

2. CT 及 MRI　目前早期诊断可做踝关节 CT 及 MRI。

3. ECT　在距骨缺血性坏死的早期诊断中发挥越来越重要的作用。

【证候分类】

（一）Kelikian 分类

按距骨缺血坏死的 X 线表现分为四期。

Ⅰ期　为损伤后骨密度与对侧相比没有变化，此为静止期（Silence phase）。

Ⅱ期　表现骨密度增加，但是负重时不会发生距骨塌陷，此期为硬化期（scleroticphase）。

Ⅲ期　表现距骨体区域阴影变淡，并且持续 2 ～ 4 年。

Ⅳ期　为再矿物质化期（Remineraligation），此期为血管再生期（Revascularization），这一期中需要逐步增加负重，以促进骨质再生修复过程。

（二）改良的 FicatandArlet 分期

Ⅰ期：X 线正常，MRI、骨扫描有异常表现。

Ⅱ期：X 线可见有囊性变和硬化骨，并可能出现半月征。

Ⅲ期：距骨塌陷，外形的改变，不伴有胫距关节、距下关节的退变。

Ⅳ期：距骨塌陷同时伴有胫距关节、距下关节的退行性变。

【治疗】

（一）非手术治疗

1. 适应证　患者全身情况不能耐受手术或整复，血糖控制不佳的糖尿病患者及小儿、皮肤条件不允许手术的患者。

2. 方法　石膏或支具固定。采取短腿石膏前后托固定踝关节于功能位，或者采用支具固定，可达到同样效果，定期复查。

（二）手术治疗

1. 髓芯减压术

（1）适应证：该术适用于距骨早、中期缺血性坏死，疼痛重，但未进展到塌陷及创伤性关节炎者。

（2）手术方法：连续硬膜外麻醉，以距骨为中心，行踝关节前正中切口，长5～8cm。注意保护腓浅神经的内侧支，其从筋膜上经过，从蹈长伸肌腱和趾长伸肌腱之间进入踝关节，用光滑的牵开器将前者向内侧牵开，后者连同胫前动静脉及腓深神经向外侧牵开以充分显露距骨。在骨坏死区钻8～10个直径为1.5～2.0mm的孔道或2～4个直径为4.0mm的孔道。钻孔的深度要达距骨软骨面下，用刮匙和骨凿清创部分死骨及突出的骨赘。反复冲洗，彻底清除骨碎屑以免关节腔内残留。

术后用短腿石膏托固定6～8周，此期可20%体重负重。术后定期拍片复查X线及MRI了解骨坏死情况。

2. 血管束植入术

（1）适应证：该手术适用于距骨早、中期缺血性坏死，疼痛重，但未进展到塌陷及创伤性关节炎者。

（2）手术方法：连续硬膜外麻醉，切口自内踝前上方向前，下至第一楔骨内侧面做长9～10cm之弧形切口。分离血管束，将胫骨前肌腱和蹈长伸肌腱分别向内外牵开，显露胫前动静脉足背动静脉及其分支，在胫骨前肌腱内侧缘找到内踝前动静脉放大镜下仔细分离主干及分支达第一楔骨内侧缘，组成一血管束，长4～6cm，纱布包裹备用。显露病灶，切开踝前关节囊，暴露距骨，在距骨头自前向后钻一骨隧道，达距骨体软骨面下，以刮匙清除死骨，从髂骨取松质骨植入距骨空腔内，并将血管束植入骨隧道内。

术后用短腿石膏靴固定踝关节和足于中立位，12周后摄X片检查植骨愈合情况，如未愈合继续固定2～4周，术后3个月内避免负重，定期复查X线及MRI了解骨坏死情况。如已愈合，可逐渐负重行走，但需用长筒靴及足弓垫保护3个月。

3. 带血管蒂的骰骨瓣移植术

（1）适应证：该术适用于距骨早、中期缺血性坏死，疼痛重，但未进展到塌陷及创伤性关节炎者。

（2）手术方法：自踝上5cm起沿胫骨前肌外侧下行，并沿第四跖骨向前2cm处长约10cm弧形切口。将蹈长伸肌腱和趾长伸肌牵向外侧，于足背动脉的外侧，在距舟关节水平找到跗外侧动脉的起点，显微外科技术分离该血管。于跗骨窦处切断趾短伸肌起点，并将其向远端翻开，显露跗外侧血管分支，分离骰骨边界，切取2cm×1cm×0.5cm大小的骨瓣。将骨瓣掀起，分离血管束起支点，切开踝关节囊，显露距骨体部，于外侧开窗，清除距骨内的死骨，将骨瓣移植于开窗处。骰骨创面可用明胶海绵或骨蜡止血。关闭伤口，术后用短腿石膏托固定 6～8 周，术后 3 个月避免负重，并定期复查 X 片或 MRI 了解骨坏死的情况。

4. 胫距关节融合术

（1）适应证：适用于距骨中晚期坏死，疼痛重，距骨塌陷，严重变形，主要累及踝关节的创伤性关节炎。

（2）手术方法：在踝前内侧胫骨前肌稍外 10cm 纵行切口，保护腓浅神经内侧支。从拇长伸肌腱和趾长伸肌之间进入踝关节，用光滑的牵开器牵开，纵行切开关节囊进入关节。用骨刀将胫骨踝关节面的关节软骨、距骨及内外踝处的关节软骨面彻底清除。用直径 3.0mm 的克氏针从足底经皮穿过跟骨临时固定，间隙应用自体松质骨充填。然后用 4.5mm 松质骨螺钉或空心钉提供稳定的内固定，拔出克氏针。术后用短腿石膏托夹板固定，伤口愈合后拆除，逐渐负重。

5. 距下关节融合术

（1）适应证：适用于距骨中晚期坏死，疼痛重，距骨塌陷，主要累积距下关节的创伤性关节炎。

（2）手术方法：自腓骨尖至跟骰关节弧形切口长 4～6cm，显露跗骨窦。将足跖屈并内翻，显露距下关节。纵行切开关节囊进入关节，彻底清除关节软骨和硬化骨，自体髂骨移植充填，用 2 枚直径 2.0mm 的克氏针从足底经皮穿过距下关节面做临时固定。然后以空心螺钉固定。

术后短腿石膏托固定 6～8 周，然后改用部分负重石膏管型固定 6 周。

6. 胫距、距跟关节融合术

（1）适应证：适用于距骨体粉碎性骨折或距骨骨折脱位后发生缺血性坏死，胫距和距跟关节均受累，骨性关节炎，疼痛重，行走困难者。

（2）手术方法：踝关节前外侧入路，显露关节腔，切除胫骨下端、内踝、外踝及距骨的软骨面。将足内翻充分显露距下关节，切除距跟关节面，切除所有的硬化的距骨与骨赘。将踝关节置于中立位，2 枚钢针从足底贯穿跟骨距骨及胫骨下端固定，钢针尾留于皮外自体骨充填植骨。

术后，踝关节前后用石膏托做临时固定，拆线后改为短腿管型石膏固定 6～8 周。

7. 距骨体切除胫骨与距骨颈融合术

（1）适应证：适用于距骨体粉碎性骨折或距骨颈骨折合并距骨体前后脱位，距骨体已发生缺血坏死，严重变形、关节面塌陷者。

（2）手术方法：踝关节外侧入路，显露踝关节及距骨颈部，取出坏死的距骨体，保留距骨颈，纵行切开胫骨下端前方骨膜 7cm，用骨刀切除一长 6cm、2cm 宽的皮质骨块，做骨移植骨用。在距骨颈背侧与骨移植块相对应部位，凿一深 2cm、宽与此骨块相等的骨槽。将骨块插入骨槽中，于踝关节跖屈位，骨块近端用 2 枚螺钉固定。若不稳定，另用 1 枚斯氏针由跟骨传入胫骨腔内 10 ～ 12cm，再由胫骨段取若干松质骨充填。术后用石膏固定 6 周，拔出斯氏针，改用短腿行走石膏逐渐下地负重行走。10 ～ 12 周，拍 X 片检查骨愈合情况以决定是否拆除石膏。

（三）药物治疗

1. 中药治疗

（1）内服药：内服活血消肿止痛汤药，如活血灵；以及壮元阳、益肝肾、强筋骨中药，如六味地黄丸加减、桃红四物汤加减等，均可有一定效果。

（2）外用药：应用活血化瘀、舒筋止痛中药，如平乐展筋酊、活血接骨止痛膏等。

2. 西药治疗 口服非甾体类消炎止痛药物，如双氯芬酸钠、双氯芬酸钾、洛索洛芬钠、赛来昔步胶囊等。口服非甾体消炎止痛药需注意预防应激性溃疡等并发症，可同时给予抑酸及保护肠黏膜药物。

（四）康复治疗

1. 抬高患肢，以利于消肿及足趾的伸屈功能锻炼。

2. 根据患者全身及骨折固定情况，尽早进行膝关节屈伸功能锻炼及患肢抬高等功能锻炼。

3. 患肢负重起始时间主要依据坏死程度及治疗方法而异。

此外，还有中药熏洗、微波、超声波等辅助治疗。

【疗效评价标准】

Kenwvight 和 Taylor 评分。

优：伤足无不适，踝关节及距骨周围关节活动度达正常人 90％，X 线检查正常，融合者为无痛稳定步态。

良：在剧烈运动或不平地面行走时有轻微不适，踝关节活动度达正常人的 50％～ 90％，X 线片见轻度退变。

可：中度活动时疼痛，活动度为正常人的 25％～ 50％，X 线片见中度退变。

差：经常酸痛不适，活动度＜ 25％，X 线片示显著退变。

第二十七节　腕舟骨缺血坏死

腕舟骨缺血坏死主要发生于骨折之后。由于舟状骨大部分被关节面覆盖，只有结节部和腰部有血管进入，血供较差，骨折后若损伤血管，容易发生延迟愈合、不愈合，甚至缺血性骨坏死。骨坏死后，手部骨骼的整体稳定性受到破坏，引起关节功能障碍，从而给患者的生活和工作造成严重影响，需要进行及时正确的治疗。

【诊断依据】

（一）病史

大多有腕部外伤史。

（二）症状与体征

1. 疼痛   疼痛是一些早期患者的常见症状，以腕背伸时特别明显。疼痛的发生可以是突然，也可以是隐匿渐进性，不同患者的疼痛程度差异也较大，关节活动时加重；疼痛部位可向前臂放射，开始为隐痛、钝痛、间歇痛，特别是活动多了疼痛就加重，休息可缓解或减轻，也有呈持续性疼痛的。

2. 肿胀   部分患者腕部肿胀显著。

3. 腕关节功能障碍   主要表现为屈伸、桡偏及尺偏受限，尤其是背伸桡偏时受限更明显。

（三）辅助检查

1. X线检查   应常规拍摄腕舟骨特殊位。X线片常见的表现为早期骨质正常；中期舟内骨结构有变化，如囊性变、骨密度增高或减低区域；晚期可见腕舟骨萎缩、变形。大部分患者可发现舟骨陈旧性骨折。

2. CT扫描   CT是使用X线在计算机辅助下进行影像生成，它更容易发现腕舟骨骨折及坏死病灶。

【证候分类】

依据临床表现及X线情况，可将本病分为四期。

Ⅰ期：指患者仅表现为腕关节疼痛，以腕背伸时特别明显；X线片无明显改变。

Ⅱ期：指患者腕部疼痛进一步加重，手的握力比健侧低；X线表现为腕舟骨密度增高，骨小梁有不规则变化，但腕舟骨形态正常。

Ⅲ期：指患者腕部肿痛显著，且疼痛可向前臂放射，腕背伸明显受限；X线片表现为腕舟骨受压变扁，骨密度明显不均匀，但无骨碎块。

Ⅳ期：指患者腕部病变在Ⅱ期、Ⅲ期的基础上，合并腕舟骨碎块或可出现腕管综合征。

【治疗】

（一）制动

目的是通过非手术的方法改善腕舟骨血运，减轻或去除致病因素的影响，促进缺血坏死区域自行修复。常用的方法是制动，即石膏固定腕关节于功能位，且石膏范围应从肘下至远侧掌横纹，保持严格制动 30 天以上。固定期间还应坚持手指功能锻炼，以免发生关节强直，并加强腕关节理疗，促进关节功能恢复。

（二）手术治疗

手术治疗是治疗腕舟骨缺血性坏死的最彻底和最有效的方法。目前已具有很多种方法，对于患者具体采用哪一种方法，应综合考虑病因、年龄、全身情况、病程长短及病变严重程度等因素后确定。

1. 桡骨茎突切除　以解除骨折端与桡骨茎突的碰撞，消除桡腕关节创伤性炎症的主要因素。手术时，应显露舟骨，便于手术，并利用桡骨茎突骨片作为植骨用。

2. 桡动静脉血管束植入　能使舟状骨坏死骨块复活，对于腰部骨折、近端坏死病例而采用桡动静脉血管束植入舟骨内，能够恢复坏死骨血运并使骨折愈合，但对于近端骨折坏死骨块过小者不适宜。

3. 带骨膜蒂的桡骨茎突骨片植入　在修整骨片时需特别小心，防止骨膜与骨片分离而影响骨片血运。

4. 带血管蒂的桡骨茎突骨块植入　桡动脉分支于桡骨茎突尖端进入骨内，周围连带一些骨膜，该法切取的桡骨茎突骨片血运更为可靠，取下的骨片渗血良好。将骨片修整后植于舟骨预制的骨槽内，如不稳定，可用克氏针固定，既有植骨又有重建坏死骨血运的作用。

5. 腕舟骨近端与月骨切除　带血管蒂的桡骨茎突植入，部分腕间关节融合。舟骨近端已经缺血坏死，月骨日后发生缺血性坏死的可能性很大，故术中切除舟骨近端与月骨，利用带血管蒂的桡骨茎突填植，舟月、头舟关节融合，克氏针固定。王云亭等采用近排腕骨切除术，术后腕部症状、稳定性及功能都比较满意。

6. 腕关节融合术　对于腕舟骨坏死伴有严重腕骨不稳定、出现创伤性关节炎，可做腕关节融合术。Calandruccio 等采用腕关节融合术治疗腕关节退行性关节炎 14 例，取得满意效果。腕关节融合术后丧失腕关节功能，且创伤较大，但对体力劳动者较为常用。

（三）药物治疗

1. 中药治疗　中医药辨证治疗腕舟骨坏死是其优势所在，可减少创伤，减少患者痛苦，又可恢复患者腕关节的功能。在治疗本病时，要以活血化瘀为基本治法，亦应注意补益肝肾、温通经脉。辨证应用活血化瘀、温经通络、散寒止痛、补益肝肾、清热利湿等法。

2. 西药治疗

（1）改善局部血液循环的药物

①靶向前列腺素 E（凯时）：有强烈扩张血管，抑制血小板凝聚，改善红细胞变形

能力的作用。

②川芎嗪：此药可抑制血小板释放，减轻血管炎性反应，解除血管平滑肌痉挛，降低全血和血浆黏度及红细胞压积，减少血浆纤维蛋白原的产生。

（2）抗凝药物：低分子肝素有抗凝血，降低血液黏度，提高纤维溶解能力的作用。

（3）抗骨质疏松药：阿仑膦酸钠（福善美）通过抑制破骨细胞活性，对防止股骨头塌陷有较好疗效。

（4）其他药物

①非类固醇抗炎类药物：能缓解关节疼痛等症状，有利于恢复关节功能，防止关节产生畸形。

②保护关节软骨类药物（维骨力）：有修复关节软骨的作用，保护及延迟关节软骨的破坏。

【疗效评价标准】

将腕关节功能恢复情况分为治愈、好转、无效这三个等级。

治愈：是指患者腕关节疼痛完全消失，关节活动范围正常，能从事重体力劳动。

好转：是指患者腕关节疼痛大部分消失，关节活动范围中度受限，能从事较轻体力劳动。

无效：是指患者的腕关节疼痛无好转，关节功能明显受限。

第二十八节　腕月骨缺血坏死

腕月骨缺血性坏死，也叫"月骨软化症"或"金伯克病"，在腕关节疾病中较为常见。关于月骨坏死的原因，各种报道不一，但普遍认为与慢性损伤、骨折有关。损伤可导致月骨滋养动脉闭锁，发生月骨缺血改变，进一步发展则出现月骨缺血坏死。另有观点认为，本病与尺骨末端较桡骨相对过短、桡骨作用于月骨的应力增加有关，长期的应力作用导致月骨劳损，滋养动脉损伤，出现无菌性坏死。

【诊断依据】

（一）病史

多数患者有腕部外伤史。

（二）症状与体征

1. 疼痛　疼痛是一些早期患者的常见症状，不同患者的疼痛程度差异也较大，关节活动时加重；疼痛部位可向前臂放射，开始为隐痛、钝痛、间歇痛。特别是活动多了疼痛加重，休息可缓解或减轻，也有呈持续性疼痛的。

2. 肿胀　部分患者腕部肿胀显著。

3. 腕关节功能障碍　表现为活动受限。

（三）辅助检查

1. X 线检查　X 线片可以确定病变的范围，排除骨的其他病变，具有简单、方便、经济和应用范围广泛等优点，仍作为诊断技术中最基本的检查方法。X 线片常见的表现为月骨体积变小，外形不规则，月骨密度增高，内有囊变，关节面塌陷有节裂。

2. CT 扫描　CT 是使用 X 线在计算机辅助下进行影像生成，它更容易发现腕月骨坏死病灶。

3. MRI 检查　有利于发现早期月骨坏死。

仔细询问病史和详细体格检查是诊断的最基本原则。首先询问患者腕部外伤史、症状，腕关节周围是否疼痛、疼痛时间、疼痛性质，所造成疼痛的原因是什么。根据对患者的询问和体格检查，再决定进行哪个部位和哪种影像学检查。

【证候分类】

高田（1972）及 Stahl 根据月骨血运障碍情况、月骨的 X 线表现及临床症状，将本病大致分为四期：

Ⅰ期：仅表现为腕部疼痛，尤以腕背伸时明显；X 线片无变化。

Ⅱ期：腕部疼痛进一步加重，手的握力较健侧减低；X 线表现为月骨密度增高，骨小梁有不规则变化，但月骨形态正常。

Ⅲ期：表现为腕部肿痛，疼痛可向前臂放射，腕背伸明显受限；X 线片表现月骨受压变扁，骨密度明显不均匀，但无骨碎块。

Ⅳ期：在Ⅱ期、Ⅲ期病变的基础上，合并有月骨碎块，偶伴有腕管综合征。

【治疗】

（一）制动

目的是通过非手术的方法改善腕月骨血运，减轻或去除致病因素的影响，促进缺血坏死区域自行修复。具体方法为石膏固定制动，固定期间同时还应坚持手指功能锻炼，以免发生关节强直，并加强腕关节理疗，促进关节功能恢复。

（二）手术治疗

手术治疗是治疗腕月骨缺血性坏死的最彻底和最有效的方法。目前已有很多种治疗方法，如主要有重建月骨血运、改变月骨生物力学、单纯切除月骨、切除月骨同时替代物填充术等。对于患者具体采用哪一种方法，应综合考虑病因、年龄、全身情况、病程长短及病变严重程度等因素确定。

1. 尺骨延长术　应用于月骨坏死Ⅰ～ⅢA期尚未塌陷、尺骨为短变异者。

2. 桡骨远端短缩术　用于月骨坏死碎裂尚未塌陷、短尺骨变异者。Salmon 等应用桡骨短缩术治疗 15 例Ⅱ期、Ⅲ期患者，术后平均随访 3～6 年，分别评价了腕关节运动范围、手的握力及 X 线表现，认为尽管桡骨短缩术不能逆转或阻止腕关节塌陷，但此术式的确延缓了月骨的病变进程，并可有效地缓解腕关节疼痛及改善腕关节功能。

3. 血管束植入术　适用于月骨坏死Ⅰ～ⅢA期尚未塌陷者。

4. 腕间关节融合术　Allieu 等回顾 11 例 STT 融合术的疗效，其中有 7 例腕关节疼痛缓解，疗效满意，平均握力达健侧的 66%。

5. 月骨切除术　单纯月骨切除术是将坏死月骨切除，消除原发病灶，以缓解腕关节疼痛。适用于月骨无菌性坏死有碎裂塌陷者。

（三）药物治疗

1. 中药治疗　中医认为腕月骨坏死属于骨痿、骨蚀范畴；病因有肝肾亏虚、气血不足等内因，与创伤劳损、感受外邪等外因相互交杂所致。常因损伤感邪、正气不足而发病；病机变化关键是血瘀和肝肾亏虚为主。中医药辨证治疗腕月骨坏死是其优势所在，可减少创伤，减少患者痛苦，又可恢复患者腕关节的功能。在治疗本病时要以活血化瘀为基本治法，亦应注意补益肝肾、温通经脉。具体辨证应用活血化瘀、温经通络、散寒止痛、补益肝肾、清热利湿等法。

2. 西药治疗

（1）改善局部血液循环的药物

①靶向前列腺素 E（凯时）：有强烈扩张血管，抑制血小板凝聚，改善红细胞变形能力的作用。

②川芎嗪：此药可抑制血小板释放，减轻血管炎性反应，解除血管平滑肌痉挛，降低全血和血浆黏度及红细胞压积，减少血浆纤维蛋白原的产生。

（2）抗凝药物：低分子肝素，有抗凝血、降低血液黏度、提高纤维溶解能力的作用。

（3）其他药物

①非类固醇抗炎类药物：缓解关节疼痛等症状，利于恢复关节功能，防止产生关节畸形。

②保护关节软骨类药物（维骨力）：有修复关节软骨的作用，保护及延迟关节软骨的破坏。

西医应用抗凝、扩血管等药物（如 Hydergine，甲基磺酚妥拉明等）改善坏死区域血供，同时补充钙剂，促进组织修复。中医以活血化瘀、益气通络为治则，使用活血化瘀中药治疗骨坏死。复方丹参作用于微循环，改善血流变，降低血黏度，川芎、红花有扩张动脉作用；赤芍能抑制血小板聚集；川芎、赤芍、丹参等还能增加动物对缺氧的耐受力。

【疗效评价标准】

将腕关节功能恢复情况分为：治愈、好转、无效这三个等级。

治愈：是指患者腕关节疼痛完全消失，关节活动范围正常，能从事重体力劳动。

好转：是指患者腕关节疼痛大部消失，关节活动范围中度受限，能从事较轻体力劳动。

无效：是指患者的腕关节疼痛无好转，关节功能明显受限。

第八章　矫　形

第一节　脊柱侧凸

脊柱侧凸是指脊柱的一个或数个节段在冠状面上偏离身体中线，向侧方弯曲，形成异常弧度，并伴有脊柱旋转和矢状面上后凸、前凸的增加、减少等；同时还有肋骨、骨盆的旋转倾斜，椎旁韧带和肌肉的异常，它是一种症状或 X 线征象，可由多种疾病引起。

【诊断依据】

（一）病史

临床发现，特发性脊柱侧凸具有一定的遗传倾向。既往的健康状况、智力水平、分娩史对排除非特发性脊柱侧凸具有重要意义。了解脊柱侧凸发病年龄及进展情况、女性患者的月经史对评估侧凸进展和治疗非常重要。

（二）症状与体征

早期可无任何症状，随着畸形加重，可出现腰背部疼痛、会阴区麻木、大小便功能障碍，以及下肢疼痛、麻木、无力进行性加重，甚至痉挛性瘫痪。晚期尚可合并心肺功能不全。

脊椎侧凸引起主要体征是外观畸形，双肩、双髋不等高，严重者可出现"剃刀背"畸形。由于畸形可引起内脏功能受到障碍，心肺功能不全，全身发育不良，躯干瘦小，体力弱，甚者出现神经受压症状。

1. 直立位检查　正常人在直立位时，所有的棘突都能在中线上连成一条直线，且不偏离。若自颈 7 棘突或枕外粗隆处挂一铅锤，铅垂线与各棘突和臀裂相重合，胸廓对称，无畸形，两侧肩胛骨等高，两肩、两肘及两髂嵴连线都与水平线保持平行。当出现脊椎侧凸时，棘突偏离中线，形成"C"或"S"形曲线。从颈 7 棘突或枕外粗隆所挂的铅垂线，则不与棘突和臀裂相重合，要记录偏离最远的棘突和臀裂的距离，以厘米记录并说明方向。凸侧的肩胛骨和后胸廓隆起成嵴，凹侧的后胸廓则凹陷，凸侧肩和肘升高，凹侧腰部形成较深的皮肤皱褶。

2. 前屈位检查　患者站立，两足并拢，两膝完全伸直，脊椎向前屈 90°，两上肢自然下垂，检查者在患者身后，从水平位观察背部，如果脊椎有侧凸畸形，凸侧背部将高于凹侧。这种方法可显露在直立位不能检查出来的轻微畸形。

3. 侧屈检查　患者向两侧屈曲时，观察棘突连线的变化。正常时两侧 "C" 形曲线相等，在侧凸畸形时，侧向凸侧角度可减少；侧向凹侧时，角度将增加。如果侧凸畸形不能消失，则为结构性脊椎侧凸。

4. 垂直牵拉（悬吊试验）　患者站立位，助手用两手托住患者两侧乳突部，也可托腋部；或患者双手抓单杠两足离地，向上举起。可观察到举起前后的畸形改变，如此可较真实地反映脊椎结构性变化的程度，可帮助确定侧凸的性质和预测手术能否取得良好效果。

5. 骨盆检查　用手触摸两髂嵴，检查两髂嵴是否在同一水平上，骨盆有无倾斜，如果下肢不等长，也可引起骨盆倾斜。如此可在短侧足底垫相应高度的木块，使两侧髂棘恢复至同一水平位，这时侧凸消失，说明这种侧凸是因下肢不等长引起的非结构性侧凸。

（三）辅助检查

1. X 线检查

（1）直立位全脊柱正侧位片：拍片时要求直立位，不宜采取卧位。若患者不能直立，宜用坐位，X 线片需包括整个脊柱全长。

（2）仰卧位左右弯曲及牵引片：反映其柔软性及评价脊椎间隙的活动度，测量 Cobb 氏角，牵引像检查可判断其弹性，以估计侧弯的矫正度及各椎体融合所需的长度。脊柱后凸的柔软性需摄过伸位侧位像。

（3）斜位像：检查脊柱融合的情况，腰骶部斜位像用于脊柱滑脱、峡部裂患者。

（4）Ferguson 像：检查腰骶关节连接处，为了消除腰前凸，男性患者球管向头侧倾斜 30°，女性倾斜 35°，这样得出真正的正位腰骶关节像。

（5）Stagnara 像：严重脊柱侧凸患者（Cobb 角 > 40°），尤其伴有后凸、椎体旋转者，普通 X 像很难看清肋骨、横突及椎体的畸形情况。需要去摄旋转像以得到真正的前后位像。透视下旋转患者，出现最大弯度时拍片，片匣平行于肋骨隆起内侧面，球管与片匣垂直。

（6）断层像：检查病变不清的先天性畸形、植骨块融合情况以及某些特殊病变，如骨样骨瘤等。

（7）切位像：患者向前弯曲，球管与背部成切线，主要用于检查肋骨。

2. 脊髓造影　此方法并不是常规应用，其指征是脊髓受压、脊髓肿物、硬膜囊内疑有病变。X 像见椎弓根距离增宽、椎管闭合不全、脊髓纵裂、脊髓空洞症，以及计划切除半椎体或拟做半椎体楔形切除时，均需脊髓造影，以了解脊髓受压情况。

3. CT 和 MRI 此方法对合并有脊髓病变的患者很有帮助，如脊髓纵裂、脊髓空洞症等。了解畸形的部位和范围，对手术切除范围及预防截瘫非常重要，宜作为常规检查。

4. X 像阅片的要点

（1）端椎：脊柱侧弯的弯曲中最头端和尾端的椎体。

（2）顶椎：弯曲中畸形最严重，偏离垂线最远的椎体。

（3）主侧弯：即原发侧弯，是最早出现的弯曲，也是最大的结构性弯曲，其柔软性和可矫正性差。

（4）次侧弯：即代偿性侧弯或继发性侧弯，是最小的弯曲，弹性较主侧弯好。可以是结构性，也可以是非结构性。位于主侧弯上方或下方，其作用是维持身体的正常力线，椎体通常无旋转。当有三个弯曲时，中间的弯曲常是主侧弯；当有四个弯曲时，中间两个为双主侧弯。

5. 弯度及旋转度的测定

（1）弯度测定

① Cobb 法：此法最常用。头侧端椎上缘的垂线与尾侧端椎下缘垂线的交角即为 Cobb 角。若端椎上、下缘不清，可取其椎弓根上、下缘的连线，然后取其垂线的交角，亦即 Cobb 角。

② Ferguson 法：此法很少用，有时用于测量轻度侧弯。找出端椎及顶椎椎体的中点，然后从顶椎中点到上、下端椎中点分别画二条线，其交角即为侧弯角。

（2）椎体旋转度的测定：Nash 和 Mod 根据正位 X 像上椎弓根的位置，将其分为 5 度。

$0°$：椎弓根对称。

Ⅰ°：凸侧椎弓根移向中线，但未超出第一格，凹侧椎弓根变小。

Ⅱ°：凸侧椎弓根已移至第二格，凹侧椎弓根消失。

Ⅲ°：凸侧椎弓根移至中央，凹侧椎弓根消失。

Ⅳ°：凸侧椎弓根越过中央，靠近凹侧。

【鉴别诊断】

脊柱侧凸可以是结构性（器质性）的，也可以是非结构性（功能性）的。结构性脊柱侧凸是指伴有旋转的结构固定的侧方弯曲，即患者不能通过平卧或侧方弯曲自行矫正侧凸，或虽矫正但无法维持；X 像可见累及的椎体固定于旋转位，或两侧弯曲的 X 像表现不对称。非结构性脊柱侧凸在侧方弯曲像或牵引像上可以被矫正，脊柱及支持组织无内在的固有改变，向两侧弯曲的 X 像表现对称，累及椎体未固定在旋转位。

（一）非结构性侧凸

非结构性侧凸包括姿势不正、癔病性、神经根刺激等，如髓核突出或肿瘤刺激神经根引起的侧凸；还有双下肢不等长、髋关节挛缩以及某些炎症引起的侧凸。病因治疗后，脊柱侧凸即能消除。

（二）结构性脊柱侧凸

特发性脊柱侧凸即原因不明的脊柱侧凸，最常见，占总数的 75%～80%。根据其发病年龄又分婴儿型（0～3 岁）、少儿型（3～10 岁）及青少年型（10 岁后）。男女比例 9∶1～7∶3 之间，以青春期女性为主。

（三）先天性脊柱侧凸

先天性脊柱侧凸是由于脊柱胚胎发育异常所致。其发病较早，大部分在婴幼儿期即被发现，发病机理为脊椎的结构性异常和脊椎生长不平衡。鉴别诊断并不困难，X 线摄片可发现脊椎有结构性畸形。基本畸形可分为三型：①脊椎形成障碍，如半椎体、蝴蝶椎畸形。②脊椎分节不良，如单侧未分节形成骨桥和双侧未分节。③混合型。

（四）神经肌源性脊柱侧凸

神经肌源性脊柱侧凸可分为神经性和肌源性两种。前者包括上运动神经元病变的脑瘫、脊髓空洞等以及下运动神经元病变的儿麻等；后者包括肌营养不良、脊髓病性肌萎缩等。这类侧凸的发病机理是由于神经系统和肌肉失去了对脊柱躯干平衡的控制调节作用所致，其病因常需仔细地进行临床体检才能发现，有时需用神经 – 肌电生理，甚至神经 – 肌肉活检方法检查后才能明确诊断。

（五）神经纤维瘤病并发脊柱侧凸

神经纤维瘤病为单一基因病变所致的常染色体遗传性疾病（50% 的患者来自基因突变），其中有 2%～36% 的患者伴以脊柱侧凸。当临床符合以下两个以上的标准时即可诊断。

1. 发育成熟前的患者，有直径 5 mm 以上的皮肤咖啡斑 6 个以上；或在发育成熟后，咖啡斑直径大于 15mm。

2. 两个以上任何形式的神经纤维瘤或皮肤丛状神经纤维瘤。

3. 腋窝或腹股沟部皮肤雀斑化。

4. 视神经胶质瘤。

5. 两个以上巩膜错构瘤（Lisch 结节）。

6. 骨骼病变，如长骨皮质变薄。

7. 家族史。

患者所伴的脊柱侧凸 X 线特征可以类似于特发性脊柱侧凸，也可表现为"营养不良性"脊柱侧凸，即短节段的成角型的后突型弯曲、脊椎严重旋转、椎体凹陷等，这类侧凸持续进展，治疗困难，假关节发生率高。

（六）间充质病变并发脊柱侧凸

有时马凡综合征、Ehlers-Danlos 综合征等可以以脊柱侧凸为首诊，详细体检后可以发现这些病的其他临床症状，如韧带松弛、鸡胸或漏斗胸、蜘蛛手畸形等。

（七）骨软骨营养不良并发脊柱侧凸

骨软骨营养不良并发脊柱侧凸如多种类型的侏儒症、脊椎骨骺发育不良。

（八）其他原因的脊柱侧凸

其他原因的脊柱侧凸如放疗、广泛椎板切除、感染、肿瘤均可致脊柱侧凸。

（九）代谢障碍疾病合伴脊柱侧凸

代谢障碍疾病合伴脊柱侧凸，如各种类型的黏多糖病、高胱胺酸尿症等。

【证候分类】

根据 King 分型方法可以分为五型。

Ⅰ型侧凸：约占 12.9%，为 S 形侧凸，胸椎和腰椎侧凸均超过中线；站立位片上腰椎侧凸角大于胸椎侧凸；胸椎侧凸的柔软性大于腰椎。

Ⅱ型侧凸：约占 32.6%，为 S 形侧凸，胸椎和腰椎侧凸均超过中线；胸椎侧凸角度大于腰椎侧凸；腰椎侧凸的柔软性大于胸椎。

Ⅲ型侧凸：约占 32.8%，胸椎侧凸所伴随的腰椎侧凸不超过中线，腰椎侧凸为非结构性，站立位腰椎一般无旋转。

Ⅳ型侧凸：约占 9.2%，为累及较多脊椎的长节段侧凸，L5 位于骶骨的正上方，但 L4 倾斜进入长侧弯内，顶椎明显偏离骶中线，外观畸形明显。

Ⅴ型侧凸：约占 11.6%，为胸椎双主侧凸，上下胸椎侧凸均为结构性，T1 向上方侧凸的凹侧倾斜，T6 常为两侧凸的交界椎体。

【治疗】

（一）治疗原则

1. 矫正畸形（to gain correction）。
2. 获得稳定（to achieve stability）。
3. 维持平衡（to maintain balance）。
4. 尽可能减少融合范围（to fuse as few segments as possible）。

总的治疗方法为观察、支具和手术。

（二）非手术治疗

非手术治疗包括理疗、体疗、表面电刺激、石膏及支具。但最主要和最可靠的方法是支具治疗。

1. 支具治疗的适应证

（1）20°～40°之间的轻度脊柱侧凸，婴儿型和早期少儿型的特发性脊柱侧凸，偶尔 40°～60°之间也可用支具，青少年型的脊柱侧凸超过 40°时，不宜支具治疗。

（2）骨骼未成熟的患儿宜用支具治疗。

（3）节段长的弯曲，支具治疗效果佳。如 8 个节段 50°脊柱侧凸用支具治疗时，效果优于 5 个节段的 50°脊柱侧凸者。

（4）40°以下弹性较好的腰段或胸腰段侧凸，胸腰支具效果最佳。

2. 支具治疗的注意事项

（1）患儿不宜立刻佩戴支具：< 20°～ 30°的侧凸，也仅有 20% 的会发展。因此，这类患者应先观察至少半年，再摄片检查，如有进展则开始支具治疗。

（2）支具治疗无效者，不宜长期佩戴：对于发育常熟的男孩（17 岁以上）和已经来月经 2 年以上的 15 岁女孩，Risser 征Ⅳ - Ⅴ度脊柱发育成熟，支具已经失去效用。支具治疗过程中侧凸继续发展，每年超过 5°以上，已证明支具无效，应手术治疗。

（3）定期评价疗效：支具治疗期间应至少半年由骨科医师检查摄片进行比较，决定是否继续支具治疗，还是应该改换手术。此外，只有拍摄当天早晨开始及下午不戴支具的照片，才能反映脊柱侧凸的真实度数。

（三）手术治疗

1. 适应证

（1）支具治疗不能控制畸形发展，即使患者年龄很小，骨骼发育不成熟，也需要进行手术治疗。

（2）Risser 征< 3°，但支具治疗无效，而 Cobb 角> 50°。

（3）Risser 征 3°～ 4°，Cobb 角> 50°。

（4）Risser 征 4°～ 5°，Cobb 角在 50°以上；或 Cobb 角虽然只有 40°，但胸椎前凸、胸廓旋转、剃刀背畸形和躯干倾斜失代偿等。

（5）成年期侧凸，早期出现腰痛、旋转半脱位等。

以往将 Cobb 角 40°以上作为手术指征，目前认为，决定是否手术及手术的方式时需对患者的骨龄、生长发育状态、侧凸类型、结构特征、脊柱的旋转、累及椎体数、顶椎与中线的距离，特别是外观畸形和躯干平衡等因素加以综合考虑。

2. 手术方法　手术分矫形和植骨两个方面。近年来矫形方法发展很快，但基本上分两大类：一为前路矫形，如前路松解、支撑植骨、Dwyer、Zielke、TSRH、CDH 等；另一种为后路矫形，如 Harrington、Luque、Galveston 及 C.D、TSRH、Isola 等。有时需要两种或两种以上手术联合使用。要维持矫形，必须依靠牢固的植骨融合。

（1）后路手术：是最常用的手术方法。学者们相继研制了 Isola、Moss Miami、TSRH 以及 CDH、中华长城等改良系统，它们已成为当前国内外运用最广泛的治疗脊柱侧弯的内固定物。

（2）前路矫形手术：目前主要用于侧曲 X 线片，显示腰椎能良好去旋转和水平化的腰椎侧凸和胸腰椎侧凸。前路矫形手术又可作为后路矫形术前的补充性手术，用于改善矫形效果或减少下腰段融合节段。

（3）融合节段

① King Ⅰ型侧凸：融合腰椎和胸椎，融合的下方椎体不低于 L4。

② King Ⅱ型侧凸：选择性融合胸椎，腰椎侧凸会自发矫正，下方融合至稳定椎。

③ King Ⅲ、Ⅳ型侧凸：融合胸椎，第一个被骶中线平分的椎体是最下方融合的椎体。

④ KingⅤ型侧凸：融合两个胸椎侧凸，融合下方应包括第一个被骶中线平分的椎体。

（四）药物治疗

1. 中药治疗　根据伤科三期用药原则，术后早期应用活血化瘀药物如洛阳正骨医院院内制剂活血灵；中期活血接骨，应用三七接骨丸；中、后期舒筋通络，应用养血止痛丸。

2. 西药治疗　手术患者术前 30 分钟预防性应用抗生素 1 次，术后一般不超过 3 天。

（五）康复治疗

四肢力量及关节活动度练习，术后佩戴支具 4 周后下地活动，半年内禁止弯腰。

【疗效评定标准】

采用美国脊柱侧凸研究协会设计的生活及健康质量相关问题问卷"SRS-22（Scoliosis Research Sociiety-22，表 8-1）"。

表 8-1　SRS-22 问卷表（简体中文版）

题目	评分
1. 以下哪一项最能确切描述你在过去 6 个月中所经历的疼痛程度？	
没有	5
轻微	4
中度	3
中重度	2
重度	1
2. 以下哪一项最能确切描述你在过去 1 个月中所经历的疼痛程度？	
没有	5
轻微	4
中度	3
中重度	2
重度	1
3. 过去的 6 个月中，您是否感到过非常焦虑？	
没有	5
略有一点	4

题目	评分
有时	3
大部分时间	2
总是有	1
4. 如果您以后不得不以目前的脊柱外形继续生活，您有什么感觉？	
非常愉快	5
有点快乐	4
没有愉快或不愉快	3
有些不愉快	2
很不愉快	1
5. 您目前的活动状况？	
卧床不起或轮椅	5
基本没有活动	4
轻体力劳动，例如家务劳动	3
中度手工劳动、中等量的运动，例如行走和骑车	2
无任何限制的活动	1
6. 您穿上衣服后外观如何？	
非常好	5
好	4
还可以	3
不好	2
很不好	1
7. 在过去的 6 个月中，您是否感到过情绪低落，什么事也不能让您高兴起来吗？	
非常频繁	5
频繁	4
有时	3
很少	2
从没有	1
8. 休息时您曾经感到过背痛吗？	
非常频繁	5
频繁	4
有时	3
很少	2
从没有	1
9. 您目前的工作 / 学校活动程度如何？	
100% 正常	5
75% 正常	4

题目	评分
50% 正常	3
25% 正常	2
0% 正常	1
10. 以下哪一项最确切描述了您躯干的外形（指除了头颅和四肢以外的身体其余部分）	
非常好	5
好	4
还可以	3
不好	2
很不好	1
11. 以下哪一项最确切描述对您背部治疗的用药情况？	
没有	5
每周服用一般止痛药一次或更少	4
每天服用一般止痛药	3
每周服用特效止痛药一次或更少	2
每天服用特效止痛药	
其他（药物名称 / 用药方法：每周或少于一周或每天）	1
12. 您的背部影响您做家务吗？	
完全没有	5
很少	4
有时	3
频繁	2
非常频繁	1
13. 在过去的 6 个月中，您的心情是否平静？	
每时每刻	5
大部分时间	4
有时候	3
很少	2
没有	1
14. 您觉得您的背部情况影响了您的人际关系吗？	
没有	5
稍许有	4
轻度	3
中度	2
严重	1

续表

题目	评分
15.您的背部问题是否给您和（或）您的家庭造成经济困难？（若您年龄为18岁或大于18岁，由您本人回答；若您年龄小于18岁，请您父母来回答）	
严重	5
中度	4
轻度	3
稍微	2
没有	1
16.在过去的6个月中，您有感到过情绪低落和悲伤吗？	
从来没有	5
很少	4
有时	3
经常	2
非常频繁	1
17.在过去的3个月中，您曾因背痛请过病假吗？如果有，有几天？	
0天	5
1天	4
2天	3
3天	2
4天或更多	1
18.您外出的频率和您的朋友相比多还是少？	
多很多	5
多	4
一样	3
少	2
少很多	1
19.以您现在的背部外观，您觉得自己有吸引力吗？	
是的，非常有	5
是的，有点有	4
一般	3
不，大概没有	2
不，完全没有	1
20.在过去的6个月中，您感到快乐吗？	
从来没有	5
很少感到	4
有时感到	3
大部分时间感到	2

题目	评分
一直感到	1
21. 您对您背部的治疗结果满意吗？	
非常满意	5
满意	4
一般	3
不满意	2
非常不满意	1
22. 假如您的背部又出现同类的情况，是否愿意接受同样的治疗？	
肯定愿意	5
可能愿意	4
不确定	3
可能不愿意	2
肯定不愿意	1

第二节　脊柱后凸

脊柱后凸是指由多种原因引起的脊柱生理前凸减小或者生理后凸加大，又称"驼背"。它是各种疾病造成脊柱本身及其附属软组织解剖形态改变的一组疾患的总称。

【诊断依据】

（一）病史

询问原发病史，是否有慢性持续性腰背痛史，如强直性脊柱炎往往有对称性四肢关节疼痛史，脊柱结核有结核中毒症状，脊柱骨折有外伤史。还需详细询问发病时间、病程经过等。

（二）症状与体征

1. 外观检查　呈脊柱后凸畸形，消瘦、面色苍白、身材矮小、胸腹壁距离缩小，重者胸廓与骨盆相抵触，双髋可呈屈曲内收畸形，髋和膝关节有时肿胀。

2. 胸腹检查　胸廓减小，肺呼吸音增强，呼吸频率增加，心界增大，心率快有杂音，腹部扁平，腹壁内陷有深皱褶，甚至皱褶内皮肤可有感染。

3. 脊椎检查　脊椎呈角状或者弓状后凸，棘突隆起连成较高的"峰样"骨嵴。

4. 测量角度　用测角器检查后凸体表角度，方法是将测角器顶角放在后凸顶点上，测角器两臂分别放在脊椎腰骶及颈椎棘突上，夹角即为体表后凸角度。

5. 神经系统检查　检查深感觉，注意有无感觉分离及其他感觉障碍，检查肌力及括约肌功能，检查生理反射及病理反射，必要时行诱发电位检查。

（三）辅助检查

1. X 线检查 拍摄脊椎正侧位片，以确定疾病性质，注意有无严重骨质疏松和腹主动脉是否有钙化。如有重症骨质疏松，手术时应减少截骨量；有腹主动脉钙化，慎行手术。另外还应注意原发病变，如脊椎结核是否静止、肿瘤为良性或恶性等，以便确定手术方法。

2. 脊髓造影、CT、MRI 扫描 先天性脊椎后凸多伴有神经症状，影像学检查以造影或 MRI 检查为主，必要时行 CT 检查，以观察骨性结构及其与脊髓、脊神经根的关系。对有神经压迫症状的其他类型脊椎后凸，应造影或 MRI 检查；如欲检查骨的畸形，则应做 CT。

3. 诱发电位检查 术前检查脊髓损伤程度，排除脊髓病；术中监护；术后判断疗效。

【证候分类】

临床分为青年性驼背（Scheuermann 病）、强直性脊柱炎性后凸畸形、创伤性与结核性后凸畸形、先天性后凸畸形四型。

【治疗】

（一）非手术治疗

1. 佩戴支具

（1）适应证：后凸角＜65°，骨骼发育未成熟的青年性驼背。

（2）操作方法 一般 1 年内可以矫正，若矫正不明显则改手术治疗。如果效果明显，逐渐减少佩戴时间。

2. 功能锻炼 佩戴过程中注意加强胸、腰背和骨盆的肌肉锻炼，以辅助矫形。

3. 牵引疗法 可用自动牵引床，也可用颅环骨盆牵引法。

4. 石膏矫形 常用改良 Risser 石膏矫正。此法原来用于矫正脊椎侧凸，改善后将合页放在背侧，腹侧楔形截除一部分，则可使躯干逐渐伸直而用来矫正脊柱后凸。

（二）手术治疗

1. 适应证

（1）后凸畸形＞40°（Cobb 角）者，经长期保守治疗无效。

（2）引起脊椎畸形的原发病已静止或近于静止，血沉在 40mm/h，患者积极要求手术者。

（3）双髋关节活动正常或接近正常，原有关节屈曲挛缩畸形已行手术治疗，使髋关节活动恢复正常者。

（4）髋关节强直，已行人工髋关节置换术，髋关节功能基本恢复正常者。

（5）对青年人后凸畸形患者，手术指征可适当放宽，后凸明显则影响外观，可行手术。

（6）脊椎后凸伴有椎管狭窄者，在做脊髓减压同时，可一次性行脊椎截骨矫形术。

（7）胸、腰椎后凸畸形已矫正，颈椎弯曲明显，关节、韧带已骨化者应慎行颈椎截骨术。

2. 操作方法

（1）截骨：按一般截骨原则，截骨在屈曲畸形的最后凸部位进行。其效果最好，脊髓圆锥在成人止于 L1 下缘或 L2 上缘水平，以下无脊髓，所以在 L2 以下进行截骨较为安全合理，L2、L3 平面截骨最理想，其次为 L3、L4。

（2）半椎体截除术：因为部分先天性脊椎后凸是由半椎体造成的，此种椎体后缘宽，前缘窄尖，类似楔形。若将此椎体截除，即相当于行脊椎楔形截骨术，此术式符合生物力学原理，从根本解决了脊椎后凸问题，最大限度地矫正了后凸畸形，使脊椎力线基本恢复正常，生理曲线完全恢复或接近正常。

（3）人工椎体置换术：脊椎椎体结核或椎体良性肿瘤（血管瘤、巨细胞瘤等）患者，行病灶清除或瘤体摘除术后，其局部留有较大缺损，可导致脊椎不稳定，甚至造成截瘫。以往的办法是用髂骨或肋骨做局部植骨，因骨块较大，不易成活。

（4）固定　一般采用后路椎弓根固定。前方软组织挛缩明显的后凸类型，可行前路松解椎体侧方固定。

（三）药物治疗

1. 支持疗法　如加强营养，纠正贫血。

2. 病因治疗　对活动期强直性脊椎炎应给予水杨酸制剂和非类固醇抗炎药物，激素类药物可适量应用。也可使用中药，以祛风利湿、活血通络止痛为主。对脊椎结核则需应用抗结核药物。

3. 中药外治　对强直性脊椎炎可用中药外治法，如麸子加醋热敷、中草药外敷、熏洗等。

（四）康复治疗

康复治疗包括电疗、磁疗、蜡疗、光疗、按摩等，都能增进局部血液循环，消炎去肿。

【疗效评定标准】

洛阳正骨医院标准。

优：脊柱后凸矫正。

良：脊柱后凸基本矫正，仅 X 线片上可看到有 10°以内后凸，外形不甚明显。

可：脊柱后凸畸形存在，X 线片上可看到有 30°以内后凸。

差：脊柱后凸矫正不明显，X 线片上可看到有大约 50°的后凸，且后凸的并发症未能得到控制。

第三节 先天性脊柱裂

脊柱裂是棘突及椎板的先天性缺损，如脊柱裂只是累及骨骼，称"隐性脊柱裂"；如同时伴有脊膜或脊髓膨出，则称"显性（囊性）脊柱裂"，而以前者居多。畸形可局限于一个椎体，也可以同时累及几个椎体，严重者数节腰骶椎椎板开裂。

【诊断依据】

（一）病史

1. 无明显神经症状期 脊髓受牵拉较轻，患者下肢无感觉运动障碍，有的仅表现为腰痛，显性脊柱裂仅表现为腰骶部的包块。

2. 神经损害期 随着生长发育，局部粘连，脊髓生长慢于脊柱，则脊髓受到牵拉，或者成人突然受到弯腰暴力，导致神经突然受牵拉，则下肢出现不同程度的感觉运动障碍及大小便功能障碍。

（二）症状与体征

1. 显性脊柱裂 病儿于出生后即见在脊椎后纵轴线上有囊性包块突起，呈圆形或椭圆形、大小不等，有的有细颈或蒂，有的基底部较大无颈。包块常随年龄增大，表面皮肤或正常，或菲薄易破，有的菲薄呈半透明膜状，如囊内为脑脊液，用手电筒照之透光，如囊内有脊髓、神经组织等，用手电照之不透光或可见到囊内组织阴影。患儿啼哭时则包块张力高，安静时背部包块软且张力不高，于包块根部能触及骨缺损的边缘，说明囊肿与椎管内互通。X 线照片显示椎管扩大，棘突及椎板缺损。如患儿安静状态时，包块张力高、前囟隆起，可能同时伴发脑积水征。

脊髓脊膜膨出均有不同程度神经系统症状和体征，仔细检查可发现患儿下肢无力或足畸形，用针刺患儿下肢或足，无反应或反应微弱，患儿稍大些即可发现大小便失禁，重者双下肢呈完全弛缓性瘫痪。

脊髓外露出生后即可看到，局部无包块，有脑脊液漏出，常并有严重神经功能障碍，不能存活。

2. 隐性脊柱裂 在背部虽没有包块，但病区皮肤上常有片状多毛区或细软毫毛，或有片状血管痣等。有的病区皮肤颜色甚浓，或棕色，或黑色，或红色，有时在脊椎轴上可见潜毛孔，有的实为一窦道口，压之有黏液或豆渣样分泌物挤出来，椎管内多存在着皮样或上皮样肿瘤。隐性脊柱裂可引起腰痛、遗尿、下肢无力或下肢神经痛，但是大多数无任何症状。

（三）辅助检查

1. X 线检查

一般可有以下五种表现。

（1）单侧型：椎板一侧与棘突融合，另一侧由于椎板发育不良而未与棘突融合，形成正中旁的纵形（或斜形）裂隙。

（2）浮棘型：椎骨两侧椎板均发育不全、互不融合，其间形成一条较宽之缝隙；因棘突呈游离漂浮状态，故称之为"浮棘"。两侧椎板与之有纤维膜样组织相连。

（3）吻棘型：下一椎节（多为第 1 骶椎）双侧椎板发育不良，棘突亦缺如；而上一椎节的棘突较长，以致当腰部后伸时，上节棘突嵌至下椎节后方裂隙中，在临床上称"吻棘"，又称"嵌棘"。

（4）完全脊柱裂型：双侧椎板发育不全伴有棘突缺如，形成一长裂隙。

（5）混合型：除椎裂外尚有其他畸形，其中以椎弓不连及移行椎等多见。

2. MRI 检查

（1）单纯的脊膜膨出型：以腰部和腰骶部多见，脊膜通过缺损椎板向外膨出达皮下，形成背部正中囊样肿块，其内容物除少数神经组织外，主要为脑脊液充盈。

（2）脊髓脊膜膨出型：膨出物除脊膜外，脊髓本身亦突至囊内，见于胸腰段以上。

（3）伴有脂肪组织的脊膜（或脊膜脊髓）膨出型：即在前两型的基础上，囊内伴有数量不等的脂肪组织，较少见。

（4）脊膜脊髓囊肿膨出型：即脊髓中央管伴有积水的脊膜脊髓膨出。

（5）脊髓外翻型：即脊髓中央管完全裂开，呈外翻状暴露于体表，伴有大量脑脊液外溢，表面可形成肉芽面。此为最严重的类型，多伴有下肢或全身其他畸形，死亡率甚高。

（6）前型：指脊膜向前膨出达体腔者，临床上甚为罕见。

【证候分类】

（一）隐性脊柱裂

隐性脊柱裂最常见于腰骶部，常累及第五腰椎和第一骶椎。病变区域皮肤大多正常，少数显示色素沉着、毛细血管扩张、皮肤凹陷、局部多毛现象。在婴幼儿多不出现明显症状；在逐渐成长过程中，如果发现排尿有异于同龄正常小儿，或到学龄时夜间依然经常遗尿，则应考虑到可能为脊髓受到终丝牵拉紧张所致。成年人的隐性脊柱裂，多数病例无症状，仅在 X 线平片检查时偶然发现。少数病例有遗尿、腰腿痛病史。但由于脊柱裂部位椎管内可能存在着各种病理改变，如瘢痕、粘连或合并脂肪瘤等，致使脊髓和神经根受压或牵扯，伴有神经系统症状，多表现为不同程度的腰痛、肌萎缩、马蹄足畸形及大小便功能障碍等。

（二）显性（囊性）脊柱裂

显性（囊性）脊柱裂多发生于脊柱背面中线部位，少数病变偏于一侧。根据膨出物与神经、脊髓组织的病理关系分为：脊膜膨出，脊髓脊膜膨出，脊髓膨出。

【治疗】

（一）保守治疗

1. 隐性脊柱裂　一般病例勿需治疗，但应进行医学知识普及教育，以消除患者的紧张情绪及不良心理状态。

2. 显性脊柱裂　症状轻微者，应强调腰背肌（或腹肌）锻炼，以增强腰部的内在平衡。有神经症状者，保守治疗无效。

（二）手术治疗

1. 显性脊柱裂几乎均须手术治疗，如囊壁极薄或已破，须紧急或提前手术；其他病例以出生后 1～3 个月内手术较好，以防止囊壁破裂，病变加重。如果囊壁厚，为减少手术死亡率，患儿也可年长后（1 岁半后）手术。手术目的是切除膨出囊壁，松解脊髓和神经根粘连，将膨出神经组织回纳入椎管，修补软组织缺损，避免神经组织遭到持续性牵扯而加重症状。对脊膜开口不能直接缝合时，则应翻转背侧筋膜进行修补。包扎力求严密，并在术后及拆除缝线后 2～3 日内采用俯卧或侧卧位，以防大小便浸湿，污染切口。

对于长期排尿失常、或夜间遗尿、或持续神经系统症状加重的隐性脊柱裂，仔细检查后，应予以相应的手术治疗。手术的目的是切除压迫神经根的纤维和脂肪组织。对于游离神经根力求手术细致，或在显微镜下手术，可以避免神经损伤。

对于出生时双下肢已完全瘫痪及大小便失禁，或尚伴有明显脑积水的脊髓脊膜膨出者，手术后通常难以恢复正常，甚至加重症状或发生其他并发症。脊髓膨出的预后很差，目前尚无理想的手术疗法，患儿多于出生后不久即死于感染等并发症。

2. 吻棘症伴有明显腰部后伸痛者，可行手术将棘突尖部截除。

3. 症状严重并已影响正常工作、生活者，应先做进一步检查，确定有无合并腰椎管或神经根管狭窄症、腰椎间盘脱（突）出症及椎弓断裂等。对伴发者，应以治疗后者为主。

4. 浮棘症者不应轻易施术。单纯的浮棘切除术，早期疗效多欠满意，主要由于浮棘下方达深部的纤维组织多与硬膜囊粘连，是引起症状的常见原因。而企图切除此粘连组织多较困难，应慎重。一般在切除浮棘之同时，将黄韧带切开并翻向两侧。

（三）药物治疗

1. 中药治疗　术后早期应用愈瘫 1 号，中期应用愈瘫 2 号。

2. 西药治疗　术后应用脱水剂和能通过血－脑屏障的抗生素（磺胺类和三代头孢）。有明显神经症状的，则应用神经营养剂与激素等药物。

（四）康复治疗

一般负重骨性结构破坏不大，术后 3 周下地活动。针刺、电疗辅助肌肉功能恢复。

【疗效评定标准】

洛阳正骨医院标准。

治愈：栓系解除，脊髓脊膜膨出修复，肢体感觉运动、膀胱、直肠括约肌功能障碍完全消失。

显效：栓系解除，脊髓脊膜膨出修复，神经功能明显改善，包括 1 种或 1 种以上的神经功能障碍消失。

好转：栓系解除，脊髓脊膜膨出修复，神经功能障碍有一定程度的改善。

无效：栓系解除，脊髓脊膜膨出修复，神经功能障碍与术前相比无明显变化。

加重：神经功能障碍比术前严重，或出现新的神经功能障碍。

第四节　小儿麻痹后遗症

小儿麻痹是由脊髓灰质炎病毒侵犯脊髓前角细胞，引起以肢体肌肉麻痹为主要特征的疾病，故又称"脊髓前角灰质炎"。好发于 5 岁以内儿童，常流行夏秋季节，后期常遗留肌肉瘫痪、肢体畸形，称"小儿麻痹后遗症"。

【诊断依据】

（一）病史

有小儿麻痹病史即发热史，随小儿麻痹出现的肢体运动功能障碍或丧失，但皮肤感觉及大小便功能正常。麻痹程度总是先重后轻，双侧不对称，呈节段性，非集群性，股四头肌受累最多。

（二）症状与体征

脊髓受累细胞相应神经支配的肌肉麻痹，可因姿势、负重等不平衡，出现各种畸形及功能障碍。肌力检查，检查某一组肌肉主动收缩时力量、运动幅度、速度与连续运动的耐力，是一种客观了解麻痹肌肉的病废程度与现有功能的重要方法，也是制定合理手术方案及检查效果的重要依据。肌力依据 Code 提出的 6 级分级标准进行记录。

（三）辅助检查

1. X 线检查　X 线表现主要是继发的骨与关节畸形改变，如足的马蹄内翻、高弓畸形、双胫骨或股骨不等长等。

2.肌电图检查 急性期可呈静息状态，随着恢复期的来到，可出现动作电位，常为多相电位，提示脊髓前角细胞神经源性损伤。

【证候分类】

（一）急性期

自发病到肢体瘫痪，常有发热等类似感冒的症状，一般2～5天体温恢复正常，突然出现肢体瘫痪。

（二）恢复期

全身症状消失，因脊髓前角炎症消失，受累细胞恢复，肢体瘫痪程度逐渐减轻。

（三）后遗症期

脊髓受累细胞已不再恢复或恶化，相应神经支配的肌肉麻痹，可因姿势、负重等不平衡，出现各种畸形及功能障碍。

【鉴别诊断】

（一）脑性瘫后遗症

脑性瘫后遗症有胎儿期疾病史，或出生时有严重窒息、难产史，或有脑部外伤中毒、感染等病史，表现为硬瘫，肌张力增强，病理反射多为阳性。

（二）感染性多发神经根炎

感染性多发神经根炎散发起病，无热或低热，伴轻度上呼吸道感染症状，逐渐出现迟缓性瘫痪，呈进行性、对称性，常伴感觉障碍。脑脊液检查蛋白质增高而白细胞计数正常。瘫痪恢复较快，少有后遗症。

（三）周期性瘫痪

周期性瘫痪无发热，突发瘫痪，对称性，进展迅速，可遍及全身。发作时血钾低，补钾后可迅速恢复，但可复发。常有家族史。

（四）周围神经炎

周围神经炎可由重金属中毒、维生素B缺乏、带状疱疹感染等引起。表现为对称性的、肢体远端为著的感觉、运动及自主神经功能障碍，脑脊液无变化。

【治疗】

（一）非手术治疗

小儿麻痹症的急性期和恢复期，可中西医结合用药，或配合针灸等方法治疗；后遗症期则以手术矫治为主。

（二）手术治疗

因小儿麻痹可导致多个肢体的不同程度的肌肉瘫痪和畸形，治疗方法也多种多样，现将几个部位肌肉瘫痪和畸形的常用矫治疗法介绍如下。

1. 下垂足的手术治疗

（1）跟腱延长术：跟腱挛缩而背伸肌有一定的肌力时采用。取踝关节后侧切口，切开皮肤，皮下组织，将跟腱做"Z"字型切断，使踝关节背伸，若背伸仍达不到 90°，应将跖肌切断或关节囊松解，同时松解胫后神经血管，缝合跟腱。术后石膏固定踝关节背伸 90°位 3 周。若背伸肌无力，可将胫后肌、腓骨长肌等移于足背。若背伸肌及胫后肌、腓骨长短肌均无力，也可采用半跟腱前移术，切口较跟腱延长高至小腿下 1/3，将跟腱正中劈开，并向上游离，足够长时从胫腓骨间隙拉向前方，吻合于足伸趾或胫前肌上，剩余的半侧跟腱再做延长术。术后石膏固定 6 周。

（2）关节融合术：下垂足的矫正，在学龄前，一般采用跟腱延长术或肌腱移位术，在青少年或成年人可采用关节融合矫治。对下垂程度不重，仅前足下垂者可用跗骨间关节截骨融合术。于足背正中切口，暴露跗间关节，做上宽下窄的"V"形截骨，取出骨片，用手将前半足推向后背侧，使距舟与跟骰之间的切骨面紧密对合，克氏针贯穿固定，缝合切口，石膏固定 2 ～ 3 个月。若足踝部肌肉全部麻痹，成连枷踝，或继发踝关节炎，可考虑做踝关节融合术。取踝关节前侧切口，显露踝关节前方及胫骨下端，将关节软骨面切除，从胫骨下端切取一长 5cm、宽 1.5cm、厚 1cm 的骨条，并在距骨上打一骨槽，将胫骨下端之骨条下滑，插入距骨骨槽内。若骨条不稳，可用克氏针或螺丝钉固定。术后石膏固定 2 ～ 3 个月。

2. 足内翻的手术治疗

（1）胫前肌外移术：在足背内侧楔骨与第一跖骨关节处做一 2 ～ 3cm 切口，找出胫前肌腱附丽部，再于踝关节前方胫骨外侧做 3cm 长切口，自筋膜下提出胫前肌，拉动检查附着点无误后，将其切断并向上游离，自第二切口处抽出。第三切口根据足内翻程度在足背正中、偏外或骰骨部，在跗骨上钻一骨孔，将胫前肌腱经皮下拉至足背，固定于骨孔中。本手术适用于腓骨长短肌瘫痪而胫前、胫后肌肌力正常者。

（2）胫后肌外移术：取足内侧切口，找出胫后肌止点。于内踝后做第二切口，找出胫后肌腱，抽动胫后肌，确认无误后于第一切口处切断；从第二切口处抽出，并向上游离，至小腿下 1/3 处；于胫腓骨间穿过胫腓骨，于胫腓骨前方做第三切口；将胫后肌腱拉出，再于足背外侧骰骨处做第四切口；将胫后肌腱从第四切口处拉出，在骰骨上打一骨孔，将胫后肌穿过骨孔，并固定于足底，缝合切口，石膏固定 6 周。

3. 足外翻的手术治疗　　胫前肌、胫后肌瘫痪，而腓骨长短肌肌力较大，常引起足外翻，常用的手术方法是腓骨长肌改道术。方法是在小腿中下 1/3 交界处外侧，第五跖骨基底部、第一、第二跖骨间背侧做第一、第二、第三切口，自第一切口处找出腓骨长肌并切断，从第二切口中抽出，于第二切口处把腓骨长肌腱横跨足底部分充分剥离，然后紧贴跖骨底面把整条肌腱的远端从第三切口引出，从皮下拉到第一切口，并与腓骨长肌腱近端缝合。

4. 膝关节畸形手术治疗

（1）膝关节屈曲畸形的手术治疗

①软组织松解术：自膝关节外侧做纵行切口，于髌骨上缘切断髂胫束和外侧肌间隔，挛缩的股二头肌及半腱肌等予以切断或"Z"形延长，将后侧关节囊近侧切开，骨膜下剥离松解，并松解腓肠肌外侧头。自内侧做相对的纵行切口，松解关节囊的后内侧部分和腓肠肌内侧头，最后用纱布条自内向外穿过，将软组织提起，进一步切除关节后的紧张带。软组织术后可用分期石膏矫形，直到软组织挛缩彻底消除，若关节面倾斜严重，尚需做股骨髁上截骨术。

②股骨髁上截骨术：膝内侧切口，显露股骨髁上部位，做"V"形截骨，如有外翻时，则内侧多切除一楔形骨块；如屈曲畸形在30°以上，则做双"V"形，截断股骨的3/4以上，以手压迫膝关节，造成人工骨折。当从外观上看到膝关节已完全伸直时，即可缝合切口，上一管型石膏。术后将石膏剖开，在3天内密切观察下肢感觉及血运。石膏固定1个月后下床锻炼，2个月后去石膏，开始功能锻炼。

（2）膝反屈畸形的手术治疗

①软组织手术：方法很多，但疗效不甚可靠。有人用阔筋膜及股骨后骨膜做成翼状韧带，与内侧副韧带止点同时移植于膝关节后面；有人用腓骨长肌于膝关节后做人工韧带重建等，均无肯定疗效。

②胫骨平台抬高术：取前侧切口，在胫骨上端关节面与骨骺之间截骨，将胫骨平台前部抬高，并取髂骨植骨，术后石膏固定3周，6周后下床活动。

5. 股四头肌麻痹的手术治疗 股四头肌麻痹很常见，常用的手术是股二头肌与半腱肌代股四头肌术。自膝关节外侧腓骨小头处显露股二头肌的附丽部，自腓骨上切下，注意保护腓总神经及腓侧副韧带，向上至髂胫束后方游离股二头肌肌腹直至大腿中部。再于膝关节内侧切口，找到半腱肌肌腱，向远方游离，并尽可能长地切断。在髌骨前侧做弧形纵切口，显露髌骨并于髌骨上钻孔，再自外侧皮下隧道拉出股二头肌，内侧皮下隧道拉出半腱肌，分别自髌骨孔中穿过，并牢固地固定于髌骨上。术后石膏托固定3周。

6. 臀肌麻痹的手术治疗 常用的手术方法是腹外斜肌代臀肌术。切口自耻骨联合外缘开始，向上外方沿髂骨嵴的后上至第十一肋骨联合处显露腹外斜肌筋膜后，顺肌纤维切开一条宽2cm的筋膜；于耻骨联合处切断，沿腹直肌鞘外缘切开直至第十肋骨处转向外侧，松解部分肌腹，再沿髂嵴向后上顺肌纤维方向分离至腋中线平面，将肌肉两边缝合成管状，使大腿外展、内旋，显露大粗隆；于股骨大粗隆处前后钻孔，并做皮下隧道至第十一肋，将腹外斜肌从隧道拉至大粗隆，并穿过骨孔缝合固定。术后单髋人字外展石膏固定4周。

（三）药物治疗

术后可予以活血祛瘀、清热解毒之剂，内服活血止痛汤加蒲公英、紫花地丁、连翘等；西药可选用适当的抗生素。除去外固定后，可配合中药熏洗，或药物按摩，使筋肉舒展、关节功能恢复。

（四）康复治疗

小儿麻痹后的功能锻炼非常重要，应贯穿于治疗的全过程。从发现有肢体瘫痪开始功能锻炼，尽可能使未损害的每块肌肉的功能保持良好，发挥最大功能，为日后手术矫正打下基础。手术后即开始进行未固定关节及肌肉的功能锻炼，解除固定后积极开始全方位功能锻炼。对肌腱移位或改道术者，尚有一个肌力再训练过程，有相当一部分人难以完成这个过程，个别患者出现思想与行动对抗，以致不能行走，因此必须加强思想与动作的双向训练，才能达到良好结果。

【疗效评定标准】

全国小儿麻痹症矫治委员会制定的疗效评价标准。

肌力增加判定：肌力增加 2 级以上 100 分；肌力增加 2 级为 75 分；肌力增加 1 ～ 2 级为 50 分；肌力增加 1 级为 25；肌力增加 0 级为 0。

畸形矫正判定：畸形完全矫正（ > 80%)100 分；畸形大部分矫正（ > 60%)75 分；畸形部分矫正（ > 30%)50 分；畸形稍有矫正（ < 30%)25 分；畸形未矫正（ 0%)0 分。

功能改善判定：功能完全改善（ > 80%)100 分；功能大部分改善（ > 60%)75 分；功能部分改善（ > 30%)50 分；功能稍有改善（ < 30%)25 分；功能未改善（ 0%)0 分。

自我感觉：很满意 100 分；满意 75 分；较满意 50 分；尚满意 25 分；不满意 1 分。

评价标准：75 ～ 100 分为优；51 ～ 75 分为良；26 ～ 50 分为中；< 25 分为可；0 分为差。优、良为显效；中、可为有效；差为无效。

第五节　脑性瘫后遗症

脑性瘫后遗症通常是指在出生前到出生后 1 个月内，由各种原因引起的非进行性脑损伤，或脑发育异常所导致的中枢性运动障碍及姿势异常。临床上以姿势与肌张力异常、肌无力、不自主运动和共济失调等为特征，常伴有感觉、认知、交流、行为等障碍和继发性骨骼肌肉异常，并可有癫痫发作。出生 1 个月后各种原因引起的非进行性中枢性运动障碍，有时又称"获得性脑瘫（ acquired cerebral palsy)"，约占小儿脑性瘫痪的 10%。脑性瘫痪的发病率为 1.2‰～ 2.5 ‰（ 每千名活产儿)。脑性瘫不是单一疾病，是大脑受到损伤后，失去控制脊髓神经功能的通称。

【诊断依据】

（一）病史

有难产或孕期疾病史，或早产儿因呼吸中枢发育不全易产生呼吸暂停，致脑缺氧，或过期产儿、低体重儿因胎盘功能不全，亦可损伤大脑，或后天外伤和疾病，如脑及血管外伤、脑炎、脑膜炎、肿瘤、麻疹等，导致婴儿坐、站、走路、说话的时间推迟。

（二）症状与体征

上肢可见肩内收、内旋，肘关节屈曲、前臂旋前、腕手部关节屈曲；下肢可见髋关节屈曲、内收内旋，膝、踝关节屈曲，脚呈马蹄内翻足、足趾屈曲。常不能立直，双下肢紧靠在一起，足跟不能落地。深反射活跃，震颤阳性。伴有面无表情、怪相、流口水、说话困难、行动笨拙，肌肉痉挛、动作不协调。根据病情，可见单瘫、偏瘫、三肢瘫、四肢瘫、截瘫等。

（三）辅助检查

1. X 线检查　骨质无明显改变，或多为继法性改变，如骨与关节畸形、脱位等。

2. CT 检查　有时脑部可无异常表现；有时可见脑萎缩、脑发育异常、钙化灶或软化灶。

3. MRI 检查　可见脑萎缩、髓鞘发育延迟、脑先天畸形等，MRI 能够比 CT 更敏感的发现脑部病灶，对 CT 不易显示的皮层下病灶、脑干病灶和白质的髓鞘发育延迟等均有良好效果。

4. 脑电图　可见居灶性尖（棘）波、多灶性尖（棘）波、阵发性 α（或 β、γ、δ）样节律性放电。

【证候分类】

（一）痉挛型

病变部位在脑皮质或锥体束。

1. 肌力减弱　由于肌力减弱，在肌肉收缩时产生肌力的平衡失调。

2. 痉挛　肌肉僵硬，肌张力增强，关节被动运动有抵抗感，伴有腱反射亢进。

3. 随意运动失调及失去控制　微小自主运动失去控制和分辨，有异常动作。

4. 关节畸形　当痉挛与肌力平衡失调显著时，最终将发展成为固定性畸形，如肘关节屈曲挛缩、前臂旋前、腕关节屈曲、拇指屈曲内收于掌心；髋关节内收、膝关节屈曲及踝关节马蹄畸形，以致行走时呈典型的"剪刀"步态。

5. 智力发育异常

（二）手足徐动型

手足徐动型病变部位在纹状体，并侵及尾状核、豆状核和苍白球，为基底节损害所致。表现为肢体或躯干不自主的蠕动样肌运动——手足抽动。伴有肌张力增高，睡眠后减轻或消失，严重者伴有语言、吞咽、咀嚼功能和听力障碍。面部肌肉的不自主收缩，可产生特征性"鬼脸"。

（三）共济失调型

共济失调型病变部位在小脑。肌肉无力，肌张力低下，运动失调及易疲乏，可伴有眼球震颤等，在静止时消失。患者常失去位置感及协同困难，平衡感觉紊乱。

（四）强直型

强直型为基底核广泛损害的结果。患者常有缺氧征象，出生时有广泛脑部出血、肌张力增高、肢体僵直，严重者出现角弓反张状态。反射正常或减弱，无阵挛，肌强直呈连续性（铅管型）或间断性（齿轮型），常伴有智力障碍。

（五）震颤型

震颤型多为静止性震颤，多位于手指或足趾部位伸屈不停，但也可以影响整个肢体或躯干，震颤的节律可快可慢。在做随意运动时，震颤的频率可以增加。临床很少见。

（六）松弛无力型

松弛无力型少见。不是真瘫，患者的肌张力和肌力减弱，关节活动范围比正常儿大，抬头无力，坐直或站直困难；患者说话音量极低，常仅见嘴唇的动作，发育差。

（七）混合型

混合型常见于出生后，发病部位不恒定，可以是上述二或三型合并存在。

【鉴别诊断】

小儿麻痹后遗症：有脊髓灰质炎病史，表现为肢体运动障碍或丧失，为软瘫，肌张力降低，病理反射阴性，生理放射减弱。

【治疗】

（一）非手术治疗

非手术治疗除加强护理、讲究卫生、改善营养、消除刺激等基础调护外，还需加强语言训练，改善智力和功能，或配合针灸、理疗、按摩、温水浴等，尽可能松弛肌肉或恢复自主控制，改善姿态、步态和功能，防止畸形发生，为日后手术创造条件。

（二）手术治疗

手术治疗是脑瘫综合治疗中的一部分。一般来说，4岁以下儿童不宜进行手术治疗。实施软组织手术的患者，下肢手术以大于5岁、上肢手术以大于7岁为宜，但不宜年龄过大，年龄过大常因软组织挛缩、关节固定而不利于术后的功能锻炼。手术矫治的目的是恢复手的抓、捏、拿功能，恢复下肢的站立及行走功能，要求把痉挛的肌肉放松，把挛缩的软组织松解。

1. 髋关节屈曲、内收、内旋畸形的手术治疗 常用的办法是髂腰肌松解术。患者仰卧位，两髋屈曲，尽可能外展、外旋，从耻骨平面开始沿长内收肌在大腿的前内侧做纵行切口；切开皮肤、皮下组织，直达长内收肌筋膜，把长内收肌从耻骨附着点处切断、拉开，显露短内收肌和闭孔神经前支，它分布于短内收肌表面，把神经切断，然后从大内收肌把短内收肌分离切断牵开，在大内收肌表面找出闭孔神经后支，并保留之，找出股薄肌并切断；于短内收肌与耻骨肌间隙剥离，显露小转子与髂腰肌腱，将髂腰肌腱于附着点处切断即可。术后双下肢外展支架固定。

2. 髋关节内收、膝关节屈曲畸形的手术治疗 常用的办法是内收肌、腘绳肌、股薄肌切断术。患者仰卧，髋关节屈曲90°，膝关节尽量屈曲，让患者外展髋关节，很容易找到紧张的内侧腘绳肌与股薄肌，取两肌之间垂直切口，松解腱鞘并把其分开，将肌腱切断保留腱鞘，如果需要也可切断其他挛缩的肌腱。术后双下肢外展，石膏固定6周。

3. 髋关节屈曲畸形的手术治疗 常做屈髋肌松解术。做大腿上段前内侧切口，起自髂前下棘，向内下10～15cm，将缝匠肌向外牵开，自髂肌游离股神经并向外牵开，从远侧将髂肌腱切断，在靠近止点处将腰大肌切断；将断腱缝于股骨颈前的关节囊上，髂肌也可缝于关节囊上，以保留屈髋功能。

4. 膝关节屈曲畸形的手术治疗 常用手术方法是腘绳肌延长或转移到股骨下端。取腘窝部"S"形切口，找出半腱肌、半膜肌及股二头肌，分别做"Z"字形延长，以达到膝关节伸直为度，或将上述诸肌于止点处切断，植于股骨髁部。

5. 踝及足畸形的手术治疗 肌肉挛缩可以引起各种畸形，包括马蹄内翻、外翻、仰趾等。肌力不平衡是畸形的根本原因，在确定手术之前，痉挛肌肉与其拮抗肌肉的状况必须弄清。治疗的目的是矫正畸形，恢复肌力平衡，达到行走步态正常，部分患者用特制夹板或支架矫治可以达到目的，但较顽固者尚需手术治疗。畸形多种多样，手术术式也不尽一样，可根据具体情况而定。总的方法是将挛缩的肌肉延长或切断，有骨性畸形者也可做关节融合术。

6. 前臂旋前畸形的手术治疗 常用的方法是旋前圆肌松解或移位术。取前臂上段掌侧切口，深层找出旋前圆肌，将其斜形切断，并使前臂旋后位放置固定，或旋前圆肌绕过尺骨背侧移植于桡骨上，加强旋后肌作用。

7. 腕指关节屈曲畸形的手术治疗 常用的方法是屈肌腱延长和起点下移术。取腕关节掌侧"S"形切口，将屈肌腱分别做"Z"形延长，直至腕关节可背伸为止。若手指在腕伸直状态下功能良好，也可做单纯腕关节融合术，将腕关节融合于轻度背伸位；若腕伸肌功能良好，可做屈肌起点下移术，一般可松解2.5cm左右，对轻型的腕屈曲畸形效果良好。

（三）药物治疗

1. 中药治疗

（1）肝风内动型：肌张力较高，时发痉挛，舌红而干，脉弦而数。中药口服以疏肝息风为主，可用羚角钩藤汤加减。

（2）气滞痰郁型：肌肉持续不自主收缩，手足徐动，兴奋和主动运动时手足徐动增加，肢体远端较近端更加明显，睡眠时消失，舌苔白，脉弦滑。中药口服以理气养血、化痰祛风为主，可用十味温胆汤加减。

（3）营卫不和型：动作不协调，平衡失调，眼球震颤等，舌苔白，脉弦。中药口服以和营通络、疏肝理气为主，可用柴胡加龙骨牡蛎汤加减。

2. 西药治疗　痉挛严重者也可配合肉毒素等药物治疗，手术后注意应用抗生素预防感染，除去外固定后可配合中药熏洗，或用本院制剂七珠展筋散按摩，使筋肉舒展、关节功能恢复。

（四）康复治疗

痉挛型患者可主动练习，也可被动练习，有时还可利用不正常反射和刺激点，使之发生反射，促进活动。

手足徐动型应训练真正自主运动的自我控制，在成人后能够控制时运用，效果肯定；共济失调型需改善肌张力及手臂协同训练。也可采用支具训练，帮助控制无目的的动作和缓解肌张力，改善姿势，防止畸形。经锻炼和手术治疗后，肌肉可以放松，即开始职业训练，重点在于训练控制手指，以利进食、穿衣、写字等与生活、职业有关的动作。

【疗效评定标准】

（一）公认疗效评价标准

1. 脑血流图波幅术后测定

优：脑血流波幅＞0.20Ω。

中：等于0.20Ω。

差：＜0.20Ω。

2. 语言改善程度（指有一定智力者）

优：术后发音清楚。

中：介于二者之间。

差：无改善。

3. 肌张力

优：术后受检查时肢体不发生痉挛。

中：受检查时肢体轻度痉挛。

差：同术前状态。

4. 步态

优：术后剪刀步或交叉腿松解后外展正常。

中：剪刀步或交叉腿松解，外展稍差。

差：无改善。

5. 动作协调性

优：术后双手握物稳，动作协调。

中：介于二者之间。

差：无改善。

6. 畸形矫治

优：畸形明显改善，功能明显好转，走路延长，行走姿势明显好转，动作明显协调。

中：畸形有改善，功能有好转，走路延长，行走姿势好转，动作仍不协调及活动困难。

差：仍有较明显畸形，行走及活动时明显不协调。

（二）张雪非脑瘫剪刀步下肢功能评分系统（表 8-2）

表 8-2　张雪非脑瘫剪刀步下肢功能评分表

项目	9～10分	7～8分	5～6分	4分
髋关节	无屈曲	无屈曲	屈曲5°	屈曲6°～15°
（10分）	外展40°～50°	外展30°～39°	外展10°～29°	外展9°以下
膝关节	无屈曲	无屈曲	无屈曲	屈曲5°
（10分）	伸屈动作协调	伸屈动作基本协调	伸屈动作尚协调	能主动伸屈
足踝关节	无下垂	无下垂	无下垂	轻度下垂
（10分）	无内外翻	无内外翻	无内外翻	轻度内外翻
	背伸	背伸	背伸	背伸
	跖屈60°～70°	跖屈40°～59°	跖屈20°～39°	跖屈19°以下
立姿	无脊柱畸形	无脊柱畸形	无脊柱畸形	轻度脊柱畸形
（10分）	无骨盆倾斜	无骨盆倾斜	无骨盆倾斜	轻度骨盆倾斜能矫正

项目	9～10分	7～8分	5～6分	4分
	闭双眼能单腿站立	睁眼能单腿站立5秒	睁眼能单腿站立3秒	能单腿站立
蹲姿（10分）	蹲起活动正常且协调	蹲起活动基本正常且协调	扶物能行蹲起活动	扶物能站立
躯干（10分）	无摇摆	略有摇摆能自行纠正	摇摆明显尚能自行纠正	摇摆严重不能自行纠正
下肢（10分）	无划弧、无牵曳	无划弧	划弧、牵曳明显尚能自行纠正	划弧、牵曳严重可纠正
膝（10分）	无交叉、无相蹭协调	无交叉，膝稍僵硬能协调	无交叉，双膝稍僵硬，能协调	无交叉，双膝僵硬，基本协调
足（10分）	着地正常步向角15°	着地正常步向角10°～14°	着地基本正常步向角5°～9°	着地基本正常步向角＜4°
上下楼（10分）	独立上下楼步态协调	独立上下楼步态基本协调	扶持能上下楼步态尚可	可上下楼较费力

（三）痉挛程度按 Ashworth 痉挛评定法判断

以降低 1 个级别以上痉挛程度为显效，降低达 1 个级别为有效，不足 1 个级别为无效（表 8-3）。

表 8-3　痉挛程度按 Ashworth 痉挛评定法表

等级	评价标准
0 级	肌张力无增加，被动活动患肢在整个范围内均无阻力
1 级	肌张力轻微增加，被动活动患肢肢体到终末端时有轻微阻力
2 级	在大部分运动范围内肌紧张程度有明显增加，但尚可很容易地移动受累肢体
3 级	肌紧张显著增加，难以移动受影响的肢体
4 级	受影响的肢体僵硬，屈伸移动很困难

第六节　先天性肌性斜颈

先天性肌性斜颈系一侧胸锁乳突肌挛缩导致的斜颈。表现为头部及颈部的不对称畸形，头部向患侧倾斜，下颌转向健侧，两侧面部不对称。无性别差异，约 6 岁时面部畸形明显，因此在此之前应进行有效矫治。

【诊断依据】

（一）病史

患者出生后 1 ～ 2 周，细心的母亲可以发现颈部一侧有肿块，或头向一侧斜歪；2 ～ 4 周内肿块可逐渐增大，18 个月后可出现头面五官不对称，头向患侧斜，脸转向对侧。

（二）症状与体征

一侧胸锁乳突肌的中、下部可见质硬的条索状肿块，一般出生后或在第二、三周时出现。头部向肌肉短缩的一侧倾斜，下颌旋向健侧，颈部向患侧旋转或向对侧倾斜均受限制。部分肿块有压痛，牵拉颈部时加剧。肿块也可逐渐缩小，半岁后近于消失，只可看到胸锁乳突肌形成的条索。此时颈部活动更加受限。在以后的发育中，肌肉短缩一侧的面部变短，整个面部增宽，使面部不对称，两眼和两耳不在同一平面，两侧目外眦角至口角的距离不相等。这些缺陷在头倾斜时，不甚明显，而头和颈摆正时畸形反而凸现。颈椎下段和胸椎上段可发生侧弯畸形，脊柱的凹侧朝向患侧。患侧软组织随生长发育而缩短，颈部深筋膜增厚并紧缩，前斜角肌和中斜角肌缩短。以后颈动脉鞘及鞘内的血管也缩短，此时即使松解挛缩的胸锁乳突肌，上述后果又变成斜颈的原因，使畸形矫正不满意。

（三）辅助检查

1. X 线检查　可见颈椎下段和胸椎上段侧弯畸形，脊柱的凹侧朝向患侧，椎体及附件分化良好，无骨骼畸形。有时可看到一侧胸锁乳突肌中、下部的条索状肿块阴影。

2. 超声波检查　可以发现挛缩胸锁乳突肌的侧别与大小。

【证候分类】

根据胸锁乳突肌变性的特征分为 3 型。

（一）挛缩型

患侧胸锁乳突肌挛缩，呈条索状。

（二）瘀结型

患侧胸锁乳突肌在根部或中部呈椭圆形硬性肿块，肿块大小、软硬度不尽相同。

（三）折叠型

在胸锁乳突肌中段有不规则硬性肿块，其质坚硬折叠，犹如"塔状"。

【鉴别诊断】

（一）颈椎先天性畸形

如因半椎体、先天性短颈等，致骨性斜颈。与先天性肌性斜颈有所不同，X 线照片可以区别。

（二）寰枢椎半脱位

也可造成斜颈，但其以颈部旋转活动受限为主，胸锁乳突肌也可无条索肿块，颈椎开口正位 X 线照片显示寰枢椎脱位，可资鉴别。

（三）小儿颈椎结核

可因胸锁乳突肌痉挛而产生斜颈，但颈部活动时有不同程度的疼痛，各方向活动均受限制，颈椎正侧位 X 线照片显示椎间隙破坏消失、椎旁脓肿形成及死骨，与先天性肌性斜颈不同。

（四）损伤性斜颈

有损伤史，急性期过后可恢复正常。

【治疗】

（一）非手术治疗

1. 局部手法按摩及牵拉 适于出生后和不满半周岁的婴儿。以局部热敷、按摩、手法牵引、卧床固定等为主，促进血肿早期吸收，防止肌纤维挛缩。手法治疗应于出生后 2 周开始，手法缓慢轻柔。婴儿卧床时取仰位，脸向患侧，枕部向健侧，并用棉垫或小米袋固定上述头部位置。手法牵引按摩时，使头部稍过伸，一手轻轻按住两侧锁骨，一手握住头顶和两侧颈部，缓慢地将婴儿脸部尽量旋向患侧，枕部旋向健侧肩峰。每日进行 3～5 次，每次手法前后，应按摩患侧胸锁乳突肌，或热敷。连续坚持 3～6 个月，可使局部肿块逐渐消失，避免肌性斜颈出现。

2. 物理疗法 包括超短波、磁疗等。其作用与手法相似，使坚硬的结缔组织延长、变软，同时热作用可促进血液循环，改善局部血供，利于挛缩的包快软化。

（二）手术治疗

适于斜颈明显，脸部尚无畸形或已有畸形，但年龄在 6 个月以上，12 周岁以下者，或保守治疗失败病例。12 周岁以上，且合并严重脸部畸形者，虽然手术矫治后脸部畸形不能恢复，但能改善颈部活动功能，仍可考虑手术治疗。

全麻生效后，常规颈部消毒，取头颈仰卧扳正位，此时胸锁乳突肌短缩隆起明显，利于手术操作。采取两个切口，一为纵切口长约 2cm，由乳突尖沿胸锁乳突肌向下延长；一为横切口长约 3cm，位于锁骨上窝胸锁乳突肌肌腱止点处。先在锁骨内 1/3 上方做横切口，切开颈阔肌，露出胸锁乳突肌的胸骨头和锁骨头，分离其周围的软组织，注意避免损伤锁骨下静脉。切断此两个头，提起该肌远端，仔细向上游离，小心予以切断 1cm 左右，切勿损伤颈总动静脉。若肌肉与颈总动静脉鞘粘连，则应连同颈总动静脉鞘一并切除。分离至上 1/3 时，应注意保留自内上斜向后下的副神经。如果上述处理后畸形仍不能纠正，则在乳突下方做纵斜切口，在乳突的抵止部切断肌肉。术中仔细结扎止血，切除胸锁乳突肌后，立即由麻醉师将头部旋转向矫正的位置，检查有无紧张的纤维带，如有则予切除。有时颈深筋膜、前中斜角肌也挛缩，同样需要切除。冲洗伤口后，按层缝合并放置引流。回病房维持枕颌带牵引，直至拆线，行头颈胸支具固定，也可继续维持枕颌带牵引 2～3 个月。之后为矫正患儿的不良姿势，可以佩戴头颈胸支具 3～6 个月。

（三）药物治疗

保守治疗按摩时可选用本院制剂七珠展筋散配合按摩，七珠展筋散不仅有舒筋活络、活血消肿、生肌长肉的作用，而且可以保护患儿娇嫩的皮肤因按摩而受到损害。

术后可予以活血祛瘀、清热解毒之剂，内服活血止痛汤加蒲公英、紫花地丁、连翘等；西药可选用适当的抗生素。除去外固定后可配合中药熏洗以舒筋活络，通利关节，或药物按摩，使筋肉舒展、关节功能恢复。

（四）康复治疗

采用理筋手法或手术解除固定后，令患儿多做头向健侧偏而下颌向患侧动作，在睡时令其采取仰卧位，用砂袋将头固定于头偏向健侧、下颌转向患侧的位置。

【疗效评定标准】

参照《上海市中医病证诊疗常规》标准及 LEE 的先天性肌性斜颈功能评分系统综合评价。

治愈：颈部可向两侧旋转，运动幅度正常，可长时间保持中立位，畸形消失；颈部活动度，观察头部旋转下颏至中线的距离，测定旋转受限度数 < 10°，头部歪斜，观察头偏离中线的距离，观察偏离度数 < 30°，面部不对称，测定两侧眼外眦至口角的距离差，< 1cm。

好转：颈部可向两侧旋转，运动幅度基本正常，能保持中立位，颈斜 < 10°，或治疗后颈斜明显改善 > 25°；颈部活动度 10°～25°，头部歪斜 30°～45°，面部不对称 1～2cm。

无效：颈部仍不能保持中立位，或治疗后远期观察仍恢复畸形者；颈部活动度 > 25°，头部歪斜 > 45°，面部不对称 > 2cm。

附表为 LEE 先天性肌性斜颈的功能评分表（表 8-4）。

表 8-4　先天性肌性斜颈的功能评分表

得分	颈部活动	头部倾斜	面部不对称
3	不受限	无	无
2	受限 < 10°	轻	轻
1	受限 10 ~ 25°	中	中
0	受限 > 25°	重	重

第七节　先天性高肩胛症

正常肩胛骨位于第二至第七、八胸椎之间，位置高于此者则称"先天性高肩胛症"，可和一些先天性骨畸形同时存在，如颈胸椎的半椎体、楔形椎体、颈椎侧弯、颈椎脊柱裂、寰椎与枕骨融合、短颈、肋骨缺如、肋骨融合、颈肋等。

【诊断依据】

（一）病史

症状和体征较典型者，出生后就可发现。一般在 7 ~ 10 岁时才被家长发现，引起重视而来诊。

（二）症状与体征

两侧肩部不对称，患侧肩胛骨较小。向上方和前侧凸出，并有旋转。肩胛骨位置高于健侧，其内上角可达第四颈椎水平，下角可达第二胸椎水平。患侧颈部较丰满并且变短，颈肩弧度平坦，在锁骨上区可触及肩胛骨的冈上部分。锁骨向上方和外侧倾斜，并与水平线成 25° 角（立位），肩椎骨也可触及。举起上臂时，肩胛骨向外侧和旋转的活动均受限。患肩外展受限，肩肱关节的被动运动幅度正常。肩胛骨与胸壁间的活动受限。视触诊可见斜颈、短颈、脊柱后凸、脊柱侧弯等畸形。如两侧均有畸形，颈部显得粗而短，两肩外展受限，颈椎前凸增加。

（三）辅助检查

X 线检查：可以显示高位的肩胛骨和其他先天性畸形，双肩尽量外展的正位片可看到外展受限的程度，肩胛骨斜位和侧位片可以发现肩椎骨。

【证候分类】

依据 Cavendisch 分级方法，临床分为 4 级：

Ⅰ级：畸形轻度，两侧肩关节在同一水平，外观不明显，不需治疗。

Ⅱ级：两侧肩关节近乎同一水平，穿衣时可以看到畸形。

Ⅲ级：肩关节高于对侧 2～5cm，畸形明显。Ⅱ级和Ⅲ级具有手术指征。

Ⅳ级：畸形十分严重，肩胛骨可上达枕骨，手术不佳。

【鉴别诊断】

（一）Erb-Duchenne 麻痹

Erb-Duchenne 麻痹属产伤性臂丛神经麻痹的一种，又称"上臂型麻痹"。过重儿或难产儿，在分娩中用力牵拉上肢，并侧向屈曲头颈，以娩出肩部时，最易损伤臂丛神经上部。以颈 5、6 神经根及其分支受损，使三角肌、肩外旋肌（冈上下肌、小圆肌）麻痹。肩呈内收内旋位固定畸形，肩主动或被动外展、外旋受限。与先天性高肩胛症的新生儿期很难鉴别，此时宜常规拍肩关节、锁骨和颈椎的 X 线照片来加以区别。

（二）先天性短颈畸形

先天性短颈畸形为颈椎的先天性融合所致，又称"Klippel-Feil 综合征"。主要病理是颈椎椎间盘组织不发育或缺乏，使相邻椎体融合为一体。表现颈短而粗，后方发际降至颈根，两肩或上背部、颈部活动功能受限。部分患者有脊髓或脊神经受压症状和体征，如肢体疼痛无力、感觉异常等。也可伴有斜颈、脊柱侧弯、高肩胛畸形，或表情呆板、智力低下等。颈椎正侧位片可以鉴别之。

【治疗】

（一）非手术治疗

先天性高肩胛症的保守治疗效果较差，主要适应于 3 岁以内无症状或症状较轻患者。常用方法是手法按摩和功能锻炼，手法按摩的目的是松解粘连组织，使高位的肩胛骨下移。

（二）手术治疗

一般均采用手术治疗，而且手术年龄以 3～6 岁进行为最佳，因此病趋向于进行性，年龄越大外形及功能越不易改善。即使最佳年龄时机手术，也难达到与健侧一样的效果。而且手术中过度牵引可引起臂丛神经损伤，致三角肌和肱二头肌肌力减轻或丧失，应予警惕。

手术方法有单纯肩椎骨切除，以改善活动功能，或肩胛骨大部分切除，以改善外形，或肩胛骨骨膜下剥离，游离后下移等。

1. Green 手术 全身麻醉生效后，取俯卧位。患侧胸前垫高 30°或用头托颈悬空，整个身体垫高，胸腔呈 30°角斜位。在肩胛冈上一横指，切开肩胛骨内侧缘。平行向下，到肩胛骨下角下两横指约 25cm。切开皮肤、皮下组织、深筋膜。将斜方肌下部肌肉自肩胛骨上剥离，牵开，显露冈上肌、肩胛提肌和大小菱形肌。将冈上肌骨膜外剥离，向外牵开，暴露自外侧肩胛切迹进入冈上肌窝的肩胛横动脉与冈上神经。将肩胛提肌自内侧上部剥离，大小菱形肌自内侧缘剥离。从肩胛骨内侧缘前方剥离肩胛下肌的冈上部分，向外推开。保护从冈上切迹中穿过的冈上动脉与神经，将肩胛骨内侧沿肩胛棘切除至切迹上，包括与此相连的骨片、束带与软骨分离至第四颈椎横突下予以切除。切断肩胛骨内下端的背阔肌至斜方肌下缘，将前锯肌止点在内侧缘骨膜外剥离，同时将肩胛骨与胸腔之间增厚的纤维条索切断，使肩胛骨可以游离向下移动。在肩胛骨棘内侧 1/3 处钻孔，穿入粗钢丛 30 ～ 90cm 长，向下、向内在背阔肌至对侧臀部中央牵拉后，肩胛骨游离向内、向下。在加压移位下将肌肉依层缝合，冈上肌缝于肩胛棘上，前锯肌缝于较高位。同样缝合大小菱形肌，而肩胛提肌常需延长才能缝合。斜方肌下部肌肉在肩胛棘外侧 2 ～ 3cm 处以加强向内、向下的拉力，上部肌肉向内移以减少张力。肩胛骨下端可插入切开的背阔肌，缝合于下角稍高部位，以加强拉力。斜方肌剥离的下缘仍缝合于棘突上，背阔肌切开部都可缝合于肩胛骨下缘以利固定。切口逐层缝合，钢丝穿出皮肤固定于石膏上，用 1 ～ 1.5kg 弹簧保持向下拉力。

术后胸背支具固定，术后 4 ～ 5 天开始练习肩部活动。如内收、外展、内旋、外旋等动作。3 周去除支具，肘部用三角巾悬吊，3 个月时可以开始上举牵拉活动。

2. Woodward 手术　　自第一颈椎棘突到第九胸椎棘突做正中直切口，皮下游离至肩胛骨脊柱缘。确认斜方肌远端的外缘，其下方与背阔肌做钝性分离。自棘突切断斜方肌、大小菱形肌和斜方肌的上部，显露肩胛骨的内侧角，如发现肩椎骨或异常纤维带，给予切除。注意避免损伤副神经、颈横动脉。肩胛骨上方畸形部分给予切除，下移肩胛骨到尽可能正常的位置，重新缝合斜方肌、大小菱形肌至较下方的棘突上。术后肩肘支具悬吊，2 周后拆线开始肩关节功能锻炼。

（三）药物治疗

术后可予中药活血祛瘀、清热解毒之剂，内服活血止痛汤加蒲公英、紫花地丁、连翘等；西药可选用适当的抗生素。除去外固定后可配合中药熏洗，或药物按摩，使筋肉舒展，关节功能恢复。

（四）康复治疗

对轻度的高肩胛患者可理筋与锻炼结合进行，目的是加大肩关节及肩胛骨的活动度，使肩关节功能恢复，肩胛骨下移。术后 4 ～ 5 天开始练习肩部活动，如内收、外展、内旋、外旋等动作。3 周后去除支具，可练习肘关节屈伸旋转，手腕部各项功能活动等。3 个月时可以开始上举牵拉活动。可主动锻炼，也可由他人配合被动活动。患者应在术后 2 周逐渐开始，循序渐进。

【疗效评定标准】

中医常见病证诊疗常规。

优：肩胛骨下降至正常水平，短颈畸形消失，肩关节功能完全恢复。

良：肩胛骨有所下降，短颈畸形减轻，肩关节功能恢复正常。

可：肩胛骨有所下降，畸形有所减轻，肩关节功能仍有一定受限。

差：畸形无改变，肩关节功能恢复不明显。

第八节　先天性桡骨缺如

先天性桡骨缺如，又称"轴旁性桡侧半肢畸形"。主要由桡骨先天性不发育，或发育不全所致。临床表现为前臂短缩、腕关节桡偏，以及拇指发育不全。多为双侧，单侧者右侧多见。

【诊断依据】

（一）病史

症状和体征较典型者，出生后就可发现。

（二）症状与体征

分桡骨部分缺损、完全缺如两型，前者多见。在部分缺损中常常是桡骨远端没有发育，而近端可能发育不良或者与尺骨融合在一起，形成典型的尺桡骨连接，有时与肱骨融合在一起。相反，桡骨近端没有发育的极少见。尺骨常常是短而弯曲，较正常粗大，凹面指向桡侧，手也偏向桡侧。如不及时治疗，畸形则日见加重，手与前臂可形成 90°角或更严重。在腕部舟状骨常缺如，若存在时也常与其他腕骨融合在一起。第一掌骨和拇指常确如，拇指若存在，则经常是发育不全，没有功能，有些甚至只是一个皮肉柱。肱骨、肩胛骨和锁骨也常受累，较正常短。该畸形除骨骼缺如或发育不良外，肌肉、血管及神经也有广泛的畸形。若拇指和第一掌骨存在，则拇长伸肌、拇短伸肌和内收短肌也就存在，鱼际肌常是正常的。若第一掌骨缺如则这些肌肉也缺如；第一掌骨和拇指缺如，拇长屈肌也常缺如，腕部及前臂的其他肌肉也常受累。三角肌、胸大肌和胸小肌正常，或时有抵止点异常，或与肱三头肌、肱肌融合在一起。肱二头肌常常不存在，在桡骨完全缺如的患者，肱二头肌失去桡骨上端抵止点而抵止于腱膜。总之肌肉的畸形情况为多种多样，无法枚举。有时动脉也常有些不正常，最多见者为桡动脉小或者缺如；桡神经多终止于肘关节水平。手桡侧的感觉由正中神经支配，且和尺神经的感觉支吻合交织在一起。正中神经常常位于桡侧前臂最表浅的组织中，这一点在手术时应注意。许多其他先天性畸形常与该畸形并发，尤以双侧受累的患者更甚，如先天性非多核巨细胞性血小板减少症、肛门闭锁、食道闭锁性气管瘘、肋骨缺如合并肺发育不良，或肺萎缩、脑积水、腭裂、拐状足和半椎体等。以上绝大多数并发畸形在出生时即可发现。另有一种比较隐蔽且呈进行性加剧的伴发畸形——肾脏缺如，值得大家注意。因此，所有先天性桡骨发育不良的患者，都应常规进行静脉肾盂造影。

（三）辅助检查

X线检查：桡骨部分缺损型，常见桡骨远端不发育，近端发育不良，或与尺骨融合，形成尺桡骨连接。桡骨近端不发育少见。尺骨短而弯曲，较正常粗大，凹面指向桡侧，手偏向桡侧。腕舟骨常缺如，不缺如时也常与其他腕骨融合在一起。第一掌骨和拇指诸骨常缺如。肱骨、肩胛骨和锁骨也常受累，较正常短。完全缺如者，尺骨缩短、增粗，并且弯曲，其弧度的凹侧对桡侧，手因无桡骨的支撑而向桡侧偏斜，甚者手与前臂可形成90°角或更严重。肘腕关节均不常。

【治疗】

（一）非手术治疗

应尽可能早地开始，出生后即应进行。按摩、牵引，继之进行石膏或支架固定，以巩固矫正后的位置，如此反复进行。前臂和腕部软组织，经牵引达到最大恢复限度后，在父母的监督和协助下，常规地进行功能练习。练习后，仍然以支架矫正保护。这种练习，在小儿全部生长期，都必须连续不断地进行。虽然在治疗后，手部畸形仍然存在，但部分患者保存了较健全的手部功能，有时达到惊人的程度，甚至有些动作，在一般情况下是无法想象和理解的，主要是尽早地功能锻炼，使手部的肌腱、骨关节和韧带适应新的环境。即便在畸形状态，也能达到较好的功能要求，甚至比腕关节融合术后的手还要好。因此根本问题在于早期锻炼，若出生2年后再用保守方法治疗，效果不显著。

（二）手术治疗

1.吻合血管的腓骨移植术

（1）适应证：Starr最早用腓骨移植治疗桡骨缺损，以后Riordan曾改良Starr的手术方法。远期随访发现手、腕畸形可能再次复发，原因是移植的腓骨生长缓慢，与尺骨生长不同步。采用吻合血管的腓骨移植方法，可以很好地解决移植腓骨生长缓慢的问题。本方法适用于桡骨远端部分缺损的病例。

（2）手术方法：臂丛麻醉，仰卧体位。前臂旋后置手术台旁小桌上。上臂部应用气囊止血带，常规消毒铺巾。

切口自腕关节桡侧掌面，沿肱桡肌内侧缘至缺损近端以上5cm。分层切开皮肤、皮下组织后，沿肱桡肌内侧缘纵行切开深筋膜。钝性分离出桡动、静脉及桡神经皮支并拉开保护，再切开腕横韧带，切除桡骨发育不良的远端。尺侧切口松解尺侧挛缩的所有组织，使手尽可能放正。视桡骨缺损程度切取带血管蒂的游离腓骨，保留腓骨小头附着的韧带。近端与桡骨固定，腓骨小头置放腕部，其附着的韧带与尺骨头韧带缝合，保证腓骨上段纤维软骨面与舟、月关节面相对应。再将腓动、静脉搭桥吻合于桡动、静脉之上，为了保险起见，另一腓静脉与头静脉进行吻合。按层缝合，放置引流。术后矫正位石膏固定，直至骨愈合。而后训练手、腕活动与协调功能，并要坚持较长时间（数月至数年）。

2. 腕关节成形术

（1）适应证：适于桡骨部分缺损或完全缺如者。

（2）手术方法：腕背侧中线"Z"形切口，桡侧软组织进行松解和肌腱延长，此时应特别注意勿损伤神经。然后向深部解剖，暴露尺骨远端和腕骨。此时可以摘除头状骨和月状骨，达到相对延长的目的，这样可将手直接置于尺骨骺上。有时全部近排腕骨都必须摘除，若还达不到满意排列时，也可将远排腕骨中心部的腕骨摘除，这样手的中心部位与尺骨形成一个新的关节关系。然后用克氏针固定。桡侧皮肤紧张的可行"Z"形延长，术后石膏固定中立位和屈肘位，固定时间须长一些，有时长达1年左右。然后以轻便支架保护，最重要的是使手维持在尺骨骺上，一直到尺骨骺生长而且变宽。

（三）药物治疗

术后可予中药活血祛瘀、清热解毒之剂，内服活血止痛汤加蒲公英、紫花地丁、连翘等；西药可选用适当的抗生素。除去外固定后可配合中药熏洗，或药物按摩，使筋肉舒展，关节功能恢复。

（四）康复治疗

本病多见于小儿，不能主动功能锻炼，一般要有父母配合进行，可让患儿腕关节尽可能尺偏，并经常进行腕关节及手指关节活动。通过功能锻炼，可使手部的肌腱、骨关节和韧带适应新的环境，即便畸形不能消失，但患手可获得较健全的功能。

【疗效评定标准】

依据《中医常见病证诊疗常规》。

优：前臂弯曲及腕关节桡偏畸形消失，前臂旋转功能，腕及手指功能基本正常。

良：前臂弯曲畸形改善，腕关节桡偏畸形消失，腕手功能基本正常。

可：前臂仍有弯曲畸形，腕关节桡偏畸形也未完全矫正，但腕关节活动有一定改善。

差：畸形及功能无改善，或有其他医源性损伤。

第九节　先天性尺骨缺如

先天性尺骨缺如临床比较罕见，主要由尺骨先天性不发育，或发育不全所致。有完全缺如、部分缺如两型，前者少见，后者相对多见。

【诊断依据】

（一）病史

症状和体征较典型者，出生后就可发现。

（二）症状与体征

有完全缺如、部分缺如两型，前者少见，后者相对多见。可以伴有尺侧手指的缺如，部分缺如的尺骨近端与肱骨可以形成正常关节，有时可与肱骨融合。

（三）辅助检查

X 线检查：常见尺骨不发育，或发育不良，或与桡骨融合，形成尺桡骨连接。

【治疗】

（一）非手术治疗

尺骨短但完整，早期可采取保守疗法。被动手法矫正后，将手、腕和前臂行夹板固定，以防止腕部出现进行性尺偏。

（二）手术治疗

若在以后的发育中，尺骨变短，可以进行一期尺骨"Z"形延长，螺丝钉固定术。骨延长部周围取自体髂骨植骨，这种手术比较简单，但应强调手术中需彻底松解挛缩的软组织和切除尺骨远端纤维软骨原基。如果前臂不稳定，且伴有桡骨头脱位，可以进行尺桡骨融合术。

皮肤切口起自肱骨下 1/3 的桡侧，向下延伸至前臂中 1/3 的桡侧面。沿桡神经向远端追寻至分为骨间后支和浅支处，牵开保护。旋后肌自桡骨近端骨膜外切断，用电动摆锯将桡骨干的近端包括桡骨头切除。桡骨切除长度取决于近侧尺骨保留的末端位置，使尺桡骨连接，用螺丝钉或通过尺骨鹰嘴至桡骨干的髓内针固定。管形石膏功能位保护至骨愈合，而后开始功能锻炼。

尺骨完全缺如的患者，往往伴有桡骨的严重弯曲畸形，可以行桡骨楔形截骨术以矫正桡骨弯曲畸形。如果有肱桡骨融合时，可行肱骨和桡骨延长术，以改善肢体的长度，或切除融合部位，分别做关节成形术。

（三）药物治疗

术后可予中药活血祛瘀、清热解毒之剂，内服活血止痛汤加蒲公英、紫花地丁、连翘等；西药可选用适当的抗生素。除去外固定后可配合中药熏洗，或药物按摩，使筋肉舒展，关节功能恢复。

（四）康复治疗

本病多见于小儿，不能主动功能锻炼，一般要有父母配合进行，可让患儿腕关节尽可能桡偏，并经常进行腕关节及手指关节活动。通过功能锻炼，可使手部的肌腱、骨关节和韧带适应新的环境，即便畸形不能消失，但患手可获得较健全的功能。

【疗效评定标准】

依据《中医常见病证诊疗常规》。

优：前臂弯曲及腕关节尺偏畸形消失，前臂旋转功能，腕及手指功能基本正常。

良：前臂弯曲畸形改善，腕关节尺偏畸形消失，腕手功能基本正常。

可：前臂仍有弯曲畸形，腕关节尺偏畸形也未完全矫正，但腕关节活动有一定改善。

差：畸形及功能无改善，或有其他医源性损伤。

第十节 先天性尺桡骨融合

先天性尺桡骨融合为较多见的上肢先天性畸形之一，主要是尺桡骨近端发生骨性连接，可为单侧，或为双侧。

【诊断依据】

（一）病史

症状和体征较典型者，出生后就可发现。

（二）症状与体征

该症主要功能障碍是旋转功能减少或丧失，前臂常固定在一个中度或极度旋前位，肘关节伸直功能也有轻度受限。但由于肩关节和腕关节的代偿而部分地掩盖了前臂的旋转功能障碍，常常在3～4岁以前，尤其是单侧发病者，更容易被忽视。直到年龄增长，功能要求逐渐增加时才被发现。患儿常遇到的困难是扭门把、扣衣扣和使用餐具等动作时不易操作。

（三）辅助检查

X线检查：尺桡上关节骨性融合，或有纤维性连接，连接部硬化、毛糙。部分桡骨头分化正常，称有头型；也有一部分桡骨头分化不良，甚至无桡骨头和颈，称无头型。

【证候分类】

尺桡骨连接一般可分为三型。

第一型：为严重型或融合型，即尺桡骨近端紧密地融合在一起，两骨间只有松质骨而没有皮质骨间隔，桡骨头完全融合在尺骨上，这就是前面所述的无头型。而桡骨多弯曲成弓形，呈非常显著的畸形，该型多为双侧性。

第二型：为中度型或连接型，即桡骨头有畸形且有脱位，桡骨头下部与尺骨相邻处融合在一起。

第三型：为轻型或骨桥连接型，即桡骨头分化良好，在尺桡之间骨间韧带钙化成为一段骨桥，将尺桡骨连接。

【治疗】

（一）非手术治疗

虽无明显效果，但可以锻炼腕关节及前臂被动旋后，以增加腕关节及尺桡下关节的适应性。

（二）手术治疗

手术与否和采用哪种手术仍有争论。有作者曾采用桡骨近端切除，用骨间膜沿尺骨将两骨分开，但效果欠佳。Kelikian介绍一种旋轴式手术，尺骨远端骨干部分切除和近侧屈腕肌腱移位于桡骨，恢复自主性旋后功能，但也有作者认为效果并不满意。而最常采用的是尺桡骨近端截骨术，使前臂和手达到一个功能位，临床上取得了较好效果。

取尺骨近端背侧纵行切口，用线锯将尺骨截断。取桡骨中段掌侧纵行切口，切开皮肤、皮下，自屈伸肌间隙进入，显露桡骨；纵行切开骨膜并适当剥离，将在桡骨中1/3处将桡骨横断，因骨间膜张力大，尺桡骨截断后仍不能旋后，故将尺桡骨均短缩截骨约0.5cm，再次将尺桡骨远端同时旋后，前臂可置于旋后30°位，尺桡骨用钢板螺钉固定。术后石膏固定4～6周。去除石膏后开始肘关节功能锻炼。

（三）药物治疗

术后予以中药活血祛瘀、清热解毒之剂，内服活血止痛汤加蒲公英、紫花地丁、连翘等；西药可选用适当的抗生素。除去外固定后可配合中药熏洗，或药物按摩，使筋肉舒展，关节功能恢复。

（四）康复治疗

本病多见于小儿，不能主动功能锻炼，一般要有父母配合进行，并经常进行腕关节及手指关节活动。通过功能锻炼，可使手部的肌腱、骨关节和韧带适应新的环境，即便畸形不能消失，但患手可获得较健全的功能。

术后第二天即鼓励患者下地行走，进行肩关节前屈、后伸，外展、内收，掌指关节、手指关节行屈曲功能锻炼，循序渐进。术后 1 个月去除石膏，进行肘关节屈伸功能锻炼。

【疗效评定标准】

依据洛阳正骨医院标准。

优：前臂畸形消失，前臂旋后位，腕及手指功能基本正常。

良：前臂畸形改善，前臂中立位，腕及手指功能改善。

可：前臂畸形未完全矫正，仍有旋前畸形，但功能有一定改善。

差：畸形及功能无改善，或有其他医源性损伤。

第十一节 发育性髋关节脱位

发育性髋关节脱位是指髋关节先天性发育异常所致的畸形。其发育异常包括骨骼异常（髋臼、股骨头、股骨颈）和软组织异常（关节囊、股骨头圆韧带、关节周围肌肉）。由于程度不同可分为髋臼发育不良、髋关节半脱位和全脱位。发病率在 0.4%～1.0%，男女比为 1：（6～8），一般单侧脱位多于双侧。

【诊断依据】

（一）病史

部分患儿由细心的母亲在哺乳期发现，大多数患儿在 1～1.5 岁学步走路或其以后才发现，很少一部分患儿由有经验的助产医师发现。髋臼发育不良或有半脱位的患者多在髋关节出现骨性关节炎疼痛症状和体征时才被发现。

（二）症状与体征

发育性髋关节脱位的临床症状和体征随年龄不同而异。

1. 新生儿和婴儿期 症状并不明显，常因患儿肢体活动不正常而就诊。患儿肢体呈屈曲状，不能伸直，活动较健侧差，牵拉时可以伸直，松手后又呈屈曲状。有些患儿下肢呈外旋、外展位，或两下肢呈交叉位，更甚者髋关节完全呈僵硬状态。最常见症状为患肢短缩伴臀部、大腿内侧或腘窝皮肤皱折加多、加深或不对称，会阴部加宽，在髋关节部位可闻弹响声，牵动患肢有弹性感等。

2. 幼儿期 首先患儿站立走路较同龄幼儿为晚。双下肢不对称，患肢缩短。单侧脱位患儿的走路步态呈"甩髋"式跛行；双侧脱位患儿或年龄大者走路时步态呈摇摆式跛行，即常描述为"鸭步态"。臀部扁而宽，股骨大粗隆突出，如为双侧脱位，表现为会阴部增宽，站立时臀部后耸、腰部前凸更为突出。触诊感到脱位侧股三角空虚而凹陷，股动脉搏动减弱，髋关节外展受限，内收肌紧张。患髋多无疼痛，只是主诉髋部疲劳无力，活动很少受限，单侧脱位者患侧大转子上移。

（三）特殊体征

1. 外展试验 正常婴儿双髋外展一般在 70°～ 80°，若外展在 50°～ 60°为阳性，在 40°～ 50°为强阳性。大多数髋关节脱位患儿此试验为阳性或强阳性。

2. Allis 征 仰卧位，双髋屈曲 90°，双膝充分屈曲时，足跟并齐平放床面，正常两膝顶点等高，如一侧低即为阳性。因髋关节脱位使大腿短缩，所以一侧膝关节低于对侧膝关节，称 Allis 征阳性。此征只适用于单侧发病者。

3. Ortolani 征 一手握住一侧膝关节或固定骨盆，另一手握住一侧下肢，拇指放于大腿内侧，其他四指放于大转子处，向下肢加压外展，可听到或感到弹跳，这是由脱位的股骨头通过杠杆作用滑入髋臼而产生，则为阳性，即可诊断髋关节脱位。但小儿哭闹乱动或内收肌过紧时，该体征可能表现为阴性。因此阴性结果并不排除脱位的存在。

4. Barlow 试验 一手固定骨盆，另一手握住下肢，拇指放于大腿内侧的小转子处，其他手指放于大转子位置。此时拇指向外后加压，同时沿大腿纵轴向近端适当加压。若股骨头自臼内脱出，可听到或感到弹跳。当解除加压后股骨头滑回髋臼，也可出现弹跳，则为阳性，提示髋关节不稳定。

5. 望远镜试验 检查者一手握住大腿远端，另一手拇指和其余四指置于髂嵴处，令髋关节处于内收位，相继屈曲和伸直牵拉患肢时有活塞样异常活动或感觉者为阳性。又称套叠征。

6. Trendelenburg 试验 又称"单髋负重试验"。正常单侧肢体站立时，对侧臀皱襞向上倾斜，骨盆上升。当健肢站立时，对侧臀皱襞向上倾斜，当患肢站立时，对侧臀皱襞并不向上倾斜，反而呈下降现象，说明股骨头不在原位，不能有效地抵住骨盆，臀肌稳定髋关节的功能减低或消失，则为阳性。因此本试验在臀中肌麻痹、髋内翻等原因引起的髋关节不稳定状态也可出现。

（四）辅助检查

X 线检查：新生儿和婴儿期的 X 线诊断存在一定困难，患儿年龄超过 1 岁以后，股骨头骨骺已骨化，骨盆平片上清晰可见股骨头脱出髋臼，向外方移位，髋臼变浅变小。具体还可以完成以下测量：

1. 髋臼指数 又称"髋臼角"。即髋臼顶的斜度。沿双侧髋臼"Y"形软骨交点做水平连线，再沿髋臼上下缘做切线，两线相交之角即为髋臼角。Massie 测量，髋臼角正常值 1 岁以下为 30°，1 ～ 3 岁为 25°，3 岁以上为 20°。髋臼角超过 30°，可认为髋臼发育不良。

2. Perkin 线测定法 连接两侧髋臼"Y"形软骨做一水平线，再自髋臼顶外缘做一垂线。此二线将髋臼分为四个象限，正常股骨头应位于下内象限。新生儿和婴儿股骨头骨化中心尚未出现时，可观察股骨上干骺端的角形突起（股骨颈喙突）与 Perkin 线的关系。如股骨颈喙突位于下外或上外象限时，即可诊断其为先天性髋关节半脱位或全脱位。

3. Center-adge 角 简称"CE 角"，即中心边缘角。自股骨头旋转中心至髋臼顶的外缘画一直线，另自髋臼顶外缘做一垂线，两线所成的角即为 CE 角。正常时为 20°～ 40°，小于此度数说明头臼关系失常。

4. Shenton 线 闭孔的上缘正常时应与股骨颈内侧形成一完整的弧线。髋关节向上脱位时，此曲线的完整性受到破坏，弧线的外侧孔高。

【证候分类】

临床上根据髋关节脱位程度分类。

（一）髋臼发育不良

髋臼发育不良是指髋臼发育异常，髋臼指数过大、臼窝浅、坡度长，容积小，不能良好的覆盖和包容股骨头。

（二）髋关节半脱位

髋关节半脱位是指股骨头部分留在真臼内，部分脱出髋臼。

（三）髋关节全脱位

髋关节全脱位是股骨头完全自真性髋臼脱出。

【鉴别诊断】

（一）Perthes 病

Perthes 病又称"扁平髋"。后期可有股骨头的变形及脱位，系小儿股骨头骨骺缺血性坏死所致。多见于 4 ～ 8 岁儿童，男孩较女孩多 5 倍。以髋部疼痛和跛行为主要症状和体征，疼痛常向膝部、大腿内侧和臀部放散。X 线照片显示股骨头变扁、碎裂并有透亮区。晚期可有股骨头脱位，但髋臼发育良好，颈干角与前倾角尚正常，此与先天性髋关节脱位不同，以资鉴别。

（二）小儿髋关节结核

小儿髋关节结核好发于 10 岁以下儿童，如不治疗病灶破坏发展较快，患肢出现短缩和畸形。早期患侧髋关节疼痛，活动受限并有跛行，也可有膝部或大腿前方疼痛。检查患髋各方向活动均受限，并伴有肌肉痉挛，日间肌痉挛的保护作用在夜间入睡后消失而出现夜啼。晚期会出现游注性窦道口及髋关节的病理脱位。实验室检查血沉增快，与先天性髋关节脱位病程长、无疼痛症状和体征显然不同。

（三）小儿急性化脓性髋关节炎

小儿急性化脓性髋关节炎以婴儿和 1～2 岁小儿最多。多有外伤或感染史，起病较急。以髋部疼痛、跛行、活动受限为主诉，身体发热，甚或高热等全身反应。血沉增快，白细胞或中性粒细胞增高等与先天性髋关节脱位明显不同。

【治疗】

治疗要根据不同的年龄，采用不同的方法。总的原则是早期诊断，早期治疗。

（一）非手术治疗

1. 手法复位外展支架固定　适用于出生 6 个月以内患儿，屈髋外展下肢用手指压大粗隆部使之复位。用外展尿枕、Von Rosen 支架、连衣挽具、Pavlik 吊带，或其他外展支架固定 4～6 个月。同时家长可对患儿患髋进行手法按摩，适当叩击大转子部或下肢，使股骨头对髋臼有适当的应力刺激，以刺激髋臼发育。

2. 手法复位髋人字石膏固定　适用于 6 个月～1 岁 6 个月患儿，复位手法同上。随股骨头向外上脱位，内收肌可有不同程度挛缩。复位时触及或听到弹响，经拍片证实复位，用髋人字石膏固定。最稳定的位置是屈髋 90°，外展 60°～70° 自然外旋位。每 2 个月更换一次石膏，第二、三次石膏由上述体位改为伸直外展内旋位。石膏固定总时间为 6～9 个月，若不成功则需手术切开复位。1 岁 6 个月～3 岁患者软组织挛缩加重，前倾角加大，皮下或直视切断内收肌后牵引 2 周，使股骨头下降到髋臼水平，在全麻下行手法复位，上述石膏固定。蛙式位石膏虽然稳定，但股骨头缺血性坏死发生率高。

（二）手术治疗

1. 切开复位法　适用于 1.5 岁以上患儿，髋臼发育较好，复位后较稳定。取仰卧体位，患侧臀部垫高约 30°。全麻生效后，采用 Smith-Peterson 前外侧切口，保护股外侧皮神经。切开髂骨骨骺，剥离髂骨外板，沿阔筋膜张肌间隙进入，将股直肌肌腱的直、斜头切断翻下。显露关节囊，切断髂股、髂坐韧带，充分剥离关节囊周围粘连。可以自小转子处切断髂腰肌，十字切开关节囊；修整向内翻的盂唇，剥离关节囊和头颈的粘连，以恢复正常的关节囊抵止点；最后将关节囊重叠缝合以加强稳定性。术后单髋人字石膏外展、屈髋屈膝、内旋中立位固定 6 周，然后逐渐练习关节活动。

2. Salter 骨盆截骨术　适用于 1.5～6 岁，患儿髋臼发育不良，髋臼指数小于 40°，复位后不稳定、轻度半脱位的儿童。禁忌证：严重的髋臼发育不良及 6 岁以上的患儿。体位、麻醉同上。将髋关节暴露后，在髋关节缘下 1cm 做横切口，切开关节囊，检查关节软骨、增生脂肪，勿切除关节盂唇。用直角血管钳自内向外通过坐骨切迹穿一钢丝锯，自切迹中向髂前下棘直线锯断髂骨。由髂前上棘切全层髂骨修成楔状，宽度为髂前上下棘距离，约 30° 角。用布巾钳分别咬住髂骨截断之上下骨片深部，固定上端，提起下端骨片向前、向下、向外侧并以耻骨联合为轴，将髋臼向前、下方和外侧旋转。试复位，观察髋臼是否能完全覆盖股骨头，且在内收及伸直外旋股骨头时也不致脱出。将楔形骨片尖端插入截骨处裂口，放松布巾钳，植骨块即被嵌紧，用克氏针贯穿髂骨、植骨块至髋臼后方作为固定用。切忌钢针穿出髋臼面，更不能穿入骨盆腔。股骨头复位后，检查是否稳定，切除多余的关节囊，紧缩缝合。术后髋外展、屈曲、内旋，膝关节轻度曲屈位单髋人字石膏固定6周。拍片证实截骨处愈合后，麻醉下拔除克氏针。再戴外展支具行走锻炼，并最好维持1～1.5年。

3. Chiari臼顶内移骨盆截骨术　适用于4岁以上，包括成人在内的先天性髋关节半脱位；4岁以上髋脱位在切开复位后，由于头大臼小仍不能得到同心圆复位者或作为其他手术方法失败病例的挽救手术。为关节外髋臼上缘髂骨截骨，使髋臼内移，向内推入的标志是相当于髂骨厚度的一半。截骨的上段形成髋臼顶，截骨的部位应尽量靠近髋臼上缘，切勿过高。截骨后远端内移，关节囊包住股骨头，顶在髂骨截骨下缘形成的髋臼顶上。克氏针交叉固定以维持髋臼内移，截骨端稳定时可不用内固定。术后单髋人字石膏固定4～6周。尽早练习活动，功能恢复后即可负重。因术后改变了臀肌的力矩，因此对缓解关节疼痛的效果较好。对年龄较大双侧髋脱位的女孩同时行骨盆内移术会影响阴道分娩。

4. 改良Pemberton骨盆截骨术　适用于髋臼发育不良、髋臼浅，髋脱位、半脱位切开复位后髋臼不能覆盖股骨头者。禁忌证：Y型软骨接近闭合的患者，因为髋臼已经没有塑形的时间了。手术入路同髋关节切开复位术，从髋臼上缘1cm处开始弧形截骨，方向直指髋臼底，边截边向下按压，将骨瓣翻下。使髋臼外侧弧度加大加深，截骨至髋臼后方即可，不需要将髂骨完全截断，注意不要损伤髋臼及Y型软骨。于髂嵴处取一三角形骨块嵌插于此处即可，无须固定。然后全层缝合，术后髋人字石膏外固定6周，开始活动关节。视情况更换石膏，或佩戴外展支具。

5. 原位造盖　8岁以上患儿软组织与骨结构畸形均较固定，复位的可能性较小，宜做原位造盖稳定髋关节。手术要点是探针刺进关节腔上缘探测，以便确定髋臼后上缘髂骨加盖部位，切忌偏高。用骨刀自上而下并平行于髋臼底的方向凿开骨质，在切骨的同时，逐渐向下按压骨刀，使骨瓣翻下，并覆盖股骨头上。操作需轻柔，以免骨瓣蒂部折断。再从髂骨取上2个楔形骨块填塞并嵌入骨瓣与髂骨之间，一般不置放内固定，必要时克氏针固定植骨块。术后单髋人字石膏固定髋关节于外展15°～25°、屈曲20°中间位。6周时拆除石膏，可扶拐不负重下地练习步行4周，然后逐步练习负重走路。

6. 股骨颈前倾角矫正术　适用于前倾角明显增大者。显露股骨上端后，于大转子下行截骨术，将股骨头稳定在髋臼内，将截骨远端外旋到髌骨指向正前方，内收到颈干角125°～130°，保留10°～15°度前倾角。应用4孔钢板将断端固定。术后单髋人字石膏固定髋关节于外展15°～25°，屈曲20°中间位。6周时拆除石膏，但负重不宜过早。

7. 人工全髋关节置换术　成人先天性髋关节脱位而有明显髋疼痛症状和体征者，可考虑行人工全髋关节置换，并视骨质情况选择生物型或骨水泥固定型假体。

（三）药物治疗

术后可予以中药活血祛瘀、清热解毒之剂，内服活血止痛汤加蒲公英、紫花地丁、连翘等；西药可选用适当的抗生素。除去外固定后可配合中药熏洗，或药物按摩，使筋肉舒展、关节功能恢复。

（四）康复治疗

幼儿期以协助功能锻炼为主，即家属帮助患者肢体活动，有时做被动患肢伸屈活动，有时做抗阻力伸屈活动。术后固定期间，应注意股四头肌等长收缩练习；去除外固定后，应在床上加强髋关节的功能活动，特别是外展功能锻炼。8 岁以上儿童在去除外固定后，以主动锻炼为主，去除外固定的最初 3 周，宜在床上活动，使患肢肌力逐渐恢复，以免过早下床活动发生骨折；骨性愈合后，开始下床负重活动。

【疗效评定标准】

（一）Mc Kay 髋关节功能测定及 Severin 髋关节 X 线片评定标准

优：关节不痛，无跛行，髋关节活动正常，Trendelenburg 征（－）；X 线片头臼形态正常，CE ＞ 25°。

良：关节不痛，轻度跛行，髋关节活动轻度受限，Trendelenburg 征（－）；X 线片头臼中度变形，中心性复位，Shenton 线正常，CE ＞ 25°。

可：关节不痛，跛行明显，髋关节活动明显受限，Trendelenburg 征（＋）；X 线片髋臼发育不良，沈通线不连接。

差：关节疼痛，跛行严重，髋关节活动明显受限，Trendelenburg 征（＋）；X 线片半脱位，沈通线不连接或再脱位

（二）Severin 放射学评价标准（表 8-5）

表 8-5　Severin 放射学评价标准

分级	表现
Ⅰ	正常髋关节，C/E 角：成人＞ 25°，儿童＞ 15°
Ⅱ	股骨头颈轻度畸形，中心性复位。Shenton 线正常，C/E 角与Ⅰ级相同
Ⅲ	髋臼发育不良，不伴有半脱位。Shenton 线正常，但股骨头覆盖不完全。C/E 角：成人＜ 20°，儿童＜ 15°
Ⅳ	半脱位，Shenton 线不连续
Ⅴ	与原髋臼上半部的假臼构成关节
Ⅵ	再脱位

第十二节　先天性髋内翻

先天性髋内翻属股骨近端先天性发育异常，特点为颈干角减小、股骨干短缩等，多为双侧发病。

【诊断依据】

（一）病史

极少部分患儿由细心的母亲在哺乳期发现，大多数患儿在 1 ～ 1.5 岁学步走路或其以后才发现，很少一部分患儿由有经验的助产医师发现，多在髋关节出现外展受限时才被发现。

（二）症状与体征

由于股骨颈干骺端内侧有大量的软骨细胞取代了正常的骨组织，使股骨颈支持力量减小，小儿行走后，股骨颈承受力增大，从而引起颈干角进行性减小，肢体变短，出现髋内翻畸形。主要特点是进行性跛行和髋外展活动受限。患儿 4 岁以前症状和体征轻微，刚学走路时步态不正常，常不引起注意。先出现无痛性跛行，身体摇晃，继之臀部两侧加宽，大转子部隆突畸形，髋外展受限、屈伸基本正常。由于畸形逐日增加，临床症状和体征也日益加重，步态越来越难看，双侧者步态呈典型鸭步。单侧受累时患肢短缩明显。有些患儿腰椎生理前突增大，臀部后耸。

（三）辅助检查

X 线检查：股骨颈干角减少，股骨头内下方临近颈部可见三角形骨块。骨块的边界如一倒 V 字形透亮区。其内侧界为股骨头下的骺板，外界为 X 线透亮度增加的发育异常区。此区域随患儿年龄增长、体重增加而日益加宽并垂直。晚期还有大粗隆变长，向近端呈钩状，可与髂骨接触形成假关节。股骨头由于颈干角的减小，负重点改变，形态也有些发育不正常。股骨头扭曲或呈椭圆形，髋臼变浅。

【证候分类】

先天性髋内翻包括两种类型。

（一）出生时即表现出髋内翻

常合并股骨近端发育畸形或其他部位的先天性畸形，如锁骨颅骨发育不全。此型较少见。

（二）行走后出现髋内翻

没有身体其他部位的先天性畸形，也称"婴儿型髋内翻"或"发育性髋内翻"。此型多见，常为双侧发病。男女发病率相等。

【鉴别诊断】

（一）发育性髋关节脱位

虽也可出现无痛性跛行及典型鸭步，大转子上移，Trendelenburg 征阳性，但髋关节稳定性差，活动时有入臼、脱臼及弹响，有套叠征。X 线检查可见髋臼发育不良、髋臼指数过大、股骨头脱位等，Shenton 线明显失常。髋内翻与之相反，髋关节稳定性良好，各个方向活动时均无入臼、脱臼及弹响感，套叠征阴性。X 线检查：股骨颈干角减少，股骨头内下方临近颈部可见三角形骨块。骨块的边界如一倒 V 字形透亮区。Shenton 线良好。

（二）小儿扁平髋

早期可有一过性滑膜炎表现，髋关节疼痛、活动受限，继之方出现跛行。X 线检查示股骨头变扁，骺软骨碎裂，甚则髋脱位。

（三）股骨头骨骺滑脱

有外伤史，髋部肿胀、疼痛、活动受限明显，无法行走。X 线片显示股骨头骨骺滑脱，骺线不规则。

【治疗】

（一）非手术治疗

本病保守治疗无效，只能通过手术矫治来改善临床症状和体征。

（二）手术治疗

目前所使用的外展截骨术，虽不能获得绝对满意，但在步态和髋外展方面有很大的改善，多数患者和家属还是满意的。髋内翻跛行多为外展肌松弛所致。外展截骨的目的是恢复外展肌功能，进而稳定髋关节以改善步态。截骨术术式很多，但基本原理大致相同，即截骨后要使局部的剪应力变成生理性压缩应力。一般认为颈干角小于100°是其适应证。矫治年龄能早不晚，必要时可二次矫治。

1. Tachdjjan 外展截骨术 切口自大转子顶点向下沿股骨干走行，长 10～12cm。分离筋膜，切开肌肉、骨膜，将大转子至小转子以下骨骼显露。楔形截骨，以能恢复颈干角或稍大为宜。自股骨大转子向小转子方向钉入两根平行的骨圆针，外展大腿，将截骨面对合，用股骨近端板或重建板塑型后固定断端，拔出骨圆针。逐层缝合切口，髋人字形石膏固定 2 个月。拆除石膏后摄片检查截骨愈合情况，截骨处愈合后先卧床活动 1 个月，再负重练习行走。

2. Amstutz 外展截骨术 入路同上，在大转子下方做 Z 形截骨，截骨远端做成一长而尖的骨楔，截骨近端从大转子沿股骨颈纵轴方向做一榫槽，用斯氏针插入大转子，控制近端使之内收。如有困难可做周围软组织松解、剥离，或切断内收肌。外展远端将骨桦插入近端骨槽，嵌插稳定，摄片证明位置达到矫正要求，缝合皮下组织和皮肤。术后处理同 Tachdjian 外展截骨术。

（三）药物治疗

术后可予以中药活血祛瘀、清热解毒之剂，内服活血止痛汤加蒲公英、紫花地丁、连翘等；西药可选用适当的抗生素。除去外固定后可配合中药熏洗，或药物按摩，使筋肉舒展、关节功能恢复。

（四）康复治疗

术后固定期间，应注意股四头肌等长收缩练习；去除外固定后，应在床上加强髋关节的功能活动，特别是外展内收后伸屈曲等功能锻炼；骨性愈合后，开始下床负重活动。

【疗效评定标准】

参照史氏（史颖齐）评价标准。

优：步态正常，跛行消失或不明显，单腿跳跃有力；颈干角加大 45° 以上，或接近健侧，HE 角 < 25°，ATD 值接近正常；髋关节无畸形，伸屈功能正常，外展无明显受限。

良：步态明显改善，跛行明显改善，能单腿跳跃；颈干角加大 35°～ 45°，HE 角 < 35°，ATD 值较小；髋关节无畸形，伸屈正常，但外展稍差。

可：步态尚可，仍有跛行，不能单腿跳跃；颈干角加大 < 35°，HE 角 > 45°，ATD 值明显缩小；髋关节轻度畸形伸屈尚好，外展受限明显，需再次外展截骨或施行患肢延长。

差：临床症状及体征改变不明显、或无改善、或有手术并发症，髋关节明显畸形并功能受限。

第十三节　膝内翻

膝内翻是下肢伸直时，膝关节远端向内侧偏斜，致膝部凸向外侧，患者多为两侧对称发生，又称"O"形腿、弓形腿。主要由于胫骨变形，有时也累及股骨。

【诊断依据】

（一）病史

多为缓慢发病，呈慢性病程。

（二）症状与体征

1.患肢可有疼痛，负重行走时显著加重。

2.患膝关节可有肿胀，活动后可加重。

3. 患膝关节可有不同程度的功能障碍。

4. 患膝关节周围可有压痛。

5. 行走呈蹒跚步态，足趾朝内，单侧畸形则跛行。

6. 患膝内翻畸形，双下肢站立伸直，两踝互碰，两膝分离，两膝间距离表示内翻程度。

7. 畸形多在小腿，可发生在胫骨上部或下部，以下 2/3 多见，往往伴有前弓和内旋。

（三）特殊检查

可行膝关节侧方应力试验，了解外侧副韧带松弛情况。

（四）辅助检查

常规应给予膝关节正位与侧位 X 线摄片，包括股骨下段及胫骨全长，观察骨骺、骨质情况，测量畸形角度。

【证候分类】

根据病因、病史可分为以下三类。

（一）先天性膝内翻

为胚胎发育障碍所致，同时可有膝屈曲、过伸畸形等。

（二）原因不明的膝内翻

常发生于生长旺盛时期，如 2～5 岁的幼儿、11～13 岁儿童第二生长旺盛期可出现膝内翻，可能与直立行走、负重、活动量增加有关，但内翻畸形一般不严重。

（三）继发性膝内翻

临床较多见，可由外伤或疾病等多种原因造成，如佝偻病、儿童膝关节骨骺损伤、膝部骨髓炎、膝关节结核、软骨发育不良等。

【治疗】

（一）非手术治疗

1. 适应证　5 岁以下儿童，膝内翻较轻者。

2. 操作方法　3 岁以下幼儿一般不需治疗，可在发育中自行矫正，须避免盘腿席地而坐或屈膝正坐；为防止内侧的足韧带长期牵引受损，可用足弓支持垫或矫形鞋。如果膝内翻超过 15°，可用支具矫形。支具每天晚上使用，直至畸形矫正为止。

（二）手术治疗

1. 胫骨近端楔形截骨术

（1）适应证：保守治疗无效，膝间距大于 6cm 以上，胫骨内翻且合并内旋畸形者。

（2）操作方法：先用骨刀在胫骨前面凿出楔形截骨线，然后再用骨钻钻孔，用骨刀沿钻孔线切断胫骨，使截骨面对合即可矫正内翻畸形。有胫骨内旋者可适当外旋截骨远端，并用钢板螺钉依次固定断端。术中如腓骨影响畸形矫正，予以切断，不予固定。术后石膏固定 4 ～ 6 周。

2. 弧形截骨术

（1）适应证：10 岁以上且保守治疗无效、关节偏离中线 10cm 以上者，或骺板不正常及胫骨内侧出现小的骨赘者。

（2）操作方法：在平行于胫骨平台关节面距关节面约 1cm 处从外侧打入 1 根克氏针，在截骨面远端垂直远端骨干置入第二根克氏针，两针的夹角即为需要矫正的角度。于胫骨结节远端两侧凸向近侧行弧形截骨，同时切断腓骨以利于矫形。外翻远端胫骨，使其内移，至 2 枚克氏针平行即达到合适的矫正角度。术后石膏固定 4 周。

3. 胫骨近端外翻截骨术

（1）适应证：10 岁以上且保守治疗无效，内翻伴有内旋畸形、内侧骺板明显肥大、出现大的骨赘、胫骨内侧皮质变短者。

（2）操作方法：在下肢中立位平行膝关节，于胫骨结节深面 2cm 处打入 1 根克氏针，外旋患足 15°；平行于踝关节，在胫骨中段打入第二根克氏针，两针的垂直平面角度即为需要矫正的角度。显露并截断腓骨，楔形截断胫骨，使患膝及踝关节平行重新对线，消除内旋，从外侧取出楔形骨块置于内侧，外固定支架或钢板螺钉固定。术后 6 ～ 8 周去除外固定支架。

4. 骨骺—骺端截骨术

（1）适应证：10 岁以上且保守治疗无效，内翻畸形进行性加重，并可能发生骨骺自发闭合者。

（2）操作方法：首先截断腓骨。使用骨刀经胫骨内侧骺板截骨，切除所有骨赘，从外向内、自前向后完成截骨，轻轻撑开截骨面，抬高胫骨内侧平台，截取胫骨外侧骺端楔形骨块或腓骨置于内侧骺板下，交叉骨圆针固定。术中避免损伤后侧的血管、神经。术后石膏固定 6 ～ 8 周。

5. 经骨骺截骨术

（1）适应证：10 岁以上且保守治疗无效，内翻畸形进行性加重，并可能发生骨骺自发闭合者。

（2）操作方法：使用骨刀于胫骨近端骨骺初级骨化中心下骺软骨处做一环行切口，在关节面和骨骺近端骨骺穿支血管网中点做切口，在骨骺初级骨化中心内侧面截骨，于平行内侧关节面截骨，达前交叉韧带胫骨附着点下方，抬高内侧平台，下方植骨。术后石膏固定 6 ～ 8 周。

（三）药物治疗

1. 中药治疗

（1）内服药：初期内服活血消肿止痛汤药，如活血灵（内部制剂）、活血疏肝汤加牛膝、木瓜，以及中成药三七接骨丸（内部制剂）；继服养血通络止痛中药，如养血止痛丸（内部制剂）；后期内服舒筋活络、滋补肝肾之品，如加味益气丸（内部制剂）、六味地黄丸。

（2）外用药：复位后外贴活血止痛膏，后期加强功能锻炼的同时，外洗苏木煎以通经活络，必要时亦可用海桐皮汤、外洗药方（内部制剂）熏洗。

2. 西药治疗

术前 30 分钟给予预防性抗生素应用，一般不超过 3 天。晚期并发骨性关节炎者口服非甾体类药物，关节内注射硫酸玻璃酸钠。

（四）康复治疗

1. 功能锻炼　　固定期间应注意股四头肌等长收缩练习，拆除外固定后，逐步进行膝关节屈伸活动，加强股四头肌功能锻炼。

2. 物理疗法

（1）电疗：电疗具有增强肌力、镇痛和局部透热以加强循环等作用，目前常用的仪器有骨创伤治疗仪、KD-Ⅲ治疗仪等，效果显著。

（2）其他物理疗法：包括光疗、水疗、冷疗等，多结合有具体药物应用，需康复专业人员参与执行。

【疗效评定标准】

优：畸形完全矫正，生理性膝外翻角出现，膝关节 X 线正位片显示股胫角恢复正常或接近正常。

良：膝内翻畸形矫正，下肢持重力线基本恢复，但膝关节 X 线正位片显示股胫角有异常，股骨髁与胫骨髁轴线不平行。

差：术后膝内翻畸形仍＞ 10°，不包括术后因膝外侧韧带松弛所致的膝内翻。

第十四节　膝外翻

膝外翻，又名"碰撞膝"，为下肢伸直时，小腿自膝关节向外倾斜。双侧膝外翻时，两下肢呈"X"形，又称"X"形腿。畸形可来自股骨和胫骨，多发生在股骨下部。

【诊断依据】

（一）病史

多为缓慢发病，呈慢性病程。

（二）症状与体征

1. 患肢可有疼痛，负重行走时显著加重。

2. 患膝关节可有肿胀，活动后可加重。

3. 患膝关节可有不同程度的功能障碍。

4. 患肢膝关节周围可有压痛。

5. 双侧膝外翻时步态蹒跚，行走时双膝互碰，称"碰膝症"，单侧畸形则跛行，患者步态异常，容易跌倒。

6. 患膝外翻畸形，两膝伸直并拢时，两踝显著分开。两踝间距离长度，可说明膝外翻程度。

（三）辅助检查

常规应给予膝关节正侧位 X 线摄片，双下肢全长正位，测量股骨与胫骨长轴的交角，可明确诊断与畸形程度。

【证候分类】

根据病因、病史可分为以下三类。

（一）先天性膝外翻

为胚胎发育障碍所致，同时可有膝屈曲、过伸畸形及髌骨脱位或髋脱位等。

（二）原因不明的膝外翻

常发生于生长旺盛时期，如 2 ～ 5 岁的幼儿、11 ～ 13 岁第二生长旺盛期可出现膝外翻，可能与直立行走、负重、活动量增加有关，但外翻畸形一般不严重。

（三）继发性膝外翻

临床较多见，可由外伤或疾病等多种原因造成，如佝偻病、儿童膝关节骨骺损伤、膝部骨髓炎、膝关节结核等。

【治疗】

（一）非手术治疗

1. 适应证 5 岁以下儿童。

2. 操作方法 刚学走路的孩子有些膝外翻，一般可在发育中自行矫正，无需治疗。对于 5 岁以下病儿，可采用手法矫正、支具矫正、垫高鞋垫矫正等进行治疗。

（二）手术治疗

1. 适应证 10 岁以上且保守治疗无效者。

2. 操作方法 对于 10 岁以上膝外翻患儿，需用手术矫正畸形，常用截骨矫形术。矫形术应根据畸形发生的部位选择在股骨远端或胫骨近端进行，多数情况下宜做股骨髁上截骨矫形术。手术选用硬脊膜外麻醉，大腿下段内侧切口，显露股骨髁上处，在股骨髁上采用横断、楔形、"V"形等截骨方法截骨，手法矫正畸形，应用交叉钢针、钢板、外固定支架固定，术后采用石膏固定 6～8 周。术前根据正位 X 线片，确定截骨矫正角度，避免矫正不足或出现膝内翻。成人及大龄儿童骨皮质坚硬，应一次性完全截断股骨，避免损伤骨骺。对于伴有明显肢体短缩的膝外翻患者，骺板未闭者，可行胫骨近端或股骨远端骨骺延长术，同时矫正外翻畸形；骺板已闭者，可行截骨延长术。在矫正外翻畸形同时，注意矫正外旋畸形。

（三）药物治疗

1. 中药治疗

（1）内服药：初期内服活血消肿止痛汤药，如活血灵（内部制剂）、活血疏肝汤加牛膝、木瓜以及中成药三七接骨丸（内部制剂）；继服养血通络止痛中药，如养血消痛丸（内部制剂）；后期内服舒筋活络、滋补肝肾之品，如加味益气丸（内部制剂）、六味地黄丸。

（2）外用药：切口愈合后外贴活血止痛膏，后期加强功能锻炼的同时，外洗苏木煎以通经活络，必要亦可用海桐皮汤、外洗药方（内部制剂）熏洗。

2. 西药治疗　术前 30 分钟给予预防性抗生素应用，一般不超过 3 天。晚期并发骨性关节炎者口服非甾体类药物，关节内注射硫酸玻璃酸钠。

（四）康复治疗

1. 功能锻炼　术后即开始股四头肌等长收缩及未固定关节功能锻炼，循序渐进。术后 6～8 周拆除外固定，开始进行功能锻炼。注意按摩大腿肌肉，特别是加强大腿内侧肌肉主动锻炼，使膝外翻的抵抗力增强，发育趋于正常，逐步进行膝关节屈伸练习。

2. 物理疗法

（1）电疗：具有增强肌力、镇痛和局部透热以加强循环等作用，目前常用的仪器有骨创伤治疗仪、KD– Ⅲ治疗仪等，效果显著。

（2）其他物理疗法：包括光疗、水疗、冷疗等，多结合有具体药物应用，需康复专业人员参与执行。

【疗效评定标准】

优：膝外翻畸形矫正，保留正常外翻角度或等于健侧外翻角度，恢复正常负重力线，膝关节功能正常，无痛，无肿胀。

良：膝外翻畸形矫正，膝外翻＜5°或小于健侧外翻角，负重力线基本正常，膝关节功能正常，无痛，无肿胀。

可：膝外翻畸形矫正后留有＞8°外翻角，或有＜5°的膝内翻，或膝关节伸屈活动损失在 20°以下。

差：膝外翻畸形矫正后留有＞5°的膝内翻，或膝关节伸屈活动损失在20°，或截骨部位不愈合。

第十五节　先天性膝关节脱位

正常新生儿出生时膝关节可过伸约20°，也可能终身保持这种过伸，只有当过伸超过20°才算异常。先天性膝关节脱位是少见的畸形，主要特点是胫骨向前脱位，形成膝关节过伸畸形，即膝反张。胫骨近端关节面移到股骨下端的前外方，患者股四头肌腱和髂胫束短缩。膝关节前方关节囊挛缩，而后方关节囊和前十字韧带拉长、松弛。一般双侧发病较多，并且常伴随其他先天性畸形。

【诊断依据】

（一）病史

症状和体征较典型者，出生后就可发现。

（二）症状与体征

膝关节过伸畸形，屈曲受限，甚至屈曲功能完全丧失。强力屈曲，膝关节可弹回到过伸位。股骨内外髁突向腘窝，使之易被触及。膝关节前方横形皮肤皱折加深，胫骨近端向股骨前方移位。髂胫束挛缩可致侧方脱位和膝外翻畸形。膝关节前方关节囊挛缩而后方关节囊和前十字韧带拉长、松弛。髌骨发育不良伴高位髌骨。

（三）辅助检查

X线检查：股骨远端移位向后，胫骨近端移位向前，或有侧方移位。胫股关节面对合差，股骨髁及胫骨平台发育不良，髌骨位置较高。

【证候分类】

临床上根据膝关节脱位程度分为先天性过伸、半脱位、全脱位。

【鉴别诊断】

（一）小儿麻痹性膝反张

多见于小儿麻痹后遗症，区域性下肢屈膝肌瘫痪所导致的膝关节过伸畸形。与先天性膝关节脱位不同。

（二）外伤性膝反张

多缘于外伤，可伴有膝关节脱位，而非先天性的。

【治疗】

（一）非手术治疗

1. 手法复位　于小儿出生后即行治疗。手法按摩牵伸使关节加大屈曲，用坚强的石膏托或管型石膏固定于最大屈曲位。2 周后拆除石膏再行按摩，使屈曲再加大以后再次石膏固定。如此反复进行直至膝关节稳定为止。

2. 骨牵引复位　手法复位困难时可应用克氏针牵引复位。于股骨远端和胫骨近端各穿入 1 枚克氏针，在小腿打一短腿石膏并与克氏针固定在一起放于牵引架上，行股骨远端向上牵引。初期牵引力线应与畸形一致。

（二）手术治疗

如经手法不能复位则可能在股骨远端有纤维挛缩带，常需手术松解。常采用 Niebauer 术式。于前内侧纵行切口显露膝关节，首先探查其病理变化，如股四头肌纤维化、髌股骨下端粘连、髌上囊消失、侧副韧带和腘绳肌向前移、髌韧带和前关节囊挛缩等。切开游离股四头肌腱、髌骨、髌韧带，尽量保护股内侧肌纤维，然后做股四头肌腱 "Z" 或倒 "V" 字延长。松解挛缩的髂胫束和外侧肌间隔，若仍不能复位，须横形切开前关节囊自股骨剥离股四头肌，方能使膝关节屈曲，使向前脱位的胫骨得以复位。此时腘绳肌和侧副韧带也恢复到原来的位置。最后检查膝交叉韧带，如有缺如则行重建，以增加膝关节的稳定性。关节囊和股四头肌组织在延长后的位置缝合。术后髋人字石膏固定，约 6 周后拆除石膏并在防止过伸的长腿支架保护下负重走路。睡觉时也用支架或石膏托以维持膝关节屈曲，以巩固复位后的功能。

（三）药物治疗

术后可予以中药活血祛瘀、清热解毒之剂，内服活血止痛汤加蒲公英、紫花地丁、连翘等；西药可选用适当的抗生素。除去外固定后可配合中药熏洗，或药物按摩，使筋肉舒展、关节功能恢复。

（四）康复治疗

手法复位石膏固定一般需 6 ～ 8 周，此后可间隔 4 ～ 12 小时使膝关节自由活动，其他时间仍然屈曲位固定并嘱托家长做膝关节加大屈曲的被动活动，通常 4 ～ 6 个月可治愈。牵引复位期间，每天按摩膝关节加大屈曲，务必谨慎以避免医源性股骨干骨折。手术后固定期间，即注意股四头肌收缩练习；拆除外固定后，逐步进行膝关节屈伸活动，加强股四头肌功能锻炼。

【疗效评定标准】

参考孙氏（孙新一）评定标准并改进。

优：膝关节复位，畸形纠正，步态及肌力正常，关节功能正常，抽屉实验（−）。

良：膝关节畸形纠正，步态及肌力尚可，关节功能基本正常，抽屉实验（－）。

可：膝关节轻度畸形，步态及肌力尚可，关节功能轻度受限，抽屉实验（＋）。

差：膝关节未复位，畸形明显，步态及肌力差，关节功能受限，抽屉实验（＋）。

第十六节　先天性髌骨脱位

先天性髌骨脱位是指出生便存在的持续性脱位，又称不可复性髌骨脱位、先天性习惯性髌骨脱位等。

【诊断依据】

（一）病史

往往有家族史，常双侧受累，也可单侧发病；偶尔伴有其他异常，如先天性多关节挛缩症、马蹄内翻足等；髌骨脱位恒定不变；主动伸膝无力；膝关节屈曲挛缩；病情顽固，不能自行或用手法复位。

（二）症状与体征

本病出生时即存在，但由于畸形不明显，很少于当时被发现。仔细检查时可发现小儿股骨髁间窝内没有髌骨。新生儿髌骨很小，表面有厚层脂肪覆盖，更需认真检查。伸膝无力在襁褓期也不易觉察，往往在学步年龄才发现膝关节不正常。幼年时期患儿多有行走无力，跑步时易摔倒，无法从事剧烈运动。双侧髌骨脱位，在股骨外侧髁上可触及脱位的髌骨，髌骨保持于持续永久性脱位状态，不能主动伸直膝关节，膝关节常有屈曲畸形。

（三）辅助检查

X线检查：3～4岁以前，X线片不能显示髌骨脱位。待髌骨骨化中心出现以后，膝关节正、侧、轴位片显示髌骨小，髌骨向外侧脱位，股骨外髁低平、髌股轨迹异常。

【鉴别诊断】

（一）习惯性髌骨脱位

常见于关节松弛儿童，每于屈膝过程中引起髌骨脱出。由于韧带松弛、膝外翻、胫股关节旋转变位而使伸膝装置力线改变；或因股外侧肌、髂胫束挛缩与止点变异而致髌骨内外侧受力不平衡诱发脱位，但易于复位，伸膝时可自行复位或被动推挤髌骨即可复位。

（二）复发性髌骨脱位

由外伤引起反复发作的急性髌骨脱位，长期复发可演变为习惯性髌骨脱位。

（三）髌骨不稳定

由于股四头肌及其扩张部的异常（包括股内侧肌萎缩或发育不良；内侧支持韧带松弛、断裂或撕裂；外侧支持韧带的紧张和高位髌骨）、膝关节力线异常（包括 Q 角增大、膝内外翻和膝反屈）、髌骨形态异常（包括分裂髌骨、异形髌骨）、股骨髁的发育不良、继发变形或股骨外髁形状异常等使髌股关节失去正常的结构，导致作用于髌骨的拉力异常，或出现髌骨运动轨迹异常，使髌骨处于不稳定状态而产生疼痛、打软腿、假性嵌顿（半脱位）等极似髌骨脱位，但轴位片可以排除。

【治疗】

（一）非手术治疗

非手术治疗多无明显效果，明确诊断后应尽早手术，使髌骨复位，恢复伸膝装置正常力线。

（二）手术治疗

4 ～ 8 岁为最佳手术年龄。手术主要包括：髌外侧挛缩组织松解；髌内侧关节囊紧缩；股内侧肌止点推进；髌韧带外侧半止点内移。手术方法：患者仰卧位，全麻或连续硬膜外麻醉，手术在上止血带下进行，取髌旁纵弧切口或自外上向内下 S 形切口。首先松解外侧挛缩的髌支持带及关节囊（酌情保留完整滑膜组织而不进入关节腔），甚至包括股外侧肌止点，髂胫束伸向髌骨外侧的纤维，达屈膝 90°髌骨不脱出为止，股外侧肌游离回缩后就近缝合于股四头肌肌腱上。再将松弛的内侧关节囊部分切除，紧缩缝合；若探查关节腔，可将切下的滑膜留作修补外侧缺损区之用。切断股内侧肌在髌旁的止点，向上游离部分肌腹后将止点推进到髌骨外下角，肌肉覆盖于髌骨前面，近侧与髌前腱膜褥式缝合固定，远端与髌骨外下缘腱膜缝合。最后将髌韧带外侧半止点内移，骨膜外游离切断髌韧带外侧半止点，经内侧半深面转移至内侧，腱端与鹅足腱膜紧密缝合固定；也可将鹅足腱膜远侧 2/3 切断向上翻转与髌韧带及髌骨下端内缘缝合；也可将髌韧带止点全部内移。如此时屈膝髌骨无脱位可关闭切口。术后长腿管型石膏固定屈膝 10°～ 15°位。

对年龄较大，膝屈曲或外翻严重者，可先行膝后侧软组织松解或股骨髁上截骨，二期再按上述方法手术复位髌骨。

（三）药物治疗

术后可予以中药活血祛瘀、清热解毒之剂，内服活血止痛汤加蒲公英、紫花地丁、连翘等；西药可选用适当的抗生素。除去外固定后可配合中药熏洗，或药物按摩，使筋肉舒展、关节功能恢复。

（四）康复治疗

患儿会走路后进行肌力训练。术后即应锻炼股四头肌自主收缩；去除石膏固定，加强膝关节屈伸主被动活动，并加强股四头肌功能锻炼。

【疗效评定标准】

优：髌骨正复位，无疼痛，行走步态正常，膝关节功能正常，X 线髌骨复位。

良：髌骨正复位，无疼痛，步态尚好，膝关节功能正常，X 线髌骨基本复位。

可：髌骨基本复位，但遗留轻微不稳，轻度疼痛，步态尚可，膝关节功能轻度受限，X 线髌骨仍存在轻度外移。

差：改善不大或无改善，仍有明显脱位，步态异常。

第十七节　先天性胫骨假关节

先天性胫骨假关节是指在出生时即发生或开始发生的骨不连接，是比较少见的先天畸形，也是骨不愈合的特殊类型。先天性胫骨假关节多发生在单侧胫骨的中、下 1/3 交界处，腓骨也常同时受累，对称性双侧发病则更少见。发病原因不明，男女比例相当。

【诊断依据】

（一）病史

多数病例先有胫骨弯曲，1 ～ 2 岁时加重，产生疼痛，随后病儿不能走路。并出现假关节。

（二）症状与体征

先天性胫骨假关节的典型畸形是小腿中、下 1/3 部位向前成角，踝关节移向胫骨长轴的后方，患肢较健侧短，检查时可在假关节形成处触及骨断端，并有异常活动。有些则在生后外观正常，常在患者蹬动两腿时偶然发生骨折，虽经正规治疗仍久不愈合。先天性胫骨弯曲的病儿出生时，小腿中下段向前外侧弯曲畸形，有些病儿的胫骨弯曲可维持多年不发生骨折，但偶然轻度外伤或误行手术矫正弯曲畸形后，即不愈合形成假关节。

（三）辅助检查

X 线检查：见胫骨下 1/3 处向前外侧弯曲，凹侧骨皮质增厚，骨髓腔狭窄；腓骨可有或无相应改变。患肢胫骨细小、硬化，弯曲向前，顶点皆在胫骨中下 1/3 交界处。髓腔全部或部分被硬化闭塞，在弯曲顶端周围可见散在的囊性改变。如已有假关节形成，该处有骨缺损。近端骨端的骨质增厚，有时呈杯状，远侧断端呈尖形。有的两端均成尖形，两者互不相连。神经纤维瘤病的骨皮质变厚，硬化仅限于骨的一段，而且髓腔消失。有时呈小囊性改变，四周无骨膜反应，也无皮质膨胀变化。腓骨可同时有假关节改变，但有时只是变弯。

【证候分类】

临床上一般可分三型：

（一）弯曲型

胫骨前弯并因外伤、截骨术或神经纤维瘤病致假关节。

（二）囊肿型

胫骨纤维异样增殖发生骨折致假关节。

（三）假关节型

无上述原因的与生俱来的胫骨骨不连，假关节处有坚硬的软组织或软骨相连，骨端脆弱，皮质菲薄，周围软组织萎缩，且此种胫骨骨不连，不能自愈，导致假关节。根据 X 线表现分为囊肿性、弯曲性、假关节性。

【鉴别诊断】

（一）脆骨病

为骨关节发育障碍性疾病，有多次骨折病史。属于骨折但无骨折修复障碍，骨折后可以获得骨折愈合，此外还有牙齿发育异常、巩膜发蓝、听力障碍等特殊症状和体征。

（二）骨折不愈合

小儿外伤性胫骨骨折后，因固定不良可发生不愈合。但为数极少，且 X 线片上可显示骨折局部骨痂修复，合理固定后仍可获得骨折愈合。

（三）佝偻病

四肢长管状骨均有变化，下肢因负重引起膝内翻畸形，多为双侧性。X 线表现为干骺端变宽，骺线增宽，呈杯口状改变，至长大成人后仍可遗留胫骨内侧骨皮质增厚。但无骨质硬化，髓腔通畅。

【治疗】

（一）非手术治疗

诊断确立后，不管是哪一型均应保护，防止外伤，以避免骨折后形成假关节。部分病例即使日后假关节的发生不可避免，由于保护得当而推迟发生的时间，待患儿年龄增长，也可提高手术成功率，甚至一部分弯曲型的患儿在有效的防护下可获得满意的结果，如走路前以石膏托或石膏管型固定，定期更换。小儿开始走路后应以轻便支架保护，部分病例胫骨弯曲畸形和硬化逐渐减轻。最后髓腔通畅，完全恢复到正常骨质，避免了假关节的形成。

（二）手术治疗

1. 架桥植骨术　适于胫骨弯曲严重或假关节的位置较低的病例，植骨来源取自健侧胫骨中 1/3。取成长条板状，使之架于切除后的胫骨远近端。恢复胫骨力线，用螺丝钉或钢针固定。术后用长腿管型石膏固定，石膏固定 4～6 个月。至少 2 个月内不负重，以后更换行走石膏。术后患肢可有 2～8cm 的短缩，假关节治愈后再考虑行小腿延长。

2. 双面植骨术　适于成角畸形不太严重，上下段能容下植骨块和螺丝钉者。先切除病变的胫骨段及其肥厚的骨膜，于对侧胫骨取两块长条骨板，架于胫骨远近端而后固定。术后长腿管型石膏固定，石膏固定 4～6 个月。且要复查观察有无骨吸收、不愈合等。

3. 带血管蒂骨移植术　用带血管蒂骨移植取代假关节和病变骨，常取健侧带血管蒂游离腓骨，使之插入被切除的胫骨远近端髓腔。然后分别用螺丝钉固定，使腓动脉与胫前动脉架桥吻接。再将腓静脉与胫前静脉、大隐静脉吻接，以保证动脉供血良好及静脉回流通畅。关闭切口，逐层缝合时防止卡压血管。并放置引流条，以防积血。术后积极"三抗"治疗，长腿管型石膏固定 4～6 个月，定期检查并行石膏更换。

上述各种手术方法均不能确保成功，往往需几次手术始能愈合。经多次手术造成患肢过于短小，小腿广泛瘢痕和关节僵直的，则有截肢的指征。

（三）药物治疗

术后可予以中药活血祛瘀、清热解毒之剂，内服活血止痛汤加蒲公英、紫花地丁、连翘等；西药可选用适当的抗生素。除去外固定后可配合中药熏洗，或药物按摩，使筋肉舒展、关节功能恢复。

（四）康复治疗

有主动锻炼能力者，可主动锻炼膝、踝及足部关节，以锻炼肌肉、减少畸形；无主动锻炼能力者，可由他人帮助锻炼，防止肌肉挛缩，为手术打下基础。术后第二日即鼓励患者行股四头肌等长肌力训练及未固定关节的屈伸等活动，等骨愈合后逐步开展各关节功能锻炼，防止关节强直、筋肉粘连。

【疗效评定标准】

优：小腿弯曲畸形矫正，膝、踝关节功能有一定恢复，无跛行；X 线片显示假关节愈合，X 线矫正，随访 1 年以上无复发并关节功能正常。

良：小腿及足部畸形矫正，膝、踝关节功能恢复欠佳，稍有跛行但可自主行走；X线片显示假关节愈合，随访1年以上无复发并关节功能基本正常。

可：小腿及足部畸形有所矫正，骨的连续性恢复，但功能恢复欠佳，不能弃拐行走；X线片显示假关节虽有愈合，但X线异常，随访1年以上无复发或关节功能受限无改善。

差：不能达到上述标准，或有医源性损伤者，X线片显示假关节仍然存在，随访1年以上有复发或关节功能受限加重。

第十八节　先天性马蹄内翻足

先天性马蹄内翻足是最多见的足部先天性畸形，其特点是一足或两足呈不同程度的内翻和下垂，且在被动扳正时，有不同程度的阻力。双侧发病约占45%，发病率为0.1‰～0.3‰，男女比约为3：1。

【诊断依据】

（一）病史

症状和体征较典型者，出生后就可发现。

（二）症状与体征

大多数病例在出生时即有以下明显的畸形：①前足内收内翻。②足跟内翻。③踝关节与距下关节跖屈呈马蹄畸形。④有时尚有高弓畸形或胫骨内旋。甚至有些患者出现患侧小腿变细，患足发育较健侧足为小；跟腱挛缩，足内侧三角韧带挛缩，足底跖腱膜挛缩，外踝肥大，骰骨突向足外侧，足内侧凹陷，踝内侧和足跟内侧有明显的皮肤皱褶，而足外侧及背侧皮肤拉紧变薄。患儿站立困难，走路推迟，跛行。患儿在学走路时以患足前外侧或足背站立或行走。长期负重后足背外侧可出现增厚的滑囊及胼胝，少数发生溃疡。

（三）辅助检查

正常足的X线侧位片示距骨轴线指向下方，与第一跖骨长轴线一致，并与跟骨的长轴相交，呈36°角。正位片示距骨长轴的延长线达第一跖骨，而跟骨长轴延长线达到第四跖骨，两线相交成20°～40°，舟骨出现后位于距骨前方。

马蹄足内翻时，距骨长轴线与第一跖骨长轴线成钝角，跟距骨长轴交角多小于35°。正位片距骨长轴线向外，远离第一跖骨，跟距骨的长轴交角缩小或消失。3岁后病儿舟骨骨化，可见到舟骨向内移位。至成人时距下及跗中诸关节畸形更加明显，并波及前足诸骨畸形。

【证候分类】

临床上分为松软型和僵硬型两类。

（一）松软型

松软型足部畸形较轻，足跟大小接近正常，踝及足背外侧有轻度皮肤皱褶，其特点是被动背伸外翻时可以矫正其足部的下垂内翻畸形，能使患足达到或接近中立位。保守或手术治疗效果良好。

（二）僵硬型

僵硬型足部畸形严重，足跟小，下垂和内翻明显，前足也有内收内翻，踝内侧和足跟内侧有明显的皮肤皱褶，当被动背伸外翻时呈僵硬固定。此种畸形不易用手法矫正，常需手术矫形，术后易复发。另可伴有其他先天性畸形，如多关节挛缩症、先天性髋关节发育不良或先天性髋关节脱位。

【鉴别诊断】

（一）神经源性马蹄内翻足

神经源性马蹄内翻足最常见的是坐骨神经或腓总神经损伤后，胫骨前肌群瘫痪所致，多有损伤史。其次是大脑性瘫痪，因小腿屈肌力量大于伸肌所致的足下垂，多呈痉挛性挛缩，并可见病理反射。其三是脊髓灰质炎后遗区域性胫骨前群肌肉瘫痪的足下垂，我国目前已消灭此类疾病。其四是脊髓栓系综合征——诸如脊髓脊膜膨出、椎管内脂肪瘤、脊髓纵裂、终丝过短等所致并发的足部下垂畸形，这些疾病可通过肌电图和 MRI 检查来区别。

（二）外伤性骨性马蹄内翻足

外伤性骨性马蹄内翻足是指踝关节周围及足部的骨折脱位，畸形愈合或骨骺损伤所导致的踝足部诸骨与关节发育异常所致的足下垂。这类疾病多发生在外伤之后，如自行车辐条伤、砸伤等，与出生时便见足部畸形的先天性马蹄内翻足不同。

【治疗】

（一）非手术治疗

1. 手法按摩扳正　患儿于生后立即开始手法按摩，牵拉扳正。先纠正前足内收和内翻，然后纠正足跟的内翻，最后纠正马蹄畸形，使舟状骨由距骨的内侧复位到距骨前面、骰骨由跟骨内侧侧面恢复到跟骨的前面、在距骨之下向内移位的跟骨向外移动而复位。矫正足跟内翻畸形时，注意足跟向下拉并推足跟使之外翻。同于距骨头前外侧向内加压，另一手于第一跖骨头部用力外展外旋前足。手法扳正必须温柔韧重，且忌粗暴。新生儿期至 3 个月婴儿，可于每次哺乳时做上述方法重复进行，此期多不提倡使用外固定。

2. 手法按摩外固定　3 个月以上婴儿经上述方法按摩、牵拉扳正足外形接近正常或有明显改善，则可用支架、矫形支具或石膏固定以维持手法扳正后的体位。若采用石膏固定，则视情况 1 ～ 2 周更换 1 次，畸形基本矫正后可延长至 4 周更换 1 次，直至完全矫正。为防止石膏滑脱，可超膝并屈膝 90°位固定，支架及矫形支具应视松紧情况及时调整。固定时间的长短因人而异，患儿可主动做背伸和外翻动作后即可取消固定。一般治疗时间需 9 ～ 12 个月或更长，对 6 个月未经治疗的婴儿来说，矫形石膏仍可应用。

（二）手术治疗

保守治疗效果不太理想的，应考虑手术治疗。外科手术治疗的主要对象是大于半岁且是僵硬型者、用手法按摩治疗后仍有一定程度的畸形不能矫正者，或复发病例。手术方式很多，应根据年龄及畸形程度选择适当方式。

1. 软组织手术　松解挛缩紧张的组织并利用肌腱移位来平衡肌力，恢复足外形。

（1）皮下跟腱切断术：适用于新生儿。当足背伸时，跟腱紧张。尖刀经皮于远端内侧、近端外侧将跟腱部分切断，术者再强力背伸使残余跟腱撕裂延长，达踝关节中立稍背伸位，矫正足下垂畸形，用长腿屈膝位管形石膏固定 4 周。此法简单易行。

（2）跟腱延长术：取跟腱内侧纵切口，以"Z"形将跟腱远端内侧，近端外侧切断，足下垂矫正后缝合，有利于跟骨内翻的矫正。用长腿石膏固定 6 周。

（3）跖腱膜切断术：于跖腱膜跟骨止点处将其完全切断，以解决前足下垂和高弓足畸形。注意勿过度偏内、偏前，防止损伤足底内侧血管神经束。

（4）踝后关节囊切开术：适用于当跟腱延长后，跖骨下垂仍不能完全矫正者。应将后关节囊切开，包括胫距后关节、距下关节囊、距腓韧带等。

（5）足内侧松解术：从足内侧第一跖骨底至跟腱做弧形切口，先将胫后肌附着于舟状骨下方的腱条切开。然后将其下的屈拇长、屈趾长肌腱游离，切断三角韧带和跖腱膜，并视情况行胫后肌腱，以及屈拇长、屈趾长肌腱延长或切断。

（6）足后、内、外一次松解术：将上述 4 种术式在一个切口下完成。自第一跖骨基底起，绕内踝再沿跟腱内侧，逐层切开。先显露胫后肌腱、趾长屈肌腱和胫后血管神经束，再分离跟腱及外侧的后距腓韧带。此时可先"Z"形延长跟腱，直视踝关节后方，便于做胫距后关节松解。同时，还可切断外侧跟腓韧带、距下关节囊，继而行足内侧松解。

（7）肌腱止点移位术：被移植的肌腱通常有胫骨前肌和胫骨后肌。前者移位后可充分矫正前足内翻、内收，并能维持足背伸，宜优先考虑。若胫骨前肌缺如，或肌力较差，可选择胫骨后肌移植。做长腿石膏固定 6 周。

（8）胫骨前肌肌腱止点前外移植术：将胫骨前肌肌腱移植于第三楔状骨或骰骨，

并经骨隧道引于足底。骨块与肌腱加强缝合，以防滑脱。注意勿改变其踝前伸肌支持带下的通道。做长腿石膏固定6周。

（9）胫骨后肌肌腱止点前外移植术：该肌腱被移植的途径有：一是直接从皮下穿过种植于第三楔状骨或骰骨；二是通过胫腓骨间膜穿于踝前，种植于第三楔状骨或骰骨内，方法同胫骨前肌肌腱止点前外移植术。做长腿石膏固定6周。

2. 骨组织手术 骨骼位置异常不但造成软组织的变化，而且随年龄增长继发的骨结构改变也日益严重。即使解除了软组织障碍，但也难获得满意的结果，只能行骨性手术。

（1）部分松质骨挖除术：该手术在3岁后即可进行。手术方式是对跟骨、距骨和骰骨，甚至包括舟状骨前外侧关节外楔形切除。该手术单独进行效果不良，与其他手术如内侧松解术、肌腱移位术等合并实施效果良好。也可作为手法按摩治疗后，残余畸形的补充手术。做长腿石膏固定6周。

（2）跟骨截骨术：经治疗，跟骨仍有内翻者，可行跟骨截骨矫治。以4岁以上为宜。跟骨外侧做一楔形切除，再将此楔形骨块，基底向内插入跟骨截骨缝内，最后将跟骨外侧截骨部位靠拢。若跟骨过小可从胫骨取一小楔形骨块反向插入跟骨截骨缝内。楔形的基底太厚会感到足内侧皮肤张力太高，而致手术困难。石膏固定4周，截骨部位和植骨块即可愈合，一般术后效果满意。

（3）胫骨旋转截骨术：有少数患儿发生胫骨内旋畸形，年龄超过4岁畸形定形者，可考虑胫骨旋转截骨术。截骨平面以胫骨中下1/3交界处为宜，同时在不同平面凿断腓骨，以利旋转。做长腿石膏固定6～8周。

（4）三关节固定：12岁以上的患者，足仍有残余畸形或呈马蹄内翻者，可以用楔形切除距跟、距舟和跟骰三个关节面来矫正畸形。在足背至外踝下做斜形切口，骨膜下显露舟、距、跟、骰诸骨。看清跗骨窦与跟骰、距舟及距下三关节，设计截骨面。在此强调，要将距下后关节的关节面凿除，否则融合不彻底，日后仍会产生疼痛。各截面挤压对合且足部畸形得以纠正时，克氏交叉固定。术后短腿石膏鞋固定3个月，直至骨愈合。该术式在先天性马蹄内翻足骨性手术矫治中效果比较确切、肯定。

（三）药物治疗

术后可予以中药活血祛瘀、清热解毒之剂，内服活血止痛汤加蒲公英、紫花地丁、连翘等；西药可选用适当的抗生素。除去外固定后，可配合中药熏洗，或药物按摩，使筋肉舒展、关节功能恢复。

（四）康复治疗

治疗应于出生后立即开始，在出生后6个月内的松软形马蹄内翻足部分可治愈，僵硬型通过耐心持久的手法按摩也能获得部分治愈，即使不能痊愈也能减轻畸形以利手术治疗。早期矫正系利用小儿快速生长的有利因素，加之足部结构柔软，易达治疗目的。同时足背伸和外翻肌力的不足也可尽早得到被动锻炼，防止其废用萎缩，有利于肌力恢复。手法或手术矫正均需有充足时间的外固定，固定期间注意足趾和膝关节功能锻炼，去除石膏后行固定关节功能锻炼，视施行手术方法不同，择期下床功能锻炼。

【疗效评定标准】

（一）应用 Laaveg 和 Ponseti 马蹄内翻足疗效评价标准方法（表 8-6）

表 8-6　Laaveg 和 Ponseti 马蹄内翻足疗效评价标准

项目	评分
1. 患者满意度	
满意	5
基本满意	3
不满意	0
2. 功能	
（1）疼痛（足踝）	
无	8
过度活动时疼痛	6
正常活动时疼痛	4
走路时疼痛	0
（2）步态	
正常	5
向内旋转或轻度跛行	3
跛行步态或明显跛行	0
（3）踝关节运动	
背屈 > 10°，跖屈 > 40°	8
背屈 5°～ 10°，跖屈 20°～ 40°	6
背屈 < 5°或僵直在中立位	4
僵直在复发位	0
3. 肌肉功能	
（1）胫骨前肌移位	
正常肌力	8
部分肌力	4
无肌力	0
（2）小腿三头肌	
正常肌力	8
部分肌力	4
无肌力	0

项目	评分
（3）胫骨后肌	
正常肌力	8
部分肌力	4
无肌力	0
4. 足外形	
（1）发育	
发育良好和跖行足（plantigrade）	8
发育不良和跖行足	6
轻度弓形足或外翻	2
明显马蹄内翻足或 / 和弓形足或外翻	0
（2）足跟	
中立位	8
外翻＜ 5°	5
外翻＞ 5°或内翻	0
（3）前足	
中立位	8
内翻或外翻＜ 5°	5
内翻或外翻＞ 5°	0
（4）F–M 角	
＞ 80°	6
70°～ 80°	3
70°	0
5. 放射学测量	
（1）TC–AP 角	
≥ 25°	5
10°～ 24°	3
＜ 10°	0
（2）TC–L 角	
20°	5
10°～ 19°	3
＜ 10°	0
（3）T–M 角	
20°	5
21°～ 30°	3
＞ 30°	0

F–M 角：足中轴与内外踝连线之间的夹角　　　TC–AP 角：正位距跟角

TC–L 角：侧位距跟角　　　T–M 角：距跖角，距骨纵轴与第一跖骨的夹角

（二）应用 Beatson 和 Pearson 马蹄内翻足疗效分级标准方法（表 8-7）

表 8-7　Beatson 和 Pearson 马蹄内翻足疗效分级标准

	分级			
	0	1	2	3
马蹄	无	紧张	Heel strike 减轻或消失	高足跟且固定
内翻	无	负重跖行足时	负重跖行足时（plantigrade）	固定内翻畸形
		< 10°	> 10°	负重时足外缘着地
后足活动度	正常	减少	轻微	完全僵直

第十九节　先天性垂直距骨

先天性垂直距骨是一种少见且具有独特临床和 X 线征象的畸形，又称"先天性摇椅足""先天性足底突出性外翻足"或"畸胎性距舟关节脱位"。虽然治疗困难，手法复位成功率很低，但早期手术治疗预后还是满意的。因此，早期诊断、早期治疗仍是遵循的原则。

【诊断依据】

（一）病史

症状和体征较典型者，出生后就可发现。

（二）症状与体征

出生后即见特殊的僵硬外翻足畸形，足底突出，前脚和后脚翘起呈摇椅状，似仰趾外翻足，因此常被误诊。足内侧可触及距骨头，足前背侧可触及挛缩的拇长伸肌腱、趾长伸肌腱、胫前肌腱和腓骨短肌。紧张和挛缩的肌腱，使足内翻跖屈严重受限，强力也不能纠正，这种畸形表现以极度僵硬为特征。位于足背外侧邻近踝关节处可见一深的凹陷，亦为另一特征。

较大儿童用患脚站立时有明显的外翻，而足跟不着地，再加前足外展外翻背伸，所以负重点几乎都集中到距骨头的部位。畸形的僵硬固定程度极度严重，因此负重或不负重，均不影响其畸形状态。在儿童期多无疼痛，直至成年期方会出现。

（三）辅助检查

X 线检查：先天性垂直距骨的 X 线表现是特殊的，也是确诊的重要手段，甚至在新生儿也具有同样价值。一般有如下表现：距骨垂直与胫骨纵轴平行一致或近平行，跟骨呈马蹄位。前足背伸，因此足底软组织轮廓表现隆凸。为了确诊和鉴别诊断，在照相时使足保持在极度的跖屈位是很重要的。在此位置投照时，若舟状骨脱位于距骨颈背部，先天性垂直距骨的诊断即可成立。由于舟状骨骨化中心直到 3 岁方能出现，所以在此年龄前 X 线不能显影。因正常情况下舟状骨是处在距骨头和第一楔状骨之间，所以它的位置是容易确定的。在距舟关节发生脱位，也是可以确定的。在 3 岁以后，在距骨颈背面可以很清楚地见到舟状骨完全脱位；距骨发育不良，尤其是颈部细似葫芦腰状。

【鉴别诊断】

（一）先天性仰趾外翻足

在婴儿期由于皮下脂肪组织较多，畸形特征有时不十分突出，容易误诊为仰趾外翻足。这两种畸形前足均有背伸和外翻，而跖屈和内翻受限。两者不同处：先天性垂直距骨足跟呈马蹄位，脚底凸出，僵硬的畸形为其特征；而先天性仰趾外翻足畸形柔软，无僵硬，足跟不但无马蹄形，而且有较大范围的背伸。X 线表现不存在距舟关节脱位和距骨垂直畸形。手法按摩、石膏固定均可收效。

（二）脑瘫引起的扁平足

脑瘫引起的扁平足是脑瘫常见的合并症，该畸形是一个轻的残疾。它无僵硬畸形，有时有痉挛现象，但分散注意力后足仍然保持较正常的活动。X 线表现无先天性垂直距骨的特有影像。

（三）扁平足

扁平足畸形在站立时，可以近似先天性垂直距骨那样严重的程度，但整个足底均能着地。当不负重时，严重的畸形消失不见，而不像先天性垂直距骨有僵硬而固定的畸形，不因负重而改变畸形。X 线表现从无距舟关节脱位，也不出现距骨垂直。

【治疗】

（一）非手术治疗

对妨碍复位的软组织挛缩行松解和矫正治疗是首要任务。具体做法是首先温和地按摩前足，使之跖屈内翻、内收。当用手推跟骨背伸时，另一手向远端和向内牵拉跟腱，如此手法进行 10 次后，松手休息片刻，再以同样方法进行按摩，共需 15 分钟。然后用长腿石膏将患足固定于已矫正的位置。每隔 7 天更换石膏 1 次，每更换石膏前仍需进行软组织按摩 15 分钟。

按以上方法治疗 6 ～ 8 周后，试行距舟关节脱位的整复，使前脚呈马蹄内翻，后脚呈跖屈内翻达到复位。方法是使前足维持在尽可能跖屈内翻位，然后用 1 枚克氏针自第一、二趾蹼间插入，直到通过距舟关节。2 ～ 3 周后增加脚的背伸，再以石膏固定至少 3 个月。

（二）手术治疗

1. 复位　凡闭合复位失败或者延误诊断至出生后超过 3 个月者，须行切开复位，主要目的是恢复距骨和舟状骨、舟状骨和跟骨的正常解剖关系。同时相应地进行一些辅助性软组织的修复（腱延长、韧带的松解、重建修补和肌腱移植等手术）以利于复位和维持复位后的位置。3 岁以内进行以上手术的效果尚属满意，然而超过 3 岁的进行单纯切开复位不易成功，且容易复发。因此，常须伴行其他矫行手术，如距下关节外固定术等。

具有代表性的几种手术方式如下：

（1）先采取内侧切口，解剖跟舟韧带（弹簧韧带），此时已被拉长呈袋状。切开后，即见被埋入袋内的距骨头。然后在足后外侧切口，延长足背伸和外翻的肌腱，再切开跟距和跟骰关节韧带和关节囊，这样就可使舟状骨恢复到距骨头前方，复位后以克氏针通过距舟关节固定之。然后将被拉长的弹簧韧带重新修补缝合。术后石膏固定于马蹄内翻位，6 周后拔针，拆除石膏。

（2）先行跟腱延长和后踝关节囊切开，以矫正后脚马蹄畸形。必要时，也可用克氏针插入跟骨以控制整复后的位置（石膏靴内），3 周后行第二期切开复位术。这种术式对年龄稍大、畸形僵硬严重者更为适宜。

（3）在距舟关节复位后再以腓骨短肌移植至距骨颈，或者以胫前肌绕距骨颈下面，固定于舟状骨，以维持复位。

（4）切开复位后，利用以下方法维持复位。舟状骨背侧楔形切除术，将保留的部分舟状骨置于被抬起的距骨头下方（同时以克氏针固定），弹簧韧带重选缝合，胫后肌短缩。

（5）洛阳正骨医院将上述方法加以组合改良，现介绍如下：取跟腱内后侧纵形直切口，显露跟腱并"Z"形切断，将后踝关节囊及距骨下关节囊切开并松解，在足内侧以距骨头为中心做斜形直切口，显露胫后肌、距骨头和舟状骨的内侧，暴露朝向足底方向的距骨头及其背侧的舟状骨，松解胫后肌及距骨头周围的软组织及韧带，游离距骨前方，包括距舟、跟舟、前三角韧带，切除部分距骨间韧带；在足外侧以跟骰关节为中心做直形切口，松解腓骨长短肌，并充分松解外侧距下、距舟关节、外踝关节。将距舟关节及距跟关节矫正至正常位置，用 1 枚细克氏针穿越舟状骨至距骨颈固定并保持位置，再经足底穿入 2 枚克氏针固定跟距关节。

2. 稳定术　6 岁以上的小儿畸形已达极度僵硬，切开复位很难成功，而且距骨坏死几乎是不易避免的合并症，因此最好在足诸骨发育到一定程度行骨性矫正或稳定术（10 岁左右）。

（三）药物治疗

术后可予以中药活血祛瘀、清热解毒之剂，内服活血止痛汤加蒲公英、紫花地丁、连翘等；西药可选用适当的抗生素。除去外固定后，可配合中药熏洗，或药物按摩，使筋肉舒展、关节功能恢复。

（四）康复治疗

术前应经常按摩足部，轻柔扳动矫正畸形，以利手术松解与矫正。手法或手术矫正均需有充足时间的外固定，固定期间注意足趾和膝关节功能锻炼，视施行手术方法的不同而择期下床功能锻炼。

【疗效评定标准】

采用 Walker 先天性垂直距骨疗效评分：从外观、运动、放射线检查三个方面进行量化分析，最高分数为 19 分。如有缺陷，从每一项中减去相应的分数。大于 12 分为满意（表 8-8）。

表 8-8　Walker 先天性垂直距骨疗效评分表

项目	减去
（1）功能（4分）	
轻度受限	-1
中度受限	-2
不能做重体力工作或运动	-3
行走困难，持续性疼痛	-4
（2）外观（4分）	
足跟或前足外翻	-1
马蹄足畸形	-1
高弓足	-1
过度矫正（前足内收）	-1
（3）运动（7分）	
①轻度受限	
踝	-1
距下	-1
中跗关节	-1
②严重受限	
踝	-2
距下	-2
（4）放射学检查（4分）	
缺血性坏死	-4
原畸形仍然存在（距骨或跟骨马蹄样畸形，前足向背外侧半脱位）	-4

第二十节　平足症

足骨、足底韧带或肌肉发育异常，或因足部受到损伤而使足弓塌陷，外形扁平，伴足部行走疼痛者，称"平足症"。

【诊断依据】

（一）病史

常常因患儿父母发现其足趾朝里，足弓塌陷而来就诊。

（二）症状与体征

常见的症状和体征有：负重时足弓消失，足底呈扁平，走路时足内翻，或有跛行，易疲劳，有时引起小腿后部肌肉或足弓的疼痛。这种疼痛有两个特点：一是间歇性的；二是趋向于发生在下午。多数小儿症状和体征不明显，主要表现是好似非常懒惰，同年龄的孩子在室外玩耍时，而这种患有扁平足的孩子喜欢在室内生活。可能是患足疲劳，检查时也常发现跟腱短缩，随年龄增长，至成人结构性的变化已逐渐发展到跗骨、距骨的外翻畸形，症状和体征也就明显突出。

（三）辅助检查

X线表现：足弓有内、外两个纵弓和一个横弓，内侧纵弓较高，由跟骨、距骨、舟骨、楔骨和第一、二、三跖骨组成。外侧纵弓甚低，由跟骨、骰骨和第四、五跖骨组成。足部侧位片可见内侧纵弓塌陷为主，跟距、跟骰塌陷明显，CT横断扫描可见横弓塌陷。

【证候分类】

临床分为先天性平足症、后天性平足症。

【鉴别诊断】

先天性垂直距骨因足部后屈状，前足过伸位，足向外翻，足底中央向下方突出挛缩畸形，又称"先天性扁平足"，与本节所述不同。脊髓灰质炎后遗症所致的弛缓性麻痹、胫后肌麻痹引起的典型外翻平足症，还有脑性瘫痪所致的平足症等，均称"麻痹性平足症"。与静力性平足症不同，这些平足症均须区别开来。

【治疗】

（一）非手术治疗

一般保守治疗是主要治疗手段，将脚跟内侧垫高，使负重力线向外移，以预防或减轻足的疲劳，常用的方法是在足跟内侧楔形垫高（0.3～0.5cm），目的是使后足内翻，应该使鞋后部很合适地把住足跟，否则后脚将仍扭转外翻。此外，还可以在足纵弓垫支持垫（0.9cm），足外翻严重的大孩子可采用硬而更有效的支持垫，如具有侧壁的 Whitmn 扁平足托。

此外，还可进行一定的功能练习，如光脚在沙滩或草坪上走路，足趾屈曲或抓物，或者用足尖走路。当然此举真正的价值有多大尚有争论，但最好不用光脚在硬地上走路。除此之外，对跟腱短缩的患者可通过手法推按或推墙练习以拉长跟腱。推墙功能锻炼适合于较小的孩子，膝关节伸直，后足呈内翻位，足最大限度的背屈然后放松，反复进行，每日 3 次，每回 20 次。

（二）手术治疗

畸形严重者，每穿新鞋后不久即可变形或经过正确的保守治疗和限制一部分患者正常活动后，足部仍有明显不适或疼痛，年龄超过 12 岁者，可考虑外科手术治疗。

1. Miller 手术（舟－楔－跖融合术）　椎管内麻醉或全麻，仰卧位。沿足内侧做纵切口，自距骨颈起，经舟骨及第一楔骨体、抵第一跖骨基底部。显露跟舟跖侧韧带、胫前肌胫后肌肌腱。找到胫前肌，将其分离提起，显露出距、舟、第一楔骨及第一跖骨等的关节面，凿去各关节间软骨。将前足内收，第一跖骨旋转致正常位置。穿针固定后，按层缝合。用短腿石膏固定足于功能位 6～8 周，以后穿着附有足弓垫的硬底靴。

2. 三关节融合术　外踝前外侧，在跟骰、距舟、跟距三关节背面做弧形切口，长 6～8cm，显露跗骨窦并切除窦内软组织，充分显露距下、跟骰，楔形骨块底朝向背侧，使骨面对合以恢复足弓。再将距下关节水平位截骨融合。用 2 枚克氏针交叉固定，按层缝合切口。术后短腿石膏前后托固定 2～3 周，拆线后更换管型石膏固定至骨愈合。

（三）药物治疗

术后可予以中药活血祛瘀、清热解毒之剂，内服活血止痛汤加蒲公英、紫花地丁、连翘等；西药可选用适当的抗生素。除去外固定后，可配合中药熏洗，或药物按摩，使筋肉舒展、关节功能恢复。

（四）康复治疗

术前应经常按摩足部，轻柔扳动矫正畸形，以利手术松解与矫正。手法或手术矫正均需有充足时间的外固定，固定期间注意足趾和膝关节功能锻炼，视施行手术方法不同而择期下床功能锻炼。

【疗效评定标准】

优：足弓恢复，畸形消失，外观正常，长时间步行＞3km 足部无症状，功能良好，能穿正常鞋，站姿下足内纵弓高度＞1.5cm。

良：足弓基本恢复，外观畸形不明显，长时间步行足部轻微酸痛，但不影响工作、生活，站姿下足内纵弓＞1cm。

可：足弓虽有改善，但畸形明显，长时间步行足部酸痛，轻度影响工作、生活，足部内翻功能差，站姿下足内纵弓＜1cm。

差：足弓低平，足外观改善不明显，步行困难，影响工作，生活，不能穿正常鞋。

第二十一节　高弓足

高弓足是前足呈马蹄，常并发第一跖骨头下垂使足弓高起的一种畸形，也称"凹空足或弓形足"。

【诊断依据】

（一）病史

高弓足无论是特发性还是继发性，通常是某些原发性疾病的一个症状，多由神经肌肉因素引起，由于长时间使足维持在马蹄位，可逐步发展为永久性高弓畸形。

（二）症状与体征

1. 症状　出生时出现高弓足，多与先天性脊柱、脊髓病变有关，一般在站立行走和穿鞋时才被发现。其畸形特点为：爪状趾，由跖趾关节过伸或跖趾关节过屈引起，有时跖骨头背部半脱位。前足下垂、跟骨背伸，即跟骨接近垂直位。足底内在肌、跖腱膜挛缩。足内外侧纵弓异常凸起。

2. 体征

（1）高弓足畸形，前足呈马蹄，负重点分布在第一和第五跖骨头，第一跖骨头下垂，跖趾关节过度背伸，趾间关节跖屈呈爪状趾。

（2）被动推第一跖骨头时，不能达到伸直位。跖面的肌腱和软组织均有挛缩，如跖腱膜，跛（趾）短屈肌，拇趾外展肌、骨间肌、胫后肌挛缩跟骰和跟舟韧带及跖趾关节囊等也挛缩，且随时间推移发生继发性骨关节变化。

（3）严重高弓足畸形患者，可在足底跖骨头部位出现较大的胼胝甚至溃疡，极度畸形患者，其所有跖侧软组织结构将发生挛缩。

（三）辅助检查

正常足的正位X线片可见跟骨、骰骨、第五跖骨在一条直线上，侧位片上距骨、第一楔骨在一条直线上。X线片示足纵弓高于正常足，第一跖骨头下垂；严重者，第一跖趾关节背侧半脱位或全脱位。测量高弓足角度采用经过跟骨和第一跖骨纵轴延长线，或用距骨和第一跖骨纵轴延长线的角度测量。

【证候分类】

（一）中型高弓足

仅第一跖骨下垂，拇趾呈爪形，足前部轻度内翻，重力主要是在第一跖骨头上。当足自然下垂时，第一跖骨不能主动背屈，也不能被动放至中立位，而第五跖骨则能主动背屈至中立位。跖腱膜挛缩。

（二）重型高弓足

跟腱挛缩，足底呈高弓形，所有足趾均有爪状趾畸形。后跟内侧或整个跟骨不能着地，重力全在跖骨头和足前部的外侧，着力点处易发生胼胝、磨损、溃疡，行走困难。

（三）跟下垂型高弓足

足后部有固定畸形，腓肠肌与比目鱼肌瘫痪，以致造成跟行足。跖筋膜挛缩，足趾呈爪形，跖骨头下有痛性胼胝。

【治疗】

（一）非手术治疗

1. 适应证　早期高弓足和轻型患儿。

2. 操作方法

（1）跖腱膜及跖面的短小肌肉牵引按摩。

（2）通过垫鞋以抬高跖骨头，相当于跖骨头部鞋垫垫高 1cm。若跟骨倾向于内翻，鞋后跟外侧应楔形垫高 0.3 ～ 0.5cm。

（二）手术治疗方法

1. 软组织手术

（1）适应证：适用于无继发骨性变化的高弓足畸形。

（2）操作方法：手术将跖腱膜、胫后肌、Y 韧带（跟骰和距舟带）切断，跖面第五跖骨和骰骨间的关节囊以及跖楔关节囊切开。术后以石膏靴固定至少 3 个月以矫正其畸形。其次是拇长和趾长伸肌移植于跖骨头以增加背伸力和抬高跖骨头。

2. 骨性手术

（1）适应证：成人和青春期骨骼已基本趋于成熟，而且骨性变化比较严重，可以考虑以下骨性手术。

（2）操作方法：跗骨、跗骨间楔形截骨融合术，第一跖楔关节、距舟和跟骰关节楔形截骨融合术，跟骨截骨术，距骨次全切除术等，以上手术应根据具体患者的畸形进行设计，才能收到理想的效果。

（三）药物治疗

1. 中药治疗　早期因手术创伤、瘀血疼痛，可内服活血化瘀、清热解毒之剂；中期行骨性手术者，可内服麝香接骨丸或三七接骨丸等促进骨折愈合之剂；后期若行走疼痛、关节僵硬者可内服养血痛丸等，外用海桐皮汤或舒筋汤等熏洗。

2. 西药治疗　手术治疗者，可酌情用抗生素 3～5 天。

（四）康复治疗

软组织手术治疗者，石膏固定 4～6 周。骨性矫形手术者，石膏固定 12 周。解除石膏固定后逐渐行走锻炼。

【疗效评定标准】

应用 Maryland 足部评分系统方法进行，包括疼痛和功能两大项，满分 100 分（表8-9）。

分级标准：优：90～100 分；良：75～89 分；可：50～74 分；差：< 50 分。

表 8-9　Maryland 足部评分系统

项目	分数
1. 疼痛	
无疼痛：包括运动时	45
轻微疼痛：日常生活和工作不受影响	40
轻度疼痛：日常生活和工作略受影响	35
中等疼痛：日常生活受到明显影响	30
严重疼痛：简单日常生活如洗浴或轻微家务即可出现，需频繁、强效镇痛	10
残疾：无法工作或购物	5
2. 功能	
（1）步态	
①步行距离	
不受限制	10
轻度受限	8
中度受限（2～3 个街区，合 1000～1500 米）	5
严重受限（1 个街区，约合 500 米）	2
无法户外活动，只能在室内活动	0
②稳定性	
正常	4
感觉差，但无失控感	3
偶有失控感（1～2 个月 1 次）	2
经常有失控感	1

项目	分数
需矫形装置	0
③助行工具	
不需要	4
手杖	3
腋杖	1
轮椅	0
④跛行	
无	4
轻微	3
中等	2
严重	1
无法行走	0
⑤穿鞋	
不受限制	10
略受限制	9
平底、系带的鞋	7
矫形鞋	5
宽松的鞋	2
无法穿鞋	0
⑥上下楼梯	
正常	4
需手扶栏杆	3
需用其他方法助行	2
无法上下楼梯	0
⑦对路面的要求	
无限制	4
在石子路面及山路行走困难	2
在平坦路面行走困难	0
⑧外观	
正常	10
轻度畸形	8
中度畸形	6
重度畸形	0
多重畸形	0
⑨活动度（踝关节、距下关节、中跗关节、跖趾关节）	
正常	5

项目	分数
轻度受限	4
明显受限	2
僵硬	0

第二十二节　拇外翻

拇外翻是指拇趾第一跖骨头内移，而拇趾向外移的一种足部常见畸形，临床上女性多见。畸形形成后，难以自行矫正，影响行走。常为双侧，亦有单侧者。

【诊断依据】

（一）病史

多见于中、青年和老年女性，可单侧或双侧发病，与不适当负重、长期站立工作、步行多、经常穿尖头鞋或家庭遗传等因素有关。

（二）症状与体征

1. 畸形　拇趾偏离躯干中线，向外倾斜大于正常的生理性拇外翻角度同时拇趾在纵轴上向外略有旋转畸形。拇趾的趾骨外翻为人类所特有。正常组成拇趾跖趾关节的跖骨与趾骨的纵轴交角为10°～20°，称"生理性拇外翻角"。倾斜到什么程度才为拇外翻，并无固定标准。同时前足增宽，跖趾关节向内成角畸形。畸形严重的拇外翻，拇趾可向外斜伸入第二趾的跖面。

2. 拇囊炎　第一趾关节内侧由于经常受到鞋的挤压与摩擦，局部皮肤、皮下组织及关节囊增厚而并发拇囊炎。当拇囊炎急性发作时，局部产生红、肿、热、痛等症状；局部可有明显压疼，功能受限。

3. 疼痛性胼胝　大部分患者第二、三跖骨头的足底面形成疼痛性胼胝。

（三）辅助检查

X线检查：拇趾跖趾关节外翻，跖趾角增大，拇趾跖趾关节向外侧半脱位；第一跖骨头内侧隆起肥厚，有滑液囊肿形成，即拇囊炎肿。第一跖骨内翻，足底籽骨外侧移位。严重时，第一、二足趾挤压重叠，第一跖趾关节发生退化性改变，关节间隙变窄及关节周缘有骨唇。

【鉴别诊断】

拇外翻临床症状典型，诊断明确，与其他原因所致的拇趾畸形有明显区别。

【证候分类】

根据 X 线片测量结果将拇外翻分为轻、中、重三度：

1. 轻度　外翻角＜ 20°，跖间角＜ 11°，外侧种籽骨在前后位 X 线片上半脱位程度＜ 50％。

2. 中度　外翻角 20°～ 40°，跖间角＜ 16°，外侧种籽骨在前后位 X 线片上半脱位程度 50％～ 70％。

3. 重度　外翻角＞ 40°，跖间角＞ 16°，外侧种籽骨在前后位 X 线片上半脱位程度＞ 70％。

【治疗】

拇外翻的治疗方法较多，非手术方法治疗可缓解疼痛，但不能矫正畸形，主要以手术方法治疗为主。手术治疗分软组织矫正和骨性矫正两大类，目的是矫正拇趾外翻和第一跖骨内翻畸形，切除增生骨赘，解除拇囊炎疼痛，恢复跖趾关节的正常匹配和前足宽度，并改善负重力线。

（一）非手术治疗

1. 适应证　适用于症状较轻的早期患者。

2. 操作方法　可将拇趾做内收拔伸，锻炼足内在肌，改穿能适应前足增宽的特制鞋。如合并足部广泛韧带松弛和平足，矫形鞋还应恢复内侧纵弓。

（二）手术治疗

1. 软组织矫正术

（1）适应证：适应于青年及中年拇外翻角 20°～ 35°，第一跖骨间角＜ 15°，无跖趾关节退变性改变及非手术治疗无效的患者。

（2）操作方法：改良 Mcbride 手术是数种原始软组织手术的综合，该术式包括拇内收肌移位、外侧关节囊切开、内侧骨赘切除及关节囊紧缩缝合等。

手术需注意：①内、外侧同时手术时易损伤跖骨头血供导致无菌性坏死；②当第一跖骨间角增大时，软组织手术不可单独采用，否则易复发；③结合截骨术，可提高疗效。

2. 骨性矫正术

（1）Kaller 手术

①适应证：适应于畸形严重并有骨关节炎病变、拇趾僵硬及老年拇外翻患者，是最常用且有效的手术方法之一。

②操作方法：手术选用第一跖趾关节为中心的背侧"S"切口，将近节趾骨基底部切除 1/3 至 1/2，但不宜超过 1/2，同时将第一跖骨内侧骨赘切除，注意术后拇趾缩短，

屈拇肌力减弱，需数月或 1 年后方能恢复，术前应向患者解释清楚。

（2）跖骨远端人字截骨术

①适应证：适用于年龄小于 50 岁，拇外翻＜40°，跖骨间角＜20°的患者。

②操作方法：手术包括内侧骨突切除，经第一跖骨头的关节囊内 V 形截骨，截骨段向外移位，去除第一跖骨截骨后形成的突起，内侧关节囊缝合。术后不需外固定。

（3）第一、二跖骨近端截骨术

①适应证：拇外翻＞35°，跖间角（足正位 X 线片上第一、二跖骨纵轴延长线的夹角正常 6°～9°）＞10°，且无明显第一跖趾关节退行性变的患者。

②操作方法：经跖骨近端截骨术合并跖趾关节处的软组织手术而改善症状，术后不需外固定。

（4）近节趾骨截骨术

①适应证：年龄超过 55 岁，拇趾趾间关节过度外翻、拇外翻＜25°，跖间角＜13°，跖趾关节活动良好且无局部关节疼痛。注意该手术不适于类风湿性关节炎、跖趾关节中度骨关节炎，跖间角＞13°、拇外翻角＞30°、胫侧籽骨外脱位超过其宽度一半的外翻患者。

②操作方法：手术将拇趾近节趾骨斜形截骨，纠正拇外翻，钢针及石膏固定 6～8 周。

（5）第一跖趾关节融合术

①适应证：Ⅰ严重畸形；Ⅱ拇外翻伴退行性关节炎；Ⅲ拇外翻复发；Ⅳ神经肌肉病变患者；Ⅴ内侧关节囊全部结构严重破裂且不能充分修复的创伤后拇外翻；Ⅵ类风湿性关节炎患者的拇外翻。

②操作方法：手术将第一跖趾关节关节面凿去，将拇趾放于外翻 15°、背屈 25°位用 2 枚钢针交叉固定，术后石膏固定，8 周左右去除石膏、钢针。

（三）**药物治疗**

1. 中药治疗　手术治疗早期，可内服解毒饮等活血化瘀、清热解毒之剂。截骨矫形手术者，中、后期可内服三七接骨丸等促进骨折愈合之剂。后期若行走疼痛、关节僵硬者可内服养血痛丸等，外用海桐皮汤或舒筋汤等熏洗。

2. 西药治疗　手术治疗者，可酌情用抗生素 3～5 天。

（四）**康复治疗**

不需外固定者，手术伤口愈合拆线后即可渐进负重行走，使截骨面以适应负重时的最佳位置愈合；石膏固定者，待拆除石膏后即可负重行走。

【疗效评定标准】

参照改良 Bonney 和 Macnab 拇外翻疗效评价标准（表 8-10）。

表 8-10 改良 **Bonney** 和 **Macnab** 拇外翻疗效评价标准

主观指标	分级
1. 主观指标	
有持续性症状，完全不能进行正常活动	1
有持续性症状，正常活动有时受限	2
偶尔有症状，正常活动不受限制	3
无症状	4
2. 解剖评价	
拇外翻≥ 51°；有滑囊和滑囊炎	1
拇外翻 31°～ 50°；有滑囊和滑囊炎	2
拇外翻 21°～ 30°；有滑囊	3
拇外翻≤ 20°；无滑囊	4
3. MTP 关节运动	
①僵直	1
背伸（≤ 30°）和主动跖曲（≤ 15°）均受限	2
背伸（≤ 30°）或主动跖曲（≤ 15°）受限	3
背伸≥ 31°和主动跖曲≥ 16°	4
② IP 关节跖曲	
≤ 30°	1
31°～ 50°	2
51°～ 70°	3
≥ 71°	4
应注意跖痛和拇旋转	

注：MTP：跖趾关节；IP：趾间关节。 每项 4 分，满分 16 分。

第二十三节　先天性多发性关节挛缩症

先天性多发性关节挛缩症是以多个关节僵直于屈曲位为特征的疾病。

【诊断依据】

（一）病史

症状和体征较典型者，出生后就可发现。

（二）症状与体征

出生时出现固定典型的畸形，肩关节内收、内旋，肘关节固定在屈曲或伸直位，腕关节屈曲位、尺偏，手指屈曲在一起，拇指内收屈曲、位于掌中畸形。髋关节屈曲外展、外旋或僵直脱位，膝关节屈曲或过伸畸形。马蹄内翻足并跖屈，表现为僵硬型，严重者，双侧上下肢对称性畸形。

任何关节均可受累，而且四肢大部关节多同时受累。一般有以下表现：

1. 由于肌肉萎缩引起肢体消瘦。

2. 关节的主要活动减少，有少量的被动活动，但无疼痛，关节僵直于伸直位或屈曲位。

3. 皮肤缺乏正常皱摺，紧张而发亮，正常皮纹消失，皮下组织少。肘、腕、髋、膝关节前面皮肤有小凹陷，但关节固定于屈曲位时，可出现明显皮肤和皮下蹼状畸形。

4. 感觉正常，但深部腱反射减低或消失。

5. 智力正常。

6. 棒状足、髋关节脱位、膝关节脱位为常见伴发畸形。

7. 可伴有先天性心脏病、肾脏畸形。肩和上臂一起内旋，前臂旋前，腕和手屈曲，拇指内收。若髋有脱位则明显内收、挛缩；若没有髋脱位则呈屈曲、外展、外旋位。肢体萎缩，膝和肘关节呈圆柱形，像一个木制的娃娃。

（三）辅助检查

1. X 线检查　X 线照片上显示肌肉萎缩，关节囊密度增厚，马蹄内翻足、髋关节脱位等畸形都能在 X 线片上看出。

2. 肌电图　受累肌群对点刺激反应弱。

【证候分类】

根据挛缩的情况，又可分为以下三类：

（一）伸直性挛缩

伸直性挛缩上肢的畸形为肩内收、肘伸直、前臂旋前和腕屈曲。下肢的畸形则为髋伸直、膝反屈等。

（二）屈曲性挛缩

屈曲性挛缩上肢的畸形为肩外展、旋后，肘屈曲、前臂旋后和腕屈曲。下肢的畸形则为髋外展、外旋屈曲，膝严重屈曲，甚至足跟抵住臀部等。

（三）混合性挛缩

混合性挛缩最常见，肘屈曲，腕屈曲，髋外展、外旋屈曲而膝呈伸直畸形。

【治疗】

（一）非手术治疗

在婴儿期可先进行轻柔的按摩、石膏或支架保护等保守治疗。对轻型病儿效果尚好，但对严重患者不易奏效。

（二）手术治疗

治疗的目标，是在上肢增加关节活动，在下肢稳定诸关节。该病复发率较高，外科手术并不能获得非常满意的效果。因为皮肤无弹性，血管和神经短缩限制手术目的的完成，肌力缺乏也是收效不大的因素。髋关节脱位者先行闭合复位，若失败行切开复位。牵引对皮肤良好的患者有益，而对挛缩变化者很难收效。膝关节矫正屈曲后，支架保护。马蹄内翻足，可行跟腱延长和踝关节、距下关节、跗跖关节的关节囊切开松解。也可在年龄较小的情况下行骨性手术如截骨术、三关节固定术。肘关节伸直挛缩者手术更困难，可以通过关节囊切开达到肘部屈曲的功能位，但主动屈曲常常缺如。有人曾行胸大肌移植提供肘的屈曲动力。腕关节可行融合术以矫正畸形，拇指内收可行延长术，但疗效都不太理想。

总之，先天性多发性关节挛缩症的治疗，应根据患者的具体情况来制定具体的治疗方案。

（三）药物治疗

术后可予以中药活血祛瘀、清热解毒之剂，内服活血止痛汤加蒲公英、紫花地丁、连翘等；西药可选用适当的抗生素。除去外固定后可配合中药熏洗，或药物按摩，使筋肉舒展、关节功能恢复。

（四）康复治疗

有主动锻炼能力者可主动关节活动，以锻炼肌肉、减少畸形；无主动锻炼能力者，可由他人帮助锻炼，尽可能恢复矫正肢体外形，防止肌肉挛缩，为手术打下基础，术后逐步开展各关节功能锻炼，防止关节强直、肌肉粘连。

【疗效评定标准】

步行能力按 Holden 功能步行分类法判断：0 级：无功能；Ⅰ级：需大量持续性帮助；Ⅱ级：需少量帮助；Ⅲ级：需监护或言语指导；Ⅳ级：平地上独立；Ⅴ级：完全独立。步行能力以提高 2 个级别为显效，提高 1 级为有效，不足 1 级为无效。

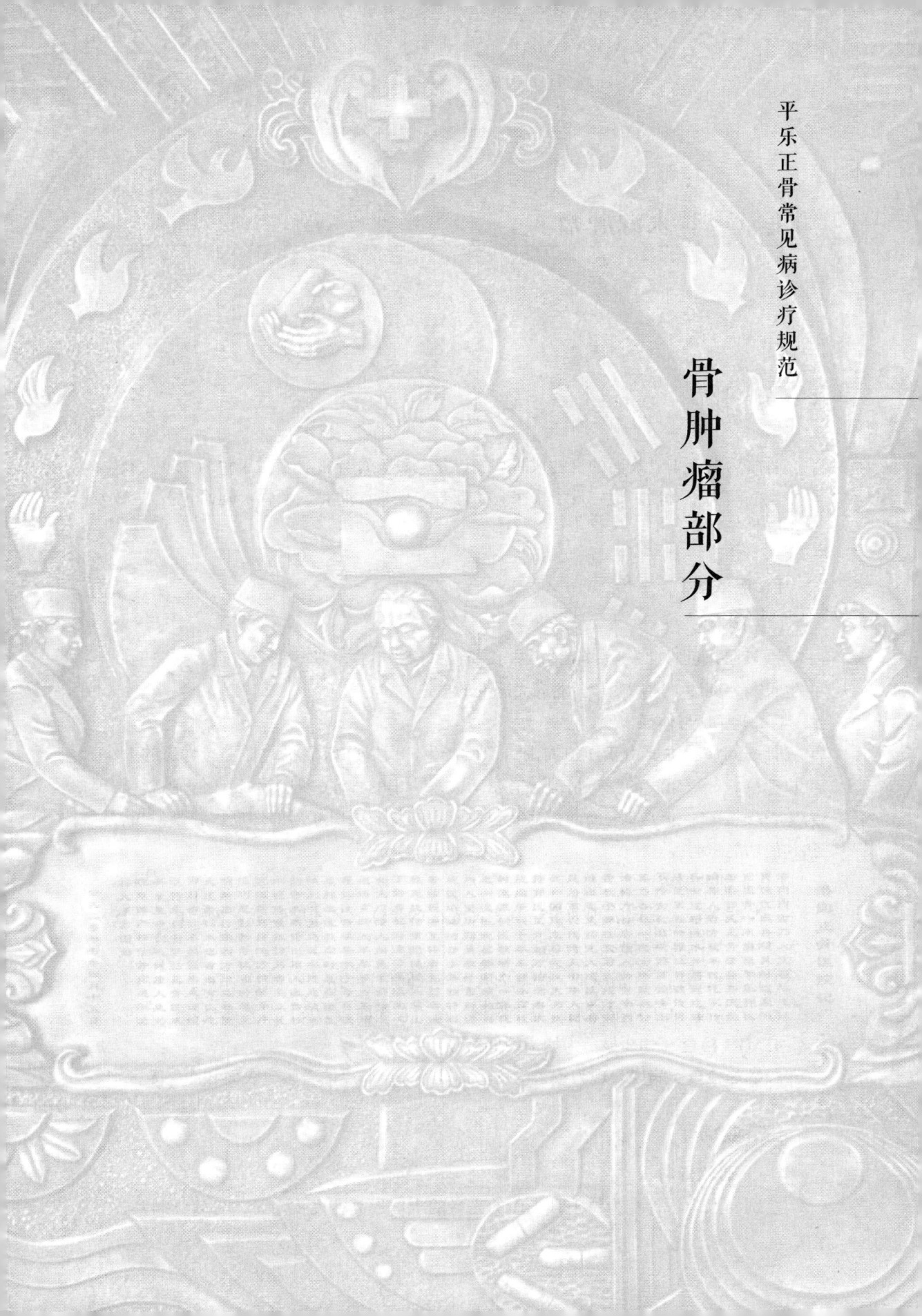

骨肿瘤部分

第九章　骨来源肿瘤

第一节　骨瘤

骨瘤为发生于骨表面的良性成骨病变，是一种发育异常。好发年龄为 25 ～ 50 岁。男性发病略高于女性。最好发于扁平骨（髂骨、坐骨、肋骨、颅骨及颌面骨），少数发生于胫骨干和股骨干。

【诊断依据】

（一）病史

一般在儿童时期发病，在活跃生长期，骨瘤为良性 2 期病变，待进入成熟期后不再生长，为良性 1 期病变，骨瘤尚无恶变的报道。

（二）症状与体征

骨瘤的症状主要由于压迫周围组织所产生，所以临床症状的轻重与骨瘤的大小、生长速度、邻近组织的受压情况等有密切关系。小的骨瘤一般不引起任何症状，表现为生长缓慢的、位于骨表面的无症状包块。大的骨瘤可引起局部疼痛、肿胀，或感觉和其他功能障碍等。

（三）辅助检查

1. X 线表现　骨瘤表现为位于骨表面光滑的半球形高密度致密骨影，其下的皮质骨无破坏，周围有三角形的反应骨。

2. 同位素扫描　在活跃期，病灶内及反应区同位素均浓集，成熟后降至正常。

3. CT 检查　CT 可显示病灶呈半球形，位于骨表面，为皮质骨样密度均一的包块。

4. MRI 检查　MRI 显示为均一的低信号。

5. 病理检查　病变表现为致密的皮质骨被覆一层厚厚的骨膜，表面和深层无区别。

【鉴别诊断】

（一）骨软骨瘤

鉴别要点为：骨瘤为位于骨表面的光滑的半球形高密度皮质骨，骨软骨瘤其皮质和其内的松质骨小梁分别与原位骨相连续。

（二）骨旁骨肉瘤

位于骨表面质密的骨化病灶，倾向于包绕骨生长。在病灶与骨之间可有一狭窄的透亮缝隙。骨瘤为位于骨表面的光滑的半球形高密度皮质骨，其下的皮质骨无破坏，在病灶与骨之间无透亮缝隙。

【治疗】

（一）非手术治疗

无症状者可不予治疗，应定期观察。

（二）手术治疗

有下列情况者可行手术治疗，手术行囊内或边缘切除，复发率极低，没必要行广泛的大块切除。

1.有明显压迫症状者。

2.有明显畸形者。

3.生长较快或成年后继续生长者。

（三）药物治疗

1. 中药治疗　术后可予以中药活血祛瘀、清热解毒之剂，内服活血止痛汤加蒲公英、紫花地丁、连翘等；除去外固定后可配合中药熏洗，或药物按摩，使筋肉舒展、关节功能恢复。

2. 西药治疗　术后可选用适当的抗生素。

（四）康复治疗

术后2天做肌肉等长收缩，2周后做各个相应关节的功能锻炼。拆除外固定后，逐步进行关节屈伸活动，加强功能锻炼。

【疗效评定标准】

参照《中医骨伤科病症诊断疗效标准》制定。

治愈：畸形和疼痛等临床症状完全消失；经 X-Ray 或 CT 证实，病灶治疗后完全消失，无新病灶出现，连续观察1年以上未复发；术后无遗留功能障碍。

好转：畸形和疼痛等临床症状明显好转，基本不用或偶用止痛药；经 X-Ray 或 CT 证实，病灶治疗后完全消失，无新病灶出现，连续观察1年以上无复发；术后功能虽稍有障碍，不影响日常生活。

未愈：畸形和疼痛等临床症状缓解不明显；经 X-Ray 或 CT 证实，病灶治疗后消失不彻底，或病灶无改变，或病灶1年内复发、增大；术后功能明显受限。

第二节　骨样骨瘤

骨样骨瘤为良性成骨性肿瘤，其特征为有一小的瘤巢，周围有许多成熟的反应骨。好发年龄为 8 ～ 18 岁。好发于男性，男、女之比为 2 ∶ 1。最常见部位为股骨小粗隆、肱骨近端内侧皮质、胫骨远 1/3，也可见于脊柱的附件。

【诊断依据】

（一）病史

一般症状持续时间为 3 年，在自愈过程中，病灶由活跃的 2 期向静止的 1 期逐渐转化。

（二）症状与体征

病变的特点为非常局限的疼痛。初期为局限的间歇性疼痛，疼痛逐渐变为持续性剧痛，夜间尤甚；近关节的病变，因疼痛可使关节活动受限。水杨酸盐可以使疼痛缓解，饮酒可使疼痛加重是本病的特点。位于脊柱附件者，可出现疼痛性脊柱侧弯。

（三）辅助检查

1. X 线检查　病灶"瘤巢"呈圆形或椭圆形，透光阴影最大直径不超过 2cm，透光中央有点状密度增加的阴影，在透光区周围常有圆形反应性骨质增生圈环绕。

2. 同位素扫描　在活跃期表现为广泛的同位素浓集。

3. CT 检查　CT 检查可显示出瘤巢的大小、位置和中心的钙化。

4. MRI 检查　瘤巢在 T1 加权像上呈低到中等信号，在 T2 加权像上呈低、中等或高信号。

5. 病理检查　瘤巢中央由骨样组织组成，由深染的活跃的增殖期骨母细胞包绕，瘤巢边缘为增生的纤维血管组织。

【鉴别诊断】

（一）Brodie 脓肿

Brodie 脓肿位于髓腔或松质骨，而骨样骨瘤位于皮质，前者多有感染史，局部有红肿、热、痛等炎性表现，常反复发作。骨样骨瘤注射造影剂后将加强，而 Brodie 脓肿 CT 加强后的无变化。

（二）骨母细胞瘤

组织学上，二者鉴别很困难，其鉴别主要通过临床和影像学，骨样骨瘤有典型的临床症状，位于皮质内，瘤巢小于 2cm，反应骨多；而骨母细胞瘤病灶大，位于松质骨，反应骨壳较薄。

【证候分类】

根据瘤巢的位置可分为四型

（一）皮质骨型

皮质骨型瘤巢位于长骨骨干一侧皮质内，骨皮质增粗增厚，硬化骨厚薄不均。

（二）松质骨型

松质骨型多发生在不规则骨或骨端，如脊柱、股骨颈等，虽可见瘤巢及瘤巢周围反应骨，但骨质增生硬化不明显。

（三）骨髓腔型

骨髓腔型瘤巢位于骨干中央髓腔内，骨内膜明显增厚硬化，髓腔变窄，甚至闭塞。

（四）骨膜下型

骨膜下型瘤巢位于骨膜内，或瘤巢不明显，仅见骨皮质轻度压迹，可见骨膜增厚反应及周围软组织炎性反应。

【治疗】

（一）非手术治疗

对症状较轻，尤其对那些手术较困难，术后会发生严重并发症的患者，可行保守治疗，即口服水杨酸盐对症治疗。

（二）手术治疗

1. 瘤巢刮除灭活植骨术　活跃的2期骨样骨瘤，当瘤巢位置很明确，行刮除术。一般做局部刮除后行自体骨、人工骨或异体骨移植，可使用石碳酸、95%酒精或冷冻等方法灭活囊壁，也可应用骨水泥充填瘤腔以降低复发率。

2. 边缘大块切除术　当瘤巢位置不明确，行边缘的大块切除，去除瘤巢和反应骨。

3. 经皮瘤巢去除术　当瘤巢位置很明确，可在CT引导下，用空心钻钻入病灶，切除病灶，或将变速磨钻的磨头导入瘤巢内，消灭瘤巢和周围的反应骨。另外一种方法是在CT引导下置入1根探针，用它产生的高频"微波"来消灭瘤巢。

（三）药物治疗

1. 中药治疗　术后可予以活血祛瘀、清热解毒之剂，内服活血止痛汤加蒲公英、紫花地丁、连翘等；除去外固定后可配合中药熏洗，或药物按摩，使筋肉舒展、关节功能恢复。

2. 西药治疗　术后可选用适当的抗生素。

（四）康复治疗

术后石膏固定，术后2天做肌肉等长收缩，2周后做各个相应关节的功能锻炼。拆除外固定后，逐步进行关节屈伸活动，加强功能锻炼。

【疗效评定标准】

参照《中医骨伤科病症诊断疗效标准》制定。

治愈：畸形和疼痛等临床症状完全消失；经 X-Ray 或 CT 证实，瘤巢治疗后完全消失，无新病灶出现，连续观察 1 年以上无复发；术后无遗留功能障碍。

好转：畸形和疼痛等临床症状明显好转，基本不用或偶用止痛药；经 X-Ray 或 CT 证实，瘤巢治疗后完全消失，无新病灶出现，连续观察 1 年以上无复发；术后功能虽稍有障碍，不影响日常生活。

未愈：畸形和疼痛等临床症状缓解不明显或加重；经 X-Ray 或 CT 证实，治疗后瘤巢尚存，或有生长及复发趋势，或 1 年以内复发；术后功能明显受限。

第三节　骨母细胞瘤

骨母细胞瘤是一良性成骨性肿瘤，又称"成骨母细胞瘤"，其特点为产生大量的矿化不良的肿瘤性骨样基质。本病常有侵袭性，甚至会出现肺转移或恶变。好发年龄为 15 ～ 30 岁，男性发病率较高，男、女之比为 2∶1 或 3∶1。发病部位多见于脊柱附件，偶可见于长骨的干骺端。

【诊断依据】

（一）病史

骨母细胞瘤为良性活跃性 2 期肿瘤，多有症状，缓慢增长，可导致骨的畸形，骨母细胞瘤有恶变为骨肉瘤的报道，有时还可出现迟发性转移。

（二）症状与体征

疼痛为主要症状，主要表现为局部轻度钝痛，模糊的不适，与活动无关，一般不会出现包块或畸形。有时可有肿胀，可扪及包块或硬结，关节功能多不受影响。在脊柱，表现为间歇性背疼，青春期可有渐进性脊柱侧弯，伴有神经根刺激症状。少数无症状者可因拍 X 线片而偶然发现。

（三）辅助检查

1. 实验室检查　碱性磷酸酶一般不高，当其有恶变时可能会增高。

2. X 线检查　骨端溶骨性破坏，肿瘤大小不一，有时病灶可见斑块状钙化。肿瘤偏心生长，常波及一侧骨皮质，周围有轻度的反应性增生，有时可有病理骨折。

3. 同位素扫描　骨母细胞瘤表现为同位素浓集。

4. CT 检查　CT 能清楚显示网格样结构，反应骨有清楚的边界，也可显示病灶与周围骨的界限，病变可被造影剂显著增强。

5. MRI 检查　病灶内部在 T1 加权像上呈低到中等信号，在 T2 加权像上为高信号。多数病灶内存有斑点、索条状、不规则的钙化或骨化区，在各扫描序列上均为低信号。

6. 病理检查　镜下可见大量的新生小梁骨，粗而短，不按应力排列而杂乱无序，小梁骨间有大的血池，血池壁由单层细胞构成，血池之间散布有深染而肥大的骨母细胞团。

【鉴别诊断】

应与骨纤维结构不良（骨纤维异样增殖症）鉴别，主要鉴别点为骨母细胞瘤好发于脊柱，外形呈圆形或卵圆形，而骨纤维结构不良脊柱少见。肢体上的骨母细胞瘤多位于骨端，表现为边界清楚的病变。骨纤维结构不良多位于骨干或干骺端，病灶较长或多角形。

【治疗】

（一）非手术治疗

1. 化疗　只有零星报道说对高度危险的骨母细胞瘤化疗反应好，用阿霉素化疗似乎有效。

2. 放疗　适用于无法手术、术后复发的患者或需行辅助治疗的患者。对照射病例更应注意是否会转化成纤维肉瘤或骨肉瘤。

（二）手术治疗

对骨母细胞瘤的手术治疗应密切观察随访，以防恶变。手术后复发率不超过 10%。

1. 局部刮除植骨术　在 1 期（潜伏期），或 2 期（活跃期），成骨细胞瘤有进行病灶内切除术及联合局部辅助治疗的指征。特别适用于脊柱、生长骨骺或接近功能重要的部位骨骺的成骨细胞瘤。3 期侵袭性病变在无法行边缘或广泛切除的部位也可选择刮除术。

2. 大块边缘性切除术　3 期侵袭性病变有进行边缘或广泛切除术的指征。

3. 椎管减压　若同时伴有神经根或脊髓压迫症状时，手术治疗旨在减压。减压的效果主要取决于压迫的程度和时间，以及减压手术是否彻底。

（三）药物治疗

术后可予以中药活血祛瘀、清热解毒之剂，内服活血止痛汤加蒲公英、紫花地丁、连翘等；术后可选用适当的抗生素。除去外固定后可配合中药熏洗，或药物按摩，使筋肉舒展、关节功能恢复。

（四）康复治疗

刮除植骨者术后 2 天做肌肉等长收缩，2 周后做各个相应关节的功能锻炼。大块边缘性切除者，植骨愈合后加强功能锻炼。

【疗效评定标准】

参照《中医骨伤科病症诊断疗效标准》制定。

治愈：疼痛、肿胀、畸形等临床症状完全消失；经 X-Ray 或 CT 证实，病灶治疗后完全消失，无新病灶出现，连续观察 6 个月以上无复发；术后无遗留明显功能障碍或稍受限。

好转：疼痛、肿胀、畸形等临床症状明显好转，基本不用或偶用止痛药；经 X-Ray 或 CT 证实，病灶治疗后完全消失，无新病灶出现，连续观察 6 个月以上无复发，或病灶虽在，经连续观察处于静息状态；术后功能虽稍有障碍，不影响日常生活，或需短期支具保护。

未愈：疼痛、肿胀、畸形等临床症状缓解不明显或加重；经 X-Ray 或 CT 证实，治疗后病灶尚存，或术后 6 月内复发或增大，出现新的病灶及远处转移；术后功能明显受限，需长期辅助支具保护。

第四节　骨肉瘤

骨肉瘤是指成骨间叶细胞产生的原发恶性骨或软组织肿瘤。好发年龄在 10 ～ 20 岁之间，男性多于女性。多发于青少年患者的长骨干骺端，一般好发于股骨远端、胫骨近端、肱骨近端及桡骨远端。大多数为单发，有时为多中心发病。

【诊断依据】

（一）病史

典型骨肉瘤侵袭性强，生长快，可以出现局部跳跃灶，早期即可发生肺转移。单纯行手术治疗后，10 年生存率为 10% ～ 20%。一般在截肢术后 1 ～ 2 年出现肺转移，而以 1 年者最多；由于使用了新辅助化疗，5 年生存率可达 50% ～ 70%。

（二）症状与体征

骨肉瘤初期多无典型的症状，仅表现为近关节的疼痛，活动后加剧，数周后疼痛加剧，并呈持续性；局部出现软组织肿块，肿块逐渐加重，触之质硬，疼痛明显，不断增大的肿块边界不明显，局部皮温增高。皮肤表面可见浅表静脉怒张现象，部分患者可发生病理骨折。当肿瘤累及骨软骨时，可出现关节腔肿胀。当肿瘤进展显著时，可触及局部淋巴结增多、增大。

（三）辅助检查

1. X 线检查　早期骨质缺损可累及髓腔、松质骨或骨皮质，在干骺端出现骨小梁的溶解，有骨膜反应；病灶进一步发展，骨质破坏可沿着骨干不断发展，骨膜反应可呈分层或平行状骨针，可出现 Codman 三角，其外常有软组织肿胀；晚期病例则可累及关节软骨。骨肉瘤常转移至肺和胸膜，胸片示肺部转移灶可发生钙化，侵犯胸膜则出现胸腔积液。

2. 同位素扫描　典型骨肉瘤表现为广泛、高度的核素浓集，但跳跃灶很难识别。

3. CT 检查　CT 能显示成骨和破坏的具体情况。另外，有时能识别出跳跃灶。

4. MRI 检查　硬化型骨肉瘤在 T1 加权像和 T2 加权像上呈低信号，但肿瘤周围水肿或非硬化区域在 T2 加权像上呈高信号。成软骨细胞肉瘤，软骨成分在 T1、T2 加权像上均为高信号。有大量梭形纤维细胞产生的骨肉瘤，这种溶骨性病变在 T1 加权像上呈偏低至中等信号，在 T2 加权像上呈中等至偏高信号。

5. 病理检查　典型骨肉瘤含有在其周围产生骨样基质的、具有高度恶性细胞学改变的梭形细胞。肿瘤性骨不成熟，形状不规则，且不按应力方向排列。常可见软骨和 / 或纤维分化区。

【证候分类】

最新 WHO 肿瘤组织学分类为：

（一）中央型（髓内）骨肉瘤

传统型中央骨肉瘤包括成骨细胞型、成软骨细胞、成纤维细胞型；血管扩张型骨肉瘤；骨内高分化骨肉瘤（低度恶性）；圆细胞型（或小细胞）骨肉瘤。

（二）浅表型或表面骨肉瘤

皮质旁（近皮质）骨肉瘤；骨膜骨肉瘤；低分化表面骨肉瘤（高度恶性浅表型骨肉瘤）。

（三）继发性骨肉瘤

继发于 Paget 氏病的骨肉瘤和骨母细胞瘤。

【鉴别诊断】

（一）软骨肉瘤

鉴别要点是软骨肉瘤发病年龄较大，病灶内无瘤骨，有钙化，骨膜反应少见，病理学检查肿瘤内无骨样基质。

（二）纤维肉瘤

鉴别要点是纤维肉瘤发病年龄较大，病灶内无瘤骨，骨膜反应少见，病理学检查肿瘤内无骨样基质。

【治疗】

（一）非手术治疗

1. 化疗　有人把骨肉瘤的术前化疗称"新辅助化疗"，其原则包括三部分内容：

①强调术前化疗的重要性；②切除的肿瘤做坏死率检查；③根据肿瘤坏死率高低，决定术后化疗方案。当前趋向于使用很强的手术前化疗，联合使用大剂量的氨甲喋呤、顺铂、异环磷酰胺及阿霉素。手术切除术后，至少要对整个肿瘤标本中的一个切片进行组织学检查。当肿瘤细胞的坏死达90%时，说明肿瘤对化疗的敏感性佳，则继续使用同样的药物；当肿瘤细胞的坏死达不到90%时，则药物的配合应加改变。

2. 放疗　在某些情况下，放疗可用来扩大不充分的外科边界，或保肢的一种姑息治疗选择。

（二）手术治疗

在新辅助化疗方案支持下，肢体肿瘤广泛切除后，可根据肿瘤的部位、预后、并发症与患者的年龄和要求达到的程度，选择下列手术重建肢体功能。如化疗无效，则应行根治截肢。

1. 关节融合术　适用于股骨、胫骨、肱骨和尺骨上、下端的骨肉肿瘤，瘤段切除后做髋、肩肘或腕关节融合。肿瘤段截除后，选用自体髂骨或腓骨移植，或自体股骨或胫骨髁翻转来填补骨缺损，也可选用与缺损段相应的异体骨移植替代骨缺损。

2. 人工假体置换术　年龄在8岁以上者，四肢恶性肿瘤截除后，用人工假体置换，已成为挽救和替代截肢的有效方法。

3. 同种异体骨关节移植术　其优点是能恢复骨的连续性和体积，重建关节结构，提供软组织附着部位。

4. 异体骨和人工假体复合移植术　适应于股骨上、下端骨肉瘤截除后，做髋、膝关节的重建。

5. 带血管自体骨移植术　适用于股骨下段，胫骨上段，桡骨远端的骨肉瘤，选做膝关节融合及肩、腕关节成形者。

6. 瘤骨灭活再植术　适用于骨破坏不严重，骨强度无明显损害的四肢骨肉瘤患者。

7. 旋转成形术　适用于外科分期属ⅠA、ⅠB、ⅡA或神经血管未受累的ⅡB期的股骨中下段骨肉瘤。

8. 截肢术　适应于肿瘤术后复发，或肿瘤较大影响周围血管神经，或经化疗等治疗疾病仍进展的患者。

（三）药物治疗

1. 中药治疗　中医辨证施治调解患者机体状态，或配合西药增效减毒。本病以补益肝肾、强健筋骨为主要治疗原则，我院配合化岩胶囊应用，或给予手术干预治疗，术后可予以活血祛瘀、清热解毒之剂，内服活血止痛汤加蒲公英、紫花地丁、连翘等，或给予养血补气、健脾补肾之剂增强抵抗肿瘤能力。

2. 西药治疗　术后可选用适当的抗生素、阶梯性止痛药物、神经营养药物、蛋白补充剂等。

（四）康复治疗

术后 2 天做肌肉等长收缩，2 周后做各个相应关节的功能锻炼。瘤段切除人工关节重建者，术后 4 周开始关节功能锻炼；异体骨和人工假体复合移植术、瘤骨灭活再植术者，术后 6 周开始强化功能锻炼；自体骨重建或关节融合术者植骨愈合后加强功能锻炼，截肢术后应尽早佩戴义肢积极下床康复锻炼。

【疗效评定标准】

（一）化疗效果综合评估标准参照郭氏法

1. 完全有效　患者主观症状明显减轻或消失，疼痛缓解；临床检查肿瘤体积明显缩小，软组织块缩小变硬，肿瘤周围肿胀消失，邻近关节活动度改善；化疗前后 X 线平片对比，肿瘤的钙化、骨化增加，软组织肿块影缩小，与正常骨之间的界限清楚。增强 CT 及血管造影检查显示肿瘤新生血管明显减少或消失；血中碱性磷酸酶、琥珀酸脱氢酶下降至正常；同位素扫描，放射性核素的浓集明显变淡或消失；术后肿瘤标本 Huvos 组织学分级为Ⅱ、Ⅲ级。

2. 部分有效　患者疼痛等主观症状减轻，临床检查肿瘤体积缩小不明显，肿瘤周围肿胀减轻；化疗前后 X 线平片对比，肿瘤的钙化、骨化不明显，软组织肿块略缩小，与正常骨之间的界限清楚。增强 CT 及血管造影检查显示肿瘤新生血管减少；血中碱性磷酸酶、琥珀酸脱氢酶有下降，但仍高于正常；同位素扫描，放射性核素的浓集轻度变淡。术后肿瘤标本 Huvos 组织学分级为Ⅱ级。

3. 无效　患者疼痛未减轻，临床检查肿瘤体积无缩小反而增大，肿瘤周围肿胀明显；化疗前后 X 线平片对比，肿瘤内无新生的钙化或骨化，软组织肿块增大，与正常骨之间的界限不清楚。增强 CT 及血管造影检查显示肿瘤新生血管无变化或增加；血中碱性磷酸酶、琥珀酸脱氢酶无下降或升高；同位素扫描，放射性核素的浓集加重；术后肿瘤标本 Huvos 组织学分级为Ⅰ级。

（二）综合疗效评价

完全缓解（CR）：肿胀、疼痛等临床症状完全消失，经 X-Ray 或 CT 证实，目的病灶完全消失，非目的病灶缩小 50% 以上，无新病灶出现，不少于 4 周；Enneking 肢体肌肉骨骼系统术后功能评定 ≥ 21 分；WHO（1987）标准疼痛评价下降 50% 或以上；生存质量按 Karnofsy 记分标准增加 > 10 分。

部分缓解（PR）：肿胀、疼痛等临床症状明显减轻，基本不用或偶用止痛药，不影响日常生活；经 X-Ray 或 CT 证实，肿瘤溶骨性破坏缩小，钙化或出现骨改变，目的病灶和非目的病灶缩小 50% 以上，无新病灶出现，不少于 4 周；Enneking 肢体肌肉骨骼系统术后功能评定 ≥ 10 分；WHO（1987）标准疼痛评价总分下降 50% 以下；生存质量按 Karnofsy 记分标准增加 < 10 分。

未缓解（NC）：肿胀、疼痛等临床症状无明显减轻，需配合药物，影响日常生活；经 X-Ray 或 CT 证实，目的病灶和非目的病灶缩小 25% 以上，无新病灶出现，不少于 4 周；Enneking 肢体肌肉骨骼系统术后功能评定 ≥ 5 分；WHO（1987）标准疼痛评价总分无下降或有增加；生存质量按 Karnofsy 记分标准增减 < 10 分。

加重（PN）：肿胀、疼痛等临床症状不减轻反加重，需配合药物，严重影响日常生活；经 X-Ray 或 CT 证实，目的病灶和非目的病灶缩小 25% 以下，病灶增大或新病灶出现；Enneking 肢体肌肉骨骼系统术后功能评定 < 5 分；生存质量按 Karnofsy 记分标准减少 > 10 分。

第十章　软骨来源肿瘤

第一节　内生软骨瘤

软骨瘤是指发生于骨内的良性软骨肿瘤。10～50岁多见，男性女性发病率相当。发病部位多见于管状骨髓腔，单发病变以手足的短管状骨和长骨的干骺端与骨干交界处最多见，多发内生软骨瘤发生于身体的半侧。

【诊断依据】

（一）病史

病起始于儿童，随着骨的生长，肿瘤从干骺区移向骨干方向，并继续生长，直到骨成熟。当骨成熟后，肿瘤停止生长，逐渐钙化。

（二）症状与体征

手足部的管状骨内生软骨瘤常导致手指或足趾的畸形，易因骨肿胀刺激引起局部肿痛，或因病理骨折引起疼痛。而在四肢长骨，大部分内生软骨瘤均无症状，仅因其他疾病或病理骨折在拍X线片时被发现。

多发内生软骨瘤幼儿期即表现出症状和体征，并可导致肢体短缩和弯曲畸形。在手部，病变呈球形或结节样肿胀，病变严重时，手指短缩、偏离轴心，一般无疼痛。在肢体的干骺端有轻微的膨胀，随着骨骼的发育，出现短缩畸形。

（三）辅助检查

1. X线检查　常发生在干骺端，表现为圆形或卵圆形低密度阴影，一般位于中心，占据整个髓腔。在骨破坏透亮区中常可见到钙化。

2. 同位素扫描　活跃期同位素摄取量增多，恶变时，同位素摄取量明显增加。

3. CT检查　CT切面可见膨胀性改变，低密度灶中心有斑点状钙化灶。

4. MRI检查　在T1加权像上呈低信号，在T2加权像上为明显的高信号。

5. 病理检查　活跃期软骨瘤由活跃的增殖期软骨形成分叶状结构。

【证候分类】

临床上将软骨瘤分为四类

（一）孤立性软骨瘤（内生软骨瘤）

多发生在手足的短管状骨和长骨的干骺端与骨干交界处，生长缓慢，体积小，可长期无症状。

（二）骨膜软骨瘤

发生在骨膜，突向骨外的骨质破坏，常需与骨软骨瘤鉴别。

（三）多发内生软骨瘤（Ollier 病）

在幼儿期即有症状和体征，导致肢体短缩和弯曲畸形。

（四）Maffucci 综合征

多发内生软骨瘤，且伴有软组织血管瘤。

【鉴别诊断】

（一）骨巨细胞瘤

为位于骨骺线闭合处的偏心性、溶骨性、膨胀性骨破坏，与内生软骨瘤的主要鉴别点是骨巨细胞瘤不是在干骺端或骨干部发病，不是中心性破坏，内无点状钙化。

（二）软骨母细胞瘤

与内生软骨瘤的主要鉴别点是软骨母细胞瘤是位于骺端的溶骨性破坏，破坏区密度相对较高。

（三）动脉瘤样骨囊肿

与内生软骨瘤的主要鉴别点是动脉瘤样骨囊肿多不是中心性骨破坏，内无点状钙化，CT、MRI 可显示病灶内有液－液平面。

（四）骨纤维结构不良

与内生软骨瘤的主要鉴别点为骨纤维结构不良病变内多无点状钙化，边缘骨质多无硬化。

【治疗】

（一）非手术治疗

局限而无症状的软骨瘤不需特殊治疗，临床密切观察。

（二）手术治疗

只有当病变有症状，影响生活时，可行刮除病灶并进行植骨。对有症状和或有溶骨性改变的长骨上的软骨瘤显然须行手术治疗。对大多数发现在躯干骨上的软骨瘤均应考虑有软骨肉瘤的可能性。

1. 刮除活检术　除关节软骨外，肿瘤附着的内壁应彻底清除，刮除后的内壁应彻底灭活，可应用95%乙醇、石炭酸等，可用自体骨、异体骨、人工骨植于病灶内，也可填充骨水泥。刮除病灶后须进行组织学检查。

2. 肿瘤广泛切除术　病理检查恶变明显时，特别在位于躯干骨或近躯干骨者应采用积极彻底的肿瘤广泛切除术。

（三）药物治疗

1. 中药治疗　术后可予以活血祛瘀、清热解毒之剂，内服活血止痛汤加蒲公英、紫花地丁、连翘等；除去外固定后可配合中药熏洗，或药物按摩，使筋肉舒展、关节功能恢复。

2. 西药治疗　术后可选用适当的抗生素。

（四）康复治疗

术后2天做肌肉等长收缩，2周后做各个相应关节的功能锻炼。拆除外固定后，逐步进行关节屈伸活动，加强功能锻炼。

【疗效评定标准】

参照《中医骨伤科病症诊断疗效标准》制定。

治愈：疼痛和畸形等临床症状完全消失；经 X-Ray 或 CT 证实，目的病灶治疗后完全消失，无新病灶出现，连续观察1年以上无复发，非目的病灶静息稳定；术后无遗留明显功能障碍或稍受限。

好转：疼痛和畸形等临床症状明显好转，基本不用或偶用止痛药；经 X-Ray 或 CT 证实，目的病灶治疗后完全消失，无新病灶出现，连续观察1年以上无复发，或病灶虽在，经连续观察处于静息状态，非目的病灶稳定或稍进展；术后功能虽稍有障碍，不影响日常生活，或需短期支具保护。

未愈：疼痛和畸形等临床症状缓解不明显或加重；经 X-Ray 或 CT 证实，目的病灶治疗后仍见病灶存在，术后1年内病灶复发或增大，发现新的病灶及远处转移，或非目的病灶进展；术后功能明显受限，需长期辅助支具保护。

第二节　骨软骨瘤

骨软骨瘤是指骨发育异常所形成的软骨赘生物，又称"骨软骨性外生骨疣"，可单发，亦可多发，因多发者有家族遗传性，故又称之为"遗传性多发性骨软骨瘤"。骨软骨瘤可合并肢体弯曲和短缩畸形，偶可继发为软骨肉瘤。发病年龄多在5岁以上，男性多于女性，男女之比为（1.5～2）：1。多见于四肢长骨的干骺端和躯干的骨盆骨及肩胛骨。

【诊断依据】

（一）病史

肿瘤生长缓慢，当骨成熟后，病变处于静止期。发生于躯干骨或近躯干骨者，恶变率较高，应尽早手术切除，遗传性多发性骨软骨瘤恶变率要比单发者高（多发约10%，单发＜1%）。

（二）症状与体征

临床表现为缓慢生长的、无痛的、坚硬的、固定的包块，起源于骨表面，而与周围软组织不粘连，症状多因对周围软组织的机械压迫而引起。在成人，突然出现疼痛和包块增大为恶变的表现。严重的遗传性多发性骨软骨瘤可出现肢体短缩畸形。此外，常伴前臂弓形、桡骨头脱位、膝外翻以及因腓骨近端包块压迫腓总神经所致的足下垂等畸形。

（三）辅助检查

1. X 线检查　肿瘤为一附着于干骺端的与骨皮质相连的向外的骨突起物，骨性突起与受累骨皮质和松质骨相连。

2. 同位素扫描　骨软骨瘤的骨性部分与软骨帽交界处同位素浓集。当有恶变时，病变处的同位素摄取量会突然增高。

3. CT 检查　CT 能清晰的显示出肿瘤的蒂部与皮质骨的连续。

4. MRI 检　MRI 检查可以明确软骨帽的厚度，如超过 3cm 以上者应考虑有恶变可能。

5. 病理学检查　软骨帽由呈柱状排列的软骨细胞构成，其下明确可见肥大细胞层和退变的基质钙化层以及原发小梁骨，无细胞的钙化软骨呈岛样散布其间，没有塑型和吸收。

【证候分类】

临床上将骨软骨瘤分为三型：

（一）单发骨软骨瘤

单发骨软骨瘤多见，以膝关节周围最常见。

（二）遗传性多发性骨软骨瘤

遗传性多发性骨软骨瘤有家族遗传性，常合并肢体弯曲和短缩畸形，恶变率较单发高。

（三）半侧肢体骺发育不全症

半侧肢体骺发育不全症，又名"跗骨巨大症""半肢骨骺发育异常（hemimelic epiphysealdysplasia）""跗骨骺发育不全症""跗骨骨骺续连症""发育不全性骺的骨软骨瘤"，是骨骺发育异常的一类疾病，为先天性常染色体显性遗传性疾病。在组织表现上，类似骨软骨瘤，有人将之归为骨软骨瘤的一个亚型。根据 X 线表现分为三型：①局限型：仅累及一个骨骺，常见于股骨下端或一个跗骨，常见于距骨；②典型型：单一肢体的一侧多个骨骺受累；③全身型：骨盆、膝、踝、足等整个下肢受累。该病目前尚无恶变的报道。

【鉴别诊断】

骨旁骨肉瘤　是位于与骨表面相邻的软组织中的原发恶性肿瘤，倾向于包绕骨生长。早期，在病灶与骨之间可有一狭窄的透亮缝隙，无骨膜反应。与其鉴别要点在骨软骨瘤病史长，未恶变时临床无肿胀疼痛，表面无静脉扩张，皮温不高。

【治疗】

（一）非手术治疗

单纯为预防恶变而行手术切除是不必要的。

（二）手术治疗

对有功能障碍或为预防和纠正畸形者可手术治疗。儿童时期最好不行手术切除，如果必须手术切除，应该平齐宿主骨皮质将肿物从基底大块切除，切除时应将整个骨软骨瘤连同软骨帽、被膜一同广泛、彻底切除。

（三）药物治疗

1. 中药治疗　术后可予以活血祛瘀、清热解毒之剂，内服活血止痛汤加蒲公英、紫花地丁、连翘等；除去外固定后可配合中药熏洗，或药物按摩，使筋肉舒展、关节功能恢复。

2. 西药治疗　术后可选用适当的抗生素。

（四）康复治疗

术后 2 天做肌肉等长收缩，2 周后做各个相应关节的功能锻炼。拆除外固定后，逐步进行关节屈伸活动，加强功能锻炼。

【疗效评定标准】

参照《中医骨伤科病症诊断疗效标准》制定。

治愈：疼痛和畸形等临床症状完全消失；经 X-Ray 或 CT 证实，目的病灶治疗后完全消失，无新病灶出现，连续观察 1 年以上无复发，非目的病灶静息稳定；术后无遗留明显功能障碍或稍受限。

好转：疼痛和畸形等临床症状明显好转；经 X-Ray 或 CT 证实，目的病灶治疗后完全消失，无新病灶出现，连续观察 1 年以上无复发，或病灶虽在，经连续观察处于静息状态，非目的病灶稳定或稍进展；术后功能虽稍有障碍，不影响日常生活，或需短期支具保护。

未愈：疼痛和畸形等临床症状缓解不明显或加重；经 X-Ray 或 CT 证实，目的病灶治疗后仍见病灶尚存，术后 1 年内病灶复发或病灶增大，发现新的病灶及远处转移，或非目的病灶进展；术后功能明显受限，需长期辅助支具保护。

第三节　软骨母细胞瘤

软骨母细胞瘤为来源于幼稚软骨细胞的良性肿瘤，又称"成软骨细胞瘤"。由于其好发于二次骨化中心，也称"良性骨骺软骨母细胞瘤"。好发年龄为 10 ～ 20 岁，男性多于女性，男女之比为（2 ～ 3）：1。发病部位多见于肱骨头、股骨髁、胫骨平台，有时可见于无二次骨化中心的小骨（如距骨）和扁平骨的骨突（如髂骨翼）。

【诊断依据】

（一）病史

软骨母细胞瘤为良性活跃性 2 期肿瘤，病程经过缓慢，症状出现较晚，主要症状为间断性疼痛和邻近关节的肿胀，肌肉乏力，症状可持续几个月到一年，可导致骨的畸形。软骨母细胞瘤恶变为软骨肉瘤或骨肉瘤较为罕见。

（二）症状与体征

可因创伤或压力增加而引起中度疼痛，小部分病变向邻近关节或软组织浸润，可有关节积液或积血。病变也可穿透骺板进入干骺端。

（三）辅助检查

1. 实验室检查　碱性磷酸酶一般不高，当其有恶变时可能会增高。

2. X 线检查　表现为二次骨化中心内圆形、偏心性、溶骨性破坏，一般为 2 ～ 4cm 大小，边界清楚，病灶内可见点状钙化或团块状钙化或羽毛状钙化，皮质破损后，病灶附近可见骨膜反应。晚期骨破坏明显，肿瘤可扩展到软骨下骨，但很少进入关节腔。

3. 同位素扫描　骨母细胞瘤表现为同位素浓集。

4. CT 检查　多呈圆形或椭圆形稍有偏心的膨胀性低密度灶，于中心部分常有较多的棉絮状、砂砾样软骨钙化影。

5. MRI 检查　在 T1 加权像上一般呈与肌肉相似的低信号；在 T2 加权像上软骨样基质（透明软骨）通常为较高信号，钙化为低信号，出血囊变区为明显高信号，甚至有液 - 液平面征象，有人将混杂信号描述为"大鹅卵石"表现。

6. 病理检查　肿瘤性软骨母细胞体积较大，呈多边形，核位于中央，深染，胞浆透亮，呈"铺路石"样排列。散在分布许多体积较小的多核巨细胞和较成熟的软骨岛，软骨岛内有软骨细胞和少量的嗜碱性基质，在软骨母细胞周围有小的紫色钙化颗粒，称"格子样钙化"。

【鉴别诊断】

（一）骨巨细胞瘤

病变位于骨骺线闭合处而不是二次骨化中心内，多发于 20～40 岁，临床多有局部酸困或疼痛；X 线表现为骨骺闭合处的偏心性，溶骨性破坏区密度低，膨胀性破坏，内常有皂泡样阴影，无钙化，周围无反应骨形成的硬化缘，但有骨壳形成。

（二）内生软骨瘤

好发于手足部位骨干或干骺端，位于长骨者病变由骨端向骨干延伸，呈中心性、溶骨性破坏，内多有钙化阴影。

（三）软骨肉瘤

发病年龄较大，好发于扁骨或长骨干骺端，呈不规则溶骨性破坏，边界不清，周围无反应骨形成的硬化缘，内多有钙化阴影，周围有软组织肿块。

【治疗】

（一）非手术治疗

1. 化疗　化疗不敏感。

2. 放疗　禁忌，有恶变的危险。

（二）手术治疗

1. 局部刮除植骨术　在 1 期（潜伏期），或 2 期（活跃期），3 期侵袭性病变在无法行边缘或广泛切除的部位也可选择刮除术。肿瘤附着的内壁应彻底清除，刮除后的内壁应进行灭活，可应用 95% 乙醇、石碳酸等，但有损伤骺板及关节软骨的危险，复发率接近 10%。当病灶较大时需要植骨，可选用自体骨、异体骨、人工骨，植入骨粒要小，尽量填满瘤腔，也可填充骨水泥。如果肿瘤破坏严重或病变位于机械应力部位（如股骨颈）则需要应用大块自体骨或异体骨来恢复骨的完整性。

2. 大块边缘性切除术　3 期病变刮除植骨术复发率高达 50%，广泛的大块切除后复发率极低，但有可能导致部分功能丧失。位于骨盆等中轴骨的软骨母细胞瘤更应行广泛的大块切除，切除后应用自体骨或异体骨移植重建。

3. 瘤段切除术　伴有关节内种植的复发性软骨母细胞瘤，肿瘤破坏整个骨骺，广泛侵犯关节或病理检查为恶性软骨母细胞瘤，采用积极彻底的瘤段切除术。瘤段切除后可选择吻合血管的自体腓骨移植、异体骨移植、人工假体置换等重建关节功能。

（三）药物治疗

术后可予以中药活血祛瘀、清热解毒之剂，内服活血止痛汤加蒲公英、紫花地丁、连翘等；术后可选用适当的抗生素。除去外固定后可配合中药熏洗，或药物按摩，使筋肉舒展、关节功能恢复。

（四）康复治疗

刮除植骨者术后 2 天做肌肉等长收缩，2 周后做各个相应关节的功能锻炼。大块边缘性切除者，植骨愈合后加强功能锻炼。

【疗效评定标准】

参照《中医骨伤科病症诊断疗效标准》制定。

治愈：疼痛、肿胀、畸形等临床症状完全消失；经 X-Ray 或 CT 证实，病灶治疗后完全消失，无新病灶出现，连续观察 6 个月以上无复发；术后无遗留明显功能障碍或稍受限。

好转：疼痛、肿胀、畸形等临床症状明显好转，基本不用或偶用止痛药；经 X-Ray 或 CT 证实，病灶治疗后完全消失，无新病灶出现，连续观察 6 个月以上无复发，或病灶虽在，经连续观察处于静息状态；术后功能虽稍有障碍，不影响日常生活，或需短期支具保护。

未愈：疼痛、肿胀、畸形等临床症状缓解不明显或加重；经 X-Ray 或 CT 证实，治疗后病灶尚存，术后 6 月内复发或病灶增大，出现新的病灶及远处转移；术后功能明显受限，需长期辅助支具保护。

第四节　软骨肉瘤

软骨肉瘤是指来源于软骨细胞的原发恶性肿瘤，在原有良性软骨肿瘤基础上发生恶变可形成继发性软骨肉瘤。好发年龄 30～70 岁之间，男性好发，男、女之比为（1.5～2）：1。常见于骨盆、肩胛带及长骨近端。

【诊断依据】

（一）病史

临床特点为症状轻、发展缓慢，病史常较长。I 级中央型软骨肉瘤一般不转移；II 级软骨肉瘤可早期转移，而且很容易在局部复发；III 级软骨肉瘤预后最差。

（二）症状与体征

常表现为疼痛、缓慢增大的质硬肿物。局部疼痛和压痛是其常见的和最早出现的症状，少数患者可无疼痛。晚期可形成大的软组织肿块。发生于脊柱、骶骨、肋骨或骨盆的病例可引起严重疼痛，可因为压迫神经而引起放射性疼痛。偶尔有肿瘤经骺端而侵入关节引起关节症状，病理骨折少见。

（三）辅助检查

1. X 线检查　多种形态的溶骨破坏，皮质变薄，皮质内面毛糙不齐成波浪状，溶骨区不规整，其内有较高密度的点环形钙化或絮状钙化影，可有骨膜反应。

2. 同位素扫描　核素浓集区大于 X 线所示病变范围。

3. CT 检查　显示钙化征象可靠，较平片可早期观察到肿瘤突破皮质。

4. MRI 检查　T2 加权扫描对基质钙化和软组织肿块比较敏感，钙化呈低信号而肿瘤呈高信号。

5. 病理检查　软骨呈分叶状，细胞分布均匀，胞核肥大，常可见双核细胞，偶见不规则形巨大的软骨细胞。

【鉴别诊断】

（一）骨巨细胞瘤

巨细胞瘤病灶内无钙化，无骨膜反应，多无软组织肿块。

（二）骨囊肿

骨囊肿病灶内无钙化，边缘清楚，无骨膜反应，无软组织肿块。

（三）软骨母细胞瘤

软骨母细胞瘤为二次骨化中心内的骨破坏，周围有反应骨形成硬化缘，无骨膜反应，无软组织肿块；病理检查，软骨母细胞瘤镜下肿瘤细胞为软骨母细胞，呈"铺路石"样排列，在软骨母细胞周围有小的紫色钙化颗粒，称"格子样钙化"。

【证候分类】

按 Schajowica 分型

（一）原发性软骨肉瘤

1. 中央型　多见，起源于骨髓腔或骨中央者。

2. 皮质旁型　位于骨表面的恶性成软骨性肿瘤，较少见。多见于 10 ～ 30 岁的男性。常见部位为股骨、胫骨和肱骨的骨表面。

3. 间质型　或周围型，是少见的恶性成软骨性肿瘤。好发于 10 ～ 30 岁，男性多见。发病部位以脊柱、肋骨和骨盆多见，约 1/3 发生于骨外软组织。

4. 去分化型　低度恶性或交界性软骨肿瘤去分化为高度间变的其他肉瘤，如纤维肉瘤、恶性纤维组织细胞瘤或成骨肉瘤等。好发于 50 ～ 75 岁的中老年人，男性多见。发病部位以骨盆和肩胛带多见。该型软骨肉瘤的特点是生长迅速，骨破坏严重，早期可发生肺转移，2 年生存率低于 20%。

5. 透明细胞型　是一种罕见的、由不成熟软骨组织发生的低度恶性肿瘤。好发于长骨骨端，特别是肱骨近端和股骨头。患者常因进展缓慢的疼痛就诊，就诊前疼痛症状可长达 5 年。

6. 恶性软骨母细胞型　更为罕见，预后不佳。

（二）继发型软骨肉瘤

1. 中央型　继发于内生软骨瘤、多发性内生软骨瘤病。

2. 周围型　继发于骨软骨瘤、遗传性畸形性软骨发育不良、皮质旁软骨瘤。

【治疗】

一般认为，Ⅰ级中央型软骨肉瘤一般不转移，但如果切除不广泛，则可局部复发。若肿瘤侵入内脏或椎管，则可导致死亡。Ⅱ级软骨肉瘤尽管其病程漫长，以及在组织学方面可能观察不到更多恶性的表现，但可早期转移，而且很容易在局部复发。假如手术治疗及时而适当，则治愈率可接近 60%。Ⅲ级软骨肉瘤预后最差，生存率仅接近 40%。"未分化"中央型软骨肉瘤预后非常差（一般为继发性肉瘤、pagets 病），即使施行广泛或根治手术，转移率仍高且出现早。化疗通常无效。放疗只能用于减轻疼痛。

（一）非手术治疗

1. 放疗　通常认为无效，偶尔用作临时的姑息治疗，只能用于减轻疼痛。

2. 化疗　通常无效。

（二）手术治疗

对Ⅰ A 期或Ⅰ B 期者可行广泛性大块切除；对Ⅱ A 期或Ⅱ B 期者应行根治性大块切除或人工关节重建、异体骨和人工假体复合移植术、瘤骨灭活再植术。对于软组织肿块巨大，特别是Ⅲ期中央型软骨肉瘤及所有"未分化"的软骨肉瘤可考虑截肢。

（三）药物治疗

1. 中药治疗　中医辨证施治调解患者机体状态，或配合西药增效减毒。本病以补益肝肾、强健筋骨为主要治疗原则，我院配合应用化岩胶囊，或给予手术干预治疗，术后可予以活血祛瘀、清热解毒之剂，内服活血止痛汤加蒲公英、紫花地丁、连翘等，或给予养血补气、健脾补肾之剂增强抵抗肿瘤能力。

2. 西药治疗　术后可选用适当的抗生素、阶梯性止痛药、双膦酸盐类等药物应用。

（四）康复治疗

术后 2 天做肌肉等长收缩，瘤段切除人工关节重建者，术后 4 周开始关节功能锻炼；异体骨和人工假体复合移植术、瘤骨灭活再植术者，术后 6 周开始强化功能锻炼；自体骨重建或关节融合术者，植骨愈合后加强功能锻炼。

【疗效评定标准】

1. 完全缓解（CR）　肿胀、疼痛等临床症状完全消失；经 X-Ray 或 CT 证实，目的病灶完全消失，非目的病灶缩小 50% 以上，无新病灶出现，不少于 4 周；Enneking

肢体肌肉骨骼系统术后功能评定 ≥ 21 分；WHO（1987）标准疼痛评价下降 50% 或以上；生存质量按 Karnofsy 记分标准增加 > 10 分。

2. 部分缓解（PR） 肿胀、疼痛等临床症状明显减轻，基本不用或偶用止痛药，不影响日常生活；经 X-Ray 或 CT 证实，肿瘤溶骨性破坏缩小，钙化或出现骨改变，目的病灶和非目的病灶缩小 50% 以上，无新病灶出现，不少于 4 周；Enneking 肢体肌肉骨骼系统术后功能评定 ≥ 10 分；WHO（1987）标准疼痛评价总分下降 50% 以下；生存质量按 Karnofsy 记分标准增加 < 10 分。

3. 未缓解（NC） 肿胀、疼痛等临床症状减轻不明显，需配合药物治疗；经 X-Ray 或 CT 证实，目的病灶和非目的病灶缩小 25% 以上，无新病灶出现，不少于 4 周；Enneking 肢体肌肉骨骼系统术后功能评定 ≥ 5 分；WHO（1987）标准疼痛评价总分下降 25% 以上；生存质量按 Karnofsy 记分标准增减 < 10 分。

4. 加重（PN） 肿胀、疼痛等临床症状缓解不明显反加重；经 X-Ray 或 CT 证实，目的病灶和非目的病灶缩小 25% 以下，病灶增大或有新病灶出现；Enneking 肢体肌肉骨骼系统术后功能评定 < 5 分；WHO（1987）标准疼痛评价总分无下降或有增加；生存质量按 Karnofsy 记分标准减少 > 10 分。

第十一章 纤维来源肿瘤

第一节 非骨化性纤维瘤

非骨化性纤维瘤是由成熟的非骨化性结缔组织发生的良性骨肿瘤，又称"干骺端纤维性骨缺损""纤维皮质骨缺损"。本病较少见，好发年龄为 6～65 岁，男性多于女性，男女之比为 1.3：1。好发部位为下肢长骨，如股骨、胫骨；其次为颌骨、肱骨、桡骨、颅骨及肋骨。

【诊断依据】

（一）病史

病程较长，发展缓慢，起病后一般无症状，也可长期无症状，因其他原因检查而发现。

（二）症状与体征

常见的症状为局部轻度疼痛或酸困，劳累时疼痛酸困可加重，压痛明显，局部可有轻度肿胀。

（三）辅助检查

1. X 线表现 多发生于长骨骨干或干骺端，以侵犯骨皮质为主，沿骨长径扩展，表现为单囊或多囊状膨胀性破坏，密度均匀一致，无成骨或钙化，病灶边缘常有波浪状硬化线。其内缘可突入骨髓腔内，但不累及对侧骨皮质，一般无骨膜反应，如发生病理骨折可有骨膜新生骨。

2. 同位素扫描 在活跃期表现为广泛的同位素浓集。

3. CT 检查 病变位于骨皮质内或皮质旁，呈低密度改变，有时呈多囊状，CT 值在 80～120Hu 之间，髓腔因皮质膨胀而变形，无骨膜反应，无软组织肿块。

4. MRI 检查 多数病灶在 T1 加权像及 T2 加权像上均为低信号，如细胞成分明显多于胶原纤维，则可在 T2 加权像上表现为高信号，硬化边缘的信号与骨皮质的信号相似。

5. 病理检查 肿瘤主要成分为梭形结缔组织细胞，呈层状或旋涡状排列，亦可呈囊状。细胞大小不一，一般都比较小，细胞中有含铁血黄素或类脂质沉着。可以有多核巨细胞，也可以有泡沫细胞形成。细胞之间有多少不等的胶原纤维，肿瘤内无成骨活动。

【鉴别诊断】

（一）骨纤维结构不良

本病病程经过缓慢，症状出现较晚、较轻，疼痛为主要症状。X线表现为长骨骨干或干骺端的磨砂玻璃样改变，皮质往往膨胀变薄，常有病理性骨折。

（二）骨化性纤维瘤

主要表现为局部疼痛和肿块，肿块有轻压痛，或为无痛性肿块，邻近关节的病变有功能障碍。X线表现病变区为囊形密度减低区，可为单囊或多囊状，至晚期瘤组织逐渐骨化而密度增高，周围可仍为密度减低区。

【治疗】

（一）非手术治疗

儿童期非骨化性纤维瘤可不手术，定期复查，如果肿瘤无明显增大，对行走等功能无明显影响者可继续观察。

（二）手术治疗

1. 刮除植骨术 理想的手术是彻底清除肿瘤的同时，又保留正常的骨结构和关节功能。彻底刮除肿瘤组织后，瘤腔内壁应彻底灭活，可应用95%乙醇、石碳酸、液氮等，刮除后应用自体骨、异体骨或人工骨填充瘤腔。

2. 边缘大块切除术 对于肿瘤破坏广泛，体积较大，刮除术难以根治，也可行大块切除术，肿瘤切除后可应用自体骨重建。

3. 瘤段切除术 病变位于非重要骨可行瘤段切除术。

（三）药物治疗

1. 中药治疗 术后可予以活血祛瘀、清热解毒之剂，内服活血止痛汤加蒲公英、紫花地丁、连翘等；除去外固定后可配合中药熏洗，或药物按摩，使筋肉舒展、关节功能恢复。

2. 西药治疗 术后可选用适当的抗生素。

（四）康复治疗

术后石膏固定，术后2天作肌肉等长收缩，2周后做各个相应关节的功能锻炼。拆除外固定后，逐步进行关节屈伸活动，加强功能锻炼。

【疗效评定标准】

参照《中医骨伤科病症诊断疗效标准》制定。

治愈：疼痛、肿胀、畸形等临床症状完全消失；经 X-Ray 或 CT 证实，病灶治疗后完全消失，无新病灶出现，连续观察 1 年以上无复发；术后无遗留明显功能障碍或稍受限。

好转：疼痛、肿胀、畸形等临床症状明显好转；经 X-Ray 或 CT 证实，病灶治疗后完全消失，无新病灶出现，观察 1 年以上无复发，或病灶虽在，连续观察处于静息状态；术后功能虽稍有障碍，不影响日常生活，或需短期支具保护。

未愈：疼痛、肿胀、畸形等临床症状缓解不明显或加重；经 X-Ray 或 CT 证实，治疗后病灶尚存，术后 1 年内复发或病灶增大；术后功能明显受限，需长期辅助支具保护。

第二节　骨化性纤维瘤

骨化性纤维瘤，亦称"成骨性纤维瘤""骨性纤维瘤"，约占原发病骨肿瘤的 0.7%、良性骨肿瘤的 1.2%。发病年龄 8 月～ 20 岁，50% 小于 5 岁。女性发病较多，男、女比为 1：3。发病部位多见于胫骨，其次为股骨、肱骨、尺骨和桡骨。

【诊断依据】

（一）病史

病程较长，发展缓慢，起病后一般无症状，也可长期无症状，因其他原因检查或因病理性骨折而发现。

（二）症状与体征

常见的症状为局部轻度疼痛或酸困，劳累时疼痛酸困可加重，压痛明显，局部可有轻度肿胀。胫骨发病多在骨干前侧骨皮质，常可见到胫骨呈前弓畸形，肿块可有轻度压痛，邻近关节的病变有功能障碍。

（三）辅助检查

1. X 线表现　病变发生于骨干或近干骺端一侧皮质骨内，不累及骨骺，病灶呈偏心性膨胀性改变，多为不规则的单囊或多囊形，轮廓清晰，边缘硬化，病变一般不穿破骨皮质，无骨膜反应。病变范围广泛者，可致患骨明显畸形。

2. 同位素扫描　在活跃期表现为广泛的同位素浓集。

3. CT 检查　可见骨皮质内囊状破坏，其间常有增生骨化所致的不规则高密度区，硬化成骨区的 CT 值 500 ～ 1400Hu 不等，骨皮质不规则增厚，向髓腔内突出致髓腔变形、变小，有时可致髓腔闭塞。

4. MRI 检查 多数病灶在 T1 加权像及 T2 加权像上均为低信号，有时可在 T2 加权像上表现为高信号。

5. 病理检查 肿瘤由纤维组织和骨小梁构成。纤维母细胞和纤维细胞呈无定形排列，且形成胶原纤维，疏密不等的纤维结缔组织中均匀分布着骨小梁，骨小梁形状不规则，周围被成排的骨母细胞包绕，偶尔可见到破骨细胞，肿瘤的中央部常见编织骨，其外周逐渐向板状骨过渡，有的已成为板状骨。

【鉴别诊断】

（一）骨纤维结构不良

本病病程经过缓慢，症状出现较晚、较轻，疼痛为主要症状。X 线表现为长骨骨干或干骺端的磨砂玻璃样改变，皮质往往膨胀变薄，常有病理性骨折。

（二）骨巨细胞瘤

本病位于骨骺线闭合处，病灶内无骨化影。主要鉴别点是骨化性纤维瘤病变多累及骨干，不超越骨骺线，病变区为囊形密度减低区，可为单囊或多囊状，至晚期肿瘤组织逐渐骨化而密度增高，周围可仍为密度减低区。

（三）骨母细胞瘤

本病表现为骺端小圆形低密度阴影，边界清楚，周围有反应骨形成硬化缘，病灶内可见点状钙化。

【治疗】

10 岁以下患儿经穿刺活检证实后，应密切观察病情变化，暂不手术，15 岁以上者可做刮除植骨术，但局部刮除术的复发率较高。骨化性纤维瘤具有侵袭性，大块切除是主要的治疗手段。对待小儿患者采取何种手术方式，应根据病变的部位、范围酌情处理。

（一）非手术治疗

儿童期非骨化性纤维瘤可不手术，定期复查，如果肿瘤无明显增大，对行走等功能无明显影响者可继续观察。

（二）手术治疗

1. 刮除植骨术 理想的手术是彻底清除肿瘤的同时，又保留正常的骨结构和关节功能。彻底刮除肿瘤组织后，瘤腔内壁应彻底灭活，可应用 95% 乙醇、石碳酸、液氮等，刮除后应用自体骨、异体骨或人工骨填充瘤腔。

2. 边缘大块切除术 对于肿瘤破坏广泛，体积较大，刮除术难以根治，也可行大块切除术，肿瘤切除后可应用自体骨重建。

3. 瘤段切除术 病变位于非重要骨可行瘤段切除术。

（三）药物治疗

1. 中药治疗 术后可予以活血祛瘀、清热解毒之剂，内服活血止痛汤加蒲公英、紫花地丁、连翘等；除去外固定后可配合中药熏洗，或药物按摩，使筋肉舒展、关节功能恢复。

2. 西药治疗 术后可选用适当的抗生素。

（四）康复治疗

术后石膏固定，术后 2 天做肌肉等长收缩，2 周后做各个相应关节的功能锻炼。拆除外固定后，逐步进行关节屈伸活动，加强功能锻炼。

【疗效评定标准】

参照《中医骨伤科病症诊断疗效标准》制定。

治愈：疼痛、肿胀、畸形等临床症状完全消失；经 X-Ray 或 CT 证实，病灶治疗后完全消失，无新病灶出现，连续观察 1 年以上无复发；术后无遗留明显功能障碍或稍受限。

好转：疼痛、肿胀、畸形等临床症状明显好转；经 X-Ray 或 CT 证实，病灶治疗后完全消失，无新病灶出现，观察 1 年以上无复发，或病灶虽在，经连续观察处于静息状态；术后功能虽稍有障碍，不影响日常生活，或需短期支具保护。

未愈：疼痛、肿胀、畸形等临床症状缓解不明显或加重；经 X-Ray 或 CT 证实，治疗后病灶尚存，术后 1 年内复发或病灶增大；术后功能明显受限，需长期辅助支具保护。

第三节　纤维肉瘤

纤维肉瘤是起源于纤维母细胞的恶性肿瘤，骨纤维肉瘤大部分是原发性，只有少数系纤维异常增殖症、畸形性骨炎及骨巨细胞瘤等恶变而来。好发年龄为 30 ～ 50 岁，男性发病率高于女性。任何含有纤维组织的部位都可能发生纤维肉瘤，四肢长骨为好发部位，股、肱、胫骨占半数以上。

【诊断依据】

（一）病史

10 岁以下儿童的预后明显较好。儿童与成人的复发率大致相同，一般可少于10%。当局部复发后，其转移的发生率也相应增高。一般多转移至肺、骨骼和肝脏，骨内纤维肉瘤不发生转移。

（二）症状与体征

软组织纤维肉瘤表现为软组织内深在的生长缓慢的固定肿块，经常无痛。骨内纤维肉瘤表现为疼痛逐渐加剧，肿瘤体积可以很大，肿瘤表面光滑，质硬韧，皮下静脉充盈，有的部位软化甚至破溃。纤维肉瘤易合并病理骨折，肿瘤突破到软组织中，生长更快，形成巨大肿瘤。

（三）辅助检查

1. X线检查　软组织纤维肉瘤表现为一个深部肿块，与周围正常组织具有相同的X线密度，肿块内可有散在的钙化。骨内纤维肉瘤表现为X线密度减低的穿透性破坏区。

2. 同位素扫描　对于骨内纤维肉瘤，同位素扫描显示病变内摄取量增多，并且经常在X线缺损区的周围呈弥漫性分布。对于软组织内的纤维肉瘤，早期相显示中等量的摄取增加。

3. CT检查　软组织内的纤维肉瘤CT图像显示病变为密度均匀的肿块，其密度与邻近的肌肉组织相似。骨的纤维肉瘤的CT图像有大片的溶骨或斑片状边缘模糊、大小不一的溶骨破坏低密度。

4. MRI检查　T1加权像上为低信号，而T2加权像上为较高信号。注射Gd-DTPA增强后，肿瘤内呈不均匀强化。

5. 病理检查　主要的细胞学特征是由大小、形态均一的梭形细胞构成。细胞核深染，几乎没有胞浆，细胞膜不明显或缺如。细胞被胶原纤维间隔，交织排例，呈"鲱鱼骨"状。

【证候分类】

临床上将纤维肉瘤分为中心性纤维肉瘤和骨膜性纤维肉瘤两类。

骨纤维肉瘤根据其恶性和分化程度进行病理分级，这种分级不明确，有主观性，但分级与预后和治疗有关。

（一）I级纤维肉瘤

是从硬纤维瘤中区别出来的。特点是其肿瘤细胞更多，核更丰满，染色稍微过深，多形性较明显，有一些有丝分裂像，胶原纤维丰富。

（二）II级纤维肉瘤

II级纤维肉瘤的肿瘤组织致密、均匀，以成束和水流样的结构为特征，典型地排列成"鲱骨样"。细胞较丰富，体积相对大，为梭形。细胞核丰满，着色深，多形性较小，有丝分裂像常见，可不规则。胶原纤维相对稀少或很稀少，嗜银网状组织丰富而弥漫，几乎环绕所有细胞，有时，纤维则形成大的束和玻璃样胶原环绕肿瘤细胞，将其包埋。血管相对丰富，有连续的血管壁。有时基质吸收液体后产生黏液样外观。

（三）Ⅲ～Ⅳ级纤维肉瘤

Ⅲ～Ⅳ级纤维肉瘤的胶原纤维稀少，排列成"鲱骨样"的特征性的束和水流样结构失去主导地位，而以细胞为主。细胞大，多形性明显。核着色过深，有异形性，偶有畸形或多个核。有丝分裂像多，且不规则。血管可呈空洞状，血管壁不连续。

在纤维肉瘤的各级中，可有良性（反应性）多核巨细胞和炎性细胞浸润，尤其是淋巴细胞的浸润。

【鉴别诊断】

（一）软骨肉瘤

鉴别要点是软骨肉瘤发病年龄较大，病灶内无瘤骨，有钙化影，骨膜反应少见，纤维肉瘤发病年龄相对较小，病灶内无钙化影。

（二）骨巨细胞瘤

鉴别要点是骨巨细胞瘤位于骨骺线闭合处的干骺端，溶骨性破坏密度更低。纤维肉瘤病变通常位于主要长骨的髓腔中央，或骨膜下的偏心性骨破坏，病理学易于鉴别。

（三）骨肉瘤

纤维肉瘤发病年龄以中年多见，亦有较多形态的溶骨破坏，但无明显的骨膜反应及 Codman 三角，以及多种形态、不同密度的瘤骨。病理学检查容易鉴别。

【治疗】

（一）非手术治疗

1. 放疗 纤维肉瘤对放射线不敏感，放疗作为一种非手术性的治疗手段仅对无手术指征的病例适应。

2. 化疗 在施行广泛切除肿瘤后行周期性和联合化疗，以延长生命。高危和年轻患者是否有效尚不明确。

（二）手术治疗

根据肿瘤部位决定保肢或截肢。Ⅰ级的纤维肉瘤适于广泛切除；Ⅱ～Ⅳ级绝大部分纤维肉瘤病例，特别是Ⅲ～Ⅳ级者，需行截肢术。

1. 关节融合术 适用于股骨、胫骨、肱骨和尺骨上、下端的骨纤维肉瘤，瘤段切除后做髋、肩肘或腕关节融合。肿瘤段截除后，选用自体髂骨或腓骨移植，或自体股骨或胫骨髁翻转来填补骨缺损，也可选用与缺损段相应的异体骨移植替代骨缺损。

2. 人工假体置换术 年龄在 8 岁以上者，四肢恶性肿瘤截除后，用人工假体置换，已成为挽救和替代截肢的有效方法。

3. 同种异体骨关节移植术 其优点是能恢复骨的连续性和体积，重建关节结构，提供软组织附着部位。

4. 异体骨和人工假体复合移植术　适应于股骨上、下端骨纤维肉瘤截除后，做髋、膝关节的重建。

5. 带血管自体骨移植术　适用于股骨下段、胫骨上段、桡骨远端的骨纤维肉瘤，选做膝关节融合及肩、腕关节成形者。

6. 瘤骨灭活再植术　适用于骨破坏不严重、骨强度无明显损害的四肢骨纤维肉瘤患者。

（三）药物治疗

1. 中药治疗　中医辨证施治调解患者机体状态，或配合西药增效减毒。术后可予以活血祛瘀、清热解毒之剂，内服活血止痛汤加蒲公英、紫花地丁、连翘等；或给予养血补气、健脾补肾之剂增强抵抗肿瘤能力。

2. 西药治疗　术后可选用适当的抗生素、酸碱平衡及电解质补充剂等。

（四）康复治疗

术后 2 天做肌肉等长收缩，2 周后做各个相应关节的功能锻炼。瘤段切除人工关节重建者，术后 4 周开始关节功能锻炼；异体骨和人工假体复合移植术、瘤骨灭活再植术者，术后 6 周开始强化功能锻炼；自体骨重建或关节融合术者，植骨愈合后加强功能锻炼。

【疗效评定标准】

完全缓解（CR）：肿胀、疼痛等临床症状完全消失，经 X-Ray 或 CT 证实，目的病灶完全消失，非目的病灶缩小 50% 以上，无新病灶出现，不少于 4 周；Enneking 肢体肌肉骨骼系统术后功能评定 ≥ 21 分；WHO（1987）标准疼痛评价下降 50% 或以上；生存质量按 Karnofsy 记分标准增加 > 10 分。

部分缓解（PR）：肿胀、疼痛等临床症状明显减轻，基本不用或偶用止痛药，不影响日常生活；经 X-Ray 或 CT 证实，目的病灶和非目的病灶缩小 50% 以上，无新病灶出现，不少于 4 周；Enneking 肢体肌肉骨骼系统术后功能评定 ≥ 10 分；WHO（1987）标准疼痛评价总分下降 50% 以下；生存质量按 Karnofsy 记分标准增加 < 10 分。

未缓解（NC）：肿胀、疼痛等临床症状减轻不明显，需服用药物，影响日常生活；经 X-Ray 或 CT 证实，目的病灶和非目的病灶缩小 25% 以上，无新病灶出现，不少于 4 周；Enneking 肢体肌肉骨骼系统术后功能评定 ≥ 5 分；WHO（1987）标准疼痛评价总分下降 25% 以下；生存质量按 Karnofsy 记分标准增减 < 10 分。

加重（PN）：肿胀、疼痛等临床症状不减轻反加重，严重影响日常生活；经 X-Ray 或 CT 证实，目的病灶和非目的病灶缩小 25% 以下，有新病灶出现，或病灶增大；Enneking 肢体肌肉骨骼系统术后功能评定 < 5 分；WHO（1987）标准疼痛评价总分无下降或有增加；生存质量按 Karnofsy 记分标准减少 > 10 分。

第十二章　其他来源肿瘤

第一节　骨巨细胞瘤

骨巨细胞瘤是可能来源于组织成纤维细胞的低度恶性肿瘤，好发于 20 ～ 40 岁之间，女性多见。90% 的骨巨细胞瘤发生于长骨，几乎均出现在干骺端的骨骺部，仅个别病例在生长软骨闭合前发生肿瘤。

【诊断依据】

（一）病史

骨巨细胞瘤是低度恶性肿瘤，可早期出现酸困等症状，发展较快，可发生肉瘤变，肺转移者极少。

（二）症状与体征

疼痛是其主要症状，常有关节疼痛；肿瘤接近关节腔可引起关节功能受限和关节内渗出；当骨的病变扩展时，常出现明显的肿胀，由于骨皮质变薄，容易出现细微骨折或病理骨折，尤以下肢多见，使疼痛加剧，功能丧失。如果肿瘤穿破骨皮质进入软组织，则可出现软组织肿胀、肿瘤周围水肿，以及浅静脉网状充盈等体征。

（三）辅助检查

1. X 线检查　位于骨骺线闭合处的偏心性，溶骨性，膨胀性骨破坏，皮质虽变薄，但尚完整，周围有骨壳形成，肿瘤与正常骨分界明显。内常有皂泡样阴影，无钙化，其周围无骨膜反应亦无瘤组织肿块。病变晚期，肿瘤过度膨胀可使骨皮质破裂，且可侵入附近软组织中。

2. CT 检查　表现为密度较低的溶骨性破坏，骨皮质变薄，膨胀呈球样，骨壳包绕低密度的瘤性实质，骨壳如虫蚀状、斑驳样，在骨壳内面有较深的骨嵴。

3. MRI 检查　T1 加权像上多数呈均匀的低信号或中等信号，如出现明显高信号区，提示亚急性出血（高铁血红蛋白）。在 T2 加权像上常信号不均，呈低、中等或高信号混杂。

4. 病理检查　肿瘤由稠密的、大小一致的单核细胞群组成，大量的多核巨细胞分布于各部，在基质中有稀薄的或比较明显的网状结构及胶原纤维，其中分布的血管较丰富，且常呈窦状裂隙。梭形纤维母细胞样和圆形组织细胞样细胞弥散分布多核巨细胞。

【鉴别诊断】

（一）骨囊肿

多发生于干骺段或骨干部位，呈溶骨性破坏，周围有骨硬化，易发生病理骨折，骨折多为粉碎性。骨巨细胞瘤的骨破坏位于骨骺线闭合处，密度相对较高，周围多无骨硬化，在骨壳内面有较深的骨嵴，骨壳如虫蚀状、斑驳样，不似骨囊肿样骨壳完整，病理学检查易于鉴别。

（二）软骨母细胞瘤

X 线表现为二次骨化中心内小圆形低密度阴影，边界清楚，周围有反应骨形成硬化缘，病灶内可见点状钙化。骨巨细胞瘤的发病部位多在骨的骺线闭合处，周围多无骨硬化，骨皮质变薄，或膨胀呈球样，在骨壳内面有较深的骨嵴，无钙化表现，病理学相差更甚。

（三）动脉瘤样骨囊肿

X 线表现为长骨干骺端的溶骨性、偏心性骨破坏，其偏心性向外突出如气球状膨胀，囊肿表面有一薄的骨壳。与骨巨细胞瘤的主要鉴别点是骨巨细胞瘤的骨破坏位于骨的骺线闭合处，密度相对较高，骨皮质变薄，在骨壳内面有较深的骨嵴，骨壳如虫蚀状、斑驳样，病灶内多无液－液平。病理学检查易于鉴别。

【治疗】

（一）非手术治疗

1. 放疗　对于无法手术的病灶，如椎体及颅骨部位手术不易彻底者，或因其他原因不能手术者，可考虑放射治疗，或放射治疗 2 月后再手术治疗。

2. 化疗　全身化疗对巨细胞瘤的作用甚微或完全无效，但有局部应用的报道。

（二）手术治疗

外科治疗的选择是根据肿瘤的分期、部位、年龄及患者的病情特点，选择不同手术方法。

1. 刮除灭活术　除关节软骨外，肿瘤附着的内壁应彻底清除，刮除要彻底，直至达到正常骨组织为止。同时使用石炭酸、酒精等瘤壁灭活，最后用加压的骨水泥填塞骨腔，或应用自体骨或异体骨来恢复骨的完整性。

2. 瘤段切除术　适应证是 2 级或部分 3 级骨巨细胞瘤，肿瘤已广泛破坏病变骨，有病理骨折发生，或病变位于非重要骨。肿瘤切除后可应用人工关节重建、自体骨重建，或关节融合术。

3. 截肢　对肿瘤已广泛侵袭软组织及神经血管束的极少数病例则需截肢。由巨细胞瘤转化的肉瘤用广泛或根治术治疗。

（三）药物治疗

1. 中药治疗　术后可予以活血祛瘀、清热解毒之剂，内服活血止痛汤加蒲公英、紫花地丁、连翘等；除去外固定后可配合中药熏洗，或药物按摩，使筋肉舒展、关节功能恢复。

2. 西药治疗　术后可选用适当的抗生素、利水消肿药物等。

（四）康复治疗

刮除灭活植骨者，术后 2 天做肌肉等长收缩，2 周后做各个相应关节的功能锻炼；瘤段切除人工关节重建者，术后 4 周开始关节功能锻炼；自体骨重建或关节融合术者，植骨愈合后加强功能锻炼；截肢术后，应尽早佩戴义肢下床康复锻炼。

【疗效评定标准】

参照《中医骨伤科病症诊断疗效标准》及 Mankin 标准制定。

治愈：疼痛、肿胀、畸形等临床症状完全消失，局部情况及全身状况良好；经 X-Ray 或 CT 证实，病灶治疗后完全消失，无新病灶出现，连续观察 6 个月无复发；术后无遗留明显功能障碍或稍受限。

好转：疼痛、肿胀、畸形等临床症状明显好转，肿块变小或无发展，疼痛消失，病情稳定，局部及全身情况尚可；经 X-Ray 或 CT 证实，病灶治疗后完全消失，无新病灶出现，连续观察 6 个月无复发，或病灶虽在，经连续观察处于静息状态；术后功能虽稍有障碍，不影响日常生活，或需短期支具保护。

未愈：疼痛、肿胀、畸形等临床症状缓解不明显或加重；经 X-Ray 或 CT 证实，治疗后病灶尚存，术后 6 月内疾病复发，肿胀继续增大，疼痛加剧，全身情况恶化，瘤细胞扩散或恶变；术后功能明显受限，需长期辅助支具保护。

第二节　骨血管瘤

血管瘤是由血管组织错构增生形成的肿瘤。血管瘤大多数位于头面颈部，位置比较表浅，也有不少发生在黏膜、肌肉、骨骼组织及内脏。骨的血管瘤好发于颅骨及椎体，软组织血管瘤好发于骨骼肌。

【诊断依据】

（一）病史

长骨的骨血管瘤初时很少有症状。

（二）症状与体征

早期只有隐痛，疼痛逐渐发展为刺痛，呈持续性，并逐渐加重，当病变侵及软组织可有局部水肿。椎体血管瘤表现为局部疼痛，临床症状常取决于是否存在神经根、脊髓、马尾的压迫。

（三）辅助检查

1. X 线检查　骨的血管瘤根据肿瘤所在部位不同的内结构可分为三种类型：

（1）垂直型：多见于脊柱。骨小梁广泛吸收，但有部分骨小梁增生和增厚，出现垂直交叉的粗糙骨小梁，形成栅栏状或大网眼状。

（2）日光型：多见于颅骨。正面观被肿瘤破坏的透光区可见自中央向四周放射的骨间隔，颇似日光放射，侧面观阴影内的骨间隔方向与颅骨表面垂直。

（3）泡沫型：长骨多见。肿瘤呈泡沫状囊肿样，多偏心性生长，患骨局部梭形膨胀，周围骨皮质变薄，一般无骨膜反应。

2. CT 检查　可明确骨内破坏情况。

3. MRI 检查　MRI 图像因病变组织液体含量高而呈明显的强信号。

4. 病理检查　大多数血管瘤由大量单个内皮细胞组成的腔窦及充血的小毛细血管（也是由单个内皮细胞构成）混合而成。

【治疗】

（一）非手术治疗

无症状的血管瘤（如条纹状椎体），不需要任何类型的治疗，引起疼痛的血管瘤可经手术切除或（脊椎血管瘤）经选择性动脉栓塞和 / 或放射治疗。

1. 介入栓塞治疗　对巨大的血管瘤行术前动脉栓塞，再行手术切除可减少术中出血，大大提高血管瘤切除的成功率。

2. 放疗　有较好效果。

3. 化疗　无效。

（二）手术

脊椎血管瘤有脊髓压迫症状者必须行脊髓减压。在躯干和肢体膨胀较剧者有骨膜外瘤段切除手术指征，手术方法为病灶清刮除灭活术，必要时植骨或骨水泥填充。

（三）药物治疗

1. 中药治疗　术后可予以活血祛瘀、清热解毒之剂，内服活血止痛汤加蒲公英、紫花地丁、连翘等；除去外固定后可配合中药熏洗，或药物按摩，使筋肉舒展、关节功能恢复。

2. 西药治疗　术后可选用适当的抗生素。

（四）康复治疗

脊椎血管瘤行脊髓减压术后卧床休息，2周后做各个相应的功能锻炼。卧床期间注意肢体各关节的功能活动和肌肉的主动收缩活动，植骨融合愈合良好需3～6个月，拍片显示愈合可扶双拐逐渐下地行走。

【疗效评定标准】

参照《中医骨伤科病症诊断疗效标准》制定。

治愈：疼痛、肿胀、畸形等临床症状完全消失；经 X-Ray 或 CT 证实，病灶治疗后完全消失，无新病灶出现，连续观察1年以上无复发；术后无遗留明显功能障碍或稍受限。

好转：疼痛、肿胀、畸形等临床症状明显好转；经 X-Ray 或 CT 证实，病灶治疗后完全消失，无新病灶出现，连续观察1年以上无复发；或病灶虽在，经连续观察处于静息状态，病灶无变化；术后功能虽稍有障碍，但不影响日常生活，或需短期支具保护。

未愈：疼痛、肿胀、畸形等临床症状缓解不明显或加重；经 X-Ray 或 CT 证实，治疗后病灶尚存，术后1年内疾病复发，病灶增大，症状反复；术后功能明显受限，需长期辅助支具保护。

第三节　多发性骨髓瘤

多发性骨髓瘤是浆细胞产生的恶性肿瘤，是一种原发的全身性骨髓肿瘤，又称浆细胞瘤、多发骨髓瘤、浆细胞性骨髓瘤。常侵犯多个部位及组织。发病年龄多为40～70岁，好发男性，男、女之比为1.5∶1。好发部位是脊柱、扁平骨（骨盆、颅骨及肋骨）。

【诊断依据】

（一）病史

无全身症状的单发骨髓瘤认真治疗，能达到长期存活（5～10年）。如果出现全身症状，无论是单发或多发，生存期将缩短（2～5年）。

（二）症状与体征

疼痛是其首发症状，可出现放射性下肢疼痛。10%的患者有软组织肿胀。晚期患者可表现为：剧痛、体重下降、贫血、发烧、氮质血症等。少数患者会出现脾异常或尿毒症样肾功能不全。

（三）辅助检查

1. 实验室检查　表现为贫血，血清中球蛋白增加，出现白蛋白/球蛋白比率倒置，蛋白电泳中 α 或 γ 球蛋白出现异常，尿中检查出本周氏蛋白，高钙血症，血清碱性磷酸酶升高，及肾功能不全导致代谢产物蓄积。

2. X 线检查　表现是圆形"穿凿状"骨破坏，散在于颅骨、椎体、髂骨等好发部位，随病史进展，小的骨破坏可融合为大的溶骨区，局限性病灶可能转变为多发性骨溶骨改变。

3. 同位素扫描　相对于病灶的范围，其对同位素的摄取非常少，表现为"冷结节"。

4. CT 检查　CT 图像较平片能更早的观察、确定肿瘤的范围。

5. MRI 检查　病变组织 T1 加权像呈低信号，T2 加权像呈高信号。

6. 病理检查　大片的嗜碱性圆细胞之间有较多的小毛细血管，肿瘤细胞为圆形的，大小一致，核偏心，胞浆清透含很多块状嗜碱的染色质呈车轮样或表面样排列。

【鉴别诊断】

多发性骨髓瘤应与骨转移癌鉴别，大多数骨转移癌的患者有原发癌病史。与骨髓瘤的鉴别主要依靠实验室检查，特别是血清免疫电泳检查，骨髓瘤患者多显示球蛋白的异常，骨转移癌患者少有，但最终确诊须病理学检查。

【治疗】

（一）非手术治疗

1. 放疗　对于单发骨髓瘤，如果放疗较手术治疗对功能影响小，则首选放疗。对于多发骨髓瘤患者，如果生存期不长，更应选择放疗来缓解疼痛，控制局部肿瘤的生长，延长生命。

2. 化疗　最有效的是环磷酰胺（癌得光）和左旋苯丙胺酶氮芥（米尔法兰）并联合使用皮质激素药（强的松）、长春新碱、阿霉素及其他药。全身化疗仅适用于多发骨髓瘤且有全身症状的患者。

（二）手术治疗

最常见的手术指征是预防和治疗病理骨折。有时，对无全身症状的单发病灶行手术切除比单纯放疗要好。如果病灶较大，造成无法恢复的功能障碍，虽然单纯放疗也能控制病情发展，但仍需手术治疗。在刚出现截瘫时，可行手术，减轻脊髓压迫。

（三）药物治疗

1. 中药治疗　中医辨证施治调解患者机体状态，或配合西药增效减毒。本病以补益肝肾、强健筋骨为主要治疗原则，我院配合化岩胶囊和驻春胶囊联合应用，或给予手术干预治疗，术后可予以活血祛瘀、清热解毒之剂，内服活血止痛汤加蒲公英、紫花地丁、连翘等，或给予养血补气、健脾补肾之剂增强抵抗肿瘤能力。

2. 西药治疗　术后可选用适当的抗生素、阶梯性止痛药物、神经营养药物、蛋白补充剂等。

（四）康复治疗

一般需支具等保护固定治疗，多行室外有氧康复锻炼。若行手术治疗，配合术后康复功能锻炼，预防卧床并发症。

【疗效评定标准】

采用 Durie–Salmon（1982 年）分期标准：Ⅰ期、Ⅱ期、Ⅲ期参照《血液病诊断和疗效标准》评定。

（一）直接指标

1. 血清或尿中 M 蛋白比治疗前减少 50% 以上。

2. 浆细胞肿瘤两个最大直径之积缩小 50% 以上。

3. 溶骨性损害再钙化。

（二）间接指标

1. 骨髓中浆细胞减少 80% 以上或降至 < 5%。

2. 血红蛋白上升 20g/L 或红细胞压积上升 0.06 持续 1 个月以上。

3. 高血钙（> 2.982mmol）降至正常。

4. 血尿素氮（≥ 10.71mmol）降至正常。

5. 日常生活自理状况改善两级以上。

（三）评定标准

1. 完全缓解（CR）　以上直接和间接指标均有明显改善。

2. 部分缓解（PR）　直接指标至少有 1 项和 / 或间接指标至少有两项达到要求。

3. 未缓解（NC）　下列各项至少有 1 项合乎条件者，只有 1 项直接指标达到要求；血清或尿中 M 蛋白比治疗前减少 20 ～ 50%；浆细胞肿瘤缩小 20 ～ 50%；至少有 2 项间接指标达到要求。

4. 加重（PN）　异常值均未达到进步要求和只有 1 项间接指标达到要求。

第四节　脊索瘤

脊索瘤为发生于残存脊索的原发恶性肿瘤。少见。好发年龄为 50 ～ 70 岁，男性多于女性。肿瘤好发于脊椎两端，骶骨和颈椎是其最好发部位，前者约为 35%，后者约为 50%，其他椎骨约为 15%，发生在中轴骨骼以外者罕见。

【诊断依据】

（一）病史

脊索瘤为 IB 期肿瘤生长缓慢，表现为无痛性局部缓慢增长，很少发生转移，晚期有肺转移，常可致死。

（二）症状与体征

发生于枕、蝶部肿瘤，可产生头痛、颅神经受压症状；骶部肿瘤压迫症状出现较晚，主要症状为下腰痛，肿块向前挤压盆腔脏器，产生机械性梗阻，引起小便障碍和大便秘结。肛诊于骶前可触及一大的包块。

（三）辅助检查

1. X 线检查　头颅脊索瘤，骨质破坏边界尚清楚。骶尾部脊索瘤，骨膨胀性改变，呈毛玻璃样阴影，有时穿破骨皮质，形成边缘清晰的软组织块影，软组织包块突向前方。

2. 同位素扫描　在血液相和骨相同位素摄取均增高。

3. CT 检查　病灶边界较清楚，伴有明显的骨质破坏，增强后肿瘤呈均匀或不均匀强化。

4. MRI 检查　在 T1 加权像上呈低信号，在 T2 加权像和 STIR 像上呈高信号，其信号常较均匀。

5. 病理检查　镜下见小叶结构由大的空泡细胞组成，核位于中央，嗜酸性的胞质透亮，细胞膜清楚。

【鉴别诊断】

（一）骨髓瘤

脊索瘤好发于脊椎两端，骶骨和颈椎是其最好发部位，多有巨大的软组织包块。免疫球蛋白电泳检查多无异常。但最终确诊须依据病理组织学检查。

（二）骨巨细胞瘤

脊索瘤多为中心性、溶骨性破坏，多有较为巨大的软组织肿块，周围无骨壳形成。病理学检查易于鉴别。

【治疗】

（一）非手术治疗

1. 放疗　一些脊索瘤患者对放疗敏感。

2. 化疗　多无效。

（二）手术治疗

手术应选用包括部分健康组织在内的瘤段切除方法。位于骶 – 尾部的脊索瘤，特别是位于第二骶孔以下时，应行广泛切除术，甚至不惜切除一些受累的神经根。对膨胀和浸润严重的脊索瘤应尽可能彻底切除，但其复发率极高。

（三）药物治疗

1. 中药治疗　中医辨证施治调节患者机体状态，或配合西药增效减毒。术后可予以活血祛瘀、清热解毒之剂，内服活血止痛汤加蒲公英、紫花地丁、连翘等；除去外固定后可配合中药熏洗，或药物按摩，使筋肉舒展、关节功能恢复。

2. 西药治疗　术后可选用适当的抗生素、阶梯性止痛药物、神经营养药物等。

（四）康复治疗

术后卧床休息，2 周后做各个相应的功能锻炼。卧床期间注意肢体各关节的功能活动和肌肉的主动收缩活动，植骨融合愈合良好需 3 ～ 6 个月，拍片显示愈合者可扶双拐逐渐下地行走。

【疗效评定标准】

完全缓解（CR）：根据治疗前后全身骨显像的病灶大小和数目的变化，病灶及所有转移灶消失为Ⅰ级恢复；目的病灶完全消失，非目的病灶缩小 50% 以上，无新病灶出现；Enneking 肢体肌肉骨骼系统术后功能评定 ≥ 21 分；WHO（1987）标准疼痛评价下降 50% 或以上；生存质量按 Karnofsy 记分标准增加 > 10 分。

部分缓解（PR）：根据治疗前后全身骨显像的病灶大小和数目的变化，将病灶和转移灶体积和数目减少 50% 以上为Ⅱ级恢复；目的病灶和非目的病灶缩小 50% 以上，无新病灶出现；Enneking 肢体肌肉骨骼系统术后功能评定 ≥ 10 分；WHO（1987）标准疼痛评价下降 50% 以下；生存质量按 Karnofsy 记分标准增加 < 10 分。

未缓解（NC）：根据治疗前后全身骨显像的病灶大小和数目的变化将病灶和转移灶体积或数目减少 25% 以上为Ⅲ级恢复；目的病灶和非目的病灶缩小 25% 以上，无新病灶出现；Enneking 肢体肌肉骨骼系统术后功能评定 ≥ 5 分；WHO（1987）标准疼痛评价下降 25% 以下；生存质量按 Karnofsy 记分标准减少 < 10 分。

加重（PN）：根据治疗前后全身骨显像的病灶大小和数目的变化将病灶和转移灶体积或数目减少小于 25% 或无变化为Ⅳ级恢复；目的病灶和非目的病灶缩小 25% 以下，有新病灶出现；Enneking 肢体肌肉骨骼系统术后功能评定 < 5 分；WHO（1987）标准疼痛评价下降 10% 以下；生存质量按 Karnofsy 记分标准减少 > 10 分。

第五节　滑膜肉瘤

滑膜肉瘤是一种恶性软组织肉瘤，起源于具有滑膜分化的间叶细胞。好发年龄为20～40岁，男性多于女性。此病发生于肢体的关节旁组织以及手和足的腱周组织内，发生于关节内者罕见。

【诊断依据】

（一）病史

原发肿块生长缓慢，与发生于手足背部的病变相比，发生于肢体肌肉丰富部位的肿块通常生长更迅速。局部淋巴结受累的发生率明显高于其他软组织肉瘤，远隔部位转移主要到肺。

（二）症状与体征

表现为生长缓慢、症状轻微、位于深筋膜深层的软组织肿块。体检可见肿块质地坚硬，并与深部结构固定。

（三）辅助检查

1. X 线检查　肿块的初期表现为透 X 线的软组织病变，其密度与邻近肌肉相似。病变内钙化的发生率较高。

2. 同位素扫描　在扫描的早期，可见病变区摄取量高于邻近软组织；在扫描的晚期，可见病变内矿化活跃区的周围有局限的摄取量增加。

3. CT 检查　CT 扫描可见质地均匀的软组织肿块，使用造影剂可使病变组织显著增强。

4. MRI 检查　在 MRI 图像上，呈高信号。较大的病变信号强度不均匀，提示有出血和坏死区。

5. 病理检查　病变由产生少量胶原基质的恶性纤维组织细胞构成，与这类细胞相间存在的是成团的上皮来源的卵圆形小泡状细胞，排列成腺泡状。

【治疗】

（一）非手术治疗

1. 化疗　新辅助化疗偶尔可产生较好的效果，术后化疗作为局部、淋巴和／或远隔部位转移灶的最终治疗方法，仅对部分患者有反应，但不能对该病变达到即刻或长期的控制。

2. 放疗　大部分滑膜肉瘤对新辅助放疗有满意的反应，当放疗作为最终的或姑息的治疗方法时，通常可使该病获得满意的缓解。

（二）手术治疗

当病变对术前放疗和／或术前化疗有反应时，则局部切除后局部复发率小于 10％。对于位置深在的位于肢体近端和躯干周围的较大病变而言，即使对辅助治疗有满意的反应，施行边缘切除后，局部复发率仍然非常高。手术切除时必须行非常广泛的边缘切除，有时必须牺牲重要的功能结构，甚至截肢。

（三）药物治疗

1. 中药治疗　中医辨证施治调节患者机体状态，或配合西药增效减毒。术后可予以活血祛瘀、清热解毒之剂，内服活血止痛汤加蒲公英、紫花地丁、连翘等；除去外固定后可配合中药熏洗，或药物按摩，使筋肉舒展、关节功能恢复。

2. 西药治疗　可选用适当的抗生素、阶梯性止痛药物、神经营养药物等。

（四）康复治疗

术后 2 天做肌肉等长收缩，2 周后做各个相应的功能锻炼，截肢术后需尽早配合义肢下床康复锻炼。

【疗效评定标准】

完全缓解（CR）：肿胀、疼痛等临床症状完全消失，经 X–Ray 或 CT 证实，目的病灶完全消失，非目的病灶缩小 50％以上，无新病灶出现，不少于 4 周；关节功能正常，生活工作能正常进行。

部分缓解（PR）：肿胀、疼痛等临床症状明显减轻，基本不用或偶用止痛药，不影响日常生活；经 X–Ray 或 CT 证实，目的病灶和非目的病灶缩小 50％以上，无新病灶出现，不少于 4 周；关节功能基本正常，生活可以自理。

未缓解（NC）：治疗后疼痛等临床症状缓解不明显，需配合药物等治疗，影响日常生活；经 X–Ray 或 CT 证实，目的及非目的病灶无改变，无新病灶及转移灶出现，不少于 4 周；关节功能受限无明显缓解或相对稳定，或需短期辅助支具等保护。

加重（PN）：治疗后疼痛等临床症状不缓解反加重，需配合药物等治疗，严重影响日常生活；经 X–Ray、CT 或 ECT 等证实，病灶增大或有新病灶出现，或在短期内出现远处转移；关节功能受限加重，需长期辅助义肢、双拐、支具等。

第六节　尤文氏瘤

尤文氏瘤是组织来源不清的、由小圆细胞构成的恶性肿瘤。最近的资料提示其来源于神经外胚层。好发年龄在 5～30 岁之间，男性多于女性，男、女之比约为 1.5∶1。可发生于任何骨骼，好发于脊柱和骨盆及长管状骨的骨干。

【诊断依据】

（一）病史

大多数病例病情发展非常迅速，通常为ⅡB期肿瘤，区域淋巴结转移很少见，但可侵及骨骼的其他部位。如果不治疗，90%的患者在1年内出现致命的肺转移而死亡。

（二）症状与体征

早期疼痛轻微，多为间断性，后疼痛逐渐加重，有时在脊柱和骨盆部位可出现放射性疼痛。疼痛出现不久很快出现肿块，局部发热、肿胀、压痛明显；全身症状表现为发热，体温多在38℃以上，周身不适及体重下降。

（三）辅助检查

1. X线检查　早期表现为斑片状、穿凿样、边界不清的溶骨样破坏，随着病情的发展，产生特殊的"葱皮"样骨膜反应，形成大的软组织肿块，常出现病理骨折。

2. 同位素扫描　病灶出现核素摄取增加的图像。其图像常常超过放射影像的范围。

3. CT检查　CT图像能反映骨内病变的详细情况及骨外软组织肿块，增强CT能进一步显示软组织肿块的范围。

4. MRI检查　病变在T1加权像上呈低信号，在T2加权像上呈高信号。

5. 病理检查　在某些区域可见大量成片的肿瘤细胞充满髓腔，这些细胞形态，大小一致；胞浆少且细胞边界模糊；胞核充满嗜碱性染色质并呈某种程度的泡状，某些区域，细胞形成结节，周围由非肿瘤性纤维组织包绕，可有大片的出血坏死区。

【鉴别诊断】

（一）骨肉瘤

骨肉瘤临床多无发热，无白细胞及中性粒细胞升高，有大的软组织肿块的病灶，病灶部位的骨膜被广泛掀起，软组织肿块内混有数量不同的、无定形的、斑片样骨化，病理学检查可见大量肿瘤性成骨。

（二）急性骨髓炎

二者临床均可出现发热、白细胞及中性粒细胞升高，X线表现有葱皮样"骨膜反应，其区别在于尤文氏瘤的骨膜反应往往呈现中断和不连续，病理组织学检查是明确诊断依据的主要手段。

【治疗】

（一）非手术治疗

1. 化疗　化疗的开展，特别是新辅助化疗的广泛应用，使尤文氏瘤的生存率有了明显的提高，活检明确诊断后，行3或4个疗程化疗，可使肿瘤组织的大部或全部萎缩甚至消退，为较彻底的手术治疗创造重要条件，提高保肢率。应用联合化疗比单药治疗更有效。最常应用的联合化疗药物有长春新碱、放线菌素 D、环磷酰胺、阿霉素即 VACA 方案。

2. 放疗　其适应证是：①手术无法彻底切除的部位；②放疗较手术切除显著保留功能的部位；③预后差，Ⅲ期的多骨骼病变，远隔部位有转移或化疗效果差。尤文氏瘤对放射治疗非常敏感。

（二）手术治疗

1. 广泛切除术　是指将骨肿瘤及其周围 3～5cm 的正常骨一并切除，其适应证为：①位于切除后不影响功能单发病灶，如锁骨、腓骨、掌骨等；②重要骨骼上的病灶经广泛切除重建后，造成的功能障碍明显小于放疗所造成的功能障碍；③放疗后出现孤立的局部复发；④骨质大部或全部破坏的、骨折不可避免的较大病灶。

2. 截肢术　幼儿和病变位于膝关节远端，或并发病理骨折，以及肿瘤肿块非常大时，最理想的手术方式方法为截肢。

（三）药物治疗

1. 中药治疗　中医辨证施治调节患者机体状态，或配合西药增效减毒。术后可予以活血祛瘀、清热解毒之剂，内服活血止痛汤加蒲公英、紫花地丁、连翘等；除去外固定后可配合中药熏洗，或药物按摩，使筋肉舒展、关节功能恢复。

2. 西药治疗　适当应用抗生素、阶梯性止痛药物、神经营养药物等综合治疗。

（四）康复治疗

术后 2 天做肌肉等长收缩，瘤段切除、人工关节重建者；术后 4 周开始关节功能锻炼，加强功能。截肢手术者，申请佩戴义肢，积极下床功能锻炼。

【疗效评定标准】

1. 完全缓解（CR）　根据治疗前后全身骨显像的病灶大小和数目的变化，病灶和所有转移灶消失为Ⅰ级恢复；目的病灶完全消失，非目的病灶缩小 50% 以上，无新病灶出现；Enneking 肢体肌肉骨骼系统术后功能评定 ≥ 21 分；WHO（1987）标准疼痛评价下降 50% 或以上；生存质量按 Karnofsy 记分标准增加 > 10 分。

2. 部分缓解（PR）　根据治疗前后全身骨显像的病灶大小和数目的变化，病灶和转移灶体积和数目减少 50% 以上为Ⅱ级恢复；目的病灶和非目的病灶缩小 50% 以上，无新病灶出现；Enneking 肢体肌肉骨骼系统术后功能评定 ≥ 10 分；WHO（1987）标准疼痛评价下降 50% 以下；生存质量按 Karnofsy 记分标准增加 < 10 分。

3. 未缓解（NC）　根据治疗前后全身骨显像的病灶大小和数目的变化，病灶和转移灶体积或数目减少 25% 以上为Ⅲ级恢复；目的病灶和非目的病灶缩小 25% 以上，无新病灶出现；Enneking 肢体肌肉骨骼系统术后功能评定 ≥ 5 分；WHO（1987）标准疼痛评价下降 25% 以下；生存质量按 Karnofsy 记分标准减少＜ 10 分。

4. 加重（PN）　根据治疗前后全身骨显像的病灶大小和数目的变化，病灶和转移灶体积或数目减少小于 25% 或无变化为 IV 级恢复；目的病灶和非目的病灶缩小 25% 以下，有新病灶出现；Enneking 肢体肌肉骨骼系统术后功能评定＜ 5 分；WHO（1987）标准疼痛评价下降 10% 以下；生存质量按 Karnofsy 记分标准减少＞ 10 分。

第七节　骨转移癌

骨转移癌是指骨外的原发癌转移到骨骼的一种继发恶性肿瘤。骨转移癌是最常见的骨的恶性肿瘤，其发生率是原发肉瘤的 25 倍。发病年龄多大于 50 岁。好发部位是含红骨髓的骨骼，如头颅、椎体、肋骨、骨盆及骨关节、长管状骨的干骺端。

【诊断依据】

（一）病史

骨转移癌通常在原发病灶出现 2 年内产生，但在很多情况下，骨转移癌在临床上先于原发癌出现，随后出现其他骨、肺 / 肝转移，并在 12 ～ 24 个月内死亡。如果为多发性骨转移时，其生存率更低。

（二）症状与体征

病理骨折常为骨转移癌的首发症状。有些患者就诊时症状是弥漫性骨痛，脊柱转移癌表现为背痛，疼痛开始为间歇性，后变为持续性，休息和制动不能减轻，晚期剧痛需用麻醉止痛药物。只有在癌转移的晚期才有精神不振、消瘦、乏力、贫血和低热。高钙血症是骨转移癌的致死原因之一。

（三）辅助检查

1. X 线检查　大部分骨转移癌为溶骨性破坏，"成骨性"破坏常见于前列腺癌及乳腺癌。病理骨折是骨转移癌常见的并发症。

2. 同位素扫描　通常都呈核素摄取增加的改变。

3. CT 检查　CT 扫描能显示转移灶的侵蚀性及准确描述软组织肿块的特点。

4. MRI 检查　溶骨性病灶在 T1 加权像上呈低信号，在 T2 加权像上呈高信号。成骨性骨转移较少见，其在 T1 加权像和 T2 加权像上均呈低信号。注射 Gd–DTPA 能增加对骨与软组织转移病灶的敏感性。

5. 病理检查　可发现原发癌的组织学特点。

【鉴别诊断】

骨转移癌应与骨髓瘤相鉴别。骨髓瘤的主要鉴别点是骨转移癌很少在肘、膝关节以下部位发病，免疫球蛋白电泳检查多无异常。但最终确诊须依据病理组织学检查。

【治疗】

（一）非手术治疗

骨转移癌已是各种癌症的晚期，多数患者需要输血、输液，纠正水、电解质紊乱，补充营养和各种维生素，增强免疫能力，改善全身情况和各器官的功能。要积极治疗原发癌，综合治疗转移癌，包括全身化疗、内分泌治疗、放疗及手术等。

1. 放疗

（1）放射性核素治疗：也称内放疗，是一种效果明显、副作用小、不成瘾并且对肿瘤有直接杀灭作用的治疗方法之一。

（2）局部放射治疗：放射治疗对缓解骨转移癌引起的疼痛，减少病理性骨折的发生及减轻肿瘤对脊髓的压迫等有明显的疗效。

2. 化疗　药物，特别是抗肿瘤的化学药物，为治疗本病的另一重要内容。

3. 激素治疗　激素调节，对于激素敏感的肿瘤，不管是对手术的或非手术的患者均有益；肾上腺切除术、卵巢切除术、垂体切除术及睾丸切除术经常应用于治疗及预防乳腺及前列腺癌转移。不能手术的，通过注射阻断激素活性的药物同样有效。

4. 骨吸收抑制剂的应用　能抑制破骨细胞活性的药物，如二磷酸盐和降钙素等在骨转移瘤的治疗中，起到了一定的作用。

（二）手术治疗

手术治疗在骨转移癌的综合治疗中占有特殊的地位，特别是骨转移癌引起的病理性骨折、脊柱不稳、脊髓压迫和疼痛，只要掌握好手术适应证，选择合适的术式，手术治疗骨转移癌能缓解患者的疼痛，提高生活质量，并在合适的情形下延长患者的生命。

（三）药物治疗

1. 中药治疗　依据中医辨证施治积极调节机体状态，配合西药增效解毒。

2. 西药治疗　术后可选用适当的抗生素、阶梯性止痛药物、骨代谢调解药物等。

（四）康复治疗

1. 一般康复　长期卧床者，应配合吹气球、深呼吸、翻身、四肢功能锻炼等多种康复护理手段预防卧床并发症；可下床活动者，多做室外康复锻炼，如太极拳、有氧慢行活动、登山、游泳等。

2. 术后康复　术后2天做肌肉等长收缩，瘤段切除、人工关节重建者术后4周开始关节功能锻炼；脊椎转移瘤行脊髓减压术后卧床休息，2周后做各个相应的功能锻炼。

【疗效评定标准】

骨转移癌的治疗目标为延长生存时间，提高生活质量。

完全缓解（CR）：根据治疗前后全身骨显像的病灶大小和数目的变化将病灶疗效，所有转移灶消失为Ⅰ级恢复；目的病灶完全消失，非目的病灶缩小50%以上，无新病灶出现；Enneking肢体肌肉骨骼系统术后功能评定≥21分；WHO（1987）标准疼痛评价下降50%或以上；生存质量按Karnofsy记分标准增加＞10分。

部分缓解（PR）：根据治疗前后全身骨显像的病灶大小和数目的变化将病灶疗效，转移灶体积和数目减少50%以上为Ⅱ级恢复；目的病灶和非目的病灶缩小50%以上，无新病灶出现；Enneking肢体肌肉骨骼系统术后功能评定≥10分；WHO（1987）标准疼痛评价下降50%以下；生存质量按Karnofsy记分标准增加＜10分。

未缓解（NC）：根据治疗前后全身骨显像的病灶大小和数目的变化将病灶疗效，转移灶体积或数目减少25%以上为Ⅲ级恢复；目的病灶和非目的病灶缩小25%以上，无新病灶出现；Enneking肢体肌肉骨骼系统术后功能评定≥5分；WHO（1987）标准疼痛评价下降25%以下；生存质量按Karnofsy记分标准减少＜10分。

加重（PN）：根据治疗前后全身骨显像的病灶大小和数目的变化将病灶疗效，转移灶体积或数目减少小于25%或无变化为Ⅳ级恢复；目的病灶和非目的病灶缩小25%以下，有新病灶出现；Enneking肢体肌肉骨骼系统术后功能评定＜5分；WHO（1987）标准疼痛评价下降10%以下；生存质量按Karnofsy记分标准减少＞10分。

第十三章　类肿瘤疾病

第一节　骨纤维结构不良

骨纤维结构不良特征是纤维组织增生并通过化生而成骨，形成的骨为幼稚的交织骨。好发年龄为 11 ～ 30 岁，男女之比为 1.1∶1。好发于股骨和胫骨，其次为颌骨和肋骨。

【诊断依据】

（一）病史

病史经过缓慢，症状出现较晚、较轻。病史较长，可长达数年或数十年。

（二）症状与体征

疼痛为主要症状，多数患者的主要症状是轻微的疼痛、肿胀以及局部的压痛，如果病变范围大，可出现关节功能障碍。病理骨折是常见的并发症，少数无症状者可因拍 X 线片而偶然发现。个别病例肢体可出现弯曲畸形。

（三）辅助检查

1. X 线检查　位于长骨骨干或干骺端，呈磨沙玻璃样改变，骨皮质往往膨胀变薄，也可表现为大小不等的圆形透亮区，周围骨质硬化。有时发生病理性骨折，在股骨颈部位发生的骨弯曲畸形被称"牧羊人拐杖"。从 X 线表现上可分为畸形性骨炎型、硬化型及囊变型。

2. CT 检查　CT 较 X 平片敏感、清晰地显示磨玻璃样结构。

3. MRI 检查　在 T1 加权像和 T2 加权像呈低信号。

4. 病理检查　病损内含有大量纤维组织和不等量的交织骨，纤维组织和骨小梁有移行，表明后者是从前者化生而来。

【证候分类】

临床上将骨纤维结构不良分为多发型、单发型和 Albright 综合征（内分泌紊乱型）

三型。

（一）多骨型

多骨型多发于四肢长骨，也伴发于扁平骨（颅骨、骨盆、肋骨等），常多处骨质受累。

（二）单骨型

单骨型多发生于颅面骨，以上颌骨多见，在临床上该型与耳鼻咽喉科关系密切，常被误诊为上颌窦恶性肿瘤。

（三）艾布赖特综合征

艾布赖特综合征（Albright's syndrome）由多骨型骨纤维组织异常增殖（称播散性纤维性骨炎）、皮肤色素沉着及内分泌障碍（以女子性早熟为突出表现）等症状构成。

【鉴别诊断】

（一）骨巨细胞瘤

X线表现为位于骨骺线闭合处的偏心性、溶骨性、膨胀性骨破坏，骨纤维结构不良发病部位为骨干或干骺端，呈磨沙玻璃样改变，密度较骨巨细胞瘤高，并常常出现骨的畸形。

（二）骨囊肿

多呈偏心性、溶骨性破坏，易发生病理骨折，骨折多为粉碎性，有折片陷落囊内。骨纤维结构不良的骨破坏密度相对较高，常伴有骨的膨胀、增粗或弯曲，骨折常常为螺旋形。

【治疗】

（一）非手术治疗

对于多发骨纤维结构不良如果没有症状或无骨折危险可不手术；有症状且轮廓尚好的病例，在儿童时期手术应慎重，最好仅限于纠正畸形的截骨术和内固定术。若系多骨型而有显著畸形者，可用支具保护。

（二）手术治疗

对于侵袭性的病例则可施行截骨术和内固定术。病损较大者做刮除植骨，植骨可应用自体骨或异体骨或人工骨，有时单纯刮除植骨效果不理想，可行局部病灶大块切除，应用自体骨移植效果较好；也可用瘤段骨切除术，对于较大的单骨型，也可考虑做假体置换。

（三）药物治疗

1. 西药治疗　化疗无效。术后可选用适当的抗生素。

2. 中药治疗　术后可予以活血祛瘀、清热解毒之剂，内服活血止痛汤加蒲公英、紫花地丁、连翘等；除去外固定后可配合中药熏洗，或药物按摩，使筋肉舒展、关节功能恢复。

（四）康复治疗

术后固定期间，应注意肌肉收缩练习；去除外固定后，应在床上加强关节的功能活动；骨性愈合后，开始下床负重活动。假体置换者，术后 4 周开始功能锻炼。

【疗效评定标准】

参照《中医骨伤科病症诊断疗效标准》制定。

治愈：疼痛、肿胀、畸形等临床症状完全消失；经 X-Ray 或 CT 证实，目的病灶治疗后完全消失，无新病灶出现，连续观察 1 年以上无复发，非目的病灶静息稳定；术后无遗留明显功能障碍或稍受限。

好转：疼痛、肿胀、畸形等临床症状明显好转；经 X-Ray 或 CT 证实，目的病灶治疗后完全消失，无新病灶出现，连续观察 1 年以上无复发，或病灶虽在，经连续观察处于静息状态，病灶无变化，或非目的病灶静息稳定或稍进展；术后功能虽稍有障碍，不影响日常生活，或需短期支具保护。

未愈：疼痛、肿胀、畸形等临床症状缓解不明显或加重；经 X-Ray 或 CT 证实，治疗后病灶尚存，术后 1 年内疾病复发，出现新的病灶，或原病灶增大，或非目的病灶进展明显；术后功能明显受限，需长期辅助支具保护。

第二节　骨囊肿

骨囊肿又称"孤立性骨囊肿"，是一种骨的类肿瘤病变。最多见于 11 ～ 20 岁的青少年，男性多于女性，男、女之比为 2：1。最多见于股骨、肱骨和胫骨，好发于干骺端。

【诊断依据】

（一）病史

临床一般将骨囊肿分为潜伏期和活动期。许多学者认为本病有自限性和自愈性，有时骨折后，囊腔会被骨痂充实而自愈。

（二）症状与体征

临床上一般无任何症状，多在摄片时偶尔发现，或因病理骨折就诊；个别病例可有局部隐痛、酸困或轻压痛，局部有包块或骨增粗。

（三）辅助检查

1. X 线表现　位于干骺端的界限清楚的放射线透亮区，外有一薄的骨硬化边缘，病理骨折常见，多为粉碎性骨折，常有骨块沉入囊腔底部，即所谓的"折片陷落征"。

2. CT 检查 可以显示骨皮质的变薄及骨嵴，可显示骨折情况。

3. MRI 检查 囊肿内含液性成分，在 T1 加权像上为中低信号，在 T2 加权像上为均匀高信号，如边缘有硬化则呈低信号。

4. 病理学检查 镜下可见壁的骨质为正常的骨结构，囊肿的覆盖膜为疏松的结缔组织，囊肿内含有纤维素、钙盐沉着、胆固醇、吞噬细胞及少数炎性细胞。

【证候分类】

临床上将骨囊肿分为二期。

（一）活动期

患者年龄在 10 岁以下，囊肿与骨骺板接近，距离小于 5mm。

（二）静止期

患者年龄在 10 岁以上，囊肿距骨骺板较远，距离大于 5mm。

【鉴别诊断】

（一）骨巨细胞瘤

主要鉴别点是骨囊肿多为中心性，溶骨性破坏，位置为干骺端或骨干部。

（二）软骨母细胞瘤

主要鉴别点是骨囊肿位置为干骺端或骨干部，破坏区密度更低。

（三）动脉瘤样骨囊肿

主要鉴别点是骨囊肿多为中心性、溶骨性破坏，其中充满质清液体，只有骨折后腔内才含血性液体。病损内无纤维性间隔，镜下见不到充满血液的大小不等的囊腔。

【治疗】

（一）非手术治疗

囊内注射皮质类固醇药物，如醋酸强的松龙等。有报道，多次注射类固醇药物有 50% 的病例完全愈合，25% 的病例不完全愈合。

（二）手术治疗

手术主要采用病灶刮除植骨术，充分显露后，开骨窗，直视下彻底刮除病灶内各个部位的囊壁包膜，用 95% 的乙醇或石炭酸等骨壁灭活后充分植骨。对于股骨颈部位刮除后必要时应用内固定。

（三）康复治疗

术后石膏固定，植骨愈合后做各个相应关节的功能锻炼。

【疗效评定标准】

临床症状结合 Neer 和 Chigira 等 X 线骨囊肿愈合评价标准如下：

0 级标准　囊肿大小无变化；X 线表现囊腔清晰无变化。

1 级标准　破坏区较治疗前缩小（＜1/3），边缘轻度硬化，皮质膨胀减轻；X 线表现囊腔可见但呈多房模糊。

2 级标准　破坏区较治疗前缩小明显（1/3 ～ 2/3），边缘明显硬化，皮质增厚；X 线表现囊腔硬化，残留部分小囊腔。

3 级标准　破坏区基本修复愈合，皮质完整；X 线表现囊腔消失，完全愈合。

第三节　骨嗜酸性肉芽肿

骨嗜酸性肉芽肿属于网织内皮细胞增生症的一种病损类型，各种年龄均可发病，可见于 9 月～ 56 岁，多见于儿童和青少年，男性多于女性，男、女之比为 2 : 1，常见的发病部位为颅骨、肋骨、脊柱、肩胛骨、骨盆，也可见于长管状骨。

【诊断依据】

（一）病史

无特别病史，骨嗜伊红性肉芽肿的预后一般良好。对于多发性病变的病例，只要没有骨外病灶者预后也同样好。少数情况下，当病变处于进展阶段时，施行病灶内切除术可能局部复发。

（二）症状与体征

可为骨内单发或多发，可随发病部位和病灶的大小而有不同程度的疼痛、肿胀和功能障碍。20 岁以上多发生在扁平骨，位于脊柱的病变可并发脊柱侧凸或后凸，少数患者可发生脊髓压迫症状；长管状骨的病变见于骨髓，部位多在骨干，位于表浅部位的可触及骨隆起肥厚。

（三）辅助检查

1. 室验室检查　血液检查可见中度的白细胞增多和嗜酸性粒细胞增加。

2. X 线表现　可出现片状的溶骨性破坏，在脊柱开始为溶骨性骨质破坏，并迅速变成为扁平椎，在长骨可使骨质轻度膨胀，骨膜呈层状反应。

3. CT 检查　病灶呈溶骨性破坏，边界清楚，长管状骨有骨膜反应，脊柱和骨盆可清楚显示病灶。

4. MRI 检查　病灶在 T1 加权像上通常为低信号，在 T2 加权像上多呈高信号。

5. 病理检查　病理学特征为间质细胞增生及白细胞浸润，而白细胞则以嗜酸性细胞为主。

【鉴别诊断】

急性骨髓炎 鉴别点是急性骨髓炎临床多有局部红、肿、热、痛和功能障碍，化验检查表现为白细胞增高及中性粒细胞增高。

【治疗】

（一）非手术治疗

1. 放疗 对放疗较敏感，对于无法手术的病灶，或因其他原因不能手术者，可考虑放射治疗。

2. 化疗 对于多发病变不宜手术或放射治疗者，可应用肾上腺皮质激素或抗肿瘤化疗药物，如长春新碱、VP-16 等进行治疗。

（二）手术治疗

手术彻底清除肿瘤组织，对肿瘤附着的内壁也应尽量彻底搔刮，并应用95%乙醇、石炭酸等灭活，再用自体骨、异体骨或人工骨移植填充瘤腔。瘤段切除的手术适应证是肿瘤已广泛破坏病变骨，有病理骨折发生，或位于非重要骨。肿瘤切除后可应用自体骨重建。肿瘤病变扩展到脊柱后弓，压迫神经时，可行椎板切除减压术。

（三）药物治疗

1. 中药治疗 可配合清热解毒之剂内外综合治疗；术后可予以活血祛瘀、清热解毒之剂，内服活血止痛汤加蒲公英、紫花地丁、连翘等；除去外固定后可配合中药熏洗，或药物按摩，使筋肉舒展、关节功能恢复。

2. 西药治疗 术后可选用适当的抗生素。

（四）康复治疗

需给予患肢支具固定或保护。术后石膏固定，术后2天做肌肉等长收缩，2周后做各个相应关节的功能锻炼。植骨愈合后加强功能锻炼。

【疗效评定标准】

参照《中医骨伤科病症诊断疗效标准》制定。

治愈：疼痛、肿胀、畸形等临床症状完全消失；经 X-Ray 或 CT 证实，病灶治疗后完全消失，无新病灶出现，连续观察1年以上无复发；术后无遗留明显功能障碍或稍受限。

好转：疼痛、肿胀、畸形等临床症状明显好转，基本不用或偶用止痛药；经 X-Ray 或 CT 证实，病灶治疗后完全消失，无新病灶出现，连续观察1年以上无复发，或病灶虽在，经连续观察处于静息状态；术后功能虽稍有障碍，不影响日常生活，或需短期支具保护。

未愈：疼痛、肿胀、畸形等临床症状缓解不明显或加重；经 X-Ray 或 CT 证实，治疗后病灶尚存且有生长增大趋势或并发病理性骨折等，术后 1 年以内复发；术后功能明显受限，需长期辅助支具保护。

第四节　动脉瘤样骨囊肿

动脉瘤样骨囊肿是一种瘤样病损，是一种膨胀性、出血性、多房性囊肿。发病率较低，约占原发肿瘤的 1.2%，占良性肿瘤的 2.2%。男、女之比约 1.4∶1。好发于四肢长骨部位，依次是股骨、胫骨、肱骨和脊柱骨，发生在骶骨的也比较多。

【诊断依据】

（一）病史

临床多无症状，病史不明确，多在发生病理骨折后就诊。

（二）症状与体征

临床表现为局部肿胀、疼痛和患部的功能障碍。

（三）辅助检查

1. X 线表现　病变为溶骨性、偏心性骨破坏，其偏心性向外突出如气球样膨胀，表面有一薄的骨壳。

2. 病理学检查　镜下可见多数充满血液的大小不等的囊腔，囊壁的血管改变可见中小静脉明显扩张充血，血管壁呈不同程度的增厚，纤维性间隔中有不成熟的骨或骨样组织。

【鉴别诊断】

（一）骨巨细胞瘤

二者主要鉴别点是动脉瘤样骨囊肿为位于干骺端或骨干部的偏心性、膨胀性、溶骨性破坏，其偏心性向外突出如气球状膨胀。

（二）骨母细胞瘤

二者主要鉴别点是动脉瘤样骨囊肿位置为干骺端或骨干部，破坏区密度更低，肿瘤内密度不均，有大小数量不一的囊状低密度区，有时还见有似阶梯样的出血液面，称"液 – 液平面征"。

（三）骨囊肿

液 – 液平面征是动脉瘤样骨囊肿病变的特有征象。病理检查囊腔壁可见中小静脉明显扩张充血，血管壁呈不同程度的增厚，纤维性间隔中有不成熟的骨或骨样组织。

【治疗】

（一）非手术治疗

1. 介入　对于手术相对困难的部位，选择性地栓塞囊肿的营养血管，可以促进囊肿的成熟和骨化。这种方法可以单独使用，也可以与外科手术联合使用，以减少手术中出血。在脊柱、骨盆和股骨近端，可使用选择性动脉栓塞。为了减少手术出血，可在手术前立即使用。事实上，无论是一次还是重复一次以上的栓塞治疗，均可获较高的治愈率，并可免于手术治疗。所以，当手术有困难及动脉瘤样骨囊肿所处部位和周围空间在手术有危险时，可选用这种方法。

2. 放疗　放射治疗效果也很好。为了减少放射线引起肉瘤的危险，剂量必须控制在有效的最小剂量。放射治疗可使动脉瘤样骨囊肿组织成熟和瘢痕化，也可抑制其进展，并促使其广泛的骨化。但是应注意，放射治疗必须限制在不能手术及栓塞治疗失败的病例。这是因为动脉瘤样骨囊肿通常位于靠近生长软骨（腰椎、骨盆等）或性腺，而且有放射线诱发肉瘤危险的可能。对位于脊椎等处不宜切除的部位可行放射治疗，放疗可使动脉瘤样骨囊肿停止生长，瘢痕形成，剂量为 30 ～ 40GY，效果较好。

（二）手术治疗

位于四肢长骨者，以手术为宜。一般可做局部刮除自体骨移植，效果较好，复发较少，近年应用人工骨或异体骨取得同样疗效。少数动脉瘤样骨囊肿扩展的病例可能需行重要的骨关节段切除，仅极少数的病例需行截肢术。

（三）药物治疗

1. 西药治疗　化疗无效，可给予止痛药物或给予双磷酸盐类药物治疗。术后可选用适当的抗生素。

2. 中药治疗　伴有病理性骨折者，可给予活血行气接骨类药物；术后可予以活血祛瘀、清热解毒之剂，内服活血止痛汤加蒲公英、紫花地丁、连翘等；除去外固定后可配合中药熏洗，或药物按摩，使筋肉舒展、关节功能恢复。

（四）康复治疗

术后固定期间，应注意肌肉收缩练习；去除外固定后，应在床上加强关节的功能活动；骨性愈合后，开始下床负重活动。

【疗效评定标准】

参照《中医骨伤科病症诊断疗效标准》制定。

治愈：疼痛、肿胀、畸形等临床症状完全消失；经 X–Ray 或 CT 证实，囊腔基本消失，囊肿骨皮质与正常皮质连续一致，稳定半年以上；术后无遗留明显功能障碍或稍受限。

好转：疼痛、肿胀、畸形等临床症状明显好转，基本不用或偶用止痛药；经X-Ray 或 CT 证实，囊肿皮质增厚明显，囊腔显著缩小，形成多间隔，或囊肿皮质有所增厚，囊腔较治疗前缩小但仍大于 1cm，或病灶无明显变化，处于静息稳定状态，稳定半年以上；术后功能虽稍有障碍，不影响日常生活，或需短期支具保护。

未愈：疼痛、肿胀、畸形等临床症状缓解不明显或加重；经 X-Ray 或 CT 证实，治疗后病灶尚存，囊腔无缩小或持续增大，术后 6 月内复发；术后功能明显受限，需长期辅助支具保护。

第五节　滑膜软骨瘤病

滑膜软骨瘤病又称"滑膜骨软骨瘤病"，近来认为是滑膜深层未分化间叶细胞化生性软骨，不是真正的肿瘤。本病发生于具有滑膜组织的关节囊、滑囊或腱鞘内。多见于 20～40 岁，男性多于女性，约为 2 : 1。发病部位以膝关节最多见，髋、肩、肘关节次之，罕有发生于指间关节。

【诊断依据】

（一）病史

滑囊软骨瘤病为良性病变，病史长短不一，可数月或数年。一般不易复发，且病变进展缓慢，偶见滑膜软骨瘤病有恶变为软骨肉瘤的报道，一般不发生转移。

（二）症状与体征

临床症状以关节疼痛、肿胀、关节绞锁、运动障碍为主。查体见关节活动时可出现各种不同的声响，有时可出现关节绞锁、不同程度的肿胀，有的可触及肿块。

（三）辅助检查

1. X 线检查　患病关节间隙或关节周围如滑囊与腱鞘滑囊内见 1 枚或多枚游离体，有些似"钟乳石"样悬垂体。

2. CT 检查　CT 检查可见在关节滑膜上或关节腔内有小的钙化阴影。

3. MRI 检查　关节及关节周围游离体在 T1 加权像和 T2 加权像上通常显示为低信号结节。

4. 病理检查　镜下见滑膜内出现软骨性结节，含孤立或成群软骨细胞。软骨细胞数量多、体积较大、核肥大，常见双核与多形核细胞。

【证候分类】

按 Milgram 分期。

1. 活动性滑膜内软骨化生。

2. 过渡性滑膜病变合并滑膜软骨瘤及游离体，与滑膜以蒂相连。

3. 滑膜病变静止，形成多数软骨或骨软骨游离体。

【鉴别诊断】

（一）剥脱骨软骨病

本病通常是仅有一个游离体，在 X 线片上邻近关节面有局限性骨缺损，有明显的外伤史，以青少年男性多见，关节肿胀不明显。

（二）退行性关节病

本病多见于中老年，关节间隙有狭窄，有骨赘形成，骨赘脱落，形成较少、较小的游离体，且在 X 线片上，游离体无硬化环。

（三）神经营养性关节病

本病是一种继发性疾病，因中枢或周围神经性疾病，关节神经营养障碍。关节为无痛性肿胀，X 线片上表现为结构严重紊乱，半脱位及关节邻近散在的不规则碎片。

【治疗】

（一）非手术治疗

1. 放疗　无效。

2. 化疗　对软骨增殖的作用不明显，一般不用。

（二）手术治疗

滑囊、腱鞘、关节内病变的治疗原则是彻底清除游离体，切除滑膜。对于腱旁的病变，可行简单的结节肿块切除术。

关节滑膜软骨瘤的关节镜治疗近年开展较多，特别是位于膝关节部位。

（三）药物治疗

1. 中药治疗　术后可予以活血祛瘀、清热解毒之剂，内服活血止痛汤加蒲公英、紫花地丁、连翘等；或药物按摩，使筋肉舒展、关节功能恢复。适当给予补肝肾、健筋骨药物，对保护关节有一定益处。

2. 西药治疗　术后可选用适当的抗生素，或给予关节保护软骨药物，预防复发。

（四）康复治疗

术后 2 天做肌肉等长收缩，2 周后做各个相应关节的功能锻炼。

【疗效评定标准】

参照《中医骨伤科病症诊断疗效标准》制定。

治愈：疼痛、肿胀、畸形等临床症状完全消失；经 X-Ray 或 CT 证实，瘤体治疗后完全消失，无新瘤体出现，连续观察 1 年以上无复发；术后无遗留明显功能障碍或稍受限。

好转：疼痛、肿胀、畸形等临床症状明显好转；经 X–Ray 或 CT 证实，瘤体治疗后基本消失，无新瘤体出现，连续观察 1 年以上无复发，或残留瘤体虽在，经连续观察处于静息状态；术后功能虽稍有障碍，不影响日常生活，或需短期支具保护。

未愈：疼痛、肿胀、畸形等临床症状缓解不明显或加重；经 X–Ray 或 CT 证实，治疗后瘤体仍在且继续生长，术后 1 年内复发，出现新的瘤体；术后功能明显受限，需长期辅助支具保护。

软组织损伤部分

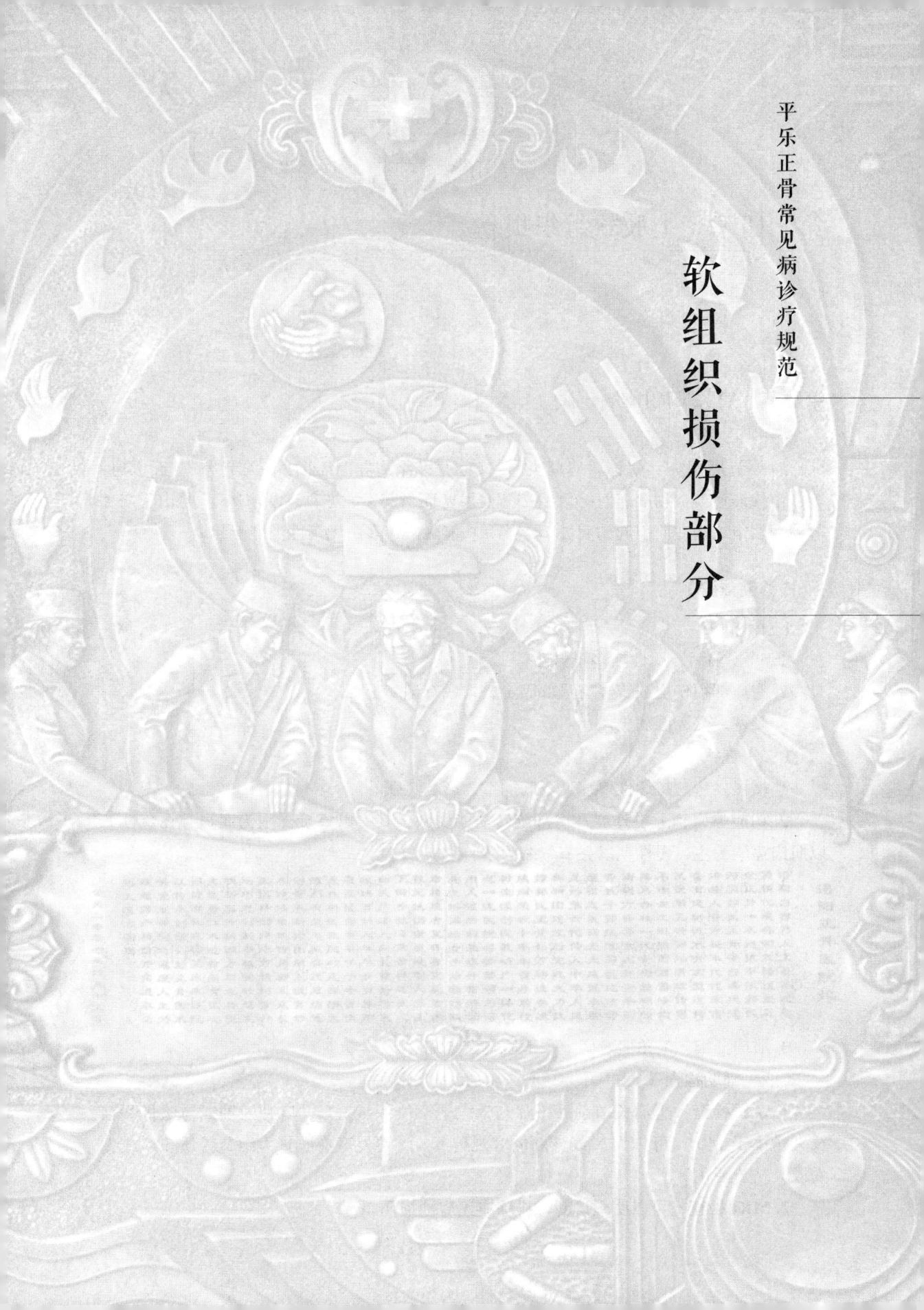

第十四章　上肢软组织损伤

第一节　肩关节周围炎

肩关节周围炎，简称"肩周炎"，又称"冻结肩""粘连性肩关节炎""五十肩"等，由气滞血凝而得名，且多因肩部感受风寒而引起，故亦称"漏肩风"。是由于肩关节周围软组织病变而引起的肩关节疼痛和功能障碍，多由无菌性炎症引起。

【诊断依据】

（一）病史

1. 50 岁前后，女性略多于男性。

2. 有肩部损伤史或曾经有局部固定史，或有偏瘫史。

3. 受寒、受潮湿病史。

（二）症状

1. 缓慢发病，持续性疼痛，夜间加重，影响睡眠。

2. 功能障碍，上举外展及肩部旋转功能受限，其中以外旋受限为明显。在急性期以肌肉痉挛为主，慢性期以关节挛缩为主。

3. 日常生活动作受限，梳头、穿衣、束带举臂、掏裤兜等动作均感困难。

（三）体征

1. 压痛广泛　肩前方、肩峰下、结节间沟、三角肌附着处、肩胛骨内上角等处压痛。

2. 关节僵硬　外旋、内旋、外展、上举均受限。

3. 肌肉萎缩　三角肌及冈上、下肌均有萎缩。

（四）辅助检查

1. X 线检查　①肩关节前后平片与最大上举位各照 1 张，肩胛冈轴线与肱骨干轴线夹角小于 140°，可作为 X 线诊断的客观指标。②可发现有肱骨大结节骨质疏松或囊变或大结节硬化等。

2. MRI 检查　可以明确诊断，排除有无肩袖损伤。

【鉴别诊断】

（一）颈椎病

颈椎病也有肩部疼痛，但同时伴有颈部疼痛及上肢放射痛、麻木或四肢无力等症状。肩部无明显压痛点，肩关节活动度一般不受限制。

（二）颈背部筋膜炎

颈背部筋膜炎的疼痛范围广泛，除肩部外还涉及颈背部。压痛点多在肩胛骨的内侧缘以及与之相对应的上胸段棘突边缘处。肩关节活动不受限制。

（三）风湿性关节炎

风湿性关节炎多见于青少年，疼痛常波及其他多个大关节，具有对称性、游走性等特点。疼痛程度与活动关系不大，甚至静止时疼痛更重。无明显的关节活动障碍。严重者局部可有红肿、结节或瘀斑。

（四）肩袖损伤

肩袖损伤多伴有明显的外伤史。疼痛可向三角肌止点处放散，压痛点局限在大结节处。活动障碍主要表现在外展受限，在主动外展 60°～ 120°之间出现疼痛弧，被动外展时无明显疼痛及障碍。

（五）肱二头肌长头肌腱炎

肱二头肌长头肌腱炎的疼痛局限在肩前部，仅在结节间沟处压痛。抗阻力做肩关节前屈及肘关节屈曲时诱发疼痛加重。

【证候分类】

（一）中医辨证分型

1.气虚型　多见于老年患者或久病之后，发病较缓，初觉肩部困痛，活动后困痛消失，休息后即困痛，日渐加重，以致肩关节活动受限，重者摸头、吃饭、解系腰带等均不能为，夜间酸困不能入睡，肩部肌肉瘦弱。舌苔薄白，脉弦细。

2.风寒湿型　肩部重着，如压重物，呈广泛性钝痛，甚则如刀割样；畏寒怕冷，遇寒则重，遇热则舒，昼轻夜重；关节活动受限。舌质淡，苔白，脉弦紧。

3.损伤型　见于外伤后有长期固定或制动史，或过力劳伤。稍活动减轻，活动过度疼痛加重，肩部筋肉消瘦，上臂前外侧困酸，肩关节活动受限。舌质紫暗，苔薄黄，脉弦涩。

4.气滞型　多见于女性，以关节刺痛，游走窜痛为特征；与情志变化有密切关系，喜则痛缓，郁怒则痛重。苔白，脉弦细。

（二）临床分期

1.凝结期　此期病变主要在肩关节囊，肩关节疼痛，活动轻度受限；肩关节造影可显示关节囊紧缩，关节囊下皱褶互相粘连。

2. 冻结期　此期除关节囊严重挛缩外，关节周围软组织均受累，退行性变明显，滑膜充血增厚，组织缺乏弹性，肩关节疼痛明显，活动严重受限。

3. 解冻期　一般半年后肩关节疼痛逐渐减轻，功能逐渐恢复，肩关节冻结逐渐解除。

【治疗】

（一）非手术治疗

1. 理筋手法

（1）适应证：肩关节周围炎是一种慢性病，大多数患者能逐渐好转和痊愈。病变早期可采用理筋手法。

（2）操作方法：采用平乐郭氏正骨治筋手法。患者正坐，术者用右手拇、食、中三指对握三角肌束，做垂直于肌纤维走行方向的拨动 5 ～ 6 次，再拨动痛点附近的冈上肌、胸肌各 5 ～ 6 次，然后按摩肩前、后及肩外。继之，术者左手扶住肩部，右手握患侧手做牵拉、抖动和旋转活动，最后帮助患者做肩部外展、内收、前屈、后伸等动作。

2. 手法松解

（1）适应证：经上述治疗肩关节功能仍不能恢复。

（2）操作方法：在臂丛神经麻醉后，患者取仰卧位，术者站于患者左前方，左手压住患者肩峰，右手握住患者肘关节，向上牵拉，左手适当用力向下按压，使肩关节上举 180°；左手拇指压住滑囊处，右手抓住患侧肱骨中下 1/3 处，将上臂缓缓外展约 110°；按肩关节正常活动范围，患侧手臂向上举、外展、后伸，手摸头枕部及胸腰椎，反复 3 ～ 5 遍。整个过程可感到肩关节粘连的撕裂声，手法由轻到重，反复多次，直至肩关节达到正常活动范围。操作切记手法轻柔，禁止暴力活动，以免发生骨折或脱位，术后每日活动肩关节数次，一般坚持 2 ～ 3 月。

3. 封闭治疗

（1）肩胛上神经阻滞

①适应证：肩部广泛性疼痛病例。

②操作方法：自肩胛骨内缘沿肩胛冈至肩峰做一水平线，取其中点，以 10cm 注射器 7 号穿刺针，紧贴肩胛冈上缘穿刺，垂直进针 3 ～ 4cm 可与触及骨质，然后针尖向上、外约 45°，可有滑入肩胛切迹落空感。再推进 3 ～ 4mm，有时可有酸胀感放射至肩关节。若无异感不必刻意寻找。注 0.25% 利多卡因 5 ～ 10mL，内含维生素 $B_1$2500μg，急性期可加氟美松 2.5mg。

（2）腋神经阻滞

①适应证：适用于肩关节的后三角肌腹深在弥漫性疼痛病例。

②操作方法：取肩峰背侧下方约 4cm 处为进针点，此处常有压痛，并可触及一凹陷，向喙突方向进针 4 ～ 4.5cm，即达四边孔附近，有时可有胀感，注药时加剧并向四周扩散。药物配伍及剂量同肩胛上神经阻滞。

上述神经阻滞每周 2 次治疗，2 周为 1 个疗程，一般需要 1 ～ 2 疗程，重者 2 ～ 3 个疗程，所有患者均行关节功能锻炼。

4. 针灸治疗

（1）适应证：各型肩周炎。

（2）操作方法：取肩贞、肩髃、肩髎、肩井、手三里、支沟及平衡针灸的肩痛穴，每日 1 次，21 次为 1 个疗程。

5. 小针刀治疗

（1）适应证：适用于手法、针灸、封闭治疗效果不佳者。

（2）操作方法：用小针刀在喙肱肌和肱二头肌短头点、冈上肌抵止端、肩峰下、冈下肌和小圆肌的抵止端，分别切开剥离。

（二）手术治疗

该病经非手术治疗多可痊愈，故少有手术治疗之报道。

（三）药物治疗

1. 中药内服治疗

（1）气虚型：治宜补益肝肾，通经止痛，用益气养荣汤；熟地 30g，桂枝 6g，黄芪 30g，当归 10g，川芎 6g，党参 15g，白芍 15g，茯苓 15g，白术 10g，威灵仙 10g，柴胡 10g，丹皮 6g，羌活 10g，甘草 3g。

（2）风寒湿型：治宜温经通络，除风散寒，用蠲痹解凝汤；姜黄 15g，防风 10g，葛根 12g，羌活 10g，桂枝 6g，威灵仙 10g，川芎 6g，钩藤 10g，蔓荆子 10g，当归 10g，白芍 15g，甘草 3g。

（3）损伤型：治宜活血散瘀，通经活络，用舒筋汤；当归 10g，姜黄 15g，红花 5g，桃仁 6g，文术 6g，赤芍 15g，丹皮 12g，羌活 10g，白术 10g，海桐皮 12g，沉香 10g。

（4）气滞型：治宜舒肝理气，活血止痛，用舒肝活络汤；姜黄 12g，香附 15g，党参 15g，当归 10g，乌药 6g，白芍 15g，柴胡 10g，郁金 10g，川芎 6g，枳壳 10g，沉香 1g，甘草 3g。

2. 中药外治

活血止痛膏：以痛甚处为中心，15 天更换 1 次。取适量展筋丹或展筋酊，用拇指指腹在肩周阿是穴顺时针方向研揉至药物吸收。每日 1 ～ 2 次。

3. 西药治疗　早期可用 1% 利多卡因 5 ～ 10mL 加醋酸氢化可的松 25mg 做局部封

闭，每周 1 次，连续 2 ～ 3 周。疼痛严重者也可适当应用非甾体类抗炎药。手术治疗者常规应用预防性抗生素 2 ～ 3 天。

（四）康复治疗

1. 功能锻炼

（1）前臂开合法：上臂自然下垂贴于胸壁，双肘屈曲 90°，前臂中立位，以双上臂当门轴，前臂为门扇，做前臂开合活动，从而达到肩关节旋转活动，使粘连的肩关节筋脉舒展，气血畅通，疾病痊愈。

（2）双手抱颈开合法：双手抱住颈部做肘关节开合活动，使肩关节内收、外展，活动力度和范围由小到大，直至气血旺盛，机能恢复。以上活动每日 2 ～ 3 次，每次活动 10 ～ 20 下，逐渐增加活动量。

2. 其他锻炼 本病属慢性病，病程较长，大多数患者可通过治疗痊愈或自愈。应使患者了解本病的过程和转归，树立战胜疾病的信心。鼓励患者做肩关节外展、旋转、前屈和后伸动作，由于锻炼时会引起患处疼痛，因此需消除患者顾虑，说明练功方法的重要性，要持之以恒，循序渐进，可用"手拉滑车""蝎子爬墙"等方法进行锻炼。

【疗效评定标准】

痊愈：肩关节疼痛消失，vas 评分为 0 分，肩关节活动正常，前屈 ＞ 150°，外展 ＞ 150°，后伸 ＞ 45°。

显效：肩关节疼痛明显减轻，vas 评分为 1 ～ 3 分，肩关节活动基本正常，前屈 120°～ 150°，外展 120°～ 150°，后伸 30°～ 45°。

有效：肩关节疼痛略有减轻，vas 评分为 4 ～ 6 分，肩关节活动略有改善，但仍部分改善；前屈 ＜ 120°，外展 ＜ 120°，后伸 ＜ 30°。

无效：vas 评分为 7 ～ 10 分，肩关节活动度没有改善。

第二节　肩袖损伤

肩袖损伤是指冈上肌、冈下肌、小圆肌、肩胛下肌四块肌腱损伤。肩袖肌腱随着年龄的增长而出现的肌腱组织退化，以及解剖结构上存在乏血管区的固有弱点，创伤与撞击加速了肩袖退化和促成断裂发生，从而引起肩部疼痛，功能障碍。

【诊断依据】

（一）病史

多为间接暴力引起，一般为跌倒时手掌着地，或当用手臂外侧挡抵重物或重力时，被迫突然内收引起。

（二）症状

常见部位是肩前方痛，急性期疼痛剧烈、持续，慢性期自发钝痛，肩上举及外展功能受限；病史超过 3 周以上，肩周肌肉有不同程度的萎缩；病程超过 3 个月以上，肩关节活动有不同程度受限。

（三）体征

肩关节活动受限，肩坠落试验阳性；撞击试验阳性；疼痛弧征阳性；盂肱关节内有摩擦音。

（四）辅助检查

X 线表现对本病无特异性。磁共振成像对肩袖损伤的诊断是一种重要的方法。肩关节造影亦可诊断。

【鉴别诊断】

（一）肩周炎

肩周炎表现肩关节被动活动差，肩周压痛点广泛，X 线片表现肩关节间隙窄，骨质疏松。肩袖损伤一般被动活动可，压痛点仅限于冈上肌、冈下肌止点，肩峰下间隙有变化。

（二）四边孔综合征

压痛主要在四边孔，肌肉萎缩只有三角肌，其他肌肉不受累，肩外侧皮肤感觉障碍。肩袖损伤压痛点在大结节，肌肉萎缩主要是冈上肌及冈下肌。

（三）肱二头肌长头腱炎

压痛点主要在肱二头肌间沟，虽有疼痛弧，但不典型，肱二头肌间沟封闭可见效。肩袖损伤压痛在大结节，有典型疼痛弧，大结节封闭疼痛减轻。

【证候分类】

（一）按损伤程度分类

1. 挫伤。

2. 不完全断。

3. 完全断。

（二）按肌腱断裂后裂口方向与肌纤维方向分类

1. 横形断裂　肌腱断裂后裂口方向与肌纤维方向垂直。

2. 纵行断裂　肌腱断裂后裂口方向与肌纤维方向一致。

（三）按肌腱断裂范围分类

1. 小型撕裂　单一肌腱断裂范围小于肌腱横径 1/2。

2. 大型撕裂　单一肌腱断裂范围大于肌腱横径 1/2。

3. 广泛撕裂　范围累及两个或两个以上肩袖肌腱，伴有肩袖组织的退变。

【治疗】

（一）非手术治疗

1. 适应证　肩袖挫伤与不完全断裂，特别是伤后少于 3 月者。

2. 操作方法

（1）休息，三角巾悬吊、制动 2～3 周，局部物理疗法，疼痛剧烈者局部封闭。

（2）卧床，零度位牵引 2～3 周。

（3）零位肩人字石膏或零度位支具固定 2～3 周。

（二）手术治疗

1. 适应证

（1）肩袖大型撕裂。

（2）非手术治疗无效的肩袖撕裂。

（3）合并存在肩峰下撞击因素。

2. 操作方法

（1）Mclaughlin 法。

（2）肩峰成形术。

（3）肩胛下肌移位修复肩袖缺损。

（4）冈上肌推移修复法。

（三）药物治疗

1. 中药治疗　早期活血化瘀、消肿止痛，内服活血灵，外用展筋酊；中期活血舒筋，内服养血止痛丸。

2. 西药治疗　早期肿胀严重者应用脱水药物，术前半小时预防性应用抗生素，一般不超过 3 天。

（四）康复治疗

1. 功能锻炼　早期制动，2～3 周后可做肩关节外展、外旋、内旋、前屈、后伸及自动耸肩锻炼。后期宜养气血，补肝肾，壮筋骨，亦可配合推拿按摩。

2. 物理疗法　后期去除固定后可配合外洗药熏洗。

【疗效评定标准】

采用美国加州洛杉矶大学肩袖损伤专业评分系统（UCLA）。

（一）评定方法

疼痛 10 分。

功能 10 分。

主动前屈功能 5 分。

前屈力量测试 5 分。

患者满意度 5 分。

（二）评定标准

优：34 ～ 35 分。

良：28 ～ 33 分。

可：21 ～ 27 分。

差：≤ 20 分。

第三节　肱骨内、外上髁炎

肱骨外上髁炎是一种常见的慢性软组织损伤性疾病，手工劳动者多发，因劳损等引起肱骨外上髁前臂伸肌总腱的起点部无菌性炎症，又称"网球肘"。肱骨内上髁炎是指由于长期劳累，腕屈肌起点反复受到牵连刺激，引起肱骨内上髁肌腱附着处慢性损伤而产生的无菌性炎症，又称"高尔夫球肘"。肱骨外上髁炎、肱骨内上髁炎均属于慢性劳损性疾病，只是发病部位不同而症状有别，但治疗方法相当，故在一起论述。

【诊断依据】

（一）病史

患者多有腕部伸肌群或屈肌群反复屈伸牵拉活动，或者急性损伤等。

（二）症状

局部不红肿或轻度肿胀，压痛明显，病程长者可有肌肉萎缩，肘关节活动基本正常。肱骨外上髁炎在拧毛巾、端提重物时疼痛加重，肱骨内上髁炎在前臂做对抗性旋前动作或用力伸腕时疼痛加重。

（三）体征

肱骨外上髁炎，压痛点在肘关节外侧外髁处，做抗阻力腕关节背伸和前臂旋后动作时，可引起肱骨外上髁处疼痛加重，密尔（Mills）试验（＋）；肱骨内上髁炎，压痛点肱骨内上髁处，抗阻力屈腕时可引起肱骨内上髁疼痛。

（四）辅助检查

X 线检查一般无异常变化。

【鉴别诊断】

（一）肘关节扭挫伤

主要与肘关节扭挫伤相鉴别，肘关节扭挫伤多有明确外伤史，肘部有弥漫性肿胀，或可伴有皮肤瘀血斑，肘关节呈强迫性半屈曲位，屈伸及前臂旋转活动均有一定程度障碍。

（二）颈椎病

神经根型颈椎病可表现为上肢外侧或内侧疼痛，容易和本病相混淆。神经根型颈椎病的上肢疼痛为放射性疼痛，手和前臂有感觉障碍区，无局限性压痛，且行椎间孔挤压试验为阳性，依据此可与本病相鉴别。

【证候分类】

（一）气滞血瘀

初次发病，痛如针刺，固定不移，昼轻夜重，活动不便。舌质暗或有瘀斑，脉弦涩。

（二）肝肾亏虚

局部酸胀，劳累加重，舌质淡，脉细。

【治疗】

（一）非手术治疗

1. 手法治疗

（1）适应证：症状轻微或初次发病者。

（2）操作方法：适当休息，避免有害活动，或配合理疗和药物治疗后症状即可缓解，不需手法理筋。症状严重者，可采取手法治疗，患者坐位或卧位，在肘部痛点及其周围做按摩、捏拿3～5分钟，使局部血流通畅，术者一手托肘部，一手握患肢腕部，先将肘关节屈伸数次，然后将肘关节做快速屈曲数次，同时做旋转活动。如直肘旋后位，快速屈曲同时旋前，或直肘旋前位，快速屈曲同时旋后，各做3～5次，可松解粘连，减轻疼痛。

2. 针灸治疗

（1）适应证：症状轻微、初次发病或反复发作症状较轻者。

（2）操作方法：患者微屈肘，先在肱骨外上髁附近寻找最痛点（阿是穴），常规消毒后，用30号2寸毫针刺入痛点中心1～2寸，旁刺2寸，得气后行小幅度捻转提插约1分钟，再于针柄上行温针灸3～5壮（如枣核大小），然后取曲池、手三里、外关、合谷、肘髎等穴，实施常规针法，间断行针3～4次；以上各穴留针20～30分钟后出针。隔日针治1次，7次为1个疗程。

3. 封闭治疗

（1）适应证：手法、针灸治疗无效者。

（2）操作方法：用25mg醋酸氢化可的松加0.5%利多卡因2～3mL注射到压痛最明显部位，直达骨膜，要求患者2～3周内避免重力活动，封闭可每周1次，连续2～3周，症状多可解除。注意严格无菌操作。

4. 钩针治疗

（1）适应证：用于手法、封闭、针灸治疗无效者。

（2）操作方法：以松解粘连、舒筋通络、止痛为目的。取阿是穴、曲池、手三里。患者取坐位，选好欲刺部位（腧穴）并做标记，行常规消毒后，左手指压下钩针快速刺入，行钩针弹剥、钩拉、推刮、按摩等手法，使患者有酸、麻、胀、触电感，每穴行针 5 分钟，顺着弯钩的方向退针完毕，局部覆盖创可贴。嘱患者在治疗期间避免患肘过度疲劳，局部保暖，以防粘连复发。上法 3 天治疗 1 次，5 次为 1 个疗程。

5. 小针刀治疗

（1）适应证：用于手法、封闭、针灸、钩针治疗无效者。

（2）操作方法：患者平卧，患手屈肘 90°搭腹部，局部消毒铺巾后，在肱桡关节外侧定位，局麻后，取 4 号针刀垂直皮肤进针，刀锋面向肱桡关节肱骨面，离断 1～2cm 宽的伸肌总腱，前臂骨间背侧神经和伴行血管在肌腱深层发出前可被切断，术中可见部分患者有少量鲜血外涌，加压 5 分钟后包扎，术后手术部位禁沾水 1 天，24 小时后开始功能锻炼。

（二）手术治疗

1. 适应证　对经过手法、药物、封闭、钩针、小针刀治疗无效或效果欠佳者，进行手术治疗。

2. 操作方法　采用臂丛麻醉，以原标记压痛点为中心做肘外侧切口，长 3～5cm，切开皮肤、皮下组织，显露伸肌总腱及外上髁，先在伸肌总腱腱膜表面偏肱骨外上髁后方找到直径微细的血管神经束，予以切除，远端结扎；再锐性分离伸肌总腱，向远端分离翻开，显露肱桡关节腔，并将有增生充血的滑膜做部分切除，用生理盐水冲洗关节腔，修复关节囊；再将伸肌总腱连同肱骨外上髁部分骨皮质凿去，用骨蜡止血，将伸肌总腱在距原止点以远 0.5cm 处缝合在周围软组织上。术后局部加压包扎，肘关节屈曲 90°、前臂中立位石膏托固定制动 2 周，术后常规抗炎对症治疗 3 天，10 天后拆线。

（三）药物治疗

1. 中药治疗　本证属于经络阻滞，血不养筋。治宜养血荣筋，舒筋活络，可内服舒筋汤，或养血止痛丸，并结合辨证适当加减。同时配合展筋丹局部外用按摩，也可外贴活血止痛膏、万应膏或用海桐皮汤熏洗等。

2. 西药治疗　手术治疗者常规应用预防性抗生素 2～3 天。

（四）康复治疗

本病属劳累过度引起，所以在治疗期间一般要避免肘腕关节活动，尤其是重力活动，症状消退后可先做腕关节及前臂的旋转活动，而后逐渐开始肘关节屈伸活动，但不可操之过急，以免症状复发。

【疗效评定标准】

痊愈：肘关节内侧或外侧疼痛及压痛消失，关节活动功能正常，且随访 3 个月后未复发；

有效：肘关节内侧或外侧疼痛减轻，仍有压痛，关节活动功能好转；

无效：肘关节疼痛和关节活动度均无改善。

第四节　腕关节韧带损伤

腕关节是复合关节，其活动及稳定性是由复杂的韧带系统所控制和调节的。腕关节韧带损伤是指桡腕及腕骨间韧带的损伤。腕掌侧韧带较厚且坚韧，背侧韧带薄弱，且数量少，其中深层掌侧桡腕韧带、背侧腕三角韧带及尺腕韧带复合体对腕关节支持和稳定极为重要。在掌侧桡腕韧带中桡月韧带最坚韧，桡舟、桡舟月和桡舟头韧带较弱，这些薄弱韧带是损伤的好发部位。

【诊断依据】

（一）病史

高处坠落或平地滑倒跌倒时，腕关节过伸、手掌撑地，或腕关节过屈时，手背着地致伤，以前者为多。腕关节过度背伸时常使腕关节在过伸、尺偏和旋后位致伤，可使桡舟头韧带、桡舟韧带、舟月骨间韧带损伤。腕关节过度屈曲，韧带损伤少见，累及韧带主要为背侧桡三角韧带、腕掌韧带和腕骨间韧带。

（二）症状与体征

急性外伤后腕部疼痛、肿胀、活动受限，损伤广泛者，肿痛可涉及整个腕部。慢性韧带损伤者，腕部有局限性疼痛和压痛，握力减弱，可出现关节积液，腕部肿胀，腕部活动时出现弹响。

（三）辅助检查

1. X 线片检查　腕关节正位 X 线片应注意观察各块腕骨的形态，腕骨与桡、尺骨、腕骨与掌骨之间的关系是否正常，各关节间隙是否正常，必要时行腕骨间隙宽度测量；侧位 X 线片应注意桡、月、头状骨的排列以及舟骨和其他腕骨的角度。必要时与健侧对比。常规 X 线检查无明显异常，但症状严重者，应在麻醉下进行腕关节应力检查。常见腕部韧带损伤的 X 线片表现：①舟月分离：提示可能舟月骨间韧带、桡舟月韧带、桡舟头韧带损伤。②月三角分离：提示可能有月三角骨间韧带、尺月韧带、尺三角韧带、三角头韧带、桡月韧带损伤。

2. 腕关节造影　X 线片有异常时，做腕关节造影可显示舟月骨间韧带、月三角骨间韧带或三角纤维软骨复合体的撕裂情况。

【证候分类】

按损伤时间分类：急性韧带损伤和慢性韧带损伤。

【治疗】

（一）非手术治疗

1. 石膏外固定

（1）适应证：急性腕部韧带损伤，经 X 线检查无骨折、脱位，腕关节应力检查无关节异常活动和腕骨间的异常移位。

（2）操作方法：功能位前臂石膏托固定 3 周，拆除石膏后行弹性护腕保护，开始理疗和功能锻炼。

2. 闭合复位石膏外固定

（1）适应证：X 线检查和腕关节应力检查确诊有腕部韧带断裂，出现舟月分离、月三角分离、头月分离。

（2）操作方法：麻醉下手法复位，X 线检查证明复位成功，腕骨间关系正常，应用前臂石膏托固定，抬高患肢，鼓励手指屈伸活动，1 周后待腕及手部肿胀消退，更换前臂管型石膏，继续固定 5 周。拆除石膏后，进行理疗和功能锻炼。

3. 闭合复位经皮穿针石膏外固定

（1）适应证：手法复位后，石膏不能维持复位的效果和保持腕骨间正常的关系。

（2）操作方法：逆损伤机制进行手法复位，腕骨间关系正常后，于相应腕骨间以细克氏针经皮穿入固定。管型石膏固定腕关节于功能位 8 周，拆除石膏后，进行理疗和功能锻炼。

（二）手术治疗

1. 切开复位内固定韧带修复术

（1）适应证：手法复位失败者。

（2）操作方法：取掌侧或背侧入路，根据 X 线片定位显露损伤的韧带，行韧带对端或重叠缝合，如韧带断裂位于骨的附着部，则行韧带、骨止点重建术，必要时克氏针固定，确认断裂的韧带均已修复、腕骨间解剖关系恢复正常，逐层缝合伤口；术后保持韧带松弛位，前臂石膏托固定，拆线后更换前臂管型石膏固定腕关节于功能位 5 ～ 6 周，拆除石膏后进行理疗和功能锻炼。

2. 韧带重建或腕关节局部融合术　适应于急性腕部韧带损伤未及时治疗或治疗不当，遗留手腕疼痛，经理疗、局部封闭、护腕、支架或石膏固定等治疗无效，X 线检查和腕关节应力检查，确诊有腕关节不稳、腕骨间分离或脱位。可施行韧带重建或腕关节局部融合术。

（三）药物治疗

1. 中药治疗　早期活血化瘀、消肿止痛，内服活血灵，外用展筋酊；中期活血舒筋，内服养血止痛丸。

2. 西药治疗　早期肿胀严重者可应用脱水药物，手术治疗者预防性应用抗生素3～5天。

（四）康复治疗

1. 功能锻炼　早期做肩、肘关节的活动，屈伸范围不限，亦可做手指的屈伸活动，但禁忌做腕关节的桡偏动作；中期以主动屈伸手指的握拳活动为主；后期去外除固定后，可做握拳及腕部的主动屈伸及前臂旋转活动。

2. 物理疗法　后期去除固定后可配合外洗药熏洗。

【疗效评定标准】

按修正 Green 和 O'Brien 的评定方法。

（一）评定方法

1. 疼痛（25分）　无疼痛25分；偶感轻微疼痛20分；可耐受的中度疼痛15分；剧烈疼痛或无法忍受0分。

2. 功能状况（25分）　恢复正常工作25分；从业受限20分；失业，但有一定劳动能力15分；因疼痛而失去劳动能力0分。

3. 活动范围（25分）

（1）达正常活动范围的百分比评定：达100%者25分；达75%～99%者15分；达50%～74%者10分；达25%～49%者5分；达0～24%者0分。

（2）患腕屈伸弧度评定：屈伸大于等于120°者25分；91°～119°者15分；61°～90°者10分；31°～60°者5分；小于30°者0分。

4. 握力（25分）　达正常握力的百分比，达100%者25分；达75%～99%者15分；达50%～74%者10分；达25%～49%者5分；达0～24%者0分。

（二）评定标准

优：90～100分；良：80～89分；可：65～79分；差：65分以下。

第五节　桡骨茎突腱鞘炎

桡骨茎突部有外展拇长肌和伸拇短肌通过，以腱鞘沟浅而窄为特点。当拇指对掌和屈伸动作较多时，会使两条肌腱的共同的腱鞘内不断地活动而产生摩擦，此机械性刺激可引起腱鞘的损伤性炎症，称"桡骨茎突腱鞘炎"，从而使腱鞘变厚而更为狭窄，故又称"狭窄性腱鞘炎"。该病多发于中年妇女，近年来也多见于哺乳期中的青年妇女，尤其初产妇较为典型，多呈急性发作。

【诊断依据】

（一）病史

发病缓慢，自觉腕部桡侧疼痛，提物乏力，尤其不能做提水壶倒水动作，桡骨茎突隆起，并有明显压痛，将拇指屈曲握于掌心，同时将腕关节尺偏，可引起桡骨茎突处的疼痛。

（二）症状

初起腕部桡侧疼痛，有时可放射至手指及前臂，劳累后加重，拇指动作无力；后逐渐出现持续性钝痛，拇指外展背伸时疼痛尤其明显，可有灼热感；局部肿胀使桡骨茎突高凸。

（三）体征

桡骨茎突处肿胀、压痛，拇指伸展活动时疼痛加重，并可由摩擦感，拇指伸展抗阻试验阳性，握拳尺偏试验阳性。

（四）辅助检查

X线检查一般无异常变化。

【鉴别诊断】

腕三角纤维软骨损伤：疼痛及压痛部位在下尺桡关节间隙的远端处，腕关节尺侧屈时可诱发腕中部的疼痛，活动受限主要表现在前臂旋转动作。在腕关节的运动中可以产生软骨损伤所特有的弹响声。

【证候分类】

按疾病发生情况分为

（一）急性发作期

本病一般发病缓慢，但偶有急性发作者，除有上述诊断要点外，尚有局部红肿热痛，痛可放射至手指及前臂。

（二）慢性期

桡骨茎突处红肿不著，但压痛明显，腕关节被动过度尺偏时疼痛加剧，拇指背伸受限。

【治疗】

（一）非手术治疗

1. 理筋手法

（1）适应证：各期桡骨茎突腱鞘炎。

（2）操作方法：采用平乐郭氏正骨理筋手法，术者一手托患手，另一手于腕部桡侧痛处及其周围做上下按摩动作，然后按手三里、阳溪、合谷等穴，并弹拨肌腱4～5次。再用一手固定患肢前臂，一手握住患手，在轻度拔伸下将患手缓缓旋转及伸屈。最后用右手拇食二指捏住拇指末节，向远心端突然拉伸，最后再按摩患处数次。手法每日或隔日1次。急性期可用石膏托固定腕关节2周。

2. 针灸治疗

（1）适应证：慢性桡骨茎突腱鞘炎。

（2）操作方法：局部以列缺穴为主，疼痛放射至手部者配合谷，放射至肩肘部者配曲池。将穴位常规消毒，取26号长1寸毫针，向上斜刺列缺穴，针尖略斜向背侧，针身与皮肤成15°角。行反复捻转提插泻法。合谷、曲池用28号毫针直刺，用平补平泻法。得气后留针20分钟，期间每隔5分钟行针1次。每日1次，7次为1个疗程。疗程之间间隔2天。治疗期间关节制动，并配合患处热敷。

3. 神经阻滞疗法

（1）适应证：各期桡骨茎突腱鞘炎。

（2）操作方法：治疗时患者掌心向下，在拇短伸肌和拇长展肌腱鞘的内侧，紧贴于桡骨茎突部窄而浅的骨性腱沟处，按压有异感，此处为穿刺点，垂直进针达骨质后在稍退针注入药液（配药方法：2%利多卡因1.5mL、确炎舒松5mg）4～5mL。1周1次。3周为1个疗程。

4. 小针刀治疗

（1）适应证：慢性桡骨茎突腱鞘炎。

（2）操作方法：患者将患侧手握拳，掌心向下内放于治疗台上，在桡骨茎突处触到压痛点及硬结节处为进针点，局部消毒后，用2%利多卡因做局部麻醉。施术者右手持针刀沿针刺部位刺入皮下达腱鞘。嘱患者腕部做上下屈曲动作，术者持刀柄于患者协同小幅度上下钩拉，方向于肌腱纵行，即可有横形的腱鞘纤维被拉断的感觉及响声，钩拉2～3次出针。用棉棒按压片刻以防出血，然后用创可贴贴敷。

（二）手术治疗

1. 适应证　慢性桡骨茎突腱鞘炎，经非手术治疗无效者。

2. 操作方法　采用腱鞘松解术，对于保守治疗无效者可用手术治疗，具体方法：沿桡骨茎突纵行切开皮肤及皮下筋膜，注意保护桡神经浅感觉支及头静脉。沿第一背侧鞘管的尺侧缘切开，暴露拇短伸肌腱和拇长展肌腱，注意局部解剖变异，当确认以上两条肌腱完全松解后，关闭切口。

（三）**药物治疗**

1. 中药治疗　急性发作症状严重者，以活血化瘀、消肿止痛为主，可内服七厘散等；慢性期以调养气血、舒筋活络为主，可用桂枝汤加当归、乌药、威灵仙等，也可用中药煎汤熏洗患处。

2. 西药治疗　用强的松龙 12.5mg 加 1% 利多卡因 1mL 做局部封闭。手术治疗者常规应用预防性抗生素 2 ～ 3 天。

（四）**康复治疗**

功能锻炼：本病属劳损性疾病，发病后一般以制动为主，但对行腱鞘松解术者应当尽可能早期活动拇指，以防肌腱粘连或狭窄再次形成，一般术后 3 天即可做拇指屈伸活动。

【疗效评定标准】

依据《中医病证诊断疗效标准》制定。

痊愈：腕桡侧肿胀及压痛消失，伸拇自如，握拳尺偏试验（－）。

好转：腕桡侧肿胀及压痛较前减轻，活动时轻微疼痛，握拳尺偏试验（±）。

无效：症状与体征无改善。

第六节　屈指肌腱狭窄性腱鞘炎

屈指肌腱狭窄性腱鞘炎，又名"扳机指""弹响指"，常发于拇指、食指和中指的屈指肌腱上。以中年女性及手工操作者多见。

【诊断依据】

依据 1994 年国家中医药管理局颁布的《中医病证诊断疗效标准》制定。

（一）**病史**

手部长期反复活动史；起病多较缓慢，多见于妇女及手工劳动者；任何手指均可发生，但多发于拇指。

（二）**症状**

早起掌指关节掌侧局限性酸痛，晨起或工作劳累后加重，活动稍加重，活动稍受限，逐渐发展，疼痛可自腕及手指向远侧放射；手指屈伸时产生扳机样动作及弹响；严重时手指不能劳动、屈曲或交锁在屈曲位。

（三）体征

掌骨头掌侧皮下可触及一结节状硬结，局部压痛，手指屈伸时可感到结节状物滑动及弹跳感。屈指抗阻试验阳性。

（四）辅助检查

X线检查无明显骨关节结构改变。

【鉴别诊断】

（一）掌指关节扭挫伤

有明显的外伤史。掌指关节肿胀，向远端牵拉或旋转手指时可诱发疼痛，屈伸活动时无弹响声，无交锁现象。

（二）类风湿性关节炎

呈多关节性，无确定压痛点，无明显的肌性结节，活动时无明显弹响，无交锁现象。

【证候分类】

（一）中医辨证分类

1. 气滞血瘀 痛如针刺，固定不移，昼轻夜重，活动不灵。舌质暗或有瘀斑，脉弦涩。

2. 肝肾亏虚 局部酸胀，劳累加重，形体消瘦，舌质淡，脉细。

（二）按照病程分期

Ⅰ期：掌指关节掌侧局限性疼痛，并有压痛，但不出现弹响，主动伸屈活动正常；

Ⅱ期：患指伸屈时产生弹响，但活动后消失或减轻，可完成主动伸屈活动；

Ⅲ期：患指伸屈时出现频繁的弹响或交锁现象，主动伸屈活动受限。

【治疗】

（一）非手术治疗

1. 手法治疗

（1）适应证：轻型手指功能活动受限者。

（2）操作方法：采取理筋手法治疗，术者左手托住患手，右手拇指在结节部位做按压和横向推动、最后握住患指末节向远端迅速拉开，如此反复多次，症状即可缓解。

2. 小针刀治疗

（1）适应证：手法治疗效果不佳的轻型患者及中型手指活动受限者。

（2）操作方法：首先寻找最明显的压痛点，一般可在远侧掌横纹深处、掌骨头上触及一米粒大小的压痛结节。让患者将患指掌侧向上平放于治疗台上，用紫药水在敏感痛点或压痛结节处标记，常规消毒，铺巾，医者施术加压分离刺入，针刀到达病灶后，用纵行切开剥离法，剥离 2 ～ 3 针，当针下有松动感时出针，然后在针孔注入混合药物 5mL（强的松龙 2mL、2％利多卡因 2mL，5％碳酸氢钠 1mL），最后用创可贴覆盖。每隔 1 周治疗 1 次，2 次为 1 个疗程。

（二）手术治疗

1. 适应证　腱鞘狭窄较重，手指屈伸严重受限，经手法理筋效果不佳者，可手术松解。

2. 操作方法　于结节处做局部麻醉，用尖刀于结节上点刺约 0.5cm 长切开，沿肌腱走行纵行切开狭窄腱鞘，切开腱鞘后让患者屈伸手指，若活动不受影响，即可包扎切口，次日进行手指屈伸活动。注意操作时一定要沿肌腱走向进行切开分拨，切勿将肌腱切断。

（三）药物治疗

1. 中药治疗

（1）气滞血瘀证：以活血化瘀、理气通络为主，用威灵仙 20g，苏木 10g，生乳没各 10g，肉桂 10g，生大黄 10g，苦参 15g。水煎，用药液熏洗患处，每次 20 ～ 30 分钟，一日 2 次；或展筋酊局部外用按摩。

（2）肝肾亏虚：以补肝益肾、舒筋通络为主，可用舒筋丸口服；辅以活血通络外洗药或展筋酊局部外用按摩。

2. 西药治疗

（1）醋酸强的松龙 12.5mg 加 1％利多卡因 1mL，做腱鞘内注射，每周 1 次，坚持 3 ～ 4 周。

（2）手术治疗者常规应用预防性抗生素 2 ～ 3 天。

（四）康复治疗

1. 采用屈伸法锻炼，先充分屈曲患指（健指同时屈曲），做握拳装，然后迅速用力伸直患指（健指同时伸直），做手掌展开状。每次连续伸屈 30 下，每日上午、下午、晚饭后各做 1 次。重型患者开始练习时可见疼痛较重、弹跳明显，当练习 30 下后，疼痛即可减轻。7 天后疼痛逐渐缓解，弹跳及弹响均减轻，症状逐步改善，应坚持至症状不明显或完全消失。

2. 本病属劳损性疾病，发病初期以休息为主，疼痛消除后逐渐开始手指屈伸活动；做腱鞘松解术者，一般术后次日即可进行手指屈伸活动，避免长时间固定。

【疗效评定标准】

治愈：患指掌指关节掌侧面无疼痛，局部无压痛，手指伸屈活动自如，无弹响及交锁现象。

显效：患指掌指关节掌侧面无疼痛，局部轻压痛，手指伸屈活动自如，有轻微弹响但无交锁现象。

有效：患指掌指关节局部肿胀较前减轻，患指活动时轻微疼痛，有轻度弹响，手指屈伸活动不流畅，伴轻度交锁现象；

无效：临床症状及体征未见明显改善。

第七节　腱鞘囊肿

腱鞘囊肿是发生在关节及腱鞘旁的一个囊性肿胀，内含有无色透明或淡黄色的浓稠黏液，其包膜是一层纤维组织，里面是一层滑膜。常见于腕关节或足背侧，其他部位也可发生。

【诊断依据】

（一）病史

多有慢性劳损史，女性多于男性。

（二）症状

常见腕关节或足背侧，表面光滑，皮色不变，肿物与皮肤不相连，基底部固定或推之可动，橡皮样硬或有囊性感，压痛轻微或无压痛，局部皮温正常或微低。

（三）体征

局部肿胀、疼痛，在屈伸腕关节时伴腕力减弱，握物时有挤压痛。

（四）辅助检查

X 线无明显骨质变化。

【鉴别诊断】

（一）腕背隆突综合征

表现为第二、三掌骨及腕掌关节背侧部可见骨性隆起，局部疼痛，压痛阳性，腕无力。X 线检查可见第二、三掌骨基底背侧与头状骨之间关节间隙狭窄，边缘有唇样增生，局限性骨质硬化。

（二）腕关节扭挫伤

有明确的外伤史，腕关节广泛性肿胀，无局灶性肿物，腕关节多方向活动受限，且活动时疼痛加重。

【治疗】

（一）非手术治疗

1. 挤压法

（1）适应证：囊肿形成不久，囊壁较薄者。

（2）操作方法：可用指压法，如囊肿在腕背侧，可让患腕屈曲放桌面小垫枕上，使背侧肿物更为突出且固定，术者两拇指叠压于肿物上，然后两指同时用力向腕背挤压，可将肿物挤破，囊内黏液破壁而出，渗入皮下组织，肿物即不明显。

2. 针刺疗法

（1）适应证：囊肿形成日久，囊壁较厚，手指挤压不能破者。

（2）操作方法：选用粗火针，在患者病变部位及周围常规消毒，点燃酒精灯，术者左手拇、食指挤住囊肿，右手拇、食、中指执笔式操持针柄，在酒精灯外焰上加温，烧针时稍加倾斜，以免火苗烫手，待针烧至白亮为度，避开血管，迅速将针刺入囊肿内部（以达囊肿基底为度），随即迅速拔出。然后两手持消毒干棉球在针孔周围挤压，挤出无色胶状黏液，反复数次，将囊内容物挤尽，多数囊肿立即平复，然后再向囊肿的上、下、左、右、正中各点刺 1 针，达到破坏囊壁组织的目的，加强治疗效果。最后用酒精棉球擦净消毒，加压包扎 24 小时，进针处 3 天不要沾水，如 1 次未愈，可隔 5 ～ 7 天再行针刺 1 次，一般 1 ～ 2 次取效。

（二）手术治疗

1. 适应证　对指压不破、针刺黏液不能排出或挤破后反复发作者，可选择手术切除。

2. 操作方法　局部侵润麻醉，于囊肿最突出处切开皮肤及皮下组织，将囊壁切开，去除囊内胶冻状物，分离后的部分囊壁切除，将敞开的囊壁周边与其周围组织用细丝线缝合，然后加压包扎，注意预防伤口感染。

（三）药物治疗

1. 中药治疗　囊壁已破、肿物消失、局部皮肤仍较肥厚者，可用展筋丹局部外用按摩，也可外贴活血止痛膏、万应膏等。

2. 西药治疗　手术治疗者常规应用预防性抗生素 2 ～ 3 天。

（四）康复治疗

1. 非手术治疗后即可开始腕、踝关节及手指活动，有肌腱粘连者应加强手指屈伸活动。

2. 本病一般不影响功能，手术切除患者休息数日后，即可开始腕、踝关节及手指活动，有肌腱粘连者应加强手指屈伸活动。

【疗效评定标准】

痊愈：囊肿消失，无任何不适及后遗症，能正常工作生产生活，1 年内无复发。

好转：囊肿缩小，无其他不适，或囊肿消失，但半年内复发，经再次治疗后囊肿消失。

无效：囊肿无明显缩小，或 1 年内多次复发。

第十五章　脊柱、躯干软组织损伤

第一节　环枢关节半脱位

环枢关节半脱位又称"寰枢关节错缝"，是指在外力、劳损、感染等作用下使环枢关节位置错动，刺激或压迫局部的血管、神经、肌肉所出现的一组症状。

【诊断依据】

（一）病史

颈部的外伤、劳损或上呼吸道感染病史。

（二）症状

1. 头痛　偏头痛或后枕部疼痛。

2. 头晕　患者多有头晕症状，且转头时多有加重。

3. 畸形　大部分成人患者无明显畸形，小儿多有斜颈畸形。

4. 活动度改变　成人多无活动受限，但可有活动时头晕及心慌等症状加重的迹象；小儿多有颈部旋转或屈伸受限。

（三）体征

1. 寰枢部压痛（两侧风池穴凹陷处），可触及高隆或高突。

2. 颈项部活动受限，转体征阳性。

3. 大部分成人患者无明显畸形，小儿多有斜颈畸形。

（四）辅助检查

1. X线检查　张口位摄片可见齿状突偏歪或前倾，环枢关节双侧间隙不等宽。颈椎侧位摄片颈2、3有成角变化，颈椎生理曲度变直或加大。正位摄片可见颈椎侧弯并有颈椎旋转。

2. CT、MRI检查　寰枢椎CT、MRI检查可协助诊断。

3. TCD检查　椎动脉、椎－基底动脉TCD检查可提示单侧或双侧椎动脉供血不足或椎－基底动脉供血不足。

【鉴别诊断】

（一）梅尼埃综合征

梅尼埃综合征为内耳膜迷路积水，表现为发作性眩晕，波动性听力减退及耳鸣。其特点是耳鸣加重后眩晕发作，眩晕发作后耳鸣逐渐减轻或消失。耳鼻喉科检查可协助诊断。

（二）三叉神经痛

三叉神经分布区内反复发作的阵发性短暂剧烈疼痛，而不伴三叉神经功能破坏的表现称三叉神经痛。为骤然发作的剧烈疼痛，发作时患者常紧按或擦病侧面部可减轻疼痛，严重者可伴有同侧面部肌肉的反射性抽搐，在三叉神经的皮下走形穿出骨孔处，常有压痛点。

（三）脑桥、小脑角病变

脑桥、小脑角病变表现为眩晕及一侧听力进行性减退，行走不稳。CT 或 MRI 检查可见病侧脑桥、小脑角处占位性病变，X 线摄片可显示病侧听道扩大，张口位寰枢椎无错位。

（四）急性缺血性脑血管病

急性缺血性脑血管病临床上又称短暂性脑缺血血管病，多见于中年以上患者，发作时 2 分钟即出现症状，但多在 15 分钟内恢复，无后遗症。表现为对侧肢体或面部肌肉无力、瘫痪、麻刺感，或感觉消失，构音障碍，或突然眩晕，或口周麻刺感，双侧肢体感觉异常，或出现共济失调。

（五）局限性脑梗塞

局限性脑梗塞即脑卒中（俗称"中风"），多为中年以上高血压、糖尿病、心脏病或高血脂患者，表现为一侧性头痛，眩晕、呕吐，对侧身体感觉异常、偏瘫、语言不清等症状。CT、MRI 检查可协助诊断。

【证候分类】

（一）中医辨证分型

1.痰湿中阻证　头晕目眩，头痛如裹，胸闷泛恶，甚则呕吐痰涎，嗜睡。苔白腻，脉濡滑。

2.肝阳上亢证　头晕目眩，两目干涩，急躁易怒，面色潮红，少寐多梦，口干口苦。舌红苔黄，脉弦。

3.气血两虚证　眩晕，面色不华，神疲懒言，心悸失眠，食少乏力。舌淡，脉弱。

4.气虚瘀滞证　头晕，头痛，疼痛如刺，痛处不移而拒按，身倦无力，少气懒言，面色淡白或晦暗。舌淡暗或见瘀斑，脉象沉涩。

（二）整复分型

1. 侧偏型 X线张口位之齿状突偏移，寰椎旋转；侧位片颈2、3后成角，颈曲改变不大，颈部活动正常。

2. 前倾型 X线片张口位之齿状突前倾，寰椎后倾，出现双边征；侧位颈曲增大，颈2、3呈阶梯状改变，颈部活动屈伸受限，旋转尚可。

3. 混合型 指前倾与侧偏同时存在。

【治疗】

（一）非手术治疗

1. 牵引治疗

（1）坐位牵引：枕颌带悬吊牵引。根据体重、年龄、病程长短及错位机制而设定牵引重量、角度、时间、次数（1个疗程）。一般从小重量开始，逐渐加大重量，时间20～50分钟为宜。

（2）卧位牵引：多用仰卧位，床头滑轮悬吊，重量、角度依病情而调整变化。

2. 推拿手法治疗

（1）松筋、理筋手法：在进行正式手法之前，往往进行一定的松筋理筋手法。主要包括以下几种：拿捏颈枕部肌肉，使枕筋膜松软，寰枢关节局部韧带松弛，更好地进行手法治疗。松解完枕部筋膜后，再进行项韧带及竖脊肌的松解，上将下顺，逐步进行，并松解斜方肌等肩背部肌肉。

（2）晃动颈椎：肌肉松解后，根据错位状况，各方向晃动颈椎，使局部关节韧带松弛，为复位做准备。

（3）复位手法：复位手法的实施必须使患者局部的肌肉及韧带达到复位条件，才可以实施。基本条件就是寰枢关节局部韧带松弛，寰枢关节在松弛的条件下进行复位，避免局部骨折的可能性，也为复位的成功打下坚实的基础。具体的复位手法有以下几种：

①坐位旋转复位法：患者坐位，术者站于患者身后，嘱患者轻微前屈头部，一手扶住患者头后部，一手掌托于下颌，向一侧旋转头部，等到旋转有阻力时，轻微加力，快速旋动5°左右，听到"咔"的声音后，提示复位成功。根据需要，可进行另外一侧的手法。

②仰卧位复位术：患者平卧于床上，术者于床头，一手扶住患者头后部，另一手掌托于下颌，在一定牵引力量下，轻微前屈头部进行手法，操作过程与坐位旋转复位术相同。

③侧卧定点复位术：患者侧卧于床上，术者于床头，一手拿住枕部，拇指顶于寰椎侧块或枢椎横突，另一手托于下颌，前臂托住头部，两手相互错动，听到"咔"的

声音后，提示复位成功。这种手法主要适用于寰枢椎横向平移错位。

④端提推顶复位：患者坐位，两助手用枕颌带前屈 15°位提起患者头部，术者站于患者身后，用拇指定于枢椎棘突，快速推动，听到"咔"的声音后，提示复位成功。这种手法主要适用于寰枢椎前后平移错位。

复位后应进行颈围固定，保护局部复位的关节避免再次错位或损伤。如果在复位的过程中出现四肢的麻木，或者局部疼痛难忍，或者突然晕厥等情况时，应立即停止复位治疗，让患者平卧后吸氧，进一步检查患者情况，进行对症治疗。

3. 针灸疗法　针灸多采用平补平泻手法，取穴如风池、百会、风府、手三里、四维、列缺等，每日 1 次。也可采用电针疗法。

（二）手术治疗

环枢关节半脱位一般保守治疗多能治愈。对于非手术治疗无效，而且有脊髓压迫症状者，考虑手术治疗，可行减压颈枕融合术。

（三）药物治疗

1. 中药治疗

（1）痰湿中阻证　治法：化痰祛痰，健脾和胃。主方：半夏白术天麻汤（《医学心悟》）加减。

（2）肝阳上亢证　治法：平肝潜阳，息风通络。主方：天麻钩藤饮（《杂病论治新义》）加减。

（3）气血两虚证　治法：补养气血，健运脾胃。主方：归脾汤（《济生方》）加减。

（4）气虚瘀滞证　治法：补气活血，祛瘀通络。主方：通窍活血汤（《医林改错》）加减。

此外，可用中草药封包外敷或中草药离子透入热疗，以消除筋肉劳损；或应用中药熏洗疗法以活血通络、消炎止痛，如透骨草煎、海桐皮汤等。一般温度在 40°～ 55°之间，每日 1 ～ 2 次，每次 30 分钟左右。

2. 西药治疗　严重眩晕者可以静脉滴注扩张血管类药物，如川芎、丹参针、脉络宁、奥扎格雷钠等。亦可口服尼莫地平、西比灵等。

（四）康复治疗

1. 功能锻炼　加强头颈部的锻炼，锻炼要求稳慢，不求速度，要求动作认真、到位，这样才能收到锻炼的预期效果。

2. 物理治疗　早期因错位后筋肉肿胀、气血瘀滞，可用理疗如低周波、超声，热疗如红外线、神灯等。也可用手法刮痧和牛角刮痧等刮痧疗法。

【疗效评价标准】

治愈：头晕、头痛症状消失，寰枢关节完全复位。

好转：头晕、头痛减轻，寰枢关节基本复位（残留轻度侧偏或前倾）。

无效：症状体征无改变，寰枢关节错位无改变。

第二节　颈椎病

由于颈部日常活动频繁，因而中年以后，颈部常发生劳损，包括颈椎骨质增生、颈项韧带钙化、颈椎间盘变性等。当此类劳损性改变影响到颈部神经根、脊髓或颈部主要血管时，即可发生肢体麻木、疼痛、头晕、耳鸣等症状，临床上统称"颈椎病"。本病多见于 40 岁以上的患者。

【诊断依据】

（一）病史

有慢性劳损或外伤史，或有颈椎先天性畸形或颈椎退行性变者，多发生于 40 岁以上的中年人。

（二）症状

呈慢性发病，多数患者渐渐感到一侧肩、臂、手的疼痛和麻木，头痛头晕，颈部僵硬，甚至握力减弱、肌肉萎缩，也可出现下肢无力或二便失常。部分可有头痛、头晕同时出现或交替发作，颈后伸或侧弯时眩晕加重并可有恶心、耳鸣、耳聋、视物不清等症，甚至走路不稳，猝倒，猝倒后因颈部位置改变而立即清醒。

（三）体征

颈部肌肉紧张，颈椎活动受限，棘突、棘突旁、肩胛骨内侧缘以及受累神经所支配肌肉有压痛，甚至可扪及条索状硬结。椎间孔挤压试验、臂丛神经牵拉试验、拔伸试验阳性，压顶试验阳性，转头试验阳性及受累神经支配区皮肤感觉障碍。亦可见四肢腱反射亢进，肌张力增高，肌力下降，腹壁、提睾、肛门反射减弱，霍夫曼征阳性，踝阵挛、髌阵挛，痛、温、触觉不同程度障碍。

（四）辅助检查

X 线摄颈椎的正、侧、斜位及功能位片可以了解病理变化情况，CT、MRI 可定性诊断。

【鉴别诊断】

（一）局部型应与落枕、肩周炎鉴别

1. 落枕　压痛点位于肌肉（如胸锁乳突肌、斜方肌等），压痛较明显，而颈椎病压痛点多位于棘突及关节囊部；落枕在颈背部可触及条索样肌肉隆起，压痛明显，颈椎病只有轻度肌紧张；行颈椎牵引时，落枕者疼痛不减，有的甚至加重，落枕对封闭治疗较敏感。

2. 肩周炎 有明显的肩关节活动障碍,疼痛点位于肩关节周围,做痛点封闭有效,且 X 线片无颈椎病患者如生理曲度变直、增生等改变。

(二)神经根型应与颈肋综合征、颈背肌筋膜炎及肩周炎相鉴别

1. 颈肋综合征 第七颈椎横突过长或有颈肋的机械压迫,前斜角肌痉挛压迫臂丛神经和锁骨下动脉而产生神经血管症状,有如下特点:有血管症状,手指发凉、发紫或苍白,高举患肢时症状减轻;患肩下沉,患侧桡动脉搏动减弱或消失。阿得森试验阳性;X 线片示第七颈椎横突过长或横突外端有游离小肋骨。

2. 颈背肌筋膜炎 颈部有广泛性疼痛,但无明显放射痛,无腱反射异常,X 线片多未见异常,且对抗炎药物有效。

3. 肩周炎 多发于 50 岁左右年龄段,疼痛多位于肩关节部,上肢放射痛不明显,压痛点多在肱二头肌腱短头、喙突附着处、肱二头肌长头腱鞘部,颈部无明显压痛,颈椎 X 线片未见异常。

(三)脊髓型应与原发性侧索硬化症、颈椎后纵韧带钙化症相鉴别

1. 原发性侧索硬化症 进行性痉挛性截瘫或四肢瘫,无感觉障碍,腰穿奎氏试验通畅。

2. 颈椎后纵韧带钙化症 后纵韧带钙化使椎管前后径狭窄严重时才会出现脊髓症状,X 线片可明确显示患椎后方有密度增高的条索状或结节状阴影。

(四)椎动脉型应与梅尼埃综合征、脑动脉硬化及眼源性眩晕相鉴别

1. 梅尼埃综合征 突然发作,有四周景物或自身在摇晃的错觉,易受刺激如光线、情绪波动而眩晕加重;眩晕发作多有规律性,伴有水平眼球震颤,缓解后可毫无症状,神经系统检查无异常发现,前庭功能试验不正常。

2. 脑动脉硬化 大脑皮层功能减退症状,如头晕、记忆力减退与颈椎活动无关,多伴有血压及血脂异常。

3. 眼源性眩晕 可有明显屈光不正,眼睛闭上后可缓解。

(五)交感神经型颈椎病应与雷诺病及神经官能症相鉴别

1. 雷诺病 多发于青年女性,呈阵发性、对称性、间歇性指端发白、紫绀等,情绪波动及寒冷可诱发,入夏缓解,周围脉搏正常。

2. 神经官能症 女性多见,症状变化与情绪波动密切相关,主诉多而客观体征少,颈椎 X 线多无异常。

【证候分类】

(一)中医辨证分型

1. 风寒湿痹 颈、肩、臂疼痛及麻木,肌肉萎缩无力,颈项沉重酸痛、僵硬不能活动，恶寒畏风，随气候变化而减轻或加重，舌质淡苔薄白，脉弦等。

2. 气滞血瘀　颈肩背疼痛，固定不移，痛如针刺，兼见肢体麻木，甚或肌肉萎缩无力舌质暗，苔薄白，脉弦。

3. 痰湿阻滞　眩晕昏厥，头重如裹，肢体麻木不仁，纳呆泛呕，舌质暗红，苔厚腻，脉弦滑。

4. 肝肾不足　眩晕头痛，急躁易怒，头重脚轻，走路欠稳，耳鸣耳聋，失眠多梦，肢体麻木，肌肉萎缩。舌红少津，苔少或薄黄，脉弦细或沉。

5. 气血两虚　头晕目眩，倦怠乏力，面色白，心悸气短，颈项疼痛，喜揉喜按，四肢麻木，肌力减退或肌肉萎缩。舌质淡，苔少或薄白，脉细弱无力。

（二）病理分型

1. 颈型　枕项部疼痛，活动受限，颈肌僵硬，头颈限制在一定位置，颈部两侧压痛明显，X 线片示颈椎生理弧度改变。

2. 神经根型　颈肩疼痛，枕部及后颈部酸痛、向上肢放射，疼痛轻者为胀痛，重者如针刺刀割，受累神经支配区皮肤感觉减退，颈肌紧张，有明显压痛点，牵臂及压头试验阳性。X 线片示病变椎间隙狭窄或增生，椎间孔变小，MRI 可见椎体后有赘生物及神经根管变窄。

3. 脊髓型　多发生于 40～60 岁，颈肩不一定疼痛，可稍感不适，手部细小动作失灵，步态不稳，可出现病理反射，重者出现行走困难，二便失禁或尿潴留。X 线片示病变椎间隙狭窄，椎体增生，MRI 示椎管狭窄，椎体后缘增生较严重并突入椎管。

4. 椎动脉型　头痛头晕，耳鸣眼花，记忆力减退，偶有面部及眼部症状，头颅旋转引起眩晕或出现猝倒。X 线斜位片示钩椎关节横向增生，椎动脉造影显示扭曲或狭窄。

5. 交感神经型　有交感神经兴奋或抑制症状，X 线片示钩椎关节增生，椎间孔变窄，颈椎生理弧度改变，椎动脉造影有受压现象。

6. 混合型　以上 2 种或 2 种以上原因引起者。

7. 食管受压型　为颈椎增生，压迫食道，引起吞咽困难，钡餐透视可见食道狭窄或梗阻，X 线片可显示椎体前侧有突出物。

【治疗】

（一）非手术治疗

1. 手法治疗

（1）适应证：颈型及神经根型颈椎病。

（2）操作方法：采用平乐郭氏正骨治筋手法。

①预备手法：包括揉捻法、滚法，在颈部两侧肌肉、颈根及肩部行揉捻、滚动手

法，力量均匀深透，目的在于松解痉挛僵硬的肌群，以舒筋活络，宣通气血。

②治疗手法：是治疗颈椎病的重点手法，包括旋转复位法和提端摇晃法。

旋转复位法：患者正坐，术者站在患者身后。以患侧为右侧为例，用右肘窝放在患者颌下，左手托住枕部，轻提并做颈部旋转运动 2～3 次，然后上提，牵引颈部，并使其屈曲 10°，牵引的同时将患者头颈各旋至有固定感时，右肘部再稍加用力右旋颈部，此时即可听到弹响声，做完右侧后，以同样手法向左侧旋转复位 1 次。本手法应用时应稳准柔和，不可粗暴；旋转适度，不可过大。

提端摇晃法：用于不适合行旋转复位的患者。患者正坐，术者站在患者正背后，双手虎口分开，拇指顶住枕部或风池穴，其余四指托住下颌部，双手向上提端，同时手腕立起，双前臂用力下压患者肩部，而提端颈部的双手腕做回旋运动 6～7 次，在持续提端下做颈部前屈、后伸各 1 次，将患者头部在屈曲时旋转至左或右侧。以左侧为例，右手扶住颌下，将左手抽出，同时利用术者右颞顶部顶住患者头部，肩部顶住前额，在持续牵引下，用左手拇指指腹沿左侧颈肌走向，自上而下捻揉至肩部，同时右手搬动下颌，向右侧旋转颈部。相同手法对侧再做 1 次即完整手法。此手法比较稳妥、安全，不易引起不适症状。

③完善手法：为整个手法的最后，包括劈法、散法、拿法及归合法等，其目的为进一步解除肌肉痉挛，改善局部血液循环。

2. 牵引治疗

（1）适应证：神经根型、椎动脉型颈椎病。

（2）操作方法：常用枕颌带坐式或卧式牵引，牵引重量 2～5kg，每次牵引 20～30 分钟，每日 1～2 次，10～15 天为 1 个疗程。若颈椎曲度变化不大，应选择 25°～30°角；若颈椎曲度稍直，应选择 10°～15°角；若颈椎曲度消失，应选择 5°～10°角。提出了颈椎生理曲度的变化，直接影响着牵引力作用的部位。

3. 石膏固定

（1）适应证：石膏或塑料、充气围领固定适用于一般轻型颈椎病，或手法、手术后恢复期病例；颈胸石膏、颈托支架适用于手术后防止颈椎植骨片脱出或病情严重需较长时间固定者。

（2）操作方法：常规采用颈胸石膏或颈托支架固定。

4. 封闭治疗

（1）适应证：常用于颈椎病的急性发作、疼痛较重的患者。

（2）操作方法：用 2% 普鲁卡因 2～4mL 加醋酸强的松龙 2mL 混合，选颈 5、6、7 棘突旁空隙处或压痛点局部封闭，左右各 1 针，每针 1～2 次，一周 1 次，4 次为 1 个疗程。对于交感型颈椎病可以进行颈部星状神经节封闭。

5. 小针刀治疗

（1）适应证：适用于颈型颈椎病及神经根型颈椎病。

（2）操作方法：在颈部治疗点，选颈椎棘突旁及横突周围压痛点或痛性结节；枕部治疗点，选双侧头夹肌枕骨附着处；肩胛部治疗点，选肩胛骨内上角肩胛提肌止点及冈下肌压痛点。治疗时常规消毒皮肤，针刀先刺入表皮，刺入后缓慢进针到肌层，待有明显酸胀感伴有针刀收紧感时开始剥离。先纵剥后横剥，遇有硬结先切割剥离再纵剥横剥。如有电击感或烧灼感时，应及时调整深度及方向，防止损伤神经。如有剧痛不能剥离，多为刺中血管，应改变方向后寻找针感。在治疗中应密切观察患者反应，防止晕针。松解要充分，一般感觉有松动感才出针。针刀刺激大，每次选点不宜过多，一般 2～4 点为宜。出针后迅速用无菌纱布压迫严防出血。

6. 其他方法　针灸、中药药物透入、TDP、醋疗等方法对颈椎病也有一定的治疗作用。

（二）手术治疗

多用于脊髓型颈椎病，适用于严格保守治疗 3 个月无效、椎管明显狭窄、压迫脊髓及血管临床症状严重者。

1. 前路减压植骨融合术

（1）适应证：适用于脊髓型，神经根型颈椎病。

（2）操作方法：一般选用双侧颈丛麻醉，必要时气管插管全麻，右侧（或左侧）横切口，显露出病变部位后，术中需拍 X 片以进一步确定之，以定位钻心钉打入选定节段的椎间盘上，再将环锯套在钻心上，顺时针方向钻入，钻透椎间盘后，拔出环锯，即可看到上位椎体下缘，下位椎体上缘连同椎间盘被一并拔出，孔底可看到硬脊膜，进一步清理孔底和周围残余椎间盘和骨赘。以此法，同样对第 2 或第 3 个椎间盘切除。取自体髂骨（需至少有一面骨皮质），修整后植入孔内。必要时可用颈椎前方钢板固定或术后石膏围领固定 3 个月左右。

2. 后路单开门减压术

（1）适应证：适用于椎体增生、脊髓压迫节段太多、前路手术有困难者，后纵韧带钙化引起椎管狭窄者，或已做过前路手术效果不佳者。

（2）操作方法：选用局麻或气管内全麻，俯卧位，颈后正中切口显露双侧颈～胸1、2 椎板，在一侧（开门侧）将椎板全层割穿，掀起椎板，保留椎间板缝 0.5～1cm，像开门一样扩大椎管，自颈到胸全长掀起椎板，为使此开门不再闭合，可用丝线悬吊、脂肪垫塞，或用支撑物来维持椎板掀开以扩大椎管，再缝合肌肉和皮肤，术后石膏围领固定。

3. 后路双开门减压术

（1）适应证：麻醉、体位、手术切口同单开门法。

（2）操作方法：显露椎板后，将双侧椎板开槽，只凿穿外板，再切除棘突，正中劈开椎板，用扩张器将椎板向两侧张开，为使张开不再闭合，可以在中间植骨，但须用阻挡以免骨块向深部滑移压迫脊髓，术后石膏围领固定3个月左右。

（三）药物治疗

1. 中药治疗

（1）风寒湿痹：宜祛风散寒，舒经通络，方用蠲痹汤加减。

（2）气滞血瘀：宜活血化瘀，舒经通络，方用化瘀通痹汤加味。

（3）痰湿阻络：宜燥湿化痰，理气通络，方用指迷茯苓丸加味。

（4）肝肾不足：宜益精补肾，滋阴息风，常用左归丸加味。

（5）气血亏虚：宜益气养血，通络行痹，药用黄芪桂枝五物汤加味。

2. 西药治疗　对神经根型颈椎病疼痛期可用双氯芬酸钾口服，麻木者可用弥可保口服或肌注；椎动脉型颈椎病可用盐酸氟桂嗪口服；髓型颈椎病可口服弥可保片剂治疗。此外，尚可辅以神经营养剂，如维生素 B_1、B_6、B_{12} 及地巴唑、三磷酸腺苷等。手术治疗者常规应用预防性抗生素 2 ～ 3 天。

（四）康复治疗

1. 未做动关节手法者，可在手法后配合做颈部保健操。

2. 动关节手法治疗后，颈部固定 1 ～ 4 周，可逐渐加大幅度，做颈部前屈、后伸、旋转等活动。

3. 手术后，拆除石膏外固定者，可逐渐活动并配合颈部保健操。

【疗效评定标准】

痊愈：原有各型症状消失，肌力正常，颈、肢体功能恢复正常，能参加正常劳动和工作。

好转：原有各型症状减轻，颈、肩、背疼痛减轻，颈、肢体功能改善。

无效：症状无改善。

第三节　急性腰扭伤

急性腰扭伤为腰部猝然遭受扭闪、牵拉，致使筋膜、肌肉、关节韧带、椎间盘等组织损伤而引起腰痛、活动受限等症状。本病是伤科常见病之一，好发于青壮年。

【诊断依据】

（一）病史

有腰部扭伤史，多见于青壮年。

（二）症状

腰部一侧或两侧剧烈疼痛，活动受限，不能翻身，坐立及行走，常保持固定加强姿势，以减少疼痛。

（三）体征

腰肌和臀肌痉挛，或可触及条索状硬块，损伤部位有明显压痛点，脊柱生理弧度改变。部分患者直腿抬高试验阳性，腰部广泛性压痛。

（四）辅助检查

X 线摄片多无异常显示，可排除关节错位、峡部裂或横突骨折。

【鉴别诊断】

主要与腰椎间盘突出症相鉴别：二者均可有腰腿痛，活动受限，但腰椎间盘突出症外伤史不明显，可有下肢麻木、肌肉萎缩症状，压痛点多在椎旁，叩击痛明显，疼痛向下肢放射，屈颈试验、颈静脉压迫试验、直腿抬高试验及加强试验为阳性，有下肢肌力减退、皮肤感觉减退。局封后疼痛缓解不明显。

【证候分类】

（一）中医辨证分型

1.气滞血瘀　腰痛剧烈，辗转困难，局部压痛明显，可见瘀斑，腰肌痉挛。舌质紫暗，脉弦涩。

2.气血两亏　腰痛，压痛点明确，面色苍白，形体消瘦。舌淡白，脉弦细。

（二）病理分类

1.腰骶关节扭伤　腰骶关节一侧或两侧压痛明显，骨盆旋转试验阳性。

2.骶髂关节扭伤　多为一侧的骶髂关节处压痛，少数可两侧损伤。屈曲髋关节时骶髂关节疼痛明显，骶髂关节分离试验阳性。

3.骶棘肌扭伤　压痛点在损伤的骶棘肌处，可触及条索状硬结。

4.棘上、棘间韧带损伤　损伤的棘上、棘间韧带处压痛明显。

5.腰椎滑膜嵌顿症　腰部疼痛剧烈，活动受限，嵌顿的腰椎压痛明显，腰部肌肉痉挛。

6.腰后小关节紊乱　腰部疼痛，转侧不利，被动旋转则疼痛加剧，脊柱可有侧弯。

【治疗】

（一）非手术治疗

1.手法治疗

（1）适应证：各期急性腰扭伤。

（2）操作方法：为常用且有效的方法。采用平乐郭氏正骨理筋手法。医生用两手从胸椎至腰骶部的两侧，自上而下揉按推压 3 ～ 5 分钟，以松解腰肌的紧张，然后按压揉摩腰阳关、次髎等部位，再拿捏痛侧肾俞、环跳周围以缓解疼痛，每穴手法可施半分钟。在整个推拿过程中，痛点作为手法重点区。急性症状严重者每日推拿 1 次，轻者隔日 1 次。对于滑膜嵌顿、小关节紊乱者可采用坐位脊柱旋转法，患者端坐方凳上，两足分开与肩同宽，医者坐或立于患者之后患侧，一手经患者右腋下后用手掌压住颈后，拇指向下，余四指扶持健侧颈部，同时嘱患者维持正确坐姿，然后医者用右手压着压患者颈部，使上半身前屈 60°～ 90°，再继续向患侧弯（尽量大于 45°），在最大侧弯时使患者躯干向后内侧旋转，同时另一手拇指向健侧顶推棘突，此时可感到指下椎体有轻微错动，或有"喀啦"响声，最后使患者恢复正坐，医者用拇指、食指自上而下理顺棘上韧带及腰肌。

2. 针灸治疗

（1）适应证：各期急性腰扭伤。

（2）操作方法：取双后溪、双养老、委中、阿是穴。患者取站立位，以 28 号、长 2 寸消毒毫针与皮肤呈 30°角，在双侧养老穴向肘部方向快速进针，进针深度为 1.5 寸左右，中强刺激，得气后提插捻转，然后用 28 号、长 2 寸毫针直刺双侧后溪，针尖指向劳宫、合谷方向，深度 1 ～ 1.5 寸，得气后行提插泻法，强刺激，留针 20 分钟，期间行针 4 ～ 5 次。每日 1 次，5 次为 1 个疗程。治疗中注意保暖。

3. 封闭治疗

（1）适应证：各期急性腰扭伤。

（2）操作方法：患者侧卧于手术台上，患侧下肢在上方，头、膝向胸部弯曲。在两髂棘连线上确认 L3/4 间隙，由此点向尾侧划 3cm 长的横线，自横线终点再向外侧垂直划一竖线，竖线上 5cm 处即为穿刺点。用 10cm 长 7 号针垂直穿刺，出现抵抗突然消失，回抽无血液和脑脊液，即可注药。用"0.5% 利多卡因 20mL+ 氟美松 5mg+ 维生素 B_{12} 1mg+ 当归 2mL"行痛侧最明显压痛点封闭。双侧痛先行重侧封闭，下次交替进行，3 天 1 次，3 次为 1 个疗程。

（二）物理治疗

TDP 照射、药物渗透等疗法对本病治疗亦有一定效果。

（三）药物治疗

1. 中药治疗

（1）气滞血瘀型：治宜活血化瘀，理气止痛，可用桃花四物汤，顺气活血汤等加减内服，或内服养血止痛丸；外贴活血止痛膏、宝珍膏或敷双柏散。

（2）气血亏虚型：治宜补益气血，润补肝肾，疏筋活络，药用疏风养血汤、当归鸡血藤汤等加减内服，外贴活血止痛膏、跌打风湿膏等。

2. 西药治疗　对疼痛明显者，可应用消炎止痛剂，如贝速清、双氯灭痛。

（四）康复治疗

急性期应卧床休息，恢复期在患者能忍受情况下，宜做腰部的旋转、屈伸及腰背肌功能锻炼，以促进气血循环，增加肌力，防止转成慢性劳损。尽可能加强劳动保护，在做扛、抬、搬、提等体力劳动时，应使用护腰带，以协助稳定腰部脊柱，增强腹压，增强肌肉工作效能。如在寒冷潮湿环境中工作后，应洗热水澡以祛除寒湿，消除疲劳。尽量避免弯腰性强迫姿势工作时间过长。

【疗效评定标准】

参照《中医病症诊断疗效标准》制定。

痊愈：腰部疼痛消失，无被动体位，腰部活动度正常，旋转无障碍，生活正常。

显效：静坐时腰部疼痛消失，无被动体位，腰部活动基本正常，前屈、背伸及生活基本正常。

有效：腰部隐痛，有轻度被动体位，腰部活动受限，前屈、背伸活动受限，轻度锻炼后即可痊愈。

无效：腰痛及活动度无改善。

第四节　腰肌劳损

腰肌劳损是指腰部肌肉、筋膜及韧带等软组织的慢性损伤而导致腰背痛等症。发病率较高，好发于中年以后，女性多见。

【诊断依据】

（一）病史

多有久坐、弯腰劳作等慢性损伤史。

（二）症状与体征

1. 腰背疼痛，多为隐痛，时轻时重，反复发作。

2. 休息后疼痛减轻，劳累后疼痛加重，阴雨天可加重疼痛，喜用双手捶腰，以减轻疼痛。

3. 脊柱外形一般正常，腰部俯仰等活动多无异常，腰部压痛广泛。

【证候分类】

（一）气滞型

腰痛隐隐，时作时休，游走不定。舌质淡，苔薄白，脉弦。

（二）瘀血型

腰痛较重，转侧不利，痛有定点，昼轻夜重。舌质暗红，苔薄白，脉弦涩。

（三）寒湿型

腰部疼痛，重着，喜温喜暖，遇冷痛甚。舌质淡，苔白腻，脉濡。

（四）肝肾亏虚型

腰痛绵绵，喜揉喜按，两膝无力，神疲乏力，形体消瘦。舌质淡，苔薄白，脉细。

【治疗】

腰肌劳损通常采用非手术疗法即可奏效，一般常用下列方法：

（一）理筋手法

1. 适应证　各类腰肌劳损。

2. 操作方法　大致与治疗急性腰扭伤的手法相同。在局部进行揉按、拿捏、推拿等手法，对于寒湿为主或老年腰痛，宜在痛点周围做揉摩、按压和弹拨、拿捏，不宜用较重手法，以免引起不良反应。手法治疗隔日 1 次，10 次为一疗程。

（二）针灸治疗

1. 适应证　腰肌劳损并疼痛明显者。

2. 操作方法　主穴，腰 3 ～ 5 夹脊穴、委中；配穴，取肾俞、次髎、命门、腰阳关。患者俯卧位，下肢伸直。常规消毒穴位，取 30 号 2 寸不锈钢毫针，针刺腰夹脊穴时，针尖向脊柱方向并与脊柱成 30°角针刺，深度为 1 ～ 1.5 寸，用平补平泻法。留针30 分钟，每日 1 次，10 次为一疗程，每疗程后休息 3 天。

（三）封闭治疗

1. 适应证　腰肌劳损并疼痛严重者。

2. 操作方法　曲安奈德 40mg 加 2% 利多卡因 2mL 配成混合液，于压痛最明显的痛点刺入皮下，先做皮丘注射少许药物后直达骨膜下，抽吸无回血再行深部注射，如遇阻力，可退针少许，在皮下改变方向行多点注射，对囊肿和滑囊炎要先抽净滑液和渗出液再注射药物并加压包扎。每 2 周封闭 1 次，3 次为一疗程。治疗结束后随访 1 年。

（四）药物治疗

1. 中药治疗

（1）气滞型：宜理气止痛，方用加味乌药汤内服。

（2）瘀血型：宜活血祛瘀，通络止痛，药用活血止痛汤加味内服。

（3）寒湿型：宜散寒除湿，温经通络，药用羌活胜湿汤、乌头汤加减内服。

（4）肝肾亏虚型：宜补益肝肾，强壮筋骨，药用健步虎潜丸、壮腰健肾丸等内服。

2. 西药治疗　疼痛期可服用双氯芬酸钾止痛。

（五）康复治疗

避免受凉，不宜劳累。改变不良的体位和姿势，加强腰背肌功能锻炼。平时做适宜的体育锻炼，如太极拳、健身操等。

【疗效评定标准】

痊愈：症状及体征完全消失，能正常工作和生活，随访 1 年无复发。

显效：症状及体征明显缓解。

好转：症状及体征有所缓解。

未愈：症状及体征无改善。

第五节　腰椎间盘突出症

腰椎间盘因诸多因素致纤维环破裂，髓核突出，刺激或压迫后纵韧带、硬膜囊、神经根或马尾神经，出现腰痛及沿神经支配区域感觉运动障碍及马尾神经症状者，称"腰椎间盘突出症"，是常见的腰腿痛的病因之一，中医称"腰腿痛"或"腰痛连膝"等。据报道，该病的发病率约占门诊腰腿痛患者的 15%。本病好发于 20 ～ 50 岁的青壮年，男多于女，男女之比为（10 ～ 30）：1。其发病部位以腰 4/5 为多见，腰 5 骶 1 次之，腰 3/4 较少见。

【诊断依据】

（一）病史

本病多发于青壮年，以男性为主，有腰部外伤、积累性损伤或外感风寒湿邪等病史。

（二）症状

反复发作的腰腿痛，或单纯性腰痛，或下肢放射痛。棘间及椎旁有固定压痛点，并向臀部及下肢放射，因咳嗽、喷嚏或翻身而加重。腰椎出现侧弯、平腰或后凸畸形，腰部活动受限。患肢可出现肌肉萎缩、受累神经根区的感觉减退或迟钝，踝及拇趾背伸力减弱。

（三）体征

1. 脊柱姿势　患者常出现脊柱姿势的异常改变，如腰椎过度前屈、腰椎生理曲度平直或反张、腰椎侧凸。

2. 脊柱运动受限　患者的脊柱前屈、后伸、侧弯及旋转等运动均可有不同程度的受限，尤以后伸疼痛最明显。

3. 压痛点和放射痛　一般在病变棘突间隙及椎旁 1 ～ 2cm 处，有明显压痛点，常引起下肢放射性疼痛，据报道其阳性率可达 90% 左右。

4. 直腿抬高试验及加强试验　该试验阳性多提示腰 3/4、腰 4/5，或腰 5、骶 1 椎间盘突出，但阴性不能排除腰 3/4 以上的椎间盘突出。

5. 股神经牵拉试验　该试验阳性多提示腰 2/3 椎间盘突出。

6. 感觉改变　表现为受压神经根所支配的皮肤节段会出现感觉改变。先为感觉过敏，后为感觉迟钝或消失。

7. 腱反射改变　股神经受压，膝腱反射可减低；骶 1 神经根受压，跟腱反射可减低。

8. 肌萎缩及肌力减退　某些病程长、反复发作的患者常出现患侧股四头肌及小腿肌萎缩。

（四）辅助检查

1. X 线检查　常规拍摄腰椎正侧位片，疑有滑脱时需拍摄双斜位片。正位片有时可见脊柱侧凸；侧位片可显示腰椎前凸消失，椎间隙变窄，有时前窄后宽，椎体上下缘骨质增生。X 线检查对腰椎间盘突出症的诊断仅为参考，其意义主要在于排除腰椎其他病变，如结核、肿瘤、脊柱的先天畸形等。

2. 椎管造影　对少数疑难病例，如疑有椎管内肿瘤或椎管狭窄等情况可采用椎管造影检查。

3. CT 检查　CT 检查于本病有较大的诊断价值，可观察到突出物的直接影像及与神经根、硬膜囊的相邻关系，并可了解椎管容积、黄韧带、神经根管等情况，对明确真正的病因起着非常重要的作用。目前已普遍作为该病的常规检查。

4. MRI 检查　它能直接观察脊髓和髓核，直接显示椎间盘突出的影像，对椎间盘突出的大小和硬膜囊与神经根受压的程度均可细致清楚地显示出来。

5. 其他检查　腰椎间盘突出症除出现下肢疼痛、麻木等感觉神经受侵害的病理改变，还可出现运动神经受损及下肢植物神经紊乱的病理改变，故进行肌电图、红外线热成像检测对于病情的判定及治疗方案的制定亦有一定的指导意义。

【鉴别诊断】

（一）腰椎管狭窄症

该症多发于中年人，起病缓慢，主要症状为腰痛、腿痛及间歇性跛行，站立行走时症状加重；休息、下蹲时症状可减轻。一般 X 线片、脊髓造影或 CT 检查可明确诊断。

（二）腰椎结核

部分腰椎结核患者可出现以腰痛或坐骨神经痛为主的临床表现，易与腰椎间盘突出症相混淆。但结核常为缓慢发病，进行性加重，无间歇期，多伴有午后潮热、全身乏力、身体逐渐消瘦，且实验室检查多有血沉加快，C- 反应蛋白增高，肺部多有原发病灶。X线片可发现椎间隙变窄，椎体边缘模糊不清，有明显骨质破坏及寒性脓肿形成，有时可见腰椎小关节的破坏。

（三）梨状肌综合征

其症状与腰椎间盘突出症很相似，但患者多无腰痛及脊柱体征，在梨状肌处有明显压痛及放射痛。直腿抬高试验60°以前疼痛明显，但超过60°后疼痛减轻。梨状肌局部痛点封闭可使症状减轻或消失，此乃与腰椎间盘突出症的鉴别要点。

（四）骶髂关节炎

其压痛在髂后上下棘及骶髂关节处，骨盆分离、挤压试验均为阳性。X线片显示骶髂关节间隙模糊、硬化或狭窄。

（五）马尾神经肿瘤

马尾神经肿瘤初期因侵及一条神经根，可出现根性痛，表现为腰痛、腿痛或腰腿痛，类似椎间盘突出的神经功能障碍。但肿瘤的生长是持续发展的，故其症状多呈渐发的持续性加重，无间歇，不因卧床休息而减轻。后期因肿瘤增大侵及多个神经根，故症状由一腿扩展到另一腿，出现双下肢自下而上的疼痛麻木，最终导致马鞍区麻木，直肠膀胱功能障碍，这与中央型椎间盘突出所出现的马尾神经障碍是不同的。马尾神经肿瘤患者腰穿多显示不完全或完全梗阻，且脑脊液检查蛋白含量增高，脊髓造影或磁共振检查可明确病变部位。

（六）腰背肌筋膜炎

腰背肌筋膜炎又称"纤维组织炎"。好发于腰背筋膜、棘上和棘间韧带以及髂嵴后部等肌筋膜附着处，属软组织风湿性疾病。其发作时腰痛剧烈、活动受限、腰肌痉挛，疼痛有时牵扯到臀部、大腿两侧，甚至小腿，但其性质属牵扯性疼痛，与腰椎间盘突出症所引起的根性疼痛实质不同。该病缺乏阳性体征，无感觉及反射改变，偶可触及硬结或条索状物，可有明显的压痛点，痛点封闭可使疼痛症状消失。

（七）腰3横突综合征

该病可有外伤或劳损史，表现为腰痛、臀部疼痛，活动时加重，疼痛可牵涉大腿后侧，少数到小腿。但查体直腿抬高试验阴性，无下肢放射痛及神经根受累改变。常可触及腰3横突过长，于骶棘肌外缘横突处局部有明显压痛点，做横突及周围浸润封闭，症状可明显缓解。

【证候分类】

（一）中医辨证分型

1.气滞血瘀　腰腿痛如针刺，固定不移，昼轻夜重，不能转侧。舌质暗或有瘀斑，苔薄白，脉弦涩。

2.寒湿侵袭　腰部冷痛重着，转侧不利，静卧疼痛不减，遇寒则重，得温则舒。

舌质淡，苔白，脉浮紧。

3. 肝肾亏虚　腰部酸痛，膝软乏力，劳累加重，卧则减轻，形体消瘦。舌质淡，苔少，脉细。

（二）病理分型

1. 旁侧型　多为一侧突出，少数双侧突出。

（1）根肩型：髓核突出位于神经根的外前方，将神经根压向后内侧，表现为根性放射痛、脊柱向健侧凸，椎旁压痛有放射感。

（2）根腋型：髓核突出位于神经根的前内侧，将神经根压向后外侧。表现为严重根性疼痛，脊柱前凸消失，活动受限，脊柱向患侧凸，椎旁压痛放射痛明显。

2. 中央型　髓核从间盘后方中央突出。

3. 偏中央型　髓核突出位于椎间盘后正中央偏一侧，主要压迫一侧神经根以及马尾神经，或两侧均受压，但一侧较轻而另一侧较重。

4. 正中央型　髓核突出位于椎间盘后正中央，一般突出范围较大，主要表现为广泛性瘫痪及鞍区感觉障碍，二便功能障碍，并无神经根刺激或压迫症状。

【**治疗**】

（一）非手术治疗

绝大多数患者可以经过非手术治疗而得到痊愈或好转。其具体方法如下：

1. 一般措施

（1）制动休息：本病治疗的首要是卧床制动休息，避免活动促使神经根炎症水肿进一步加重。

（2）分期治疗：按急性期和缓解期分期论治。急性期疼痛剧烈，宜在实验室检查无明显禁忌证的前提下采用骶管封闭疗法、硬膜外腔注射疗法及刺血拔罐疗法、药烫、针刺等以缓解疼痛；缓解期首先选用非手术疗法，以理筋、整脊、练功为治疗原则，辨证施法。

2. 中医治疗

（1）手法治疗

①推拿疗法：推拿疗法是治疗腰椎间盘突出症的有效疗法，其方法安全、简便、易行，疗效满意。推荐卧位推拿法，参照高等中医药院校教材《中医筋伤学》（人民卫生出版社第二版）。

②旋转复位手法：患者端坐方凳上，两足分开与肩同宽。以右下肢疼痛为例，术者立于患者之右后侧，右手经患者右腋下至颈后，用手掌压住颈后，拇指向下，余四指扶持左颈部，同时嘱患者双足踏地，臀部正坐不要移动，术者左拇指推住偏歪的腰椎棘突之右侧压痛处。一助手面对患者站立，两腿夹住并用双手协助固定患者左大

腿，使患者在复位时能维持正坐姿势。然后术者右手压住患者颈部，使上半身前屈60°～90°，再继续向右侧弯，在最大侧弯时使患者躯干向后内侧旋转。同时左手拇指向左顶腰椎棘突，此时可感到指下椎体轻微错动，有"喀嗒"响声。最后使患者恢复正坐，术者用拇指食指自上而下理顺棘上韧带及腰肌。

③三维正脊疗法：令患者俯卧于复位床上，使病变椎间位于两床板交界处，胸背部固定于头胸板上，骨盆固定于臀腿板上，前后紧绳，将胸背固定带和骨盆固定带拉紧。事前根据患者身高、体重、性别、年龄、病变部位及病变程度确定数据，将牵引距离、成角方向、成角度数和旋转方向、旋转度数等数据输入电脑，由电脑控制自动完成各种动作。在瞬间定距离快速成角牵引在一定成角状态下定方向、定角度旋转同步进行的同时，医者再配合手法对病变椎间施加顶推或按压的力，在 1/3 秒的时间内即可完成脊柱椎间三维改变的一次关键性治疗。

Ⅰ适应证：中央型、旁中央型腰椎间盘突出症患者。

Ⅱ禁忌证：伴有脊柱结核、严重骨质疏松患者，严重内脏疾患、体质严重虚弱者，孕妇，有出血倾向者，压迫马尾神经出现大小便失禁者，病变椎间融合或有骨桥形成者。

（2）牵引治疗：该疗法适用于旁中央型及旁侧型腰椎间盘突出症在进行下肢牵拉疼痛可减轻或不加重的患者。但对于中央型腰椎间盘突出症、髓核脱出、大小便障碍不能排除有马尾神经损伤及腰椎间盘突出症急性期患者应慎用。牵引手段可分为人工牵引、机械牵引与自身牵引。

①人工牵引：采用特制的骨盆牵引带，通过滑轮在床头进行牵引，牵引重量一般每侧 5～12kg，每次 30～60 分钟，每天 1～2 次。此外，尚可用胸部、骨盆对抗牵引，此法是在骨盆牵引在基础上又加上胸部牵引带形成对抗牵引，牵引的时间、重量同骨盆牵引。一般此牵引需 2～3 周方可奏效。

②机械牵引：即借助特制的牵引床进行牵引，常用的牵引器有自控脉冲牵引治疗床、振动牵引床、立式自动控制牵引器等。

③自身牵引：采用两手上举抓住上面横杆，利用体重达到牵引作用，如吊单杠等。一般用于青壮年的轻型腰椎间盘突出症。亦可在特制的垂直悬吊牵引器上进行。

（3）针灸治疗：主穴：环跳、承扶、殷门、委中、委阳、承山、阳陵泉、悬钟；辅穴：肾俞、气海俞、大肠俞、次髎、腰部夹脊、秩边、阿是穴。其中阿是穴根据腰椎 CT 检查确诊出腰椎间盘突出部位，以患者腰突部位压痛最明显处为准。每次取5～8 穴，进针后运针催气、候气，行提插或捻转泻法，留针时接电针仪以疏密波刺激配合治疗。每次治疗 40 分钟，并指导患者进行功能锻炼，10 天为 1 个疗程，疗程间隔4 天，连续治疗 2～3 个疗程。

（4）巨钩针治疗

①适应证：用于各种腰椎间盘突出症，对明显根型症状者疗效较佳，对中央型疗

效较差。

②治疗方法：取巨钩针 1 把，消毒后备用，让患者平俯卧于手术台，胸下垫一薄枕与肩部平，双手在头前，使腰部充分与床面接触，完全暴露腰椎部，上至胸 10 椎，下至尾骨部，定位于腰部三俞穴。

Ⅰ气海俞：第三腰椎棘突下，旁开 1.5 寸。

Ⅱ大肠俞：第四腰椎棘突下，旁开 1.5 寸。

Ⅲ关元俞：第五腰椎棘突下，旁开 1.5 寸。根据骨形标志定位，用紫药水做标记，皮肤常规无菌消毒，铺无菌巾，戴无菌手套，取 1% 利多卡因在标点处做一皮丘，行局部浸润麻醉，每点 2 ～ 3mL，深 2 ～ 2.5cm（即毫针的深度），按定点部位，左手持无菌敷料，固定皮肤，右手持钩针自表向里刺入皮肤、肌肉，钩断部分韧带，在钩至两侧横突下缘时，钩针转向椎间孔的方向钩提，疏通钩断部分横突上、下缘肌纤维韧带，依次为胸腰筋膜的浅层、竖脊肌、胸腰筋膜的中层、腰方肌、横突间肌、部分黄韧带，使紧张的肌纤维韧带部分断裂回缩，钩针达到横突下缘时，手法能够触及钝感。钩提要彻底，钩提 4 ～ 6 次不等，有落空感即可，但一定注意其深度不能到达横突缘的前方。依患者的身体素质及病情、病症必须给予补肾、活血舒筋通络的药物，如狗脊、巴戟天、淫羊藿、仙茅、鸡血藤、杜仲、川断、桑寄生、红花、乳香、千年健、追地风、伸筋草、丝瓜络等配成药丸，供患者术后服用。

（5）洛阳正骨特色疗法

①优值牵引治疗：采用床头对抗牵引。该疗法适用于中央型、旁中央型及旁侧型腰椎间盘突出症在进行下肢牵拉疼痛可减轻或不加重的患者。但对于腰椎间盘突出症急性期患者应慎用。操作方法：将多功能床头牵引架固定于床尾，床尾抬高，患者排空二便后，俯卧位骨盆牵引带牵引，牵引重量为体重 1/2，每次 40 分钟，每日 2 次，两次牵引间隔 4 ～ 6 小时。要求骨盆牵引带上缘绑扎在髂脊以上，尾部牵引仰角 30±5°。牵引结束后患者常规卧床 30 分钟可佩戴腰围下床，牵引 10 ～ 14 天。部分疼痛剧烈、根性刺激症状明显的患者可先用屈曲位牵引，牵引重量、角度同俯卧位牵引，但患者仰卧，膝关节下垫一棉被，使屈髋屈膝 90°，目的在于拉宽椎间隙，扩大椎间孔和神经根管，并使腰部肌肉、韧带松弛，打破恶性循环，为手法整脊做准备。

②中药熏洗治疗：采用自制温控中药熏洗床进行治疗。

Ⅰ适应证：该疗法适用于各型腰椎间盘突出症患者，尤其适用于腰椎间盘突出症有下肢发凉及喜温、喜按的患者。但对于腰椎间盘突出症急性期患者应慎用。

Ⅱ操作方法：患者仰卧于熏洗床上，以 L4/5 为中心，对准熏洗窗，每次 30 分钟，一日 2 次，每 2 次熏洗间隔 4 小时以上，患者根据个人耐受性调整熏洗温度，一般温度控制在 58±2℃，最高不宜超过 65°C，防止烫伤。中药熏洗 10 ～ 14 天，以活血通络、散寒除湿类药物为主。

③展筋丹揉药治疗：需借助传统自制内部制剂七珠展筋散（简称展筋丹）进行治疗。

Ⅰ适应证：该疗法适用于各型腰椎间盘突出症患者，尤其适用于腰椎间盘突出症腰部有固定痛点的患者。

Ⅱ操作方法：术者沉肩、垂肘、悬腕，拇指螺纹面沾少许展筋丹，以掌指关节运动带动拇指螺纹面在穴位上以划圆的方式运动，要求拇指螺纹面与穴区或痛区皮肤轻轻触，运动时同皮肤摩擦，但不能带动皮肤，揉药范围约一元硬币大小，频率为每分钟 100～120 次，每穴操作 2～3 分钟，局部皮肤微感发热即可。主穴取肾俞、大肠俞、环跳穴，根据辨证选取配穴，气血瘀阻型宜活血化瘀，舒筋止痛，配委中、三阴交；肝肾亏虚者宜滋补肝肾，舒筋通络，配绝骨、阳陵泉；寒湿侵袭者，配阴陵泉、丰隆。

④牵弹三步法治疗：为洛阳正骨医院治疗腰椎间盘突出症的首选后期疗法。患者经前期牵引、熏洗及展筋丹揉药治疗 10～15 日后可实施该疗法。

Ⅰ适应证：该疗法适用于中央型、旁中央型及旁侧型腰椎间盘突出症患者，对中央型及旁中央型为最佳适应证。但不适用于腰椎间盘突出症急性期患者。对椎间盘突出块状巨大或伴有钙化及侧隐窝狭窄患者应慎用。超过 60 岁的老年患者宜应慎用，65 岁以上患者应为禁用。

Ⅱ操作方法：患者床头牵引 10～15 天后，在有电脑力度显示牵引床上实施弹压手法。具体为：患者俯卧于牵引床上，胸部和髋部常规缚扎牵引带后，在骨盆下方及胸前下方各垫一自制长 50cm、高 10cm、宽 40cm 海棉软枕 1 个，使病变间隙之腹部悬空，将牵引重量根据患者耐受程度设定为超体重 10%～30%，持续牵引 10～15 分钟，待患者骶棘肌充分松弛后实施弹压手法。术者站立于患侧（中央型突出站立于症状较重一侧），一手掌根按压于相应病变节段棘突间隙，中指正对脊柱方向，另一手虎口叠加于腕背部，双肘关节伸直，向腹部垂直连续弹压，（弹压过程中，嘱患者张口呼吸，切勿闭气），压力为 30～50kg（电脑牵引床可显示弹压力公斤数），频率为每分钟 120 次，此时牵引力维持不变，患者如无不良反应，连续弹压约 10 分钟即停止手法，逐渐减小牵引重量至电脑显示牵引力为 0。去掉软垫，患者同身手掌置于腰骶部，用直尺越过手掌连接 T12 椎体棘突和骶骨岬，直尺下的 T12 棘突、手掌、骶骨岬在同一水平面以下表明手法到位。嘱患者深呼吸，去除牵引带。如未达到标准，视患者耐受性可重复操作一遍，仍不能达到标准者不再强求。弹压后予行扳伸手法，具体为患者健侧卧位（如中央型突出则症状较轻侧卧位），健肢贴紧床面并伸直，患肢尽量屈曲放于健肢上。术者面对患者，一手肘推肩向后，一手肘压臀并用拇指压住病变间隙上位棘突（如有棘突偏歪则以偏歪棘突为准），双肘交错用力，调整力线，当力线传导至拇指下并有阻抗感时突然发力，闻及"喀噔"弹响声同时拇指下有关节松动感时即告复位。

然后嘱患者仰卧，腰骶部垫厚约 10cm 海棉软垫，助手固定骨盆，术者将患者双下肢分别直腿抬高，并做踝关节背伸，高度以患者能耐受为限，但不低于 50°，不高于 100°。先健侧、后患侧，每侧 3 次（如中央型突出则先症状较轻侧、后症状较重侧）。术后患者绝对卧床 3 天，协助直线翻身，平卧时腰下加自制腰垫，高度不低于 2cm，以维持腰曲，并应用 20% 甘露醇 250mL 静滴，每日 1 次，连用 3 天。绝对卧床 3 天后，患者床上行轻度腰背肌锻炼、四肢活动 1 ~ 2 个小时，测血压正常后，佩戴腰围下床适度活动，注意保持正确姿势，避免突然弯腰及劳累。

4. 注射疗法

（1）骶管疗法：患者俯卧位，下腹部垫枕，使头部及腿部放低并使骶尾部突出。常规皮肤消毒后，铺洞巾，在无菌操作下，用 7 号或 9 号输液针头刺于骶管裂孔处，与皮肤呈 70°~ 80°穿刺进针，当感觉有落空感时即告穿刺成功。回抽无血液及脑脊液，且注药无过大阻力后，即可推注混合药液。注药容量一般为 30 ~ 60mL。要求推药时要有一定速度，给予一定力度，达到借助于药液的容积和注入时的压力而松解硬脊膜外腔和神经根周围粘连的目的。常用注射用药液成分为：确炎舒松 25mg，0.25% 利多卡因液 5mL、维生素 B_1 针 100mg，维生素 B_{12} 200mg，0.9% 生理盐水 10 ~ 50mL。骶管注射治疗每 5 ~ 7 天一次，对治疗合适，且穿刺给药正确者，一般一次治疗即可见效，3 ~ 5 次为 1 个疗程。

（2）硬膜外腔注射疗法：患者侧卧位，患侧在下，以利于药物集聚于病变节段的患侧。令患者尽量屈曲腰膝并双手抱膝，以使腰部突隆，扩大棘间隙，有利于穿刺。

①穿刺部位：穿刺的部位最好选在病变节段。为避免在短期内多次穿刺同一节段而造成棘间组织的损害。穿刺部位可酌情上下移动一个节段交替穿刺。为确保疗效，穿刺部位不能超过病变节段的上下一个节段。

②消毒进针：常规消毒皮肤后，术者带上消毒手套，铺消毒洞巾。穿刺部位局部麻药浸润后，用 7 号带芯腰穿针与皮肤呈 80°~ 90°针尖稍向头侧穿刺进针，针进入皮肤、皮下组织，并达棘间韧带部位时，拔出穿刺针的针芯，接上有 3mL 空气的 5mL 注射器。左手背靠牢患者腰部，以利左手手指更好地固定针尾，避免进针速度过快造成穿刺过深。右手持 5mL 注射器，推注射器内栓以挤压注射器内空气，同时给予一定力度缓慢地向前推进穿刺针。这时，右手给穿刺针的是向深部进针的力，左手给予的是适当的反作用力，以避免突然失手及进针过快、过深而造成穿刺失败。穿刺针抵触黄韧带和硬脊膜外层时（通常此两层结构融合在一起）会遇到一定阻力，一旦突破，常会产生落空感，与此同时，可见注射器内被挤压的空气突然减阻被吸入硬脊膜外腔隙。再试抽 3 ~ 4mL 生理盐水注入，体验确无阻力且无皮下窜动感，回抽无脑脊液及血液时，就可快速推入治疗药液。

如果穿刺部位是在病变节段上一节段则针斜面朝下为佳，如果穿刺部位是在病变节段的下一节段，则针斜面朝上为佳。

③注药：注药容量一般为 20mL。要求推药时要有一定速度，给予一定力度，达到借助于药液的容积和注入时的压力而松解硬脊膜外腔和神经根周围粘连的目的。常用注射用药液成分为：确炎舒松 25mg，0.25％利多卡因液 5mL、维生素 B_1 针 100mg，维生素 B_{12} 200mg，0.9％生理盐水 10mL。

硬膜外腔注射治疗每 5 ～ 7 天一次，对治疗合适，且穿刺给药正确者，一般一次治疗即可见效，5 次为 1 个疗程。

（二）手术治疗

1. 适应证

①腰椎间盘突出症病史超过半年，经过严格保守治疗无效，或保守治疗有效，但是症状经常复发且疼痛较重者。

②首次发作的腰椎间盘突出症疼痛剧烈，尤以下肢症状为主，患者因疼痛难以行动及入眠，被迫处于屈膝屈髋膝侧卧位，甚至跪位。

③出现单根神经根麻痹或马尾神经受压麻痹。

④患者中年，病史较长，影响工作或生活。

⑤病史不典型，但经脊髓造影或硬膜外及椎静脉造影，显示明显充盈缺损，有压迫征象，或经椎间盘造影示全盘退变，有巨大突出。

⑥椎间盘突出并有其他原因所致的腰椎椎管狭窄者。

2. 操作方法　手术多选用局部浸润麻醉或硬脊膜外麻醉，手术切口为腰部后正中或稍偏向患侧的纵切口，一般为 7 ～ 8cm，长度应包括术前诊断病变的椎间隙上、下各一椎体。切开皮肤、皮下组织，单侧病变行单侧椎板暴露，中央型或双侧椎间盘病变则行全椎板暴露。在病变椎间隙之上下棘突，正中切开棘上韧带，用利刀将棘上韧带从棘突膨大部向椎板方向剥离约 1.0cm，然后用骨膜剥离器将附于椎板上的骶棘肌剥离，一直分离到关节突部位，用撑开器撑开肌肉。切除部分黄韧带，用咬骨钳咬掉部分椎板，注意尽量不要破坏关节突关节，用神经剥离子将硬膜囊拨向对侧。充分暴露髓核和受压神经根，有时髓核可自行突出，如果髓核不自行突出，则用髓核钳从椎间盘内取出。然后逐层关闭缝合。期间，严格注意对受压神经根周围的松解及术中止血，术中在分离粘连以及牵拉神经根及硬脊膜时，必须手法轻柔，避免造成对神经根和马尾神经的损伤；肌肉缝合后，硬膜外置橡皮条引流，防止渗血压迫神经，24 小时拔除。术后卧床 3 ～ 4 周，注意腰背肌锻炼，3 月后可恢复一般轻体力工作，但是禁止重体力活动。

（三）药物治疗

1. 中药治疗

（1）气滞血瘀型：宜活血化瘀、舒筋止痛，药用桃红四物汤加味内服，也可选用养血止痛丸、三七片、红药片、腰痹痛、腰痛宁等中成药。

（2）寒湿侵袭型：宜祛风除湿、散寒止痛，药用独活寄生汤加味内服，中成药可选大活络丹、疏风定痛丸等。

（3）肝肾亏虚型：宜滋补肝肾、舒筋通络，方用杜仲散加味内服，也可选用六味地黄丸和芪仲腰舒丸等中成药。

2. 西药治疗

（1）对疼痛明显、神经根急性炎症期者，可应用消炎止痛剂，如贝速清、双氯灭痛等，必要时甘露醇、皮质激素以脱水消炎止痛。

（2）对下肢麻木、发凉者也可用神经妥乐平肌注或穴位注射。

（3）术后用 1～2 种抗生素静滴，适当应用止血剂、皮质激素 2～3 天。

（四）康复治疗

该疗法在腰椎间盘突出症的治疗中起着非常重要的作用，它贯穿于整个治疗过程中。通过功能锻炼对于激发患者的主观能动性、增强自信心、促进功能恢复的作用不可忽视。体操疗法应体现动静结合的原则，依照疾病的不同时期进行，急性期患者以制动为主，患者应减少下地，适度行床上锻炼即可；恢复期则可下地练习，除进行慢跑、太极拳、五禽戏等外，主要针对腰背、腹部的肌肉练习。

1. 牵弹三步法治疗后，应严格卧床 3 天，再配合床上腰背肌锻炼 1 周，注意限制腰部前屈活动，然后佩戴护腰下床活动，逐步做腰部前屈、下蹲活动。

2. 开窗摘除术后 4 周可下床活动，椎板切除后摘除者适当延缓下床活动时间。

【疗效评定标准】

痊愈：腰腿疼痛基本消失，直腿抬高试验阴性，恢复正常工作。

显效：腰腿疼痛部分消失，无明显压痛点，直腿抬高试验阴性。

有效：有轻度腰腿疼痛，直腿抬高可疑阳性，部分恢复工作。

无效：腰腿疼痛好转，直腿抬高试验阳性，不能胜任工作。

第六节　腰椎椎管狭窄症

腰椎椎管狭窄症是指腰椎椎管、神经根管及椎间孔变性或狭窄并引起腰腿痛、间歇性跛行等临床症状。多发于 40 岁以上中年人，尤其是体力劳动者。

【诊断依据】

（一）病史

常有慢性下腰痛病史，部分患者有创伤病史。多发于 40 岁以上中老年患者。体力劳动者多见。

（二）症状

1. 长期反复的腰腿痛和间歇性跛行。

2. 站立或走路过久症状加重，躺下、蹲位或骑自行车症状可减轻或消失，前屈时减轻，后伸时加重。

3. 大多数患者在走路或锻炼时出现单侧或双侧下肢麻木、沉重、疼痛、乏力，休息或下蹲后好转。偶有尿频或排尿困难。

（三）体征

脊柱可有侧弯、生理前凸减小，可有下肢感觉异常，腱反射迟钝以及肌力减弱或肌肉萎缩。直腿抬高试验常为阴性，腰部过伸试验阳性。

（四）辅助检查

X 线摄片可以帮助诊断，CT 及 MRI 能进一步确定并定性。

【鉴别诊断】

（一）腰椎间盘突出症

本病多见于青壮年，急性起病，腰痛合并下肢放射痛，多有腰前屈受限，查体可有脊柱侧凸，棘旁压痛、叩击痛阳性并向下肢放射，屈颈试验、颈静脉压迫试验、直腿抬高试验和加强试验均为阳性。

（二）动脉源性间歇跛行

是由于动脉血液循环不足引起的，其特征是肢体在运动时有一组或多组肌肉发生疼痛症状，疼痛为钝痛，也可为痉挛性疼痛或锐痛，无感觉障碍，无腱反射异常，患肢皮温常降低，动脉搏动常减弱，行走时可消失，动脉造影有助于诊断。

【证候分类】

（一）中医辨证分型

1. 风寒痹阻 腰腿酸胀重着，时轻时重，拘挛不舒，遇冷加重，得暖痛缓。舌质淡，苔白滑，脉沉紧。

2. 肾气亏虚 腰腿酸痛，细软无力，遇劳更甚，卧则减轻；形羸气短，肌肉瘦削。舌淡，苔薄白，脉沉细。

3. 气虚血瘀 面色少华，神疲无力，腰痛不耐久坐，疼痛缠绵，下肢麻木。舌质瘀暗，苔白，脉弦紧。

4. 气滞血瘀　腰腿疼痛剧烈，不能转侧，拒按怕揉，活动受限，站立行走困难。舌质紫暗，苔薄白，脉弦而涩。

（二）**病理分型**

1. 中央椎管狭窄　腰腿疼痛，双下肢麻木，跛行，可一侧轻、一侧重。重者有鞍区感觉减退，排尿功能障碍，下肢感觉与肌力减退范围也较大。

2. 侧隐窝狭窄　体征较局限，常有明显的腰肌紧张及相应的椎旁压痛点，相应神经根支配区功能减退或障碍。

3. 神经根管狭窄　也是压迫单一神经根，症状和体征与侧隐窝狭窄相似，主要表现为神经根痛，而无明显的间歇性跛行。临床上很难与单纯后外方椎间盘突出症相鉴别，前者症状较重。

4. 混合型狭窄　兼有以上两个或三个原因，症状与体征更严重。

【治疗】

（一）**非手术治疗**

1. 手法治疗

（1）适应证：早期狭窄，症状较轻者。

（2）操作方法

①拇指推揉法：患者取坐势，术者低坐于患者背后小凳上，用拇指指端部分在患者骶棘肌处有节奏地由里向外回旋运动，手指必须紧贴皮肤，使皮肤随手法而动。手指切不可在皮肤上移动摩擦（即正骨手法原则之一：内动外不动）。用力方向必须于肌纤维呈垂直方向进行。有时患者背部可靠于术者头部，使腰部骶棘肌放松，便于手法力量渗透至内，增加手法效果。

②绞腰法：患者取坐势，两手交叉抱肩，助手1人，以双膝夹住患者两膝，两手分别按住患者两侧髂前上棘，固定骨盆令勿转动，术者立于患者背后，左手分别拉住患者右手腕，右手推住右肩后部，嘱其后仰30°～40°，腰部尽量放松，并向左旋转至最大限度，术者用力使患者上身迅速向左旋转，这时可听到小关节转动的弹响声，然后用同样方法向反方向再做一次。

③屈肘压膝法：患者仰卧于硬板床上，令患者做双侧屈髋屈膝动作，臀部稍离床面，使腰椎处于屈曲位，术者屈曲左肘关节，以前臂按于患者双膝胫骨结节下缘，右手托起患者臀部，然后左前臂用力按压，右手托起，使患者腰部在床上做滚动样运动，反复多次，至少10次。如术者力量较小，可用胸部靠近左前臂，借胸部之力进行按压，有时也可听到弹响声。

④拇指弹拨法：腰椎椎管狭窄症患者常在病变节段棘突边，骶尾关节旁开1cm处，

膝关节外侧，腓骨小头后下缘 3 处压痛最敏感。为此，在该处压痛点上用拇指指端用力弹拨，能起到很好的止痛效果。手法隔日 1 次，每周 3 次，10 次为 1 个疗程。

2. 牵引治疗

（1）适应证：早期狭窄，症状较轻者。

（2）操作方法：常用骨盆牵引，多采用仰卧位屈膝、屈髋、屈腰三屈法牵引，目的在于放松腰部肌肉，相对扩大椎管容积，减轻压迫症状，每日 1 ~ 2 次，每次 30 分钟，10 天为一疗程。

3. 其他治疗

（1）适应证：腰椎管狭窄症急性发作期。

（2）操作方法：选取痛点及相关穴位行针刺疗法，隔日 1 次，10 次为 1 个疗程，腰腿痛甚时，或做痛点封闭，常用封闭液为当归注射液或强的松龙混合液，每周 1 次，3 次为一疗程；急性发作时，可采用休息法，取屈髋、屈膝侧卧位休息，应尽量卧床，直至症状缓解。

（二）手术治疗

适应证：腰椎管的骨纤维性狭窄一般不会自行解除，故有持续压迫而症状较重者宜采用手术治疗。手术均选用硬脊膜外麻醉，可根据情况选择下列方法：

1. 全椎板切除术

（1）适应证：中央椎管狭窄。

（2）操作方法：手术选用脊柱后正中切口，显露出定位椎板。先将欲切除椎板的棘突咬除，再切除两椎板间黄韧带，用咬骨钳将椎板的中央部分咬除，可在直视下向两侧扩大，咬除椎板及黄韧带，直至小关节突附近。仔细检查硬膜和神经根压迫的狭窄因素，切除造成狭窄的骨纤维结构。全椎板切除术显露好、视野清楚，但对术后脊柱的稳定性有一定的影响。

2. 半椎板切除术

（1）适应证：单侧的侧隐窝狭窄、神经根管狭窄及关节突肥大。

（2）操作方法：沿棘突做直皮肤切口，显露术侧的椎板及小关节，切除患部椎板及黄韧带，进入椎管，然后逐步向上咬除，直至上一个椎板间隙，需要时也可切除上一节段及下一节段的部分半椎板。直视下切除上、下小关节突的内侧半，探查侧隐窝及神经根，彻底解除压迫。此法对脊柱的稳定性影响很小。

3. 椎板间扩大开窗术

（1）适应证：对诊断明确的单一侧隐窝狭窄可用此术式。

（2）操作方法：先切除椎板间的黄韧带，再向上、下咬除部分上下椎板缘，即可显露椎管，方法与半椎板入路相同。

4. 术后处理　术后均应放置引流条，防止积血，卧硬板床或石膏围腰固定 6～8 周。

（三）药物治疗

1. 中药治疗

（1）风寒痹阻型：宜温经散寒，通络行痹，常用蠲痹汤加味内服。

（2）肾气亏虚型：宜补气益肾，舒筋通络，药用芪仲腰舒丸、壮腰健肾丸、金匮肾气丸内服。

（3）气虚血瘀型：宜益气活血，舒筋活络，药当归鸡血藤汤加味内服。

（4）气滞血瘀型　宜活血化瘀，通络止痛，药用活血止痛汤加减内服。

2. 西药治疗　疼痛期可服用双氯芬酸钾止痛等。

（四）康复治疗

1. 病情较重者可卧床休息，以屈髋、屈膝侧卧位为佳。

2. 病情缓解后应加强腹肌锻炼、腰背肌锻炼，可在人帮助下进行滚床锻炼。

3. 卧床期间，加强下肢肌肉关节的主动功能活动。

【疗效评定标准】

痊愈：腰腿痛消失，直腿抬高试验阴性，下肢无神经功能障碍或仅留少许麻木，能做原工作。

好转：腰腿痛偶有微痛，直腿抬高＞70°，下肢有轻度感觉减退，能做原工作。

有效：腰腿痛大部分消失，直腿抬高＞60°，下肢有轻度运动及感觉减退，能做一般工作。

无效：腰腿痛无减轻，体征无明显改善，不能参加工作。

第十六章 下肢软组织损伤

第一节 臀肌挛缩症

臀肌挛缩症是因臀肌及其筋膜的纤维变性挛缩，引起髋关节外展、外旋畸形，继发髋关节内收、内旋功能障碍，进而表现为特有的步态、姿势异常和典型体征的临床病症。此病在我国某些地区呈高度聚集性发病，以儿童为主要发病人群。

【诊断依据】

（一）病史

一般认为有遗传性、先天性和后天疾病因素。继发性者多数学者认为与婴儿期臀部反复注射药物有关，特别是与婴儿期反复臀部注射苯甲醇青霉素有密切关系。试验证明苯甲醇会对儿童臀肌造成不可逆的肌纤维损害，除了苯甲醇是主要致病因素外，反复多次的注射损伤，可能造成局部肌肉内出血吸收不良、创伤性水肿，也是发生儿童臀肌挛缩的又一因素。

（二）症状

1.步态异常，行走时双下肢呈外展、外旋状，即所谓"外八字"步态，由于髋内收受限，特别在跑步时，步幅较小，出现跳跃前进，有人称"跳步征"。

2.站立时，双下肢轻度外旋，不能完全靠拢。由于臀大肌上部肌纤维挛缩，肌肉容积减小，相对显现患侧臀部尖削的外形，称"尖臀征"。

（三）体征

患侧臀部欠丰满，局部皮肤可见凹陷皮纹沟或小窝。扪诊常可触及硬结或硬性索带。特殊体征有：

1."二郎腿试验"阳性　坐位时，双膝外展分开，不能靠拢，搭腿试验（＋），又称"二郎腿试验"（＋）。

2."画圈试验"阳性及"蛙腿征"阳性　下蹲时，大部分病儿表现为，双下肢并腿下蹲过程中，当髋关节屈曲接近90°时，屈髋受限，不能完成继续下蹲，只有在双膝向外摆动，似划一弧圈后，双腿才能再次并拢完成下蹲动作，该体征称"画圈试验"（+）。另有少数严重病例，双腿并拢不能完成下蹲全过程，下蹲时双髋、双膝都要在外展、外旋状态下，如青蛙腿样完成下蹲动作，故称"蛙腿征"（+）。

3. "弹跳征"阳性 髋部的弹响与弹跳，在下肢并腿被动屈髋、屈膝和伸髋、伸膝时，紧张的挛缩索带滑过大转子表面瞬间，摩擦产生弹响或弹跳。

4. 交腿试验阳性 患儿双下肢并腿平卧，分别将一肢体抬高做内收交架于另一肢体上，不能交架于膝关节髌骨以上水平呈（+），说明髋内收受限。若双侧臀肌挛缩均较重，则两侧交腿试验都呈（+）；若一侧挛缩较重而另一侧正常或挛缩轻，可出现挛缩较重侧（+）而轻侧正常或阴性。该项体征对估计本病臀肌挛缩程度有重要意义。

（四）辅助检查

X 线检查 骨盆 X 线片骨质无异常改变，两侧病变可见"双侧假性髋外翻"，股骨颈干角大于 130°，股骨小转子明显可见。单侧病例可引起骨盆倾斜，患侧髋外翻畸形，肢体假性增长；健侧出现髋内收畸形，股骨头假性半脱位。

【鉴别诊断】

一般确诊并无困难，但遇单侧臀肌挛缩病例，诊断往往多有波折。首先在鉴别髋周围诸疾病时，亦应将本病考虑在内，所谓顽固性双下肢不等长并非真性，让患者平卧，骨盆放于正常位，通过双下肢测量长度完全一样，并且健侧髋关节各向活动检查完全正常。患侧却都有典型臀肌挛缩的体征存在。

【证候分类】

根据临床表现及体征分为三型：

Ⅰ型（轻度）：行走时步态无明显异常，但跑步及上下楼梯时双下肢呈外旋、外展状。站立时双下肢基本能靠拢，无尖臀症。坐位时能并拢，但两下肢不能在膝上交腿，膝下可以。蹲位时划圈征（+），蛙腿征（+），髋部弹响，ober 征（+），髋中立位屈曲可达 70°以上，胸腰段无明显畸形。

Ⅱ型（中度）：行走时步态呈外八字畸形，跑步、上下楼梯加重，站立时双下肢不能靠拢呈尖臀症。坐位时双膝不能并拢，不能在膝下交腿。蹲位时划圈征及蛙腿征（+），髋部弹响，ober 征（+），髋中立位屈曲 40°～ 70°，胸腰段轻度后凸畸形。

Ⅲ型（重度）：行走时步态不稳呈摇摆样，双臀肌挛缩，站立时双下肢外八字明显，划圈征阳性，蛙腿征（+），ober 征（+），髋中立位屈曲 < 40°，胸腰段后凸明显，骨盆倾斜，双下肢不等长。

【治疗】

早期非手术疗法，后期需采用手术矫正，效果一般良好。不予矫正者，往往引起髋部疼痛、易疲劳、乏力、畸形步态难以矫正，影响劳动能力。

（一）非手术治疗

按摩疗法加推拿，早期有预防及治疗效果，但长年坚持实行亦非易事。坚持至后期者，即使需要手术，往往其瘢痕松软，无需试行广泛松解和大片瘢痕组织切除，术后疗效相当满意。此外，支具早期采用，亦可预防挛缩畸形或减轻该畸形的程度。

（二）手术治疗

1. 适应证　适于所有具有典型"臀肌挛缩"畸形步态患者，施行手术的目标是松解臀肌与皮肤、深层组织的粘连，切除臀大肌前下部致密肌组织的瘢痕，使被动、主动屈髋至大致正常范围。

2. 手术方法　手术取臀部后外侧入路，显露臀大肌腱膜及附着处，将全部纤维化之腱膜及臀肌切断，以松解并恢复屈髋功能。病变累及外旋肌群及关节囊后部，必须做相应切开，方能达到完全松解的目的，不然，患髋仍然难以改善功能。如果病变不仅累及臀大肌，还累及腘绳肌和骶棘肌等，除对臀大肌挛缩进行松解外，还必须同时松解腘绳肌和骶棘肌。若髋部有屈曲 20°～ 30°畸形者，表示髂胫束受牵拉，而需将髂胫束在大转子前上方做斜形切断。对感染性因素所致者，需确认局部感染已经消退 3 个月以上方可手术，防止切开时仍遗有局限性感染灶的菌丛泛起。术后偶有切口裂开、切口缘皮肤坏死等并发症。但坐骨神经损害仍需严密防范。

（三）药物治疗

1. 中药治疗　术后按伤科三期辨证用药。早期瘀肿，疼痛较剧，宜活血化瘀，消肿止痛，用桃红四物汤加减；中后期痛减肿消，宜补肝肾，壮筋骨，通经活络，活血养血，通利关节，用活血灵汤、舒筋活血汤、加味益气丸、养血止痛丸等。

2. 西药治疗　手术治疗，术前半小时预防性应用抗菌药物，一般 3 天。如合并其他内科疾病时，给予对症药物治疗。

（四）康复治疗

术后双下肢仅在并膝状态以布带适当约束。第三天起即开始下床站立和行走及髋关节屈伸锻炼。逐日加强锻炼患髋旋前、屈髋和内收功能。髋关节功能多在 4 ～ 6 月内完全恢复正常，疗效很好。

【疗效评定标准】

臀肌挛缩症术后髋关节功能评分标准（表 16–1），根据每个髋关节的活动范围，进行功能评分，单侧满分为 13 分，经外旋、外展（两膝分开）后才能达到最大屈曲者减去 2 分。

表 16-1　髋关节功能评分标准

	1	2	3	4	5	总分
屈曲	< 30°	30°～59°	60°～89°	90°～119°	≥ 120°	5
内收	< 5°	5°～9°	10°～14°	≥ 15°		4
内旋	< 5°	5°～9°	10°～14°	≥ 15°		4

说明：外旋、外展（两膝分开）后可达最大屈曲者减去 2 分。

第二节　臀上皮神经损伤

臀上皮神经损伤是指臀上皮神经因各种因素移位引起局部疼痛的一种病症，是骨盆软组织损伤常见病。中医叫"筋出槽"。

【诊断依据】

参照蒋位庄《脊源性腰腿痛》。

（一）病史

腰部有扭伤劳损史或受凉史。

（二）症状

腰臀部疼痛，呈刺痛、酸痛或撕裂样痛，偶尔可以向大腿部放射，但疼痛多不会超过膝关节，疼痛区域模糊不清；弯腰受限，起坐困难，久坐后症状可以加重。

（三）体征

有时可以触及腰部肌肉紧张，骶髂关节和髂棘连线中点处斜向外下可以触及 1～3 条条索，压痛或麻木，直腿抬高试验阴性。

（四）辅助检查

X 线检查无异常，CT 检查排除腰椎间盘突出症和椎管狭窄症。

【鉴别诊断】

主要与腰椎间盘突出症相鉴别。二者均可有腰腿痛，活动受限，但腰椎间盘突出症外伤史不明显，可有下肢麻木、肌肉萎缩症状，压痛点多在椎旁，叩击痛明显，疼痛向下肢放射，屈颈试验、颈静脉压迫试验、直腿抬高试验及加强试验为阳性，有下肢肌力减退、皮肤感觉减退。局封后疼痛缓解不明显。

【证候分类】

1.气滞血瘀　腰痛剧烈，辗转困难，局部压痛明显，可见瘀斑。舌质紫黯，苔薄白，脉弦涩。

2.气血两亏　腰痛，压痛点明确，面色苍白，形体消瘦。舌淡白，苔少，脉弦细。

【治疗】

（一）非手术治疗

1.手法治疗

（1）适应证：臀上皮神经急性损伤。

（2）操作方法：患者俯卧位，术者站在患侧施行手法操作。

①首先用点、按、拿、弹拨、滚法。术者施手法于患侧腰臀部至大腿后外侧及腘窝部上下，重点在患侧条索状结节部位。力量由轻到重，再由重到轻，持续 5 ～ 15 分钟。患部受到强烈刺激，有助于缓解肌痉挛，改善局部血液与淋巴液循环，促进萎缩肌肉的张力恢复，并有祛瘀消肿止痛之功。

②接着用理筋法。上法后，术者将双拇指顺臀中肌肌纤维方向，由内向外略用力推 10 ～ 20 次，以缓解肌痉挛，松解组织粘连，使出槽之筋恢复原位。

③最后用揉、推、搓、振法。术者用手背掌指关节、掌根、肘等，在患者腰臀部至大腿后外侧及腘窝上下施行揉、推、搓、振法，以患侧条索状结部位为最佳。该法能调和营卫，疏通经络，消除手法强刺激后之余痛。

2.针灸治疗

（1）适应证：臀上皮神经急慢性损伤。

（2）操作方法：患者侧卧，患侧朝上，双手抱膝，医者用大拇指在患者腰臀部寻找压痛点和触摸条索样硬结，在压痛点和条索样硬结体表消毒后，用直径 0.3mm4 寸毫针刺入 2 ～ 3 寸，每次 4 ～ 6 针；针入后，术者每只手握住 2 ～ 3 根针柄，双手同时剧烈提插 1 ～ 2 分钟，针感强烈，患者自觉酸痛难忍，留针 30 分钟，每日 1 次。3 次为 1 个疗程；1 个疗程后，休息 1 日，进入第二个疗程，2 个疗程后评定疗效。

3.封闭治疗

（1）适应证：臀上皮神经慢性损伤。

（2）操作方法：患者取俯卧位，于患侧所触及肿大筋束处做标记，常规碘酒、酒精消毒，抽取利多卡因 10mL+ 地塞米松 10mg，术者将左拇指消毒，以左拇指于标记处定位，固定痛性筋束，右手拿注射器，对准筋束刺入，不宜过深（一般 1 ～ 2cm），抽吸无回血，缓慢推入药物，拔针。嘱患者卧床 3 天后下床活动。封闭后即查患者，腰椎前屈活动度较术前明显改善。

4.小针刀治疗

（1）适应证：臀上皮神经损伤经针灸、推拿、封闭治疗疗效不佳者。

（2）操作方法：患者俯卧于治疗床上，在髂嵴中点下方 2 ～ 3cm 处找到明显压痛点或硬结处，进行局部皮肤常规消毒，注入复合镇痛液（2% 利多卡因 5mL、维生素 B_{12}500μg，醋酸确炎舒松 –A20mg）8mL，然后用 2 ～ 3 号小针刀行闭合性剥离术。刀口线与臀上皮神经走向平行（与髂骨嵴成 90° 角）针刀入皮肤后缓慢进刀，当达臀肌筋膜时手下有韧感，并向两侧缓慢滑动，当患者有放射感时，针刀稍向里滑动 0.1 ～ 0.2cm 进筋膜，先纵行切割 0.5 ～ 1cm，刀口线不变再横形剥离，以彻底松解狭窄的深筋膜出口，解除卡压。出刀，创可贴外敷刀口。3 天内刀口局部不可用水擦洗，以免感染。1 周后复查，如症状消失或仅有轻微不适，即判定痊愈，若 1 周后局部疼痛未减轻或仅稍有改善，可再行小针刀治疗。

5. 物理治疗　TDP 照射、药物渗透等疗法对本病治疗亦有一定效果。

（二）手术治疗

1. 适应证　经长期保守治疗无效者，采用手术治疗。

2. 操作方法　患者侧卧，患侧在上，亦可俯卧位。局麻以骶棘肌外缘与髂棘交界处为中心，沿髂棘做 5cm 长皮肤切口。在皮下脂肪组织中仔细分离显露臀上皮神经后，用手指或钝头镊子轻微压一下神经，若诱发或加重与术前同性质、同区域的症状，则认为该支为诱发支。然后解除神经受压的因素，如切除压迫刺激该神经的包块，或切开扩大臀上皮神经的骨纤维管、腰背筋膜孔。此时，症状可消失或基本消失。若仍有症状，可能是其他分支有病变，需显露并处理之，直至所有症状消失或基本消失，然后止血关闭切口。

（三）药物治疗

1. 中药治疗

（1）气滞血瘀：宜活血化瘀，理气止痛，可用桃红四物汤、顺气活血汤等加减内服，外贴宝珍膏或敷双柏散。

（2）气血亏虚：宜补益气血，润补肝肾，疏筋活络，药用疏风养血汤、当归鸡血藤汤等加减内服，外可贴跌打风湿膏等。

2. 西药治疗　疼痛期可服用双氯芬酸钾止痛。

（四）康复治疗

病情较重者可卧床休息，以屈髋、屈膝侧卧位为佳；慢性期可以局部进行揉搓，以促进局部血液循环，改善症状。

【疗效评定标准】

治愈：腰臀部疼痛消失，活动自如，压痛及条索状触痛物消失，日常生活工作能力恢复正常。

显效：腰臀部疼痛轻微，活动基本自如，压痛明显减轻，日常生活工作能力显著改善。

有效：腰臀部疼痛较治疗前减轻，活动度较前好转，压痛减轻，生活能力较前改善。

无效：治疗前后症状体征无变化。

第三节　梨状肌综合征

因梨状肌感受风寒湿邪，或因外伤、劳损，或因解剖变异等原因导致其发生充血、水肿、肥厚、痉挛等病变，刺激或压迫坐骨神经而引起腰腿痛等症状者，称"梨状肌综合征"。归属于中医"环跳风"的范畴。

【诊断依据】

依据 1994 年国家中医药管理局编写的《中医病证诊断疗效标准》制定。

（一）病史

多有明确的髋部外伤史。

（二）症状

1. 臀部及大腿后侧疼痛，或臀深部有酸胀感，疼痛常向下肢放射，可呈持续性钝痛，发作时呈牵拉样、刀割样、针刺样、烧灼样疼痛，可因感受寒冷、劳累或大小便时加剧。

2. 偶有小腿外侧麻木、跛行或行走困难。

（三）体征

1. 臀部可触及条索状隆起，梨状肌体表投影区按压可有明显深压痛，并向股后、小腿后外侧及足底放射。

2. 直腿抬高（注意抬高时疼痛弧）阳性和梨状肌紧张试验阳性。

（四）辅助检查

X 线摄片检查无异常发现。

【鉴别诊断】

（一）腰椎间盘突出症

腰椎间盘突出症引起的坐骨神经痛是来自受压的神经根，椎旁有压痛和放射痛，严重者脊柱生理弯曲改变并有侧弯，CT 及 MRI 均可显示椎间盘突出，且梨状肌封闭不能缓解神经根的疼痛。

（二）坐骨神经炎

坐骨神经炎多由于细菌、病毒的感染，维生素的缺乏而使神经发生炎性水肿所致，除有坐骨神经体征外，以有沿坐骨神经通路的压痛为其特点。

【证候分类】

1. 风寒湿痹　多因感受风寒引起。臀部及下肢酸胀，疼痛、拘急、屈伸不利，行走不便。风气盛，疼痛可呈游走性并有明显拘紧感；湿气盛则酸困重着，麻木不仁；寒气盛则疼痛剧烈，遇冷更甚，得温则舒。舌质淡，苔薄白，脉弦紧和浮紧。

2. 血瘀气滞　多因外伤引起。症见臀部疼痛剧烈，固定不移，拒按压，痛如针刺刀割，入夜尤甚，肌肉坚硬；肢体拘挛，活动不便。舌质暗红和有瘀斑，苔薄白，脉弦涩。

3. 湿热阻络　臀部及下肢痛不可近，烧灼难忍，遇热而重，得冷则缓；常有出汗、恶心、口干渴、烦闷躁动。舌红苔黄，脉弦数。

4. 气血亏虚　久病未治，疼痛不愈，酸困隐隐，屈伸不利，行走困难，肌肉瘦削，皮肤感觉迟钝和麻木不仁，身倦乏力，语怯懒言。舌质淡，苔薄白，脉细弱无力。

【治疗】

（一）非手术治疗

1. 手法治疗

（1）适应证：适用于各种类型的梨状肌综合征。

（2）操作方法：要求急性期手法柔和，切忌暴力；慢性期手法要重，深达病位。患者俯卧位，术者先在臀、腿部以掌根先轻后重地按摩 3～5 分钟，然后局部手法回旋滚动 3～5 分钟，以缓解肌肉痉挛；继而双手拇指相叠，触摸清梨状肌，用弹拨法在与该肌纤维方向相垂直方向左右拨动 10～20 次，再顺着肌纤维方向做推揉理筋，按揉痛点及肾俞、环跳、承扶、委中、承山等穴；最后令患者仰卧，患肢屈膝屈髋，术者一手持膝，一手持足，按顺、逆时针方向旋转髋关节数次。以上手法隔日 1 次，10 次为一疗程。注意手法用力适度，切忌暴力，早期治疗手法宜轻；病程长手法宜重，并适当延长治疗时间。

2. 封闭疗法

（1）适应证：适用于各型梨状肌综合征。

（2）操作方法：一般采用痛点封闭，常用封闭液为 25mg 强的松龙加入 1% 利多卡因 6mL，切忌过深伤及坐骨神经，每 5～7 天 1 次，3～5 次为一疗程。

3. 针灸疗法

（1）适应证：适用于各型梨状肌综合征。

（2）操作方法：选用环跳、殷门、环中、秩边、阳陵泉，上述穴位行苍龟探穴法，即直刺进针得气后，自穴位地部一次退至穴位天部，然后更换针尖方向，上下左右四方透刺，待插入地部后，一次退至天部。手法操作完毕后，留针 30 分钟。风寒湿痹型配合温针灸，气滞血瘀型配合叩刺拔罐，每日 1 次，10 次为一疗程。

4. 臭氧注射治疗

（1）适应证：适用于各型梨状肌综合征。

（2）操作方法：患者俯卧位，双侧臀部皮肤常规消毒，铺巾。找到压痛点后，用一次性注射器抽取浓度为 40μg/mL 的医用臭氧 15mL 注入。注意臭氧气体应向不同方向分多次注射，尽量保证其在梨状肌内分布范围较大。而且每次注射前须在回抽无血及针头刺入后无麻痹感的情况下才能注入臭氧气体，防止气体注入血管或直接注入坐骨神经鞘内。术后患者即可下床活动，需要重复注射者，一般在第一次术后 1 ～ 2 周注射为宜。

5. 粗针松解治疗

（1）适应证：适用于上述疗法无效的梨状肌综合征。

（2）操作方法：用合金银制成针芯的套针，其构造分 5 个部分：针尾、针柄、针身、针尖以及针柄及针身之间的针根，针身长 120mm、直径 2.5mm，针尖呈有侧孔的钝圆头形。具体操作方法如下：第一步定位，髂后上棘与坐骨结节下缘连线的上 1/3 与下 2/3 交界处为穿刺点。第二步麻醉，用 1% 利多卡因注射液 5mL 做穿刺点皮丘。第三步分离松解，根据患者胖瘦在穿刺点缓缓垂直进针 4 ～ 8cm 达梨状肌部，寻找异感，即出现下肢放射性麻木感时退针 5mm，并向一侧偏斜 25°～ 30°再进针 10mm，纵行分离松解坐骨神经一侧 3 次，然后同样方法松解坐骨神经另一侧，做后行弹剥 2 ～ 3 次。出针后用创可贴贴敷针孔。

6. 其他疗法

（1）适应证：适用于各型梨状肌综合征的辅助治疗。

（2）操作方法：疼痛轻者可采用体位休息法，在其他疗法基础上，配合物理疗法，如磁疗、电离子透入、电疗等。

（二）手术治疗

1. 适应证 适用于经各种非手术疗法无效，且确诊为梨状肌增生肥厚压迫者。

2. 操作方法 手术采用硬脊膜外麻醉，通常取髋关节后侧入路，翻开臀大肌后充分显露坐骨神经出口，根据坐骨神经受卡压、粘连等情况，予以部分切除或全部切除梨状肌、松解切除瘢痕组织等处理，彻底解除对坐骨神经的压迫。

（三）药物治疗

1. 中药治疗

（1）风寒湿痹：基本治则为祛风散寒、除湿通痹，常用蠲痹汤、乌头汤、羌活胜湿汤加减内服，中成药可用小活络丹等。外用熨风散热敷。

（2）血瘀气滞：基本治法为活血化瘀、通络止痛，可用身痛逐瘀汤、舒筋活血汤等加减内服，中成药可用筋骨痛消丸，每次 6g，一日 2 次，口服。

（3）湿热阻络：基本治法为清热祛湿、除风通络，常用宣痹汤、清痹汤合四妙散或二妙散加减内服，中成药可用加味二妙丸合筋骨痛消丸，每次各 6g，一日 2 次，口服。

（4）气血亏虚：基本治法为补气养血、舒筋通络，常用养血荣筋丸、当归鸡血藤汤等加减内服，中成药可服大活络丸，每次 6g，日 2 次。

2. 西药治疗　疼痛严重者也可适当应用非甾体类抗炎药。此外，尚可辅以神经营养剂，如维生素 B_1、B_6、B_{12} 及地巴唑、三磷酸腺苷等。手术治疗者常规应用预防性抗生素 2～3 天。

（四）康复治疗

急性期或外伤引起者应卧床休息；慢性期应加强髋关节、大腿及小腿肌肉的功能锻炼，防止肌肉萎缩。

【疗效评定标准】

（一）评定方法

疼痛评估：采用 VAS 评分法：① 0 计 0 分；② 1～3 计 3 分；③ 4～7 计 6 分；④ 8～10 计 9 分。

压痛指数：①无痛计 0 分；②重力按压梨状肌处方痛计 2 分；③中等力度按压疼痛计 4 分；④轻压即痛计 6 分。

行走能力测试：①连续行走距离超过 1000 米未出现疼痛者计 0 分；②连续行走距离超过 1000 米出现疼痛者，但稍经休息即可缓解者计 2 分；③连续行走距离低于 1000 米，大于 500 米即出现疼痛者，经较长时间休息方可缓解者计 4 分；④行走距离低于 500 米即出现疼痛者，经较长时间休息难于缓解者计 6 分。

（二）评定标准

参照《中医病症诊断疗效标准》制定

治愈：症状、体征基本消失，恢复正常工作，症状、体征积分改善 ≥ 75%。

显效：症状、体征大部分消失，基本恢复正常工作，症状、体征积分改善 ≥ 50%，< 75%。

有效：症状、体征部分好转，部分恢复工作，症状、体征积分改善 ≥ 25%，< 50%。

无效：症状、体征无好转，不能胜任工作，症状、体征积分改善在 < 25%。

$$积分改善计算公式\ \% = \frac{治疗前积分 - 治疗后积分}{治疗前积分} \times 100\%$$

第四节　股骨大转子滑囊炎

股骨大转子滑囊炎是指发生在股骨大转子滑囊的急性或慢性炎症性疾病。股骨大转子部滑囊是多房性的滑囊，创伤感染、化学性刺激等均可致滑囊积液、肿胀和炎性反应，引起相应的症状。本病归属于中医"痹症"范畴，以单侧发病较多。

【诊断依据】

参照《骨科腱囊病》制定。

（一）病史

患者多有慢性劳损史或急性外伤史，也有在遭受风寒湿后出现症状。

（二）症状与体征

股骨大转子后方及上方压痛、肿胀，局部可触及肿块，有波动感，髋关节内旋可使疼痛加剧，外旋疼痛则减轻。髋关节内收受限，伸屈活动不受限，托马氏征阴性；内旋伸髋试验阳性。

（三）辅助检查

1. X 线检查骨质一般无异常发现，偶可见大转子周围钙化影。需结合 B 超、MRI 检查排除结核性滑囊炎、肿瘤等疾病。

2. 必要时可行穿刺，多可见淡黄色黏液。

【鉴别诊断】

粗隆黏液囊炎引起的疼痛及压痛在大粗隆上面或者在隆突之后，疼痛可传导到小腿后面。亚急性粗隆黏液囊炎易于腰椎间盘突出症引起的疼痛相混淆，但粗隆黏液囊炎的压痛点在大粗隆的后面，而不在坐骨切迹，且髋关节旋转活动时，疼痛于大粗隆部或其周围，可与腰椎间盘突出症鉴别。

【证候分类】

1. 瘀滞型　局部肿胀、疼痛，皮肤暗红，触之有波动感，舌质红，苔薄黄，脉弦。

2. 虚寒型　局部酸胀，困累，畏寒喜暖，神疲力倦，舌质淡，苔薄白，脉沉细。

【治疗】

（一）非手术治疗

1. 理筋手法

（1）适应证：急性期过后慢性期。

（2）操作方法：可在痛点及其周围施以点穴、推拿、揉摩等手法，以温通气血，起到活血消肿，舒筋止痛的目的，注意手法应轻柔。

2. 水针疗法

（1）适应证：滑囊炎急性期，积液较多时。

（2）操作方法：可行滑囊穿刺抽液，抽液后注入强的松龙 12.5 ～ 25mg 加 1%利多卡因 2mL。5 天注射 1 次，2 ～ 3 次为一疗程。

（二）手术治疗

1. 适应证 保守治疗无效、疼痛重、病程长的患者可采用手术治疗。

2. 操作方法 手术选用股骨大粗隆后纵行切口，将肿大增厚的滑囊彻底切除，若滑囊炎已感染，应首先切开引流，待感染控制，伤口愈合再行滑囊切除术。

（三）药物治疗

1. 中药治疗 瘀滞型宜活血祛瘀，通络止痛，方用舒筋活血汤加减内服；虚寒型宜补益气血，温经通络，方用当归鸡血藤汤、桂枝汤加减内服。

2. 西药治疗 手术治疗者常规应用预防性抗生素 2 ～ 3 天。

（四）康复治疗

急性期应适当休息，减少活动，急性期过后应加强髋关节的功能活动，防止关节僵硬和肌肉萎缩。

【疗效评定标准】

痊愈：囊肿消失，无症状，无复发，功能恢复正常。

好转：囊肿减轻，功能改善。

未愈：囊肿复发，症状无明显减轻。

第五节 半月板损伤

半月板是位于膝关节内的一个重要结构，具有缓冲震荡、吸收能量的作用，还可起关节填充垫的作用，弥补股骨和胫骨关节面间总体上的不匹配性。当外伤，尤其是膝关节旋转外伤时造成半月板损伤，出现关节疼痛、绞锁等功能障碍。本病发生率较高。

【诊断依据】

（一）病史

半月板损伤多有明显外伤史，特别是膝关节半屈曲位时突然内收或外展和旋转活动是典型受伤史。有些虽然没有明显外伤史，但是多从事蹲位工作，如汽车修理工、矿工等。韧带损伤、关节不稳定，特别是前内侧旋转不稳定也可继发引起内侧半月板撕裂。

（二）症状与体征

1. 症状　半月板损伤的典型症状是关节有不同程度的间歇性肿胀。膝关节内外侧间隙疼痛，屈曲和负重时加重，下蹲和跪下时常难以忍受，有些伸屈活动时有弹响或弹动感。自觉膝关节不稳，上下楼梯或在不平道路上行走时常有滑落感，患者常自述打软腿。

2. 体征

（1）压痛：半月板损伤压痛部位常在外侧或内侧间隙，一般轻柔的屈曲膝关节并触压关节间隙可触及压痛点及半月板活动情况。

（2）关节交锁：约50%的患者有交锁征，为诊断的重要依据。一般多见于半月板纵型"桶柄样"撕裂或水平样撕裂后舌状瓣翻起者，而前后附着部和中央部的横形撕裂较少见。主要为破裂的半月板在关节间隙发生嵌顿，妨碍关节活动，经过按摩、屈伸、摇摆多能自行解除交锁。

（3）肌肉萎缩：股四头肌萎缩是膝关节功能减退的必然结果，一般以股内侧肌斜头为主，表现在大腿下段内侧肌腹萎缩。虽然股四头肌萎缩不是半月板损伤的独有特征，但结合临床症状与体征无疑对半月板损伤的诊断有一定帮助。

（三）特殊体征

1. 过伸试验　又称"Jones 征"。阳性时提示半月板前角损伤或髌下脂肪垫肥大、肿胀。

2. 过屈试验　又称"Lewin 征"。阳性时提示半月板后角损伤。

3. 研磨试验　又称"Apley 试验"。若疼痛，在提拉时表示韧带损伤；挤压时提示半月板损伤，其中屈曲最大限度时提示后角破裂，90°时中央破裂，伸直时前角破裂。

4. 回旋挤压试验　又称"半月板弹响试验""McMurray 试验"。此试验的要点是疼痛、弹响部位，并注意伤后3周内不宜实施，因假阳性率高。

5. Smillie 试验　即在麦氏试验中响声伴明显疼痛。

6. Fouche 试验　在环转伸直时，闻及粗响声提示后角巨大破碎，低浊声提示内缘薄条撕裂。

7. 下蹲试验　又称"鸭式摇摆试验"。若有半月板损伤则发生疼痛。

8. 鸭步行走试验　若有半月板损伤则发生疼痛。

9. 侧方挤压试验　又称"Mcgregori 试验"。若膝关节间隙有固定挤压痛，提示半月板中1/3撕裂。

10. Timbrill-Fisher 试验　感到一条索状物在拇指下移动（可有疼痛、响声），提示撕裂半月板在移动。

（四）影像及实验室检查

1. X 线检查 膝关节 X 线检查对半月板损伤诊断意义不大，但对于鉴别诊断有参考价值，如排除骨软骨损伤、关节内游离体、骨肿瘤等，而且对决定是否手术也有意义，如骨性关节炎较严重的膝关节不宜单纯行半月板手术。必要时行髌骨轴位 X 线检查以排除髌股关节紊乱。

2. 关节造影 关节造影是既往常用的诊断方法，通过关节内注入气体作为阴性对比或注入碘水作为阳性对比，显示半月板的损伤，其准确率为 60% ～ 97%，由于为侵入性诊断，可造成医源性损伤，准确率较 MRI 低，现已较少采用或结合 MRI 应用。

3. MRI 检查 MRI 检查在半月板损伤诊断中的价值在 20 世纪 90 年代已明确，准确率达 90% ～ 98%，且为非侵入性，目前已成为半月板损伤的常规检查方法。根据 MRI 信号变化情况可将半月板损伤分为三度，Ⅰ度和Ⅱ度为半月板实质内黏液样退变，Ⅲ度则提示半月板撕裂。半月板局部大小的改变与形态的不规则应怀疑损伤。在诊断时注意排除假阳性影像，这多见于膝横韧带与外侧半月板前角连接处或腘肌腱裂孔处。内侧半月板后角正常的上隐窝和外侧半月板后角的 Humphrey 和 Wrisberg 韧带有可能误为损伤。

4. 关节镜检查 关节镜的发明及推广，无论对膝关节疾患的诊断或治疗，都带来了很大的好处，但不应以关节镜来完全代替其他检查。对半月板损伤，只有在临床高度怀疑而经体检、MRI 等均无法肯定或排除，或体检与 MRI 检查有矛盾，或不能肯定何侧半月板有可能损伤以及半月板切除后长期原因不明疼痛或遗留其他症状时，才需要关节镜检查。关节镜检视中，由于关节镜的放大，有时可能将有退行性变的半月板边缘的小磨损误认为横裂。水平裂和胫骨面的磨损有时不宜察觉，需依靠一枚插入的探针协助诊断

【证候分类】

（一）按照受伤部位与血供区分型

1. 红 – 红区 损伤位于滑膜缘 3mm 以内。

2. 红 – 白区 损伤部于滑膜缘 3 ～ 5mm 以内。

3. 白 – 白区损伤 损伤位于距离滑膜缘 5mm 以远。

（二）按照损伤机制及损伤形态类型分类

分为纵向撕裂、水平撕裂以及放射性撕裂。

（三）其他分类

接合部位及形态特征进行分类，包括前角损伤、后角损伤、放射状损伤、桶柄样损伤、舌形瓣损伤等等。

【治疗】

（一）非手术治疗

1. 单纯石膏固定法

（1）适应证：适合于年龄在 14 岁以下的稳定性半月板撕裂急性期。

（2）操作方法：给予膝关节前后石膏托外固定，固定患膝于屈膝 0°～ 10°位。若膝关节腔内积血严重，则行穿刺抽吸后适度加压包扎，然后石膏外固定。通常在胫骨平台后外侧缘以及腓骨颈的部位容易造成腓总神经的压迫致伤，因此石膏固定的时候一定在此部位多垫一些石膏棉。固定期应注意石膏夹板的松紧度。卧床制动 4 ～ 6 周后拆除石膏，行膝关节屈伸锻炼。

2. 手法复位

（1）适应证：适合于急性半月板损伤伴有关节交锁。

（2）操作方法：可利用内外翻加旋转予以解锁，但切忌暴力，尤其是强迫伸直，容易造成韧带及关节软骨损伤。在试行解锁无效的情况下，应行小重量皮肤牵引，在肌肉痉挛缓解，疼痛减轻的情况下，由患者自己活动患膝，以解除交锁。

3. 针灸治疗

（1）适应证：适合于慢性半月板撕裂无明显关节交锁者，及半月板过度活动、半月板周围炎、单纯盘状半月板而无明显损伤者。

（2）操作方法：可取阿是穴、足三里、曲池、阴陵泉、天井等穴。

（二）手术治疗

随着关节镜手术不断发展完善，关节镜下半月板手术已成为半月板损伤手术治疗的金标准。

1. 关节镜下半月板修补术

（1）适应证：一般认为适用于撕裂长度大于 1cm，位于周边 20%～ 30% 所谓红区的不稳定撕裂，靠近红白区结合处的撕裂主要由手术医师判断。理想的指征是年轻患者，损伤位于半月板外缘 3cm、长度在 2cm 范围之内的边缘纵行撕裂。

（2）操作方法：手术取硬膜外阻滞麻醉。修复的方式有开放式、关节镜下全封闭式、关节镜下自内而外式及关节镜下自外而内式四种。在修复前应将撕裂的两缘扩创，以利愈合。

2. 关节镜下半月板成形术（部分切除）

（1）适应证：适用于半月板内侧 2/3 不稳定性的撕裂并引起机械性症状者，及部分半月板囊肿、盘状半月板撕裂。

（2）操作方法：手术取硬膜外阻滞麻醉。手术切除所有不稳定撕裂瓣，仔细修整，使之形成一个相对平滑、稳定的边缘，但也不宜过度追求边缘光滑，一定要保护好半月板关节囊结合处。

3. 关节镜下半月板切除术

（1）适应证：适用于毁损性损伤如体部横断等，或症状明显的半月板过度活动。

（2）操作方法：手术取硬膜外阻滞麻醉，完整切除半月板。

4. 异体或人工半月板移植术

（1）适应证：适用于半月板毁损性损伤需全切者。

（2）操作方法：尚处于探索阶段，疗效尚不确切。。

（三）药物治疗

1. 中药治疗

（1）内服药：初期内服活血消肿止痛汤药，如活血灵、活血疏肝汤加牛膝、木瓜以及中成药三七接骨丸；继服养血通络止痛中药，如养血止痛丸；后期内服舒筋活络、滋补肝肾之品，如加味益气丸、六味地黄丸。

（2）外用药：应用活血化瘀、舒筋止痛中药，如平乐展筋酊；中药熏洗药用制川、草乌各10g，伸筋草、透骨草、海桐皮、木瓜、威灵仙、络石藤、三棱、莪术、牛膝、防风、艾叶各20g，细辛15g。外洗苏木煎以通经活络，亦可用海桐皮汤熏洗。

2. 西药治疗　关节镜术前30分钟可给予预防性抗生素应用。

（四）康复治疗

1. 功能锻炼　术后早期的制动导致的股四头肌粘连，加之关节内积血机化后的关节内粘连等，对膝关节的术后功能影响较大，故初始就应注意膝关节的功能锻炼，即筋骨并重原则。术后早期即应加强足踝部的屈伸活动及股四头肌的收缩，预防髌股关节粘连。根据所行手术不同，在术后不同时期开始膝关节持续被动活动（CPM）。

2. 物理疗法

（1）电疗：具有增强肌力、镇痛和局部透热以加强循环等作用。

（2）其他物理疗法：包括光疗、水疗、冷疗等，多结合有具体药物应用，需康复专业人员参与执行。

【疗效评价标准】

治愈：膝关节疼痛肿胀消失，无关节弹响和交锁，膝关节旋转挤压和研磨试验（-），膝关节功能基本恢复。

好转：疼痛肿胀减轻，关节活动时有弹响和交锁，膝关节旋转挤压试验和研磨试验（±）。

未愈：膝关节疼痛无改善，有弹响及交锁，关节功能障碍。或合并膝关节滑膜炎，骨性关节炎。

第六节　膝关节内侧副韧带损伤

膝关节的内侧副韧带是主要的膝关节内侧稳定性结构，一旦损伤，将会影响膝关节的内侧直向稳定性，称"膝关节内侧副韧带损伤"。损伤严重者，还可合并有前交叉韧带、内侧半月板损伤，称之为"三联损伤"。

【诊断依据】

（一）病史

多有外伤病史。常见于滑雪、足球等运动损伤。典型损伤体位为膝关节屈曲外翻位损伤。

（二）症状与体征

1. 症状

（1）膝关节内侧疼痛。

（2）膝关节活动受限。

（3）后期可有关节松弛、不稳感。

2. 体征

（1）局部肿胀，以内侧明显，可以在起点、体部或止点。

（2）内侧副韧带走行区压痛。

（3）局部可有皮下瘀血斑。

（三）特殊体征

1. 膝关节侧方应力试验阳性　此实验应该在膝关节伸直位及屈曲15°位置分别进行。单纯屈膝15°侧方稳定性受损，表明单纯内侧副韧带损伤；而伸直位及屈膝15°检查均有明显松弛，表示合并后相应侧后关节囊的损害。

2. 浮髌试验　阳性者证明关节腔积液。

3. lachmann 试验及前抽屉试验　合并有前交叉韧带损伤者可表现为阳性

（四）辅助检查

1. X 线　普通 X 线检查只有撕脱骨折时才有阳性发现，行应力位 X 线检查有较高的诊断价值。在双膝外翻下行正位 X 线检查，患侧膝关节间隙角度大于 5°说明内侧副韧带断裂，大于 10°～ 12°说明内侧副韧带、前交叉韧带同时断裂。另一种判断法是将损伤分为Ⅲ度。

Ⅰ度：是内侧副韧带单纯拉伤，少量韧带纤维断裂，膝关节的创伤反应及功能影响都小，膝关节稳定性好。X 线片示膝内侧或外侧间隙无明显增宽或增宽在 5mm 之内。

Ⅱ度：是内侧副韧带部分断裂，膝关节的软组织反应较大，稳定性受影响，出现小腿外展或内翻松动，X 线片示膝关节间隙增宽在 5 ～ 10mm 之间。

Ⅲ度：是内侧副韧带完全断裂，膝关节肿胀明显，松动失稳，多合并前交叉韧带、关节囊损伤，X 线片示膝关节间隙增宽大于 10mm。

2. MRI 该检查对内侧副韧带损伤的诊断意义较大。

Ⅰ度损伤：表现为皮下水肿和出血，而内侧副韧带的形态未见改变。

Ⅱ度损伤：由于水肿、出血，使韧带和周围脂肪分界不清，韧带可有移位，不再平行于骨皮质，断裂纤维在 T_2 加权像上呈高信号。

Ⅲ度损伤：表现为韧带的连续性中断，或韧带增粗、肿胀，在 T_2 加权像上呈弥漫性高信号。如有撕脱骨折可表现为局部骨皮质连续性中断，韧带呈波浪状改变。

【证候分类】

（一）根据损伤程度分型

可分为Ⅲ度。这种分类方法综合资料较全面，利于指导临床治疗。

Ⅰ度 是内侧副韧带单纯拉伤，少量韧带纤维断裂，膝关节的创伤反应及功能影响都小，膝关节稳定性好。X 线片示膝关节间隙无明显增宽或增宽在 5mm 之内。

Ⅱ度 是内侧副韧带部分断裂，膝关节的软组织反应较大，稳定性受影响，出现小腿外展松动，X 线片示膝关节间隙增宽在 5 ～ 10mm 之间。

Ⅲ度 是内侧副韧带完全断裂，膝关节肿胀明显，松动失稳，多合并前交叉韧带、内侧关节囊损伤，X 线片示膝关节间隙增宽大于 10mm。

（二）根据断裂的部位

可分上止点、下止点或体部断裂。

（三）根据具体损伤的解剖部位

可分为单纯内侧副韧带损伤、内侧副韧带合并前交叉韧带损伤，或内侧副韧带合并半月板及前交叉韧带的三联损伤。

【治疗】

（一）非手术治疗

1. 手法治疗

（1）适应证：Ⅰ度，内侧副韧带单纯拉伤。

（2）操作方法：由于膝关节稳定性未受破坏，行保守治疗。伤后局部冷敷，加压包扎，减轻以肿胀、出血。采用轻柔按摩手法舒筋活血，并轻轻伸屈膝关节 2 ～ 3 次，理顺韧带纤维方向，以恢复关节的轻微错位，促进损伤的修复。可局部注射强的松龙以抑制无菌性炎症，配合理疗。功能锻炼应循序渐进，一般 2 周可痊愈。

2. 单纯外固定法

（1）适应证：Ⅱ度，是内侧副韧带部分断裂。

（2）操作方法　受伤后冷敷，局部加压包扎。肿胀消退后给予石膏外固定，固定患膝于屈膝 0°～ 10°位。若膝关节腔内积血严重，则行穿刺抽吸后适度加压包扎，然后石膏外固定。通常在胫骨平台后外侧缘以及腓骨颈的部位容易造成腓总神经的压迫致伤，因此石膏固定的时候一定在此部位多垫一些石膏棉。固定期应注意石膏夹板的松紧度。卧床制动 3 ～ 4 周后拆除石膏，行膝关节屈伸锻炼。

（二）手术治疗

1. 适应证

（1）Ⅲ度，内侧副韧带完全断裂。

（2）合并有前交叉韧带损伤的患者。

（3）合并有半月板损伤 3 级信号，并有机械性卡压症状者。

2. 手术方法

（1）上、下止点撕裂或有撕脱骨折片，可用 U 形钉、带有齿垫圈的螺钉、缝合锚钉或间断缝合的方法进行固定，如留在胫骨或股骨上的韧带或骨膜的残端不足以进行缝合时，可在撕裂处骨质上打磨粗糙，钻孔缝合固定；或掀起一个小的骨瓣，将韧带断端置于其下并用桌形钉固定骨瓣。固定时注意保持膝关节内翻位，并拉紧韧带。

（2）新鲜内侧副韧带体部断裂或合并有需手术治疗的膝关节其他结构损伤的内侧副韧带体部断裂，可间断缝合将断端拉拢，由于韧带纤维呈纵行排列，断裂后断端多呈马尾状，缝合固定常较困难，可采用锁式缝合方法，对抓持韧带是一种理想方法。

（3）如果合并有前交叉韧带的Ⅲ度损伤，则考虑关节镜下韧带重建手术。供体首选自身 4 股半腱、股薄肌或髌韧带中 1/3（B–P–B）。还可以考虑应用人工韧带及同种异体肌腱。重建方式以解剖重建较为理想。

（4）合并有半月板损伤者，根据损伤部位采取缝合或成形。

（5）陈旧性损伤有明显膝关节外翻不稳定者，考虑行内侧副韧带重建。供体选择以异体扁宽形肌腱（例如异体跟腱）为优。重建成功与否的关键在于选择正确的远近端固定点。近端选择股骨内上髁作为附着点，远端以关节线远端 6 ～ 8cm，胫骨内侧。通过膝关节屈伸来选择正确的等长点作为远端附着点。

3. 术后处理　术后均需要支具保持膝关节内翻位置。轻度屈曲位固定 4 周后支具保护下进行膝关节屈伸锻炼。

（三）药物治疗

1. 中药治疗

（1）内服药：初期内服活血消肿止痛汤药，如活血灵、活血疏肝汤加牛膝、木瓜，以及中成药三七接骨丸；继服养血通络止痛中药，如养血消痛丸；后期内服舒筋活络、滋补肝肾之品，如加味益气丸、六味地黄丸。

（2）外用药：复位后外贴活血止痛膏，后期加强功能锻炼的同时，外洗苏木煎以通经活络，必要时亦可用海桐皮汤、外洗药方熏洗。

2. 西药治疗　疼痛较明显时，可适当应用非甾体类药物，以缓解局部症状。手术治疗者围手术期常规药物对症治疗。

（四）康复治疗

1. 功能锻炼

（1）主动锻炼：术后早期行股四头肌及腘绳肌收缩锻炼，包括股四头肌静力性收缩、直腿抬高等。外固定去除后，行膝关节活动度锻炼，主动最大力量屈膝，每次3分钟，休息数分钟后，重复上述动作，每日数十次。

（2）被动锻炼：包括持续被动屈膝，膝关节抬高，足踝部悬空后以沙袋持续压迫，力量以患者能够承受为准。间断被动屈伸膝，借助于外力多次用力缓慢压迫，不可使用暴力，力量以患者能够承受为准。

2. 物理疗法

（1）电疗：具有增强肌力、促进组织愈合、镇痛和局部透热以加强循环等作用，目前常用的仪器有骨创伤治疗仪、KD–Ⅲ治疗仪等，效果显著。

（2）其他物理疗法：包括光疗、水疗、冷疗等，多结合有具体药物应用，需康复专业人员参与执行。

【疗效评定标准】

优：膝关节稳定性良好，侧方应力试验（－），膝关节功能正常，无活动疼痛。

良：膝关节稳定性良好，外展应力试验（－），膝关节伸屈轻度受限，轻度活动疼痛。

可：膝关节稳定性可，外展应力试验（－），膝关节伸直受限10°～20°，屈曲不能超过90°，活动疼痛。

差：膝关节稳定性差，外展应力试验（＋），膝关节活动受限明显，疼痛明显。

第七节　创伤性滑膜炎

膝关节腔内有着丰富的滑膜，在遭受各种创伤后，容易导致关节滑膜的炎症、充血、渗出，统称"滑膜炎"。晚期滑膜增生肥厚则导致膝关节弥漫性肿胀。

【诊断依据】

（一）病史

可急性起病，亦可慢性迁延。

（二）症状与体征

1.急性创伤性滑膜炎　伤后膝关节迅速肿胀、疼痛、乏力，局部温度增高，全身可有低热。关节腔内积液超过 50mL 时，浮髌试验阳性，或膝关节积液诱发膨出试验阳性，膝关节伸屈活动受限，多置于轻度屈膝位，以保持关节腔最大容积。被动极度屈膝时，疼痛加重；压痛点不定，可在原发损伤处有压痛。

2.慢性创伤性滑膜炎　多有急性创伤性滑膜炎病史，全身反应不明显，膝关节经常肿胀、酸痛、积液，症状可随运动量的大小而增减，经治疗症状减轻但易复发；增生肥厚的滑膜可触及摩擦音，局部压痛症状较轻，压痛点多在软骨边缘；长期慢性滑膜炎可致关节韧带松弛、关节软骨退化等症状；关节积液较多者浮髌试验阳性。

（三）辅助检查

1. X 线检查　侧位片可见髌下脂肪垫密度有不同程度的增高，范围自后向前，累及部分或全部脂肪垫。可见髌上囊及髌前软组织肿胀，有时可见股骨髁前后长条状软组织样密度影。慢性病例可见膝关节呈退行性改变。

2. B 超检查　可明确关节积液，对进一步鉴别意义不大。

3. CT 检查　一般横断扫描帮助不大，采取关节腔充气后 CT 扫描，对滑膜皱襞综合征、滑膜肿瘤、滑膜炎等滑膜病有重要鉴别诊断价值。

4. MRI 检查　可以显示膝关节内少至 1mL 的积液，但难以鉴别关节积液是感染性的还是非感染性的。膝关节髌下脂肪垫在 MRI 矢状位上可显示清晰，但因脂肪组织在 T1 及 T2 加权像上均为高信号，有轻微水肿时，也无明显的信号差异，加上费用高，不能作为常规滑膜炎的检查。

5.实验室检查　关节穿刺抽出的积液为淡粉红色或深黄色，较黏稠，表面无脂肪滴，有时有絮状物，呈酸性，白细胞计数和红细胞计数明显增高，但细胞计数在 500 个 /mm³ 以下。

【证候分类】

基本中医证候有以下三种，具体还可结合患者症状进行多种辨证分型。

（一）瘀血留滞

一般有较严重的外伤史。关节肿胀疼痛明显，广泛瘀斑，压痛较甚，膝关节活动明显受限，浮髌试验阳性。舌暗红或瘀斑，脉弦有力。

（二）气虚湿阻

损伤日久或反复长期劳损。关节局限性肿胀压痛，疼痛肿胀呈反复性，每因劳累后加重，面白无华，纳呆。舌淡胖，边有齿痕，苔白滑或腻，脉细无力或脉濡。

（三）湿热壅盛

有感染病灶，如膝部挫裂伤、扁桃体炎等。关节红肿灼热，疼痛较剧，膝关节活动一般正常，伴发热，口渴。舌红苔黄，脉数。

【治疗】

（一）非手术治疗

1. 适应证 所有滑膜炎早期均可行非手术治疗

2. 治疗方法

（1）制动：急性创伤引起滑膜充血、水肿、渗出，继续大量活动会刺激滑膜，引起创伤性滑膜炎的进一步加重，因此受伤初期应正确处理休息与活动关系。在积液未消退前，应暂停主动与被动活动，适当制动，过早活动可导致慢性滑膜炎，在休息与制动阶段，即应开始积极锻炼股四头肌（等长收缩）；积液消退后，开始膝关节活动及行走，强调股四头肌锻炼是治疗中的关键。

（2）冷敷：创伤早期大量关节积液之前应冷敷，使膝周毛细血管收缩，减轻滑膜充血、水肿、渗出程度，减轻创伤性滑膜炎的发生、发展。

（3）理疗：通过对患处的理疗，刺激皮肤和相关组织释放组织胺，直接或间接地扩张血管，促进血液循环使局部炎症渗出吸收，控制炎症反应，从而达到止痛治病的功效。常用的有热疗、磁疗、微波理疗等。

（4）膝关节穿刺抽液，药物注入：若有明显关节积液，应在无菌条件下对膝关节行穿刺抽液，后再用生理盐水反复冲洗关节直至无血性渗出物，后关节内注入利多卡因加糖皮质激素或透明质酸钠。利多卡因能止痛，改善微循环，利于组织器官功能的恢复，糖皮质激素具有抗炎消肿的作用，并能减轻粘连，可减少炎症渗出，促进无菌性炎症吸收；玻璃酸钠为关节滑液的主要成分，注入透明质酸钠，可以补充滑膜炎患者因溶酶体的释放而导致透明质酸钠降解所引起的含量不足，促使滑膜功能恢复。

（5）其他疗法：应用放射性核素关节腔内注射，通过局部放疗，导致局部肥厚的滑膜坏死吸收，从而发挥其治疗慢性肥厚性滑膜炎的疗效。

（二）手术治疗

1. 适应证 慢性滑膜炎经保守治疗无效、反复发作者，以及色素沉着绒毛结节性滑膜炎应进行手术。

2. 手术方法 取硬膜外阻滞麻醉。行切开或关节镜下滑膜切除刨削术。探查滑膜、关节软骨及前后交叉韧带、内外侧半月板，视情况清理增生水肿及病变的滑膜组织。

（三）药物治疗

1. 中药治疗 中医辨证施治，因人而异。

（1）吴春雷分为 4 型

①气滞血瘀型：治以活血利湿，用桃红四物汤合三妙散。

②风寒湿阻型：治以健脾利湿，用健脾除湿汤。

③脾肾不足型：治以舒筋壮骨，利湿消肿，用骨质增生丸。

④痰湿结滞型：治以温阳利水兼化痰，用五苓散合二陈汤。

（2）孙永红等分为3型。

①脾肾阳虚兼寒湿瘀阻型：治以肾气丸加祛湿化瘀药。

②脾肾阳虚兼痰瘀互结型：治以肾气丸加祛痰化瘀药。

③肝肾阴虚兼湿热瘀阻型：治以知柏地黄合五神汤。

（3）梁顺形分为急、慢性期

①急性期：辨为瘀湿交结型，用宣痹汤加减，形寒、发热、身痛者，加荆芥、防风、葛根；高热口干，加石膏、天花粉；剧痛，加乳香、没药。

②慢性期：辨证为经络痹阻，寒湿留注关节，用阳和汤加减，肿胀甚者加吴茱萸、干姜；脾虚者，加白术、甘草、大枣。

局部常辅以中药熏洗，借助药力和热力综合作用于膝部，有利于改善局部的血液循环，减少渗出，降低炎症反应，加速病理产物的吸收排泄；急性滑膜炎，内服五皮饮加减，或内服当归、防己、泽泻、茯苓、大腹皮、姜皮、川芎、牛膝、泽兰，水煎服。

滑膜炎局部外敷利水消肿中药，膝部肿胀发热者，可加入芙蓉叶、蒲公英、丹皮；水肿属实者，可加入牛膝、牵牛子、茯苓；反复肿胀属虚证，可加入党参、黄芪、白术、川芎、鸡血藤；肿胀发凉者，加桂枝、威灵仙、海桐皮。

2. 西药治疗　口服活血化瘀药物及 NSAIDS 如 Aspirin，以对抗溶酶体的溶解软骨作用。

（四）康复治疗

1. 功能锻炼　可循序渐进进行股四头肌等长运动，通过功能锻炼可增强肌力，缓冲膝关节受到的外来冲力，减轻对炎症、充血、水肿的滑膜刺激，改善患者症状，并可以加速关节积液的代谢，减轻关节肿胀症状。锻炼时，踝关节应背伸，膝关节直腿抬高30°左右，维持 5 ～ 10 秒钟后放下，每日锻炼 4 组，每组 10 ～ 20 次。

2. 物理治疗　包括蜡疗、水疗、中频、超短波及中药离子导入。物理治疗有助于增强肌力，改善活动范围。急性期，以止痛、消炎和改善功能为主；慢性期，以增强局部血液循环，改善关节功能为主。

【疗效评定标准】

治愈：肿胀疼痛消失，膝关节活动正常，步行下蹲无痛，无复发。

好转：肿胀疼痛减轻，过度劳累后仍有疼痛，膝关节活动基本正常。

未愈：肿胀反复发作，膝关节疼痛无缓解。

第八节　跟腱断裂

跟腱断裂是指小腿三头肌猛力收缩或锐器切割造成跟腱的连续性断裂，引起踝关节不能主动跖屈和提踵，称"跟腱断裂"。

【诊断依据】

（一）病史

有明显外伤史，运动时小腿三头肌收缩牵拉力或其他锐器切割。

（二）症状与体征

1. 跟腱部疼痛、肿胀，皮下瘀斑，压痛明显。

2. 可在跟腱处触及凹陷，踝关节自主屈曲不能，跛行。

3. 足跖屈无力，提踵试验阳性。

（三）辅助检查

1. 超声波检查可显示跟腱纤维连续中断或有囊肿样变。

2. X线片可见跟腱阴影不连续或阴影模糊。跟骨上脂肪垫三角阴影边缘模糊、变形，甚至消失，称"Kaget征阳性"。

3. MRI更能显示跟腱断裂的异常变化。

【证候分类】

（一）开放性跟腱损伤

开放性跟腱损伤大多数系在跟腱有张力的情况下由锐器造成的切割伤。

（二）闭合性跟腱损伤

闭合性跟腱损伤系运动时跟腱处于紧张状态，受到垂直方向的暴力打击，或由于肌肉突然猛力的收缩所致。

【治疗】

（一）非手术治疗

1. 适应证　确诊为不完全跟腱损伤的患者。

2. 操作方法　石膏固定患肢于屈膝30°，踝跖屈30°位4～6周。

（二）手术治疗

1. 直接缝合

（1）适应证：适应于跟腱新鲜断裂。

（2）操作方法：手术采用跟腱旁纵切口，将断裂的跟腱对端缝合。儿童跟腱损伤，由于腓肠肌张力不大，组织修复和再生能力强，可采用简易"8"字缝合；成人跟腱断裂，可行双"8"字缝合。跟腱从其止点撕脱者，可通过钢丝牵引至复位，而后通过跟骨固定；开放性跟腱断裂，彻底清创后照以上方法缝合跟腱。

2. 跟腱修补术

（1）适应证：适用于陈旧性的跟腱断裂、断端间距离较大者。

（2）操作方法

①筋膜修补术：从大腿外侧取下 0.5×12 ～ 15cm 的阔筋膜条，在跟腱的断端之间做交叉缝合。术后石膏固定。

②腱膜瓣修补术（Boswrth 法）：行后正中切口，从小腿中上 1/3 到足跟，显露跟腱断端，切除瘢痕组织，从近到远游离宽 2mm、长 7 ～ 9mm 的腓肠肌腱直到断端，将其横穿跟腱近端及远端，随后用肌腱缝合线或可吸收线缝合，再缝合取腱处，缝合切口，术后处理同新鲜损伤。

③牵引法加手术：手术分两期进行。一期松解粘连，清除断端间瘢痕，并用钢丝缝合于上断端，术后以 2 ～ 3kg 重量牵引，待牵引至两端基本对合后（一般 2 周以内），行二期断端吻合术。于跟骨结节垂直旋入 1 枚螺钉，将保留的钢丝固定于其上以维持牵引力。愈合后去除螺钉及钢丝。

（三）药物治疗

1. 中药治疗　早期可内服解毒饮、复元活血汤等活血化瘀、清热解毒之剂；后期若跟腱缩短，可用海桐皮汤熏洗。

2. 西药治疗　手术后酌情用抗生素 3 ～ 5 天。

（四）康复治疗

1. 解除石膏固定后，主动练习踝关节屈伸活动、渐进负重行走。

2. 若跟腱短缩、踝背屈受限，可用中药熏洗，按摩跟腱及腓肠肌。循序渐进主、被动练习踝关节活动。

3. 半年内尽可能避免剧烈运动。

【疗效评定标准】

依据《中医常见病证诊疗常规》。

优：局部肿痛消失，踝关节活动及行走步态正常；

良：局部无压痛，步态基本正常、踝关节背曲活动轻度受限，工作、生活有一定影响；

差：局部有压痛，跟腱短缩，踝背曲活动明显受限，跛行，影响正常工作、生活。

参考文献

［1］Denis F.The three column spine and its significance in the classification of acute thoracolunbar spine in juries.Spine，1983（8）：817

［2］孙天胜，胥少汀，董红云，等.大剂量甲级强的松龙治疗急性颈椎无骨折脱位脊髓损伤的临床研究.中华外科杂志，1997（35）：735

［3］胥少汀，葛宝丰，徐印坎.实用骨科学（第四版）.北京：人民军医出版社，2012

［4］谭明生，移平，王文军，等.经寰椎"椎弓根"内固定技术的临床应用.中国脊柱脊髓杂志，2006，16（5）：336-340

［5］池永龙，王向阳，毛方敏，等.经皮颈前路螺钉内固定治疗齿状突骨折，中华骨科杂志，2004，24（2）：91-94

［6］Levine AM，Edwards CC，Baltimore，et al.The Management of traumatic spondylolisthesis of the axis.J Bone Joint Surg（Br），1985，67-A（2）：217-225

［7］郭维淮.洛阳平乐正骨.北京：人民卫生出版社，2008

［8］夏虹，赵卫东，黄文华，等.寰椎不同类型骨折对上颈椎稳定性影响的研究.中国临床解剖杂志，2003，21（5）：495

［9］Bartolome M.M anagement of posttraumatic kyphosis：Surgical technique to facilitate a combined approach.Injury，2005（36）：73

［10］谭明生主译.脊柱创伤.沈阳：辽宁科学技术出版社，2013

［11］Vaccaro AR，Kim DH Brodke DS，et al.Diagnosis and management of thoracolunbar spine fratures.Instr Course Lect，2004（53）：359

［12］崔宏勋，马珑，郑怀亮，等.前路单枚空心钉固定治疗齿状突骨折11例.中医正骨，2009，21（10）：64-66

［13］黄红云，王洪美，陈琳，等.胚胎嗅鞘细胞移植治疗晚期脊髓损伤影响功能恢复的因素（英文）.中国修复重建外科杂志，2006，20（4）：434-438

［14］Helle GJ，Silcox DH，Sutterlin CE.Complications of posterior cervical plating.Spine，1995（20）：2442

［15］Kakulas BA.The applied neuropathology of human spinal cord injury.Spinal Cord，1999（37）：79

［16］Tator CH.Biology of neurological recovery and functional restoration after spinal cord injury. Neurosurg，1998（42）：696

［17］李家顺，贾连顺.颈椎外科学.上海：上海科学技术出版社，2004

［18］谭明生.上颈椎外科学.北京：人民卫生出版社，2010

［19］王亦璁.骨与关节损伤（第三版）.北京：人民卫生出版社，2001

［20］张作君.肩部损伤诊疗学.北京：中国中医药出版社，2009

［21］张作君.经皮加压带锁肱骨髓内钉的研制及临床应用.中医正骨，2004，3（16）：16

［22］刘起雄.骨科常用诊断分类方法和功能结果评定标准.北京：北京科学技术出版社，2005

［23］刘云鹏，刘沂.骨与关节损伤和疾病的诊断分类及功能评定标准.北京：清华大学出版社，2002

［24］程春生，闻亚飞.洛阳正骨临床丛书·手部损伤.北京：人民卫生出版社，2008

［25］温建民，冷重光，董建文等.骨伤科手术学研究.北京：科学技术出版社，2005

［26］程真真，唐洪涛，田涛涛.加味黄芪桂枝五物汤治疗桡神经损伤的临床研究.中国中医骨伤科杂志，3013，5（21）：25

［27］美·菲尔斯坦著.栗占国，唐福林主译.凯利风湿病学.北京：北京大学医学出版社，2011

［28］王承德，沈丕安，胡荫奇.实用中医风湿病学.北京：人民卫生出版社，2009

［29］Felson DT，Smolen JS，Wells G，et al.American College of Rheumatology/European League Against Rheumatism provisional definition of remission in rheumatoid arthritis for clinical trials［J］. Arthritis Rheum，2011，63（3）：573-586

［30］中华医学会风湿病学分会.类风湿关节炎诊断及治疗指南.中华风湿病学杂志，2010，14（4）：269-270

［31］中华中医药学会.类风湿关节炎诊疗指南.中国中医药现代远程教育，2011，9（11）：150-151

［32］张永红.骨伤防治与康复丛书·风湿病.北京：人民卫生出版社，2008

［33］郑筱萸.中药新药临床研究指导原则.北京：中国医药科技出版社，2002

［34］Prevoo ML，van't Hof MA，Kuper HH，et al.Modified disease activity scores that include 28 joint counts：development and validation in a prospective longitudinal study of patients with rheumatoid arthritis［J］.Arthritis Rheum，1995，38（1）：44-48

［35］Felson DT，Anderson JJ，Boers M，et al.American College of Rheumatology preliminary definition of improvement in rheumatoid arthritis［J］.Arthritis Rheum，1995，38（6）：727-735

［36］Khanna D，Fitzgerald JD，Khanna PP，et al.2012 American college of rheumatology guidelines for management of gout.Part 1：Systemic nonpharmacologic and pharmacologic therapeutic approaches to hyperuricemia.Arthritis Care & Research.2012，64（10）：1431-1446

［37］中华医学会风湿病学分会.原发性痛风诊断和治疗指南.中华风湿病学杂志，2011，15（6）：410-413

［38］邹和建，姜林娣.2012年美国风湿病学会痛风治疗指南评析.内科理论与实践，2012，7（6）：

458–460

［39］国家中医药管理局.中医病证诊断疗效标准［S］.南京：南京大学出版社，1994

［40］郑筱萸.中药新药临床研究指导原则［S］.北京：中国医药科技出版社，2002

［41］黄烽.强直性脊柱炎［M］.北京：人民卫生出版社，2011

［42］中华医学会风湿病学分会.强直性脊柱炎诊断及治疗指南［J］.中华风湿病学杂志,2010,14（8）：
557–559

［43］Anderson JJ，Baron G，van der Heijde D，et al.Ankylosing spondylitis assessment group preliminary
definition of short–term improvement in ankylosing spondylitis［J］.Arthritis Rheum, 2001, 44（8）：
1876–1886

［44］Van der Heijde D，Calin A，Dougados M，et al.Selection of instruments in the core set for DC–
ART，SMARD，physical therapy，and clinical record keeping in ankylosing spondylitis：progress
report of the ASAS working group，assessments in ankylosing spondylitis［J］.J Rheumatol，1999,
26（4）：951–954

［45］Asher M，Min Lai S，Burton D，et al.The reliability and concurrent validity of the Scoliosis
Research Sociiety–22 patient questionnaire for idiopathic Sociiety［J］.Spine，2003，28（1）：
63–69

［46］LEE EH，KANG KX，BOSE K，et al.Surgical correction of muscular torticollis in the older children
［J］,J Pediatr Orthop，1986，6（5）：585–589

［47］上海市卫生局编.上海市中医病证诊疗常规（第二版）.上海：上海中医药大学出版社.2003

［48］Tukenmez M，Tezeren G，Salter innominate osteotomy for treatment of developmental dysplasia of
the hip.J Orthop Surg，2007，15（3）：286–290

［49］Serevion E.Contribution to knowledge of congenital dislocation of the hipjoint. Late results of closed
reduction and arthrographic studies of recent cases.Acta Chid Scand，1941（63）：1–142

［50］史颖齐，范源，王承武，等.先天性髋内翻25例手术效果分析.中华小儿外科杂志,1988,9（2）：
96–98

［51］建德.先天性髋内翻的手术治疗.中国矫形外科杂志，2004（15）：1188–1189

［52］Beatson TR，Pearson JR.A method of assessing correction in club feet.J Bone Joint Surg（Br），1966,
（48）：40–50

［53］Laaveg SJ,Ponseti SV. Long–term results of treatment of congenital clubfoot. J Bone Joint Surg（Am）
1980（62）：23–31

［54］Walker AP，Ghail NN，Silk FF. Congenitial vertical talus. The results of staged operative reduction.
J Bone Jiont Surg（Br），1985（67）：117–121

［55］Sanders R，Fortin P，DiPasquale T，et al.Operative treatment in 120 displaced intraarticular
calcaneal fractures.Results using a prognostic computed tomography scan classification.Clin Orthop

Relat Res1993,（290）：87-95

[56] Shermann KP，Douglas DL，Benson MK.Keller's arthroplasty；Is distraction useful？ A prospective trial.J Bone Joint Surg（Br），1984（66）：765-769

[57] Fasano VA，Broggi G，Barolat-Romana G，et al.Surgical treatment of spasticity in cerebral palsy Childs Brain，1978，5（4）：289-305

[58] 张雪非，陈道运.内收短肌和股薄肌移位术治疗脑瘫剪刀布.中华骨科杂志，2006，26（1）：21-25

[59] 甄海宁，章翔，张剑宁，等.脊髓栓系综合征的显微外科治疗.第四军医大学学报，2004，25（2）：176-178

[60] 卢世璧主译.坎贝尔骨科手术学.第九版.北京：人民卫生出版社，1998

[61] 郭巨灵.临床骨科解剖学.北京：人民卫生出版社，1989

[62] 潘少川.小儿矫形外科学.北京：人民卫生出版社，1987

[63] 程春生，金永翔，程真真.中西医结合治疗创伤感染性小腿骨皮缺损267例临床观察.世界中西医结合杂志，2007，9（2）：535

[64] 韩新峰.中医常见病证诊疗常规.郑州：河南医科大学出版社1998

[65] 冯峰，张志勇，张春健，等.先天性高肩胛症的局部解剖特征及手术治疗.中国临床解剖学杂志，2002，20（4）：311

[66] 张立军，吉士俊，周永德，等.先天性高肩胛两种不同术式疗效比较.中华小儿外科，2001，22（3）：153

[67] 王新卫，张俊，王志伟，等.带血管腓骨小头骨骺移植治疗先天性桡骨缺如15例报告.中国矫形外科杂志，2000，7（11）：1126

[68] 伍忠根.双侧桡骨并右侧第一掌指骨缺如1例.井冈山医专学报，2007，14（1）：55

[69] 魏新军，牛腾峰，吴铁男，等.尺桡骨旋转截骨术治疗先天性上尺桡关节融合.中医正骨，2006，18（6）：57

[70] 柯楚群.介绍一种先天性桡骨缺如的手术方法.中国矫形外科杂志，2000，7（2）：204

[71] 刘利君，彭明惺，王惠成，等.改良关节囊周围截骨术治疗小儿发育性髋关节发育不良.中华骨科杂志，2000，20（6）：336-337

[72] 范广宇，白希壮，迟大明.髋臼旋转截骨术并发症探讨.中华骨科杂志，2000，20（12）：712

[73] 朱建，杨丽萍，胡劲，等.年龄与髋关节发育不良复位后款臼发育、股骨头中心性复位关系的研究.中华骨科杂志，2000，20（6）：329-331

[74] 包勤德、胥少汀，康树林，等.多功能动力复位装置治疗先天性髋脱位的临床研究.中华骨科杂志，2000，20（6）：325

[75] 阿良，吉士俊，范慈芳，等.利用计算机图像动态观察先天性髋脱位复位后髋臼的形态变化.中华骨科杂志，2000，20（12）：720

［76］郭艾，王志义，罗先正，等 . 先天性髋关节脱位的全髋置换术 . 中华骨科杂志，2002，22（9）：517

［77］朱明海，张颖，张天健 . 先天性婴儿型髋内翻与髋脱位的早期鉴别 . 中医正骨，2006，18（3）：24

［78］刘玉昌，余振武，王汉林 . 转子下外展截骨治疗先天性髋内翻长期疗效观察 . 中国矫形外科杂志，2005，13（21）：1626

［79］易成蜡，冯华明，陈安民 . 转子下斜形截骨外固定器治疗成人髋内翻 . 临床骨科杂志，2003，6（1）：68

［80］刘如月 . 发育性髋内翻的诊断与误诊分析 . 中国误诊学杂志，2004，4（6）：822

［81］马军，张学军，于凤章 . 梯形外展截骨术治疗儿童严重髋内翻 . 中华小儿外科杂志，2001，22（5）：296

［82］顾章平、郝荣国，马承宣，等 . 先天性髌骨脱位四代14例家系报告 . 中华骨科杂志，1997，17（3）：193

［83］李承球 . 骨科手术图谱 . 南京：江苏科学技术出版社，1998

［84］秦泗河 . 马蹄足畸形的分型和手术方案制定 . 中国矫形外科杂志，2000（4）：317

［85］崔庚，雷伟，李浩，等 . 先天性胫骨假关节染色体核型的初步研究 . 中华骨科杂志，2002，22（4）：196

［86］李起鸿，周仲安，马树枝，等 . 骨外固定技术治疗先天性胫骨假关节 . 中华骨科杂志，1996，16（10）：623

［87］王发斌，洪光祥，陈振斌，等 . 带血管蒂的逆行腓骨移植治疗先天性胫骨假关节25例报告 . 临床外科杂志，2001，9（5）：298

［88］查糕刚 . 一种治疗小儿痉挛性马蹄内翻足手术方法探讨 . 中国矫形外科杂志，2000（7）：697

［89］张伟 . 三关节融合术治疗儿麻后遗马蹄内翻足远期效果综合分析 . 中国矫形外科杂志，2000，11（10）：48

［90］李明，张德文，刘传康，等 . 儿童先天性马蹄内翻足手术治疗中远期疗效评价 . 重庆医学，2005，34（2）：195

［91］王志强，王旭，张建兵 . Cincinati 入路治疗先天性垂直距骨 . 中国矫形外科杂志，2004，12（11）：811

［92］朱明海，梁国辉，蔡小利，等 . 微创松解术治疗婴幼儿先天性垂直距骨 . 中国矫形外科杂志，2006，14（17）：1301

［93］刘秉超，王克来 . 先天性垂直距骨诊治进展 . 山东医药，2004，44（21）：68

［94］张菁 . 婴幼儿先天性垂直距骨手术治疗体会 . 中华骨科杂志，2004，24（10）：624

［95］张菁，沈品泉，陈斑，等 . 婴幼儿先天性垂直距骨与斜形距骨的诊治 . 中华小儿外科杂志，2005，26（3）：141

［96］燕晓宇，俞光荣.足外侧柱延长术在扁平足症治疗中的应用.国外医学.骨科学分册，2004，25
　　　（5）：298

［97］韩长伶，姚双权，张奉琪，等.肌腱转移固定修复扁平足的生物力学研究.中国骨伤，2006，19
　　　（6）：351

［98］王瑞霞，宋清涛.足弓垫治疗扁平足106例疗效观察.中国矫形外科杂志，2003，11（17）：
　　　1212

［99］郝荣国，梅海波.跗骨V型截骨术治疗儿童高弓足或高工内翻足，临床小儿外科杂志，2007，6
　　　（2）：66

［100］文良元、黄公怡，张青勇，等.Mcbride手术治疗拇外翻疗效分析.中华骨科杂志，2002，22
　　　　（10）：586

［101］桂鉴超，顾湘杰，侯明夫，等.正常足与拇外翻足第一序列的测量及其临床意义.中华骨科杂
　　　　志，2001，21（3）：137

［102］吴乃春，吕秀芝.浅谈婴儿先天性肌性斜颈的早期治疗.中国临床医生，2005，33（12）：38

［103］陈锋，陈兴.脊柱裂与脊髓栓系综合征：35例二次手术分析，中国脊柱脊髓杂志，1997，7（5）：
　　　　219

［104］王中秋，周述岭，秦志宏，等.脊髓栓系综合征的CT、MRI研究.临床放射学杂志，2000，
　　　　19（4）：218

［105］王志明，周晓平，岳志健，等.影响脊髓栓系综合征手术疗效的因素.中华外科杂志，2001，
　　　　39（6）：496

［106］胡勇，朱丽华，宋知非，等.脊柱侧凸临床病因学分类研究.中华骨科杂志，2000，20（5）：
　　　　265

［107］赵宇，邱贵兴，沈建雄，等.脊柱侧凸矫形术后预测方法评价.中华骨科杂志，2002，22（1）：
　　　　24

［108］刘敏，蒋欣，杜新萍，等.儿童习惯性髌骨脱位的手术治疗.四川大学学报（医学版），2004，
　　　　35（6）：874

［109］周武平、郭宏亮，何春清，等.髌骨骨筋膜瓣在习惯性髌骨脱位矫形中的应用.中国矫形外科
　　　　杂志，2007，15（15）：1189

［110］龙翔宇，刘建红，刘明淮.腰椎间盘突出症的三阶段疗法.中国骨伤，2001，14（6）：295-298

［111］陈炼.非手术治疗腱鞘囊肿50例.中医药导报，2010，16（4）：64

［112］孙洋，李涓涓，朱国新，等.腕背隆凸综合征误诊为腱鞘囊肿临床分析.实用医学杂志，2010，
　　　　28（3）：442-443

［113］李素荷，张璇.针灸治疗腱鞘囊肿46例.上海针灸杂志，2012，59（7）：466

［114］柳登顺，张剑赤.实用颈腰肢痛诊疗手册（第二版）.郑州：河南科学技术出版社，2006

［115］樊涛，黄国志，曹安.体外冲击波与超声波治疗肱骨外上髁炎的疗效对比研究.中国康复医学

　　　　　杂志，2013，28（7）：628-631

［116］马的峰．综合疗法治疗肱骨外上髁炎 148 例．中医外治杂志，2010，19（1）：6-7

［117］张向宇，牛博真，谢文智．针灸治疗肱骨外上髁炎的研究进展．针灸临床杂志，2010，26（10）：
　　　　　79-80

［118］韦以宗．中国整脊学．北京：人民卫生出版社，2006

［119］杜天信，高书图．洛阳正骨·骨伤病证诊疗规范．北京：北京科学技术出版社，2007

［120］黄政德．火针治疗股骨大转子滑囊炎 30 例．广西中医药，2013，36（3）：26-27

［121］孙树椿，孙之镐．临床骨伤科学．北京：人民卫生出版社，2006

［122］鲍铁周，宋永伟，郭艳幸．优值牵引法治疗颈型颈椎病．中国骨伤，2005，15（5）：260-262

［123］鲍铁周，孙树椿．颈椎病的分型牵引治疗．中医正骨，2005，17（5）：53-54

［124］宋永伟．应用孙氏旋提手法治疗神经根型颈椎病．中医正骨，2011，23（4）：67-68

［125］唐东昕，张军，张淳，等．浅析孙树椿治疗筋伤疾病的学术经验特点．中华中医药杂志，2007，
　　　　　22（12）：870-872

［126］罗云超，吴长喜．腰椎间盘突出症 415 例临床观察．中国骨伤，2001，14（12）：764-766

［127］王睿．急性腰扭伤的中西医结合治疗．中国中医急症，2012，21（12）：2039

［128］商强强．推拿配合后溪穴针刺改善急性腰扭伤腰痛症状．长春中医药大学学报，2012，28（4）：
　　　　　689

［129］万涛．后溪 – 劳宫透刺配合运动疗法治疗急性腰扭伤．现代中西医结合杂志，2010，19（15）：
　　　　　1888

［130］赵春强，刘明军．推拿治疗慢性腰肌劳损的研究．长春中医药大学学报，2010，26（5）：696-
　　　　　697

［131］陈仲，靳安民，张积利．慢性腰肌劳损的修正诊断和对因治疗．广东医学，2011，32（8）：
　　　　　2416-2418

［132］苏雄兵．综合疗法治疗腰肌劳损 40 例．现代中西医结合杂志，2010，19（2）：3750-3751

［133］钱祥．腰椎间盘突出组织重吸收研究进展．临床骨科杂志，2011，14（4）：4-455

［134］吴在德．外科学（第六版）．北京：人民卫生出版社，2006：1048

［135］童培建，沈彦．两种非手术疗法治疗腰椎间盘突出症的对比研究．中医正骨，2009，21（1）：1-5

［136］鲍铁周．牵弹三步法治疗腰椎间盘突出症技术．中国乡村医药杂志，2010，19（9）：83-84

［137］宋永伟，王智勇．中药熏蒸治疗椎间盘源性下腰痛的临床观察．中医临床研究，2011，14（3）：
　　　　　12-13

［138］高群兴，张盛强，朱干，等．腰椎间盘突出症治疗方法与腰椎生理曲度变化的相关性研究．中
　　　　　医正骨，2006，18（5）：13

［139］刘彦卿，宋永伟，张建福．腰椎间盘突出症的功能锻炼．中医正骨，2001，13（9）：53-54

［140］宋永伟，鲍铁周，王智勇．牵弹三步法治疗腰椎间盘突出症 80 例临床观察．中国医药指南，

2011，25（9）：304-305

［141］张启福.腰椎间盘突出症非手术治疗综述.颈腰痛杂志，2008，5（29）：477-480

［142］许建文，钟远鸣.腰椎间盘突出症非手术治疗的发展现状.中国临床康复，2005，26（9）：207-209

［143］钱祥.腰椎间盘突出组织重吸收研究进展.临床骨科杂志，2011，14（4）：453-455

［144］庞晓东，彭宝淦，杨摇洪等.腰椎椎管狭窄症的外科治疗.脊柱外科杂志，2011，9（4）：223-225

［145］马锐，陈建常.腰椎椎管狭窄症的诊断与治疗现状.检验医学与临床，2013，10（1）：72-74

［146］海涌.退行性腰椎椎管狭窄症的治疗选择.脊柱外科杂志，2011，9（4）：193-194

［147］柯荣军，冯卫忠，陈建民.青少年臀肌挛缩症47例手术治疗体会.颈腰痛杂志，2013，34（1）：87-88

［148］肖颖，唐志宏，张思容，等.基于标准臀肌注射点相对安全区的微创臀肌挛缩症皮下松解术初探.中国骨伤，2011，24（6）：514-516

［149］李建文.多针刺法治疗臀上皮神经髂嵴嵌压综合征45例.中国针灸，2008，28（6）：437～438

［150］纪岳军，桑莉.手法治疗臀上皮神经损伤78例.中医正骨，2010，22（3）：62，65

［151］廖荣良，何冰.臀上皮神经损伤的诊疗体会臀上皮神经损伤的诊疗体会.针灸临床杂志，2013，29（1）：23-24

［152］钟亚彬，乔晋琳臀上皮神经卡压综合征治疗现状.针灸临床杂志，2011，27（12）：55-57

［153］申聪，尹志安.医用臭氧与局部封闭治疗梨状肌综合征的疗效比较.南华大学学报·医学版，2010，38（1）：136-137

［154］谈天明.齐刺肌肉起止点治疗梨状肌综合征36例.针灸临床杂志，2009，25（12）：34-35

［155］张志，杨泽晋，任文杰.骨科腱囊病.郑州：河南科技大学出版社，2001

［156］谢仁国，汤锦波，茅天.桡骨远端骨折合并腕关节韧带损伤的关节镜观察.中华手外科杂志，2011，27（2）：94-96

［157］周海涛.人工韧带支架材料选择与腕关节韧带运动损伤的修复.中国组织工程研究与临床康复，2011，14（47）：8877-8879

［158］王睿.人工生物材料及组织工程学手段修复腕关节韧带损伤.中国组织工程研究与临床康复，2011，14（47）：7165-7168